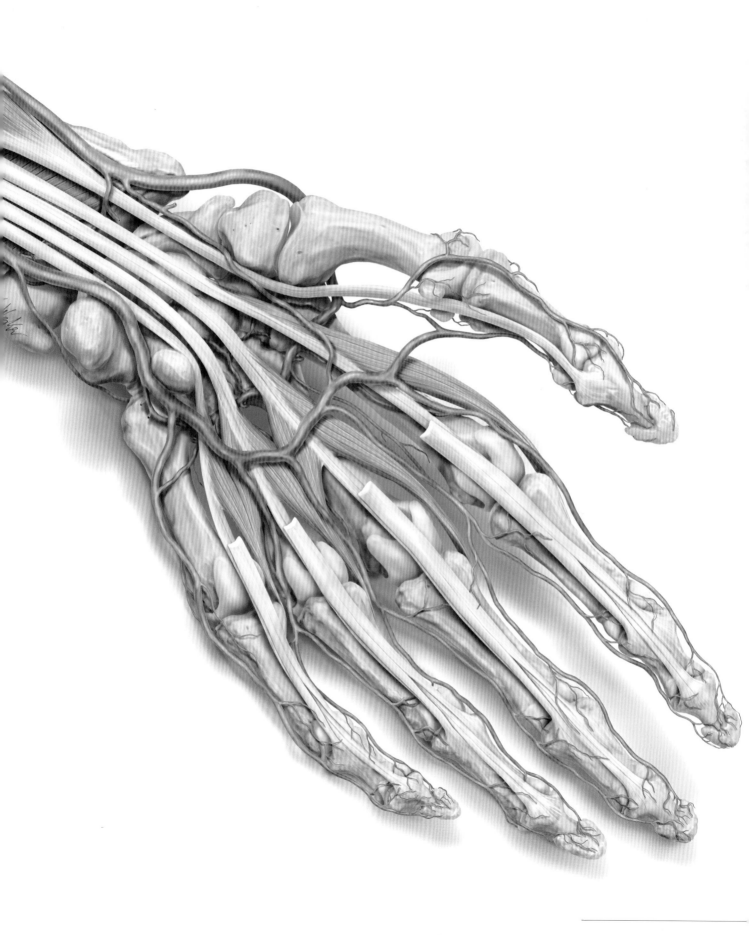

编著·Michael Schünke  Erik Schulte  Udo Schumacher
绘图·Markus Voll  Karl Wesker

# 人体解剖学图谱
## 解剖学总论和肌肉骨骼系统

PROMETHEUS

—— 4. Auflage ——

LernAtlas der Anatomie
*Allgemeine
Anatomie und
Bewegungssystem*

总主译  欧阳钧
本卷主译  戴景兴

上海科学技术出版社

图书在版编目（ＣＩＰ）数据

人体解剖学图谱. 解剖学总论和肌肉骨骼系统 /
（德）迈克尔·舒肯特，（德）埃里克·舒尔特，（德）乌
杜·舒马赫编著；欧阳钧总主译. -- 上海：上海科学
技术出版社，2021.1
　　ISBN 978-7-5478-5015-2

　　Ⅰ．①人… Ⅱ．①迈… ②埃… ③乌… ④欧… Ⅲ.
①肌肉骨骼系统－人体解剖－图谱 Ⅳ．①R322-64

　　中国版本图书馆CIP数据核字(2020)第124487号

上海市版权局著作权合同登记号 图字：09-2017-372 号

**人体解剖学图谱：解剖学总论和肌肉骨骼系统**

编　　著　Michael Schünke　Erik Schulte　Udo Schumacher
绘　　图　Markus Voll　Karl Wesker
总 主 译　欧阳钧
**本卷主译**　戴景兴

上海世纪出版（集团）有限公司
上 海 科 学 技 术 出 版 社　　出版、发行

（上海钦州南路 71 号　邮政编码 200235　www.sstp.cn）
浙江新华印刷技术有限公司印刷
开本 889×1194　1/16　印张 37.25
字数：1200 千字
2021 年 1 月第 1 版　2021 年 1 月第 1 次印刷
ISBN 978-7-5478-5015-2/R·2142
定价：398.00 元

# 内容提要

本套图谱是由德国 Thieme 出版社出版的《人体解剖学图谱》丛书，共三卷。本套图谱的特色是不仅深入讲解人体各系统的解剖结构，而且详细介绍相关的临床知识，通过本套图谱的学习，可以"将解剖知识灵活地用于临床实践"。

本图谱是丛书的第一卷，重点介绍了解剖学总论与肌肉骨骼系统的解剖。本图谱每两页为一个主题，将精美的插图与图注内容相结合，并配有大量总结关键信息的表格，这种编排方式独具匠心。此外，每一解剖区域的展示方式为首先系统呈现大体解剖结构（例如肌肉骨骼、血管和神经的系统解剖），然后呈现其局部解剖，这样就可以让读者循序渐进地了解并掌握相关解剖知识。

本书适合医学生、各年资临床医师及解剖学教师学习和参考。

# 译者名单

**总主译**

欧阳钧

**本卷主译**

戴景兴

**参译人员**

（以姓氏笔画为序）

毕振宇（南方医科大学）

汪华侨（中山大学）

欧阳钧（南方医科大学）

郑黎明（复旦大学）

柯荔宁（福建医科大学）

郭国庆（暨南大学）

郭家松（南方医科大学）

戴景兴（南方医科大学）

# 为什么取名 PROMETHEUS

在希腊神话中，普罗米修斯（Prometheus）是神的儿子，他按着自己的想法造人，他的父亲宙斯因此非常愤怒。但是，根据传说，宙斯仍不得不无奈地看着普罗米修斯给人类带来火种和光明。

普罗米修斯在希腊语中也意为"思想家"，因此我们的图谱必须采取新的方式以正其名。我们按照新的方法设计本书，而这些方法是基于出版社对德语国家和美国的学生与讲师的调查及访谈。调查问题的出发点是"理想"的解剖学图谱应该是什么样子，才能帮助使用图谱的学生可以在非常短的时间内掌握大体解剖学中的大量信息，并不断获得知识。

新生们很快会意识到，充分掌握解剖学知识是成为合格医生必不可少的先决条件，并且这种观念会在继续教育的过程中不断增强。然而，毫无疑问，解剖学——尤其是大体解剖学，以其他医学学科所未有的大量名词和结构使学生望而却步。更为现实的是，因为必须在课程开始时就学习解剖学，而此时学生通常还没有足够的学习经验和学习方法。因此，你很难区分重要与不重要的内容，最终也很难将其与其他科目建立联系，如生理学。

在这种背景下，"图谱"的主要目标是为学生创造一个良好的"学习环境"。这个"学习环境"会特别考虑到学习解剖结构的难点和方法。一方面，以精选主题为目标，而不单单以"完整性"作为充分的选图标准。选择的主图在很大程度上对学习大体解剖学是必不可少的，或者与未来医生的临床实践密切相关。当然，在某些情况下，与考试相关的主题也扮演着重要的角色，因此产生了不同的主题权重。

第二个关注点是不应仅仅向学生展示一些没有注释或注释很少的图片。相反，所有图片信息都应与注释文字紧密联系在一起。即使有的图片可以"不言自明"，附加的文字也可以通过学习技巧、跨学科知识和临床意义等内容来解释图片。文字注释逐步引导读者通过这些图片更深入地去掌握复杂的知识。注释的指导原则是"从简单到复杂"。

除了神经解剖学外，大体解剖学在许多领域被认为是"封闭的"学科。真正意义上的内容创新相当少见。不同专业领域的专家具有不同的解剖知识，并随着不断变化的临床需求形成新的认知。断层解剖学在解剖学中已经有80多年的历史了，但很少使用。随着CT和NMR等现代影像技术的创新，如果不全面掌握断层图像上的解剖结构，则根本无从诠释图像。解剖学本身并不具有创新意义的"新"。解剖学的新，就现代意义而言，应该是教学方式的创新。

这是编制图谱所必需的基本程序：制订学习主题，并提供一个由图片、图例和表格所构成的"学习环境"，本书就涉及大量主题。由于编写的起点是制订学习主题，而不是准备图片或模板，因此所有的图片必须完全重新设计和绘制，仅绘图就耗时 8 年之久。绘制图片的重点并没有放在对标本的 1∶1 复制上，而是突出图片本身应该展示的解剖学内容，且具有教学意义，能在学习方法上帮助学习者更轻松地掌握复杂的图片内容。

我们的目标是编写一套图谱，在教学过程中帮助学生学习解剖学课程，在学习之初给予他们自信而有益的指导，进一步提高他们对重点教学内容的热情，并为有经验的学生提供可靠的学习资料，也可作为医生常备的参考书。

"如果要实现可能，就必须尝试不可能的事情"（Rabindranath Tagore）。

**Michael Schünke，Erik Schulte，Udo Schumacher，**
**Markus Voll und Karl Wesker**
**Kiel，Mainz，Hamburg，München und Berlin**
**2004 年 8 月**

# 与 PROMETHEUS 保持同步

解剖学是一门从一开始就令人兴奋的课程，我们这些作者都非常喜欢这个科目，但这也是一门以大量名词概念为特征的课程。这些名词结构构成了医学的基础，亲爱的读者，PROMETHEUS 将以一种吸引人的简洁方式将这些知识传递给您。

这就是 PROMETHEUS 以解剖知识的学习主题为结构的原因，并以此与临床建立联系。毕竟，临床实践是学习医学的目标，也是您，亲爱的读者，最终努力的方向。相反，实际的临床工作也为解剖学提供重要的信息。解剖学和临床医学以这种方式相互促进、相互补充。

例如，在前交叉韧带撕裂的主题中，如果不对交叉韧带的两个纤维束进行解剖学分析，就不可能进行所谓的双束重建。这是在第 4 版 PROMETHEUS 中增加的一个临床相关信息的例子。"危险三角"和"疼痛三角"对于任何想在内镜下进行腹股沟疝修复的医生来说都是非常重要的。只有熟悉腹股沟区腹膜前区域的人才能进行手术，通过补片安全、永久地修复疝。因此，这些术语也已包含在此版本中，并进行了说明。前交叉韧带撕裂和腹股沟疝均是特别常见的临床疾病。

还有例如前足和踇趾的退行性疾病，如踇僵直或踇外翻，这些内容也补充了图片和文字。因此，我们特别感谢 Bad Schwartau 的足外科医师 Kai-Hinrich Olms 博士，为此提供了许多信息，如 Baxter 神经卡压。

此外，PROMETHEUS 的第 4 版还包含其他图书较少涉及的信息。第一次提出头正中关节，它是整个脊柱中非常重要的关节之一，例如，近 70% 的颈椎旋转总发生于该关节。目前发现老年人中该关节前部总是发生退行性改变，并伴有规律性的软骨损伤。寰椎横韧带内的纤维软骨清晰地说明这里恰好是韧带受压的区域。

最后也最重要的是，新版 PROMETHEUS 还包括一个学习主题——皮肤，这是我们解剖过程中最先察觉的器官。

亲爱的读者，我们一如既往地要感谢您对 PROMETHEUS 的宝贵建议和信息。请继续以您建设性的批评陪伴我们和我们的图谱，PROMETHEUS 为此而生！

祝您好运！

**Michael Schünke，Erik Schulte，Udo Schumacher**
**Markus Voll und Karl Wesker**
**Kiel，Mainz，Hamburg，München und Berlin**
**2014 年 8 月**

# 翻译说明

　　海外的解剖学图谱众多，按照地域大致可以分为北美体系和欧陆体系。三卷本的 *Thieme Atlas of Anatomy*（即 PROMETHEUS）无疑是欧陆体系解剖学图谱的杰出代表，在出版界屡获殊荣。"解剖艺术家"耗时 8 年的时间才完成了全部的绘图，奉献给读者一部制作精良的经典大作。与单卷本的 *Thieme Atlas of Anatomy* 不同，三卷本采用了"教科书 ＋ 图谱"的编撰方式，以"学习主题"的概念为学生提供了一个结构良好的"学习环境"。本套图谱也秉承了国外将解剖学与组织胚胎学作为一个学科的特点，内容包含了人体器官发育的胚胎学知识，并将内容合理地分为三卷：解剖学总论和肌肉骨骼系统，内脏器官，头部、颈部和神经解剖。此外，本套图谱引入了大量的临床相关知识和影像学、断层解剖学的内容，为刚刚接触医学的新生提供了提前了解临床病例和知识的机会。

　　在本套图谱的翻译过程中，我们邀请了全国知名高校的众多解剖学专家共同协作，旨在为中国的医学生和医务工作者奉献一套插图具有现代科技感、内容翔实的重要解剖学参考书。

欧阳钧

2020 年 10 月 15 日

# 致　谢

首先，最为重要的是感谢我们的家人，我们将 PROMETHEUS 奉献给他们。

自 PROMETHEUS 第 1 版于 2005 年出版以来，我们收到了许多有关补充内容的建议。我们要借此机会由衷地感谢多年来以任何方式帮助过 PROMETHEUS 的每一个人。

特别是以下这些：

Kirsten Hattermann 医师，Runhild Lucius 医师，Renate Lüllmann-Rauch 医师、教授，Jobst Sievers 医师、教授，Ali Therany 医师，Thilo Wedel 医师、教授（基尔 Christian-Albrechts 大学解剖学研究所），以及 Christian Friedrichs 医师（基尔牙齿保护和牙髓治疗医师），Reinhart Gossrau 医师、教授（Charité Berlin 解剖学研究所），Paul Peter Lunkenheimer 医师、教授（明斯特 Westfälische Wilhelms 大学），Privat-Dozent 先生，Thomas Müller 医师（美因茨 Johannes Gutenberg 大学功能与临床解剖学研究所），Kai-Hinrich Olms 医师，Schwartau 足外科医师，Daniel Paech 先生（Heidelberg 大学医院神经放射学系），Thilo Schwalenberg 医师 (Leipzig 大学附属医院泌尿外科)，Katharina Spanel-Borowski 医师、教授（Leipzig 大学），Christoph Viebahn 医师、教授（哥廷根 Georg-August 大学）。

我们感谢生物学家 Gabriele Schünke 博士，Jakob Fay 博士和博士生 Claudia Dücker、Simin Rassouli、Heike Teichmann、Susanne Tippmann 和 Sylvia Zilles，特别感谢帮助输入文字的 Julia Jörns-Kuhnke 医师。

特别感谢我们的两位排版人员 Stephanie Gay 和 Bert Sender。他们对图片和文字的排版能力使得每两页都呈现出"清晰的内容"，极大地提升了本图谱的教学和视觉质量。

如果没有出版社，PROMETHEUS 是不可能出版的。但是使该项目顺利完成的总是人而不是机构，所以我们要特别感谢那些来自出版社的项目监督人。

感谢"使不可能变为可能"的 Jürgen Lüthje 博士，Thieme 出版社的项目策划。他不仅设法以有可行性的方式将作者和图片设计师的愿望与现实结合在一起，而且，在多年的合作中，他带领 5 个人组成的团队共同参与了这个项目，开始时我们仅仅了解这个项目的目标，但是在工作中，我们才看到其深刻的意义。他特别值得称赞的是，不管需要克服多少障碍，对于实现这一目标的共同愿望从未消失。与他进行的无数次讨论中，他向我们展示了令人钦佩的耐心和遇到问题的处理能力。因此，我们向他表示衷心的感谢。

从某种意义上说，Sabine Bartl 女士是读者们的试金石。作为人文学科的学者，而不是医生，她阅读了所有文字，检查与图片关联的逻辑性对于非医生——初学的学生是否清晰明了。她能立即发现思路上的跳跃，让作者必须从不同的角度看待某一主题，根据修改建议来删除和补充文本。根据她的建议，对某些主题也进行了重新设计和重新阐述。不仅作者对她充满感激，更重要的是，她的修改和建议让读者们能准确了解这些主题的编排思路。

　　Thieme 出版研究与教学主管 Martin Spencker 先生是本书主要负责发行的人，是出版社与作者和图片设计师之间的最终协调人。本书的成功要归功于他在遇到问题和在模棱两可的情况下，能够迅速做出快速和非常规的决策。他对作者和图片设计师的所有问题都持开放态度，在所有讨论中都保持透明和公正，这为本书的最终完成提供了动力，并为促成开放和合作的关系提供了条件。我们也非常感谢他。

　　毫无疑问，与 Thieme 出版社的所有员工一起工作始终是愉快而友好的。遗憾的是，由于篇幅所限，我们无法列出参与完成 PROMETHEUS 的所有人员。因此，我们只能致谢与这本书特别相关的一些员工。在此前提下，我们要感谢最初担任项目助理的 Antje Bühl，他作为"幕后人员"承担了许多任务，例如对样稿进行反复校对并协助输入文字；Rainer Zepf 和 Martin Waletzko 一起仔细审查样稿并在所有技术问题中提供了支持；以 Susanne Tochtermann-Wenzel 和 Manfred Lehnert 为代表的参与本书生产的每个人，确保了 PROMETHEUS 能够以最佳的质量按时印刷；Almut Leopold 圆满完成了图谱的注册；Marie-Luise Kürschner 和 Nina Jentschke 一起设计了具有吸引力的封面；以 Thomas Krimmer 博士、Liesa Arendt、Birgit Carlsen、Stephanie Eilmann 和 Anne Döbler 为代表的所有人，他们在营销、推广和公关等方面给予 PROMETHEUS 支持或监督。

编者

# 目　录

解剖学总论

# 躯干
*101*

# 上肢
*239*

# 下肢

参考文献

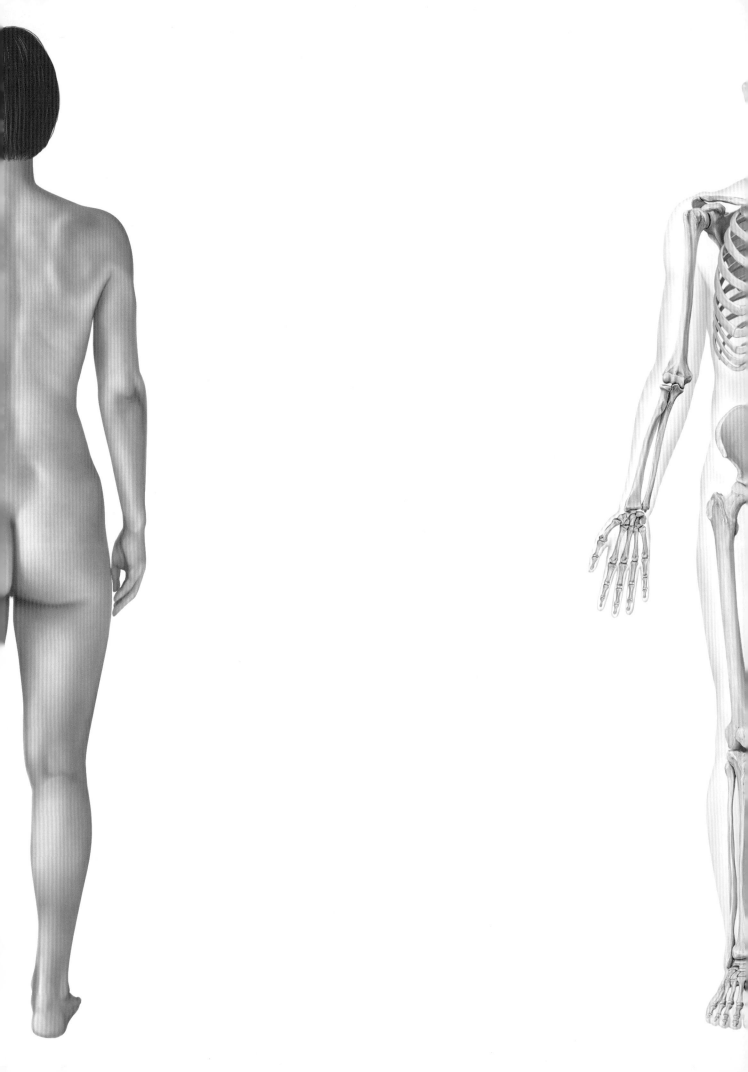

# 解剖学总论

# 1.1 人类发育史

**A. 人类进化发展概述**

为了更好地理解人类的个体发育，有必要追溯人类的系统发生过程。人类及其近亲物种属于脊索动物门，脊索动物类包括大约 50 000 个物种，分属于两个亚门。

- 无脊椎动物：如被囊类动物（被囊亚门）和头索亚门，后者没有真正意义上的颅骨。
- 脊椎动物：具有脊柱的动物。

虽然脊索动物门有些物种的不同个体在外观上差异显著，但在胚胎发育期间（见 G），不同物种可以依据某个时间段的特征性形态结构来进行区分。无脊椎动物的脊索动物，如无头类动物，其中文昌鱼最为人们熟知，由于其组织特异，常作为原始脊椎动物模型。它们具有脊椎动物最基本的结构，故对于理解脊椎动物的一般组织结构有很重要的意义。

所有现代脊椎动物（如无尾鱼、软骨鱼、硬骨鱼、两栖动物、爬行动物、鸟类和哺乳动物）都具有某些共同的特征——脊柱中椎体依次排列（见 H），脊椎动物门正是由此命名。在充满羊水的羊膜腔内、脊椎动物的羊膜囊内发育在此进行，这是脊椎动物进化为在陆地上生存的关键性突破。这种生殖适应使得陆生脊椎动物（爬行动物、鸟类和哺乳动物）能完全在陆地上生活，并彻底断绝了与海洋的联系。比较不同脊椎动物的胚胎时，可观察到在形态和功能上的相似之处，如鳃弓的形成（见 B）。

哺乳动物包括 3 个主要群体：单孔目动物（卵生哺乳动物）、有袋动物（有育儿袋的哺乳动物）和胎盘类哺乳动物（有胎盘的哺乳动物）。包括人类在内的胎盘类哺乳动物具有许多特征（见 I），如倾向于耗费更多精力哺育幼儿。

胎盘哺乳动物在子宫内完成胚胎发育，并通过胎盘与母体相连。人类属哺乳纲中的灵长类动物，后者最早可追溯到小型的树栖哺乳动物。人类与狐猴、猴子和更高级的猿类一样，都具有源于早期适应树栖生活的特征。例如，灵长类动物具有可活动的肩关节，使得它们能够在从树枝间移动同时牢牢悬挂。它们能灵活运用四肢抓取树枝和食物，有两只眼睛且双目的视野范围广泛重叠，从而获得极好的纵深感觉。

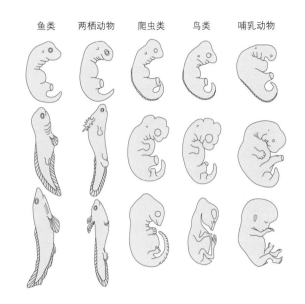

鱼类　两栖动物　爬虫类　鸟类　哺乳动物

**B. 脊椎动物早期胚胎发育的不同阶段**

鱼、两栖动物、爬行动物、鸟类和哺乳动物（以人类为代表）的早期发育阶段中（上排）表现出一系列惊人的相似之处，证明它们具有共同的进化起源。一个特别值得注意的共同特征是，在胚胎时期，整套鳃或咽弓将会发育成头颈部。虽然以前曾认为某种特定的脊椎动物的发育中，胚胎会依次显示生物从古到今进化过程中每一阶段的特征［"胚胎重演律"，恩斯特·海克尔（Ernst Haeckel，1834—1919）的"生物学规律"］，随后的研究表明，脊椎动物胚胎时期共同具有的结构，有些在发育成熟后类似（鳍和四肢），有的则完全不同（鳃与颈部软骨）。

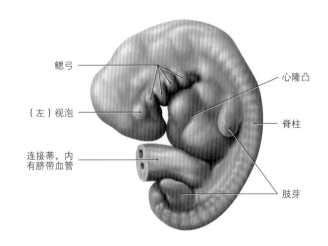

鳃弓　心隆凸
（左）视泡　脊柱
连接蒂，内有脐带血管　肢芽

**C. 5 周龄人胚鳃和鳃弓的形成**

左外侧面观。脊椎动物胚胎的鳃和鳃弓分节排列（类似于体节，胚胎中胚层的原始节段），即构成具有相同基本结构的一系列节段。除此之外，在不同物种中，它们将特异性发育为内脏骨骼（上颌骨、下颌骨、中耳、舌骨和喉）及相应的面肌和咽管（见第 11 页）

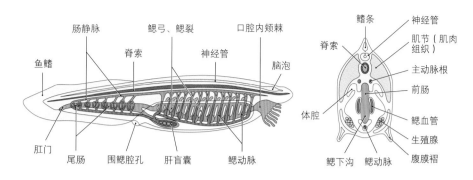

**D. 脊索动物基本解剖结构（以文昌鱼为例）**

脊椎动物（包括人类）是脊索动物的一个亚门，文昌鱼是其典型代表。其部分解剖结构与所有脊椎动物相同且相对简单。中轴骨也就是脊索的发育是脊索动物的特征之一。人体内仍有脊索残留物，例如椎间盘的髓核。然而，脊索仅在人胚发育过程中存在，并不是成熟的结构。其残余物可能引起脊索瘤。脊索动物的管状神经系统位于脊索背侧。脊索动物的身体，特别是肌肉，由多个肌节所组成。对于人类，这种多肌节相互组合构成组织的模式在躯干中最为明显。此外，封闭的循环系统是脊索动物的另一个突出的特征。

**G. 脊索动物的特征**

- 有一条中轴骨（脊索）
- 背侧有神经管
- 躯体分为不同节段，尤其肌肉分节成对
- 前肠形成特殊的纵裂（鳃肠道）
- 闭管式循环系统
- 肛后尾

**H. 脊椎动物的特征**

- 神经细胞、感觉器官和口器集中于头部（头部形成）
- 脑分化为多个部分兼有垂体
- 脊柱替代脊索
- 肢体大多为 2 对
- 鳃弓发育
- 具有神经嵴细胞
- 闭式循环系统包括位于腹侧且内部分腔室的心脏
- 耳迷路以及半规管
- 复层的表皮
- 基本上都有肝和胰
- 复杂的内分泌器官，如甲状腺和垂体
- 复杂的免疫系统
- 性别分化

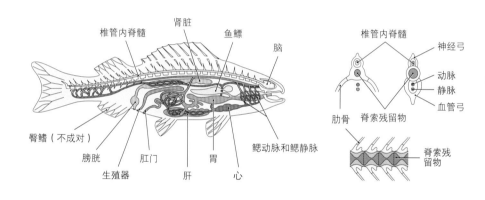

**E. 脊椎动物基本解剖结构（以硬骨鱼为例）**

脊椎动物是脊索动物的一个亚门，人类正是由此进化而来。鱼的进化过程中，脊索衍化为脊柱。脊柱的各节椎体包绕脊索的残留物，大部分脊索残留物被取代。在椎体的基础上逐渐形成背侧弓和腹侧弓。背侧弓（椎弓或神经弓）整体构成椎管，而血管弓在尾部形成传递主要血管的脉弧管。躯干的腹侧弓发育分化形成肋骨。

**I. 哺乳动物的特征**

- 皮肤中腺体发达并覆盖真正的毛发（终毛）
- 胎生，雌性通常有乳腺哺育后代
- 大脑发达
- 皮肌发达
- 膈是主要的呼吸肌，分隔胸腔和腹腔
- 异质化和特化的牙齿
- 心有 4 个腔室，左侧有主动脉弓
- 体温恒定（恒温动物）

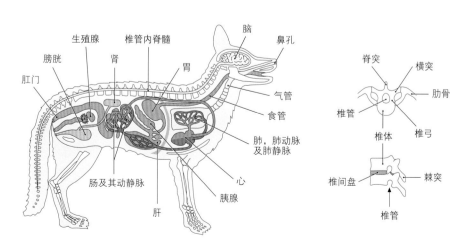

**F. 脊索动物基本解剖结构（以狗为例）**

## 1.2 人类的个体发生：概况、受精和最初的发育阶段

除了大体和微观的解剖结构外，个体生物（个体发育）的发育历史对于了解人体至关重要。个体发生关系着组织（组织发生）、器官（器官发生）和身体形态（形态发生）的形成。

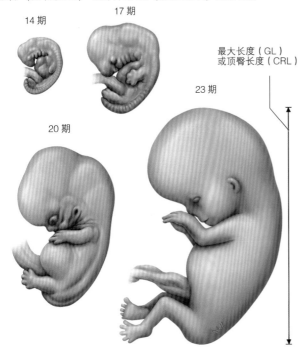

**A. 5 至 8 周龄的人类胚胎**

Streeter（1942）和 O'Rahilly（1987）根据卡内基胚胎研究所收藏中的人胚标本将早期人类发育和胚胎期分为 23 个期。卡内基分期由形态学特征定义，与胚胎龄（排卵后的几天或几周）和胚胎大小密切相关 [按最大长度测量，不包括下肢（GL）或顶臀长度（CRL），见 C]。

14 期：第 5 周，GL 为 5~7 mm，可辨认出将发育为大脑半球的部分。

17 期：第 6 周，GL 为 11~14 mm，可通过数字化 X 线观察到胚胎。

20 期：第 7 周，GL 为 18~22 mm，上臂在肘部弯曲，双手旋前。

23 期：第 8 周，GL 为 27~31 mm，眼睑融合，外生殖器开始分化。

**B. 胎期的体长和体重变化**

| 年龄（周） | 顶臀长度（CRL, cm） | 体重（g） |
|---|---|---|
| 9~12 | 5~8 | 10~45 |
| 13~16 | 9~14 | 60~200 |
| 17~20 | 15~19 | 250~450 |
| 21~24 | 20~23 | 500~820 |
| 25~28 | 24~27 | 900~1 300 |
| 29~32 | 28~30 | 1 400~2 100 |
| 33~36 | 31~34 | 2 200~2 900 |
| 37~38 | 35~36 | 3 000~3 400 |

**C. 产前人胚发育时间表**

（括号中为卡内基分期）

| 第1~3周：早期发育 | |
|---|---|
| 第 1 周 | 受精卵从输卵管开始向子宫移植，发生卵裂和形成囊胚（1~3 期） |
| 第 2 周 | 植入并着床，形成二层胚胎盘，卵黄囊（4~5 期） |
| 第 3 周 | 三层胚胎盘，神经胚形成开始（6~9 期） |
| **第4~8周：胚期** | |
| 第 4 周 | 胚胎表层隆起折叠，神经胚形成结束，中轴器官出现，已具基本人形（10~13期） |
| 第 5~8 周 | 器官发生（所有基本的体表及体内器官及肢芽形成）（14~23期） |
| **第9~38周：胎期** | |
| 第 9~38 周 | 器官发育和功能成熟（外生殖器性别分化） |
| **孕期时长** | |
| p.o.= 末次排卵后龄 | 266 天 = 38 周 |
| p.m.= 末次月经后龄 | 280 天 = 40 周 |
| **尺寸** | |
| GL = 最大长度（不包括下肢） | 最简单，超声测量最为准确 |
| CRL = 顶臀长度 | 与胚胎期的 GL 类似，广泛用于胎儿期发育描述 |

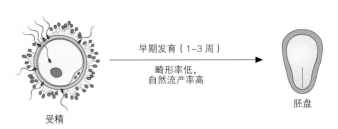

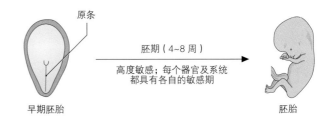

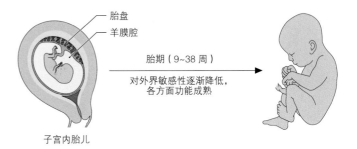

**D. 胚胎致畸敏感期（引自 Sadler）**

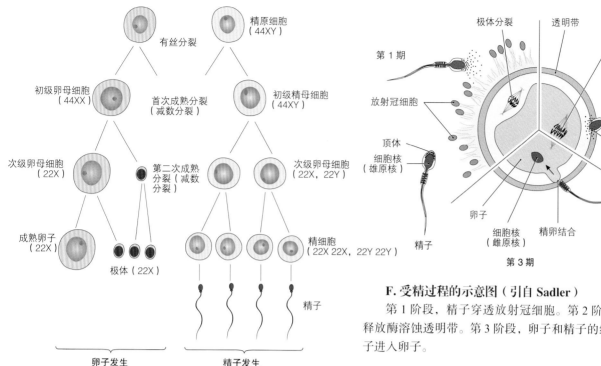

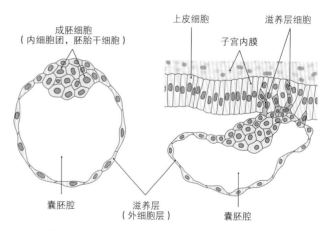

**F. 受精过程的示意图（引自 Sadler）**

第 1 阶段，精子穿透放射冠细胞。第 2 阶段，溶解顶体，释放酶溶蚀透明带。第 3 阶段，卵子和精子的细胞膜融合，精子进入卵子。

**E. 卵子和精子的形成（引自 Sadler）**

在配子（生殖细胞）形成期间，连续两次细胞分裂（第一和第二次减数分裂的成熟分裂），形成只有原来一半（单倍体）染色体组的细胞。受精后，恢复二倍体染色体组。在减数分裂期间，常常会有染色体重组，将染色体内遗传信息重组产生各种新的基因亚型。

卵子发生：初始卵母细胞首先经有丝分裂形成原始卵母细胞，此时染色体数目不变（44XX）。此后，初级卵母细胞经减数分裂完成第一次和第二次成熟分裂，产生四个单倍体细胞（22X）：一个成熟卵子和三个极体。

精子发生：二倍体的精原细胞经有丝分裂形成初级精母细胞（44XY）。继而减数分裂形成四个单倍体精子细胞，其中两个具有 X 染色体（22X），两个具有 Y 染色体（22Y）。精子细胞进而发育为精子。

**G. 排卵后第 5~6 天，胚泡植入子宫黏膜（引自 Sadler）**

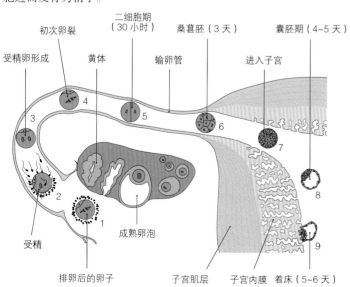

**H. 受精第 1 周的发育过程（引自 Sadler）**

（1）刚刚从卵巢排出的卵子。

（2）约 12 小时内受精。

（3）雌原核和雄原核逐渐融合为合子。

（4）初次卵裂。

（5）二细胞期。

（6）桑葚胚。

（7）进入子宫腔。

（8）胚泡。

（9）早期植入。

## 1.3 人类的个体发生：原肠胚、神经胚以及体节形成

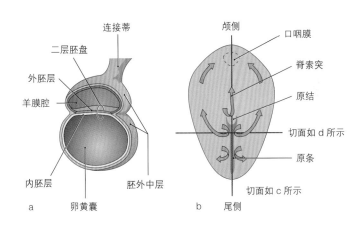

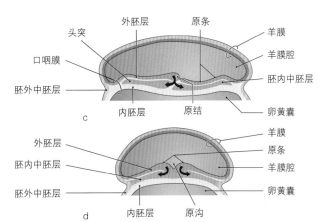

**A. 排卵第三周初形成三层胚胎盘（原肠胚）（引自 Sadler）**

原肠胚形成后，细胞层分化为外胚层、内胚层和中胚层，人体的所有结构都从它们衍化而来（例如，外胚层产生中枢神经系统和感觉器官）。原肠胚的形成也初步确立了身体的主轴（腹与背、头和尾及左、右）。

a. 排卵 2 周后孕体矢状面观。

此时仍为二层胚盘，且在羊膜腔和卵黄囊间继续生长延伸。在胚盘后部，胚外中胚层开始形成，通过体蒂附着在绒毛膜腔上，逐渐发育覆盖整个孕体的矢状面。

b. 人原肠胚形成初期的胚盘背面观。

为方便观察该图，去除了羊膜。原肠胚开始形成时，上胚层处产生一条原条，中胚层在此处形成并在上胚层和下胚层之间扩展迁移。不久后，在原结（原条的头端）处，上胚层细胞向头端迁移形成脊索并扩展逐渐形成内胚层。在这过程中，内胚层逐渐取代了下胚层，而脊索仅与内胚层短暂相接。此后脊索从原结扩展到口咽膜。

c. 矢状面：沿脊索突纵切面观的胚盘。

d. 横切面：通过原沟横切面观的胚盘（图 c 和 d 中的箭头：原肠胚形成过程中，中胚层的移动方向）。

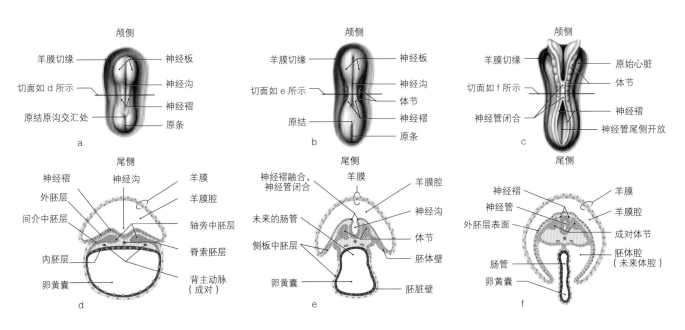

**B. 人类早期发育过程中神经胚发生（引自 Sadler）**

a~c. 去除羊膜后的背面观。

d~f. 图 a~c 中标记的部分相应阶段的横截面，以排卵后天数计。神经胚发生期间，神经外胚层在脊索诱导下而与表面外胚层分离。

a、d. 19 天的胚盘。神经板区域，神经管正在发育。

b、e. 20 天的胚盘。第一体节形成，且神经沟逐渐形成神经管，胚盘开始出现褶。

c、f. 人胚 22 天。部分闭合的神经管侧面可观察到八对体节。神经管已内陷并脱离外胚层。神经褶融合封闭神经管后两侧细胞形成神经嵴，脱离神经管表面并迁移到中胚层。

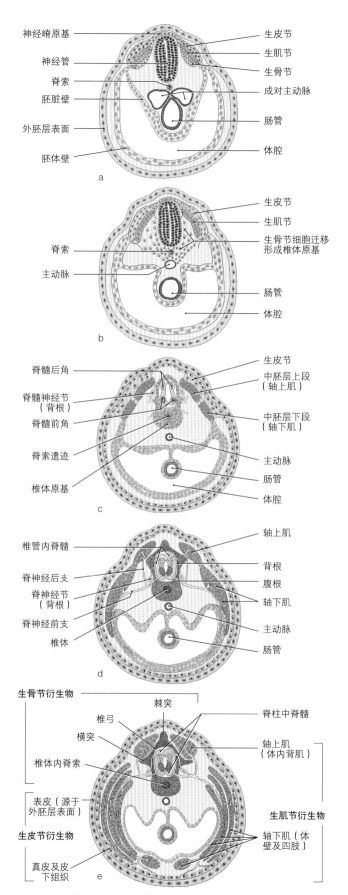

神经嵴原基
神经管
脊索
胚脏壁
外胚层表面
胚体壁

生皮节
生肌节
生骨节
成对主动脉
肠管
体腔

a

生皮节
生肌节
生骨节细胞迁移形成椎体原基

脊索
主动脉

肠管
体腔

b

脊髓后角
脊髓神经节（背根）
脊髓前角
脊索遗迹
椎体原基

生皮节
中胚层上段（轴上肌）
中胚层下段（轴下肌）
主动脉
肠管
体腔

c

椎管内脊髓
脊神经后支
脊神经节（背根）
脊神经前支
椎体

轴上肌
背根
腹根
轴下肌
主动脉
肠管

d

生骨节衍生物
椎弓
横突
椎体内脊索

棘突
脊柱中脊髓
轴上肌（体内背肌）

表皮（源于外胚层表面）
生皮节衍生物
真皮及皮下组织

生肌节衍生物
轴下肌（体壁及四肢）

e

**C. 胚期（4~8 周）体节衍生物和脊神经的形成（横截面）（引自 Drews）**

## D. 各胚层的分化（引自 Christ and Wachtler）

| | | 神经管 | 脑、视网膜、脊髓 |
|---|---|---|---|
| 外胚层 | 神经嵴 | 头段神经嵴 | 感觉神经节和副交感神经节、肠内神经系统、滤泡旁细胞、平滑肌、色素细胞、颈动脉体、骨、软骨、结缔组织、牙质和牙骨质、头部真皮和皮下组织 |
| | | 躯干部神经嵴 | 感觉和自主神经节、周围神经胶质、肾上腺髓质、色素细胞 |
| | 表面外胚层 | 外胚层基板 | 垂体前叶、脑神经节、嗅觉上皮、内耳、晶状体 |
| | | | 牙釉器、口腔上皮、唾液腺、鼻腔、鼻旁窦、泪道、外耳道、表皮、头发、指甲、皮肤腺体 |
| 中胚层 | 轴中胚层 | 脊索，脊前中胚层 | 眼外肌群 |
| | 轴旁中胚层 | | 脊柱、肋、骨骼肌、结缔组织、背部和部分头部的真皮和皮下组织，平滑肌和血管 |
| | 间介中胚层 | | 肾、性腺及其排泄管 |
| | 侧板中胚层 | 胚脏壁 | 心、血管、平滑肌、肠壁、血液、肾上腺皮质、脏层浆膜 |
| | | 胚体壁 | 胸骨、四肢（软骨，骨骼和韧带）、前外侧体壁真皮和皮下组织、平滑肌、结缔组织、壁层浆膜 |
| 内胚层 | | | 肠、呼吸道、消化腺、咽腺、咽鼓管、鼓室、膀胱、胸腺、甲状旁腺以及甲状腺等气管的上皮 |

　　第一对体节大约形成于排卵后第 20 天。所有的 34 或 35 对体节（初始节段）将在第 30 天前形成。

　　a. 当分化开始时，每个体节将进一步分化为生皮节、生肌节和生骨节（即将衍化为相应节段的皮肤、肌肉和脊柱）。

　　b. 4 周后时，生骨节细胞向脊索迁移并形成脊柱原基。

　　c. 作为脊髓和脑的前体，神经管分化形成已具有前角和后角的初级脊髓。前角内细胞分化成运动神经元，发出轴突构成脊神经前根。神经嵴具有多种衍生物，例如感觉神经元，后者构成背根（脊髓）神经节，中枢突通过背根神经节传入脊髓。生肌节分别形成背部（上肌节 = 轴上肌）和腹侧部（下肌节 = 轴下肌）。

　　d. 每一对脊神经由前根和后根组成，并发出两个主要分支（前支和后支）。后支支配轴上肌，前支支配轴下肌。

　　e. 未来腹肌的横切面。轴上肌衍化为背侧肌，轴下肌发育成包括腹外侧肌（腹外斜肌、腹内斜肌和腹横肌）和腹前肌（腹直肌）。

## 1.4 人类个体发育：胎膜和胎盘的发育

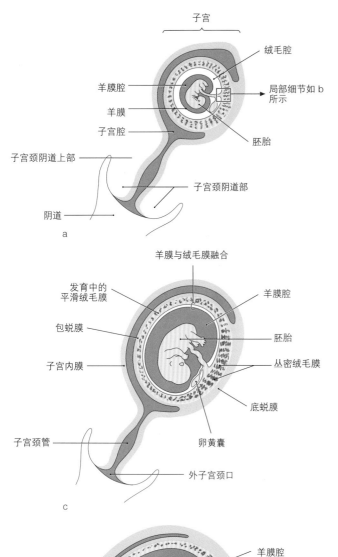

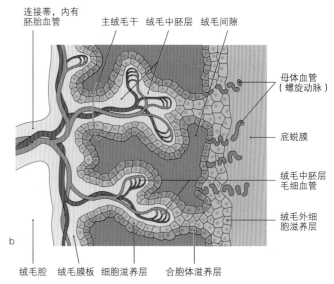

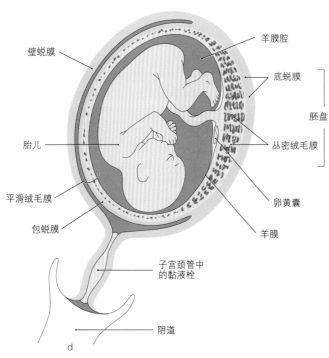

**A. 胎膜和胎盘的发育（引自 Sadler 和 Drews）**

图 a、c 和 d 为不同孕期子宫的解剖示意图。

图 b 是图 a 中指示部位的局部放大图。

a. 5 周胚时：胚泡植入子宫黏膜，早期胚胎营养来源于发育中的滋养层和胚外中胚层。绒毛膜绒毛逐渐形成并包绕整个绒毛膜囊和胚胎。发育过程依次为初级绒毛、次级绒毛和三级绒毛（见图 b）

b. 图 a 中局部放大：绒毛膜的主绒毛干通过紧密相连的柱状滋养层细胞附着在母体侧合底蜕膜基底。主绒毛干发出分支，连续的滋养层细胞覆于主绒毛干上形成合体滋养层。在绒毛内，毛细血管在胚外中胚层发育，与体蒂中的血管沟通。母体血液通过螺旋动脉流入蛛网膜间隙。

c. 8 周胚时：绒毛膜绒毛继续生长并在胚极分支，形成丛密绒毛膜，该区域外的绒毛开始退化，形成平滑绒毛膜。羊膜腔逐渐扩大，绒毛膜腔逐渐缩小，最终两者融合。

d. 20 周胚时：胎盘发育完全，由两个部分组成：由绒毛膜形成的胎儿部和母体部分的底蜕膜。

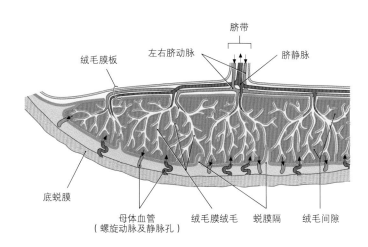

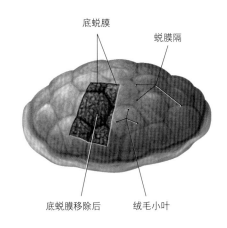

### B. 足月胎盘的横截面示意图

足月胎盘形似平底锅，底部为母体的底蜕膜，而胎儿的绒毛膜板构成了"锅盖"。约40余个含有胎儿血管的树状绒毛膜绒毛从绒毛膜板上突入充满母体血液的胎盘部分（绒毛间隙）。来自母体的血液经大约80~100个螺旋动脉进入绒毛间隙，后者由不完整的绒毛叶间隔分为许多小叶。血液在绒毛内毛细血管间充分物质交换后，经不规则分布在底蜕膜的基板静脉开口回收，返回母体血液循环。

### C. 产后胎盘（引自 Sadler）

分娩胎盘的母体侧面观（底蜕膜切面）。母体面由蜕膜隔分成为多个表面隆起的胎盘小叶。

### E. 人足月胎盘的特征

| 大小： | 直径 18~23 cm |
| | 厚 2~3 cm |
| 重量： | 450~500 g |
| 胎盘总体积： | 约 500 mL |
| 绒毛间隙体积： | 约 150 mL |
| 绒毛表面积： | 11~13 m² |
| 母体血液循环灌流量 | 500~600 mL/min |

**胎盘屏障结构**

- 胎儿毛细血管内皮及基底层
- 绒毛间质
- 合胞体滋养层和基底膜
- 连续完整的细胞滋养层（妊娠20周后退化）
扩散孔径约 5 μm（最初约为 50 μm）

**足月成熟胎盘主要功能**

(1) 转运物质和交换代谢产物

| 母体→胎儿 | 胎儿→母体 |
| $O_2$、水、电解质、碳水化合物、氨基酸和脂肪、激素、抗体、维生素和微量元素，还有药物，毒素和某些病毒等 | $CO_2$、水、电解质、尿素、尿酸、胆红素、肌酐、激素 |

(2) 激素分泌（合胞体滋养层细胞）
- 人绒毛膜促性腺激素（HCG）→维持黄体功能
- 雌激素→子宫和乳房的生长
- 孕激素→抑制子宫肌肉收缩

临床注意事项：合胞体滋养细胞中形成的 HCG 可防止黄体过早分解并维持妊娠。怀孕早期妇女尿液中检测到 HCG，为早期妊娠检查提供依据。

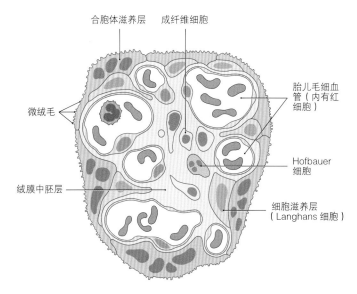

### D. 人足月胎盘终末绒毛的横切面观（引自 Kaufmann）

## 1.5 人类鳃弓的发育

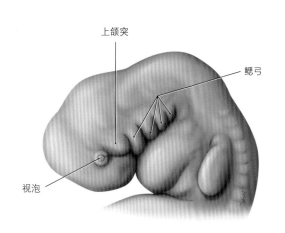

**A. 5 周人胚的头颈部，可见鳃弓和鳃沟**

左侧面观。鳃弓在颈部和脸部的发育中起重要作用。在鱼和两栖动物中，鳃发育成呼吸器官（鳃），便于血液与水之间进行 $O_2$ 和 $CO_2$ 的交换。陆栖脊椎动物（如人类）的鳃弓并非真正的鳃。人胚第 4 周时，细胞从神经嵴迁移至向未来的头颈部区域，鳃弓开始发育。此后 1 周内，在前肠头端，形成 4 个斜嵴（即第 1~4 咽弓），并由 4 个深沟（鳃沟）相间分开。鳃弓和鳃沟为此发育阶段的突出特征。人胚的第五和第六鳃弓没有其他脊椎动物那么发达，两者对应的某些组成部分可能纳入第 1 鳃弓。

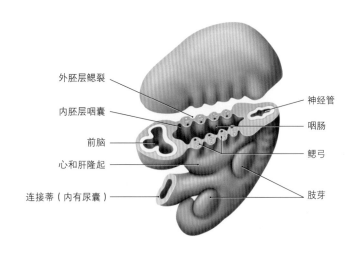

**B. 通过人胚咽肠横切面观（引自 Drews）**

左上斜视图。由于胚胎头尾整体弯曲，横切面通过鳃弓和咽肠以及前脑和脊髓。咽肠两侧以鳃弓为界（见 A），中间为中胚层生长中心。表面为外胚层，内部覆有内胚层。外胚层的鳃沟和内胚层的咽囊两者位置相对。因为胚胎头尾整体弯曲，所以，咽肠和鳃弓覆盖了早期心和肝的突出部分。

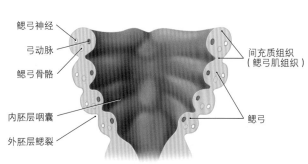

**C. 鳃弓的结构（引自 Drews）**

咽肠和鳃弓的横切面观。鳃弓的典型结构易于鉴别：弓动脉、肌组织和对应的鳃弓神经，以及每个咽弓都有的一块软骨。以上结构及其衍生物在面部、颈部、喉部和咽部的发育中具有重要意义。由于鳃弓的发育分化极其复杂，易出现异常，并可能导致一系列相关结构衍生物的畸形生长。鳃弓发育缺陷导致咽囊肿和咽瘘，以及涉及一系列下颌骨畸形的"第 1 鳃弓综合征"。

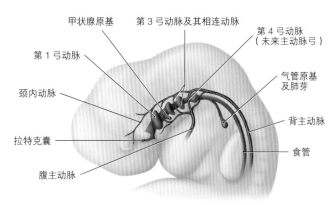

**D. 动脉弓和咽囊的位置（引自 Sadler）**

弓动脉（鳃弓动脉）由成对的胚胎腹主动脉产生，穿行于咽囊之间。每对弓动脉连于同侧背主动脉。左侧第 4 弓动脉形成主动脉弓（见第 12 页主动脉弓的发育）。咽囊由咽肠内胚层外翻突出而成，两侧咽囊左右成对。胚胎一侧共出现 4 个不同的咽囊，第 5 咽囊通常不发生或只存在于幼稚阶段。

注意：口腔顶部的突起称为 Rathke 囊（垂体前叶的前体）。此外，肺芽从咽肠和甲状腺原基处向腹侧扩展延伸。

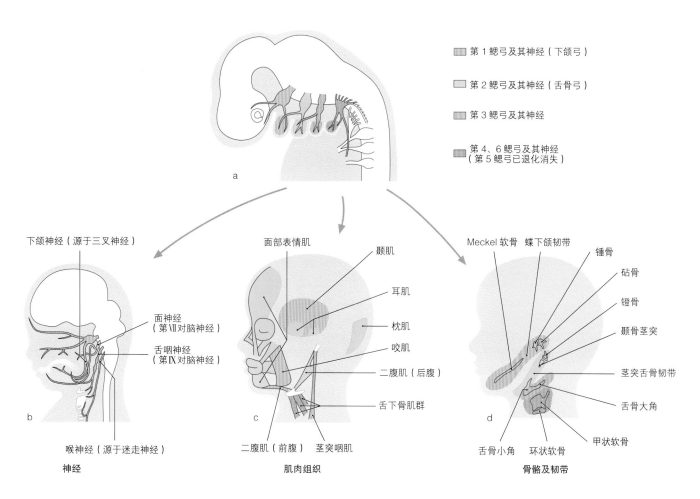

第 1 鳃弓及其神经（下颌弓）

第 2 鳃弓及其神经（舌骨弓）

第 3 鳃弓及其神经

第 4、6 鳃弓及其神经（第 5 鳃弓已退化消失）

下颌神经（源于三叉神经）

面神经（第Ⅶ对脑神经）

舌咽神经（第Ⅸ对脑神经）

喉神经（源于迷走神经）

神经

面部表情肌

颞肌

耳肌

枕肌

咬肌

二腹肌（后腹）

舌下骨肌群

二腹肌（前腹）　茎突咽肌

肌肉组织

Meckel 软骨　蝶下颌韧带

锤骨

砧骨

镫骨

颞骨茎突

茎突舌骨韧带

舌骨大角

甲状软骨

舌骨小角　环状软骨

骨骼及韧带

**E. 咽弓或鳃弓（引自 Sadler 和 Drews）**

a. 鳃弓及其神经的原基。

b. 定向分化为未来的脑神经Ⅴ、Ⅶ、Ⅸ和Ⅹ

c. 鳃弓的肌衍生物。

d. 鳃弓的骨骼衍生物。

**F. 人类鳃弓衍生物**

| 鳃弓 | 神经 | 肌肉 | 骨骼及韧带 |
|---|---|---|---|
| 第 1 鳃弓（下颌弓） | 脑神经Ⅴ（下颌神经来自三叉神经） | 咀嚼肌<br>—颞肌<br>—咬肌<br>—翼外肌<br>—翼内肌<br>下颌舌骨肌<br>二腹肌（前腹）<br>鼓膜张肌<br>腭帆张肌 | 锤骨和砧骨<br>部分下颌骨<br>Meckel 软骨<br>蝶下颌韧带<br>锤骨前韧带 |
| 第 2 鳃弓（舌骨弓） | 脑神经Ⅶ（面神经） | 面部表情肌<br>茎突舌骨肌<br>二腹肌（后腹）<br>镫骨肌 | 镫骨<br>颞骨茎突<br>舌骨小角<br>舌骨体上部 |
| 第 3 鳃弓 | 脑神经Ⅸ（舌咽神经） | 茎突咽肌 | 舌骨大角<br>舌骨体下部 |
| 第 4 和第 6 鳃弓 | 脑神经Ⅹ（喉上神经和喉返神经） | 咽肌和喉肌 | 喉部骨骼（甲状软骨、环状软骨、杓状软骨、小角软骨和楔状软骨） |

## 1.6 早期胚内循环和主要血管的发育

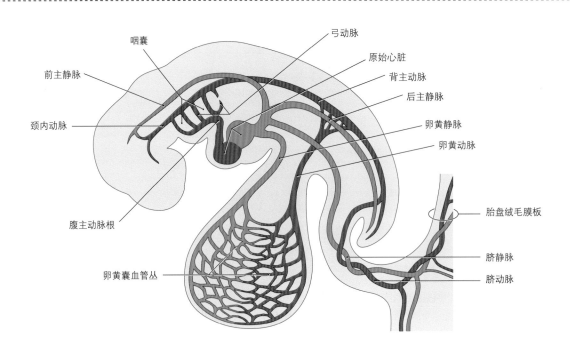

**A. 3~4 周胚的循环系统（引自 Drews）**

外侧面观。3~4 周胚的心血管系统由具备基本功能的两腔心和三套血液循环通路组成：

（1）胚体循环（腹主动脉和背主动脉，鳃弓和弓动脉，前、后主静脉）。

（2）卵黄囊循环（卵黄动脉、静脉）。

（3）胎盘循环（脐动脉、静脉）。

在此阶段，血管通路仍是大致对称分布。

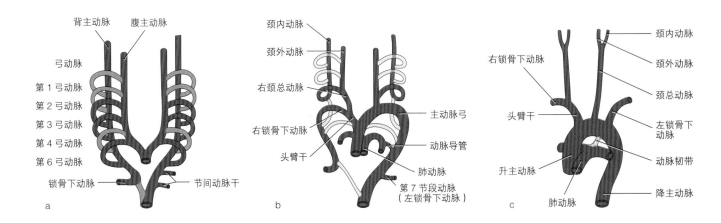

**B. 源自弓动脉的动脉发育（引自 Lippert 和 Pabst）**

a. 初始阶段（4 周胚，腹侧面观）。每个鳃弓朝尾侧发出一条动脉。这些动脉成对起源于腹主动脉根部，走行于各对鳃弓之间，并与左右背主动脉相连接，此后将发育为节段性躯干动脉。但 6 对弓动脉并不同时存在。如第 4 对弓动脉形成时，第 1、2 对弓动脉已经或开始退化。较之先前的对称性发育，这种方式使得左侧胚胎发育更具优势。

b. 退化或持续发育结构：双侧第 1、2、5 号动脉在发育过程中退化消失。第 3 号动脉近侧段两侧形成颈总动脉，远侧段形成颈内动脉。左侧第 4 号动脉发育为主动脉弓，右侧第 4 号动脉成为右锁骨下动脉的近侧端。第 7 节段动脉参与形成左锁骨下动脉。肺动脉主干和动脉导管则源于第 6 弓动脉。

c. 成人血管变异：头臂干除典型分支（77%）外，还有其他变异情况且发生率不一。第二种常见分型是左颈总动脉也发自头臂干（13%）。右主动脉弓和双主动脉弓的发生率为 0.1%。

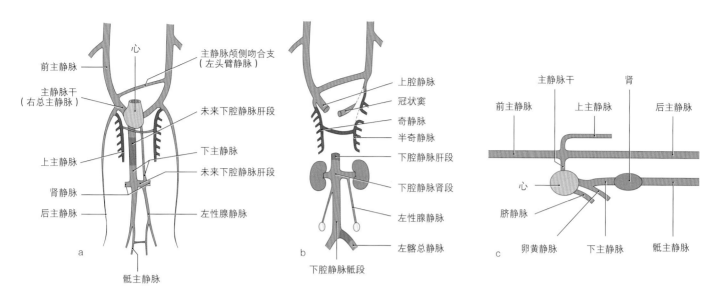

### C. 5~7 周胚至出生期间主静脉系统的发生（引自 Sadler）

a. 5~7 周胚（腹侧面观）。b. 足月胚胎（腹侧面观）。c. 5~7 周胚外侧面观。

人胚 4 周之前由 3 对主要静脉（卵黄静脉、脐静脉和主静脉）回收胚胎血液返回心脏。此时主静脉系统包括前主静脉、后主静脉及左右总主静脉。5~7 周胚期间还形成下列主要静脉系统。

• 上主静脉：取代后主静脉并收集肋间静脉血（即未来的奇静脉系统：奇静脉和半奇静脉）。

• 下主静脉：肾静脉血汇入下主静脉，右下主静脉演变为下腔静脉中段，横向吻合为左肾静脉。左下主静脉远侧段成为生殖腺静脉（睾丸静脉或左卵巢静脉）。

• 骶主静脉：发生在下肢形成期间，横向吻合成为左髂总静脉。

各主静脉系统间形成特征性横向吻合，将血液从右侧运输到左侧，并灌注回心。例如，前主静脉间的横向吻合段演化为未来的左头臂静脉。右前主静脉与总主静脉吻合段演化为未来的上腔静脉，左总主静脉则回收血液灌注到心（冠状窦）。

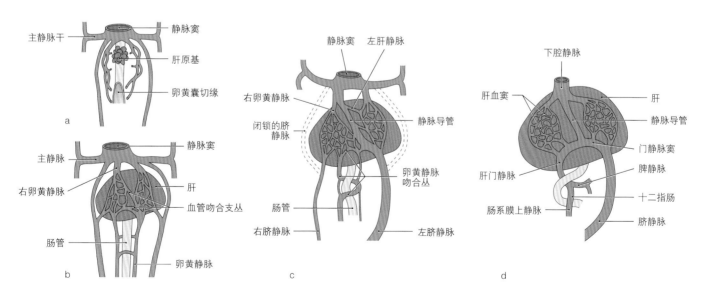

### D. 卵黄和脐静脉的发育（引自 Sadler）

a. 4 周胚。b. 6 周胚。c. 2 月胚。d. 3 月胚（腹侧面观）。

卵黄静脉（脐肠系膜静脉）尚未开口进入静脉窦时，于十二指肠周围形成静脉丛，灌注胚胎肝原基，并成为肝血窦前身。在此阶段，左右脐静脉仍分布于肝原基两侧。而随着胚胎的进一步发育，左右脐静脉吻合连通肝血窦。2 月胚时，右脐静脉完全退化消失，左脐静脉则集中所有从胎盘回流至胎儿的静脉血。静脉血通过静脉导管分流至右卵黄静脉近端主干（未来下腔静脉肝段），并回流静脉窦。右卵黄静脉远段将发育为门静脉，各非对称腹部器官血液通过门静脉回流至肝脏（肠系膜上静脉和脾静脉）。

## 1.7 原始骨、胎儿骨骼发育与骨化中心

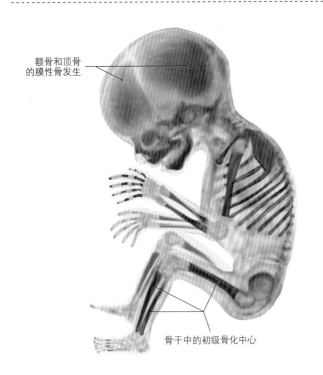

额骨和顶骨的膜性骨发生

骨干中的初级骨化中心

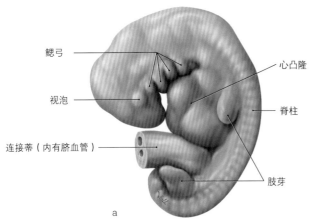

鳃弓
视泡
连接蒂（内有脐血管）
心凸隆
脊柱
肢芽
a

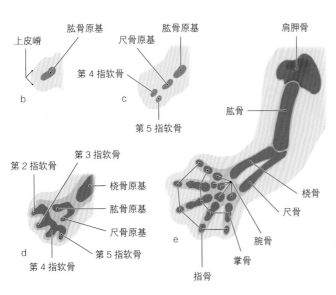

上皮嵴
肱骨原基
尺骨原基
肱骨原基
肩胛骨
第4指软骨
b
c
第5指软骨

第2指软骨
第3指骨
桡骨原基
肱骨原基
尺骨原基
d
第5指软骨
第4指软骨

肱骨
桡骨
尺骨
腕骨
掌骨
指骨
e

**A. 原始骨、胎儿骨骼发育与骨化中心**

（11 周胚的骨化中心透明标本，茜素红染色；引自 Starck 和 Drews）。人类雏形骨（主要是软骨和骨组织）由中胚层分化成的（见第 7 页 D）胚胎结缔组织（即间充质）发育而成。间充质细胞最初分化为成软骨细胞（软骨内成骨），进而形成透明软骨，构成胚胎的雏形骨架。此后发育中，透明软骨逐渐被骨组织代替。人体骨骼（躯干、四肢和颅底）形成大多为软骨内成骨。原始骨的骨化始于胚期末（第 8 周）。长骨生长板的次级骨化中心扩展延伸（膜内成骨，即间充质细胞直接形成骨膜，进而成骨）。不久后，软骨内骨化发生（即软骨周围形成骨组织，故为软骨内成骨），骨干中开始出现初级骨化中心。至第 12 周，所有长骨中都有骨化中心。骨骺中，软骨内骨化（次要骨化中心）在出生后才发生（例外：出生前股骨远端和近端胫骨骨骺已存在）。出生后，许多短骨完全由软骨组成，例如多数跗骨和所有的腕骨，其骨化中心在随后几个月或几年内才形成。只有颅骨，部分面部骨骼及锁骨直接骨化 [ 膜内成骨，即间充质细胞发育为成骨细胞（见第 17 页）]。

**B. 以上肢为例介绍肢体发育**

人胚 4 周末，四肢（原基）在躯干侧壁（图 a）周围形成桨状突起。肢芽由间充质细胞组成（即肢芽芽基，见第 145 页），表面有顶端外胚层嵴覆盖（图 b）。肢芽的生长和分布发生于三维坐标系统内，既有远 – 近轴方向的分化，也有头 – 尾轴方向的分化。上臂肱骨最先发育，其次是尺骨和腕根部相邻的游离骨（图 c）。尺骨和第 4、第 5 指软骨为后轴（尾端）段；桡骨和第 1、2 和 3 指为前轴（头端）段（图 d）。因为特定部位的细胞程序性细胞死亡 [即细胞凋亡（图 e）] 顶端嵴分成 5 个部分后，逐渐形成手指和脚趾。若正常的细胞凋亡被干扰，相邻的手指或脚趾仍相互粘连（并指或并趾）。若四肢俱无称为无肢或缺肢畸形，部分手臂或腿不存在称为残肢畸形。

注：软骨发育不全是一种遗传性疾病，其软骨内骨化不能正常进行，易造成比例不协调的矮小症（短肢、短躯干，但颅骨的比例过大）。其主要原因是生长板中软骨细胞分裂和成熟异常，软骨内成骨的所有骨骼纵向生长受阻，而膜成骨不受影响。

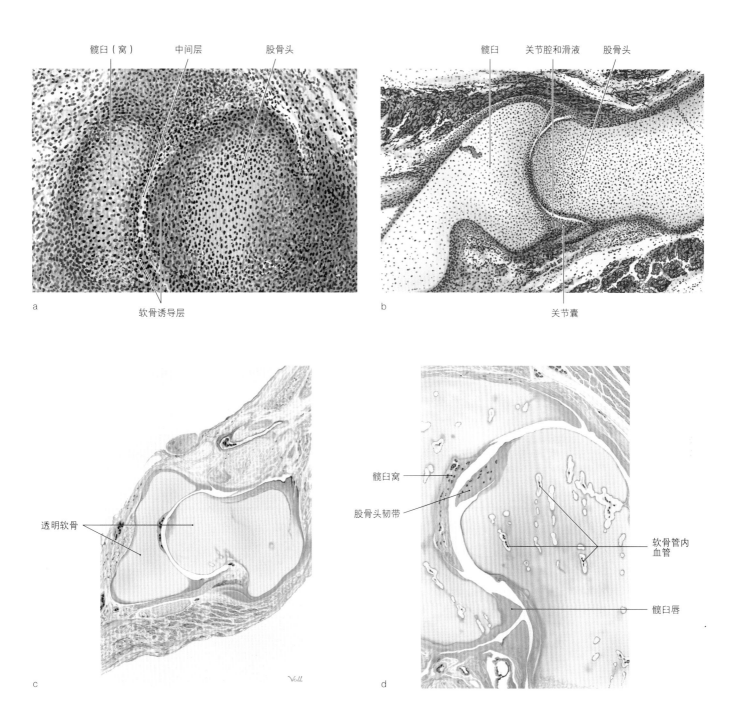

髋臼（窝） 中间层 股骨头

软骨诱导层

a

髋臼 关节腔和滑液 股骨头

关节囊

b

透明软骨

c

髋臼窝

股骨头韧带

软骨管内血管

髋臼唇

d

**C. 髋关节的发育（引自 Uhthoff）**

a. 6 周胚时，关节最终将在细胞集聚处发育完成。此处可细分为三层结构。上、下两层为覆盖软骨原基的软骨层，中间层所含细胞较少。

b. 约 8 周胚发育过程中，由于大面积细胞凋亡，中间层周围形成关节腔。关节间隙周围形成关节囊并开始产生滑液。

c. 关节腔形成后，在软骨诱导层透明软骨开始发育。人胚 12 周末，关节发育完成。尽管关节基本形状构造先决于基因，其最终形态结构由其承受的功能负荷（例如肌力）决定。

d. 关节继续生长（间质生长和外加生长）。13 周初，关节腔软骨膜和滑膜提供的营养不足以维持关节生长，关节软骨内

沿着软骨管周围形成软骨内血管。唯独邻近关节腔部位无血管。然而软骨骺血管形成与次级骨化中心的发展无关。如在髋关节股骨头部，血管初步形成（人胚第 3 个月）早于股骨近端骨化中心出现（出生后第 6 个月）。

注：关节发育的两种基本方式：

• 分节（最常见的形式），即连续的骨骼聚集体进行多次分节（可见于几乎所有关节，如髋关节、肩关节、肘关节等）。

• 外加生长，即两不接触的骨骼间相向生长（如颞下颌关节、胸锁关节和髂腰关节）。首先，两骨之间的连接处形成滑膜囊，后演化为关节腔。此外，这种关节的特点在于有关节盘（髂腰关节除外）。

# 1.8 骨的发育与重建

骨发育和骨重建密切相关。例如在骨发育的同时骨重建也在不断进行，其中未成熟的编织骨逐渐被成熟的骨板层取代。成熟骨骼中也不断进行骨重建，尤见于骨松质（也称为骨小梁或骨海绵，见F）。成年人骨骼中每年大约10%的骨组织通过骨的重建进行更新，即成年人骨骼每10年全部更新一次。骨重建是骨骼对所处生物力学环境的基本功能性适应（随时间而变化）。骨重建可防止骨骼过度劳损，修复骨骼微创伤以及提供快速可用的钙源。

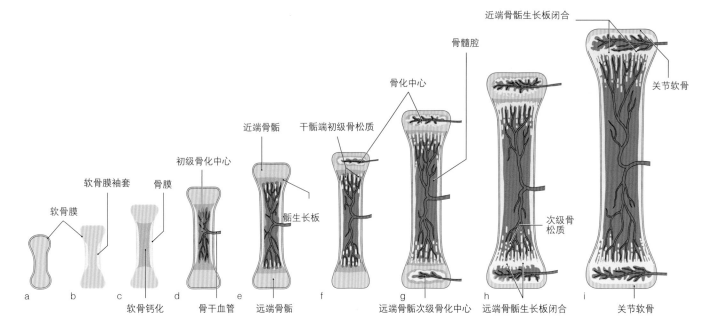

## A. 长骨的发育

长骨（肱骨、胫骨等）的发生是以替代已有的软骨组织内软骨而间接骨形成（软骨内成骨）。但也有部分长骨（软骨膜骨领，可逐渐增厚）可直接成骨。例如由间充质细胞聚集分化成骨（膜内成骨，见E）。

a.胚胎骨骼中软骨雏形。b.形成软骨膜骨领（由间充质细胞直接分化而来）。c.肥大软骨细胞分化和软骨细胞外基质钙化。d.生长板血管向内生长和初级骨化中心的形成。e.近端和远端骨骺的发育。f.近端骨骺骨化中心的发生（次级骨化中心）。g.远端骨骺骨化中心的形成。h.远端骺板闭合。i.近端骺板闭合（约18~23岁成人的大多数管状骨停止生长）。

注：骨生成 = 单块骨的形成；骨化 = 骨组织的形成。

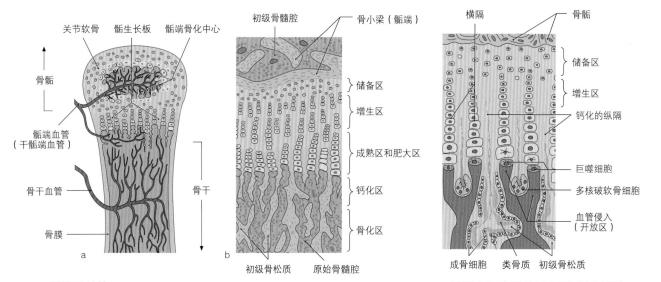

**B.骺板的结构**

a.血供。b.图a中局部放大：骺板的结构模式图。

**C.骺板内细胞转化过程模式示意图**

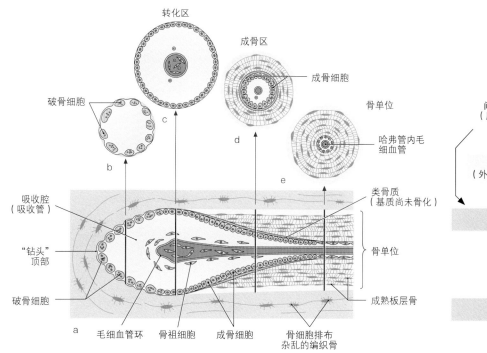

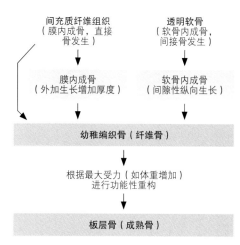

## D. 骨单位的发育（引自 Hees）

骨功能性重建初期（见上页），血管伴随破骨细胞侵入编织骨。破骨细胞如钻头般穿行于编织骨，溶解吸收编织骨形成血管通道（吸收腔），其直径等同于未来骨单位。

a. 通过吸收管的纵切面观。

b. 骨吸收区的水平切面观。

c. 转化区：骨祖细胞（成骨细胞的前体）分化为成骨细胞。

d. 成骨区（成骨细胞产生骨板）。

e. 新生骨。

## E. 骨发育的类型（成骨）

注：大多数骨骼为软骨内成骨（少数除锁骨和部分颅骨）。但这些骨骼内部分骨组织从间充质细胞直接分化而来，即通过膜内成骨直接发育。

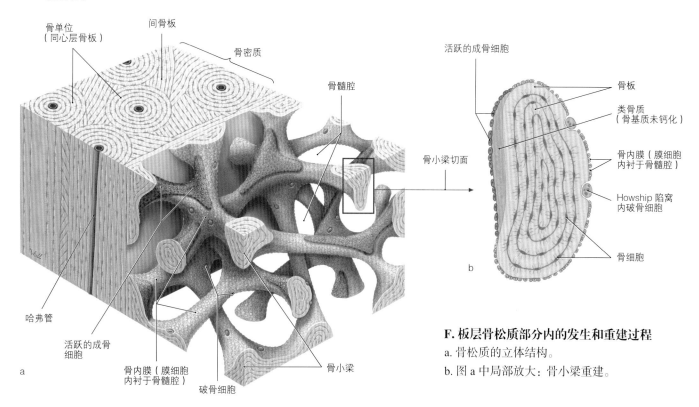

## F. 板层骨松质部分内的发生和重建过程

a. 骨松质的立体结构。

b. 图 a 中局部放大：骨小梁重建。

# 1.9 四肢骨的骨化

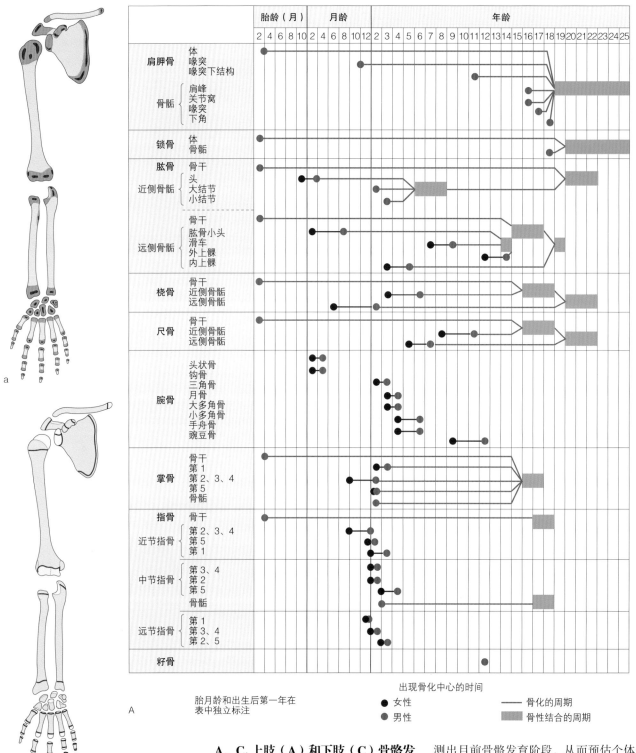

**B. 上肢骨骼的骨化**
a. 骨骺及骨突的骨化中心位点。
b. 骺板及骨突板的位置。

胎月龄和出生后第一年在
表中独立标注

出现骨化中心的时间
● 女性　　　—— 骨化的周期
● 男性　　　▓ 骨性结合的周期

A

**A、C. 上肢（A）和下肢（C）骨骼发育时间表**

[引自 Niethard: Kinderorthopädie (Pediatric Orthopaedics). Thieme, Stuttgart 1997]

根据骨化中心发生的时间，我们可以推测出目前骨骼发育阶段，从而预估个体骨骼发育年龄。胎儿期初级骨化中心（骨干骨化）常发生于骨干长轴。而与之不同的是，次级骨化中心的发生在出生后，在软骨骺和隆起处形成（骨骺骨化）。骺板闭合后，骨骼纵向生长停止。例如人体肱骨大结节在 2 岁开

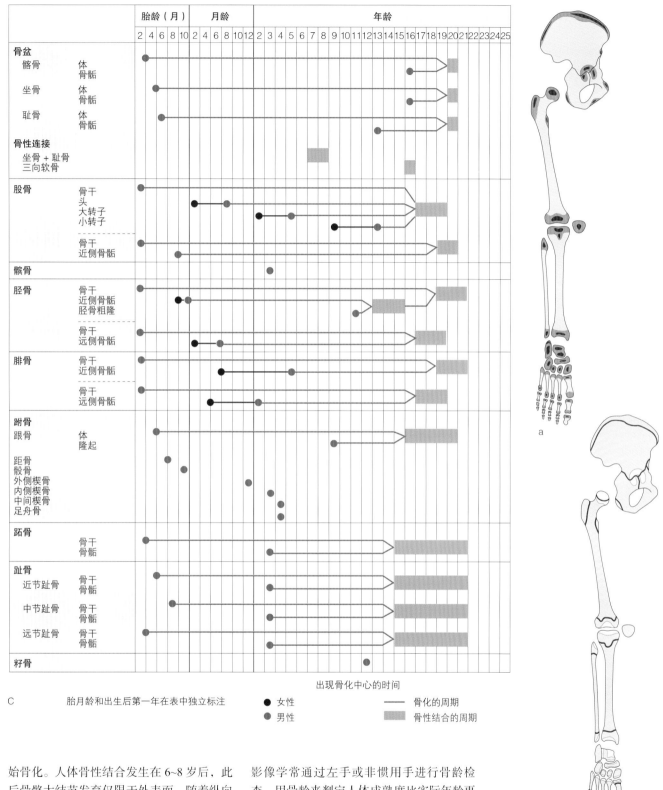

出现骨化中心的时间

C　　胎月龄和出生后第一年在表中独立标注

● 女性　　　　　—— 骨化的周期

● 男性　　　　　▨ 骨性结合的周期

始骨化。人体骨性结合发生在 6~8 岁后，此后骨骼大结节发育仅限于外表面。随着纵向生长停止，骨化中心逐渐消失，X 线骨片上不再可见。在腕骨骨骼的发育中，最能明确体现次级骨化中心的发生与完全出现间的关系（参见 B）。约在 9 岁前，8 块腕骨逐渐骨化完全。出生 1 年内，头骨出现首个骨化中心；9 岁时，最后的骨化中心发生于豌豆骨。

影像学常通过左手或非惯用手进行骨龄检查。用骨龄来判定人体成熟度比实际年龄更为确切。例如，通过骨龄评估生长发育潜力，在儿童骨科疾病和畸形预后和治疗中至关重要。此外，鉴于骨骼成熟度与身高之间存在一定关系，对于 6 岁以上的青少年，通常可根据骨龄和身高预测最终成年身高，且具有相当的准确度。

**D. 下肢骨骼的骨化**

a. 骨骺及骨突的骨化中心位点。

b. 骺板及骨突板的位置。

## 1.10 骨骼基本结构、四肢的位置及其发育

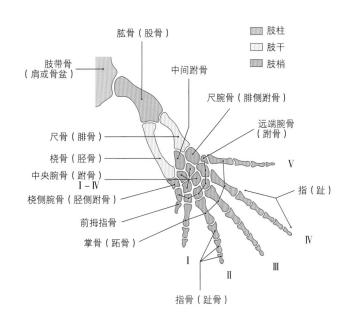

**A. 五指四足动物肢体的基本骨骼结构（引自 Romer）**

自然界的陆栖脊椎动物的前肢和后肢都具有相同的基本结构，肢柱、肢干和肢身三个部分。肘关节和膝关节都是肢柱和肢干的连接点：肘关节的肢柱为单块肱骨，肢干为桡骨和尺骨组成；膝关节的肢柱为单块股骨，肢干两块骨为胫骨和腓骨。五指动物肢身（手或脚）也可细分为近、中、远三个部分（称为肢基、肢梢和肢尖；见 C）。此外，还有个别种类脊椎动物的基本结构与前面叙述有所不同，存在各种骨骼的缺少或融合。

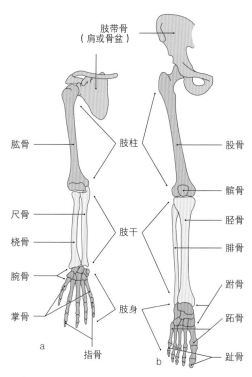

**B. 人类肢体基本骨骼结构**

前面观。a. 右上肢；b. 右下肢。

人体上肢和下肢的骨骼以不同颜色来表示与图 A（肢柱、肢干和肢身）中所示四足动物相同的肢段。先天性畸形在四肢骨骼中多发，如多指 / 趾（出现多余的手指）或并指 / 趾（手指或脚趾融合）。

**C. 五趾四足动物肢体骨骼构成**

| 构成部分 | 成对的前肢骨骼 | 成对的后肢骨骼 |
|---|---|---|
| 肢带骨 | 肩带骨<br>—肩胛骨和锁骨 | 盆带骨<br>—髋骨 |
| 自由四肢骨<br>肢柱 | 上臂（肱部）<br>—肱骨 | 大腿（股部）<br>—股骨 |
| 肢干 | 前臂<br>—桡骨 | 小腿<br>—胫骨 |
| 肢身 | —尺骨<br>手 | —腓骨<br>足 |
| —肢基 | 腕<br>—近侧列：桡侧腕骨、中间腕骨、尺侧腕骨<br>—中间组：中央腕骨（Ⅰ~Ⅳ）<br>—远侧列：远端腕骨（Ⅰ~Ⅴ） | 踝<br>—近侧列：胫侧跗骨、中间跗骨、腓侧跗骨<br>—中间组：中央跗骨（Ⅰ~Ⅳ）<br>—远侧列：远端跗骨（Ⅰ~Ⅴ） |
| —肢梢 | 掌<br>—Ⅰ~Ⅴ掌骨 | 跖<br>—Ⅰ~Ⅴ跖骨 |
| —肢尖 | 指<br>—Ⅰ~Ⅴ指<br>(指骨数目不同) | 趾<br>—Ⅰ~Ⅴ趾<br>(趾骨数目不同) |

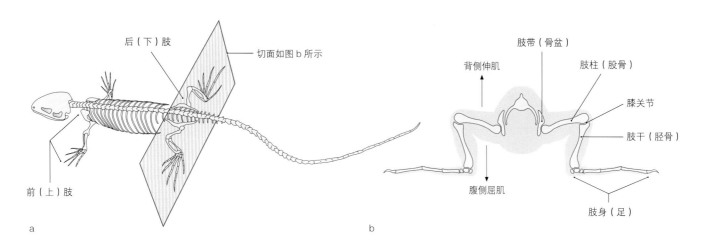

a

b

**D. 原始陆栖四足动物（绿蜥蜴）四肢的位置**

a. 背侧面观。b. 后肢水平的横截面。

两栖四足动物和爬行四足动物（例如蝾螈、海龟和蜥蜴）的躯干支撑于四肢之间，且常贴地。肢体与躯体几成直角，使得双臂和大腿近乎水平，肘关节和膝关节向外。在肘关节处，桡骨和尺骨呈直角屈曲；膝关节处胫骨和腓骨也成直角屈曲。

手的掌面及足的跖面接触地面。所有关节纵轴线与脊柱平行（见 E）。

注：伸肌位于背侧，而屈肌位于腹侧。因此，进化过程中，伸肌屈肌与骨骼的相对位置保持不变，只是骨的排列方式发生改变（见 F）。

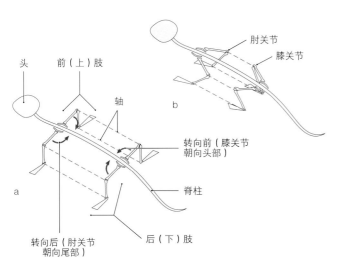

**E. 哺乳动物进化过程中四肢的转位**

a. 转位前。b. 转位后。

哺乳动物进化的一个重要特征就是四足动物肢体的转位。四肢方向位置重新调整，使得四肢平行并靠近躯体，或降至躯体下方。由此改善动物的运动功能，更为有效支撑躯体。后肢转向前（膝关节指向头部），而前肢转向后（肘关节指向尾部）。因此，前后肢呈矢状位，排列在躯干下方或两侧（见 F）。

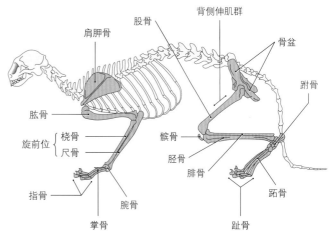

**F. 猫的骨骼（家猫）**

左侧面观。为使前肢的掌面贴地，肘关节除了尽可能向后成角外，前肢骨必需交叉呈旋前位。后肢骨中因大腿转向前，则小腿骨无需旋前。

人类也存在这种骨骼分布排列方式。由于下肢转向前，人体直立时，以前肢体背侧面朝向前。结果，大腿和小腿（遗传学上为"背侧"肌）的伸肌分布在肢体及相应肢体骨的前面。这解释了关于人类下肢的术语中为什么"前"和"后"优于"背侧"和"腹侧"。与之相比，上臂和前臂的伸肌屈肌仍分别保持在其原来的背侧和腹侧位置。

# 2.1 人体：比例、体表面积和体重

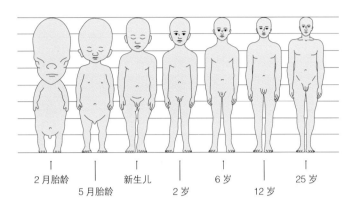

2月胎龄　　5月胎龄　　新生儿　　2岁　　6岁　　12岁　　25岁

### A. 生长过程中身体比例的变化

2月龄胚胎的头长约占身长的一半，在出生时头长约占1/4，6岁时为1/6，而成人约为1/8。

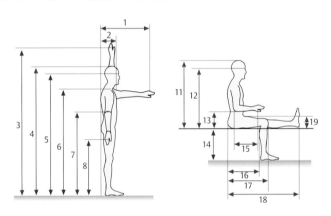

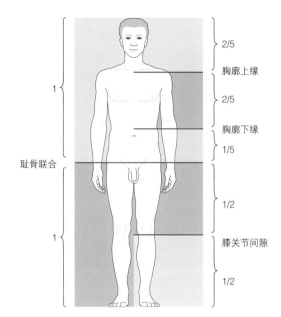

### B. 正常的身体比例

对于成人而言，身高中点大约位于耻骨联合水平；即在此水平上半身与下半身的比例为1:1。骨盆约占上半身高度的1/5，胸部占2/5，头颈占2/5。下半身的高度以膝关节间隙为界均分为股部和小腿（包括足）。

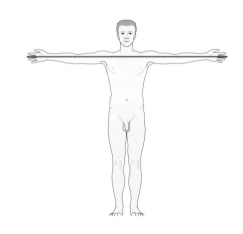

### C. 伸臂距

指尖到指尖的两臂伸臂距较身高略长（女性为103%，男性为106%）。

### D. 部分站立位和坐位的人体测量数据（裸体，18~65 岁）（数据来源：Ergonomie-Körpermaße des Menschen-Teil 2：Werte. Berlin：Beuth；2005）

百分位数值表示人群当中某项人体测量参数值低于此值的人群百分比（此参数包括所有生活在德国的人群，因此也包括 1999—2002 年的移民）。例如，18~65 岁男性的第 95 百分位的身高为 185.5 cm，意味着有 95% 的男性身高低于 185.5 cm，5% 的男性身高高于该值。

| 测量值（cm）（图没有显示9、10、20和21项） | 百分位数值 | | | | | |
|---|---|---|---|---|---|---|
| | 男性 | | | 女性 | | |
| | 第5位 | 第50位 | 第95位 | 第5位 | 第50位 | 第95位 |
| 1. 最大前伸长度 | 68.5 | 74.0 | 81.5 | 62.5 | 69.07 | 75.0 |
| 2. 前后位体厚度 | 26.0 | 28.5 | 38.0 | 24.5 | 29.0 | 34.5 |
| 3. 摸高（双手） | 197.5 | 207.5 | 220.5 | 184.0 | 194.5 | 202.5 |
| 4. 身高 | 165.0 | 175.0 | 185.5 | 153.5 | 162.5 | 172.0 |
| 5. 眼的高度 | 153.0 | 163.0 | 173.5 | 143.0 | 151.5 | 160.5 |
| 6. 肩高 | 134.5 | 145.0 | 155.0 | 126.0 | 134.5 | 142.5 |
| 7. 肘至地面距离 | 102.5 | 110.0 | 117.5 | 96.0 | 102.0 | 108.0 |
| 8. 手至地面距离 | 73.0 | 76.5 | 82.5 | 67.0 | 71.5 | 76.0 |
| 9. 肩宽 | 44.0 | 48.0 | 52.5 | 39.5 | 43.5 | 48.5 |
| 10. 髋宽（站立位） | 34.0 | 36.0 | 38.5 | 34.0 | 36.5 | 40.0 |
| 11. 坐高（躯干高） | 85.5 | 91.0 | 96.5 | 81.0 | 86.0 | 91.0 |
| 12. 坐位眼的高度 | 74.0 | 79.5 | 85.5 | 70.5 | 75.5 | 80.5 |
| 13. 肘至坐位平面 | 21.0 | 24.0 | 28.5 | 18.5 | 23.0 | 27.5 |
| 14. 小腿和足的高度（坐位） | 41.0 | 45.0 | 49.0 | 37.5 | 41.5 | 45.0 |
| 15. 肘至抓握轴距离 | 32.5 | 35.0 | 39.0 | 29.5 | 31.5 | 35.0 |
| 16. 坐深 | 45.0 | 49.5 | 54.0 | 43.5 | 48.5 | 53.0 |
| 17. 臀膝长 | 56.5 | 61.0 | 65.5 | 54.5 | 59.0 | 64.0 |
| 18. 臀小腿长 | 96.5 | 104.5 | 114.0 | 92.5 | 99.0 | 105.5 |
| 19. 腿高 | 13.0 | 15.0 | 18.0 | 12.5 | 14.5 | 17.5 |
| 20. 肘上宽 | 41.5 | 48.0 | 55.5 | 39.5 | 48.5 | 55.5 |
| 21. 髋宽（坐位） | 35.0 | 37.5 | 42.0 | 36.0 | 39.0 | 46.0 |

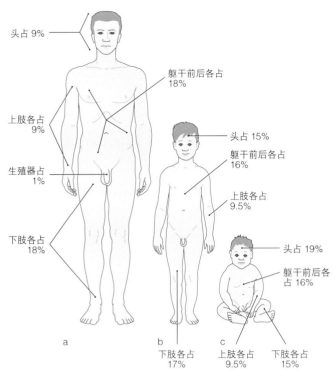

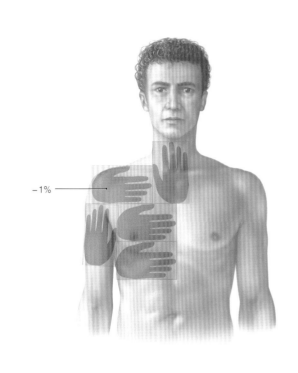

**E. 成人、儿童和婴儿的体表面积分配**

根据 Wallace（1950）描述的"九分法"，15 岁以上成人全身的体表面积（a）可以按 9% 的倍数分区：头和每侧上肢各占 9%，躯干与每侧下肢（2×9%）的前后各占 18%，外生殖器占 1%。儿童（b）和婴儿（c）的九分法需要按年龄调整。

注：九分法可用于快速估算烧伤患者的皮肤烧伤面积。

**F. 手面积法**

手面积法可以精确第估算体表烧伤面积的百分比，即患者手的面积约占患者体表面积的 1%。手面积法也适用于儿童，其手的面积和体表面积均按比例小于成人。

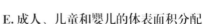

□ 极度肥胖　□ 肥胖　□ 过重　□ 正常　□ 体重不足

**G. 体表面积与年龄的相应关系及后果**

对于体积逐渐增加的固体，其表面积随半径的平方增加，但其体积随半径的立方增加。由于这个几何关系，小动物比大动物具有更大的相对体表面积。高体表面积与体积比使得小动物辐射更多的体热。因此，小动物（如小鼠和儿童）较大动物（如大象和成人）的代谢率更高。

| 年龄 | 体重（kg） | 体表面积（cm²） | 体表面积与体重比（cm²/kg） |
|---|---|---|---|
| 新生儿 | 3.4 | 2 100 | 617.6 |
| 6 个月 | 7.5 | 3 500 | 466.7 |
| 1 岁 | 9.3 | 4 100 | 440.9 |
| 4 岁 | 15.5 | 6 500 | 419.4 |
| 10 岁 | 30.5 | 10 500 | 344.3 |
| 成人 | 70.0 | 18 100 | 258.6 |

**H. 体重指数**

人体测量学中，由于体重指数（BMI）与全身脂肪量的相关性较好，已经成为评价体重的国际标准。BMI 定义为体重（kg）除以身高（m）的平方。

$$BMI = \frac{kg}{m^2}$$

## 2.2 人体的结构特点

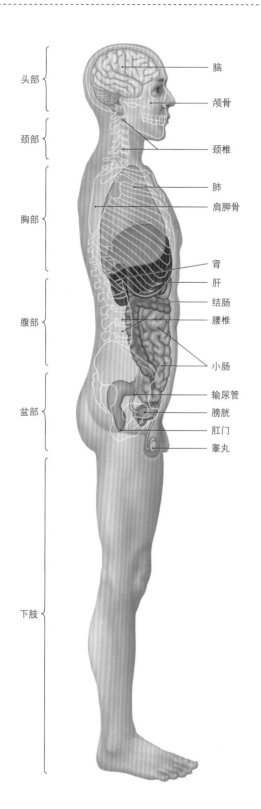

**A. 内脏的位置**
外侧面观。

头部 —
　脑
　颅骨

颈部 —
　颈椎

胸部 —
　肺
　肩胛骨

腹部 —
　肾
　肝
　结肠
　腰椎
　小肠

盆部 —
　输尿管
　膀胱
　肛门
　睾丸

下肢 —

### B. 身体的局部分区

| | |
|---|---|
| 头 | 上肢 |
| 颈 | •肩带 |
| 躯干 | •自由上肢 |
| •胸部 | 下肢 |
| •腹部 | •盆带 |
| •盆部 | •自由下肢 |

### C. 器官系统的功能分区

| | |
|---|---|
| 运动系统（肌骨系统） | •消化系统 |
| •骨与骨连接（被动部分） | •泌尿系统 |
| •骨骼肌（主动部分） | •男性与女性生殖系统 |
| 内脏 | 神经系统 |
| •心血管系统 | •中枢和周围神经系统 |
| •血液淋巴系统 | •感觉器官 |
| •内分泌系统 | 皮肤及其附属器 |
| •呼吸系统 | |

### D. 体腔、浆膜腔与结缔组织间隙的局部解剖学

　　器官和器官系统一般位于浆膜腔或不同大小的结缔组织间隙内。浆膜腔是封闭的潜在间隙，内衬一层具有光泽的膜（浆膜）且还有少量液体。浆膜通常由两层并列构成（两层之间未必互相直接接触，如腹膜腔内）：脏层直接覆盖器官，壁层衬于浆膜腔壁。

| | |
|---|---|
| 封闭的浆膜腔 | 结缔组织间隙 |
| •胸腔 | •颈筋膜中层与深层之 |
| –胸膜腔 | 间的间隙 |
| –心包腔 | •纵隔间隙 |
| •腹腔 | •腹膜外间隙 |
| –腹部的腹膜腔 | –腹膜后间隙 |
| •盆腔 | –腹膜下间隙 |
| –盆部的腹膜腔 | •浆膜和滑膜腔 |

注：腹部的腹膜腔和盆部的腹膜腔相连。

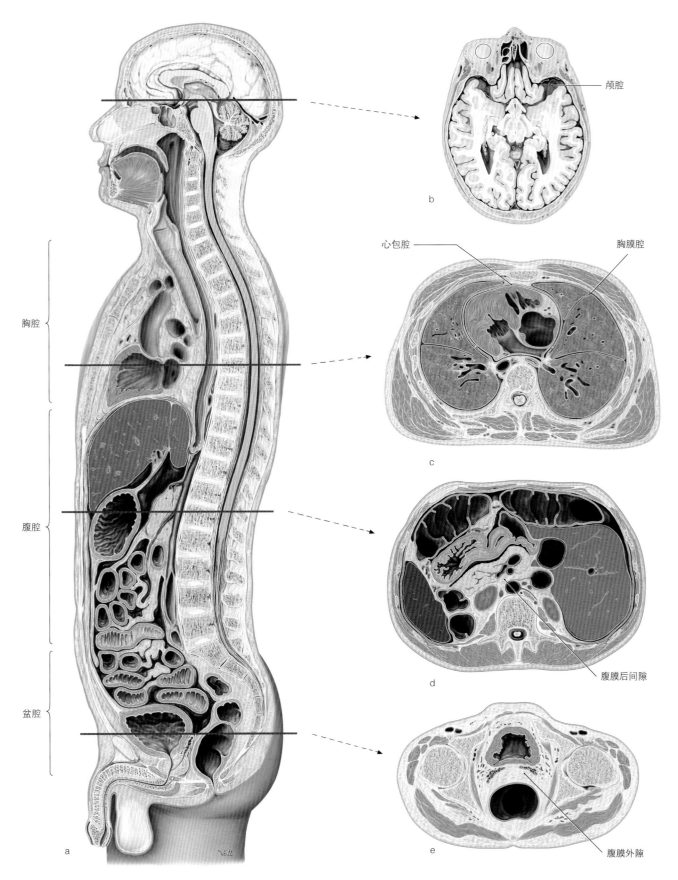

颅腔

心包腔　　　　　　　胸膜腔

胸腔

腹腔

腹膜后间隙

盆腔

腹膜外隙

**E. 人体断层的部分平面（上面观）**

a. 正中矢状断面。

b. 头水平横断面。

c. 经胸腔横断面。

d. 经腹腔横断面。

e. 经小骨盆横断面（位置、方向、主平面和轴的术语见第26页）。

# 3.1 位置、方向、平面和轴的术语

## A. 位置和方向的一般术语

| 上半身（头、颈和躯干） | |
| --- | --- |
| 颅侧 | 指靠近头部的位置 |
| 向颅侧 | 向着头的方向 |
| 尾侧 | 指靠近尾部的位置 |
| 向尾侧 | 向着尾部的方向 |
| 前 | 指靠近前方的位置 |
| | 同义词：腹侧（用于所有动物） |
| 后 | 指靠近后方的位置 |
| | 同义词：背侧（用于所有动物） |
| 上 | 上方 |
| 下 | 下方 |
| 中间 | 位于中间 |
| 屈侧 | 指屈肌或屈肌面 |
| 伸侧 | 指伸肌或伸肌面 |
| 轴 | 指一个结构的轴 |
| 横轴 | 与一个结构长轴呈直角的轴 |
| 纵轴 | 与一个结构长轴平行的轴 |
| 水平轴 | 与水平面平行的轴 |
| 垂直轴 | 与水平面垂直的轴 |
| 内侧 | 靠近中心平面 |
| 外侧 | 远离中心平面（靠近外周） |
| 中央 | 位于中心平面或中线上 |
| 中心 | 位于结构的中心或内部 |
| 外周 | 位于远离中心的位置 |
| 浅 | 靠近表面 |
| 深 | 位于表面下的深处 |
| 外 | 外部或外侧 |
| 内 | 内部或内侧 |
| 尖 | 指尖端或顶端 |
| 基底 | 指底部或基底 |
| 枕侧 | 指头的后部 |
| 颞侧 | 至头的外侧区（颞骨） |
| 矢状的 | 位置与矢状缝平行 |
| 冠状的 | 位置与冠状缝平行（指头的冠状位） |
| 吻侧 | 位于靠近鼻或眉毛侧 |
| 额侧 | 指靠近前额 |
| 颅底部 | 指颅骨的底部 |
| 四肢 | |
| 近侧 | 靠近躯干侧 |
| 远侧 | 远离躯干侧（靠近肢体侧） |
| 桡侧 | 指靠近前臂桡骨侧或外侧 |
| 尺侧 | 指靠近前臂尺骨侧或内侧 |
| 胫侧 | 指靠近小腿胫骨侧或内侧 |
| 腓侧 | 指靠近小腿腓骨侧或外侧 |
| 掌侧 | 指靠近手的掌侧 |
| 跖侧 | 指靠近足的足底侧 |
| 背侧 | 指靠近手或足的背侧 |

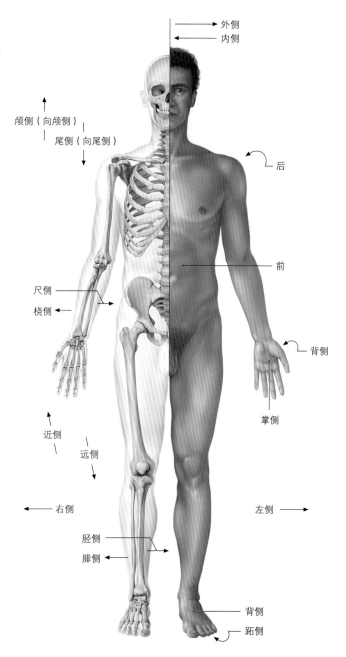

## B. 人体的解剖学姿势

双眼平视前方，双手掌心向前。右侧半身体以淡阴影显示骨骼。注意"左侧"和"右侧"的总是指患者的。

## C. 缩写词

a.= 动脉（aa. = 动脉的复数）。

v.= 静脉（vv. = 静脉的复数）。

m.= 肌（mm. = 肌的复数）。

lig.= 韧带（ligs. = 韧带的复数）。

l. n.= 淋巴结。

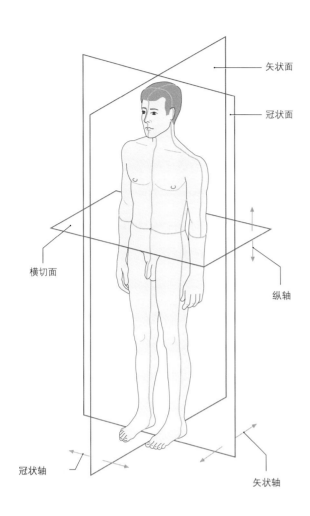

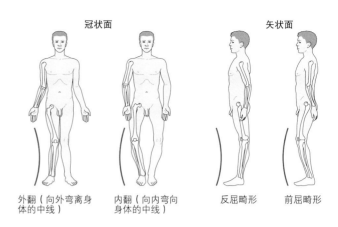

冠状面　　　　　　　　矢状面

外翻（向外弯离身体的中线）　内翻（向内弯向身体的中线）　反屈畸形　前屈畸形

**E. 上下肢的轴偏向**

　　四肢的关节变形可导致构成关节的骨在冠状面和矢状面发生轴偏向。按照国际准则，轴偏向发生在冠状面上的称为内翻或外翻变形，在矢状面上的称为反屈畸形和前屈畸形。如果轴凹向身体的垂直轴或远端骨（胫骨）指向中线（如膝内翻），膝关节发生内翻变形。如果轴偏向凸向身体的垂直轴或胫骨指向远离中线（如膝外翻），膝关节发生外翻变形。

矢状面

冠状面

横切面

纵轴

冠状轴

矢状轴

　　**D. 人体的主平面和主轴**（中立位，左前外侧面观）。虽然可以在人体上绘制无数的平面和轴，但是指定 **3** 个主平面和主轴是标准的做法。他们是依据 **3** 个空间坐标相互垂直。

　　身体的主平面如下。
　　• 矢状面：所有与颅骨矢状缝平行的垂直面，从前向后穿过身体。正中矢状断面（正中面）将人体分为左右相等的两半。
　　• 额（冠）状面：所有与前额或颅骨的冠状缝平行的平面。在站立位时，该平面垂直地从身体一侧穿过到另一侧。
　　• 横切面（轴面）：所有水平的将身体分为上下两部分的切面。该平面与身体的纵轴垂直。

　　身体的主轴如下。
　　• 垂直轴或纵轴：站立位时，从颅侧向尾侧穿经身体的轴，且与地面垂直。位于冠状面和矢状面内。
　　• 矢状轴：从前向后（或从后向前）穿过身体的垂直轴，位于矢状面和横切面内。
　　• 冠状轴或水平轴：从身体一侧穿向另一侧的轴，位于冠状面和横切面内。

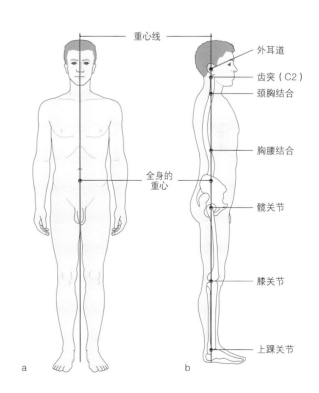

重心线　外耳道　齿突（C2）　颈胸结合　胸腰结合　全身的重心　髋关节　膝关节　上踝关节

a　b

**F. 全身重心与重心线**

　　a. 前面观。重心线沿正中矢状面垂直，穿过位于骶岬下方第二骶骨水平的身体的重心。

　　b. 外侧面观。重心线经过外耳道、枢椎齿突（第二颈椎）、脊柱的解剖和功能连接、身体重心，以及髋关节、膝关节和踝关节。

## 3.2 影像平面位置和名称

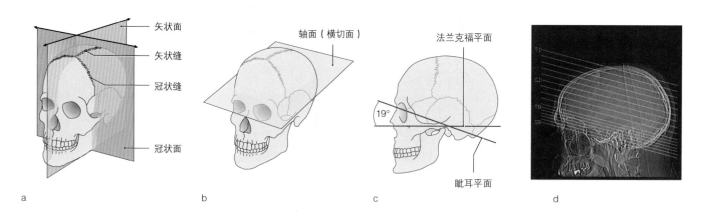

a                                b                                c                                d

**A. 放射摄影平面，颅骨的插图**

a. 如 3 个标准的解剖学平面（冠状面、矢状面和横切面，见第 27 页）一样，最重要的影像技术（CT 和 MRI）也定义了一些标准的平面。

b. 法兰克福平面（横切面）自外耳道上缘至眶下缘。

c、d. 一般而言，颅骨和脑的 CT 扫描会从前向后（沿眦耳线）倾斜 19°。眦耳线自外耳道上缘走向内眦，以保护眶内容物免受强 X 线照射。

| 放射摄影平面 | 解剖学平面 |
|---|---|
| 冠状面 | = 额状面（沿或平行冠状缝） |
| 矢状面 | = 矢状面（沿或平行矢状缝） |
| 轴面 | = 横切面（头部平行于法兰克福平面，躯干和四肢则垂直与相应纵轴） |

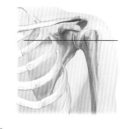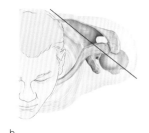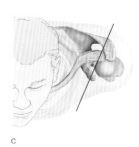

a                    b                    c

**B. 肩关节 MRI 检查的标准平面**

患者仰卧位将检查侧的上肢与身体平行，并呈外旋位或中立位。

a. 左肩关节轴面（横切面）位（前面观）。

b. 呈角的冠状面位（平行于冈上肌并垂直于关节盂）(上面观)。

c. 呈角的矢状面位（平行于关节盂），上面观。由于身体多个切面的图像及良好的关节周围软组织分辨率，MRI 特别适宜进行关节检查。依据选择的切面和弛豫时间（T1 和 T2 加权扫描），可以按照解剖学位置分辨组织及脂肪和水的含量。

注：轴（横切）面（见 D）总是下面（远侧）观。

**C. 最佳的 MRI 平面可以显示肩关节的重要解剖结构**

| MRI 平面 | 可见的重要解剖结构 |
|---|---|
| 轴（横切）面 | · 冈上肌 |
| | · 关节盂唇 |
| | · 关节囊 |
| | · 盂肱韧带 |
| | · 肱二头肌腱长头 |
| 成角的冠状面 | · 冈上肌 |
| | · 冈下肌 |
| | · 肩峰下囊 |
| | · 肩锁关节 |
| | · 上、下关节盂唇 |
| 成角的矢状面 | · 肩袖 |
| | · 喙肩韧带 |
| | · 肩峰 |
| | · 盂肱韧带 |
| | · 肩峰下间隙 |

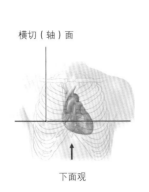

横切（轴）面

下面观

a

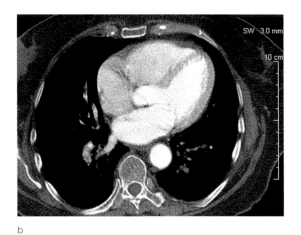

b

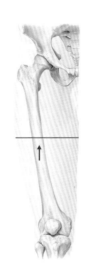

c

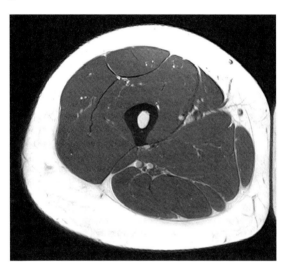

d

**D. 轴面影像检查**

a、b. 躯干。c～e. 下肢。a. 胸廓前面观以及 T8 水平的轴面位置。b. 胸部软组织窗的轴面 CT（下面观），即软组织（心）可以高分辨率显示；然而，肺由于充满空气而过度曝光（黑色），骨则曝光不足（白色）。c. 右下肢的横切（轴）面位置，前面观。d. 轴面，右侧股部 T1 加权 MRI，下面观。e. 解剖学断面及结构标注。

轴位 CT 和 MRI 影像是患者仰卧位时从四肢的下面和远侧观察。因此轴位图像总是显示位于后方的脊髓在下面，位于前方的胸部骨骼在上面。相应的，下肢前方的结构在上面，后方的结构在下面；右侧的结构显示在左侧，而左侧的结构显示在右侧。

注：冠状（额）切面被视为患者站立于检查者面前。

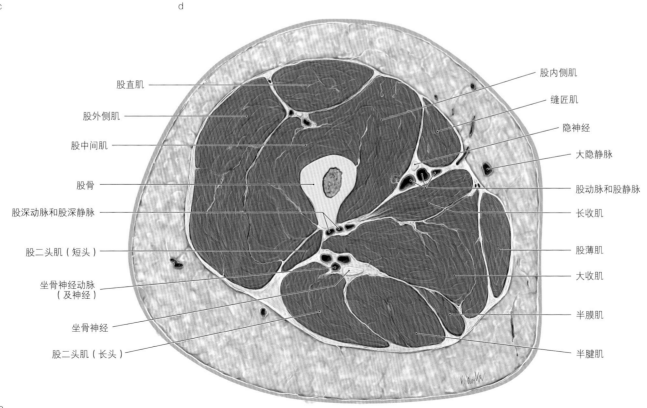

股直肌

股外侧肌

股中间肌

股骨

股深动脉和股深静脉

股二头肌（短头）

坐骨神经动脉（及神经）

坐骨神经

股二头肌（长头）

股内侧肌

缝匠肌

隐神经

大隐静脉

股动脉和股静脉

长收肌

股薄肌

大收肌

半膜肌

半腱肌

e

## 3.3 表面解剖学

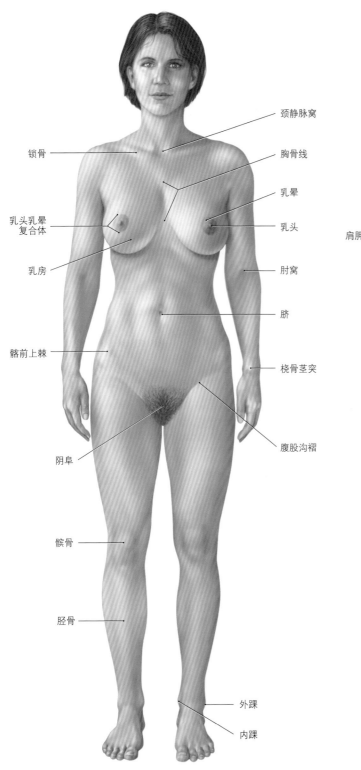

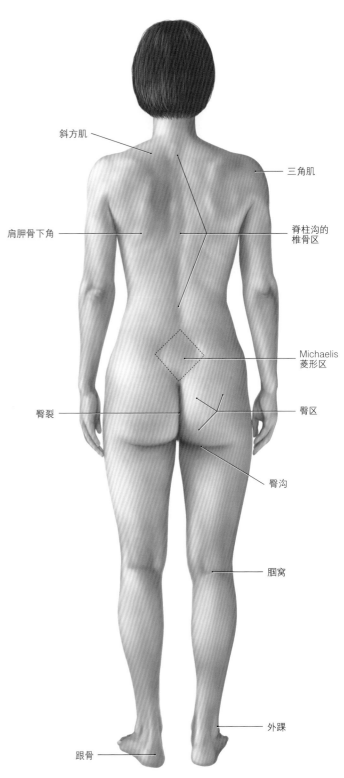

颈静脉窝

锁骨

胸骨线

乳晕

乳头乳晕
复合体

乳头

乳房

肘窝

髂前上棘

脐

阴阜

桡骨茎突

髌骨

腹股沟褶

胫骨

外踝

内踝

斜方肌

三角肌

肩胛骨下角

脊柱沟的
椎骨区

臀裂

Michaelis
菱形区

臀区

臀沟

腘窝

外踝

跟骨

**A. 女性的表面解剖学**

前面观。身体的表面解剖学涉及活体的表面解剖。在经典的检查方法（视诊、触诊、叩诊、听诊、功能检查）中具有重要作用，因此在临床诊断课程中非常重要。为避免重复，相同的结构如鹰嘴，没有在男性和女性身体上分别标注。

**B. 女性的表面解剖学（后面观）**

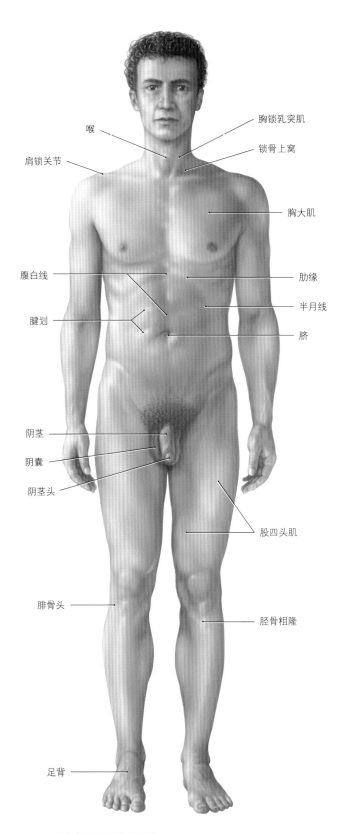

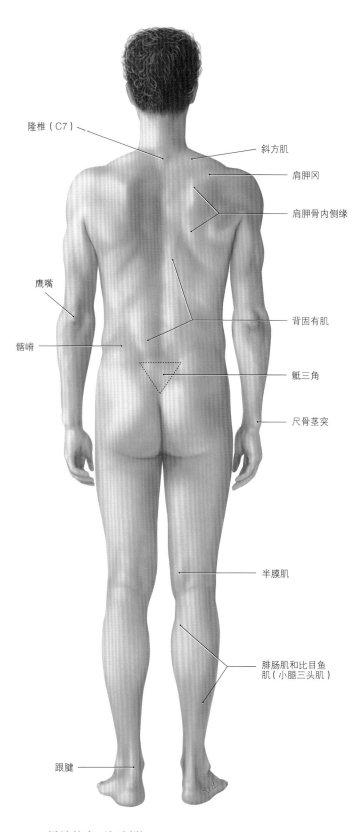

喉

胸锁乳突肌

锁骨上窝

肩锁关节

胸大肌

腹白线

肋缘

半月线

腱划

脐

阴茎

阴囊

阴茎头

股四头肌

腓骨头

胫骨粗隆

足背

隆椎（C7）

斜方肌

肩胛冈

肩胛骨内侧缘

鹰嘴

背固有肌

髂嵴

骶三角

尺骨茎突

半膜肌

腓肠肌和比目鱼肌（小腿三头肌）

跟腱

**C. 男性的表面解剖学**
前面观。

**D. 男性的表面解剖学**
后面观。

## 3.4 表面解剖学轮廓与可触及的骨性突起

　　可触及的骨性突起是骨骼重要的解剖学定位标志，然而骨性关节结构并不总是可以触及（如髋关节）。在这种情况下，检查者需要以骨性突起作为间接标志来定位不可触及的结构。

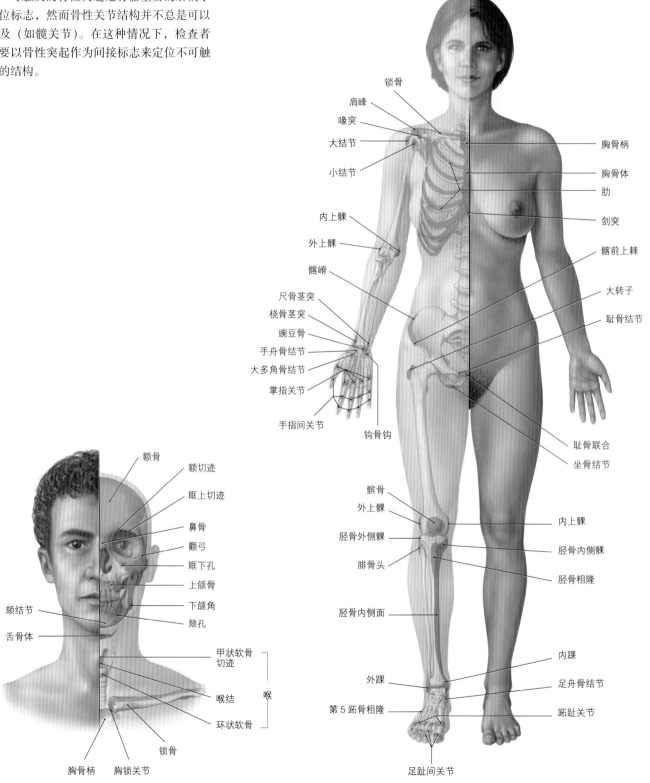

**A. 头颈部的表面轮廓和可触及的骨性突起**
前面观。

**B. 女性躯干、上下肢的表面轮廓和可触及的骨性突起**
前面观。

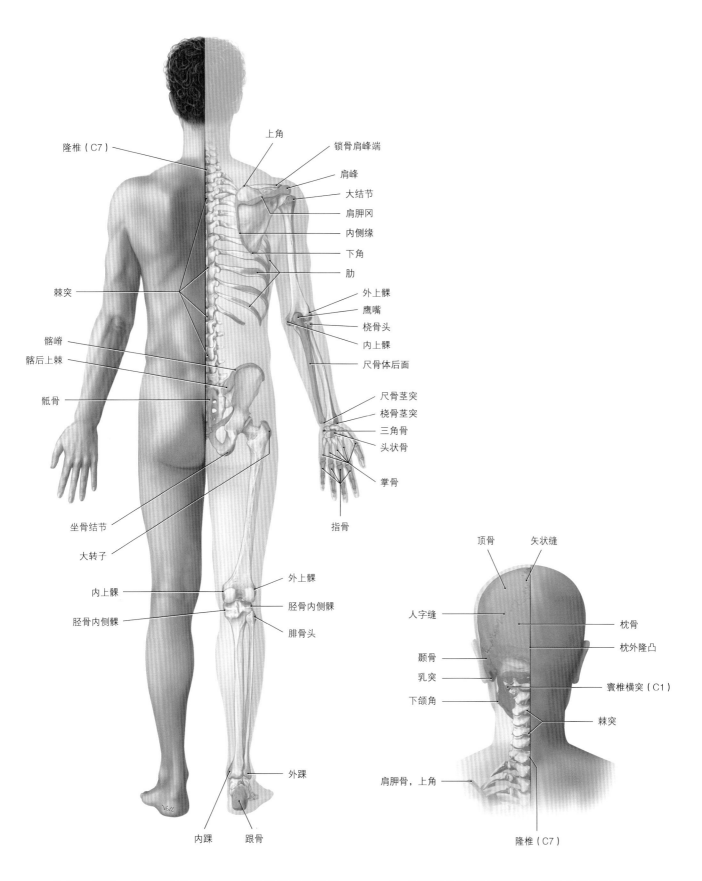

隆椎（C7）

上角

锁骨肩峰端

肩峰

大结节

肩胛冈

内侧缘

下角

肋

外上髁

鹰嘴

桡骨头

内上髁

尺骨体后面

尺骨茎突

桡骨茎突

三角骨

头状骨

掌骨

指骨

棘突

髂嵴

髂后上棘

骶骨

坐骨结节

大转子

内上髁

胫骨内侧髁

内上髁

胫骨内侧髁

腓骨头

外踝

内踝

跟骨

顶骨

矢状缝

人字缝

枕骨

枕外隆凸

颞骨

乳突

寰椎横突（C1）

下颌角

棘突

肩胛骨，上角

隆椎（C7）

**C. 男性躯干、上下肢的表面轮廓和可触及的骨性突起**
后面观。

**D. 头颈部的表面轮廓和可触及的骨性突起**
后面观。

## 3.5 人体的标志和标志线

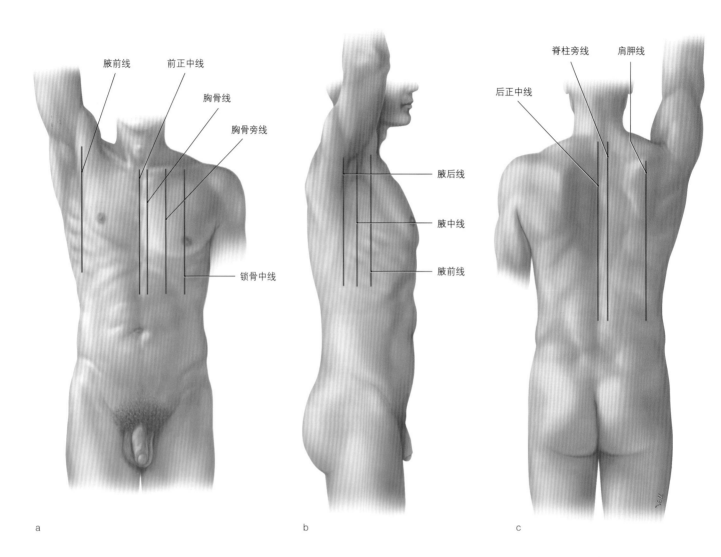

腋前线    前正中线

胸骨线

胸骨旁线

锁骨中线

脊柱旁线    肩胛线

后正中线

腋后线

腋中线

腋前线

a                                b                                c

**A. 躯干的垂直标志线**
a. 前面观。b. 右外侧面观。c. 后面观。

| | |
|---|---|
| 前正中线 | 躯干的前正中线经过胸骨中央 |
| 胸骨线 | 经胸骨侧缘的线 |
| 胸骨旁线 | 经胸骨线与锁骨中线之间中点的线 |
| 锁骨中线 | 经锁骨中点的线（往往与乳头线重合） |
| 腋前线 | 经腋前襞（胸大肌）平面的线 |
| 腋中线 | 经腋前线与腋后线之间中点的线 |
| 腋后线 | 经腋后襞（背阔肌）平面的线 |
| 后正中线 | 躯干后正中线经棘突平面 |
| 脊柱旁线 | 经横突平面的线 |
| 肩胛线 | 经肩胛骨下角的线 |

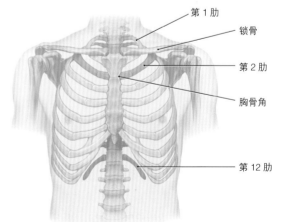

第 1 肋

锁骨

第 2 肋

胸骨角

第 12 肋

**B. 在胸部"计数肋骨"的解剖学定位**
　　第 1 肋被锁骨覆盖。第 2 肋是可触及的第 1 根肋骨，因此从这个水平开始计数。第 1 肋附着于胸骨的胸骨角水平。胸廓的最下端是第 12 肋，只能在后面触及。

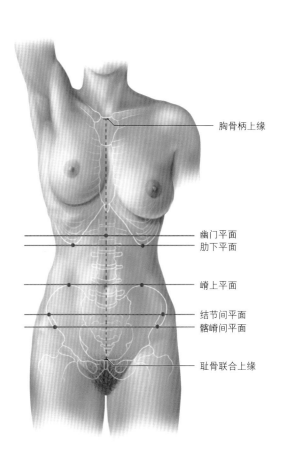

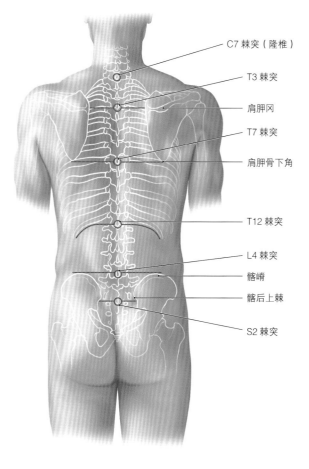

**C. 经腹腔的标准横切面（见第 199 页）**
前面观。

| | |
|---|---|
| 幽门平面 | 位于耻骨联合上缘与胸骨柄上缘中间的横切面 |
| 肋下平面 | 位于最低肋缘水平的平面（第 10 肋软骨下缘） |
| 嵴上平面 | 经过髂嵴最高点的平面 |
| 结节间平面 | 位于髂结节水平的平面（髂结节位于髂前上棘后外侧月 5 cm 处） |
| 髂嵴间平面 | 位于髂前上棘水平的平面 |

**D. 作为后方有用标志的棘突**

| | |
|---|---|
| C7 棘突 | 隆椎（C7 棘突的突起清晰可见也可触及） |
| T3 棘突 | 位于连接两侧肩胛冈连线的水平 |
| T7 棘突 | 位于连接两侧肩胛骨下角连线的水平 |
| T12 棘突 | 位于第 12 肋下方 |
| L4 棘突 | 位于连接两侧髂嵴最高点连线的水平 |
| S2 棘突 | 位于两侧髂后上棘（即髂嵴上的皮肤小凹）连线的水平 |

**E. 截石位（仰卧位，小腿、髋和膝关节屈曲，大腿外展）**
该位置用于直肠检查，解剖学方位用钟表面盘标注（如用以描述损伤位置）：

- 上 ＝ 靠近耻骨 ＝ 12 点
- 下 ＝ 靠近骶骨 ＝ 6 点
- 右 ＝ 3 点
- 左 ＝ 9 点

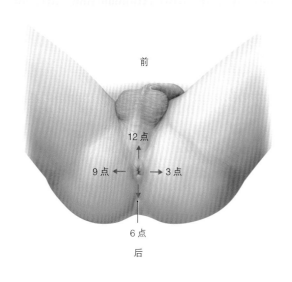

# 3.6 身体的分区（解剖学分区）

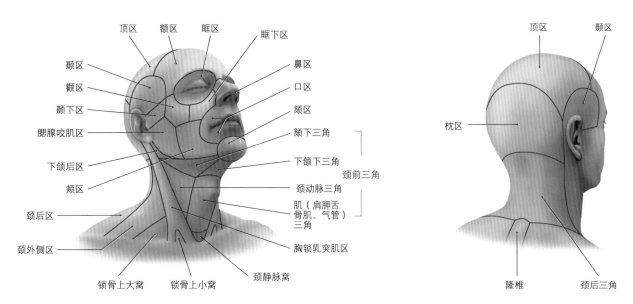

**A. 头颈部分区**
右前外侧观。

**B. 头颈部分区**
右后外侧观。

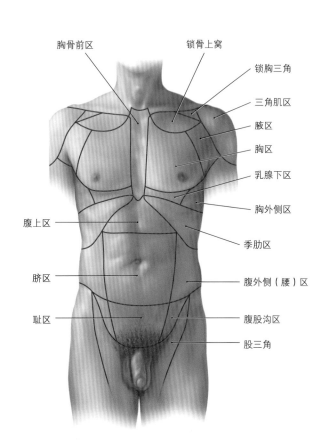

**C. 胸部和腹部的分区**
前面观。

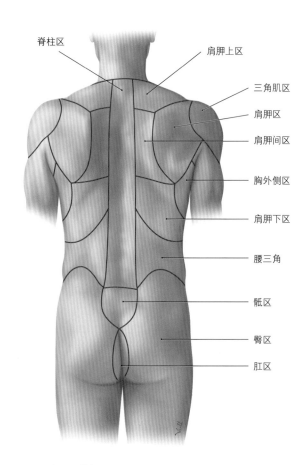

**D. 背部和臀部分区**
后面观。

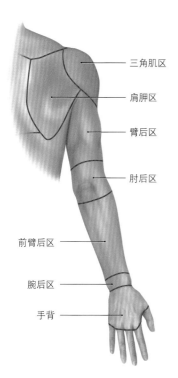

三角肌区
肩胛区
臂后区
肘后区
前臂后区
腕后区
手背

**E. 上肢的分区**
后面观。

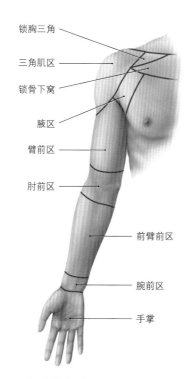

锁胸三角
三角肌区
锁骨下窝
腋区
臂前区
肘前区
前臂前区
腕前区
手掌

**F. 上肢的分区**
前面观。

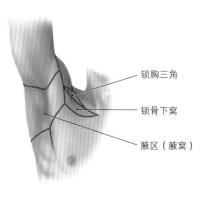

锁胸三角
锁骨下窝
腋区（腋窝）

**G. 腋窝的分区**
前面观。

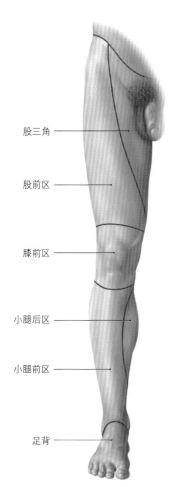

股三角
股前区
膝前区
小腿后区
小腿前区
足背

**H. 下肢的分区**
前面观。

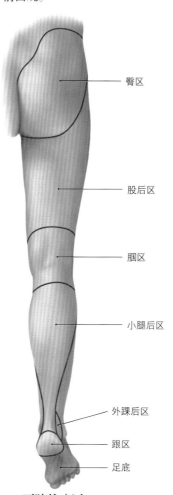

臀区
股后区
腘区
小腿后区
外踝后区
跟区
足底

**I. 下肢的分区**
后面观。

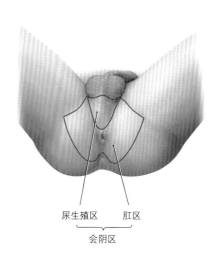

尿生殖区　肛区
会阴区

**J. 会阴区（截石位）**

## 3.7 皮肤

毛囊　竖毛肌　神经末梢　毛发
皮脂腺　黑色素细胞
表皮
真皮　真皮乳头
浅乳头丛
皮下组织
肌
筋膜
毛根　环层（触觉）小体
神经
淋巴管
汗腺
小静脉　小动脉

**A. 皮肤的层次**

　　皮肤是对外部环境的外在保护屏障。皮肤覆盖全身是最大器官（1.8 m²）。依据表面的结构特点，可分为掌部皮肤和身体皮肤。掌部皮肤至鉴于手掌和足底。两种皮肤均有以下层次：

- 表皮（最外层）。
- 真皮（即皮肤的结缔组织层，动物的这一层用于制作皮制品）。
- 皮下组织。

**B. 皮肤的血供**

　　皮肤完整的血液供应并不仅仅是为了营养皮肤，还具有重要的体温调节功能。血管主要位于真皮层。在乳头层和网状层交界处，有浅乳头丛，在真皮和皮下组织交界处有深乳头丛。两个丛之间有垂直排列的交通支连接。在浅乳头丛有袢状毛细血管伸入乳头层和邻近的真皮。可以利用特殊的切割器械（皮刀）在这两个丛之间切取真皮，所取的皮片可以修复大的创伤缺损（如烧伤），如网状植皮。

　　表皮与真皮之间三维编织连接，这一特征增加两层结构间的接触面积。解剖皮肤时可见表皮深面的沟（结缔组织乳头）。与其他任何上皮一样，表皮不含血管。血管和神经末梢（包括神经受体）都位于真皮（见 B 和 D）。皮下组织主要为脂肪组织，直接与深筋膜相邻。

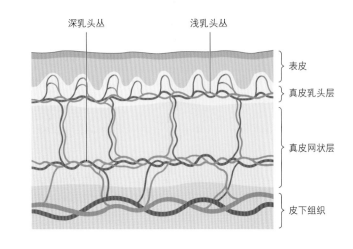

深乳头丛　浅乳头丛
表皮
真皮乳头层
真皮网状层
皮下组织

## C. 皮肤的层次和主要功能

| 皮肤层次 | 进一步分层 | 描述 | 主要功能 |
|---|---|---|---|
| 表皮 (皮肤的上皮细胞部分) | • 角质层 | 最外层为死亡细胞（角质层细胞） | • 力学屏障，抵抗细菌、辐射、化学物质（特别是酸） |
| | • 透明层 | 死亡细胞的透明层，只存在与手掌和足底 | • 力学保护 |
| | • 颗粒层 | 颗粒层为一薄层细胞，内有透明角质颗粒，作用为将中间的角蛋白丝结合起来 | • 防止干燥 |
| | • 棘层 | 表面多刺状，由多面角质细胞构成，是皮肤最厚的细胞层 | • 与角蛋白连接的大量桥粒提供力学保护<br>• Langerhans 细胞提供免疫反应 |
| | • 基底层 | 皮肤 5 层中最深的一层，在真皮浅面覆盖基底膜 | • 抵抗紫外线辐射，黑色素细胞分泌褪黑色素 |
| 真皮 (皮肤的结缔组织部分) | • 真皮乳头层 | 有网状结缔组织与真皮编织而成 | • 汗腺：分泌汗液，调节体温，分泌抗菌肽<br>• 气味腺：腋窝、乳头、腹股沟肛周和会阴区<br>• 皮脂腺：分泌脂肪，避免蒸发 |
| | • 真皮网状层 | 一层致密的胶原组织，结构呈网状 | • 血管：供血，体温调节<br>• 淋巴管：运输组织间液<br>• 毛发：防止日晒和热量丢失，力学感受<br>• 压力感受器：Meissner 小体、Ruffini 小体<br>• 游离神经末梢（刺激、感受和传导） |
| 皮下组织 (脂肪和疏松结缔组织) | | 皮肤与筋膜之间的层次，允许滑动。 | • 脂肪细胞：储存能量<br>• 力学缓冲<br>• 大血管（供血）<br>• 环层小体：感受本体振动觉的快反应力学感受器；更小的亚型：Krause 小体 |

注：在组织学中，皮肤层次总是从深层向浅层描述，而这里是从浅层向深层描述。

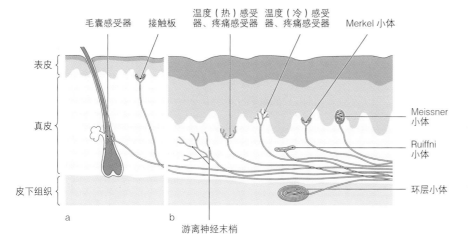

a

b

## D. 皮肤的感受器

a. 有毛发的皮肤。b. 无毛发的皮肤。

皮肤是最重要的感受器。在手掌、足底和唇部的真皮乳头内可以发现下列结构：

• Meissner 小体 (快反应压力感受器，感受压力的突然变化)。

• Merkel 小体 (慢反应压力感受器)。

• Ruffini 小体 (慢反应压力 / 应变感受器)。

在有毛发的区域，Meissner 小体被毛囊感受器替代。环层小体 (感受振动的快反应力学感受器) 位于皮下组织。

## 4.1 骨骼和长骨结构

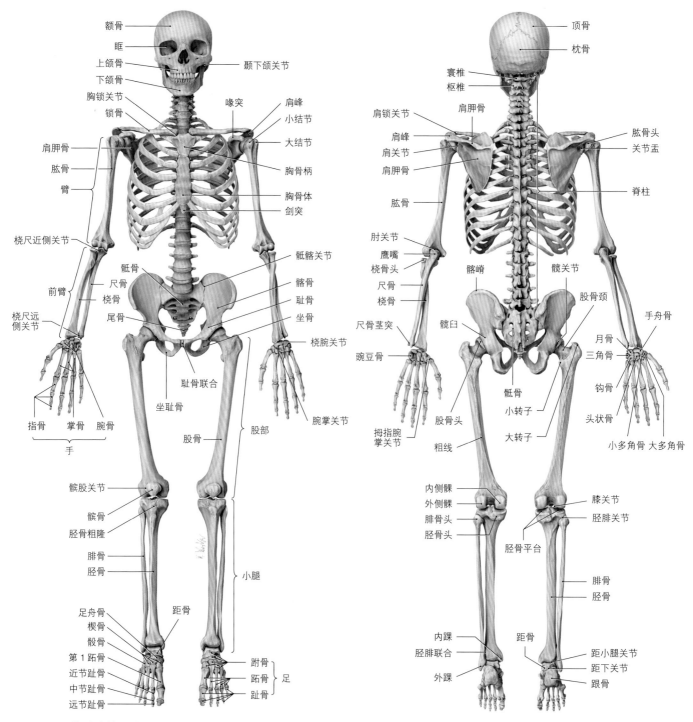

**A. 人体骨骼前面观**
左前臂旋前，双足跖屈。

**B. 人体骨骼后面观**
左前臂旋前，双足跖屈。

### C. 骨的分类

- 长骨，如四肢管状骨
- 短骨，如腕骨和跗骨
- 扁骨，如肩胛骨、髂骨和颅骨
- 不规则骨，如不规则的椎骨，颅底不常见的多余的骨

- 含气骨（内有含气的空腔），如面颅和鼻旁窦的骨
- 籽骨（韧带内的骨），如髌骨
- 副骨（异常，不常见的骨），如在颅盖骨和足（通常为某些邻近的骨化中心没有融合所致）

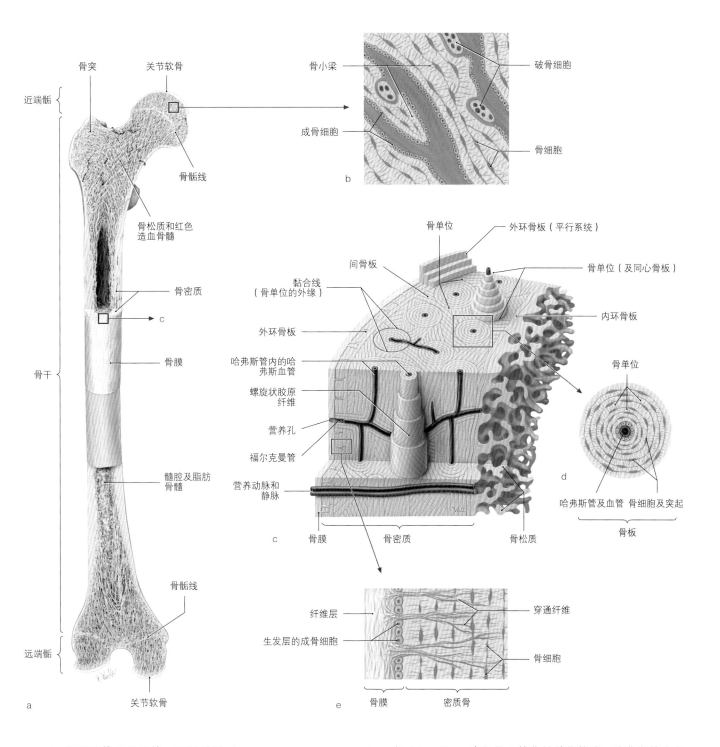

**D. 典型管状骨的结构，以股骨说明**

a. 成年股骨的近端和远端被冠状锯开（中段区没有锯开）。

b. 图 a 的细节放大：断面显示骨松质的骨板结构（板状骨）。骨板由连续的板排列而成，类似胶合板。由于骨松质的骨小梁没有血管供应，营养来自于邻近骨髓腔的扩散，因此骨小梁的厚度仅有 200~300 μm。

c. 图 a 的细节放大：骨密质的三维展示，其结构单位由

1 cm 长 250~350 μm 直径的血管化骨单位构成。哈弗斯管在骨内纵向走行，借短的横行和斜行的福尔克曼管彼此连通，也与骨膜和骨髓腔内的血管相通。

d. 图 c 的细节放大：显示骨单位的显微结构。位于中央的哈弗斯管被大约 5~20 层有骨细胞和细胞外基质构成的同心板环绕。骨细胞借许多细小的胞质突互相连接。

e. 图 c 的细节放大：显示骨膜结构。

## 4.2 直接和间接连结：概述与假关节（不动关节）

### A. 连结的不同类型

| 假关节 | 真关节 |
| --- | --- |
| (不动关节，借结缔组织、软骨或骨连结；不活动或少许活动；见右图) | (有关节间隙；活动度大，关节韧带连结 = 间接连结) |
| • 韧带连结（纤维连结，如新生儿的囟门） | • 滑膜关节（关节具有多个自由度的运动，见第 44 页）；依据下列因素分类 |
| • 软骨连结（软骨连接，如椎间盘；如果参与组织主要为纤维软骨，该连结称为联合，如耻骨联合） | 　- 关节表面的形状和排列（球窝关节、椭圆关节、鞍状关节） |
| | 　- 关节轴的数量 |
| | 　- 自由度的数目 |
| • 骨性结合（骨性融合部位，如骶骨） | • 微动关节（关节僵直，如，骶髂关节） |

### B. 术语

- 假性关节：骨折不正常愈合后所致（见第 55 页），又称假关节（由于楔形骨缺损导致的不稳定）。
- 关节强直：关节的异常骨性融合所致（见 C）。
- 关节固定术：通过外科骨融合术使关节骨化（见第 55 页下方 D）
  - 主要指征：感染性关节炎，创伤后关节破坏，关节退行性变和麻痹性失稳。
  - 原则：减少活动，有效止痛，关节稳定。
  - 术后关节活动良好的重要性：功能位的固定，意味着该位置对于关节完成最主要的功能具有重要意义，例如上肢的抓握和下肢的站立与行走。
- 关节切开术：外科手术打开关节。
- 关节造影术：利用辅以造影剂的 X 线摄片检查关节腔（随着 MRI 的广泛应用，其意义已显著降低）。
- 关节镜检查术：关节的内镜检查，常伴随内镜下的治疗，如损伤韧带和关节囊结果的关节镜重建，移除碎块组织，治疗关节软骨缺损（如剥脱性骨软骨炎）。
- 滑膜切除术：切除滑膜，如慢性多发性关节炎。
- 关节穿刺术（关节内注射）：关节间隙穿刺抽取液体（如关节积液）或注射药物。
- 关节置换术：对严重关节疾病（关节炎）进行全部或部分关节内假体置换的外科手术（见第 48 页）。

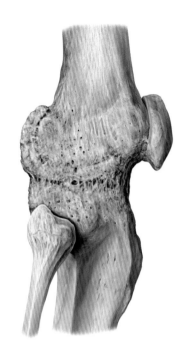

### C. 膝关节强直

插图是根据基尔大学的解剖标本绘制的。当软骨全部丢失后，骨逐渐填充了关节腔，导致关节的完全强直。

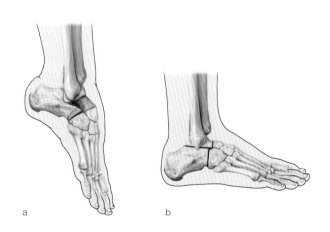

a　　　　　　　　　　b

### D. 鸟嘴式融合术治疗畸形足后的 T 形关节融合术

右足关节融合术治疗前（a）后（b）的外侧面观。手术目的是矫正由于强直（关节炎所致）导致的畸形足位置，以恢复跖行足（小腿与足呈 90°角），同时维持上踝关节的活动度。由于 3 个关节（距下关节、距舟关节和跟骰关节，见第 458 页）融合或强直，该 3 关节融合术称为 T 形关节融合术。涉及切除距骨头，并通过接骨术与足舟骨固定。

注：为预防踝关节对位不准和失稳，关节融合术是较为安全的治疗手段。

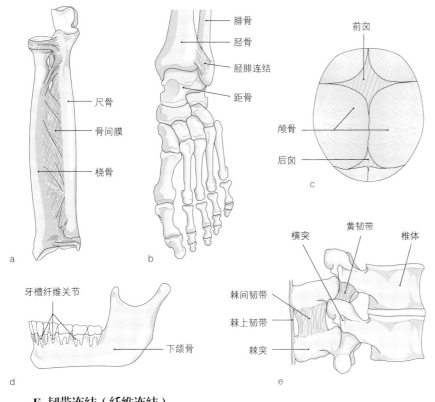

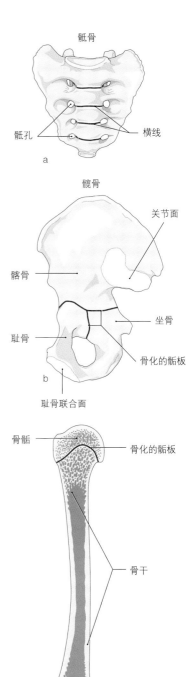

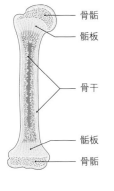

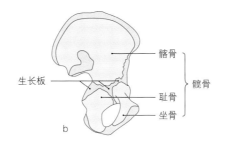

### E. 韧带连结（纤维连结）

a. 骨间膜。

b. 胫腓连结。

c. 囟。

d. 牙槽纤维关节（不动关节）。

e. 黄韧带、棘间韧带和棘上韧带。

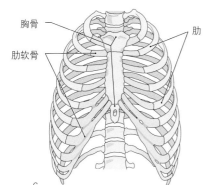

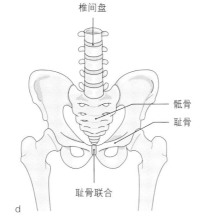

### F. 软骨连结

a. 闭合前的骺板。

b. 生长板闭合前的髋骨。

c. 肋软骨。

d. 耻骨联合和椎间盘（椎间连结）。

### G. 骨性结合

a. 骶骨（融合的骶椎）。

b. 髋骨（髂骨、坐骨和耻骨的融合）。

c. 闭合和骨化的骺板。

# 4.3 关节：构成与关节内外的结构

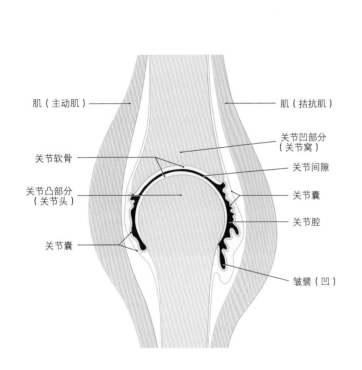

肌（主动肌）

肌（拮抗肌）

关节软骨

关节凹部分
（关节窝）

关节间隙

关节凸部分
（关节头）

关节囊

关节腔

关节囊

皱襞（凹）

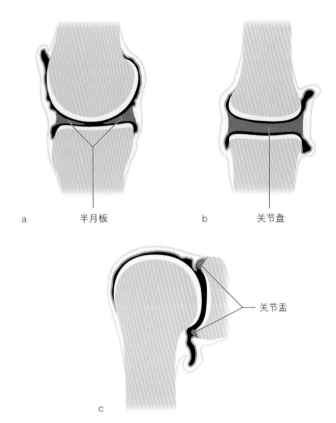

a 半月板

b 关节盘

c

关节盂

## A. 关节的结构

与假关节的关节面直接相连（不动关节）不同，真关节的关节面之间有几毫米的关节腔相隔。由于关节囊产生滑液，真关节也称为滑膜关节。除关节腔外，真关节还具有以下特征：

- 透明软骨覆盖各种不同形状的关节面。
- 形成关节凹的关节腔，其宽度差异较大。
- 在封闭的关节囊周围形成各种形状的翼状皱襞、滑膜皱襞和滑膜绒毛。
- 关节囊分泌高黏度的滑膜液。
- 关节内有改善关节面适配和增加力缓冲面的结构，如半月板、关节盘和关节唇。
- 不同形状的囊内和囊外韧带构成关节的稳定结构。
- 跨过关节的骨骼肌可以向相反的方向运动关节（主动肌/拮抗肌）。
- 滑膜囊常位于关节附近，因此有时与关节腔相通。
- 并非所有的真关节都具有以上结构。

## B. 关节内结构及其对关节功能完整的重要性

部分关节内具有保障稳定性和功能的关节内结构。例如，它们可以通过平衡关节各部分之间的不协调来增加力传导面积，以减少对关节软骨的压力。根据定义，关节内结构位于关节腔内且悬浮于滑膜液内，意味着与供应其营养的滑膜液直接接触（半月板、椎间盘、关节唇）。

a. 半月板：半月形结构，断面为楔形，仅存在与膝关节内。有胶原纤维、结缔组织和纤维软骨构成。半月板的周边有与之相结合的关节囊的血管营养，位于内侧的纤维软骨部分有滑液营养。

b. 关节盘主要由结缔组织和纤维软骨构成的盘状结构，将关节分为两个独立的腔。关节盘见于下颌关节、胸锁关节和桡腕关节（见第 289 页）。

c. 关节唇是楔形的结构位于骨性髋关节与肩关节窝的外缘（关节盂和髋臼唇，见第 268 页和第 432 页）。主要由纤维软骨构成，外层有结缔组织覆盖，其纤维加入关节囊。关节唇增大了肩关节和髋关节的关节面面积。

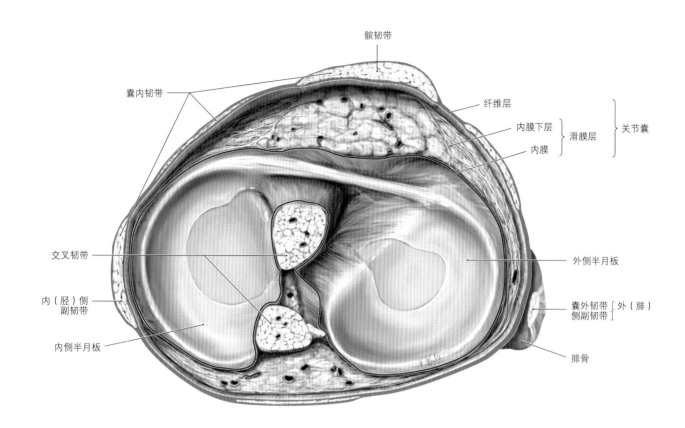

髌韧带

囊内韧带

纤维层

内膜下层 } 滑膜层 } 关节囊

内膜

交叉韧带

外侧半月板

内（胫）侧
副韧带

囊外韧带［外（腓）
侧副韧带］

内侧半月板

腓骨

**C. 关节韧带：关节外韧带常位于关节囊内**

囊内韧带位于内膜下（交叉韧带）和纤维层内（如髋关节的髂股韧带、坐股韧带和耻股韧带），能加强关节囊，因此承担主要的力学功能。例如，其可以稳定关节，控制关节（控制性韧带）的运动角度，限制其运动（限制性韧带）。偶尔见关节韧带的伸展并不直接与关节囊相连（囊外韧带），如膝关节的腓侧副韧带。通常情况下，最初认为是关节腔内的韧带结构（如膝关节的交叉韧带，见第 446 页，以及髋关节的股骨头韧带）被

错误命名为囊内韧带。然而，与半月板和关节唇不同，其表面有薄层滑膜覆盖且走行于内膜下，即意味着它们位于关节囊外（见第 46 页）。

注：为了能够控制和稳定关节，韧带的长度必须合适。如果韧带过度伸展或撕裂（慢性劳损或损伤，如扭伤或脱位），则导致关节不稳。如果由于关节制动或固定于一个不当的位置（如膝关节屈曲位、近侧指骨伸直位）可导致韧带短缩，关节活动度或多或少地减少（关节挛缩）。

**D. 滑膜液的成分与功能**

滑膜液是透明微黄的黏稠液体（由滑膜囊分泌，pH 为7.4~7.7）。即使在大关节，如膝关节，其体积仅为 3~5 mL（小关节内的体积小于 1 mL）。

| 成分 | 功能 |
|---|---|
| • 透明质酸，润滑素（黏蛋白样糖蛋白）和卵磷脂<br>• 血浆成分（主要为血蛋白和葡萄糖）<br>• 防御细胞 60~150 个 /µL（主要为巨噬细胞和淋巴细胞） | ① 通过扩散和对流营养没有血供的透明软骨<br>② 润滑软骨关节面，减少运动的摩擦<br>③ 作为缓冲液使关节表面的压力平均分布 |

# 4.4 关节：关节囊与透明软骨的结构

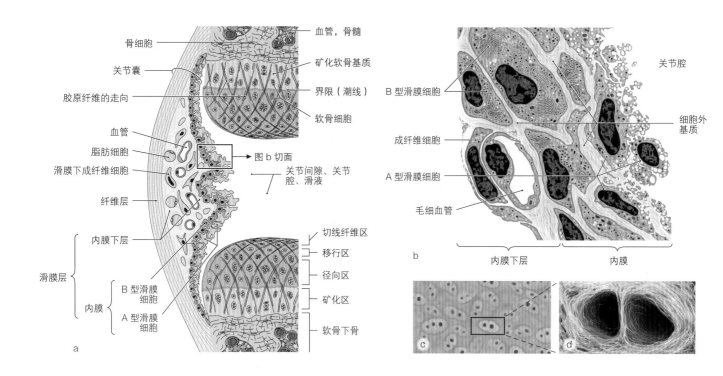

图 a 标注：骨细胞、关节囊、胶原纤维的走向、血管、脂肪细胞、滑膜下成纤维细胞、纤维层、内膜下层、滑膜层、内膜、B 型滑膜细胞、A 型滑膜细胞；血管，骨髓、矿化软骨基质、界限（潮线）、软骨细胞、图 b 切面、关节间隙、关节腔、滑液、切线纤维区、移行区、径向区、矿化区、软骨下骨

图 b 标注：B 型滑膜细胞、成纤维细胞、A 型滑膜细胞、毛细血管、关节腔、细胞外基质、内膜下层、内膜

## A. 关节囊的结构和透明软骨

关节的关节腔有关节囊完全封闭，关节囊分为两层，在形态上和功能均不相同：

**关节囊**

**纤维层 – 壁层**
（坚韧的胶原纤维结缔组织，纤维延伸至滑膜）。同一个关节和不同关节中其厚度差异较大，一些关节有韧带（囊内韧带）增强，见第 43 页

**滑膜层 – 脏层**
（附着于关节囊的边缘）

**滑膜内膜**：内衬细胞［1~3 层类上皮细胞覆盖（不是内皮细胞因为没有基底膜）］；分泌和吸收滑液

**滑膜内膜下层**
［为结缔组织，内含血管、淋巴管、痛觉感受器（游离神经末梢）和力学感受器（本体感受器），后者感受关节囊长度和张力的变化，即帮助协调关节运动顺序］，因部位不同存在结构差异
• 蜂窝滑膜（疏松，富含血管的结缔组织）
• 脂肪滑膜（结缔组织中主要是脂肪）
• 纤维滑膜（血管少而胶原多的结缔组织）

**A 型滑膜细胞**
（构成与关节囊的分界层）：巨噬样细胞，内含囊泡、高尔基体、线粒体、溶酶体；吸收利用过的滑膜液，吞噬细菌和细胞碎片

**B 型滑膜细胞**
（A 型滑膜细胞下层）：成纤维样细胞，内含粗面内质网、分泌泡；主要分泌滑膜液

注：老年人的滑膜即使全部切除后依然能够再生（即滑膜切除术，是治疗风湿病引起的慢性关节炎的必要措施）。

滑膜对刺激的反应是增加分泌，表现为整个关节区的关节液渗出和肿胀。根据刺激的种类不同（力学、过敏、感染），渗出液可以是清澈稀薄或浑浊脓液。真正的血性渗出（关节积血）多见于创伤后（如交叉韧带断裂）。随后的疼痛是由于关节囊的过度拉伸和炎性介质（前列腺素、组织胺、血管舒缓激肽和细胞因子）释放所致。除下颌关节和胸锁关节是纤维软骨覆盖以外，所有关节表面均覆盖透明软骨，对（弹性）压力具有延展性和反应。依据压力大小的不同，其厚度变化范围从指骨间关节的 1~2 mm 到股髌关节的 5~7 mm。透明软骨有细胞外基质（ECM）和软骨细胞（约占体积的 5%）。

注：滑膜可以从附近的结缔组织再生，透明软骨（除初级骨化区外）周围没有结缔组织（软骨膜），因此几乎不能再生。此外，透明软骨没有血管。软骨细胞必须依赖滑膜液营养（扩散和对流，见 D）。

如图 a 所示，透明软骨可以依据拱形走行的胶原纤维分区。自第 IV 区（最深区，胶原纤维在软骨下与骨相连）胶原纤维几乎垂直（放射状）走行支关节表面（III 区），然后转为与关节面平行走行（II 区），此外经较短的切向行程后向下走行（I 区）。

胶原纤维仅在投射电子显微镜下可见。光镜图像中，胶原纤维与周围组织一样遮挡光线而不可见。利用透明质酸酶消化软骨细胞和蛋白多糖后，透射电镜下观察可见空的"软骨孔"压痕，周围是厚厚的胶原纤维网（胶原纤维的结构见图 d）。蛋白多糖是细胞外基质，因携带大量阴离子在光镜下清晰可见，可以通过苏木素染色观察（见 C）。

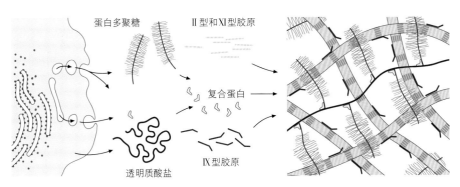

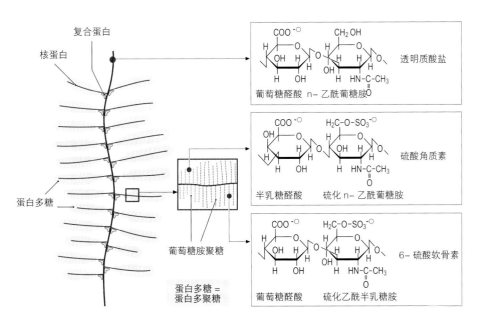

## B. 细胞外基质（ECM）的结构和功能

细胞外基质（软骨细胞分泌的全部大分子与其他分子结合后沉积在细胞间隙）的主要成分：

- 胶原纤维（主要是Ⅱ型、Ⅸ型和Ⅺ型胶原）。
- 蛋白多糖（主要为蛋白多聚糖）和葡萄糖胺聚糖（如透明质酸盐、软骨素和硫酸角质素），以及核心的复合蛋白。
- 糖蛋白（如黏附蛋白、软骨粘连蛋白）。
- 组织液（水）和离子（主要为阳离子，$Ca^+$、$K^+$、$Na^+$）。

胶原纤维（直径15~130 nm）由胶原分子构成，胶原分子由3条多肽链（α链）构成正螺旋形状（三股螺旋）。单条的三股螺旋（原胶原蛋白）以共价连接相互交联，构成其特别的张应力。

## C. 蛋白多聚糖（透明软骨内最重要的蛋白多糖）

蛋白多聚糖是大分子复合物由超过100个葡萄糖胺聚糖链构成，其形状像一个瓶刷，每个葡萄糖胺聚糖分子就像一根"刷毛"，借复合蛋白附着于中央的透明质酸盐分子上。由尿酸（如葡萄糖醛酸）和一种氨基糖（如乙酰半乳糖胺）组成的双糖单位，通常带2个负电荷（羧基和硫酸基各1个），构成了葡糖糖胺聚糖链的基本结构。由于电荷平衡的原理，蛋白多糖要结合阳离子，渗透作用可以使其逆向结合许多水分子。由于强大的水合能力，蛋白多糖分子能吸附大量的水，因此构成大体积的填充结构。

## D. 关节软骨的两相黏弹性模型

软骨在压力作用下坚固而具有弹性对于关节的功能非常重要。软骨的膨胀压（弹簧原理）是这两点特性的保障。蛋白多糖和细胞外基质胶原纤维的相互作用能够协同完成这些功能。胶原纤维的特殊张应力是关节软骨结构完整和力学稳定性的保障。阴离子蛋白多糖保障了其生理生化特性（如逆向水合能力）。在水性液体中，蛋白多糖因携带负离子而相互排斥使体积膨胀。胶原纤维的张应力阻止了其膨胀，使得其所占体积为实际需要体积的1/5。因此进一步压缩蛋白多糖的可能性很小。如果软骨组织在承受压力（正常压力）时，组织液和阳离子进入关节腔，ECM增厚。结果关节腔内的关节液引流困难，组织内静态压力升高（黏弹性模型的黏性成分），直至内部静态压力与外部力学压力平衡，没有进一步的压缩发生。随着ECM的增厚，带负电荷的葡萄糖胺聚糖相互靠近，导致排斥力逐步增加产生负压。当压力解除后，由于蛋白多糖相互排斥组织膨胀至其原有体积，组织液和游离阳离子重新进入组织（黏弹性模型的弹性成分）直至胶原网再次阻止其进入。组织液的流动称为对流，是营养没有血管的关节软骨的重要前提条件。

# 4.5 退行性关节病（以髋关节炎为例）

**A. 骨关节炎的生物学和发病机制**

多年以来，退行性关节病（主要是骨关节炎）在全球已经成为残疾的主要原因。由于治疗费用高以及雇员长期请假不能工作，骨关节炎也表现为一个主要的经济问题。老年人最易受影响。在过去的几十年中，由于人类寿命的提高，使得更多的人罹患骨关节炎（年长与退行性关节病并不直接相关），这种疾病的发生数量有增高的趋势。

骨关节炎的主要病因是载荷与关节软骨承受能力之间的不平衡所致。继发性骨关节炎（相对于原发性骨关节炎而言，发病原因为非病理性的）几乎全部是由生物力学失衡所致，如关节面的不协调。创伤后畸形、关节发育不良、轴偏移和失稳所导致关节过载或错误加载也是一个主要因素。特别是不断增多的运动损伤均导致骨关节炎的发生。体重过重、缺乏锻炼和营养不良均会促进骨关节炎的发展。早期发现并矫正轴偏差或通过截骨术矫正关节不协调对于预防骨关节炎具有重要意义。如果骨关节炎已经发生，保守疗法就会失效，除了进行关节融合术外（关节固定，见第 42 页），还可以进行关节置换（人工假体，见 C）。

慢性磨损是退行性关节病的主要病因，意味着关节软骨的磨损、消耗直至破坏（见 D）。如果透明软骨长期载荷过重（见病因学），这将打破组织液在关节软骨内的正常流动（见第 42 页）。由于软骨代谢缓慢及没有软骨膜，并且几乎不能再生（见第 46 页），因此不仅会影响营养无血管的软骨，也影响正常软骨的营养。关节软骨区力学载荷增加的结果会直接损坏软骨基质和软骨细胞（见 D）。这种损害是不可逆转的，完全的恢复或修复是不可能的。因此，内源性补偿机制在软骨丢失的早期阶段（Ⅰ期和Ⅱ期，见 D）起代偿作用，晚期（Ⅲ期和Ⅳ期）则增加软骨下骨的压力。人体尝试自身修复的过程可以解释无痛期和重痛期交替出现的症状。负载较重的关节如髋关节、膝关节或脊柱的椎间关节易患骨关节炎（见 B）。

\* 同义词辨析：相对于关节炎而言，骨关节炎是指关节软骨炎症且导致继发性软骨磨损消失的病变过程。

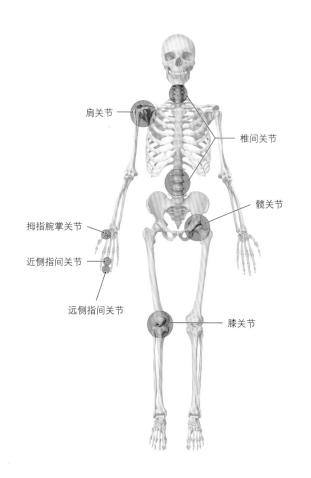

**B. 退行性关节病的常见部位**

（图中标注：肩关节、椎间关节、髋关节、拇指腕掌关节、近侧指间关节、远侧指间关节、膝关节）

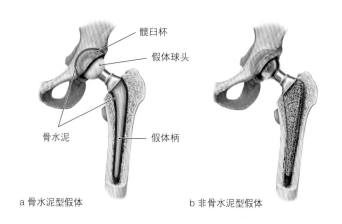

（图中标注：髋臼杯、假体球头、骨水泥、假体柄）

a 骨水泥型假体　　　　b 非骨水泥型假体

**C. 全髋关节置换术**

关节假体置换术可以适用于几乎所有关节。就长期成功率而言，髋关节置换（全髋关节）的效果最好。植入物一般为金属、合成材料或陶瓷制造，可以用特殊的骨水泥固定于关节上或"非骨水泥"植入法。骨水泥型全髋关节置换术可以在术后立即负重；非骨水泥型全髋关节置换术需要一段时候（几周）后才能负重，以使假体与周围的骨紧密接触。然而，如果因为松动而需要翻修时，非骨水泥型因无须清除骨水泥，更容易操作。选择植入假体的因素包括：年龄、骨的初始稳定性、可能存在的骨病（骨质疏松）。关节松动和感染是人工关节置换术最主要的并发症。目前，骨水泥型和非骨水泥型假体使用超过 10 年的概率均有 90%。

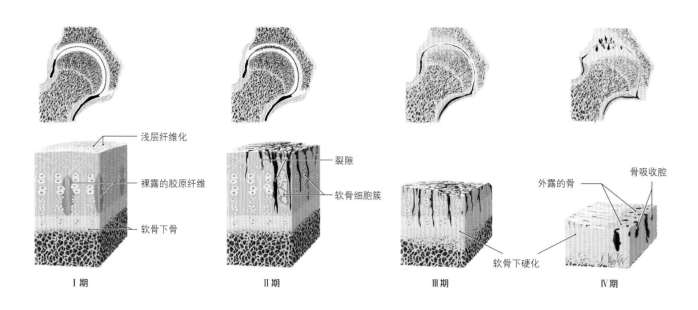

| I 期 | II 期 | III 期 | IV 期 |
|---|---|---|---|

浅层纤维化
裸露的胶原纤维
软骨下骨
裂隙
软骨细胞簇
软骨下硬化
外露的骨
骨吸收腔

## D. 骨关节炎的分期、代偿机制和临床症状

| I 期 | II 期 | III 期 | IV 期 |
|---|---|---|---|
| • 关节表面粗糙并开始磨损（表面纤维化）<br>• 在深面的软骨层，胶原纤维因为蛋白多糖合成减少而裸露 | • 出现向软骨深处扩展的裂隙<br>• 软骨基质丢失<br>• 在裂隙区，单个软骨细胞重新分裂（形成软骨细胞簇） | • 软骨磨损增加导致软骨下骨密度增加<br>• 在骨桥处开始出现骨赘<br>• 由于软骨磨损沉积物增加引起关节囊的炎症反应（滑膜反应，通常为渗出） | • 骨完全显露；骨表面相互摩擦<br>• 软骨下骨顶塌陷（骨坏死）<br>• 在关节面出现大量骨吸收后的腔（见 E）<br>• 骨赘显著增生 |

| 早期的代偿机制 | 晚期的代偿机制 | 代偿机制的目的 |
|---|---|---|
| • 有丝分裂后期的软骨细胞有限增生（细胞分裂）<br>• 形成所谓的软骨细胞簇或育囊，及新的细胞外基质 | • 激活开放的软骨下腔间充质前体细胞（软骨下囊肿）<br>• 然后形成新的组织转化的纤维软骨关节面 | 软骨丢失的代偿 |
| 反应性软骨下骨增厚及骨密度增高（软骨下骨硬化） | 形成边缘性骨赘（所谓的边缘性外生骨赘）放大了通过关节面传导的关节力 | 软骨下骨的压力代偿 |

　　临床症状：经历了长达数年的早期无症状阶段（所谓的潜伏性关节病），患者开始主诉不连续的疼痛，当关节负重增加时严重且伴随第一个肌相关痛的症状。在疾病的晚期阶段，除了应力相关的疼痛以外，患者在中立位时出现疼痛（所谓的活动期骨关节炎）。这是由于关节软骨磨损的沉积物增加引起关节囊的炎症反应所致。反应性滑膜炎常常伴有渗出。随着疾病进程的发展，症状强烈且同时增加了关节的不稳定。最后阶段的特点包括：持续性疼痛，关节的负重能力严重受限，肌肉紧张，关节变形严重和僵硬。

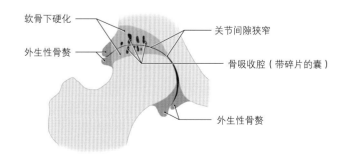

软骨下硬化
外生性骨赘
关节间隙狭窄
骨吸收腔（带碎片的囊）
外生性骨赘

## E. 髋关节疾病的 X 线检查结果概要

　　示意图显示了髋关节沿晚期的放射学影像改变。透明软骨的破坏和退化导致常规 X 线片下的典型征象，包括软骨不断丢失所致的关节负重区的软骨间隙变窄，软骨下骨增厚（软骨下骨硬化）和骨透明（软骨下囊肿形成），负重区和非负重区均出现骨赘（反应性骨增生）。

# 4.6 关节力学的基本原理：运动

### A. 关节的功能单位

为了说明关节的功能单元，最好的方法是利用物理定律。虽然关节的重要功能是运动，但同时也作为骨肌系统稳定性的保障，并在骨之间传导力。

• 运动是指改变处于空间的位置（平移运动和旋转运动），同时具有时间性（匀速运动或变速运动）和空间性（沿 3 个轴运动的不同能力）（见 B~D）。

• 为抵抗重力保持身体平衡和直立，几乎每个关节都必须根据其相对于身体重心的位置通过韧带、肌和肌腱来稳定（见第 60 页）。

• 作用于关节的力（肌和韧带的力、体重或重力）产生关节压力，如果这个力作用于旋转中心以外，如通过杠杆（见第 51 页）可以产生运动（通过旋转力矩）。

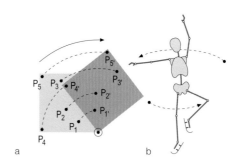

### D. 旋转

当身体旋转时，身体的不同点进行同心圆运动，运动的距离不相同。

a. 所有点环弧形运动。b. 以溜冰者的旋转说明旋转运动。

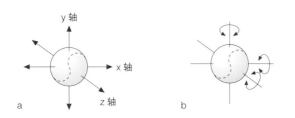

### B. 自由度（以一个网球在空间的可能运动为例说明）

a. 3 个平动自由度（分别沿 x 轴、y 轴和 z 轴）。
b. 3 个旋转自由度（分别沿 x 轴、y 轴和 z 轴）。

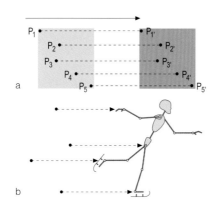

### C. 平动

平动是指身体沿直线或曲线移动，没有旋转。因此运动体的所有点沿同一个方向运动的距离相同。

a. 所有点沿平行移动。
b. 以溜冰者滑行来说明平动运动。

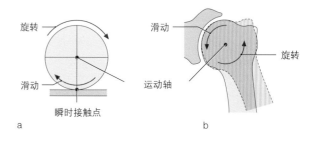

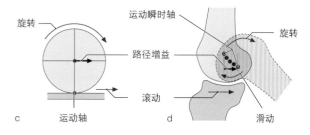

### E. 旋转运动的滑动和滚动

旋转运动时，关节面之间可以相互滑动或滚动。大多数情况下，两者同时发生（滚滑动）。

注：关节面越匹配（曲率半径几乎相同，如肩关节；图 a、b），相互间的滑动运动越多；关节面越不匹配，相互间的滚动运动越多（如膝关节，图 c、d）。滚动和滑动在旋转轴的路径增益上存在差异。

a、b. 没有运动轴路径增益的旋转（滑动），意味着关节面上的一个点连续接触另一个关节面上不同的点（图 a），如在肩关节（图 b）外展（＝旋转运动）时发生。

c、d. 有运动轴路径增益的旋转（滚动），意味着旋转体的关节面在另一个关节面上滚动，因此关节面上的每个点接触另一个关节面上的一个点，两个关节面的运动距离相同。例如屈膝关节（图 d）：这里的旋转复合了滚动和滑动，因为股骨与胫骨髁的曲率半径差异显著。因此，当滚动时，运动轴沿特别路径（渐屈的）向后移动，表明屈曲运动至发生的那个瞬时，这个运动轴因此称为瞬时轴。

## F. 关节运动范围与形态的相关性

一个关节能够完成的运动主要取决与其形态，即关节面的几何形状。一般而言，有两类基本运动：

• 平动（a、b）和旋转运动

然而关节的平动常局限于 1 个或 2 个运动轴 [如膝关节的股髌关节（a），脊柱的椎间关节（b）]，发生于球窝关节（c、d）的旋转运动有 3 个运动轴。以股髌关节为例，屈膝时髌骨沿股骨沟上下滑动，是关节在 1 个自由度上的平动，即 2 个方向上的主运动。椎间关节的关节面较平，平动通常可以沿直线向各个方向（通常为 4 个主运动方向的 2 个自由度平动）运动。然而，球窝关节有 3 个自由度，就旋转而言有 3 个运动轴，因此有 6 个方向的主运动（内收／外展、屈／伸、内旋／外旋）。限制关节的旋转运动的因素包括关节面形态、运动轴数量和自由度数量，如椭圆关节或鞍状关节（2 个运动轴，因此有 4 自由度，e、f），屈戌关节或车轴关节（1 个运动轴，2 个自由度，g、h）。

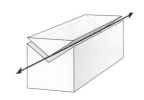

a 股髌关节

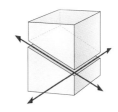

b 椎间关节

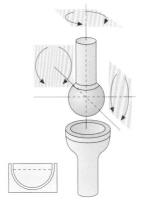

c 球窝关节
关节有 3 个互相垂直的运动轴，有 6 个主要运动（如深窝的髋关节）。

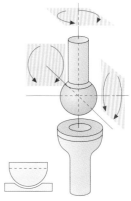

d 球窝关节
关节有 3 个互相垂直的运动轴，有 6 个主要运动（如浅窝的肩关节）。

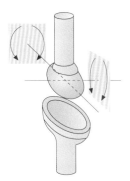

e 椭圆关节
双轴关节有 4 种主要方向（如桡腕关节）。

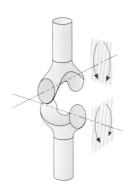

f 鞍状关节
双轴关节有 4 个主要运动方向（如拇指腕掌关节）

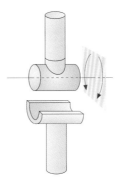

g 屈戌关节
单运动轴关节有 2 个主要运动方向（如肘关节的一部分）

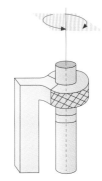

h 车轴关节
单轴关节有 2 个主要运动方向（如桡尺近侧关节）

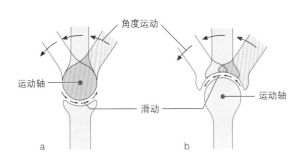

a  b

## G. 凹凸规则

凹凸规则描述了滑动运动对角度旋转运动的依赖。

a. 如果凸侧关节头绕运动轴进行角度运动，其关节内的旋转运动与角度运动的方向相反。

b. 如果凹侧关节窝绕运动轴进行角度运动，其关节内的旋转运动与角度运动的方向一致。

# 4.7 关节力学的基本原理：稳定性与传导

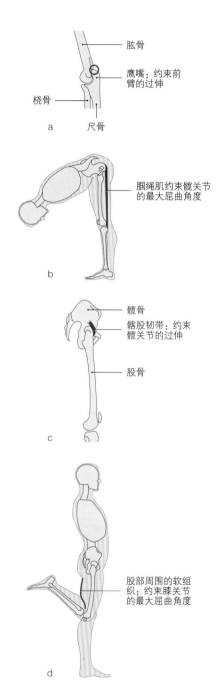

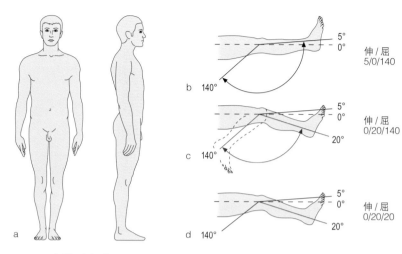

## B. 中性区方法

中性区方法是测量关节运动范围的标准方法。

a. 0° 开始的位置，前外侧面观。
b. 正常膝关节的运动范围。
c. 屈曲收缩对运动的约束。
d. 膝关节僵直屈曲 20°。

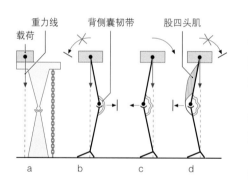

## C. 关节的主动稳定与被动稳定（以膝关节为例）

股四头肌主动稳定膝关节，后方韧带（腘斜韧带和弓状韧带）是被动稳定系统。

a. 力学模型：由于重力线位于关节中点前方，载荷（体重）在关节上产生扭矩。反作用力的束缚可以防止关节上部结构向前倾斜。

b. 被动稳定通过腘斜韧带和弓状韧带实现：当膝关节移动到重力线后方是，后方的囊韧带可以稳定膝关节。

c. 如果重力线位于膝关节后方，韧带则不能稳定；身体后倾，膝关节屈曲。

d. 股四头肌通过在膝关节前方伸直主动稳定膝关节。

## A. 关节运动的约束

关节的运动范围不仅仅决定于骨性关节的形态（见 D，左列），也取决于肌肉、韧带和关节周围的软组织封套。因此，所有这些因素决定了关节运动整体运动范围：

a. 骨性约束。
b. 肌约束。
c. 韧带约束。
d. 软组织约束。

## D. 维持直立姿势最重要的肌群和韧带

| 肌群 | 韧带 |
|---|---|
| • 小腿肌群，主要是小腿三头肌和胫骨前肌，在矢状面稳定上踝关节<br>• 大腿肌群（股四头肌）稳定膝关节<br>• 臀肌在矢状面稳定髋关节<br>• 臀小肌群（臀中肌和臀小肌）在冠状面稳定髋关节<br>• 背固有肌群稳定脊柱 | • 前方韧带稳定膝关节<br>• 髂股韧带稳定髋关节<br>• 侧副韧带在冠状面上稳定膝关节和上踝关节 |

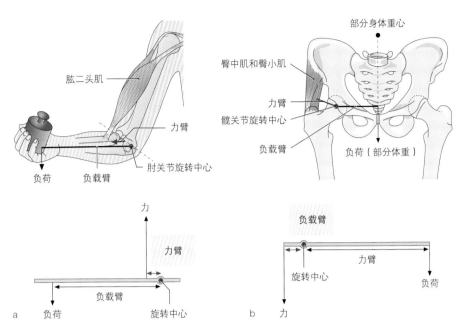

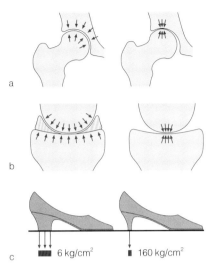

### E. 单臂和双臂杠杆

a. 单臂杠杆（肘关节）。b. 双臂杠杆（髋关节）。

关节力学基于杠杆原理。肌通过关节传导的力与力臂的长度相关，力取决于肌与肌腱到旋转中心的垂直距离（力臂）和负载臂的负荷。以图 a 的肘关节为例，负载臂是从关节轴（旋转中心）至负荷的距离。3 个主动力的大小取决于力与力臂的乘积和负荷与负载臂的乘积。这个乘积称为扭矩（＝旋转力矩），因为主动力产生一个相关杠杆的旋转力矩。如果负荷乘以负载臂的乘积等于力与力臂的乘积，两个扭矩相等，则关节静止。图 a 中的杠杆被归类为单臂杠杆，因为肌力和负荷作用于同一侧，这个例子中是位于关节旋转中心的左侧。图 b 中的杠杆是双臂杠杆，因为肌力作用于关节旋转中心的左侧，而体重所产生的力作用与关节中心的右侧。

### F. 关节负荷取决于关节负荷作用的力传导表面面积

力传导表面越大，力的分布就越均衡，关节内压力或单位面积的关节负荷就越小。

a. 正常和受限的股骨头接触面。

b. 有半月板和没有半月板的膝关节。

c. 以方形鞋跟和细高跟为例：如果体重相同，但是力传导面积小，则作用在足底的负荷会增加许多倍。

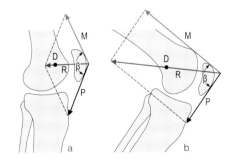

### G. 关节合力取决于矢量合力的大小

a. 股髌关节的矢量合力（红色）胫骨关节的旋转中心（D），是矢量肌力（M）（股四头肌）与矢量韧带力（P）（髌韧带）的总和。其产生的关节压力可用于估算关节力。

b. 屈膝关节时，随着股四头肌收缩强度的增加，屈曲位的合力较伸直位显著增高，意味着股髌关节的关节负荷随屈曲角度的增加而增加。

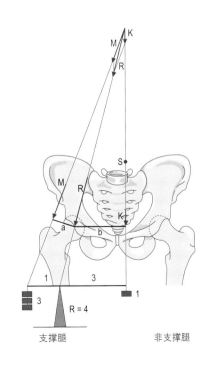

支撑腿　　　　　　　非支撑腿

### H. 支撑相的右髋关节负荷

前面观。单足支撑相或行走的支撑相时，部分身体重心（S）移动产生扭转力矩，使关节上方的身体向支撑腿倾斜。为保持稳定，需要反作用力（如肌力或韧带力）来平衡扭矩。在髋关节起作用的是髋关节外展肌（臀中肌和臀小肌）的肌力（M）。然而，与部分体重作用于髋关节的力（K）不同，其作用于一个短 3 倍的杠杆臂上，即肌力的杠杆臂（a）与部分体重的杠杆臂的比率为 1∶3。当单足站立时，稳定髋关节的肌力约为部分体重的 3 倍。由此可见，由于杠杆臂的长度的差异，行走时髋关节所承受的压力（合力 R）是部分体重的 4 倍（Pauwels）。这就意味着髋关节长期承受超负荷，因此易患骨关节炎。

# 4.8 骨折：分类、愈合与治疗

### A. 骨折分类

骨折可以按照不同特点进行分类。下述分类具有实用性且在日常应用中获得成功验证。

- 依据原因和损伤机制。
  - 创伤性骨折有直接外力（横形或粉碎性骨折，见图 Ba 和图 Bg，如走路时被撞）或间接外力（杠杆臂和运动轴远离力效应，如滑雪摔倒所致的小腿旋转骨折，见图 Bf）所致。
  - 非创伤性骨折（"自发骨折"）是由原发性局部或全身性骨病所致，如肿瘤、骨髓炎或骨质疏松（病理学骨折，可以无外力作用下发生），或者因小创伤所致，即反复的中等负荷作用多次作用于同一点最终导致骨折（即疲劳骨折，如跖骨骨折，又称"行军骨折"）。

- 依据骨折形态 [如连续性破坏的程度（线或折断）、骨折线的行程、骨折块的数目，见 B 和 C]。

- 依据软组织损伤的严重程度。
  - 闭合性骨折。
  - 开放性骨折：通常认为细菌可以直接进入；然而，最终最重要的是软组织的损伤严重程度，即肌肉、血管或神经的损伤程度。

此外，就长骨而言，当考虑到长骨骨折（骨骺、干骺端和骨干）时，需要区分近端骨折、骨干骨折和远端骨折是否牵连关节。除了疼痛以外，骨折的临床症状包括明显变形，异常活动和可明显触及的拈发音（骨摩擦音）。

注：儿童骨折的明显特征与成人骨折有显著区别。最重要的解剖学差异涉及生长板和骨膜，儿童的骨膜更厚、更强壮。例如，如果骨折导致生长板的增生区破坏、细胞死亡和骨痂可能导致骺板的过早关闭。在青枝骨折中，骨皮质一侧发生骨折而厚的骨膜管完整（膜内骨折）。

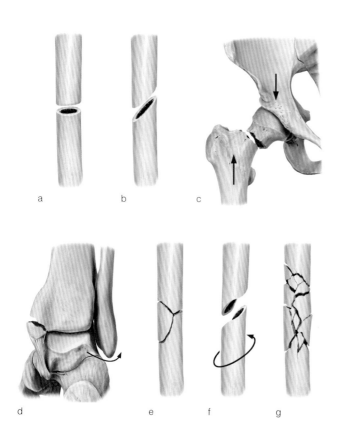

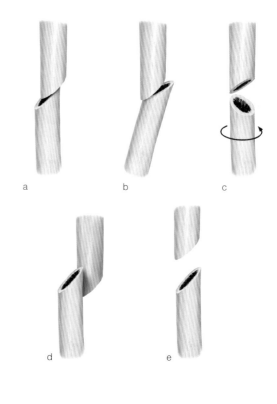

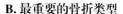

### B. 最重要的骨折类型

a. 横行骨折。b. 斜行骨折。c. 剪切骨折（如股骨颈骨折）。d. 撕脱骨折（如内踝的关节外韧带撕脱骨折）。e. 弯曲骨折伴第 3 块楔形骨折块。f. 旋转或螺旋骨折。g. 粉碎骨折，骨折块大于 6 块。

### C. 典型的骨折脱位

骨折可能伴有原发性（直接外力作用）或继发性（肌肉平衡所致，如骨折块被肌收缩牵引）的明显移位或脱位。

a. 侧方脱位。b. 轴向脱位。c. 成角移位。d、e. 轴向移位和重叠。

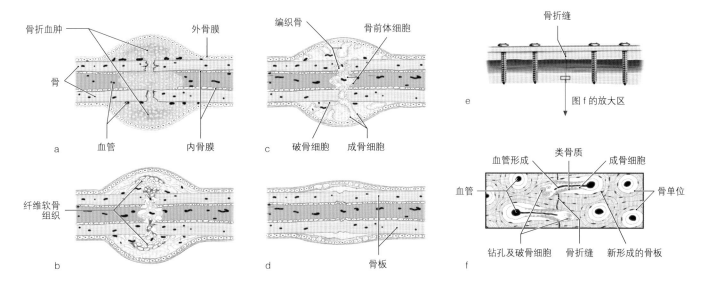

**D. 骨折愈合**

最佳的骨折愈合先决条件是复位和固定骨折块。原则上，保守治疗（如支具固定）和外科治疗（见 E）均可达到目的。此外骨愈合需要具有成骨潜能的细胞、丰富的血供和骨折区绝对的力学休息。在愈合过程中，主动运动疗法对于防止肌萎缩、制动引起的骨质疏松、关节僵硬和循环失调非常重要。愈合过程包括软骨内成骨和膜内成骨。因此，这些发生于骨骼正常生长和发育的过程重新启动。

- 间接（自然或二期）骨折愈合（图 a~d），包括以下生理过程：

    - 骨折血肿形成（炎症期，图 a），然后骨折血肿被疏松血管丰富的结缔组织代替（肉芽组织期）。

    - 内外骨膜的细胞参与形成纤维软骨性软骨（称为纤维软骨痂或固定痂，图 b）。

- 直接（一期）骨折愈合（图 e、图 f）。一期愈合没有软骨骨痂形成，但是理想地（虽然相当罕见）直接生成血管和骨化，即新生骨单位直接从邻近部分生长而来（图 e、图 f）。然而，这需要外科手术固定且骨折间隙小于 0.5 mm（接触愈合）。保守的支具固定方法不能形成直接骨折愈合。

注：骨不连（6 个月仍没有骨形成）是骨折愈合最常见的并发症。再生骨区的过度载荷以及循环不良所致的骨痂缺失都是导致骨不连的原因。

**E. 骨折固定的基本原理**

外科手术固定利用螺钉、钢板、钢丝或钉建立一个暂时的机械骨连接。这个过程不能替代或加快骨愈合。然而，与保守的支具固定治疗相比具有许多优点：

- 对关节内骨折的骨块精确复位。

- 即时固定（避免了血栓、栓子、褥疮以及骨折病，如水肿和萎缩）。

- 适时稳定的锻炼（无负载关节运动）和部分负载可以加快愈合。

缺点包括麻醉和手术相关的风险，以及感染的可能。有 5 种不同的骨折固定方式（可以联合使用）：

- 螺钉固定（如骨皮质拉力螺钉的压缩力，图 a）。

- 钢板固定（如加压钢板，图 b）。

- 髓内钉、棒（如骨干骨折，图 c）。

- 张力带螺丝（如钢丝圈，图 d）。

- 外固定（如三维外固定支架，图 e）。

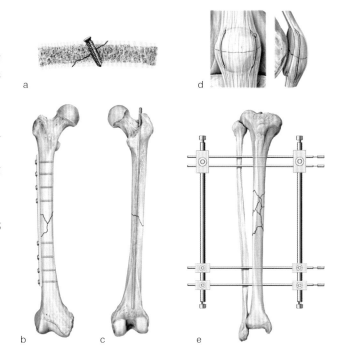

# 5.1 骨骼肌：概述

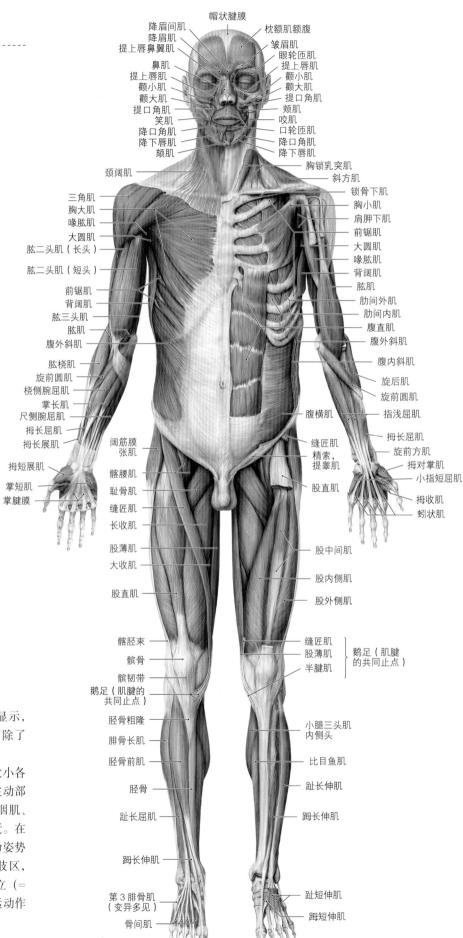

帽状腱膜
降眉间肌
降眉肌
提上唇鼻翼肌
鼻肌
提上唇肌
颧小肌
颧大肌
提口角肌
笑肌
降口角肌
降下唇肌
颏肌
枕额肌额腹
皱眉肌
眼轮匝肌
提上唇肌
颧小肌
颧大肌
提口角肌
颊肌
咬肌
口轮匝肌
降口角肌
降下唇肌

颈阔肌
三角肌
胸大肌
喙肱肌
大圆肌
肱二头肌（长头）
肱二头肌（短头）
前锯肌
背阔肌
肱三头肌
肱肌
腹外斜肌
肱桡肌
旋前圆肌
桡侧腕屈肌
掌长肌
尺侧腕屈肌
拇长屈肌
拇长展肌
拇短展肌
掌短肌
掌腱膜

胸锁乳突肌
斜方肌
锁骨下肌
胸小肌
肩胛下肌
前锯肌
大圆肌
喙肱肌
背阔肌
肱肌
肋间外肌
肋间内肌
腹直肌
腹外斜肌
腹内斜肌
旋后肌
旋前圆肌
指浅屈肌
拇长屈肌
旋前方肌
拇对掌肌
小指短屈肌
拇收肌
蚓状肌

阔筋膜张肌
髂腰肌
耻骨肌
缝匠肌
长收肌
股薄肌
大收肌
股直肌

腹横肌
缝匠肌
精索，提睾肌
股直肌
股中间肌
股内侧肌
股外侧肌

髂胫束
髌骨
髌韧带
鹅足（肌腱的共同止点）
胫骨粗隆
腓骨长肌
胫骨前肌
胫骨
趾长屈肌
姆长伸肌
第3腓骨肌（变异多见）
骨间肌

缝匠肌
股薄肌
半腱肌
鹅足（肌腱的共同止点）
小腿三头肌内侧头
比目鱼肌
趾长伸肌
姆长伸肌
趾短伸肌
姆短伸肌

a

**A. 骨骼（横纹）肌概述**

a. 前面观。b. 后面观。为清楚显示，在左侧（图 a）和右侧（图 b）均切除了部分浅表肌或开窗显示。

横纹肌约有 220 块，其形态、大小各异。总之，这些肌构成肌骨系统的主动部分。面部表情肌和咀嚼肌、舌肌、咽肌、喉肌、眼外肌、鼓膜张肌等形态相近。在骨骼肌（梭外肌）中，按照功能分为姿势肌和位相肌。2/3 的骨骼肌位于下肢区，以协助维持身体在重力作用下的直立（＝抵抗重力＝姿势肌）和运动（＝起运动作用＝位相肌）。

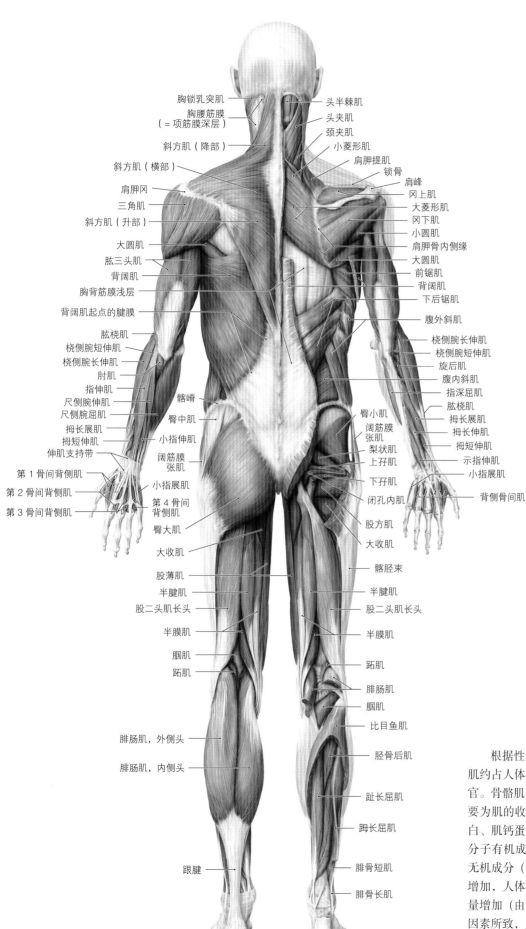

胸锁乳突肌
胸腰筋膜
（＝项筋膜深层）
斜方肌（降部）
斜方肌（横部）
肩胛冈
三角肌
斜方肌（升部）
大圆肌
肱三头肌
背阔肌
胸背筋膜浅层
背阔肌起点的腱膜
肱桡肌
桡侧腕短伸肌
桡侧腕长伸肌
肘肌
指伸肌
尺侧腕伸肌
尺侧腕屈肌
拇长展肌
拇短伸肌
伸肌支持带
第1骨间背侧肌
第2骨间背侧肌
第3骨间背侧肌

头半棘肌
头夹肌
颈夹肌
小菱形肌
肩胛提肌
锁骨
肩峰
冈上肌
大菱形肌
冈下肌
小圆肌
肩胛骨内侧缘
大圆肌
前锯肌
背阔肌
下后锯肌
腹外斜肌
桡侧腕长伸肌
桡侧腕短伸肌
旋后肌
腹内斜肌
指深屈肌
肱桡肌
拇长展肌
拇长伸肌
拇短伸肌
示指伸肌
小指展肌
背侧骨间肌

髂嵴
臀中肌
小指伸肌
阔筋膜
张肌
小指展肌
第4骨间
背侧肌
臀大肌
大收肌
股薄肌
半腱肌
股二头肌长头
半膜肌
腘肌
跖肌
腓肠肌，外侧头
腓肠肌，内侧头

臀小肌
阔筋膜
张肌
梨状肌
上孖肌
下孖肌
闭孔内肌
股方肌
大收肌
髂胫束
半腱肌
股二头肌长头
半膜肌
跖肌
腓肠肌
腘肌
比目鱼肌
胫骨后肌
趾长屈肌
拇长屈肌
腓骨短肌
腓骨长肌

跟腱

b

根据性别、年龄和身体状况，骨骼肌约占人体重的40%，因此是最重的器官。骨骼肌由75%的水、20%蛋白（主要为肌的收缩蛋白：肌球蛋白、肌动蛋白、肌钙蛋白和原肌球蛋白）、2%的小分子有机成分（如甘油三酯）和3%的无机成分（如钙离子）构成。随着年龄增加，人体的肌重量减少，而脂肪的含量增加（由于活动减少和激素的影响等因素所致，见第58页）。

## 5.2 骨骼肌：肌纤维类型及羽状肌和非羽状肌

**A. 姿势肌与运动肌的肌纤维类型对比**

所有的横纹骨骼肌基本上由两种类型的肌纤维构成（Ⅰ型肌纤维和Ⅱ型肌纤维），两种肌纤维在代谢、生理、组织化学和生物化学特征等方面存在差异（见 B）。Ⅱ型肌纤维可进一步根据其肌球蛋白链亚型的重量分为ⅡA 型和ⅡB 型。因为Ⅰ型肌纤维和Ⅱ型肌纤维对支配轴突发出的单个动作电位反应，产生一个全或无的抽动，因此也称为单收缩肌纤维。相反，紧张性肌纤维仅存在于肌梭和眼外肌，其特点是去极化缓慢，所以肌纤维收缩缓慢。

Ⅰ型和Ⅱ型肌纤维收缩时长的差异：Ⅰ型肌纤维（慢缩肌纤维，或 ST 肌纤维）较Ⅱ型肌纤维（快缩肌纤维，或 FT 肌纤维）收缩较慢。Ⅰ型肌纤维和Ⅱ型肌纤维在个体骨骼肌内的基本分布模式显然是基因决定的。在不同情况下，一个运动单位的肌纤维类型是有其支配神经所决定的，因此所有运动单位的肌纤维类型是相同的。运动单位较少（<100）的肌大部分为快缩肌纤维（Ⅱ型）；运动单位较多（数千条肌纤维）的肌大部分为慢缩肌纤维（Ⅰ型）（见第 59 页）。肌纤维类型及其收缩时长与某种特殊的能力和特定类型的收缩时长有关。由于Ⅰ型肌纤维的高氧化代谢的特征，因此具有耐力主要分布于姿势肌。由于Ⅱ型肌纤维的高糖代谢特征，因此能够完成短而有力的收缩，主要分布于位相肌。然而，由于骨骼肌具有高度的适应性，基因觉得的Ⅰ型和Ⅱ型肌纤维分布可以受到神经肌活动（锻炼）的影响。因此，耐力运动员的骨骼肌主要为Ⅰ型肌纤维构成，如长跑、自行车、划船和越野滑雪运动员（Pette 和 Saron，2001）。爆发力运动员的骨骼肌主要为Ⅱ型纤维构成，如短跑、跳高、跳远和举重运动员。这种肌的表型可塑性是基于基因表达的量与质的改变，主要包括肌原纤维的收缩和调节蛋白，也涉及代谢酶（Pette，1999）。

| | 姿势肌（红肌） | 运动肌（白肌） |
|---|---|---|
| 特征： | • 系统发育较早 | • 系统发生较近 |
| | • 主要由慢肌纤维构成（Ⅰ型肌纤维，约 100 ms） | • 主要由快肌纤维构成（Ⅱ型肌纤维，约 30 ms） |
| | • 耐力功能强 | • 短时高强度运动 |
| | • 不易疲劳 | • 容易疲劳 |
| | • 运动单位多 | • 运动单位少 |
| | • 肌球蛋白丰富 | • 肌球蛋白少 |
| | • 线粒体丰富 | • 线粒体少 |
| | • 能量来源为氧化代谢（有氧） | • 能量来源主要为无氧糖酵解 |
| | • 糖原少（PAS 阴性） | • 糖原丰富（PAS 阳性） |
| | • 血管相对较多 | • 血管相对较少 |
| | • 倾向于缩短（增加肌静息张力），需要定期伸展 | • 倾向于萎缩，需要定期伸展 |
| 示例： | 肋间肌、咀嚼肌、斜方肌（降部）、腘绳肌、髂腰肌、大收肌、股直肌、比目鱼肌、背部固有肌（主要为颈部和腰部） | 肱二头肌、股外侧肌和股内侧肌、胫骨前肌、前锯肌、臀大肌、腓肠肌 |

注：PAS，过碘酸－希夫染色

注：老年性肌量减少（少肌症）及相关的肌力和耐力减少是活动能力受损的重要原因，最终由活动减少导致生活不能自理。少肌症在老年人中较为普遍，已经成为医疗保健系统的沉重负担。在 25~70 岁之间，一个人的肌量减少 40%（主要为Ⅱ型肌纤维）。特别是在 50 岁之后肌量急速减少（每十年减少 15%）。考虑到肌无力是跌倒最常见的风险因素，针对特殊（肌群特别是运动肌）的锻炼能有效对抗肌力丢失，而且结合平衡训练可以有效减少跌倒的风险。

**B. Ⅰ型和Ⅱ型骨骼肌纤维的组织化学差异**

骨骼肌横断面的显微观察（大鼠胫骨前肌，200×，8 μm 冰冻切片）。琥珀酸脱氢酶（SDH）是肌代谢的线粒体酶，催化琥珀酸转化为延胡索酸盐（延胡索酸盐减少产生棕黑色反应物，是 SDH 存在的组织化学证据）。线粒体的 SDH 活性可以显示个体肌纤维内线粒体含量差异：深色的Ⅰ型肌纤维在肌原纤维之间和肌膜下方有较多线粒体，白色的Ⅱ型肌纤维有少量线粒体。

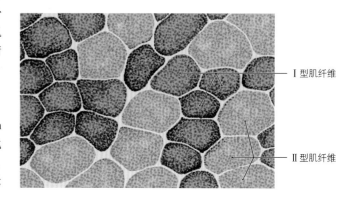

Ⅰ型肌纤维

Ⅱ型肌纤维

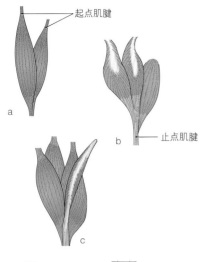

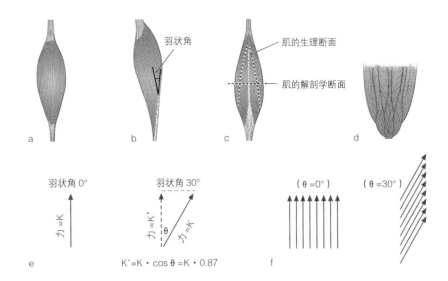

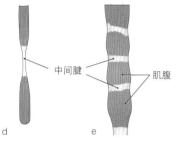

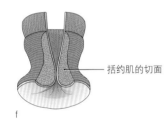

**D. 羽状肌和非羽状肌**

肌纤维可以平行排列或者以不同角度集中，或呈羽状连于附着点。

a. 非羽状肌（肌纤维平行）。b. 单羽肌。c. 双羽肌。d. 多羽肌。e. 羽状角对肌力的影响（30° 羽状角，肌腱力 F' 为肌纤维产生力的 87%）。f. 肌纤维排列方向对肌横断面上肌纤维数量的影响。

然而几乎所有骨骼肌纤维的厚度基本一致（平均直径约为 60 μm，见第 58 页），但其长度则差异显著（从几毫米到 20 cm），肌纤维长度与肌长度比值也是如此（在 0.2~0.6 之间，肌纤维的平均长度占肌长的 20%~60%）。

全部 3 个因素在提举力和提举高度所形成的肌 "功率输出"（功率 = 力 × 速度，或者提举力 × 提举高度）方面扮演重要角色：

• 肌纤维越长，最大缩短距离越长，因此是最大提举高度的肌。

• 肌纤维与肌长度的相对长度越长，其生理横切面越小，因此是最大提举力的肌。

• 羽状角越大的肌，生理横切面越大，因此提举力也大。

注：生理横切面与肌纤维横切面垂直，因此解剖横切面在肌最厚的部分测量。

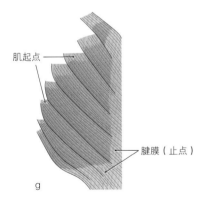

**C. 肌的形态**

a. 二头 = 有两个头（如肱二头肌）。

b. 三头 = 有三个头（如小腿三头肌）。

c. 四头 = 有四个头（如股四头肌）。

d. 二腹 = 有两个肌腹（如二腹肌）。

e. 多腹 = 有多个肌腹（如腹直肌）。

f. 放射状（如直肠外括约肌）。

g. 扁平（如腹外斜肌）。

**E. 非羽状肌与羽状肌的比较**

| 非羽状（平行纤维）肌 | 羽状肌 |
| --- | --- |
| • 肌纤维走行大致与纵向的肌腱（肌力线）方向一致，可以将全部肌力传递给肌腱，见图 f<br>• 肌运动时最大肌纤维缩短（= 提举高度）与实际肌纤维缩短几乎一样<br>• 解剖横切面（与肌的纵轴垂直，在最厚的部位）与生理横切面（与肌纤维纵轴垂直，见图 c）大致相等 | • 肌纤维与肌腱长轴成（羽状）角（最高可达 30°），因此只能传递部分肌力至肌腱<br>• 由于羽状角的存在，肌运动（= 路径增益）时最大肌纤维缩短（= 提举高度）较实际肌纤维缩短的长度要长<br>• 生理横切面较解剖横切面大，意味着与平行肌纤维相比，在一定的面积内有更多的肌纤维能够止于肌腱，因此可以增加提举高度，该高度取决于生理横切面的大小 |

注：在非羽状（平行纤维）肌产生的肌力大（由于没有羽状角，力直接由肌传递至肌腱）；在羽状肌启动力较大（由于肌纤维与肌腱成角排列，在一定面积上的肌纤维更多，有齿突更大的提举高度，见上文）。羽状肌的肌力较小可以通过提高启动力来代偿。与非羽状肌相比，羽状肌最大的优势是体积小，功率输出也小。如果身体仅有非羽状肌，在许多部位将没有足够的位置容纳大量的强壮肌。

# 5.3 骨骼肌：结构与功能

### A. 骨骼肌的结构

a. 骨骼肌的横切面。b. 图 a（横切面）的放大图。c. 图 a（纵切面）的放大图。d. 肌纤维的结构（= 肌细胞）。e. 肌原纤维的结构。

在带横纹的骨骼肌内，肌纤维和结缔组织紧密编织共同完成特别的功能。结缔组织构成鞘，具有如下功能。

• 肌内膜：最内层的结缔组织鞘（对肌的拉伸强度非常重要）；与周围 200~205 根致密的肌纤维（= 肌细胞）构成初级肌束。每根初级肌束或肌细胞内含运动神经元轴突至运动终板的终支，以及大量（300~400 根 /mm²）波纹状毛细血管，见图 c（对于营养肌非常重要）。

• 肌束膜（对于肌张力传递至肌腱非常重要）：周围众多致密的初级肌束构成次级肌束（图 a），厚约几毫米，因此肉眼可见（肌纤维）。相反，初级肌束（见上）中间横切面的平均面积为 1 mm²。

• 肌外膜：位于肌膜（图 b）下的疏松结缔组织层；是肌与肌之间的连接。

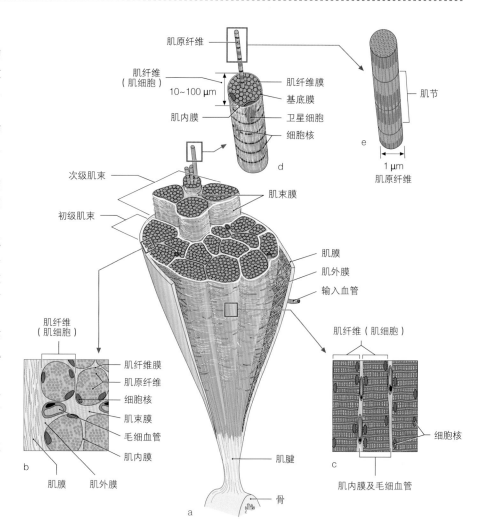

### B. 骨骼肌纤维的结构

骨骼肌纤维是特别大的细胞，平均直径约为 60 μm（10~100 μm），长度可达 20 cm。胞质内的主要结构为肌原纤维、线粒体、L 系统和 T 系统。L 系统或称纵向系统，是一个洞穴系统（肌质网，纵向管道），沿肌原纤维纵向排列，是一个钙离子池。T 系统或称横向系统，是由细胞膜间歇性地深深凹入下面的肌细胞，构成了横小管。使肌纤维的表面积增加了 5~10 倍。细胞外的间隙可以扩展至到整个肌纤维的横切面，保证了一个动作电位可以快速地传递到肌纤维深处。

骨骼肌细胞的特征是多细胞核（约每毫米 50 个核的长度），核直接位于细胞膜（肌纤维膜）下。胚胎发育期间链状排列的前体细胞（成肌细胞）互相融合，形成这些大量的细胞核。卫星细胞（800 个 /mm³ 肌组织）散在于肌纤维膜和基底膜之间，是静止的成肌细胞（干细胞），作为干细胞池。

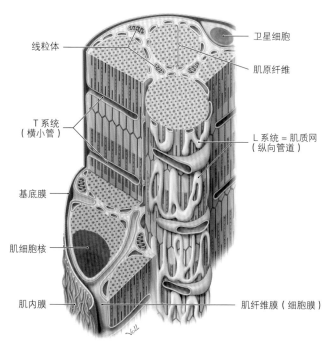

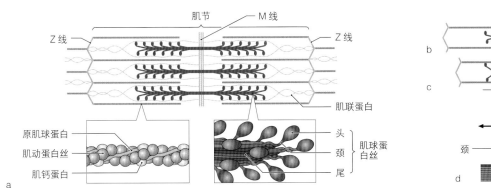
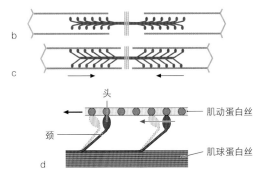

### C. 肌节的结构

a. 肌节的示意图（＝横纹肌细胞的单位）。b. 静止时的肌球蛋白头。c. 收缩时的肌球蛋白头。d. 肌球蛋白头与肌动蛋白的相互作用。

光镜下可见骨骼肌纤维在横切面上的肌原纤维排列（图 b）。肌原纤维由细的肌动蛋白丝（直径：7 nm）和粗的肌球蛋白丝（直径：15 nm）交替排列而成。相邻两个肌节间的肌动蛋白丝及其伴行蛋白（原肌球蛋白和肌钙蛋白）在 Z 线相互连接，M 线处的肌球蛋白丝借肌球蛋白交联，也借弹性蛋白 – 肌联蛋白固定位置。肌球蛋白丝具有双极结构，明显由三部分构成：头、颈和尾。肌收缩时，肌球蛋白头沿肌动蛋白丝向 Z 线移动（因

此称为肌丝滑动）。因此，在休息时，每个肌节最大可缩短其最优长度 2.2 μm 的 70%；然而，每个肌丝维持其长度不变。这种滑动机制是一种快速的连续反复动作，即肌球蛋白头和肌动蛋白丝的交联重复连接和解离的过程。也与肌球蛋白头向肌节中央倾斜与滚动相关，肌球蛋白头以关节的运动方式运动（红色箭头），肌动蛋白丝被推动（黑色箭头）。一次倾斜移动改变肌动蛋白丝 10~20 nm，意味着肌节缩短原长度的 1%。大长度的改变是由肌动蛋白和肌丝蛋白重复相互作用的结果。这些周期性过程的基础是肌球蛋白头上的三磷酸腺苷酶不断分解三磷酸腺苷（ATP），以及胞质内钙离子浓度的增加（机电耦合；详情请参考生理学教材）。

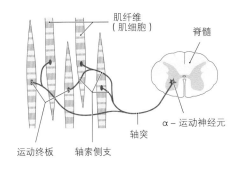

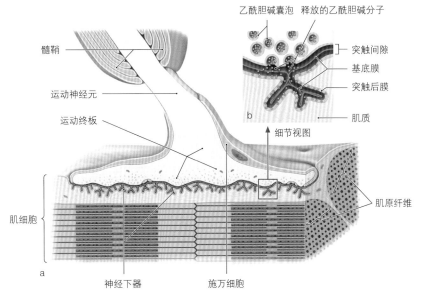

### D. 运动单位

一个运动单位是指一根运动神经纤维（脊髓运动神经细胞的轴突 ＝ α – 运动神经元）支配的所有肌纤维的总和。小的运动单位（<100 根纤维）中大部分为快肌纤维，而大的运动单位（几千根肌纤维）则以慢肌纤维为主。运动单位中的肌纤维数目越小，肌的运动越精准可控（如手指运动肌和眼外肌）。然而，对于以维持姿势或产生运动为主要功能的肌（如臀大肌和背肌），一个运动神经元可支配数千条肌纤维。

### E. 运动终板

a. 运动终板示意图。b. 突触连接的结构（图 a 的细节视图）。

运动神经元轴突在末端分为数支（每条肌纤维一个分支），并失去髓鞘形成一个运动终板（神经肌突触），突触传导运动神经元动作电位。乙酰胆碱作为神经递质储存于终板轴索浆内的突触囊泡里。由于肌纤维膜的折叠效应，载有乙酰胆碱受体的突触后膜面积扩展（神经下器）。在整个 100 nm 宽的系统内，有一层乙酰胆碱酶（破坏乙酰胆碱的酶）附着的基底膜。运动终板与其他突触的功能顺序基本相同。

## 5.4 肌腱及其辅助肌功能的结构

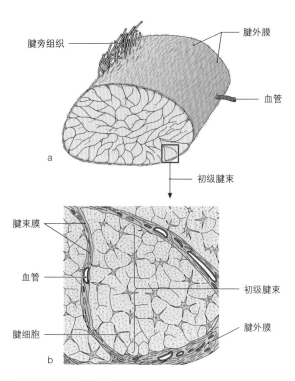

### A. 肌腱的结构（引自 Kristic）

a. 肌腱借周围疏松且血管丰富的腱旁组织连接。

b. 图 a 的细节视图：每条初级腱束有腱束膜包裹，然后集合为肌腱外覆腱外膜。肌腱的功能是将力从肌传递到骨。

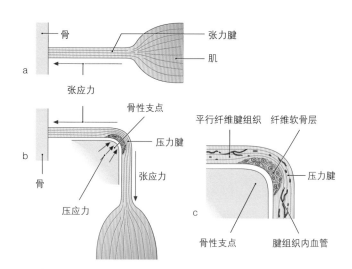

### B. 压力腱和张力腱

a. 张力腱承受张应力，由平行纤维构成的强壮结缔组织构成。

b. 压力腱承受压力，因跨过骨而改变走行方向（与张力腱不同）。在与骨的接触面上形成纤维软骨，作为支点。

c. 图 b 的细节视图：受压区的纤维软骨层没有血管，与张力腱的强壮结缔组织不同。

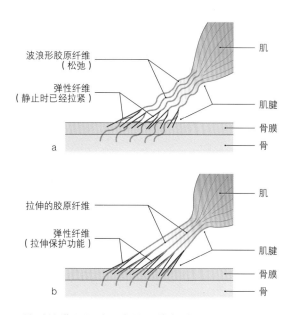

### C. 骨干骨膜上肌腱止点的结构与功能

a. 松弛状态下的肌腱。

b. 拉伸的肌腱。

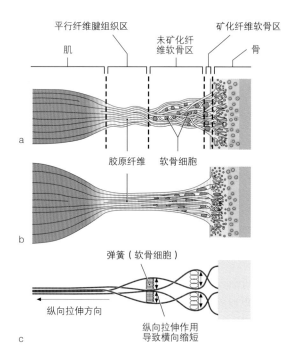

### D. 软骨骨突性肌腱止点的结构与功能

a. 松弛状态下的肌腱（肌放松）。

b. 拉伸的肌腱（肌收缩）。

c. 拉伸保护原理：非矿化软骨区的软骨细胞像紧张的弹簧一样对抗横向缩短。

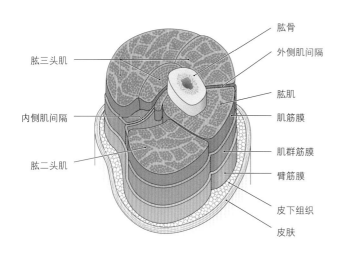

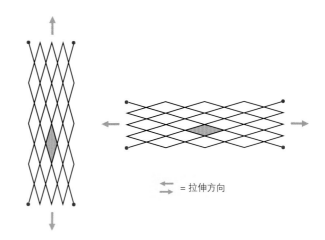

= 拉伸方向

### E. 肌筋膜

近侧端观。右臂中 1/3 横断面。肌筋膜（包绕肌的纤维鞘）由坚韧的胶原结缔组织构成。肌膜可以维持肌的形态和位置，同时使得邻近的肌或肌群相互滑动时摩擦较小（摩擦小意味着力损失少）。

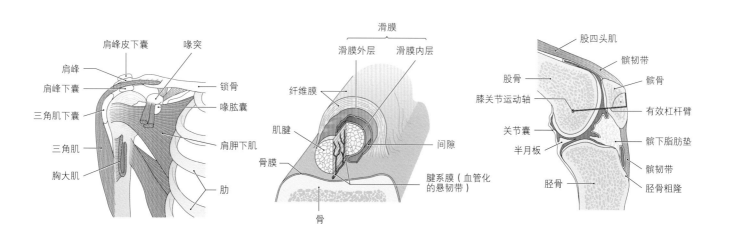

### F. 腱鞘（滑膜鞘）的结构

腱鞘的作用是保护和促进肌腱在骨表面的直接滑动。鞘的壁层结构由外层的纤维膜和内层的滑膜构成，与关节囊相似。滑膜的内层紧贴肌腱，外层附着于腱鞘的纤维膜。两层滑膜之间的间隙充满滑液。腱系膜（依据部位不同可称为短腱纽和长腱纽）内有营养肌腱的血管。

### G. 肩区滑膜囊

右肩前面观，切除了部分肌。滑液囊为不同大小的囊状结构，通常为扁平状，内含滑液。滑液囊壁的结构与关节囊相似。滑液囊可因炎症（滑囊炎）引起剧烈疼痛。

### H. 籽骨的功能意义

膝关节的矢状断面。籽骨是包埋在肌腱中的骨，以减少肌腱的过度摩擦。籽骨的出现变异的概率较大，每个人的籽骨数量都不同。其主要功能是加长了肌的有效杠杆臂，增加了力学效率。简图以人体最大的籽骨——髌骨为例说明了这个原理。髌骨显著延长了有效杠杆臂，即关节运动轴至股四头肌止点的垂线。

## 6.1 人心血管系统概述

**A. 循环系统的示意图**

循环器官可以保障血液传递和分布到全身的所有细胞。这些器官包括心和脉管系统（血管和淋巴）。血管系统包括动脉、毛细血管和静脉。动脉将血液从心运送至身体。静脉将血液运送回心。气体、营养和代谢废物的交换发生于毛细血管区。所有离心的血管都称为动脉，所有回心的血管都称为静脉，与血液中的氧含量无关（例如，脐静脉内为含氧丰富的血液）。血液借心的泵作用在封闭的血管系统内流动。淋巴系统与静脉系统平行。在毛细血管区以盲端管道起源，收集细胞外液，并通过淋巴管引流入静脉血液。淋巴管的行程中有淋巴结过滤淋巴。功能上，循环系统分为两个主要循环。

• 肺循环：上半身和下半身的低氧血通过上、下腔静脉回流入右心房。然后进入右心室，泵入肺动脉进入肺。

• 体循环：来自肺的富氧血通过肺静脉进入左心房。血液从左心房进入左心室，然后泵入主动脉进入体循环。门静脉循环是一个特殊的体循环，包括两个连续的毛细血管床。来自单个腹腔脏器（胃、小肠、胰和脾）的毛细血管床的静脉血在回流入下腔静脉前，经门静脉进入肝毛细血管床，以保障来自消化器官的营养丰富的血在肝内完成过滤和代谢过程，然后通过肝静脉回流入下腔静脉。

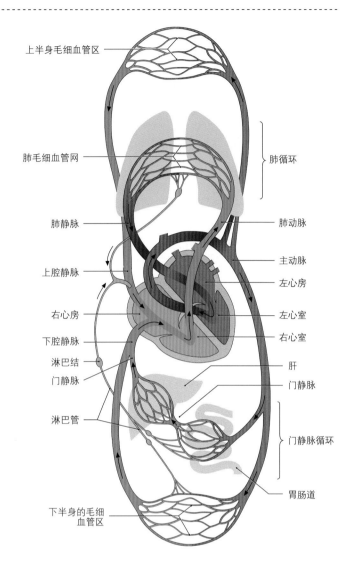

上半身毛细血管区

肺毛细血管网　肺循环

肺静脉　肺动脉

上腔静脉　主动脉

左心房

右心房　左心室

下腔静脉　右心室

淋巴结　肝

门静脉　门静脉

淋巴管　门静脉循环

胃肠道

下半身的毛细血管区

**B. 循环系统的基本功能示意图（没有区分体循环和肺循环，引自 Klinke、Silbernagl）**

血液依据动脉和静脉系统不同压力水平所产生的压力梯度在循环系统内流动。动脉高压系统的平均血压约为 100 mmHg（13.3 kPa），静脉低压系统的血压一般不超过 20 mmHg（2.6 kPa）。两个系统在终端血管床的毛细血管区汇合，并在此处进行代谢交换。心收缩期时心泵出血液，心周围的动脉（弹力型动脉）暂时扩张容纳射出的血液。在随后的心舒张期，血管腔因弹力回缩将射出的血容量转化为持续的血流。远离心的动脉（肌型动脉）能主动扩张（血管舒张）和收缩（血管收缩），提供了一个控制血管阻力和调节局部血流的有效方法。静脉因其容纳的血容量较高也称为容量血管。静脉可容纳全部血量的 80%，因此具有重要的储存功能。

不同的泵作用（心室）　弹力作用（主动脉和其他邻近心的大血管）

低压系统（储存功能）　高压系统（供血功能）

不同的容量（静脉和肺）　代谢交换（毛细血管和小静脉）　不同的阻力（小动脉和微动脉）

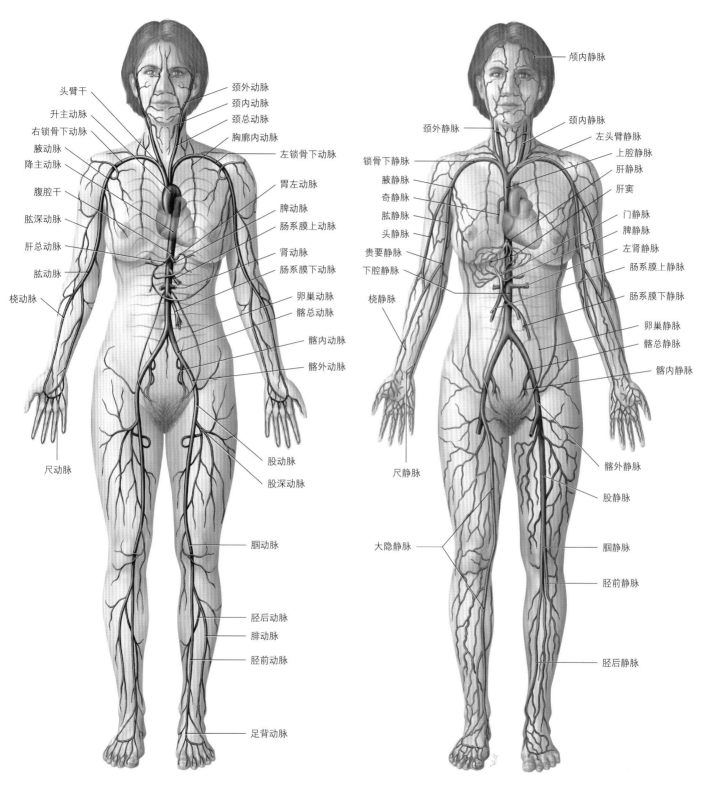

**C. 循环系统中主要动脉概览**

**D. 循环系统中主要静脉概览**

静脉系统由浅静脉、深静脉与连接浅静脉系统和深静脉系统的穿静脉组成。

注：门脉循环（门静脉）将来自消化器官富含营养的血（紫色显示）直接回流入肝（比较 A 的左侧部分）。

## 6.2 动脉和静脉的结构

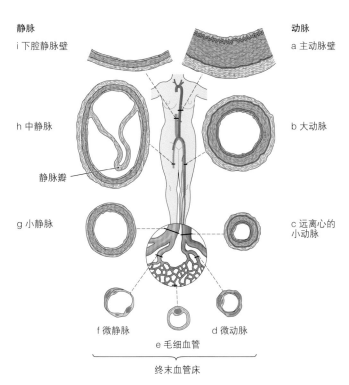

静脉
i 下腔静脉壁
h 中静脉
静脉瓣
g 小静脉
f 微静脉

动脉
a 主动脉壁
b 大动脉
c 远离心的小动脉
d 微动脉
e 毛细血管
终末血管床

### B. 血管系统的构成

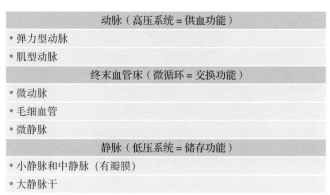

| 动脉（高压系统 = 供血功能） |
|---|
| • 弹力型动脉 |
| • 肌型动脉 |
| 终末血管床（微循环 = 交换功能） |
| • 微动脉 |
| • 毛细血管 |
| • 微静脉 |
| 静脉（低压系统 = 储存功能） |
| • 小静脉和中静脉（有瓣膜） |
| • 大静脉干 |

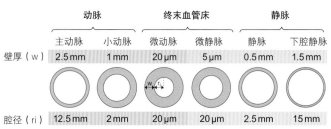

| | 动脉 | | 终末血管床 | | 静脉 | |
|---|---|---|---|---|---|---|
| | 主动脉 | 小动脉 | 微动脉 | 微静脉 | 静脉 | 下腔静脉 |
| 壁厚（w） | 2.5 mm | 1 mm | 20 μm | 5 μm | 0.5 mm | 1.5 mm |
| 腔径（ri） | 12.5 mm | 2 mm | 20 μm | 20 μm | 2.5 mm | 15 mm |

### A. 循环系统不同区域血管的结构

虽然血管壁的层次排列基本相同，但循环系统不同区域的血管（高压系统、低压系统、微循环）因功能不同而展示出显著的局部结构差异。鉴于动脉系统的内压相对较高，动脉壁相应较厚，静脉的血管内压较低，与动脉相比，其壁薄而管径粗大。但是，在终末血管床，血管壁的层次减少至可以进行气体、液体和其他物质的交换。

a~c. 动脉。d~f. 终末血管床。g~i. 静脉。

a. 主动脉壁（弹力型动脉）的放大图。b、c. 远离心的大动脉和小动脉（肌型动脉）。d. 微动脉。e. 毛细血管。f. 微静脉。g、h. 小静脉和中静脉（有静脉瓣）。i. 下腔静脉壁的放大图。

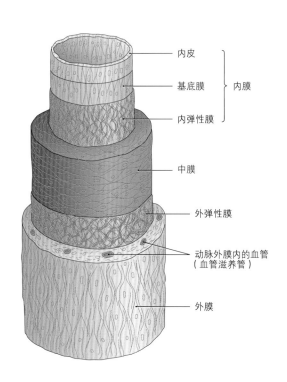

内皮
基底膜
内弹性膜
内膜
中膜
外弹性膜
动脉外膜内的血管（血管滋养管）
外膜

### C. 血管壁的结构，以肌型动脉为例

血管壁主要有 3 层：内膜、中膜和外膜。3 层结构在动脉非常清晰，而在静脉则不显著（见 D）。

• 内膜包括一层梭形的内皮细胞层，沿血管纵轴排列于基底膜和一薄层内膜下结缔组织上。肌型动脉的内膜借内弹性膜与中膜分隔。

• 中膜包括一层近似环形排列的平滑肌细胞、弹力纤维和胶原纤维，以及蛋白多糖。肌型动脉的中膜和外膜间可有弹性外膜分隔。

• 外膜与内膜相似，由纵向排列的结缔组织构成。静脉外膜可有另外的平滑肌。外膜内有自主神经分布至血管壁的平滑肌，特别是大的血管，还有血管滋养血管，为血管壁的外 1/3 层供血。

所有 3 层结构均具有特殊功能。内膜涉及气体、液体和其他物质通过血管壁交换；中膜调节血流量，外膜将血管固定于周围结构。

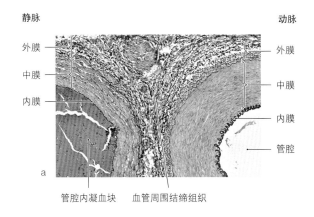

静脉　　　　　　　　　　　　　　　动脉

外膜　　　　　　　　　　　　　　　外膜
中膜　　　　　　　　　　　　　　　中膜
内膜　　　　　　　　　　　　　　　内膜
　　　　　　　　　　　　　　　　　管腔

a

管腔内凝血块　　血管周围结缔组织

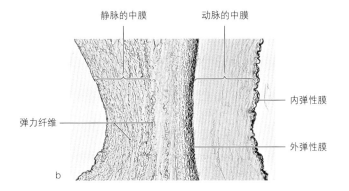

　　　　静脉的中膜　　动脉的中膜

　　　　　　　　　　　　　　　内弹性膜
弹力纤维
　　　　　　　　　　　　　　　外弹性膜
b

## D. 动脉壁和静脉壁的结构差异

　　肌型动脉及伴行静脉的血管壁切片。比较不同染色的组织切片。

　　a. 胫后动脉和静脉的 H-E 间苯二酚洋红染色。

　　b. 股动脉和静脉的间苯二酚洋红染色。

　　注：中膜的结构差异特征。动脉中膜由致密的平滑肌细胞层构成，静脉中膜则含有大量的结缔组织成分（胶原和弹力纤维），结构更疏松。静脉还缺乏内弹性膜这层明显的结构（引自 Lüllmann-Rauch Histologie 2nd ed, Stuttgart: Thieme; 2006）。

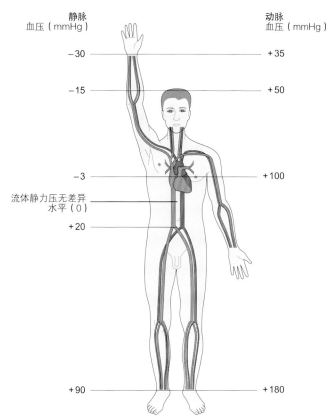

静脉　　　　　　　　　　　　　　　　　动脉
血压（mmHg）　　　　　　　　　　　血压（mmHg）

−30　　　　　　　　　　　　　　　　　+ 35

−15　　　　　　　　　　　　　　　　　+ 50

−3　　　　　　　　　　　　　　　　　+ 100

流体静力压无差异
水平（0）

+ 20

+ 90　　　　　　　　　　　　　　　　　+ 180

## E. 站立位动脉压和静脉压的变化

　　从平卧位至站立位可以彻底改变循环系统的血压关系。这种体位变化的流体静力压效应可以引起身体下半部分的血压显著升高，而上半身的血压下降（血压在膈下方的"流体静力压无差异水平"仍然不变）。随着流体静力压的改变，大约 500 mL 血容量流入下肢静脉。静脉压的增高大大增加了下肢静脉的透壁压，而头颈部静脉的压力下降很低可致静脉塌陷。这可以解释为什么上下半身相应区域的静脉壁厚度存在差异，例如，足背静脉比手背静脉的肌性成分多。下腔静脉壁极薄是由于其静脉压力水平很低。

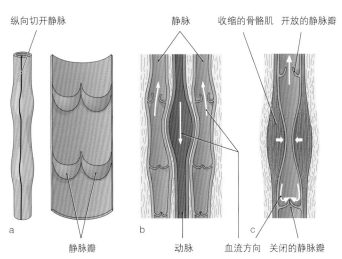

纵向切开静脉　　　　　　静脉　　收缩的骨骼肌　开放的静脉瓣

a　　　　　　　　　b　　　　　　　　c
静脉瓣　　　　　动脉　　血流方向　关闭的静脉瓣

## F. 静脉回流入心

　　下列因素促进了静脉血的回心血流：a. 静脉瓣的开闭；b. 动静脉耦合（动脉搏动波传递至伴行静脉）；c. 肌泵效应。

　　静脉回流也收到心的"抽吸效应"作用，例如，在心收缩期瓣膜平面移向心尖时产生负压。长时间站立或坐姿下缺乏肌运动，例如，可引起静脉血回流抑制，产生静脉内压力升高，静脉瓣功能不全。引起水肿、静脉曲张和血液循环障碍。

## 6.3 终末血管床

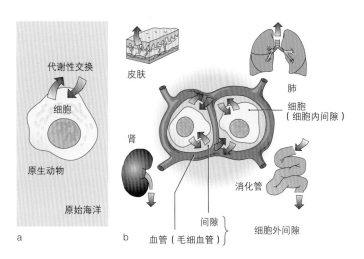

a    b

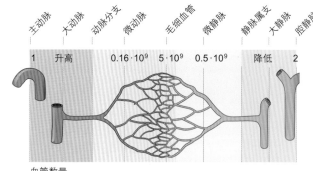

血管数量

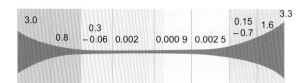

每条血管的直径（cm）

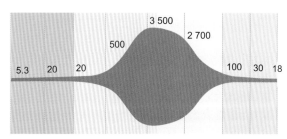

全部横断面积（cm²）

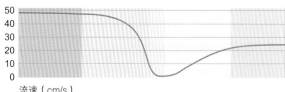

流速（cm/s）

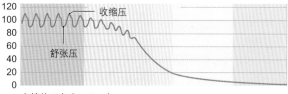

血管外压力（mmHg）

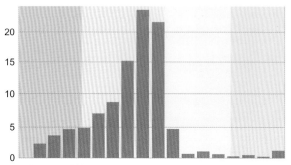

全部阻力百分数

### A. 细胞生活的环境（引自 Silbernagl、Despopoulos）

a. 原生质：第一个单细胞生物体生活的环境是原始海洋，提供了一个成分稳定的环境。内外环境一致，所以细胞和环境在代谢过程中不发生改变。

b. 人类：多细胞生物体的细胞处于细胞外液中，其体积显著小于细胞内体积。细胞内液和外液的成分也不同。在这种情况下，如果细胞间隙不通过血流与吸收营养和排泄代谢产物的器官如肺、肾和消化道相关联，则会导致内环境的显著变化。自小肠吸收的营养经血流运送至各种器官的细胞（毛细血管床间隙）。血液也运送细胞的代谢产物至排泄器官（如肺和肾）。

### B. 不同血管区的特征（引自 Silbernagl、Despopoulos）

终末血管床是微循环的部位，因此是气体、液体和其他物质交换的场所。包括：

• 输入动脉支（毛细血管前微动脉）
• 毛细血管床
• 输出静脉支（毛细血管后微静脉）

最小的血管，毛细血管只有内皮层和基底膜，外周有周细胞附着（对比大血管有更复杂的结构）。由于毛细血管床的血管大量分支，其总的血管横断面面积显著增加（大约800倍），同时血流速度相应降低（从主动脉的50 cm/s降至毛细血管的0.05 cm/s）。毛细血管的平均长度为0.5 mm，因此代谢性交换的时间约为1秒。微动脉和毛细血管内血液与大面积的内皮细胞接触（摩擦力增加）导致血管阻力的增加，降低了血压，消除了血压峰值。因此毛细血管为血液和体细胞外液间的物质交换过程提供了一个理想的环境。

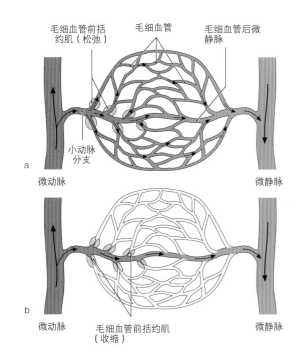

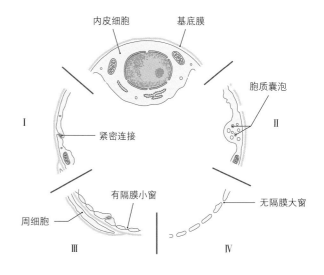

## D. 毛细血管内皮细胞的不同状态（超微结构示意图）

毛细血管的直径范围为 5~15 μm，由内皮细胞、基底膜和外周细胞构成。周细胞具有多种特征和功能，包括血管生成和发育。每个内皮细胞通过黏附接触、紧密连接和缝隙连接互相连接，极大地阻止了各个内皮细胞间的任何代谢性交换。不同毛细血管的内皮细胞具有不同的渗透性，据此将内皮细胞分为以下类型。

Ⅰ：没有通道的封闭内皮层，具有连续的基底膜（如神经系统）。

Ⅱ：具有胞饮活动的封闭内皮层（如心肌和骨骼肌）。

Ⅲ：内皮细胞间有隔膜小窗（如胃肠道）。

Ⅳ：内皮细胞间有间隙（大窗），基底膜不连续（如肝）。

## C. 毛细血管床内的血流

a. 括约肌松弛。b. 括约肌收缩。

毛细血管前括约肌为环形排列的肌细胞，位于代谢微动脉和毛细血管交界处，调节毛细血管网内的血流量。当括约肌收缩时，毛细血管分支闭合，除小动脉分支外，毛细血管床不灌流（例如，在休息状态下，仅灌流全部毛细血管的 25%~35%）。微动脉和微静脉之间也可以借动静脉吻合直接分流。

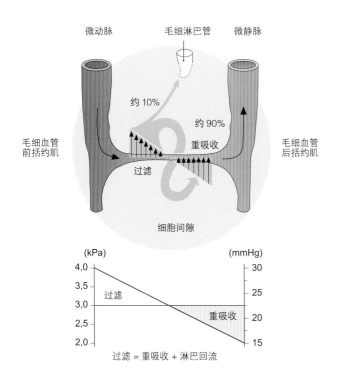

## E. 毛细血管液体交换的机制（引自 Silbernagl 和 Despopoulos）

毛细血管和周围组织（细胞间隙）的液体交换受毛细血管血压（流水静力压）和血管外胶质渗透压之间的压力梯度变化调节。毛细血管微动脉端的压力为 35 mmHg（=4.6 kPa），比大约 25 mmHg（=3.3 kPa）的胶体渗透压高 10 mmHg。这个正压力差使得液体及其溶解物滤过毛细血管进入周围组织。这个关系在毛细血管的微静脉端正好相反，静态血压降至约为 15 mmHg（=2 kPa），而胶体渗透压维持基本不变的 25 mmHg。因此，毛细血管微静脉端的流体静力压较胶体渗透压低 10 mmHg（15−25=−10 mmHg），使得液体及其溶解物回流入血管（重吸收）。

每天有大约 20 L 液体滤出毛细血管，只有大约 18 L（90%）重吸收。大约 2 L（10%）的过滤液是由淋巴管以淋巴的形式回流。如果液体没有如上所述进行交换，就会导致水肿（如细胞间隙的液体持续聚集）。产生的原因为流体静力压升高（由于血液聚集于毛细血管的静脉端）或者胶体渗透压降低（由于血浆蛋白减少）。两种情况均导致液体交换不平衡，使得液体聚集于组织，被称为水肿。

# 7.1 人的淋巴系统

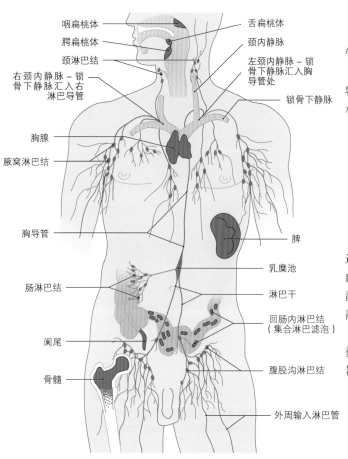

咽扁桃体
腭扁桃体
颈淋巴结
右颈内静脉 – 锁骨下静脉汇入右淋巴导管
胸腺
腋窝淋巴结
胸导管
肠淋巴结
阑尾
骨髓

舌扁桃体
颈内静脉
左颈内静脉 – 锁骨下静脉汇入胸导管处
锁骨下静脉
脾
乳糜池
淋巴干
回肠内淋巴结（集合淋巴滤泡）
腹股沟淋巴结
外周输入淋巴管

### A. 人体淋巴系统

淋巴系统包括淋巴管和淋巴器官（免疫器官，见 B）。淋巴管系统与静脉系统平行走行，具有以下功能：

- 其主要功能为清除静脉毛细血管床不能回收的组织液和物质。淋巴的成分因区域不同而存在差异，但是与周围组织液相似。
- 运输从小肠吸收的食物脂肪（乳糜微粒）。
- 将淋巴器官内的淋巴细胞运输回血液。

淋巴管系统包括：
- 毛细淋巴管，以盲端起自外周。
- 淋巴管和其间的淋巴结。
- 淋巴导管（胸导管和右淋巴导管）。

毛细淋巴管从组织间隙收集组织液，通过淋巴管和淋巴结运输至淋巴导管。组织液从淋巴导管自左、右锁骨下静脉和颈内静脉交汇处重新进入静脉系统。3/4 身体的淋巴引流入左颈内静脉 – 锁骨下静脉汇合处，而只有右上 1/4 的淋巴进入右颈内静脉 – 锁骨下静脉汇合处。

淋巴器官属于特殊免疫系统的一部分，因此常位于感染性微生物入侵通道的入口处。脾是唯一与血流直接接触的免疫器官。

### B. 初级和次级淋巴器官

淋巴器官的功能包括完成特异性免疫应答。初级和次级淋巴器官具有显著差异。初级淋巴器官的主要功能是产生、成熟并选择免疫细胞。次级淋巴器官内富聚具有免疫活性的淋巴细胞，是抗原呈递、淋巴细胞增殖和抗体形成的部位。

- 初级淋巴器官。
  - 胸腺（T 淋巴细胞聚集）。
  - 骨髓（B 淋巴细胞聚集）。
- 次级淋巴器官。
  - 脾。
  - 淋巴结。
  - 黏膜相关淋巴组织（MALT）和咽淋巴环 – 咽扁桃体、腭扁桃体和舌扁桃体。
  - 气管相关的淋巴组织（BALT）。
  - 肠道相关的淋巴组织（GALT），如集合淋巴滤泡和阑尾。

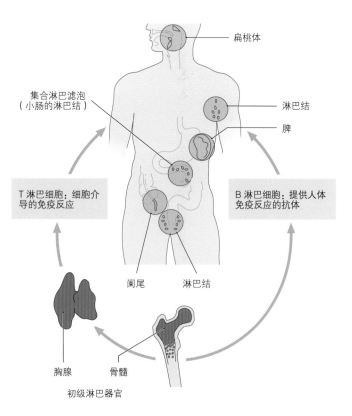

扁桃体
集合淋巴滤泡（小肠的淋巴结）
淋巴结
脾
T 淋巴细胞：细胞介导的免疫反应
B 淋巴细胞：提供人体免疫反应的抗体
阑尾
淋巴结
胸腺
骨髓
初级淋巴器官

## C. 淋巴管系统的构成

基于局部解剖和功能的标准，淋巴管道系统可以分为 3 个部分：

(1) 浅淋巴系统——引流皮肤和皮下组织。

(2) 深淋巴系统——引流骨骼肌、关节、腱鞘和神经。

(3) 器官特异性系统——引流器官，具有器官特异性差异。

穿支淋巴管系统连接浅深淋巴系统，将深部组织的淋巴液运输至浅面。

基于淋巴管壁的组织结构，淋巴管系统可以分为 4 个不同区域：

(1) 毛细淋巴管。

(2) 前收集管。

(3) 收集管。

(4) 淋巴干。

毛细淋巴管和前收集管也称为初级淋巴管。

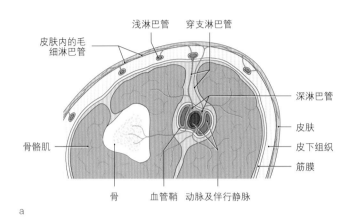

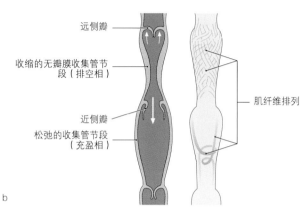

## D. 不同淋巴管区域的构成和结构

a. 皮肤和骨骼肌的淋巴管。

b. 图 a 的细节放大，显示收集管节段的结构和功能。

浅淋巴管和深淋巴管均起自管壁极薄的毛细淋巴管，其直径约为 50 μm。内皮细胞外有不完整的基底膜，基底膜借胶原"固定微丝"附着于周围的弹性纤维和胶原纤维。毛细淋巴管网通向大的管径约为 100 μm 的前收集管。与毛细淋巴管不同，这

些管道具有瓣膜，有一层结缔组织加强管壁。前收集管通向具有瓣膜且横径为 150~600 μm 的收集管。如大淋巴管和淋巴干一样，收集管具有静脉样的管壁结构，分为界限不清的内膜（内皮和基底膜）、平滑肌中膜和纤维外膜。淋巴运输受无瓣膜收集管节段平滑肌产生的系列节律性收缩波（10~12 次 /min）影响。淋巴流动的方向受到前收集管和收集管远侧瓣膜关闭与近侧瓣膜开放的控制。

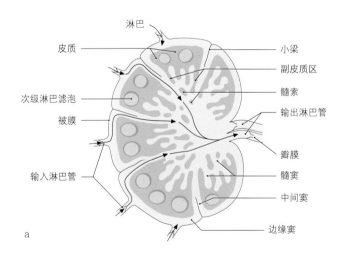

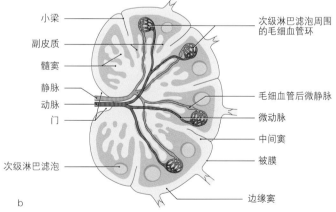

## E. 淋巴结的结构

a. 淋巴循环。b. 淋巴结血供。

淋巴结是淋巴管行程中小的过滤站，参与特殊的免疫反应（包括 T 淋巴细胞和 B 淋巴细胞）。局部淋巴结与收集多个区域的集合淋巴结不同。淋巴通过多个输入淋巴管进入淋巴结。淋巴流经不同的淋巴窦进入输出淋巴管，过程中与大面积的淋巴结组

织直接接触。从外向内，淋巴结有皮质、副皮质和髓质构成。皮质内的大量次级淋巴滤泡形成 B 淋巴细胞区，而次级淋巴滤泡之间和下方的淋巴细胞富集区为 T 淋巴细胞区（副皮质）。淋巴细胞通过 T 淋巴细胞区的毛细血管后微静脉的高内皮细胞离开血流；分化完成后，离开通过输出淋巴管的淋巴引流离开淋巴结，输出淋巴管也是另一组淋巴结中一个淋巴结的输入淋巴管。

## 7.2 外分泌腺和内分泌腺

**A. 腺体的发育与分类**

腺体可以是在上皮聚集的高度分化单个细胞（杯状细胞、多细胞上皮内腺体），也可以是组织深层的大量细胞团。腺体的功能是合成和释放分泌物。腺体可分为以下两大类。

• 外分泌腺（如唾液腺、汗腺）：这些腺体直接或经分泌导管向外释放分泌物至皮肤或黏膜。

• 内分泌腺：其分泌物（如激素）向内释放，进入血液、淋巴或细胞间隙。内分泌腺没有分泌导管（激素分泌的机制参见 F）。激素一旦入血就分布至全身，运送至靶细胞与特异性受体结合并产生效应。

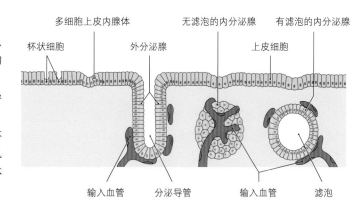

多细胞上皮内腺体　无滤泡的内分泌腺　有滤泡的内分泌腺
杯状细胞　外分泌腺　上皮细胞
输入血管　分泌导管　输入血管　滤泡

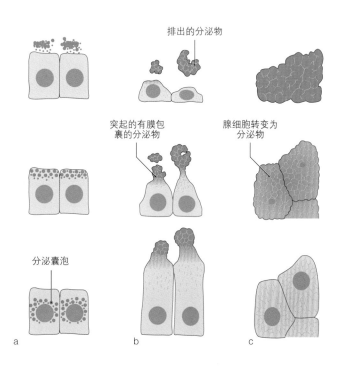

排出的分泌物
突起的有膜包裹的分泌物　腺细胞转变为分泌物
分泌囊泡
a　b　c

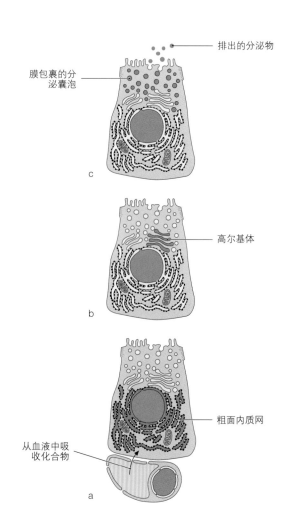

排出的分泌物
膜包裹的分泌囊泡
c
高尔基体
b
粗面内质网
从血液中吸收化合物
a

**B. 外分泌腺释放分泌物的机制（光学显微镜水平）**

a. 局部分泌：此种方式在释放的分泌物没有完整的膜（局质分泌或外分泌）。含有分泌物的囊泡膜与顶部的细胞膜融合，向外排出内容物而不损失膜性成分（这是大多数腺体的分泌机制，参见 C）

b. 顶浆分泌：膜性囊泡在细胞膜顶部形成突起，最终被细胞排出（顶浆分泌）。排出的分泌物被膜包裹。这是分泌脂肪的必要机制。脂肪在膜的包裹下维持乳化（如气味腺、乳腺）。

c. 全浆分泌：在这种机制中，整个腺细胞破裂为分泌物（全浆分泌）。因此，腺细胞必须不断地由基底再生细胞层再生（如皮肤的皮脂腺）。

**C. 局部分泌的分泌物及释放（电子显微镜水平）**

腺细胞从血液中吸收基础化合物后，在粗面内质网（图 a）内合成必要的物质如分泌蛋白，分泌物由高尔基体（图 b）运输至细胞顶部，通过局部分泌排出。

## D. 激素和激素类物质合成的主要部位

激素是细胞间相互沟通的极其重要的化学信使。通常，极少量的激素作用于靶细胞的代谢过程。激素的分类可基于以下因素：

- 分泌部位。
- 作用部位。
- 作用机制。
- 化学结构。

例如类固醇激素（如睾酮、醛固酮）、氨基酸衍生物（如肾上腺素、去甲肾上腺素、多巴胺、血清素）、肽类激素（如胰岛素、胰高血糖素）和脂肪酸源激素（如前列腺素）。

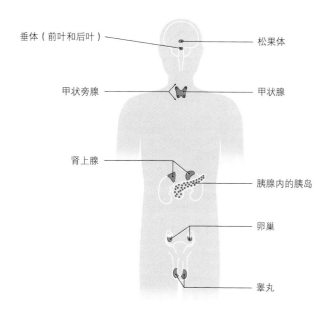

| 形成的主要部位 | 激素和激素类物质 |
|---|---|
| **传统的激素内分泌腺** | |
| 垂体（前叶和后叶） | 促肾上腺皮质激素（ACTH） |
| | 促甲状腺素（TSH） |
| | 卵泡刺激素（FSH） |
| | 促黄体生成素（LH） |
| | 生长素（STH） |
| | 促黑素（MSH） |
| | 催乳素（PRL） |
| | 垂体后叶素（ADH） |
| | 催产素（下丘脑合成，垂体后叶分泌） |
| 松果体 | 褪黑素 |
| 甲状腺 | 甲状腺素（$T_4$）和三碘甲状腺氨酸（$T_3$） |
| 甲状腺 C 细胞 | 降钙素 |
| 甲状旁腺 | 甲状旁腺素 |
| 肾上腺 | 盐皮质激素和糖皮质激素 |
| | 雄激素 |
| | 肾上腺素和去甲肾上腺素 |
| 胰岛细胞 | 胰岛素、胰高血糖素、生长素抑制素和胰多肽 |
| 卵巢 | 雌激素和孕酮 |
| 睾丸 | 雄激素（主要是睾酮） |
| 胎盘 | 绒毛促性腺素、孕酮 |
| **分泌激素的组织和单个细胞** | |
| 中枢和自主神经系统 | 神经元递质 |
| 部分间脑（如下丘脑） | 释放激素和抑制激素（释放素和抑制素） |
| 消化道的胃肠细胞系统 | 胃泌素、胆囊收缩素、分泌素 |
| 心 | 心钠素 |
| 肾 | 促红细胞生成素、肾素 |
| 肝 | 血管紧张素原、生长调节素 |
| 免疫器官 | 胸腺素、细胞因子、淋巴因子 |
| 组织激素 | 类花生酸、前列腺素、组织胺、缓激肽 |

## E. 人体内分泌腺概述

没有显示胃肠道内分泌细胞系统（单个内分泌细胞分布于内皮细胞表面）的分布。

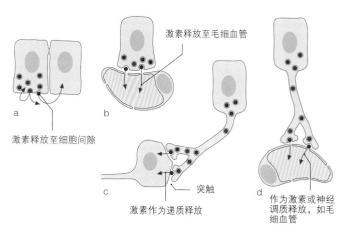

## F. 激素介导的信息传递类型

就生物学效应而言，内分泌系统与自主神经系统和免疫系统密切相关。其功能类似于无线沟通系统，协调位于远处的靶组织和靶器官的功能。

a. 旁分泌和自分泌：激素不释放入血，而是进入细胞间隙。因此只影响邻近区域细胞的合成。

b. 内分泌：激素合成后释放入血（有窗毛细血管）。

c. 神经内分泌：神经内分泌系统的激素（神经递质）作为突触递质，与局部信号传递相关。

d. 神经分泌：激素或神经调质（神经激素）在特定的神经细胞合成，然后释放入神经血液区的血管（如垂体），使其作用于远方器官。

## 8.1 中枢神经系统的发育

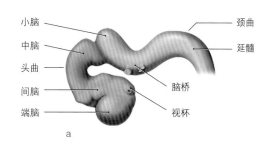

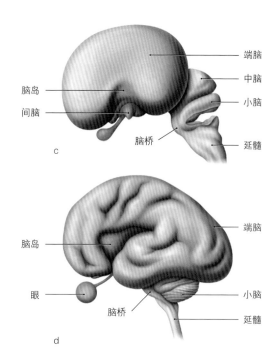

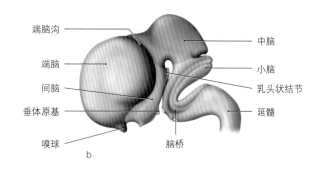

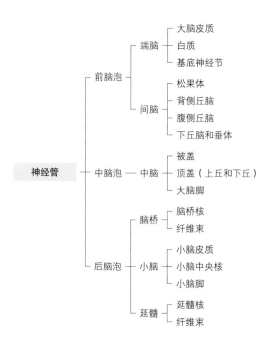

### A. 脑的发育

a. 胚胎第 2 月初，整个胚胎的最大长度 (GL) 不超过 10 mm，但是在这个阶段已经可以观察到神经管演化出现不同脑区（见 C）。

- 延髓（灰色）。
- 脑桥（灰色）。
- 小脑（浅蓝色）。
- 中脑（深蓝色）。
- 间脑（黄色）。
- 端脑（红色）。

注：随着脑持续发育，端脑会覆盖脑的其他结构。

b. 在胚胎第 2 月末（胚期结束），GL 可达 27 mm。此时从端脑演化出嗅球，由间脑发出神经垂体基原。

c. 经过约 3 个月发育后，GL 可达 53 mm，此时，端脑快速生长并覆盖其他脑区，虽然岛叶仍显露在外，但随后会被大脑半球覆盖（可与图 d 比较）。

d. 胎儿发育约 7 月后，顶臀长约 27 cm，此时大脑已经开始有明显的脑回和脑沟。

### B. 脑泡及其衍生物

神经管的脑部扩张形成三个主要的脑泡：前脑泡、中脑泡和菱脑泡。端脑和间脑由前脑泡发育而来；中脑泡发育为上丘、下丘及其相关结构；菱脑泡分化为小脑、脑桥和延髓，脑桥和小脑统称为后脑。右图列举了由各个脑泡演化而成的主要结构。我们可以从中追溯到这些结构的来历。

**C. 神经系统的发育：神经管、神经嵴和外胚层的横截面**

在发育过程中，神经沟折叠卷褶，脱离其上方的外胚层，并闭合形成神经管。神经沟两侧细胞发生迁移，在背部形成神经嵴。神经管和神经嵴分别发育为中枢神经系统（大脑和脊髓）和周围神经系统（见第 76 页）。

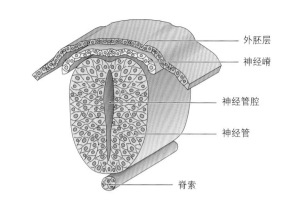

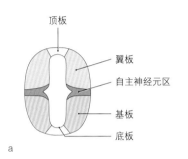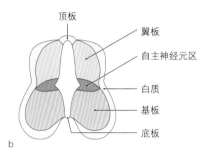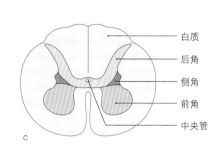

**D. 脊髓区域的神经管分化**

横截面

a. 早期神经管。b. 分化中期。c. 成人脊髓。

基板和翼板的神经元分别为传出（运动）神经元和传入（感

觉）神经元。另外，基底板和翼板中间的区域（将来的胸段、腰段和骶段脊髓）可分化为自主神经节前神经元。顶板和底板不形成神经元。了解这些神经元群的分布有助于理解菱脑的结构（见 E）。

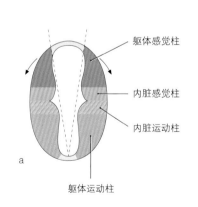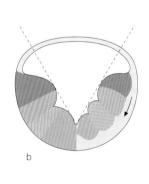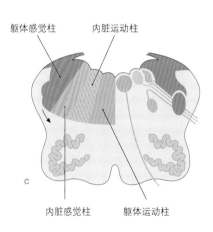

**E. 胚胎神经元群的迁移及其对脑神经核团定位的影响**

横截面（视觉辅助：如果把脊髓比作一本书，图 a 像书本合上，图 b、c 像书本打开）。

a. 发育初期，运动神经元位于腹侧（前侧），感觉神经元位于背侧（后侧）。箭头表示迁移方向。

b. 在早期胚胎阶段，翼板神经元朝着腹外侧向迁移。

c. 成人大脑（包括菱脑泡演化而来的延髓和脑桥）可以区

分为 4 个含有不同功能脑神经核团的神经核柱（由 His 和 Herrick 定义），由内向外分别是：

(1) 躯体运动柱（淡紫色）。

(2) 内脏运动柱（橙色与绿色条纹）。

(3) 内脏感觉柱（浅蓝色）。

(4) 躯体感觉柱（深蓝色）。

# 8.2 神经嵴衍化物和周围神经系统（PNS）的发生

### A. 神经嵴的发育

发育第 3 周，在脊索的诱导下，位于胚盘中央的表面外胚层增厚形成神经板（神经外胚层），继而分化形成神经系统原基。神经板的两侧折叠升高形成神经褶，中间凹陷形成神经沟。随后，神经沟继续加深内陷闭合，最终脱离外胚层表面而形成神经管。不参与形成神经管的神经褶细胞分化形成神经嵴。在神经管闭合前，分化为头部组织的神经嵴细胞便开始迁移；而分化为躯干的神经嵴细胞在神经管闭合后才开始迁移。在神经管闭合边缘处，神经嵴细胞脱离外胚层，并经过上皮 – 间质转化，迁入中胚层，继而进行漫长而曲折的迁移。随着神经管分化为中枢神经系统，迁移至不同部位的神经嵴细胞发育为感觉神经节和自主神经节、内分泌腺、黑色素细胞、软骨，以及其他结构（见 B）（引自 Wolpert）。

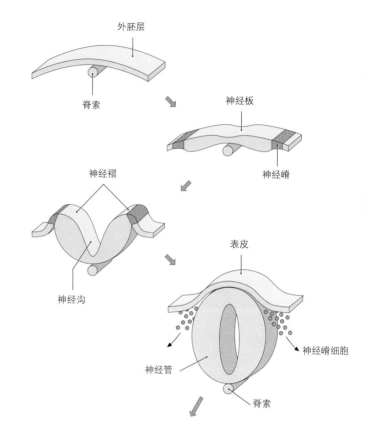

### B. 神经嵴的主要迁移路径和衍生物

神经嵴细胞因起源部位不同而具有不同迁移路径和分化结果。起源于头部的神经嵴细胞一般分化为头颈部骨骼和软骨以及头部的副交感神经节（见 C）。来源于胸腰段的神经嵴细胞不分化为骨骼细胞，而是形成外周神经元、内分泌细胞、黑色素细胞和施万细胞。右图展示了早期胚胎神经嵴细胞的迁移（第 4 周，见第 7 页）。它们主要有 3 种迁移路径：

①背外侧路径（成黑色素细胞分化为黑色素细胞）。

②腹外侧路径（成神经节细胞分化为背根神经节中的感觉神经细胞）。

③腹侧路径（细胞分化为椎旁交感神经节神经元和相关细胞、肾上腺髓质的嗜铬细胞、胃肠道的自主神经丛）。

因此，神经嵴细胞可分化成各种非神经元细胞和外周神经节细胞（见第 7 页）。正是由于神经嵴细胞的多能性和广泛的迁移能力，当神经嵴细胞在分化和迁移过程中出现错误时，会产生相应的症状。如神经嵴发育受阻可能会导致器官丧失其自主神经支配（先天性巨结肠症）。起源于神经嵴细胞的肿瘤大多呈高度恶性，且难以治愈（见 D）。

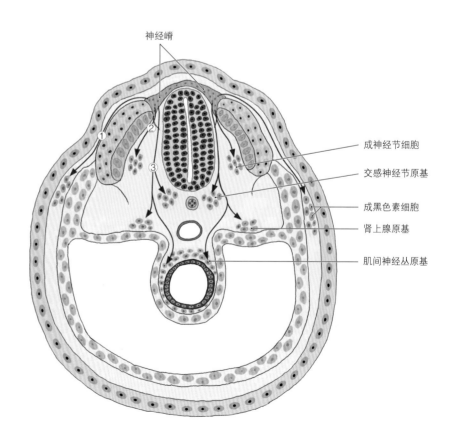

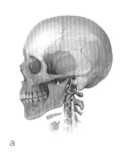
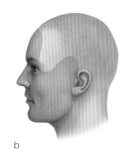

a          b

### C. 头颈部神经嵴的衍生物

除了诸如 B 中提及的一系列结构（如黑色素细胞）外，头颈部其他结构如骨骼、软骨肌肉以及面部表情肌也起源于脑神经嵴。

a. 成人骨骼中的颅侧神经嵴衍生物：面颅骨、舌骨、部分甲状软骨。

b. 大部分面部皮肤来源于神经嵴。

### D. 神经嵴衍生物相关疾病（部分代表）

| 疾病 | 神经嵴 |
|---|---|
| 副交感神经节 | 神经母细胞瘤（儿童恶性肿瘤） |
| 肠道神经系统 | 赫希施普隆病（无神经节结肠） |
| 胶质细胞（施万细胞、卫星细胞） | 神经纤维瘤（雷克申豪森病） |
| 黑色素细胞 | 恶性黑色素瘤、白化病 |
| 肾上腺髓质 | 嗜铬细胞瘤（肾上腺肿瘤） |
| 心肺内分泌细胞 | 类癌（有内分泌功能的恶性肿瘤） |
| 甲状腺滤泡旁细胞（C 细胞） | 甲状腺髓样瘤 |

脊髓背根神经节发出后根的传入轴突

脊髓前根发出传出轴突

后根

背根神经节

中间神经元

前根

a          b

### E. 周围神经的发育

在早期发育过程中，传入轴突（蓝色）和传出轴突（红色）分别从神经元的胞体"发芽"长出（图 a）。传入（感觉）神经元和运动神经元分别由背（后）根（脊）神经节和脊髓的基底板发育而成（图 b）。中间神经元（黑色）会晚些发育，从而连接感觉神经元和运动神经元。

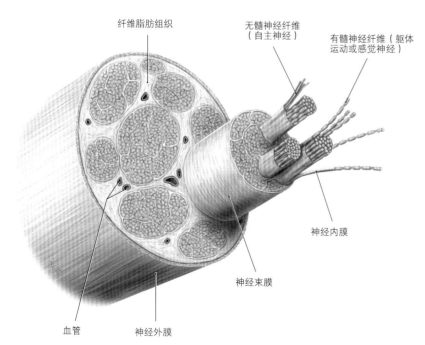

纤维脂肪组织

无髓神经纤维（自主神经）

有髓神经纤维（躯体运动或感觉神经）

神经内膜

神经束膜

血管        神经外膜

### F. 周围神经的结构

周围神经包含轴突（也称为神经突）和鞘组织（施万细胞、成纤维细胞和血管）。轴突将信息从外周传到 CNS（传入）或从 CNS 传到外周（传出）。轴突可覆有髓鞘，亦可无髓鞘，后者传导速度较慢，一般为自主神经系统的神经纤维（见第 97 页）。神经束膜包裹神经束为其提供重要的组织屏障（见第 95 页）。

## 8.3 神经系统的结构与局部解剖

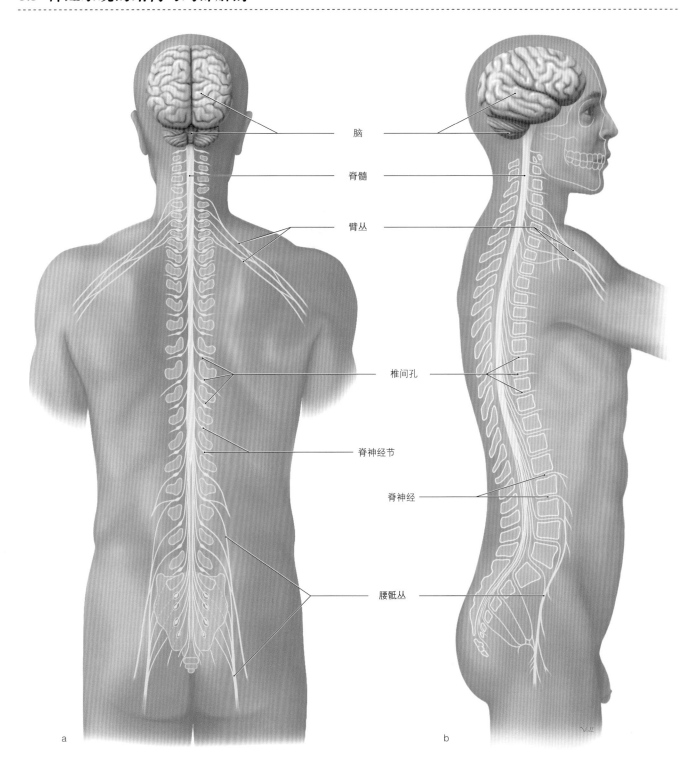

脑

脊髓

臂丛

椎间孔

脊神经节

脊神经

腰骶丛

a

b

**A. 神经系统的局部解剖**

a. 后面观。b. 右侧面观。

中枢神经系统（CNS）由粉色显示的脑与脊髓构成。周围神经系统（PNS）由黄色显示的神经与神经节构成。发自脊髓的神经通过椎间孔离开骨性管道分布至靶器官。脊神经由后根

和前根（见第 83 页）在椎间孔汇合而成。位于椎间孔内的小脊神经节是后根的轻微膨大（只有后面观可见，其功能描述见第 83 页）。

在四肢，脊神经前根汇合形成丛。这些丛发出周围神经支配四肢。

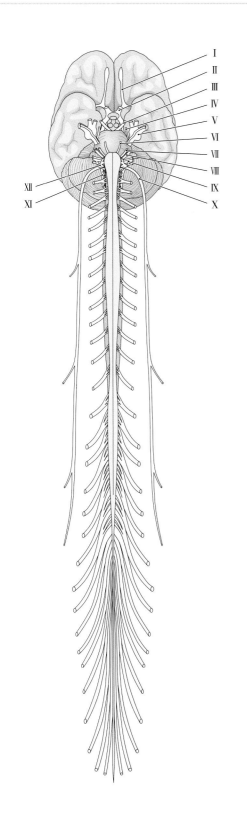

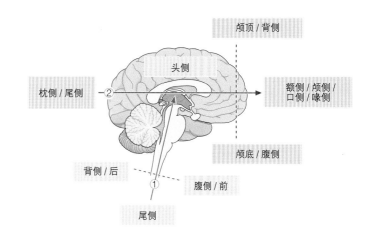

## C.中枢神经系统的位置和方向术语

正中矢状断面，右侧面观。

注意两个重要轴：

①近乎垂直的脑干轴（大约与身体纵轴一致）。

②通过间脑和端脑的水平轴。CNS 方向术语的使用以这两个轴为参照。

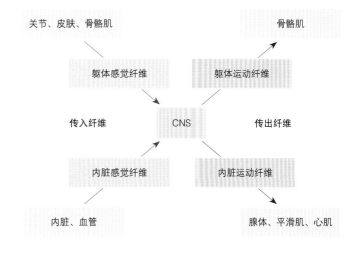

## B. 脊神经和脑神经

前面观。周围神经系统的 31 对脊神经发自脊髓，而 12 对脑神经发自脑。成对的脑神经通常用罗马数字表示。

注：严格来说，前两对脑神经，嗅神经（Ⅱ）和视神经（Ⅰ）不是周围神经，而是由脑发出，属于中枢神经系统的通路。它们有脑膜包裹，且所含的细胞，少突胶质细胞和星型胶质细胞仅在中枢神经系统存在。

## D. 神经系统信息传递示意图

神经纤维将编码信息传递至 CNS（脑和脊髓）或从 CNS 传递至外周（PNS，包括自主神经系统的外周部，参见第 96 页）。将信息传入 CNS 的神经纤维称为传入纤维；将信号从 CNS 传出的纤维称为传出纤维。

## 8.4 神经系统的细胞

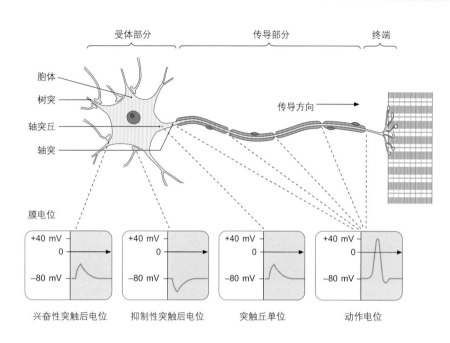

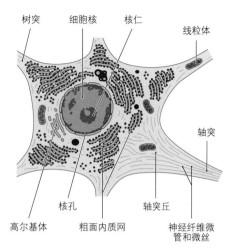

### A. 神经细胞（神经元）

神经元是神经系统的最小功能单位。神经元通过突触与其他神经细胞交换信息。终止于神经细胞的突触通常位于树突上（如图所示）。突触释放的递质作用于树突膜可以产生兴奋或抑制作用，即递质可以提高或者降低神经细胞膜的动作电位。一个神经细胞的所有兴奋电位或抑制电位都整合在轴突丘上。如果兴奋电位占优势，刺激超过神经元的兴奋阈值，根据全或无定律引发轴突产生冲动（传导一个刺激）。

### B. 神经元的电子显微结构

神经元内粗面内质网（蛋白质合成、激活代谢）丰富。阳离子染色后结合在核糖体 RNAs 的磷酸二酯主链上，可使内质网在光镜下可见（尼氏体）。神经病理学用尼氏体的分布模式来评估神经元功能的完整性。神经纤维微管和微丝在光镜下被统称为神经元纤维，因为在光镜下它们太细，不能分辨为独立的结构。神经原纤维在神经组织银盐染色后在光镜下可见。这在神经病理学上非常有趣，因为神经原纤维聚集是阿尔茨海默病重要的组织学特征。

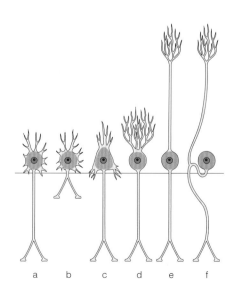

### C. 神经元的基本形态及其功能性适应变异

水平线是轴突丘所在的区域，代表着轴突的起始段（周围神经的结构只包括轴突和鞘组织，见第 77 页）。

a. 具有一个长轴突的多极神经元（多个树突）。以投射神经元为例，如脊髓的 α 运动神经元。

b. 具有一个短轴突（= 传输路径短）的多极神经元。以中间神经元为例，如脑和脊髓灰质内的中间神经元。

c. 锥体细胞：树突仅位于三角形细胞胞体的顶端，胞体基底部的轴突较长。例如大脑运动皮质的运动神经元。

d. Purkinje 细胞：呈树状精细分叉的树突起自细胞胞体的外周部。Purkinje 细胞与小脑的传入纤维及大脑皮质的传出细胞有许多突触联系。

e. 双极神经元：树突向外周分支。例如视网膜的双极细胞。

f. 假单极神经元：树突和轴突在胞体上并不分开。例如脊髓神经节的初级（= 第 1 感觉）感觉神经元（见第 91 页）。

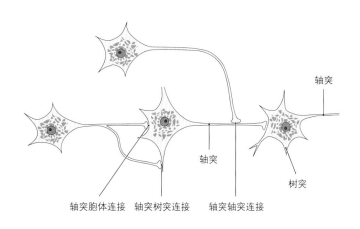

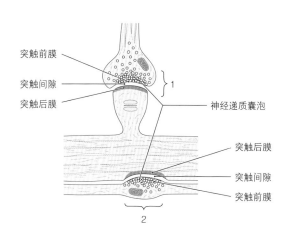

**D. 小群神经元的突触模式**

轴突可在靶神经元不同的部位形成突触连接。突触模式可分为轴突树突连接、轴突胞体连接或轴突轴突连接。轴突树突突触最常见（见 A）。

**E. CNS 突触的电子显微结构**

突触是两个神经元之间的功能连接。突触由突触前膜、突触间隙和突触后膜构成。在棘突触（1）中，突触前小结直接与靶神经元的突起（棘）相接触。轴突与靶神经元平面构成的侧 – 侧突触称为平行接触突触（2）。突触前膨大的囊泡含有神经递质，在轴突兴奋时通过胞吐作用释放入突触间隙。神经递质扩散至受体所在的突触后膜。许多药物和毒素作用于突触传递部位（抗抑郁药、肌肉松弛剂、毒气、肉毒毒素）。

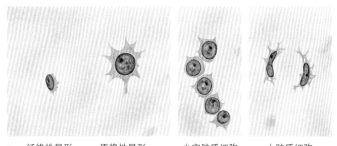

a　纤维性星形　　原浆性星形　　少突胶质细胞　　小胶质细胞
　　胶质细胞　　　胶质细胞

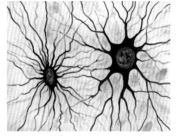
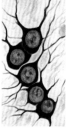
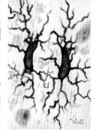

b

**F. CNS 的神经胶质细胞**

神经胶质细胞位于神经元周围，提供结构和功能支持（见 G）。不同的染色方法可以在光镜下显示神经胶质细胞不同的部分。

　　a. 碱性染色显示细胞核。
　　b. 银染色显示细胞胞体。

**G. 小结：CNS 和 PNS 的细胞及其功能的重要性**

| 细胞类型 | 功能 |
| --- | --- |
| 神经元（CNS 和 PNS） | （1）产生兴奋 |
| | （2）传导兴奋 |
| | （3）信息处理 |
| 胶质细胞 | |
| 星形胶质细胞（只存在于 CNS） | （1）维持 CNS 稳定的内环境 |
| | （2）参与构成血脑屏障（见第 95 页） |
| | （3）吞噬死亡的突触 |
| | （4）形成 CNS 的瘢痕组织（如多发性硬化或在卒中后） |
| 小胶质细胞（只存在于 CNS） | 吞噬作用（"脑的巨噬细胞"） |
| 少突胶质细胞（只存在于 CNS） | 形成 CNS 的髓鞘 |
| 施万细胞（只存在于 PNS） | 形成 PNS 的髓鞘 |
| 卫星细胞（只存在于 PNS） | 改良的施万细胞；位于 PNS 胶质内神经元胞体的周围 |

## 8.5 脊髓节段的结构

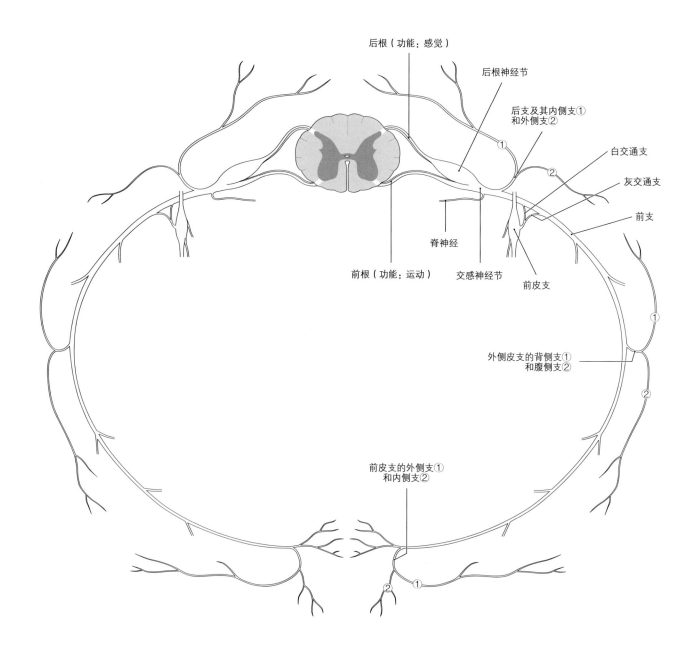

**A. 脊髓节段及其脊神经的结构**

上面观。脊髓是由 31 个纵向的连续节段构成（见 B）。每个节段发出一条前根和一条后根。前根由传出（运动）纤维组成，而后根由传入（感觉）纤维组成。同一节段的两条根在椎间孔合成一条脊神经。传入（感觉）纤维和传出（运动）纤维在此联合处混合，因此脊神经发出的分支（见下文）包含运动和感觉成分（除脊膜支为纯感觉外）。前后根合成脊神经后走行很短后分支。因此，脊神经本身大约只有 1 cm 长。

脊神经的主要分支具有以下功能：
• 前支支配躯干的前外侧壁和四肢。
• 后支支配背部皮肤感觉和背固有肌。
• 脊膜支重新进入椎管，支配脊膜及其他结构的感觉。
• 白交通支发出白色（＝髓鞘）纤维进入交感干神经节。
• 灰交通支为交感神经节发出进入脊神经（其功能意义在第 97 页描述）的灰色（＝无髓鞘）纤维。脊神经的前支和后支又进一步分支。

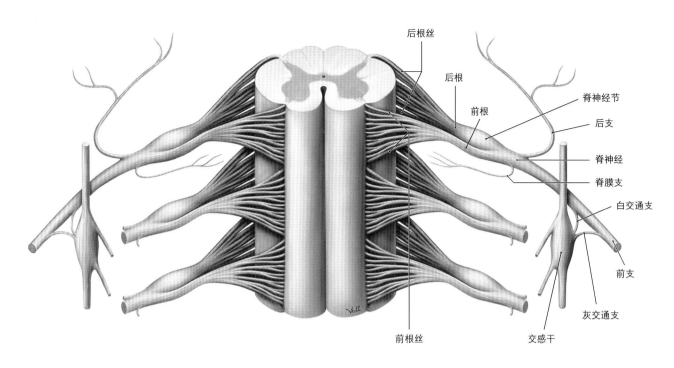

## B. 脊髓节段

前面观。脊髓有许多节段构成，每个节段发出一对脊神经（为清楚说明，仅显示了上段脊髓）。几条根丝合成脊神经的前根和后根，然后分为 5 个分支（见 A）。脊髓的节段性结构仅能从外面的根丝看到；脊髓本身看不到外部节段。

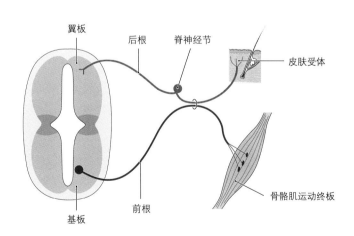

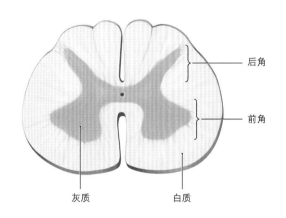

## C. 脊髓节段局部解剖学和功能解剖学的胚胎起源

传入纤维（入皮肤受体）经后根进入从胚胎翼板发育而来脊髓后角。传出纤维起自由基板发育而来脊髓前角内的神经元，然后以前根离开脊髓分布至靶器官，如骨骼肌。

## D. 脊髓节段的横断面

上面观。脊髓的横断面显示位于中央灰质成蝴蝶形，白质位于周围。神经元胞体位于灰质内；轴突在白质内上行或下行。灰质分为前角和后角。运动神经元的胞体位于前角，而感觉神经元的胞体位于后角。因此脊髓按功能从前（运动）向后（感觉）水平排列。脊髓节段与皮节的关系见第 82 页。

## 8.6 感觉支配：概述

### A. 脊髓节段的位置与椎管的关系

右侧面观。脊髓有 31 个节段从上向下排列：

- 8 段颈髓。
- 12 段胸髓。
- 5 段腰髓。
- 5 段骶髓。
- 1 段尾髓（无临床意义）。

脊髓的生长落后于脊柱，因此成人的脊髓如图所示位于第 1 腰椎水平（与第 130 页比较）。脊髓节段与体表的皮节相对应（见 C）。换而言之，皮节是体表的一个区域，其感觉受体（如痛温触觉和振动觉）伴感觉神经进入脊髓节段。因此在体表与脊髓节段形成 1:1 的关系。就临床而言，意味着感觉异常的病例（皮节感觉异常）可能确诊脊髓功能异常水平的位置。肌节（见第 7 页）在运动功能方面与皮节相对应。

注：颈椎有 7 块（C1~C7），但是颈神经有 8 对（C1~C8）。最上的一对颈神经从第 1 颈椎上方出椎管。与其他脊神经一样，其余颈神经从颈椎椎体下方离开椎管。成对的尾神经没有临床意义。

### B. 皮节与肢芽

从将长出四肢的体节节段，细胞向外迁移并形成肢芽。这些细胞在迁移过程引导原本支配它们的节段性神经相伴行延伸。因此皮节也表现出与体节相对应的节段性神经分布。

a. 5 周龄胚胎，皮节仍呈节段性排列。

b. 6 周龄胚胎，迁移已经开始：轴前节段位于头侧，轴后节段位于尾侧。中间的节段向手的方向移动到远端。

c. 7 周龄的胚胎，比例已经与出生胎儿的类似。

与 C 的图相似，由于形成皮节的细胞迁移（过程复杂），这是简化的皮节示意图（详见第 14 页）。

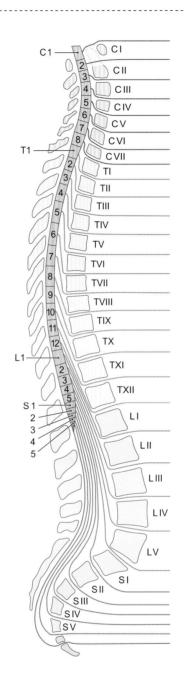

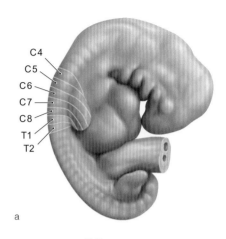

a

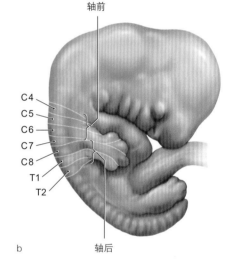

b

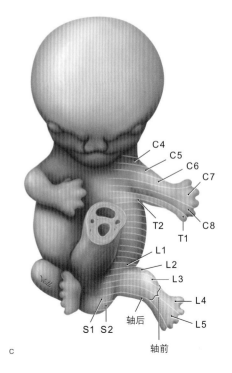

c

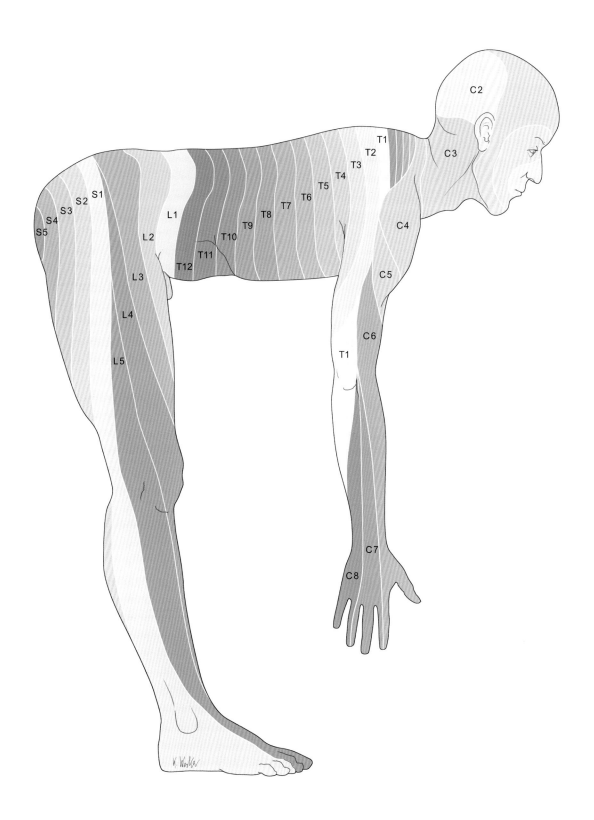

**C. 体节的简化示意图**

人体四肢皮节的分布是由胚胎发育过程中肢芽生长所形成的。当肢体与身体成直角如四足动物一般时，比较容易明白支配的模式。比较皮节的位置与 A 中的脊髓断面的位置。细胞迁移所致的更复杂的皮节模式在第 86 页显示。

注：C1 节段仅包含运动纤维；因此没有 C1 皮节。

# 8.7 感觉神经支配：皮节的原则与神经丛的形成

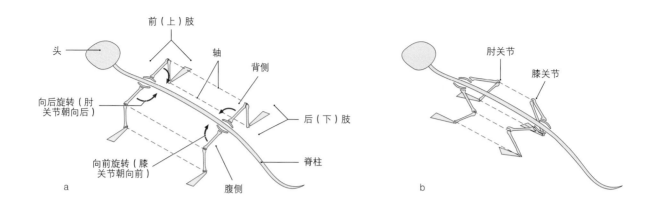

### A. 皮节的系统发育

在低等四足动物，躯干位于肢体之间（a）。在哺乳动物，四肢也都有旋转（b）。后（下）肢向前旋转，当描述哺乳动物直立行走时，原来位于后方的肢体肌变为前方的肌（详见第 20 页）。前（上）肢情况并非如此，而是向后旋转。因此，构成下肢区皮节的细胞比上肢的细胞移动更多。这导致了下肢皮节的螺旋样分布，与上肢皮节不同（见第 88 页）。

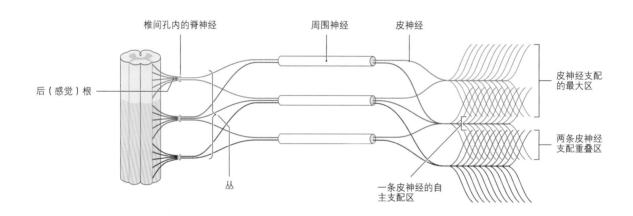

### B. 感觉纤维从后根至皮节的行程

发自后根的感觉纤维行在椎间孔处与运动纤维合成脊神经。感觉纤维进入脊神经的前支和后支。在四肢上没有躯干感觉区的单节段排列方式（见 D）。这是由于在肢体发育期间不同肌原基和皮肤原基或前体细胞迁移所致。因为这些原基携带其节段神经支配，不同节段的感觉纤维在肢体相互混合（形成丛，见 C）。纤维在丛内形成后，周围神经纤维走行至靶器官，其终支通常含有纯感觉皮神经。一个脊髓节段皮神经支配的皮肤区域称为皮节。邻近脊髓节段皮节的位置较近，其支配区域广泛重叠。这可以解释为什么临床上检查一个脊髓节段损伤所致感觉障碍区较皮节本身要小。一条皮神经支配的皮肤区域称为该神经的自主支配区。当一个节段的神经损伤时，来自邻近两个脊髓节段的皮神经仍然可以支配。

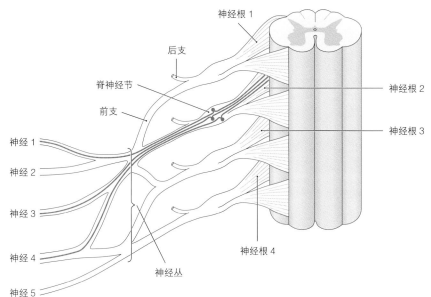

**C. 神经丛的形成原则**

　　来自一个皮节传入纤维的轴突，从皮节经过几条周围神经进入脊髓的一条神经根。作为胚胎神经丛构成的一部分，一条神经根的传入轴突通过几条周围神经分布至皮节，与皮节原基的信号响应。

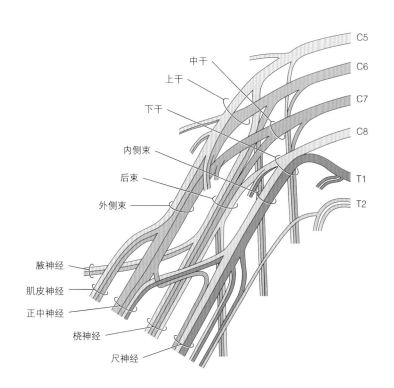

**D. 以臂丛为例说明神经丛的形成**

　　在胚胎发育、迁移及相关过程期间，皮节和肌节原基混合与原基携带其后方的神经支配迁移同时发生。皮节和肌节具有相同的发育模式。以下我们仅讨论皮节（肌节部分见第90页）。在发育过程中，皮节原基向萌出的感觉轴突传递信号（见第77页）。因此每个皮节接受其脊髓节段的轴突（为了更清晰地显示其特征，每个脊髓节段使用不同的颜色）。每个离开脊髓节段的轴突为了能到达"自己"的皮节，它们必须与不同的

周围神经配对。发生轴突（＝纤维）移动和混合的地方称为神经丛。以臂丛为例，用不同颜色标明的神经丛的不同部分。在神经丛形成前，来自一个脊髓节段的轴突汇聚形成神经根。来自 C5 和 C6 的神经根融合形成上干，来自 C7 的轴突形成中干，而 C8 和 T1 的轴突形成下干。上干和中干的前股形成外侧束，下干前股形成内侧束，而所有 3 条干的后股合成后束。最终，由束发出上肢和肩部的大神经，轴突在其中行至皮节。

# 8.8 感觉神经支配：皮节和皮神经区

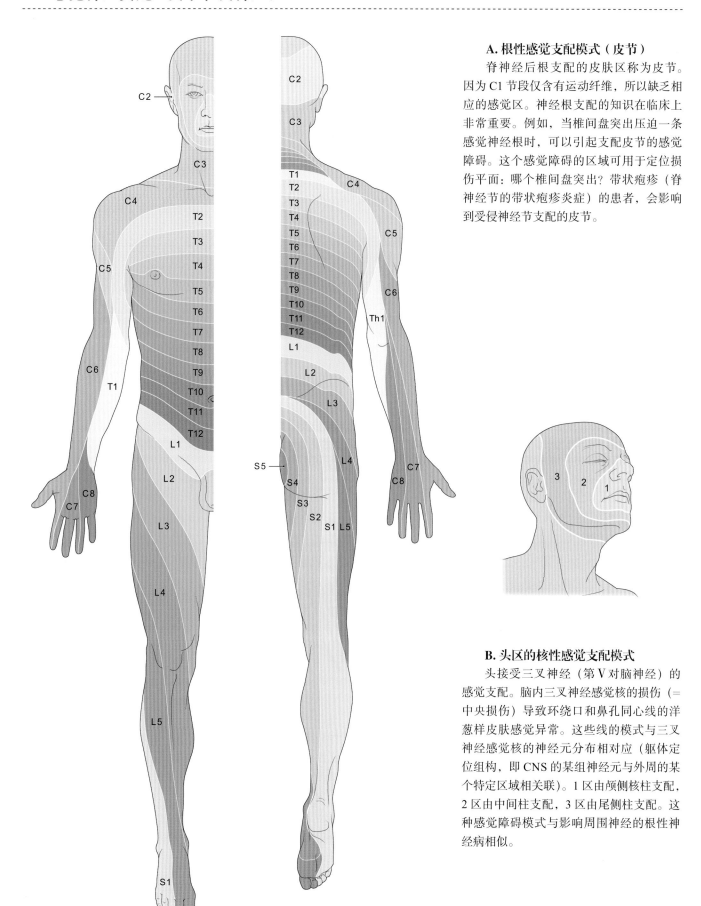

**A. 根性感觉支配模式（皮节）**

脊神经后根支配的皮肤区称为皮节。因为C1节段仅含有运动纤维，所以缺乏相应的感觉区。神经根支配的知识在临床上非常重要。例如，当椎间盘突出压迫一条感觉神经根时，可以引起支配皮节的感觉障碍。这个感觉障碍的区域可用于定位损伤平面：哪个椎间盘突出？带状疱疹（脊神经节的带状疱疹炎症）的患者，会影响到受侵神经节支配的皮节。

**B. 头区的核性感觉支配模式**

头接受三叉神经（第V对脑神经）的感觉支配。脑内三叉神经感觉核的损伤（＝中央损伤）导致环绕口和鼻孔同心线的洋葱样皮肤感觉异常。这些线的模式与三叉神经感觉核的神经元分布相对应（躯体定位组构，即CNS的某组神经元与外周的某个特定区域相关联）。1区由颅侧核柱支配，2区由中间柱支配，3区由尾侧柱支配。这种感觉障碍模式与影响周围神经的根性神经病相似。

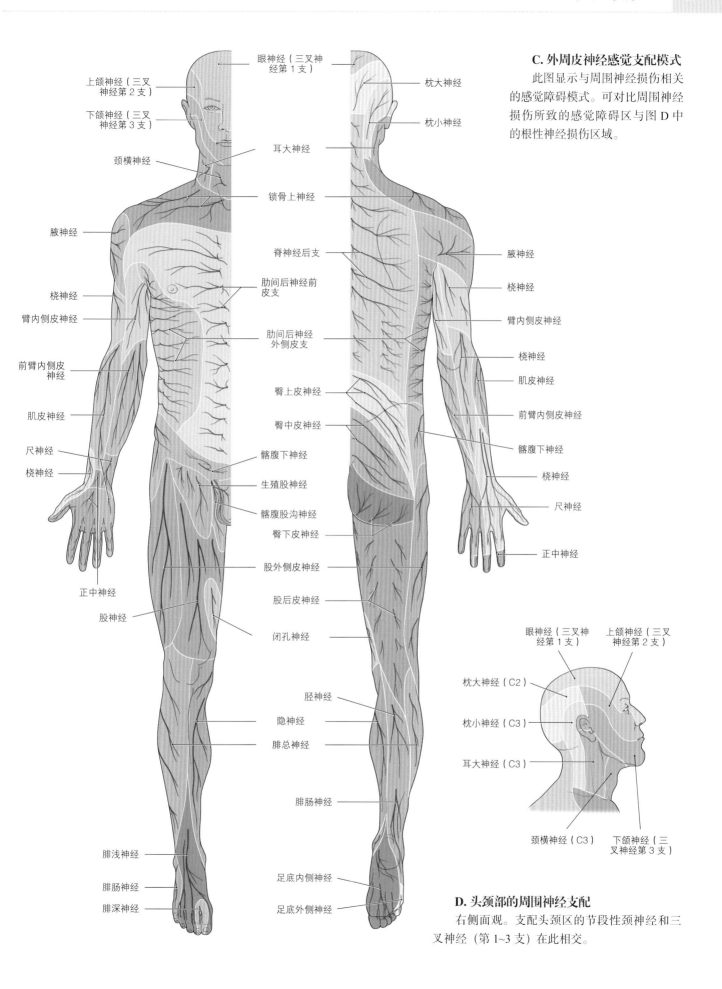

眼神经（三叉神经第1支）

上颌神经（三叉神经第2支）

下颌神经（三叉神经第3支）

颈横神经

腋神经

桡神经

臂内侧皮神经

前臂内侧皮神经

肌皮神经

尺神经

桡神经

正中神经

股神经

耳大神经

锁骨上神经

脊神经后支

肋间后神经前皮支

肋间后神经外侧皮支

臀上皮神经

臀中皮神经

髂腹下神经

生殖股神经

髂腹股沟神经

臀下皮神经

股外侧皮神经

股后皮神经

闭孔神经

胫神经

隐神经

腓总神经

腓肠神经

足底内侧神经

足底外侧神经

腓浅神经

腓肠神经

腓深神经

枕大神经

枕小神经

腋神经

桡神经

臂内侧皮神经

桡神经

肌皮神经

前臂内侧皮神经

髂腹下神经

桡神经

尺神经

正中神经

**C. 外周皮神经感觉支配模式**

此图显示与周围神经损伤相关的感觉障碍模式。可对比周围神经损伤所致的感觉障碍区与图 D 中的根性神经损伤区域。

眼神经（三叉神经第1支）

上颌神经（三叉神经第2支）

枕大神经（C2）

枕小神经（C3）

耳大神经（C3）

颈横神经（C3）

下颌神经（三叉神经第3支）

**D. 头颈部的周围神经支配**

右侧面观。支配头颈区的节段性颈神经和三叉神经（第1~3支）在此相交。

# 8.9 运动神经支配：脊神经的结构和反射

### A. 脊髓前角的结构

鉴于皮节是感觉神经支配的区域（= 感觉神经），肌节是运动支配的骨骼肌区域（= 运动神经）。与后角相同，前角的脊髓节段也是纵向连续的。就神经支配而言，两种类型的骨骼肌具有明显差异：

- 单节段神经支配骨骼肌。
- 多节段神经支配骨骼肌。

单节段神经支配的骨骼肌（绿色肌），支配这些肌的运动神经元细胞胞体位于一个脊髓节段水平。多节段神经支配的骨骼肌（蓝色和橙色肌），运动神经元胞体所在的柱可延续几个脊髓节段。单独或主要有单个脊髓节段支配的肌称为节段指示肌。在临床可通过相应的条件反射检查进行评估。

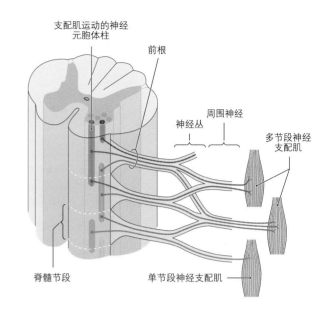

### B. 神经丛的形成原则

单节段神经支配肌的运动神经轴突来自不同脊髓神经根，在神经丛区合成一条周围神经至支配的肌。

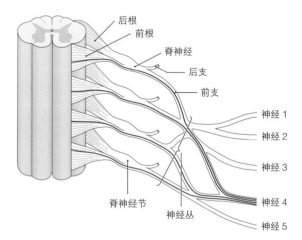

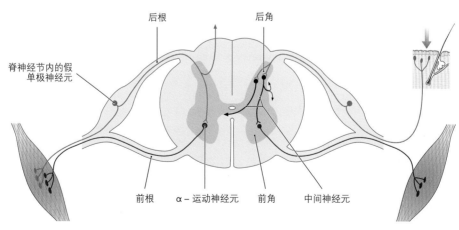

### C. 反射

脊髓灰质的另外一个作用是帮助协调脊髓水平的肌肉动作（没有皮质参与），即反射。一般而言，单突触本体反射（左图）和多突触外感反射（右图）具有差异。

单突触本体反射：肌的受体通过脊神经节的神经元传递肌本身的信息（长度、肌张力），突触终止与脊髓的肌运动神经元，因此产生动作。

多突触外感反射：皮肤而不是肌的受体将信息传递至中间神经元，中间神经元与脊髓的肌运动神经元发生突触联系。由于传递感觉信息的神经元多于 1 个，因此反射被称为多突触。

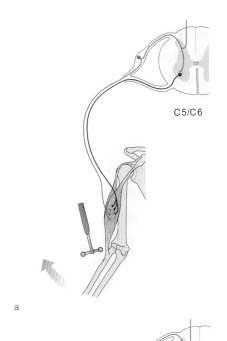

C5/C6

a

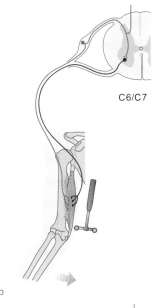

C6/C7

b

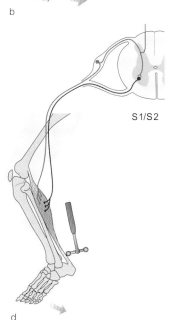

L3/L4

c

S1/S2

d

### D 临床上的重要反射

a. 肱二头肌反射；b. 肱三头肌反射；c. 膝跳反射（股四头肌反射）；d. 跟腱反射。

对于每一个反射而言，肌是反射的触发点，图中显示了反射弧的神经（感觉神经为蓝色，运动神经为红色）及相应的脊髓节段。每一次临床体查都应包括最重要的本体反射检查。反射一般由叩诊锤短暂敲击肌腱引发肌收缩。如果肌腱牵张引起肌收缩，说明反射弧完整。虽然反射仅涉及一块肌及其支配神经，但是支配的神经往往涉及几个脊髓节段（多节段神经支配骨骼肌，见 A）。作为反射检查的一部分，非常重要的一点是要对比身体两侧的每种反射，以确定是否一侧增强、损害或有病理反射。

### E. 脊髓节段的局部和功能结构

来自皮肤、肌和关节（躯体感觉，蓝色）和来自内脏（内脏感觉，绿色）的传入纤维经后根进入脊髓节段终止于后角。两种纤维均起自脊髓后根神经节的假单极神经元。来自骨骼肌（躯体运动，红色）和来自内脏（内脏运动，棕色）的传出纤维经前根至相应的靶器官，如骨骼肌、血管平滑肌和内脏平滑肌。传出纤维的起源不同，支配骨骼肌的纤维起自脊髓前角，支配内脏的纤维起自脊髓侧角。前角的躯体运动神经元的轴突直接与骨骼肌纤维形成突触。侧角的内脏运动神经元则间接支配大多数的靶器官。其轴突与位于大量独立的交感神经节内或位于内脏的散在自主神经元形成突触。

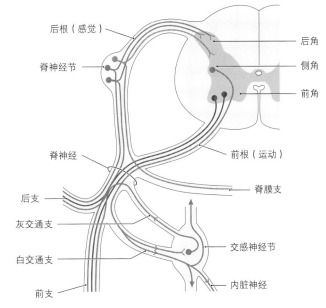

后根（感觉）

脊神经节

脊神经

后支

灰交通支

白交通支

前支

后角

侧角

前角

前根（运动）

脊膜支

交感神经节

内脏神经

# 8.10 运动支配：上（1 级）、下（2 级）运动神经元

**A. 运动神经支配的简化示意图**

运动神经支配最简单常见的通路起于初级大脑皮质运动区。大神经元（深红色）轴突聚集形成粗大的皮质脊髓束。许多轴突直达脊髓与前角运动神经元形成突触（橙色）。皮质脊髓束在脑干称为锥体或锥体束。在延髓，大部分皮质脊髓束在锥体交叉跨过中线至对侧下行。脊髓前角运动神经元的轴突出脊髓前根至靶器官，通过周围神经与骨骼肌在神经肌肉接点形成突触。

典型的脊神经运动神经元接受多节段支配。最简单的局部环路包括来自脊神经后根神经节细胞（蓝色）的传入（感觉）纤维突触。虽然大多数传入信息通过许多中间神经元传递至脊髓运动神经元，但是一些感觉神经传入——特别是肌腱的牵拉受体如前所述直接由单突触控制。这个连接环路称为反射弧。反射弧可形成膝跳反射。

这种运动通路模式决定了诊断神经障碍的两个基本原则。因为在传导通路中的位置不同，大脑皮质细胞被称为上运动神经元，而脊髓的细胞称为下运动神经元。下运动神经元或其轴突的损伤导致骨骼肌失神经支配的软瘫，最终产生肌萎缩。相反，皮质脊髓束中断或上运动神经元本身受损，如脑梗死（卒中），会失去对下运动神经元的随意控制。上运动神经元损伤后，下运动神经元仅受局部的脊髓环路控制。局部反射存在或增强，但肌表现为持续收缩和张力增加的硬瘫。

运动传导通路解剖与神经障碍关系的第二个基本原则为皮质脊髓束在锥体交叉处的交叉。锥体交叉以上的上运动神经元损伤导致身体对侧的硬瘫；锥体交叉以下的皮质脊髓束引起身体同侧的软瘫。

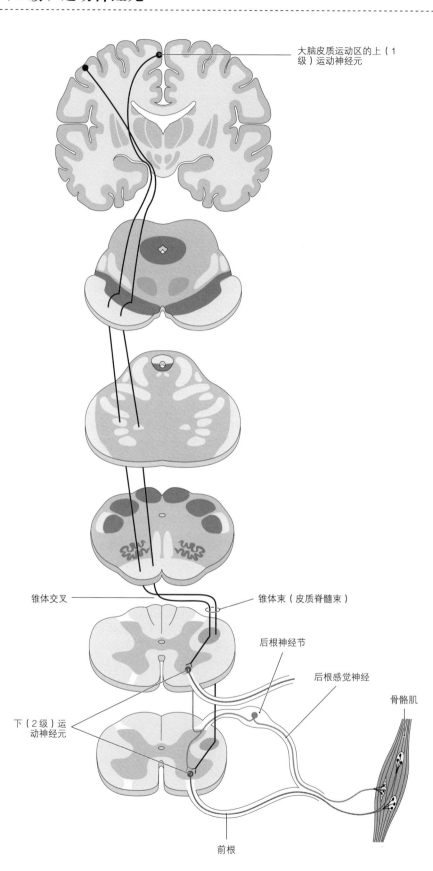

大脑皮质运动区的上（1级）运动神经元

锥体交叉

锥体束（皮质脊髓束）

后根神经节

后根感觉神经

骨骼肌

下（2级）运动神经元

前根

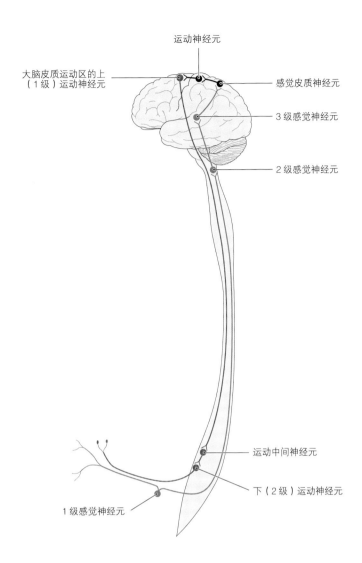

运动神经元

大脑皮质运动区的上
（1级）运动神经元

感觉皮质神经元

3级感觉神经元

2级感觉神经元

运动中间神经元

下（2级）运动神经元

1级感觉神经元

**B. 感觉和运动神经支配的神经环路**

左侧面观。CNS 的信息传递实际上比图 A 中所示的更复杂，因为影响运动支配的传入方式没有在此描述（感觉运动环路）。虽然许多神经元在环路的每一步都被激活，但是图中只显示了一个平面。感觉信息编码为电冲动，经初级感觉神经元（初级感觉神经元）进入脊髓，感觉神经元（蓝色）胞体位于脊神经节。信息通过突触传递至二级和三级传入（感觉）神经元，然后传递至感觉皮质（黑色）。相关神经元（中间神经元，黑色）将信息传递至大脑皮质运动区的上运动神经元，信息在此加工和修正。皮质运动区神经元（上运动神经元）重新将信息直接或通过中间神经元的突触连接传递至脊髓（下）运动神经元。最终，脊髓的下运动神经元将兴奋传递至随意肌。支配骨骼肌的下运动神经元直接接受大量的皮质脊髓束投射，以手为例，可以控制完成精细动作和协调认知运动。此处没有描述的另一种运动通路对于控制姿势和平衡非常重要。因为这些通路的纤维束不是来自皮质脊髓束和锥体束，因此被称为锥体外系。

**C. 后根的 Redlich-Obersteiner 区**

Redlich–Obersteiner 区标志着 CNS 和 PNS（箭头）形态学连接。CNS 的少突胶质细胞包裹轴突形成的髓鞘终止于此区，即后根离开脊髓处。施万细胞形成 PNS 髓鞘（详见第 94 页）。这些部位的髓鞘很薄以致看起来几乎没有髓鞘。此处是免疫疾病的好发部位，如发生于梅毒晚期的免疫反应。

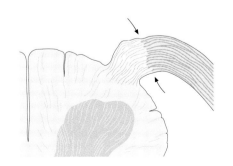

# 8.11 中枢神经系统和周围神经系统的差异

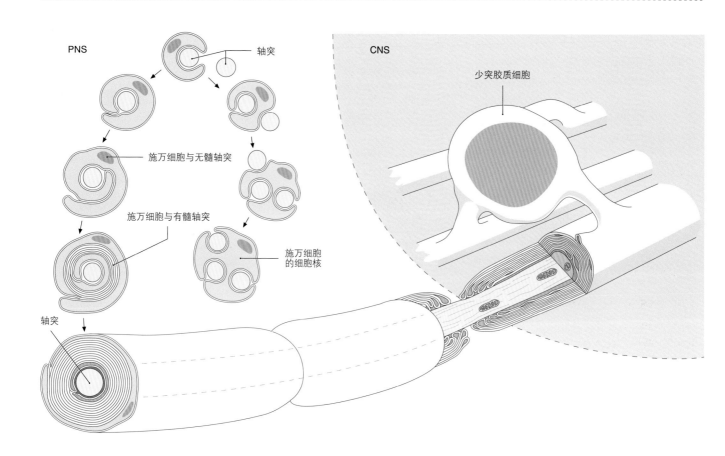

**A. PNS 和 CNS 的髓鞘形成差异**

形成髓鞘的目的是为轴突提供电绝缘，可以有效增加神经传导的速度。髓鞘细胞上脂质丰富的细胞膜包绕轴突使之绝缘。施万细胞（左）形成 PNS 轴突的髓鞘，而少突胶质细胞（右）形成 CNS 的髓鞘。

注：在 CNS 中，一个少突胶质细胞可以包绕多条轴突。在 PNS 中，一个施万细胞可以形成多条无髓周围神经的髓鞘。如果周围神经是有髓纤维，一个施万细胞总是包绕一条轴突。

由于这种增强的绝缘方式，有髓神经纤维的神经传导速度较无髓纤维的快。有髓纤维位于需要快速反应速度的地方（骨骼肌收缩），而无髓纤维位于不需要快速传导的区域，如内脏痛觉。因为细胞类型不同，CNS 和 PNS 的髓鞘结构也存在差异。这种髓鞘差异具有重要临床意义。以多发性硬化为例，因为少突胶质细胞受损，但是施万细胞正常，因此是中枢神经细胞的脱髓鞘病变，而周围神经的髓鞘正常。

**B. 髓鞘形成**

| 原则 |
| --- |
| •有髓纤维通常比无髓纤维粗 |
| •有髓纤维较无髓纤维传导速度快 |
| •无髓纤维只存在于 PNS |

| CNS |
| --- |
| •少突胶质细胞髓鞘轴突，少突胶质细胞可包绕几条至 50 条轴突 |

| PNS |
| --- |
| •有髓纤维，施万细胞多层包绕一条轴突 |
| •躯体运动和躯体感觉纤维一般为有髓纤维（例外：小痛觉纤维） |
| •自主神经系统的纤维通常为无髓纤维（例外：如节前纤维的白交通支） |
| •无髓纤维，施万细胞包绕几个轴突一层 |
| •Redlich-Obersteiner 区是施万细胞到少突胶质细胞的过渡区 |

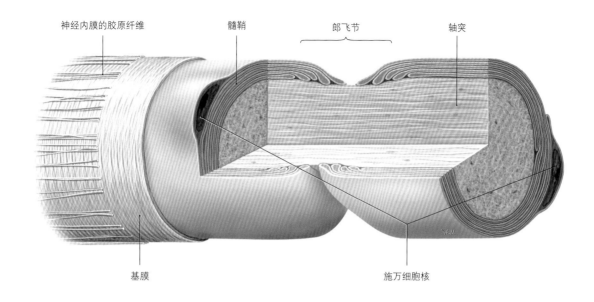

神经内膜的胶原纤维　　　髓鞘　　　郎飞节　　　轴突

基膜　　　　　　　　　　　　　　　　施万细胞核

### C. PNS 的郎飞节结构

在 PNS 中，郎飞节是两个施万细胞的连接处。此处的髓鞘有一个小间隙，构成跳跃神经传导的形态学基础，使冲动高速传导。

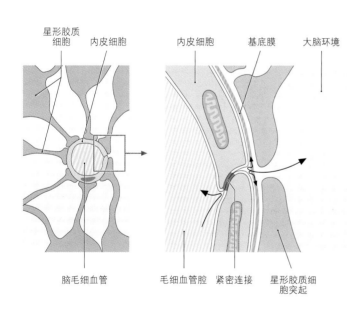

星形胶质　内皮细胞　　　内皮细胞　基底膜　　大脑环境
细胞

脑毛细血管　　　毛细血管腔　紧密连接　星形胶质细胞突起

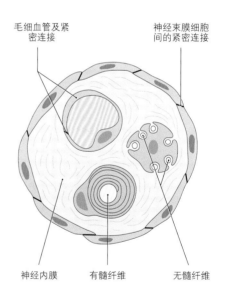

毛细血管及紧　　　　　　神经束膜细胞
密连接　　　　　　　　　间的紧密连接

神经内膜　　有髓纤维　　无髓纤维

### D. CNS 的血脑屏障结构

除髓鞘类型外，CNS 和 PNS 的组织屏障也存在差异。血脑屏障的组成包括：①最重要的是借紧密连接相连的连续性毛细血管内皮层；②内皮细胞周围连续的基底膜；③大脑毛细血管周围的星形胶质细胞突起封套。这个屏障的作用是阻止大分子物质以及内皮细胞不主动转运的许多小分子物质，以保护 CNS 的内环境。然而，这个屏障也很脆弱，脂溶性分子可以穿过内皮细胞膜。神经束膜鞘为 PNS 构成类似的屏障（见 E）。

### E. PNS 的神经束膜鞘结构

神经束膜鞘类似血脑屏障，由内皮样成纤维细胞（神经束膜细胞；神经束膜的描述见第 77 页）间借紧密连接构成。将轴突环境与神经束膜间隙（神经内膜）周围分隔开来。以防止有害物质侵入轴突。药物可以透过这个屏障作用于轴突，如局部麻醉药。

## 8.12 自主神经系统

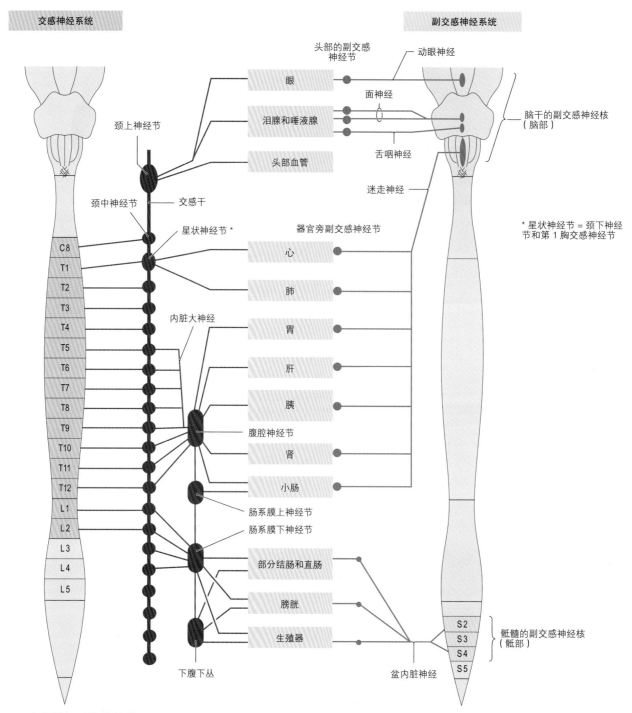

交感神经系统

副交感神经系统

头部的副交感
神经节

动眼神经

眼

面神经

颈上神经节

泪腺和唾液腺

脑干的副交感神经核
（脑部）

头部血管

颈中神经节

交感干

舌咽神经

迷走神经

星状神经节*

器官旁副交感神经节

* 星状神经节 = 颈下神经
节和第 1 胸交感神经节

心

肺

内脏大神经

胃

肝

胰

腹腔神经节

肾

小肠

肠系膜上神经节

肠系膜下神经节

部分结肠和直肠

膀胱

骶髓的副交感神经核
（骶部）

生殖器

下腹下丛

盆内脏神经

### A. 自主神经系统的结构

骨骼肌运动支配系统受自主神经系统的辅助调节，分为两类：交感（红色）和副交感（蓝色）。两类神经在 CNS 和靶器官之间均有二级传导。交感神经系统的节前神经元位于颈髓、胸髓和腰髓的侧角。其轴突经前根离开 CNS 与两侧椎旁链（交感干）或正中线上的单个椎前神经节（见 E）内的交感神经节形成突触，这些神经节细胞的轴突在血管表面形成无髓纤维束或经周围神经分布至靶器官。副交感神经系统的节前神经元位于脑干和骶髓。其轴突经脑神经和盆内脏神经离开 CNS，与副

交感神经节形成突触。在头部，这些细胞分散于脑神经相关的神经节。在其他部位的副交感神经节细胞呈簇状位于靶组织内。交感和副交感神经系统调节血流、分泌和器官功能；这两类神经对同一个靶器官的调节互相拮抗（见 B）。虽然早期 Langley（1905）等提出这种内脏运动活动的二分法，但是现在研究表明，自主神经系统对于各种器官的调控非常复杂，特别是消化道和泌尿生殖管道，通过复杂的局部环路，与传递疼痛、牵拉等信息的局部内脏传入反馈密切相关。

## B. 交感神经系统和副交感神经系统的概要

（1）交感神经系统可视为自主神经系统的兴奋部分，预备机体的"战或逃"反应。

（2）副交感神经系统是自主神经系统协调机体"休息和消化"反应的部分。

（3）虽然这两类神经的控制中枢分别在脑干和脊髓，但在外周具有紧密的解剖和功能联系。

（4）副交感神经系统在靶器官的主要神经递质是乙酰胆碱，而交感神经器官的递质是去甲肾上腺素。

（5）交感神经系统和副交感神经系统的兴奋对不同器官具有不同功能。

| 器官 | 交感神经系统 | 副交感神经系统 |
|---|---|---|
| 眼 | 瞳孔扩张 | 瞳孔收缩，增加晶状体曲度 |
| 唾液腺 | 唾液分泌减少（少而黏稠） | 增加唾液分泌（多而稀薄） |
| 心 | 增加心率 | 降低心率 |
| 肺 | 减少支气管分泌和扩张支气管 | 增加支气管分泌和收缩支气管 |
| 消化道 | 减少分泌和蠕动 | 增加分泌和蠕动 |
| 胰 | 减少腺体内分泌部分的分泌 | 增加分泌 |
| 男性性器官 | 射精 | 勃起 |
| 皮肤 | 血管收缩、汗液分泌、立毛肌收缩 | 无效应 |

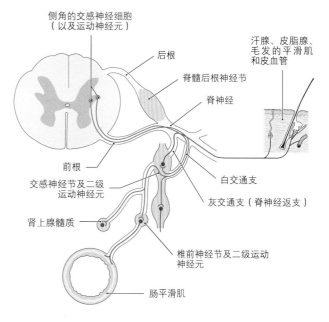

### D. 交感神经纤维的在外周的分布

皮肤（血管、皮肤腺体和毛囊附着的平滑肌细胞）和骨骼肌的血管仅受交感神经支配。其一级和二级神经元的突触连接位于交感干的神经节。分布至器官的交感神经纤维在椎前神经节或器官内神经节形成突触。

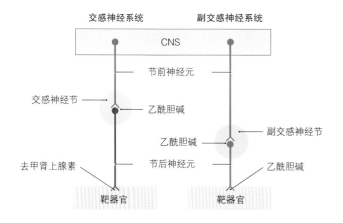

### C. 自主神经系统的环路

在中枢交感神经和副交感神经的节前神经元（胆碱能神经元，蓝色）突触递质都是乙酰胆碱。在交感神经系统，节后神经元（肾上腺素能神经元，红色）与靶器官的突触递质为去甲肾上腺素。而副交感神经系统在此水平依然为乙酰胆碱递质。

注：乙酰胆碱不同类型受体（＝神经递质感受器）位于靶细胞膜上。因此，乙酰胆碱可因受体类型不同而产生一系列效果。

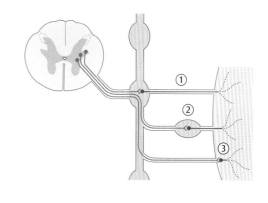

### E. 自主神经系统的突触位置

乙酰胆碱是副交感神经系统一级和二级神经元释放的神经递质，但是交感神经系统的二级神经元释放去甲肾上腺素。一级（节前胆碱能）神经元（蓝色）和二级（红色）可位于：①脊柱两侧的椎旁神经节相互连接形成交感干。皮肤和骨骼肌血管的突触主要位于这些神经节（见D）。②脊柱前方的椎前神经节。腹盆腔内脏纤维的突触主要位于此处。③靶器官或效应器本身，如肾上腺髓质。

# 8.13 周围神经损伤

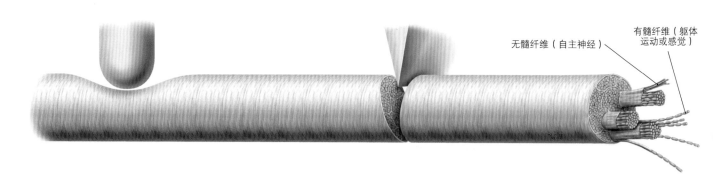

无髓纤维（自主神经）　　有髓纤维（躯体运动或感觉）

## A. 周围神经损伤

周围神经是一簇感觉神经（痛觉、温度觉、触觉、振动觉、位置觉）和运动神经（躯体运动和内脏运动）的轴突。压力（左）或切割（右）可以破坏神经。

压迫损伤：周围神经对压迫非常敏感，感觉神经系统最早受到影响。中度刺激可导致感觉异常（如肘关节内侧受压刺激尺神经时产生的麻刺感）；长久而严重的压迫可以导致神经支配区的感觉障碍。最终运动神经系统受损引起运动障

碍。有许多解剖部位（如沟、骨纤维管）可导致卡压综合征。首先表现为疼痛，然后支配肌丧失功能。一些主要综合征列于 B。

切割损伤：切割伤（混合神经完全切断）的结果是传入和传出纤维同时破坏。神经支配的肌不能运动，形成软瘫（软瘫和硬瘫的区别请参见第 92 页）。此外，传入纤维损伤导致感觉障碍，交感纤维损伤导致神经支配区的皮肤出现自主神经综合征（汗液分泌增加、皮肤血流增加）。

## B. 部分神经卡压综合征

这里列出部分单条神经卡压综合征的概述（更详细内容请参考神经病学教材）。

| 影响神经 | 解剖区域 | 综合征 |
| --- | --- | --- |
| 肩袖和上肢 | | |
| 臂丛 | 胸廓上口 | 胸廓出口综合征（如斜角肌综合征、肋颈综合征、肋锁骨综合征） |
| 肩胛上神经 | 肩胛切迹 | 肩胛切迹综合征 |
| 腋神经 | 外侧腋间隙 | 外侧腋间隙综合征 |
| 尺神经 | 尺神经沟 | 尺神经卡压（尺神经沟综合征） |
| | 尺侧腕屈肌腱起点，尺神经掌侧支 | 肘管综合征 |
| | | 尺神经管综合征 |
| 桡神经 | 桡神经沟 | 公园长椅瘫痪 |
| －深支 | 旋后肌（旋后肌腱弓） | 旋后肌综合征 |
| －浅支 | 前臂桡侧远端 | 沃坦伯格病 |
| 正中神经 | 穿旋前圆肌处 | 旋前圆肌综合征 |
| | 腕管 | 腕管综合征 |
| 盆带骨和下肢 | | |
| 坐骨神经 | 臀区 | 梨状肌综合征 |
| 股神经 | 腹股沟区 | 大腿前上部痛 / 无力 |
| 闭孔神经 | 耻骨前区 | Howship–Romberg 征 |
| 隐神经 | 内收肌管 | 小腿下部感觉障碍 |
| 股外侧皮神经 | 腹股沟外侧区 | 感觉异常性股痛（腹股沟韧带综合征） |
| 腓总神经 | 腓骨头和颈 | 腓管综合征 |
| 腓深神经 | 踝关节前上方 | 前附管综合征 |
| 胫神经 / 足底神经 | 内踝区 | 后附管综合征 |
| 跖趾神经 | 足趾趾腹区 3/4 | 趾间神经痛 |

## C. 周围神经损伤

就功能而言，在感觉神经支配区域，神经只是兴奋传导的通路，终止于大脑皮质的感觉区，这里是对各种感觉兴奋产生意识的地方（见第 93 页）。大脑通常通过皮神经支配区域的感觉异常定位损伤，而无法定位损伤是否靠近脊髓。以感觉障碍为例，损伤并不一定位于感觉障碍处。

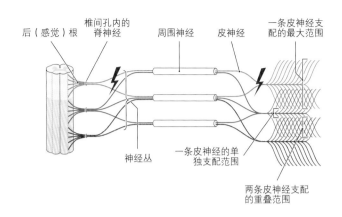

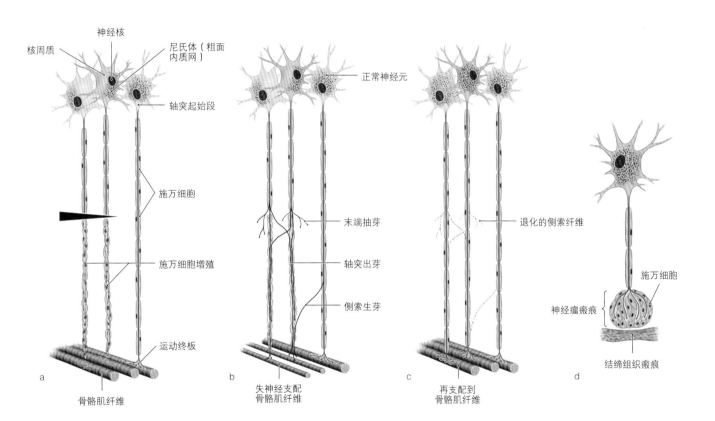

## D. 周围神经切断后的再生

在 PNS，轴突切断后的神经通常可以再生。

a. 轴突切断后几天，变性首先发生在损伤远端（称为 Waller 变性）。由于没有了核周质的营养，神经的髓鞘瓦解，轴突消失。受损伤的细胞核周质中，细胞核靠近半圆，尼氏体部分消失。同时，施万细胞增殖，形成细胞团。

b. 几周后切断的轴突近端开始出芽，以 1 mm/d 的速度向支配区生长。邻近的正常轴突可通过侧索生芽向损伤区生长。轴突出芽过程可以通过 Hoffmann–Tinel 征检查。当叩诊神经的行程时，患者感受到轴突出芽区周围的麻刺感。

c. 几个月后再生完成。轴突再次到达并支配骨骼肌。还没有到达骨骼肌的轴突和轴突侧索出芽的轴突退化。施万细胞沿损伤远处增殖，与损伤前相比，同节段的轴突被更多的施万细胞包绕形成髓鞘。形成了更多的郎飞节，因此跳跃式传导减慢。这个过程可以通过测量神经传导速度来检测。核周质内神经核的位置和尼氏体的结构恢复正常。

周围神经切断后，通常行端端吻合。吻合神经的目的维持结缔组织管的连续性以及施万细胞管作为轴突出芽的解剖部位。如果一大段神经损伤，则需要神经移植。移植物桥接了缺损，也提供了轴突出芽的管道。这个管道对于轴突出芽非常重要，因为轴突不能穿过瘢痕组织。如果存在瘢痕，轴突就不能找到连接骨骼肌的通路，导致再生中断或形成神经瘤瘢痕（图 d），即施万细胞和轴突出芽团。

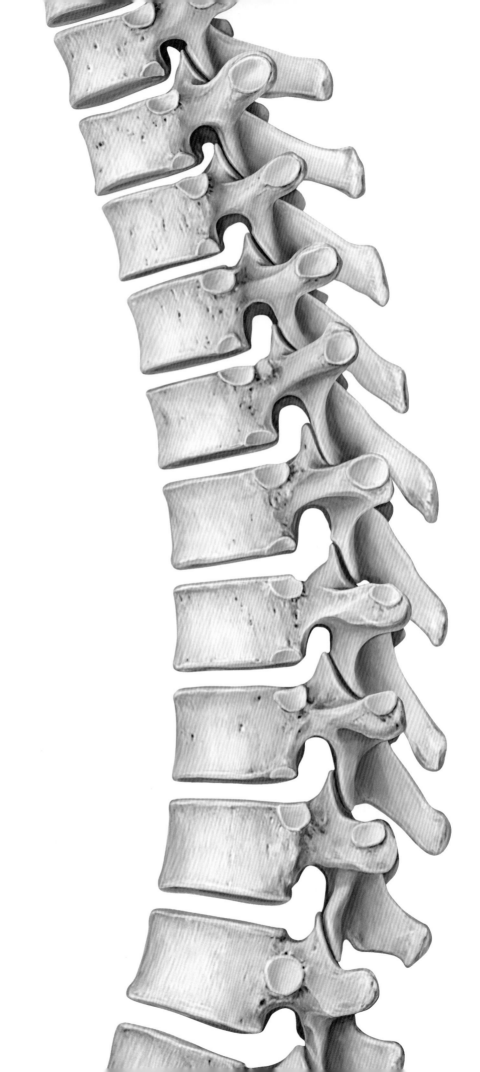

# 躯干

## 9.1　躯干骨

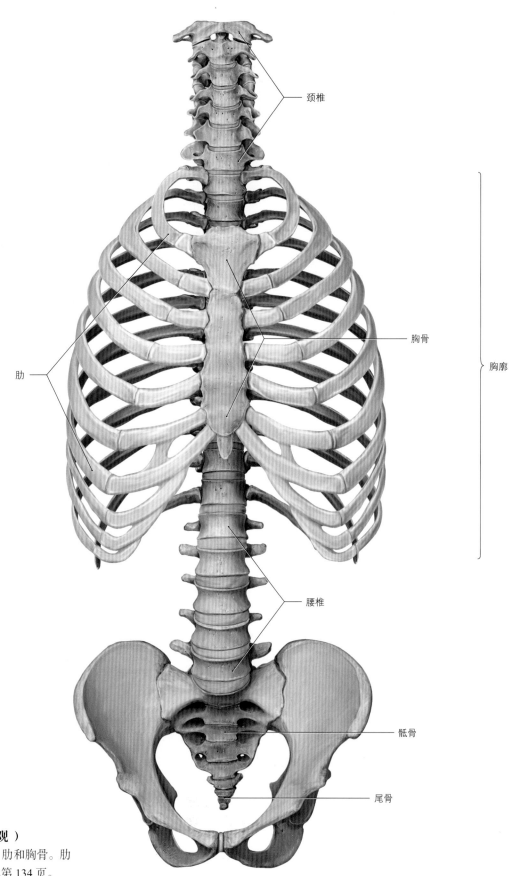

颈椎

胸骨

肋

胸廓

腰椎

骶骨

尾骨

**A. 躯干骨（前面观）**
　　躯干骨包括脊柱、肋和胸骨。肋骨和胸骨的详细描述见第 134 页。

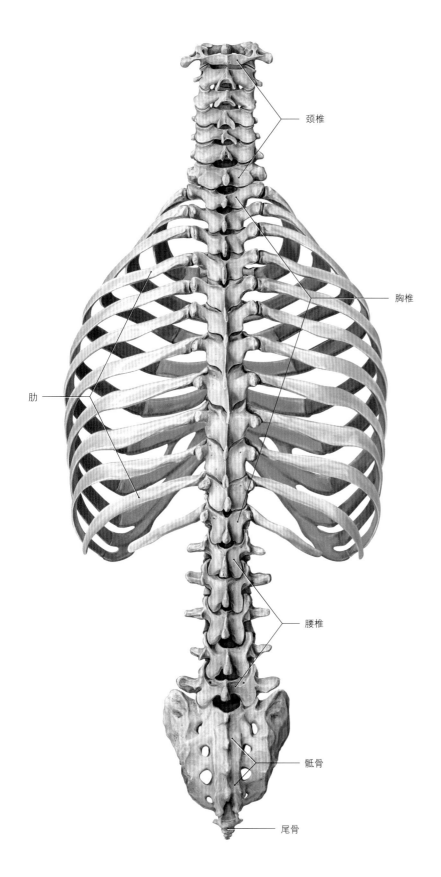

**B. 躯干骨（后面观）**

列表标注：颈椎、胸椎、肋、腰椎、骶骨、尾骨

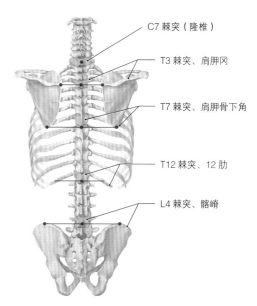

列表标注：C7 棘突（隆椎）、T3 棘突、肩胛冈、T7 棘突、肩胛骨下角、T12 棘突、12 肋、L4 棘突、髂嵴

**C. 棘突可作为解剖学体表标志**

后面观。椎骨的棘突是皮下的突起结构，每个棘突突起的程度不一，在体格检查时可以作为重要的体表标志。除少数外，棘突几乎都很易触及。

• 第 7 颈椎的棘突位于颈椎和胸椎交界处。通常，它是最为突出的棘突，故第 7 颈椎又称为隆椎。

• 第 3 胸椎的棘突与肩胛冈在同一水平线。

• 第 7 胸椎的棘突平对肩胛骨下角。

• 第 12 胸椎的棘突略低于第 12 肋。

• 第 4 腰椎的棘突与髂嵴最高点在同一水平线。

注：由于胸椎的棘突朝向后下方（见第 112 页），所以第 5 胸椎的棘突在第 6 胸椎体的水平，依次类推。

## 9.2 脊柱

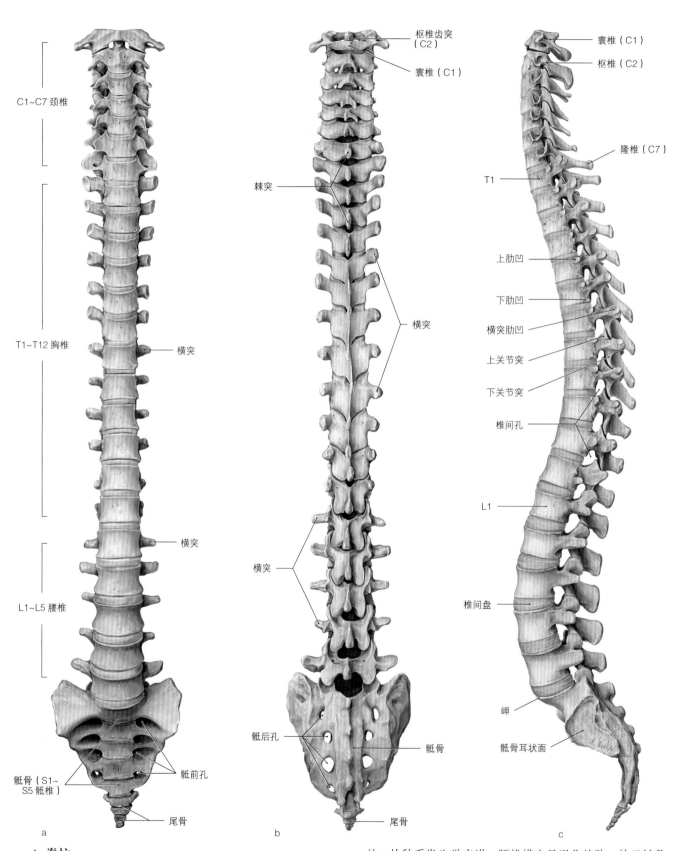

C1~C7 颈椎

T1~T12 胸椎

L1~L5 腰椎

横突

横突

骶骨（S1~ S5 骶椎）

骶前孔

尾骨

a

枢椎齿突（C2）

寰椎（C1）

棘突

横突

横突

骶后孔

骶骨

尾骨

b

寰椎（C1）

枢椎（C2）

隆椎（C7）

T1

上肋凹

下肋凹

横突肋凹

上关节突

下关节突

椎间孔

L1

椎间盘

岬

骶骨耳状面

c

**A. 脊柱**
a. 前面观。b. 后面观。c. 左侧面观。

注：从种系发生学来讲，腰椎横突是退化的肋，故又被称为横突（见第 108 页）。

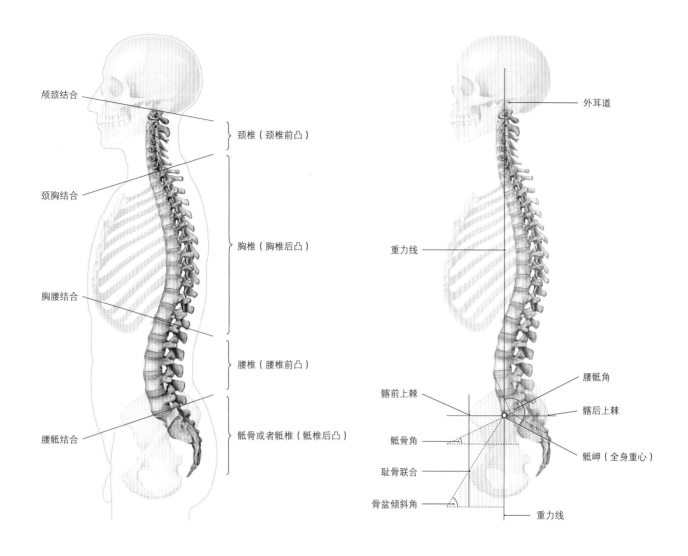

## B. 脊柱的分部和弯曲

左侧面观。成人脊柱分为 4 个部分，在矢状面可见 4 个典型的弯曲。这些弯曲是人类适应双足站立行走的结果，起到缓冲来自垂直方向载荷的作用。从上向下依次有以下 4 个部分和弯曲：

- 颈椎——颈曲。
- 胸椎——胸曲。
- 腰椎——腰曲。
- 骶椎——骶曲。

脊柱的颈、胸和腰三部分又称骶前脊柱。脊柱各部分之间的过渡区是脊柱疾患的潜在发病部位（例如椎间盘突出），具有临床重要性。有时，过渡区的椎骨形态不典型，可以认为其是过渡椎骨。这在腰骶结合处尤其常见，根据非典型椎骨的形态可分为两种，骶骨化或者腰椎化。腰椎化是指第 1 骶椎没有和骶骨融合，而是形成额外的腰椎。骶骨化是指只有 4 个腰椎，第 5 腰椎与骶骨融合变成骶骨。这种同化紊乱通常是单向的（半骶骨化、半腰椎化）。

## C. 脊柱和下肢带骨整体观

躯干和颅骨、下肢带骨，左侧面观。通常，弯曲的脊柱与下肢带骨以此方式连接，一些特定的假想线和轴构成特征性夹角。这些夹角和线常用于放射学评估位置异常及脊柱和躯干变形。

腰骶角：L5 和 S1 椎骨中心轴之间的夹角，平均 143°。其形成的原因是，骶骨是骨盆固有的部分（见第 140 页），对维持脊柱直立的作用不大。因此形成骶前脊柱与骶骨结合处的典型锐角。

骶骨角：水平面与骶骨上面之间的夹角，平均约 30°。

骨盆倾斜角：骨盆入口平面（骶岬与耻骨联合上缘之间的平面）与水平面之间的夹角。在直立位时约 60°。骨盆倾斜角随着骨盆前倾或者后倾而增加或者减小（见第 159 页）。在直立位时，骨盆理想的位置是髂前上棘和髂后上棘在同一水平面，髂前上棘位于耻骨联合正上方。据此，检查者可以利用这些明显的骨性标志轻松地评估骨盆的位置。

重力线：重力线穿过的体表标志包括外耳道、枢椎齿突（C2）、脊柱的功能 – 解剖学过渡点（脊柱前凸和后凸连接处）以及位于骶岬正前方的全身重心。

# 9.3 脊柱的发育

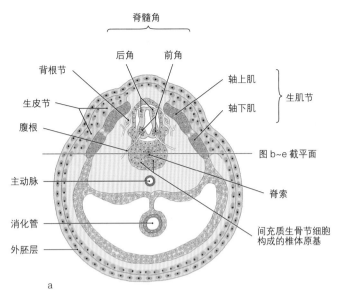

a

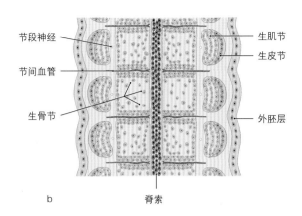

b

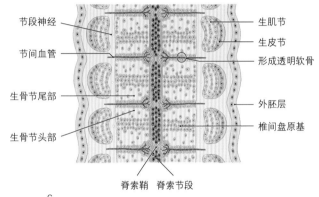

c

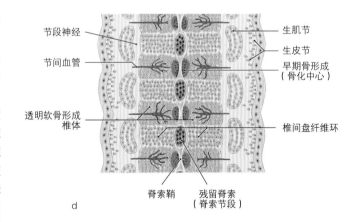

d

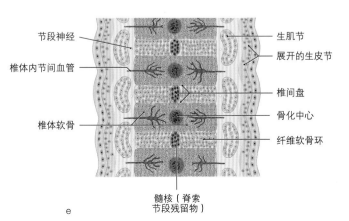

e

**A. 脊柱的发育（第 4~10 周）**

a. 横截图。b~e. 冠状解剖面。

a、b. 早期体节分化为生肌节、生皮肌节和生骨节。第 4 周时，生骨节细胞脱离其他细胞，向脊索周围迁移，并在脊索周围形成间充质细胞团（即脊髓原基）。

c. 相邻的节间血管上方生骨节尾部和下方生骨节头部连结融合，第 6 周开始软骨化，脊索附件上下相互分开。

d. 在早期椎体中，逐渐形成椎间盘、髓核以及纤维环，第 8 周椎体的中心开始骨化。

e. 运动节段的形成——不同节段生肌节通过生骨节尾部和头部的融合，跨越椎间盘间隙连接相邻两个椎体原基。脊髓节段神经经过相应的椎间孔，节间血管成为椎体的营养血管。

临床方面：在胚胎发育期间，如果神经管或椎背弓不能正常闭合会导致脊柱裂。在这种情况下，脊柱的后部开放且无棘突（各种形式和表现在胚胎学书籍中有描述）。峡部裂通常有椎弓双侧缺损（一般影响的是 L4 和 L5 节段），可能是由先天或后天因素（如创伤）导致的。后天病例在体育运动中很常见（标枪、体操、跳高），容易造成椎体骨折。如果相应的椎间盘损伤，椎体会向前滑动（脊椎前移）。先天峡部裂（常有不同程度脊柱前移）患者发育期间椎体前移缓慢，20 岁后趋于稳定。

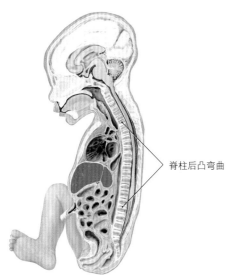

**B. 新生儿脊柱后凸**

新生儿正中矢状面，左侧视图，由于胎儿在子宫内的弯曲体位，颈曲和腰曲尚未出现，故新生儿呈现"脊柱后凸"的现象（引自 Rohen、Yokochi、Lütjen–Drecoll）。

脊柱后凸弯曲

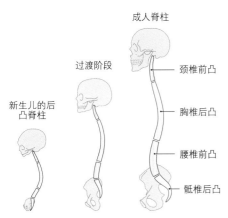

成人脊柱
过渡阶段
新生儿的后凸脊柱

颈椎前凸
胸椎后凸
腰椎前凸
骶椎后凸

**C. 正常发育中脊柱弯曲变化（引自 Debrunner）**

成人脊柱的特征性弯曲只有部分出现于新生儿中（和图 B 相比），且仅在出生后发育过程中出现。首先颈曲前凸平衡幼儿头部，从而加强了颈部肌肉发育。随着孩子学会端坐、站立和行走，腰椎逐渐前凸，直到腿部能完全接触到臀部，此时脊柱前凸程度不再增加，且最终在青春期趋于稳定。类似这种脊柱改变也存在于由爬行到直立运动的过渡中。

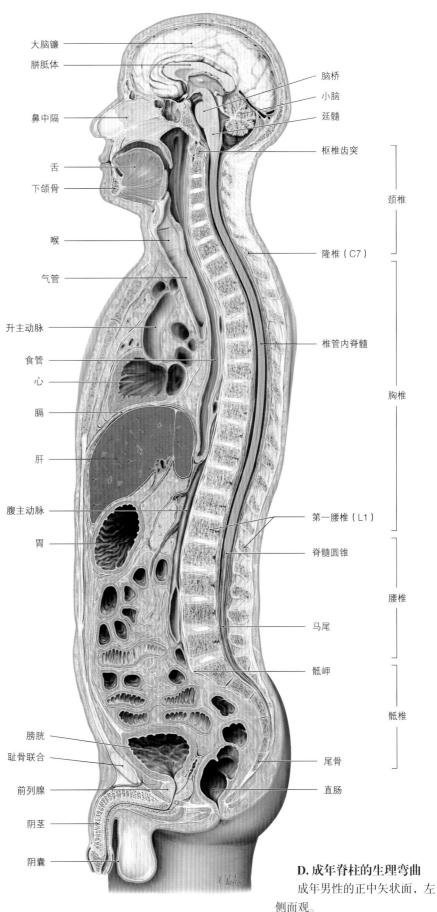

大脑镰
胼胝体
鼻中隔
舌
下颌骨
喉
气管
升主动脉
食管
心
膈
肝
腹主动脉
胃

脑桥
小脑
延髓
枢椎齿突
隆椎（C7）
椎管内脊髓
第一腰椎（L1）
脊髓圆锥
马尾
骶岬

颈椎
胸椎
腰椎
骶椎

膀胱
耻骨联合
前列腺
阴茎
阴囊

尾骨
直肠

**D. 成年脊柱的生理弯曲**

成年男性的正中矢状面，左侧面观。

# 9.4 椎骨的结构

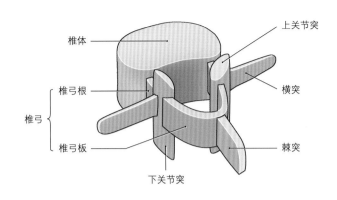

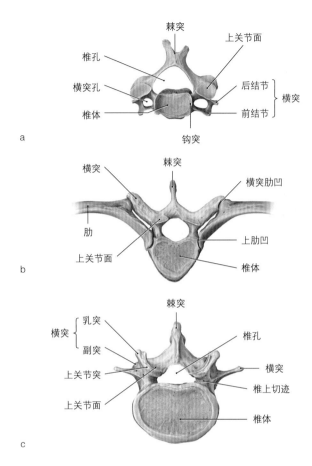

### A. 椎骨的结构组件

左后上面观。除了寰椎和枢椎（见第 111 页），所有椎骨均由相同的基本结构组件构成：

- 1 个椎体。
- 1 个椎弓。
- 1 个棘突。
- 2 个横突（腰椎处称肋突）。
- 4 个关节突。

这些突起为肌肉和韧带提供附着点，胸椎椎体参与形成肋椎关节。椎体和椎弓共同围成椎孔，各椎孔上下贯通，形成椎管。

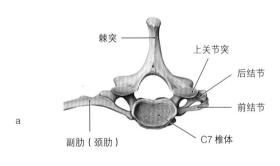

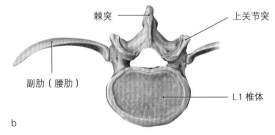

### B. 副肋

上面观。a. 颈肋。b. 腰肋。

异常颈肋的存在会使斜角肌间隙变狭窄，导致臂丛和锁骨下动脉受压迫（斜角肌综合征或者颈肋综合征，见第 364 页）。另一方面，腰肋对人体无害。

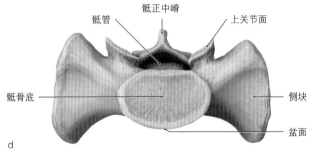

### C. 脊柱不同部位肋的痕迹

上面观。椎骨的形态和结构与肋的发育及其退化（在此用有颜色的阴影显示）密切相关。

a. 颈椎：退化的肋形成一个突起，称为前结节。它与后结节结合形成横突孔。

b. 胸椎：因胸椎与肋相关节，故椎体和横突上有相应的关节面（横突末端有横突肋凹，椎体两侧有上、下肋凹），其上有软骨覆盖。

c. 腰椎：肋在腰椎以"横突"的形式出现，比颈椎的横突长很多，因其较大，故称为肋突。

d. 骶骨：退化的肋形成骶椎侧块的前半，与横突融合。

**D. 脊柱不同部位的典型椎骨**

上面观和左侧面观。

a、b. 第 1 颈椎（寰椎）。

c、d. 第 2 颈椎（枢椎）。

e、f. 第 4 颈椎。

g、h. 第 6 胸椎。

i、j. 第 4 腰椎。

k、l. 骶骨。

脊柱不同部位椎骨的区别不只是大小差异，而且有各自特殊的形态。自上而下，为了适应不断增加的重力和体重，椎体逐渐增大；椎孔逐渐缩小，以匹配缩小的脊髓。椎弓和相邻突起的排列在不同脊柱水平也不同（详见第 111、113 和 115 页）。

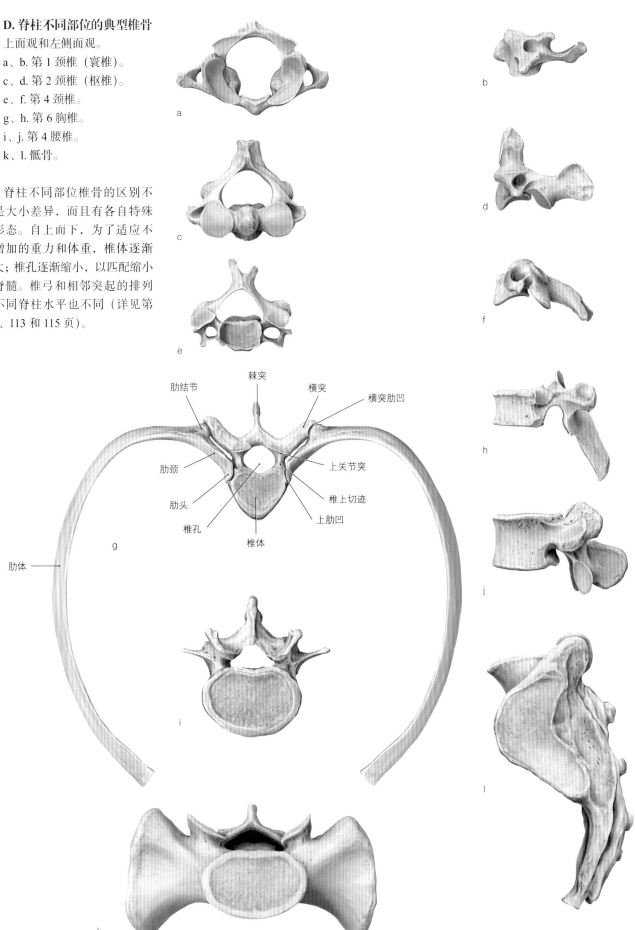

肋结节　棘突　横突　横突肋凹

肋颈　上关节突

肋头　椎上切迹

椎孔　上肋凹

椎体

肋体

## 9.5 颈椎

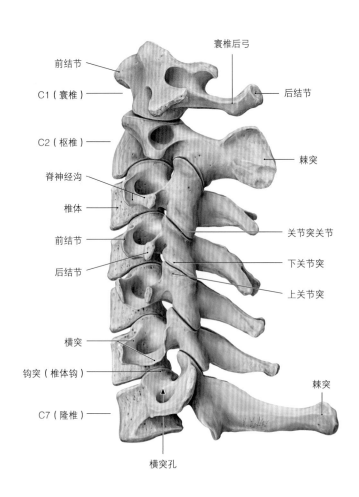

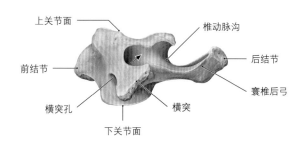

a. 第 1 颈椎（C1，寰椎）

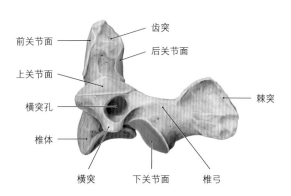

b. 第 2 颈椎（C2，枢椎）

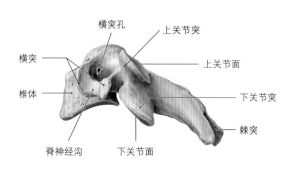

c. 第 4 颈椎（C4）

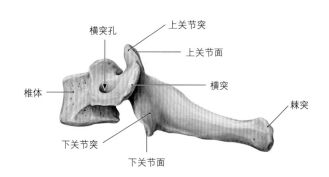

d. 第 7 颈椎（C7，隆椎）

**A. 颈椎（左侧面观）**

　　颈椎共有 7 块，其中第 1 和第 2 颈椎（C1 和 C2，寰椎和枢椎）与椎骨的一般形态区别最大。这种特征是为了既能够负载头部重量，又能使其向各个方向运动，类似球窝关节。其余 5 块颈椎（C3~C7）椎体相对较小，从上面观，大致呈方形，椎孔较大，呈三角形（见图 Cc）。椎体的上、下面呈鞍状，约 10 岁之后，其上面侧缘出现椎体钩（见第 128 页）。横突由前后两条骨棒构成，伸向两侧，末端形成两个小结节（前、后结节）。横突围成横突孔，椎动脉向上依次穿过 C6 到 C1 的横突孔。上 3 位颈椎横突的上面有宽且深的压迹（脊神经沟），其内有相应的脊神经通过。上、下关节突宽且平坦，与水平面呈约 45° 角。第 3~6 颈椎棘突短且末端分叉。第 7 颈椎的棘突较其他颈椎长而肥厚，是第一个能够在体表明确触及的棘突（隆椎）。

**B. 颈椎（左侧面观）**

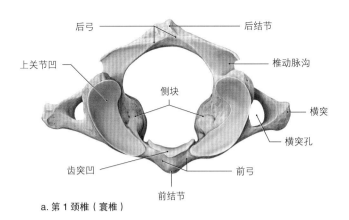

a. 第 1 颈椎（寰椎）

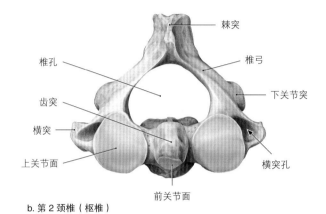

b. 第 2 颈椎（枢椎）

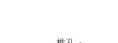

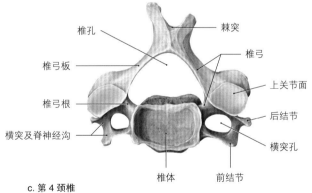

c. 第 4 颈椎

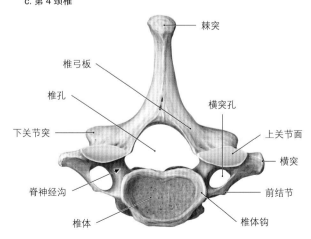

d. 第 7 颈椎（隆椎）

**C. 颈椎（上面观）**

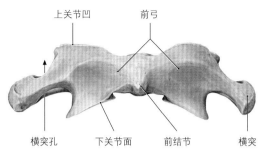

a. 第 1 颈椎（寰椎）

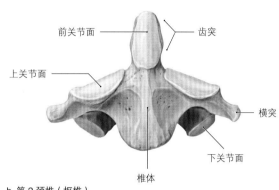

b. 第 2 颈椎（枢椎）

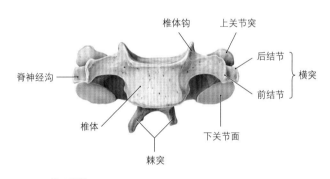

c. 第 4 颈椎

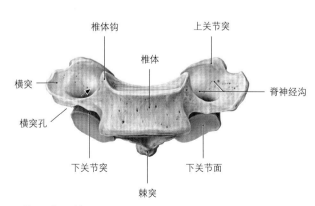

d. 第 7 颈椎（隆椎）

**D. 颈椎（前面观）**

## 9.6 胸椎

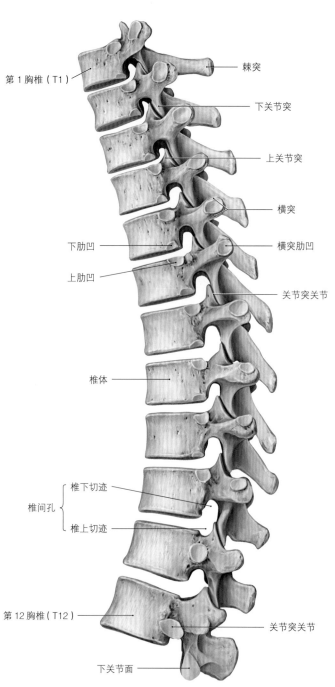

第 1 胸椎（T1）

棘突

下关节突

上关节突

横突

下肋凹

横突肋凹

上肋凹

关节突关节

椎体

椎下切迹

椎间孔

椎上切迹

第 12 胸椎（T12）

关节突关节

下关节面

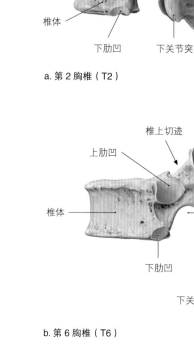

上关节突

上关节面

上肋凹

横突肋凹

椎下切迹

横突

椎体

棘突

下肋凹

下关节突

a. 第 2 胸椎（T2）

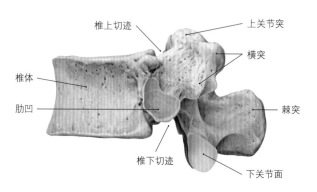

椎上切迹

上关节面

横突

上肋凹

横突肋凹

椎体

椎下切迹

下肋凹

下关节面

棘突

b. 第 6 胸椎（T6）

椎上切迹

上关节突

横突

椎体

肋凹

棘突

椎下切迹

下关节面

c. 第 12 胸椎（T12）

**A. 胸椎（左侧面观）**

胸椎椎体自上而下逐渐增高变宽，下位胸椎椎体近似腰椎椎体的形态，呈横椭圆形。椎孔大致呈圆形，较颈椎和腰椎的椎孔小。终板肥大，呈三角形。棘突较长，向后下方倾斜，各相邻棘突成叠瓦状排列。下关节突的关节面朝向前，上关节突的关节面朝向后，故相邻椎骨上、下关节突的关节面可形成关节突关节（见第 126 页）。胸椎的另一个特征是，横突弯向后，与肋形成关节。

**B. 胸椎（左侧面观）**

肋凹是上覆软骨的关节面，与相应的肋构成关节（见第 139 页）。第 2 到第 9 胸椎（T2~T9）椎体每侧有两个肋凹，即上肋凹和下肋凹，两个相邻椎体的肋凹共同与肋头构成关节。因此，肋与其同序号的胸椎及其上位胸椎构成关节。第 1、10、11 和 12 肋除外，它们只与其相同序号的椎体构成关节。第 10 胸椎椎体只有上肋凹，第 10 肋通常只与第 10 胸椎构成关节。如上所述，胸椎横突也有肋凹与肋构成关节（T11 和 T12 除外）。

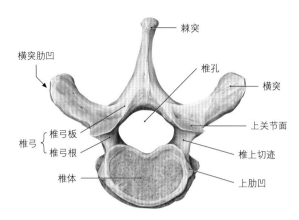

a. 第 2 胸椎（T2）

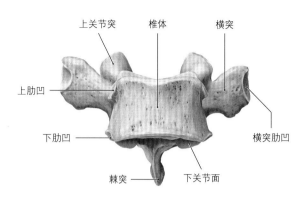

a. 第 2 胸椎（T2）

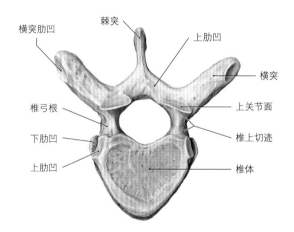

b. 第 6 胸椎（T6）

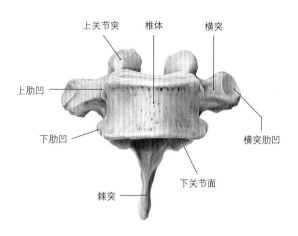

b. 第 6 胸椎（T6）

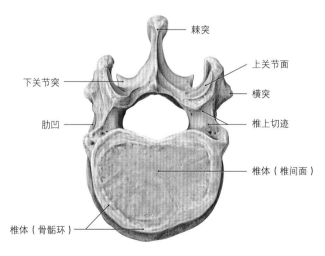

c. 第 12 胸椎（T12）

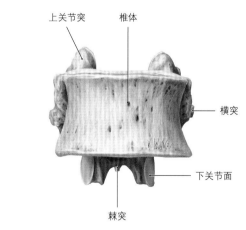

c. 第 12 胸椎（T12）

**C. 胸椎（上面观）**

椎弓板和椎弓根构成椎弓。

**D. 胸椎（前面观）**

## 9.7 腰椎

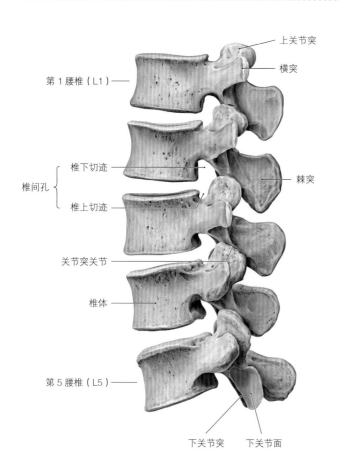

第 1 腰椎 (L1)

上关节突
横突

椎下切迹
椎间孔
椎上切迹

棘突

关节突关节

椎体

第 5 腰椎 (L5)

下关节突　下关节面

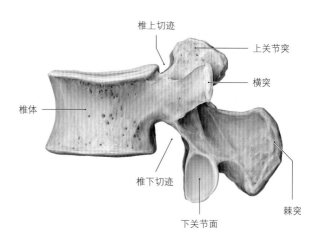

椎上切迹

椎体

上关节突
横突

椎下切迹

下关节面

棘突

a. 第 2 腰椎

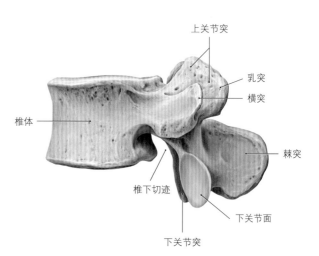

椎体

上关节突
乳突
横突

椎下切迹

棘突

下关节面

下关节突

b. 第 4 腰椎

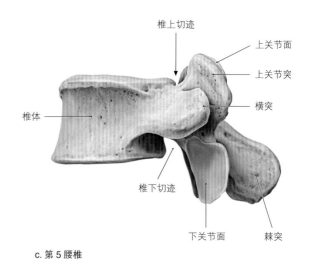

椎上切迹

椎体

上关节面
上关节突
横突

椎下切迹

下关节面

棘突

c. 第 5 腰椎

**A. 腰椎（左侧面观）**

腰椎椎体较大，上面观呈横椭圆形（见图 C）。粗大的椎弓围成几乎呈三角形的椎孔，并在后方融合成两侧平坦而肥厚的棘突。腰椎"横突"在种系发生学上属于退化的肋（见第 108 页），与其他椎骨横突发生不同源，因此，称为肋突应该更准确。真正的横突（副突）体积小，位于每个横突的根部，明显突出且与肥大的横突融合（见图 Cb）。上、下关节突相对较大，关节面垂直，稍微倾斜，几乎呈矢状位。上关节突关节面稍微凹陷，朝向内侧，下关节突关节面稍微凸起，朝向外侧。乳突位于上关节突外侧面，为背固有肌提供起点和附着点（见图 Bb 和图 Ca）。

**B. 腰椎（左侧面观）**

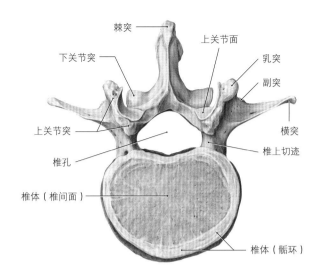

a. 第 2 腰椎

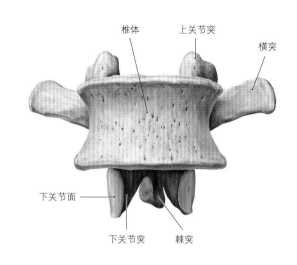

a. 第 2 腰椎

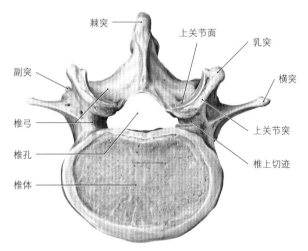

b. 第 4 腰椎

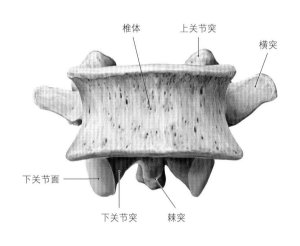

b. 第 4 腰椎

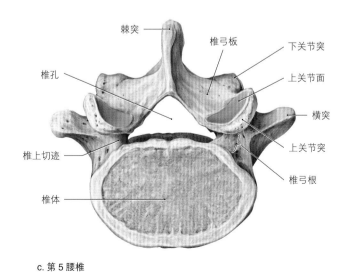

c. 第 5 腰椎

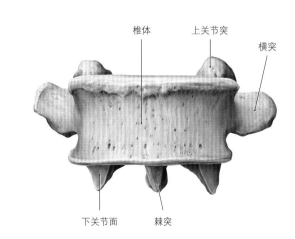

c. 第 5 腰椎

**C. 腰椎（上面观）**

**D. 腰椎（前面观）**

## 9.8 骶骨和尾骨

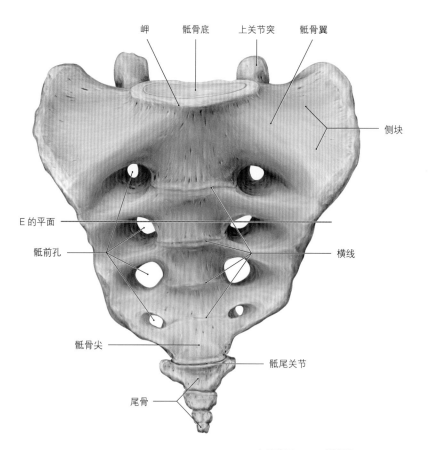

岬　骶骨底　上关节突　骶骨翼

侧块

E的平面

骶前孔　　横线

骶骨尖

尾骨　骶尾关节

**A. 骶骨和尾骨〔前面（盆面）观〕**

新生儿的骶骨由 5 块独立的骶椎组成。出生后，骶椎逐渐融合成为一块，前后扁平，前面观呈三角形。骶骨底位于骶骨上端，与第 5 腰椎椎体借楔形的椎间盘连接。骶骨尖向下，与尾骨连接。骶骨前面，又称盆面，在矢状面和水平面均凹向前（见 C）。骶前孔之间有 4 条横形的嵴（横线），是 5 块骶椎融合的痕迹。尾骨由 3~4 块退化的尾椎构成。只有第 1 尾椎保留椎骨的部分形态特征。通常，尾骨基底部和骶骨尖借软骨板连结（骶尾关节）。此关节允许尾骨向前或向后被动活动，在分娩时可以增加骨盆出口的前后径（见第 141 页）。

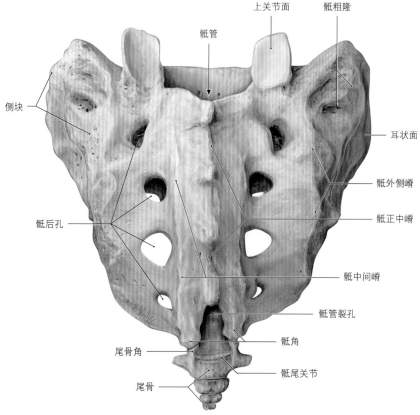

上关节面　骶粗隆

骶管

侧块

耳状面

骶外侧嵴

骶后孔

骶正中嵴

骶中间嵴

骶管裂孔

骶角

尾骨角

骶尾关节

尾骨

**B. 骶骨和尾骨（后面观）**

棘突在骶骨隆起的背面融合形成锯齿状的骨嵴，即骶正中嵴。骶正中嵴两侧各有一条骶中间嵴，由关节突融合而成。骶中间嵴向下延续为退化的第 5 骶椎的下关节突（骶角）；向上延续为两个朝向后方的上关节突。两侧骶角之间的裂隙称为骶管裂孔，由第 5 骶椎不完整的椎弓形成，与椎管相通（例如，用于麻醉）。两侧骶后孔外侧各有一条纵行的骨嵴，称骶外侧嵴，由横突融合形成。横突与退化肋骨融合形成骶骨体两侧肥厚骶骨翼侧块，构成骶骨体的侧面。每个侧块均借耳状面与髂骨相关节（见 C）。后面观还能看到代表上关节突的两个小的尾骨角和两个尾骨退化的横突。

C. 骶骨（左侧面观）

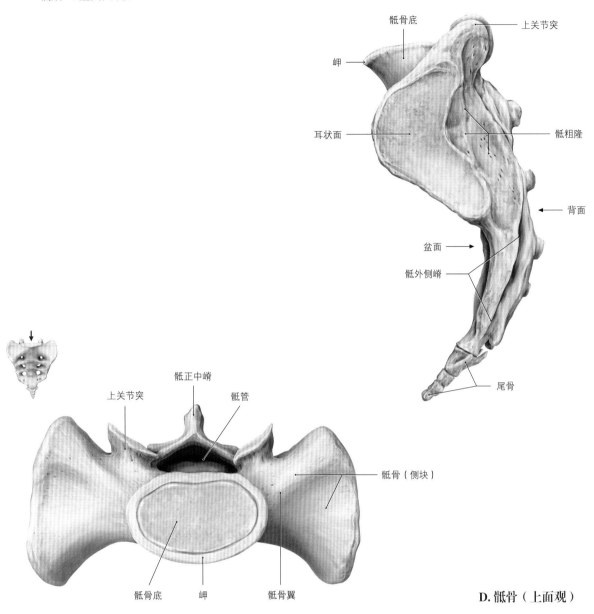

骶骨底

岬

耳状面

上关节突

骶粗隆

背面

盆面

骶外侧嵴

尾骨

上关节突

骶正中嵴

骶管

骶骨（侧块）

骶骨底

岬

骶骨翼

D. 骶骨（上面观）

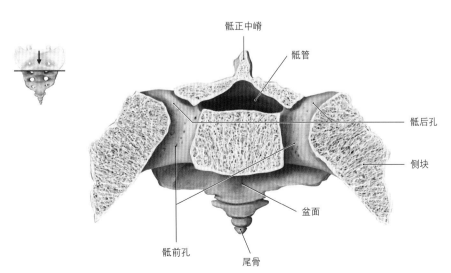

骶正中嵴

骶管

骶后孔

侧块

盆面

骶前孔

尾骨

E. 骶骨横断面

上面观（断面水平见 A）。上 4 位骶椎融合在每侧椎间孔水平形成了 4 个 T 形的骨性管道，有第 1~4 对骶神经通过。第 1~4 对骶神经的前支和后支分别从骶前孔和骶后孔出骶管（见第 543 页）。

## 9.9 椎间盘：结构与功能

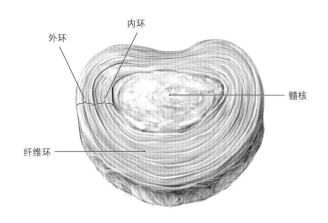

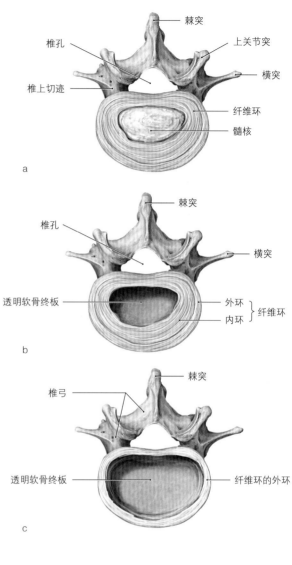

### A. 椎间盘的结构

游离的腰部椎间盘，前上面观。

椎间盘由外周的纤维环和中央胶状的髓核构成。纤维环包括外环和内环。外环是纤维鞘，由多层呈同心圆状的 I 型胶原纤维组成，具有很高的张应力。纤维鞘的纤维彼此倾斜，交错走行，附着并连接相邻两个椎骨的边缘嵴（见 B）。在纤维鞘与内环连接处，外环富有韧性的纤维组织与纤维软骨组织交织。纤维软骨组织的 II 型胶原纤维附着于椎体的透明软骨终板（见图 Da 和图 Ea）。

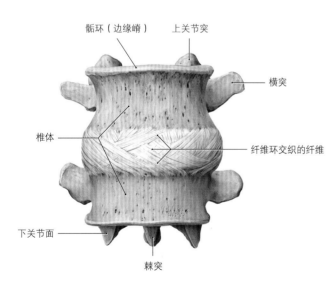

### B. 纤维环的外环

第 3、4 腰椎之间的椎间盘，前面观。

外环的结缔组织纤维束以不同角度相互交叉，连接两个相邻椎体的边缘嵴。

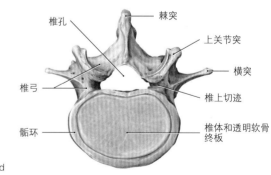

### C. 椎间盘的主要结构

第 4 腰椎及其上方的椎间盘，上面观。

a. 由纤维环和髓核组成的椎间盘。

b. 纤维环（移除髓核）。

c. 纤维环的外环（移除内环）。

d. 骨性边缘嵴内的透明软骨终板（移除全部椎间盘）。

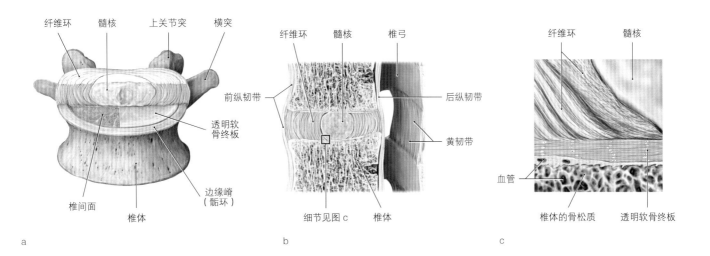

纤维环　髓核　上关节突　横突

纤维环　髓核　椎弓

前纵韧带

透明软
骨终板

椎间面　椎体

边缘嵴
（骺环）

后纵韧带

黄韧带

细节见图 c　椎体

纤维环　髓核

血管

椎体的骨松质　透明软骨终板

a　　　　　　　　　b　　　　　　　　　c

**D. 椎间盘在运动节段中的位置**

a. 透明软骨终板，前上面观（切除前半部分椎间盘和右侧半终板）。

b. 运动节段的矢状切面（见第 126 页），左侧面观。

c. 图 b 的局部放大。

除了纤维环的外环，整个椎间盘向上和向下均与相邻椎骨终板的透明软骨层相连。软骨下终板的骨性部分由布满大量孔的密质骨构成（椎间面），椎体骨髓腔内的血管可以通过此间隙营养椎间盘（见 c）。

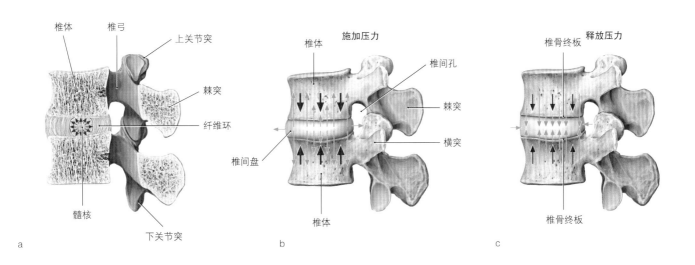

椎体　椎弓

上关节突

棘突

纤维环

髓核

下关节突

施加压力

椎体

椎间孔

棘突

横突

椎间盘

椎体

释放压力

椎骨终板

椎骨终板

a　　　　　　　　　b　　　　　　　　　c

**E. 椎间盘内载荷依赖的液体转移**

a. 髓核的功能像一个"水垫"，可吸收椎间盘瞬间的轴向载荷。从力学角度而言，椎间盘是典型的在压力下能回弹的流体静力学系统。由抗张力的鞘（纤维环）和柔软的、不能压缩的髓核构成。髓核水分在 80%~85%，可逆地储存于其少细胞、胶状黏性的组织中（黏多糖高含量）。髓核要承受很高的流体静力学压力，尤其是在重力和其他压力载荷的情况下。毗邻的软骨终板和纤维环可以吸收压力（将压力变为拉力）。因此，髓核在相邻两个椎体间起着"水垫"或者液压机的功能。髓核与纤维环一起作为有效的减震器，把压力均匀地分布于相邻的椎骨终板。

b. 在持续的压力载荷下（粗的红色箭头），液体从椎间盘向

外流动（绿色箭头）。纤维环和髓核的减震器作用可吸收瞬时的载荷（图 a），持续的载荷可以导致椎间盘液体逐渐而持续地外流。当终板相互靠近，最终是椎骨的骨性结构相互靠近时，椎间盘的膨胀程度和高度降低（椎间盘退化的详细内容见第 133 页）。

c. 当压力去除后（细的红色箭头），椎间盘重吸收液体（绿色箭头）。当压力去除后，图 b 描述的过程逆转，椎间盘的高度增加。这是因为椎间盘重吸收骨髓腔内软骨下血管的液体，这些液体起着营养椎间盘的作用（见图 Dc）。椎间盘压力依赖性液体转移（对流）的结果，导致一天中身高会暂时性下降约 1%（1.5~2 cm）。

## 9.10 脊柱的韧带：概述和胸腰部

**A. 胸腰结合水平（T11~L3）脊柱的韧带**

左侧面观。最上方的两个胸椎沿正中矢状面切开。

**B. 脊柱的韧带**

脊柱的韧带将椎骨依次牢固地连接在一起，使脊柱能够承受高的力学载荷和切应力。韧带分为椎体韧带和椎弓韧带。

| 椎体韧带 |
| --- |
| • 前纵韧带 |
| • 后纵韧带 |
| **椎弓韧带** |
| • 黄韧带 |
| • 棘间韧带 |
| • 棘上韧带 |
| • 项韧带 * |
| • 横突间韧带 |

\* 矢状位的项韧带位于枕外隆凸和第 7 颈椎之间，是棘上韧带向上增宽形成的（见第 123 页）。

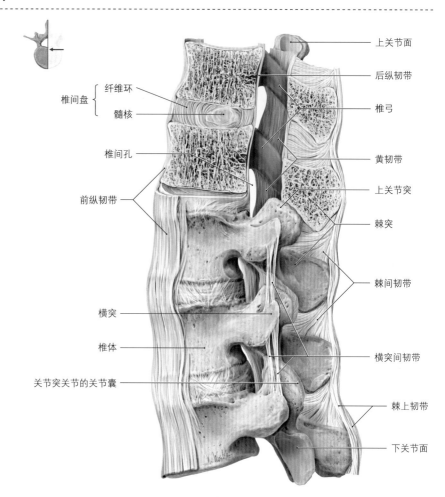

**C. 椎体和椎弓韧带示意图**

左后上面观。

a. 椎体韧带。

b~d. 椎弓韧带。

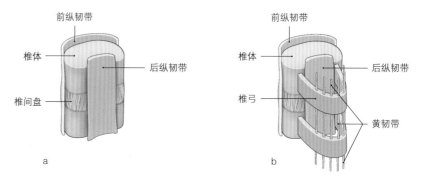

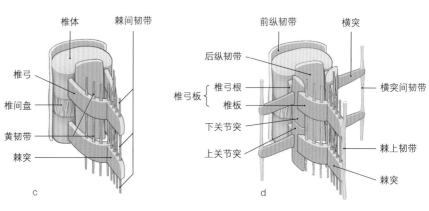

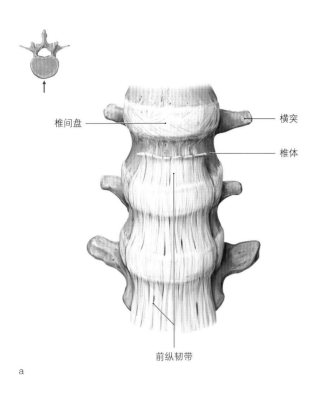

椎间盘

横突

椎体

前纵韧带

a

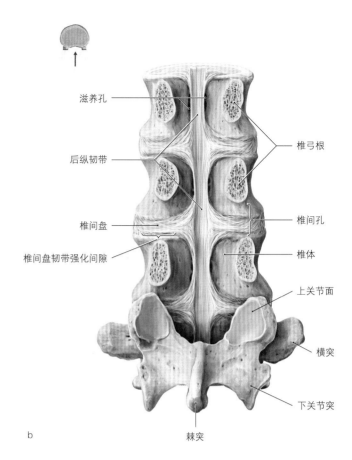

滋养孔

后纵韧带

椎间盘

椎间盘韧带强化间隙

椎弓根

椎间孔

椎体

上关节面

横突

下关节突

棘突

b

## D. 腰椎的韧带

a. 前纵韧带（前面观）。

b. 后纵韧带（后面观），从椎弓根水平切除椎弓。

c. 黄韧带和横突间韧带前面观（切除 L2~L4 椎体）（此视角看不到其余的椎弓韧带）。

　　前纵韧带位于椎体前面，较宽，从颅底延伸至骶骨。其深层的纤维连接相邻的椎体，浅层的纤维跨过多个节段。其胶原纤维与椎体紧密相连，但是与椎间盘结合疏松。后纵韧带较窄，从斜坡向下沿着椎体后面延伸至骶管。位于椎体后面的部分狭窄，附着于椎体的上下缘。韧带在椎间盘后方变宽，向两侧呈锥形伸展并牢固地附着于椎间盘。尽管韧带附着于椎间盘纤维环（在此由于被后纵韧带覆盖，所以看不清楚），但是大部分椎间盘没有韧带加强，尤其是外侧（外侧部容易发生椎间盘突出，见第 133 页）。前、后纵韧带两者共同维持脊柱的正常生理弯曲。黄韧带主要由弹性纤维构成，所以呈黄色。黄韧带肥厚有力，连接相邻椎骨的椎弓板，加固椎间孔后方的椎管壁（见 A）。脊柱直立时，黄韧带拉紧，协助背部肌在矢状面稳定脊柱。黄韧带还起着限制脊柱过度前屈、维持脊柱生理弯曲的作用。两侧的横突尖分别有横突间韧带连接，可以限制相邻椎骨之间的左右摆动。

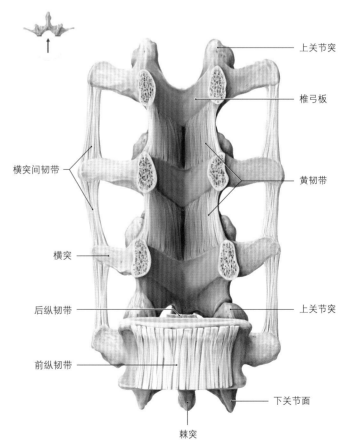

上关节突

椎弓板

黄韧带

横突间韧带

横突

后纵韧带

前纵韧带

上关节突

下关节面

棘突

c

## 9.11 颈椎韧带概述

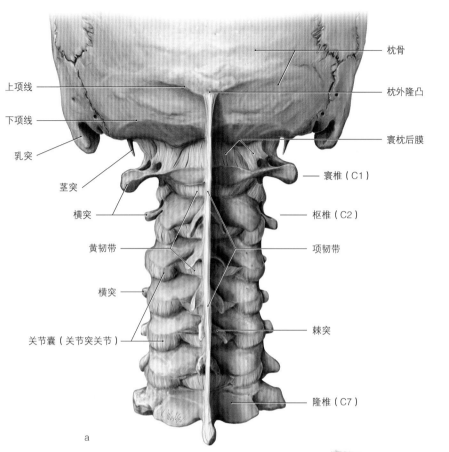

上项线
下项线
乳突
茎突
横突
黄韧带
横突
关节囊（关节突关节）

枕骨
枕外隆凸
寰枕后膜
寰椎（C1）
枢椎（C2）
项韧带
棘突
隆椎（C7）

a

**A. 颈椎韧带**

a. 后面观。

b. 前面观，切除颅底前部（上颈椎韧带，尤其是颅椎关节见第 124 页）。

b ← → a

**B. 颅椎关节**

颅椎关节指寰椎（C1）和枕骨（寰枕关节）之间，寰椎和枢椎（C2，寰枢关节）之间的关节。这些关节总共有 6 个，其解剖结构虽不同，但是连结在一起，构成一个功能单位（见第 127 页）。

| 寰枕关节 |
|---|
| 由卵圆形的寰椎轻度凹陷的上关节凹与凸起的枕髁构成的一对关节。 |
| 寰枢关节 |
| • 寰枢外侧关节——由寰椎下关节面和枢椎的上关节面构成的一对关节。 |
| • 寰枢正中关节——不成对（包括前部和后部），由枢椎的齿突与寰椎的齿突凹和软骨覆盖的寰椎横韧带前面构成（见第 125 页）。 |

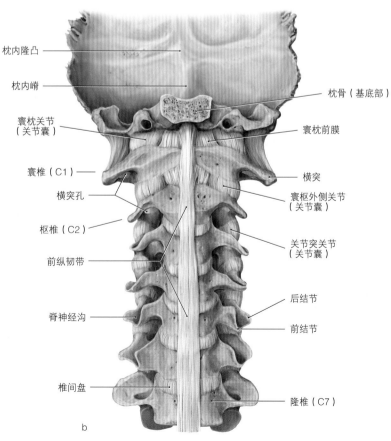

枕内隆凸
枕内嵴
寰枕关节（关节囊）
寰椎（C1）
横突孔
枢椎（C2）
前纵韧带
脊神经沟
椎间盘

枕骨（基底部）
寰枕前膜
横突
寰枢外侧关节（关节囊）
关节突关节（关节囊）
后结节
前结节
隆椎（C7）

b

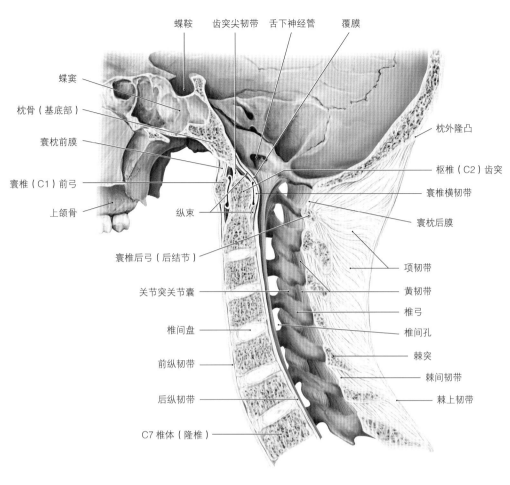

蝶鞍　齿突尖韧带　舌下神经管　覆膜

蝶窦

枕骨（基底部）

寰枕前膜

寰椎（C1）前弓

上颌骨

纵束

寰椎后弓（后结节）

关节突关节囊

椎间盘

前纵韧带

后纵韧带

C7椎体（隆椎）

枕外隆凸

枢椎（C2）齿突

寰椎横韧带

寰枕后膜

项韧带

黄韧带

椎弓

椎间孔

棘突

棘间韧带

棘上韧带

**C. 颈椎韧带：项韧带**

正中矢状面，左侧面观。项韧带是棘上韧带在隆椎（C7）和枕外隆凸之间增宽、呈矢状位的部分（见A；寰枕关节和寰枢关节的韧带见第124页）。

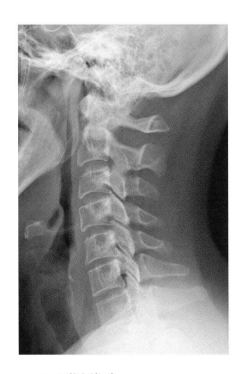

**D. 颈椎侧位片**

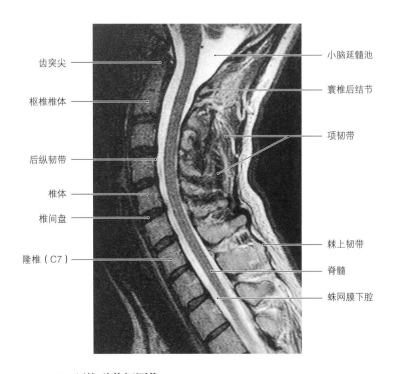

齿突尖

枢椎椎体

后纵韧带

椎体

椎间盘

隆椎（C7）

小脑延髓池

寰椎后结节

项韧带

棘上韧带

脊髓

蛛网膜下腔

**E. 颈椎磁共振图像**

正中矢状位，左侧面观，T2加权TSE序列（引自 Vahlensieck M，Reiser M. MRT des Bewegungsapparates. 2nd ed.Stuttgart：Thieme；2001）。

## 9.12 上颈椎韧带（寰枕关节和寰枢关节）

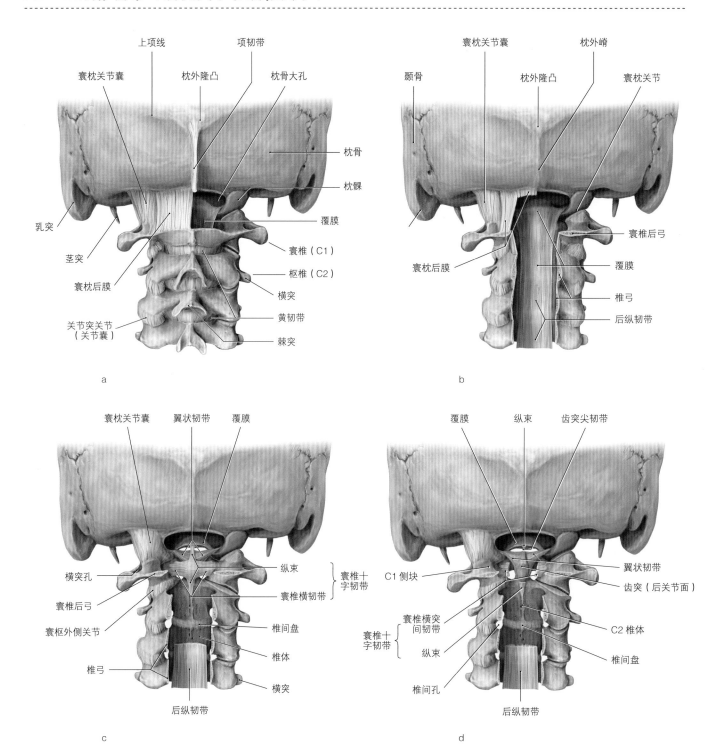

a

b

c

d

**A. 颅椎关节的韧带**

颅骨和上颈椎，后面观。

a. 寰枕后膜是位于寰椎和枕骨之间的"黄韧带"（见第 122 页）——从寰椎后弓延伸至枕骨大孔后缘。右侧的寰枕后膜已切除。

b. 打开椎管，移除脊髓，可见后纵韧带增宽形成覆膜，在颅椎关节水平构成椎管的前界。

c. 移除覆膜，可见寰椎的十字韧带。寰椎横韧带构成较厚的十字韧带水平部，纵束构成较薄的垂直部。

d. 部分切除寰椎横韧带和纵束，以显示成对的翼状韧带和不成对的齿突尖韧带。翼状韧带从齿突的外侧面伸展至相对的枕髁内侧面，齿突尖韧带连于齿突尖和枕骨大孔前缘之间。

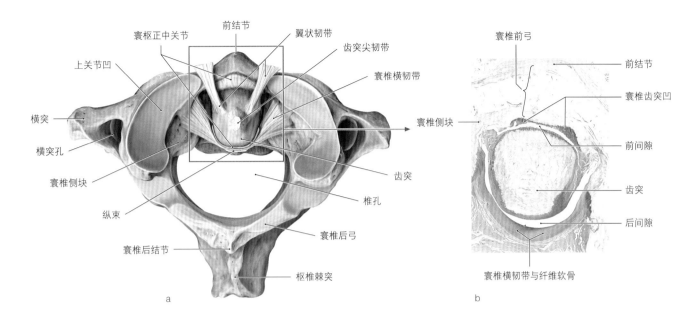

**B. 寰枢正中关节的韧带**

寰椎和枢椎，上面观（寰枢正中关节的齿突凹被关节囊覆盖）。

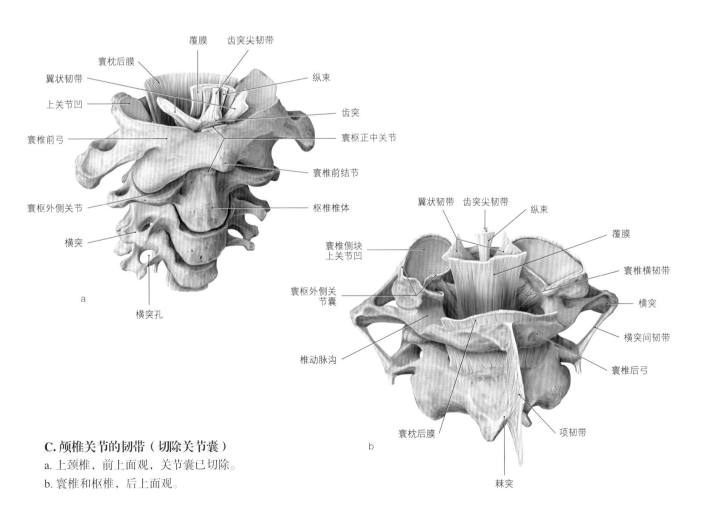

**C. 颅椎关节的韧带（切除关节囊）**

a. 上颈椎，前上面观，关节囊已切除。

b. 寰椎和枢椎，后上面观。

## 9.13 脊柱不同节段的椎间关节、运动节段和运动范围

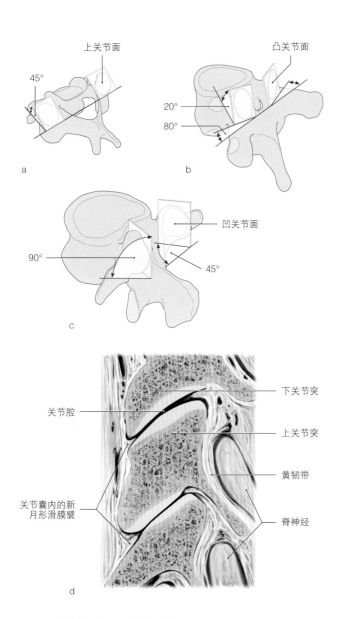

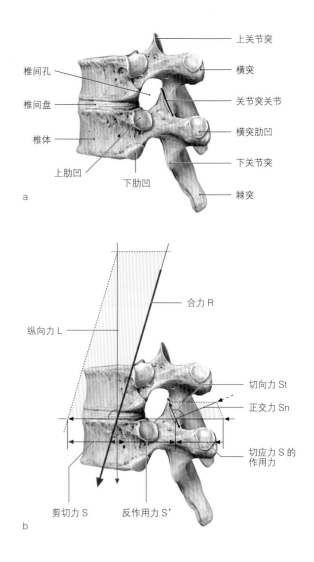

**A. 椎间关节（关节突关节）**

线条图从左后上方显示脊柱不同节段椎间关节关节面的位置：a. 颈椎，b. 胸椎，c. 腰椎。图 d 是第 3、4、5 颈椎小关节的矢状切面，外侧面观（根据 Kiel 大学解剖学标本绘制）。

成对的小关节是由椎弓的关节突构成的滑膜关节（见第 108 页）。其关节面称为平面，在脊柱的不同节段表现出与水平（和垂直）面不同程度的倾斜，因此，有特定的运动方向和运动范围（图 D 显示了脊柱不同节段的运动）。椎间关节的关节囊止于关节面的边缘，并且往往牢固附着于黄韧带（图 d）。颈椎的关节囊宽阔而松弛，但胸椎和腰椎的关节囊紧张。几乎所有的椎间关节都有新月形的滑膜襞，呈新月形突入关节间隙。滑膜襞血供丰富，主要由致密结缔组织构成，也含有少量疏松结缔组织，其主要功能是填充关节面周围的间隙（图 d）。

**B. 以两块胸椎图解说明一个运动节段的结构和载荷**

侧面观。运动节段是指相邻两个椎骨之间的关节和肌肉连结（图 a）。包括椎间盘、一对椎间关节（关节突关节）以及相关的韧带和肌肉（在此未绘出）。临床上，运动节段还包括穿经椎间孔的结构（神经和血管，见第 192 页和第 198 页）和椎管内的结构。脊柱共包括 25 个运动节段，构成独特的功能和形态单位。然而，由于这些单位的相互依赖性，脊柱局部的异常往往会影响其他节段。每个运动节段都承受某种外力（图 b）表示的载荷影响：向前的剪切力和向下的纵向力，两者作用的合力为 R。纵向力作用于椎体和椎间盘，剪切力主要被韧带和小关节吸收（反作用力 S'）。剪切力可以分解为正交力（Sn）和切向力（St）。因为切应力与小关节的关节面不垂直，关节面载荷的轴向正交力（Sn）小于初始的剪切力。韧带和背部固有肌可以阻止向上的切向力（St）引起的椎骨移位。

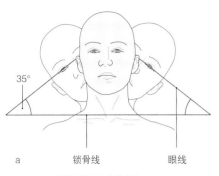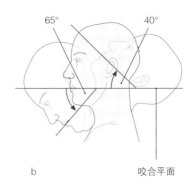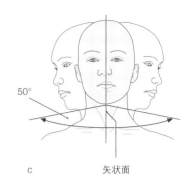

**C. 颈椎的运动范围**
a. 侧弯。b. 屈 / 伸。c. 旋转。

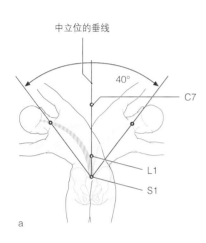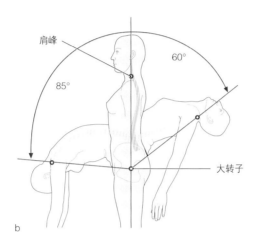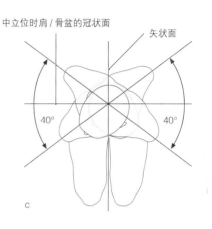

**D. 胸椎和腰椎的总运动范围**

a. 侧弯。b. 屈 / 伸。c. 旋转。

临床体检中，脊柱的功能检查是非常重要的。由于整个脊柱的运动范围是 25 个运动节段运动范围的总和，通常检查者只能发现影响单一节段的运动异常。例如，临床检查可以确切地发现影响特定脊柱节段的关节强直。检查者利用标准的参考线（例如锁骨线或者咬合平面）来判断脊柱的运动范围是正常还是减小。

**E. 不同脊柱节段的平均运动范围（°）**

| | 颈椎 | | | 胸椎 | 腰椎 | 颈椎 + 胸椎 + 腰椎 |
|---|---|---|---|---|---|---|
| | 寰枕关节 | 寰枢关节 | 全部颈椎 | | | |
| 屈 | 20 | — | 65 | 35 | 50 | 150 |
| 伸 | 10 | — | 40 | 25 | 35 | 100 |
| 侧弯* | 5 | — | 35 | 20 | 20 | 75 |
| 旋转* | — | 35 | 50 | 35 | 5 | 90 |

* 每侧。

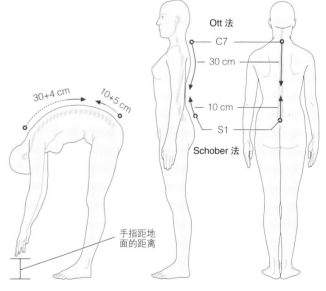

**F. Schober 和 Ott 法测量胸椎和腰椎前屈范围**

Schober 和 Ott 法检查时，患者直立，检查者标记 S1 的棘突，第二个标记点在此棘突上方 10 cm。让患者脊柱尽量前屈，两个皮肤标记点之间的距离大约会增加至 15（10+5）cm（腰椎的运动范围）。胸椎运动范围用 C7（隆椎）棘突及其下方 30 cm 的皮肤处两点之间的距离来确定。患者前屈时，两点间的距离增加约 4 cm。另外的方法是膝关节伸直，测量手指距地面的最小距离（finger-to-floor distance，FFD）。

## 9.14 颈椎的钩椎关节

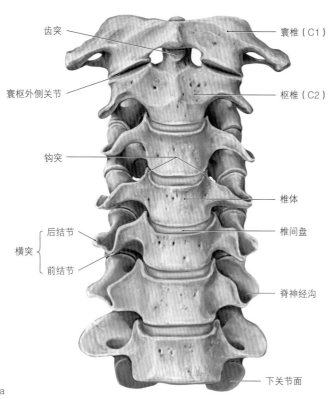

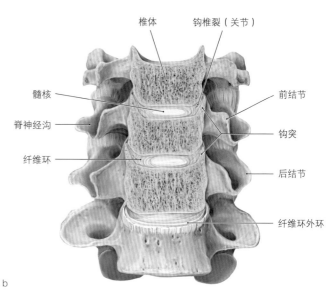

**A. 青年人的钩椎关节**

18 岁青年男性的钩椎关节，前面观。

a. 儿童期间，C3~C7 椎体的上终板两侧逐渐突出（钩突）。大约从 10 岁开始，钩突逐渐与其上位椎体下面倾斜的新月形唇缘靠近，在椎间盘外侧部形成了外侧裂（钩椎关节或钩椎裂，见图 b）。

b. C4~C7 椎体。为了清楚显示钩椎关节或裂，沿冠状面切开 C4~C6 椎体。钩椎关节外侧被结缔组织包绕，类似于关节囊，使其看起来像真正的关节腔。解剖学家 Hubert von Luschka 在 1858 年首次描述了椎间盘内的这些裂隙，称之为外侧半关节。他将其理解为增强颈椎前屈的主要机制，具有功能优势（根据 Kiel 大学解剖学标本馆的标本绘制）。

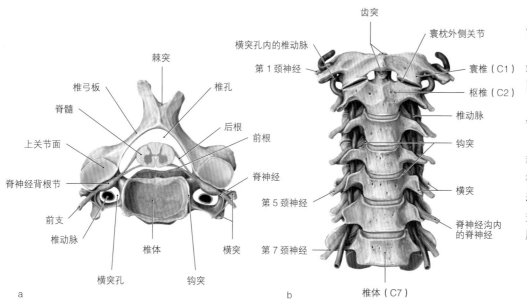

**B. 脊神经、椎动脉与椎体钩的局部解剖学关系**

a. 第 4 颈椎与脊髓、脊神经根、脊神经和椎动脉，上面观。

b. 颈椎与两侧椎动脉和脊神经根，前面观。

注：椎动脉穿横突孔的行程与脊神经在椎间孔水平的行程。两者在近侧毗邻而行，动脉和神经都有可能受钩椎关节炎形成的骨赘（骨刺）压迫（见 D）。

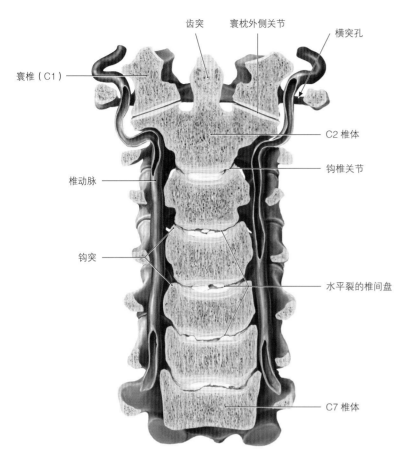

**C. 颈椎退行性变（钩椎关节病）**

35 岁男性的经颈神经冠状切面，前面观。注意观察椎动脉在椎体两侧的走行。

大约在 10 岁左右，钩椎关节开始发育，椎间盘开始出现裂隙。随年龄增长，裂隙逐渐向椎间盘中央发展，最终，形成完整的横向裂隙，将椎间盘分成厚度大致相同的两层。这个结果是以椎间盘变平为标志进行性退变所致，会导致运动节段不稳定（根据 Kiel 大学解剖学标本馆的标本绘制）。

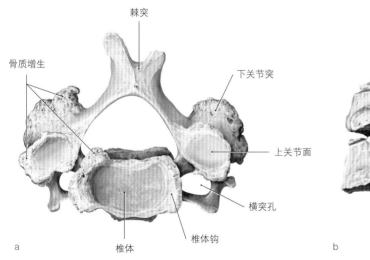

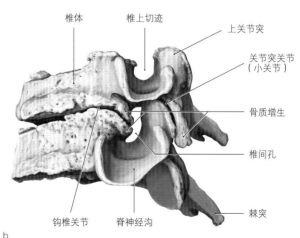

**D. 严重的颈椎钩椎关节病**

a. 第 4 颈椎，上面观。

b. 第 4 和第 5 颈椎，侧面观（根据 Kiel 大学解剖学标本馆的标本绘制）。

与其他关节相比，钩椎关节发生退行性变包括生成骨赘（发生在椎体称为骨质增生）。新生成的骨将承受的压力分布到周围更大的范围，降低对关节的压力。随着相应运动节段进行性失稳，小关节发生骨关节炎改变并生成骨赘。由于与椎间孔和椎动脉关系密切，钩椎关节的骨赘有重要的临床意义（钩椎关节病）。而已导致进行性椎间孔狭窄，压迫脊神经，椎动脉也往往受累（见 C）。同时，这个过程也会使椎管自身显著变窄（椎管狭窄）。

## 9.15 腰椎断层解剖

### A. 脊柱下段正中矢状切面

左侧面观。

注：大多数人的脊髓末端，即脊髓圆锥平对第 1 腰椎，也有少数人平对第 2 腰椎。胚胎发育 12 周前的脊髓与椎管几乎等长，所以每个脊髓节段及其对应的脊神经与其同序数的椎骨相邻。随着胚胎发育，脊柱生长的速度快于脊髓，脊髓圆锥逐渐向上迁移。出生时已经平对第 3 腰椎，直到 10 岁左右才停止上移。由于脊髓和脊柱生长速度不一致，脊神经根从脊髓节段发出后斜行向下，到达相应的椎间孔。脊髓下段发出的脊神经根统称为马尾（"马的尾巴"）。由于包裹脊髓表面的被膜（脊膜）延伸至骶管（腰池），因此在脊髓圆锥以下进针，进入蛛网膜下隙抽取脑脊液不会损伤脊髓（腰椎穿刺）。此部位也可用于腰麻以阻断盆部和下肢脊神经根的传入纤维（镇痛）和传出纤维（麻痹肌肉）。

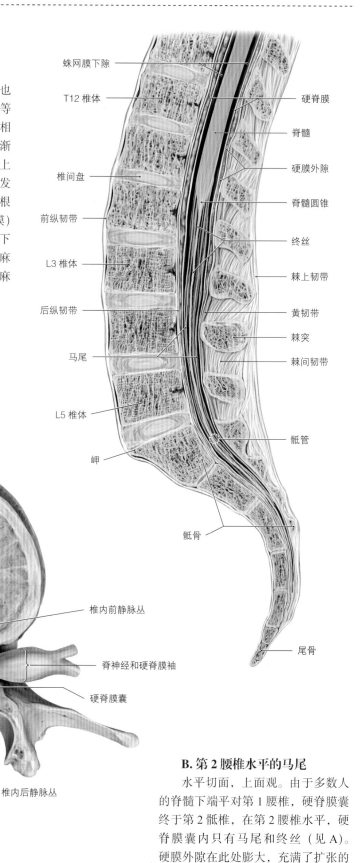

蛛网膜下隙
T12 椎体
椎间盘
前纵韧带
L3 椎体
后纵韧带
马尾
L5 椎体
岬
骶骨

硬脊膜
脊髓
硬膜外隙
脊髓圆锥
终丝
棘上韧带
黄韧带
棘突
棘间韧带
骶管
尾骨

后纵韧带
硬脊膜
马尾
硬膜外隙及脂肪组织和静脉丛
黄韧带

椎内前静脉丛
脊神经和硬脊膜袖
硬脊膜囊
椎内后静脉丛

### B. 第 2 腰椎水平的马尾

水平切面，上面观。由于多数人的脊髓下端平对第 1 腰椎，硬脊膜囊终于第 2 骶椎，在第 2 腰椎水平，硬脊膜囊内只有马尾和终丝（见 A）。硬膜外隙在此处膨大，充满了扩张的静脉丛和脂肪组织。

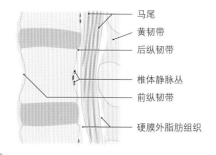

马尾
黄韧带
后纵韧带
椎体静脉丛
前纵韧带
硬膜外脂肪组织

a

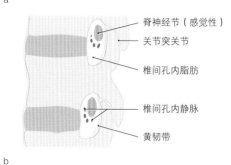

脊神经节（感觉性）
关节突关节
椎间孔内脂肪
椎间孔内静脉
黄韧带

b

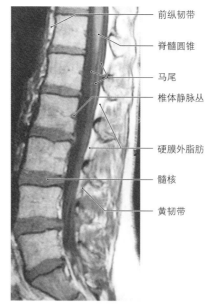

前纵韧带
脊髓圆锥
马尾
椎体静脉丛
硬膜外脂肪
髓核
黄韧带

c

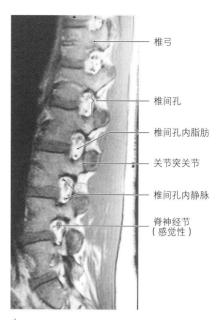

椎弓
椎间孔
椎间孔内脂肪
关节突关节
椎间孔内静脉
脊神经节（感觉性）

d

**C. 正常腰椎的 MRI：矢状切面和水平切面（引自 Vahlensieck M，Reiser M. MRT des Bewegungsapparates. 3rd ed. Stuttgart：Thieme；2006）**

a、b. 正中和旁矢状切面可见的结构。

c、d. 腰椎正中和旁矢状切面 T1 加权 SE 序列。

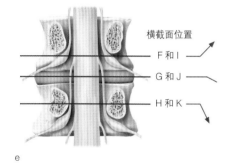

横截面位置
F 和 I
G 和 J
H 和 K

e

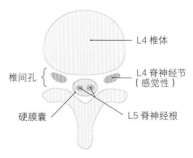

L4 椎体
椎间孔
L4 脊神经节（感觉性）
硬膜囊
L5 脊神经根

f

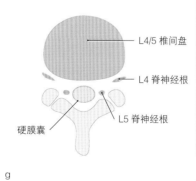

L4/5 椎间盘
L4 脊神经根
硬膜囊
L5 脊神经根

g

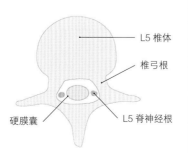

L5 椎体
椎弓根
硬膜囊
L5 脊神经根

h

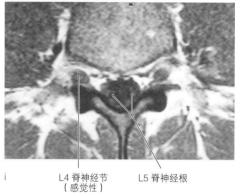

i

L4 脊神经节（感觉性）　　L5 脊神经根

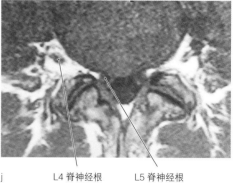

j

L4 脊神经根　　L5 脊神经根

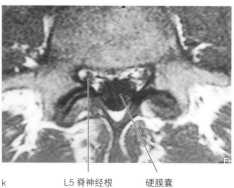

k

L5 脊神经根　　硬膜囊

e. L4~L5 运动节段，切除椎弓，后面观；横断面的位置。

f. 椎间盘上平面。

g. L4~L5 椎间盘平面。

h. 椎间盘下平面。

在图 f 和 g 中，可见椎间孔，在图 h 中可见椎弓根。

i~k. L4~L5 运动节段相应水平面的 T1 加权 SE 序列。

注：硬脊神经根与硬膜囊的位置关系。脊神经根在硬膜囊内伸展至椎间孔，因此脊神经根和脊神经节都完全浸泡在脑脊液中（见 B）。

## 9.16 腰椎退行性变

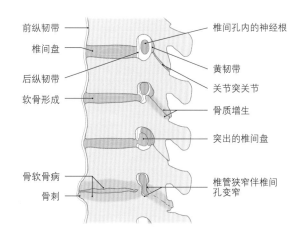

**A. 脊柱退行性变总览**

　　脊柱退行性变是常见的疾病之一。发病率与年龄相关，30 岁之后发病率急剧升高。最常累及椎间盘、相邻的骨性终板、椎骨和参与运动节段的韧带。

　　椎间盘退变和椎间盘突出：随着髓核水分的减少（与水的结合能力下降——典型的衰老的症状），椎间盘间隙逐渐变窄，受累的运动节段愈来愈不稳定。椎间盘局部力学载荷增加则导致纤维环磨损和破裂（软骨化），最终发生椎间盘突出症（突出或者脱垂，见 D）。

　　腰椎管狭窄：与四肢关节的骨性关节炎一样，身体试图通过反应性的骨改变来对抗椎间盘的退变（见第 48 页）。椎体的边缘形成凸起（骨赘＝骨质增生），这是为了扩大力的传导面积，从而减轻相应椎间关节的载荷和稳定运动节段，同时会导致终板硬化（骨软骨病）。椎骨的小关节也会发生类似的变化（骨质增生）。椎管和椎间孔的进行性狭窄导致退行性腰椎管狭窄（见 B）。随后，相邻椎体的边缘凸起并相互靠近，直至最终接触形成骨桥，造成运动节段骨化（"骨桥形成"，见图 Cc）。脊柱运动能力渐进性的降低往往可以减少不适感。椎间盘突出已不可能，这也是老年人不会发生椎间盘突出的原因。

　　椎体骨折和变形：老年人椎体往往是最脆弱的。严重的骨质疏松症或者溶骨性骨代谢伴随骨质稳定性丧失，可导致椎体骨折及变形。最初的症状是局部疼痛，如果神经根同时受压迫，疼痛范围会扩大。

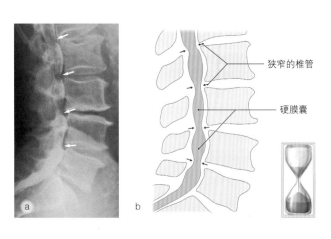

**B. 退行性腰椎管狭窄**

　　腰椎管狭窄的症状是相应运动节段的向心性椎管缩窄。它是在先天性狭窄和（或）获得性退行性变的基础上发展而来，例如，后部骨质增生和椎间关节变形（脊椎关节病）。韧带增生虽然少见，但也会造成椎管狭窄，尤其是后纵韧带和黄韧带。典型的症状包括载荷依赖性的腰部和下肢神经性疼痛。这是由于长时间步行或者站立引起的，只能通过身体辅助支撑（例如把自己架起来）和后突腰椎（站立时上半身前屈）来缓解。疼痛、感觉障碍和肌麻痹会导致行走距离严重下降（脊椎性跛行）。一般根据 MRI 和（或）腰椎造影的侧位片诊断（图 a）。

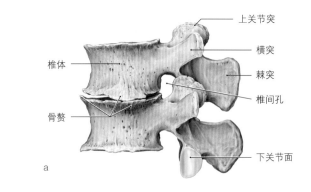

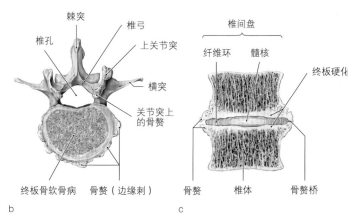

**C. 腰椎间盘突出。**

　　a. 后外侧突出，上面观。

　　b. 后方突出，上面观。

　　c. 后外侧突出，后面观（切除椎弓，以显示腰椎硬膜囊和相应的脊神经根）。

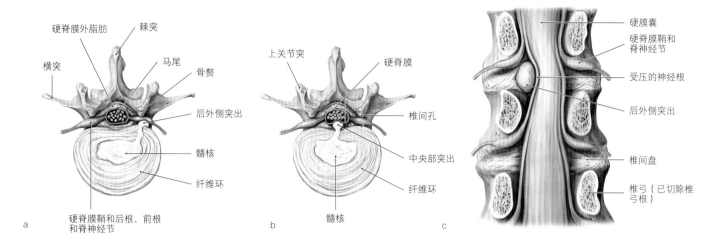

**D. 腰椎间盘突出**

a. 后外侧突出，上面观。

b. 后方突出，上面观。

c. 后外侧突出，后面观（切除椎弓，以显示腰椎硬脊膜囊和相应的脊神经根）。

老年人椎间盘不仅变薄（由于髓核失水，见 A），也容易移位，同时椎间盘的保护层纤维环的耐受能力也降低，开始出现

撕裂和磨损。凝胶样的髓核组织开始突向纤维环的薄弱部位（椎间盘突出）。椎间盘如果持续受到牵拉引起撕裂，就会突出（椎间盘脱出）压迫椎间孔的内容物。如果部分椎间盘向前移位与椎间盘的其他部分发生脱离时可形成死骨。椎间盘向后外侧突出一般会压迫其下方的脊神经根（见 C），导致受压脊神经平面以下皮区和相应的肌疼痛和麻痹（见 E）。

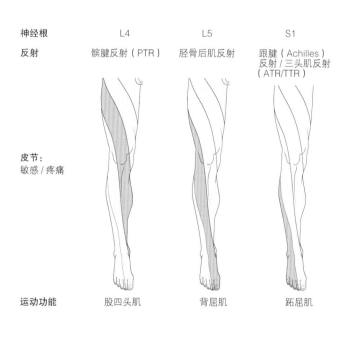

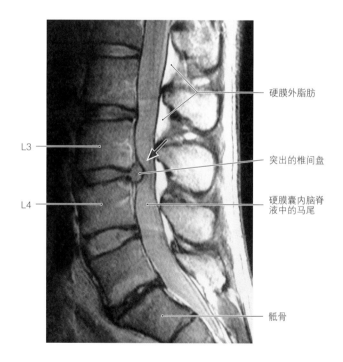

**E. 腰椎间盘突出（L4、L5 和 S1）致神经根压迫综合征引起的神经功能障碍示意图**

有 90% 以上的腰椎间盘突出会影响 L5 和 S1 神经根。患者主诉受累皮肤疼痛，相应皮节感觉缺失，以及受压神经根支配肌肉无力或者麻痹。患者感受到的脊神经根压迫症状的严重程度依次为疼痛、感觉缺失和瘫痪。原因通常是由于受累神经根的本体感受性反射减弱或者异常所引起。

**F. 腰椎间盘向后突出**

T2 加权 MRI 图像，腰椎正中矢状位，左侧面观（引自 Vahlensieck M，Reiser M. MRT des Bewegungsapparates. 2nd ed. Stuttgart：Thieme；2001）。图中显示 L3~L4 水平的椎间盘（红色箭头）明显向后突出（后纵韧带型突出）。此水平的硬膜囊受压深度凹陷（见图 Db）。

# 9.17 胸部骨骼

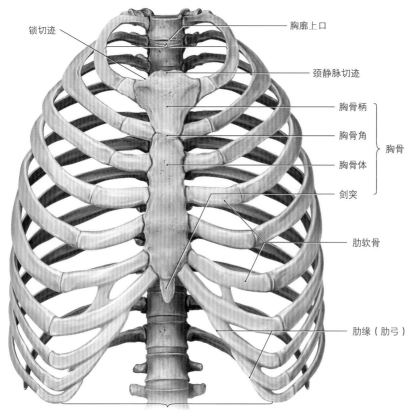

锁切迹

胸廓上口

颈静脉切迹

胸骨柄

胸骨角

胸骨体 } 胸骨

剑突

肋软骨

肋缘（肋弓）

胸廓下口

a

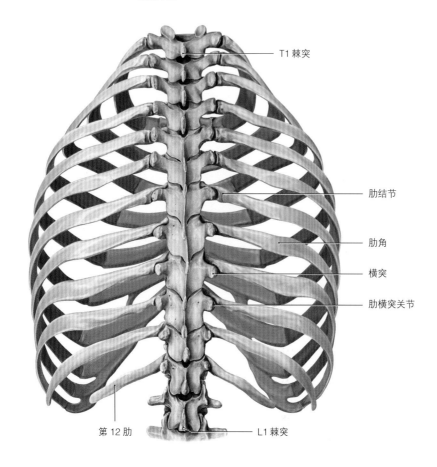

T1 棘突

肋结节

肋角

横突

肋横突关节

第12肋

L1 棘突

b

## A. 胸部骨骼

a. 前面观。b. 后面观。

胸部骨骼（胸廓和胸）由脊柱、12 对肋和胸骨构成。上述结构借韧带、关节和软骨结合连接，可以运动。由肋间肌提供胸部的张力。胸廓围成胸腔，有一个上口（入口）和一个下口（出口）。胸廓外形依年龄和性别有较大的变化。婴儿的肋倾斜较小，接近水平位。随着年龄增加，肋逐渐向下倾斜，胸廓前后变扁平。这与胸廓出口相对变小有关。通常，女性胸廓较男性窄且短。从功能角度来看，胸部骨骼及附于胸壁的肌性结构形成了一个坚固稳定的封闭腔，允许正常呼吸所必需的小幅度运动。胸部严重创伤的患者中表现很明显，例如由于钝挫伤造成的多发肋骨骨折，胸壁的不稳定性导致了反常呼吸：受伤侧的肋在吸气时凹陷，呼气时外移。这是摆动呼吸效应的结果：空气在两肺之间流动，导致无效腔通气量增加，肺泡换气量降低和呼吸衰竭。因此，患者通常需要气管插管。

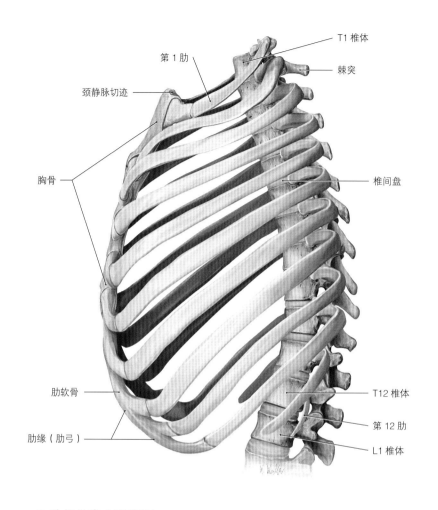

第 1 肋
颈静脉切迹
胸骨
肋软骨
肋缘（肋弓）

T1 椎体
棘突
椎间盘
T12 椎体
第 12 肋
L1 椎体

**B. 胸部骨骼（侧面观）**

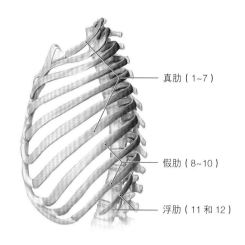

真肋（1~7）
假肋（8~10）
浮肋（11 和 12）

**C. 真肋、假肋和浮肋**

　　侧面观。12 对肋的每一根都是两侧对称的，但是肋的形状在不同水平存在差异。前 7 对肋称为真肋，通常向前与胸骨相连。其余的 5 对称为假肋，第 8、9、10 对肋借肋软骨连于其上位肋软骨，形成肋缘（肋弓）(见图 Aa)。最后两对"假肋"称为浮肋，前端通常游离于腹外侧壁的肌肉中。

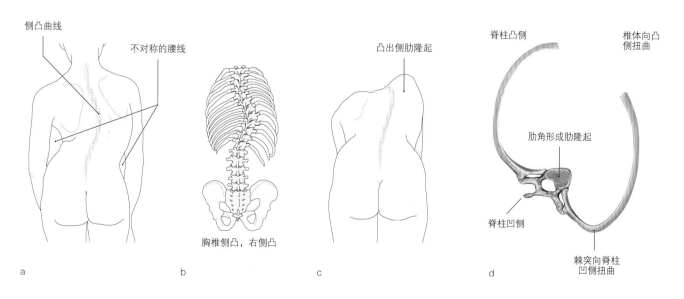

侧凸曲线
不对称的腰线
凸出侧肋隆起
脊柱凸侧
椎体向凸侧扭曲
肋角形成肋隆起
脊柱凹侧
棘突向脊柱凹侧扭曲

胸椎侧凸，右侧凸

a　　　　　　b　　　　　　c　　　　　　d

**D. 脊柱侧弯（脊柱侧凸）**

　　a、b. 后面观。脊柱侧凸通常发生在脊柱 T8~T9 椎骨水平凸向右侧（图 b），表现为直立时呈典型的姿态性畸形（图 a）。

c、d. 脊椎右侧凸的患者向前屈时，凸出侧会出现典型的肋隆起（图 c）。这是由于椎体扭转造成邻近的肋位置异常所致（图 d，上面观）。

## 9.18 胸骨和肋

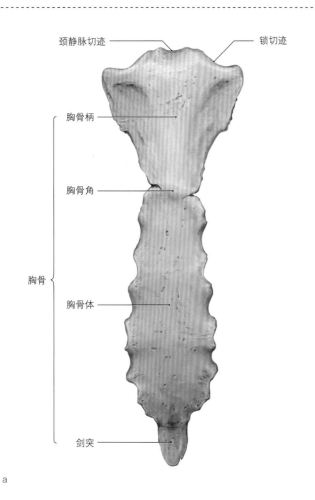

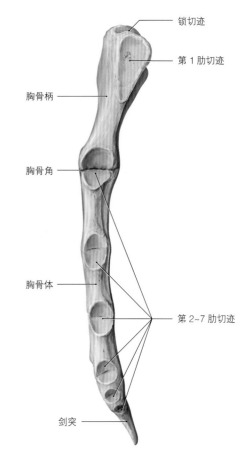

a

b

### A. 胸骨

a. 前面观。

b. 侧面观。

胸骨属扁骨，微向前凸，其侧缘有多个切迹（肋切迹）。成人的胸骨分为三部分：

- 胸骨柄。
- 胸骨体。
- 剑突。

青少年和成年人的胸骨柄、胸骨体和剑突借软骨板相连（柄胸结合和剑胸结合），随着年龄增加逐渐骨化。此处描述的为成年人完全骨化的形态。通过体表可以清晰触及胸骨上缘的凹陷（颈静脉切迹），是颈静脉窝的下缘。颈静脉切迹的两侧各有一个凹陷（锁切迹），与锁骨内侧端关节。锁切迹下方紧邻一浅凹（第 1 肋切迹），与第 1 肋关节。在胸骨柄和胸骨体交界处有关节面与第 2 肋关节（第 2 肋切迹）。此处，胸骨柄通常微向后倾，与胸骨体形成夹角（胸骨角）。胸骨体的外侧缘还有与第 3~7 肋软骨构成关节的切迹，第 6 肋切迹紧邻第 7 肋切迹。剑突不与肋相连，且形态多变，有时裂成两半且有孔。通常成年后剑突仍为软骨。

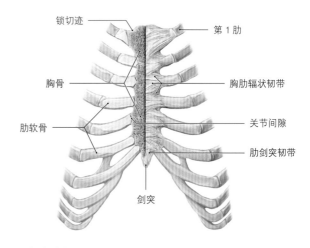

### B. 胸肋关节

前面观（胸骨前面右侧半切开以显示胸肋关节）。上 7 位肋软骨与胸骨肋切迹的连接一部分是软骨结合，一部分是滑膜关节。一般而言，仅第 2~5 肋有关节间隙，第 1、6 和 7 肋通过软骨结合与胸骨相连。无论是滑膜关节还是骨结合，韧带都（胸肋辐状韧带）从肋软骨膜呈放射状走行至胸骨前面，与骨膜交织形成致密的纤维膜（胸骨膜）。第 2 肋通常是可触及的最上方的肋。

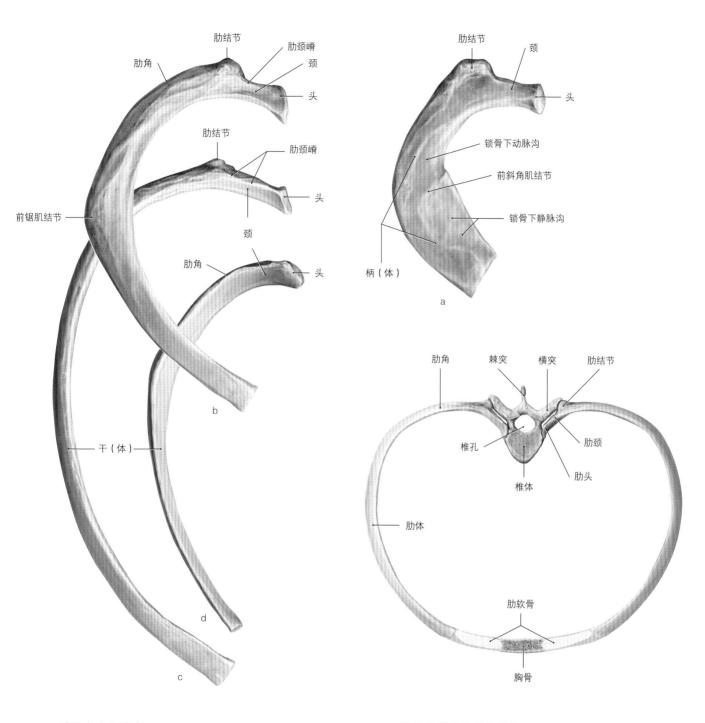

**C. 肋的大小和形态**

　　a. 第 1 肋。b. 第 2 肋。c. 第 5 肋。d. 第 11 肋（均为右肋，上面观）。

　　肋颈连于肋头和肋结节之间。除第 1 肋外，肋颈上缘锐利（肋颈嵴）。肋结节外移行为肋骨干（体），向前弯曲形成肋角。第 2~12 肋体特别表现出不规则的曲度（在面和缘上），并且沿着长轴扭曲。因为扭曲，肋的外侧面向下朝向椎骨端，前端略向上。通常第 1 和 12 肋最短，而第 7 肋最长。第 1~7 肋的肋软骨逐渐变长，第 8 肋之后变短。除了第 1 肋、第 11 肋和第 12 肋，每个肋下缘有一条浅沟（肋沟）起着保护肋间血管和神经的作用（见第 175 页和第 207 页）。

**D. 肋的节段和胸段的结构**

　　第 6 对肋，上面观。每个肋包括骨性部分（肋骨）和软骨性部分（肋软骨）。从椎骨端开始，肋骨包括以下几段：

- 肋头。
- 肋颈。
- 肋结节。
- 干（体），包括肋角。

## 9.19 肋椎关节和胸廓的运动

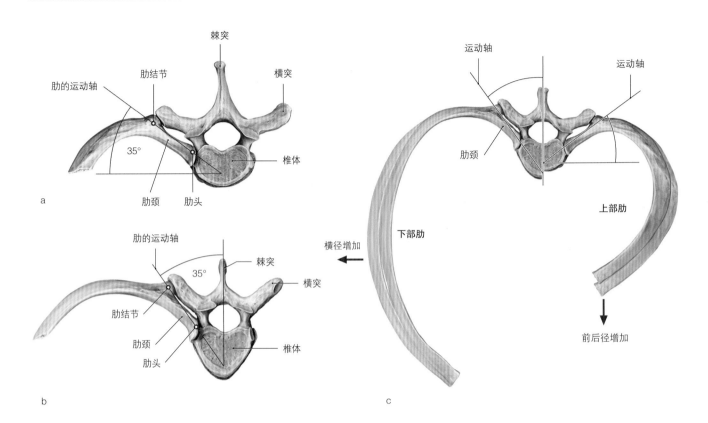

### A. 肋椎关节和肋的运动轴（引自 Kapandji）

上面观。

a. 上部肋的运动。

b. 下部肋的运动。

c. 肋的运动方向（肋椎关节，见 C）。

肋的运动轴与肋颈平行。上部肋的轴接近冠状面（图 a），下部肋的轴接近矢状面（图 b）。因此，上部肋远离胸廓，主要改变是胸廓的前后径增加，下部肋则是胸廓横径增加（见 B）。

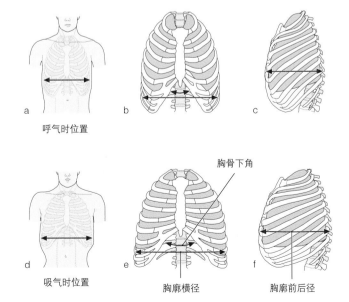

### B. 肋或胸式呼吸（胸肋呼吸）过程胸廓的运动

呼吸（通气）通过胸廓体积的变化来实现。吸气所必需的胸廓体积增加可以通过两种方式实现：

（1）降低膈肌（肋膈呼吸或腹式呼吸，见第 162 页）。

（2）提肋（胸肋呼吸，也称为肋式或者胸式呼吸）。

平静时几乎完全是腹式呼吸，在体力活动中，通过肋间肌和辅助的呼吸肌完成的胸式呼吸来增强呼吸。示意图显示了胸式或肋式呼吸时胸廓体积的变化：胸廓在冠状面和矢状面体积增加和减少。图 a~c 是呼气终末，胸廓前后径和横径减小，图 d~f 是吸气终末直径增加。

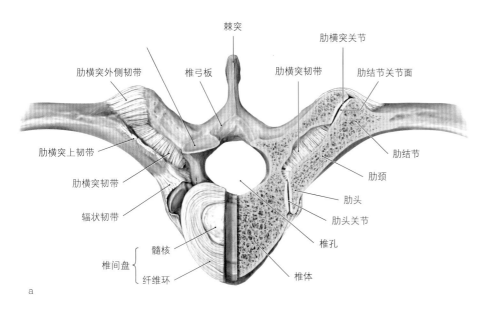

a

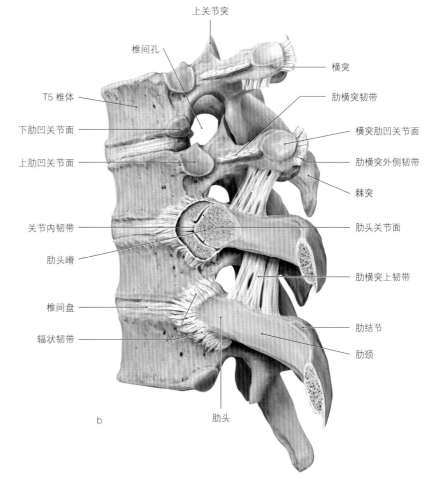

b

### C. 肋椎关节的韧带

肋椎关节是肋与椎骨构成的关节，有两种：肋头关节和肋横突关节。虽然这两种关节形态不同，但其功能上是相互联系的。

a. 第 8 肋与第 8 胸椎的关节，上面观（水平切开左侧肋头关节与肋横突关节）。

b. 第 5~8 胸椎和相连的肋（第 7 和 8 肋），左侧面观（水平切开第 7 肋头关节）。

肋头关节：该关节有两个关节面。

(1) 肋头关节面。

(2) 椎体的肋面。

第 2~10 肋肋头的关节面（称为肋头嵴）与相邻上、下两位椎体的肋凹及其间的椎间盘构成关节。关节内韧带张于肋头嵴和椎间盘之间，把第 2~10 肋头关节的关节腔分为两部分。相反的，第 1、11 和 12 肋头只与一个椎体构成关节（见 A 和第 112 页）。在所有的肋头关节中，关节囊都有辐状韧带加强。

肋横突关节：第 1~10 肋横突关节由肋结节关节面与相应胸椎的横突肋凹构成，第 11 和 12 肋没有肋横突关节，因为相应胸椎横突没有关节面（见 A 和第 112 页）。有 3 条韧带稳定肋横突关节，同时也加强其关节囊。

(1) 肋横突外侧韧带（位于横突尖

端与肋结节之间）。

(2) 肋横突韧带（位于肋颈和横突之间）。

(3) 肋横突上韧带（位于肋颈和其上位胸椎横突之间）。

## 9.20 骨盆

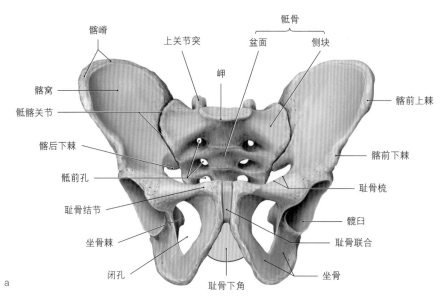

a

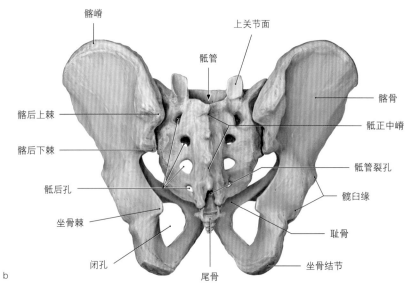

b

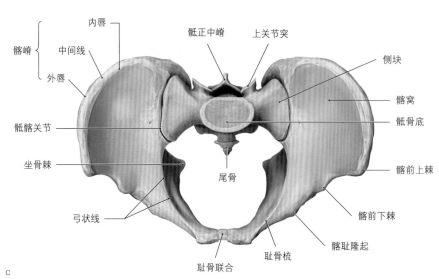

c

**A. 男性骨盆**

a. 前面观。

b. 后面观。

c. 上面观。

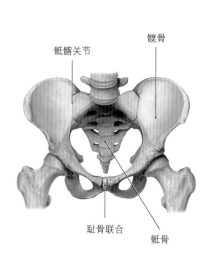

**B. 骨盆带和骨盆环**

　　前上面观。骨盆带包括两块髋骨。骶髂关节和软骨性质的耻骨联合连接骨盆带的骨性部分与骶骨，构成了稳定的环状结构，称为骨盆环（图中阴影部分）。骨盆环活动性很低，因为骨盆环的稳定性是保证躯干重量能够传递到下肢的重要前提。

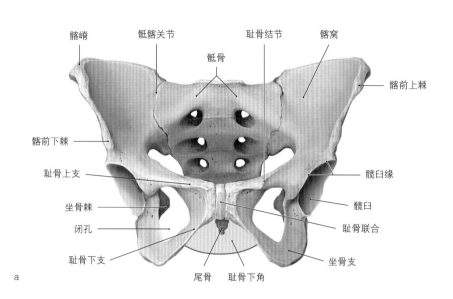

a

髂嵴　骶髂关节　耻骨结节　髂窝
骶骨
髂前上棘
髂前下棘
耻骨上支
髋臼缘
坐骨棘　髋臼
闭孔　耻骨联合
耻骨下支　坐骨支
尾骨　耻骨下角

### C. 女性骨盆

a. 前面观。
b. 后面观。
c. 上面观。

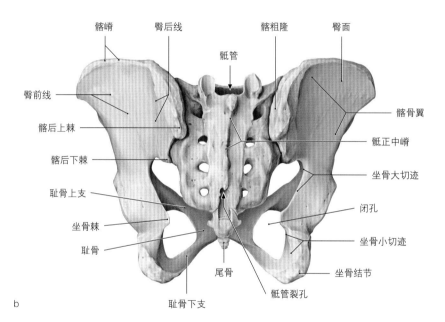

b

髂嵴　臀后线　髂粗隆　臀面
骶管
臀前线
髂后上棘
髂后下棘
髂骨翼
耻骨上支
骶正中嵴
坐骨棘　坐骨大切迹
耻骨
闭孔
尾骨　坐骨小切迹
骶管裂孔　坐骨结节
耻骨下支

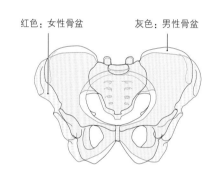

红色：女性骨盆　　　灰色：男性骨盆

### D. 骨盆的性别特征

前上面观。为了显示骨盆的性别差异，叠放了男性和女性的骨盆。通过比较发现，女性骨盆较大而宽，男性骨盆较高、窄且厚。女性骨盆入口大，几乎呈卵圆形，而男性骶骨岬的投影更大（图 Cc）。性别差异还体现在耻骨弓的角度上。耻骨弓由耻骨下支构成，男性的是锐角（70°），女性的明显较大（几乎 90°～100°）。因此，这个夹角被称为耻骨下角（见 D 和第 143 页）。骶骨也存在性别差异。女性的在第 3 和第 4 骶椎之间弯曲呈角（见第 116 页），而男性骶骨的曲度较平滑。

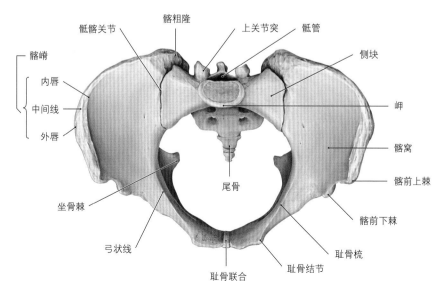

c

骶髂关节　髂粗隆　上关节突　骶管
侧块
髂嵴
内唇
中间线
岬
外唇
髂窝
髂前上棘
坐骨棘　髂前下棘
尾骨
弓状线
耻骨梳
耻骨联合　耻骨结节

## 9.21 骨盆的韧带和测量

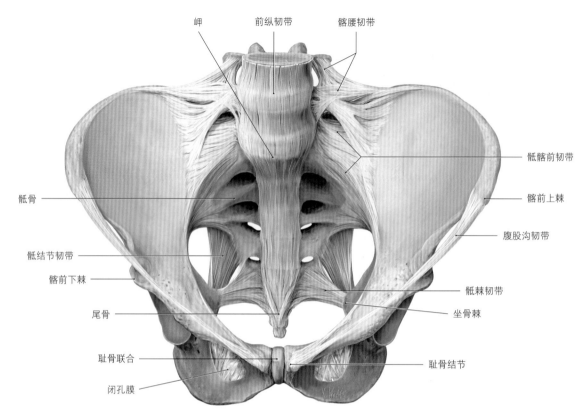

岬　前纵韧带　髂腰韧带

骶髂前韧带

髂前上棘

腹股沟韧带

骶骨

骶结节韧带

髂前下棘

尾骨

骶棘韧带

坐骨棘

耻骨联合

闭孔膜

耻骨结节

a

髂嵴　L4 棘突　髂腰韧带

髂骨（臀面）

骶髂骨间韧带

骶髂后韧带

坐骨大孔

骶棘韧带

坐骨棘

坐骨小孔

尾骨

闭孔膜

骶结节韧带

坐骨结节

b

**A. 男性骨盆的韧带**

a. 前上面观。

b. 后面观。

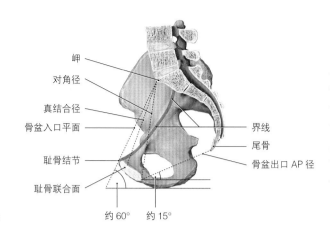

a

岬
对角径
真结合径
骨盆入口平面
耻骨结节
耻骨联合面
界线
尾骨
骨盆出口 AP 径
约 60°  约 15°

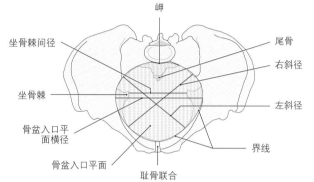

b

岬
坐骨棘间径
坐骨棘
骨盆入口平面横径
骨盆入口平面
尾骨
右斜径
左斜径
界线
耻骨联合

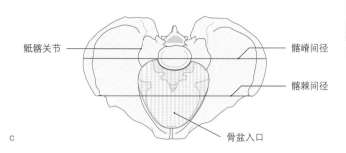

c

骶髂关节
髂嵴间径
髂棘间径
骨盆入口

## B. 骨盆内、外径的测量

a. 女性骨盆右侧半，内面观。

b. 女性骨盆，上面观。

c. 男性骨盆，上面观。

图 a 中红线标记界线。图 b 和图 c 中用彩色阴影标记骨盆入口。

## C. 骨盆内、外径测量，界线和骨盆入口平面

骨盆内、外径测量直接或间接提供了小骨盆骨性边界的大小和形态的信息。由于小骨盆是胎儿娩出的通道，骨盆内、外径的尺寸在产科中有特殊的实际意义，可以帮助确定骨盆腔是否够宽，是否允许经阴道分娩。骨盆入口的真结合径（产科结合径）是小骨盆前后径最短的部位，所以其测量特别重要。骨盆测量法是测量骨盆尺寸的一种办法，利用这种办法可以在产前评估自然分娩的可能性。通常，经阴道超声可以完成测量。一些骨盆径，如对角径，可以通过双合诊精确测量。

| 女性骨盆内径测量（见图 Ba 和 Bb） |
| --- |
| • 真结合径 =11 cm（骶岬到耻骨联合后缘的距离） |
| • 对角径 =12.5~13 cm（骶岬到耻骨联合下缘的距离） |
| • 骨盆出口前后径（AP 径）=9（+2）cm（耻骨联合下缘到尾骨尖的距离） |
| • 骨盆入口平面横径 =13 cm（两侧界线间的最大距离） |
| • 坐骨棘间径 =11 cm（坐骨棘间的距离） |
| • 左右斜径 =12 cm（骶髂关节界线平面到对侧髂耻隆起的距离） |
| 男性骨盆外径测量（见图 Bc） |
| • 髂嵴间径 =25~26 cm（双侧髂前上棘间的距离） |
| • 髂嵴间径 =28~29 cm（冠状面上左右两侧髂嵴间的最大距离） |
| • 外结合径 =20~21 cm（耻骨联合上缘到 L5 棘突的距离） |
| 界线（见图 B） |
| 大小骨盆之间的分界，由耻骨联合、耻骨嵴、耻骨梳、弓状线和骶岬围成 |
| 骨盆入口平面（见图 Bb 和 Bc） |
| 在界线的平面穿过骨盆入口的平面，下方为小骨盆 |

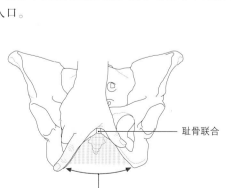

a

耻骨联合
耻骨下角（90°~100°）

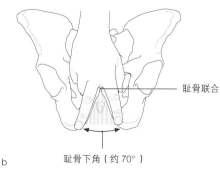

b

耻骨联合
耻骨下角（约 70°）

## D. 耻骨下角

前面观。

a. 女性骨盆。

b. 男性骨盆。

## 9.22 骶髂关节

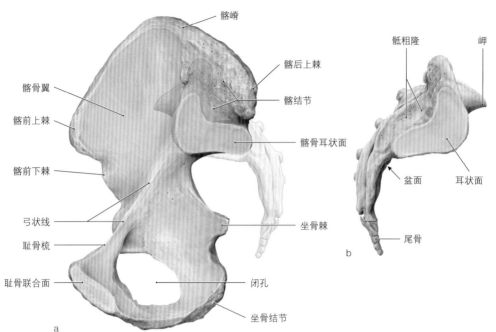

髂嵴
髂后上棘
髂结节
髂骨翼
髂前上棘
髂前下棘
弓状线
耻骨梳
耻骨联合面
髂骨耳状面
坐骨棘
闭孔
坐骨结节

a

骶粗隆
岬
盆面
耳状面
尾骨

b

**A. 骶髂关节的关节面**

a. 髂骨耳状面，右侧髂骨，内面观（骶骨做透明化处理）。

b. 骶骨耳状面，右侧面观。

骶骨和髂骨的耳状关节面（耳状面）构成骶髂关节。髂骨耳状面中央稍凹陷，骶骨关节面对应处有交错互补的隆起。两个耳状面的形态和大小较其他关节有更大的个体差异。它们覆盖的软骨通常是不规则的，骶骨关节软骨的厚度约为髂骨的两倍。

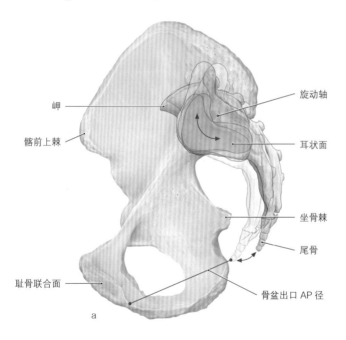

岬
髂前上棘
耻骨联合面

a

旋动轴
耳状面
坐骨棘
尾骨
骨盆出口 AP 径

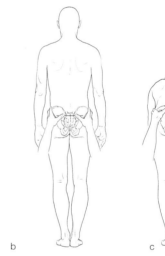
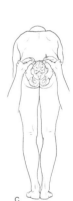

b

c

**B. 骶髂关节的运动和交锁（超前现象）**

骶髂关节的运动受到严格限制（见 C）。但是，其运动范围因个体和性别而存在差异。这一特点具有实际意义，例如在分娩过程中，它会影响骨盆环的宽度。可以允许很少的旋转和平移运动发生。在旋转运动（＝旋动或倾斜运动，图 a）期间，骶骨围绕骶髂骨间韧带区的轴旋转。如果向前旋转，岬向前下方移动，尾骨向后上方移动：骨盆出口的前后径变大。如果向后旋转，则骨盆入口水平的矢状径增大：盆腔出口前后径变小。

楔形骶骨在运动损伤（严重拦截跳跃等）后，骶髂关节的运动丧失（骶髂关节交锁）。通过所谓的超前现象（图 b 和图 c）

可以看到这一点。通过站立屈曲测试显示。患者背对检查者站立，两脚分开与髋部同宽。检查者坐在患者身后的凳子上，同时用两个拇指触诊两个髂后上棘（见图 b）。嘱患者伸直膝关节，并慢慢向前倾斜上半身（见图 c）。同时，检查者观察在髂后上棘上的两个拇指在向头侧和腹侧移动的程度是否相同。如果骶髂关节运动正常，骶骨相对于两侧髂骨的章动是一致的，那么检查者的两个拇指（以及患者的两侧髂后上棘）在躯干屈伸后的高度与开始时的高度相同。如果骶髂关节一侧受阻，则与另一侧相比，受累侧的髂嵴与骶骨被向上牵拉，"向前跑"（受累侧为阳性超前现象）。骶髂关节交锁会导致关节囊受到强烈拉伸，在几乎所有人体运动中表现出剧烈疼痛。但是，骶髂关节的疼痛也可能是慢性的炎性或退行性疾病（强直性脊柱炎、关节病等）和韧带无力（见 C）引起。由于怀孕和激素引起的韧带无力或松弛会导致骶髂关节过度活动，并因此产生疼痛。

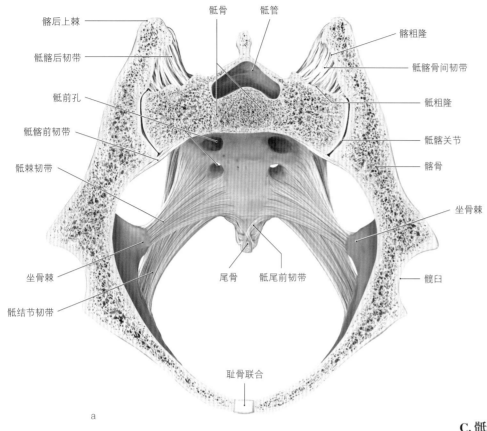

髂后上棘

骶骨

骶管

髂粗隆

骶髂后韧带

骶髂骨间韧带

骶前孔

骶粗隆

骶髂前韧带

骶髂关节

骶棘韧带

髂骨

坐骨棘

坐骨棘

尾骨　骶尾前韧带

髋臼

骶结节韧带

耻骨联合

a

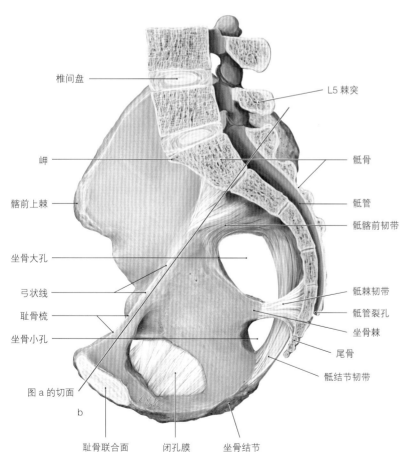

椎间盘

L5 棘突

岬

骶骨

髂前上棘

骶管

骶髂前韧带

坐骨大孔

弓状线

骶棘韧带

耻骨梳

骶管裂孔

坐骨小孔

坐骨棘

尾骨

图 a 的切面

骶结节韧带

b

耻骨联合面　闭孔膜　坐骨结节

## C. 骶髂关节的韧带

a. 经骨盆入口平面的斜切面，上面观（图 b 所示的平面）。

b. 骨盆右侧半，内面观。

骶髂关节虽然是真关节，但关节的运动被紧张的关节囊和有力的韧带严格限制（微动关节）。骶髂前韧带在骨盆前方稳定骶髂关节，骶髂骨间韧带、骶髂后韧带和髂腰韧带则是其背侧的主要稳定因素（见第 142 页）。骶髂骨间韧带位于骶髂关节正后方，张于髂粗隆和骶粗隆之间，是十分强壮的深部韧带。骶髂后韧带完全覆盖骶髂骨间韧带。人体直立时，这个韧带复合体协助骶骨固定于骨盆环，防止其滑入盆腔。此外，骶结节韧带和骶棘韧带（见图 b）能稳定骶髂关节，防止其沿着冠状轴向后旋转。骶髂关节疼痛可能由慢性炎症或者退行性变（例如强直性脊柱炎，骨关节炎）引起，或者由创伤引起（例如运动相关性损伤）。骶髂关节运动过度则可能由于韧带薄弱，或怀孕、激素相关的韧带松弛造成。

骶髂关节紊乱包括关节锁定（直腿跳产生的突发暴力引起骶骨"楔入"和关节锁定），导致关节囊紧张，在大多数运动时可引起极度疼痛。

## 10.1 体壁肌：起止和功能

### 体壁肌概述

狭义上的体壁肌由背深肌、胸肌和腹肌组成。广义上，它们包括盆肌（形成腹盆腔下边界）和膈肌（分隔胸廓和腹腔）。除体壁肌外，背肌和胸肌还包括发育过程中迁移到躯干的肩胛肌和上肢肌（背部和胸部的浅层肌肉），例如躯干前方的肱－胸部肌群、侧部和后方的肱－脊部肌群以及肋－脊部肌群。其他肌肉如由鳃弓（鳃肌）间充质分化而来的斜方肌，在发育过程中也迁移至躯干。它们由脑神经（斜方肌由副神经支配）支配，且作为附属肌参与体壁肌的组成。

### A. 狭义体壁肌

| 背深肌群 |
| --- |
| 外侧束 |
| • 髂嵴系统 |
| － 髂肋肌 |
| － 最长肌 |
| • 脊横系统 |
| － 夹肌 |
| • 横突间系统 |
| － 横突间肌 |
| － 肋提肌 |
| 内侧束 |
| • 脊柱系统 |
| － 棘间肌 |
| － 棘肌 |
| • 横突棘肌系统 |
| － 短回旋肌和长回旋肌 |
| － 多裂肌 |
| － 半棘肌 |
| 颈背短肌和颅椎关节肌群 ( 枕下肌 ) |
| • 头后大直肌 |
| • 头后小直肌 |
| • 头上斜肌 |
| • 头下斜肌 |
| 椎前颈部肌群（构造上属于颈深肌群，但主要作用于颈椎上） |
| • 头长肌 |
| • 颈长肌 |
| • 头外侧直肌 |
| • 头前直肌 |
| 胸廓肌群 |
| • 肋间肌 |
| • 胸横肌 |
| • 肋下肌 |
| • 斜角肌（构造上属于颈深肌群，但功能上主要与胸廓呼吸运动有关） |
| 腹壁肌群 |
| 腹前外侧肌群 |
| • 腹外斜肌 |
| • 腹内斜肌 |
| • 腹横肌 |
| 腹前肌群 |
| • 腹直肌 |
| • 锥状肌 |
| 腹后（深）肌群 |
| • 腰方肌 |
| • 腰大肌（功能上属于髋肌，见第 482 页） |

### B. 广义体壁肌

| 盆底肌群和会阴肌群 |
| --- |
| 盆膈肌 |
| • 肛提肌 |
| － 耻骨直肠肌 |
| － 耻尾肌 |
| － 髂尾肌 |
| － 尾骨肌 |
| 会阴深肌群 |
| • 会阴深横肌（男） |
| • 尿道外括约肌 |
| • 尿道膜部括约肌（女） |
| • 尿道阴道括约肌（女） |
| 会阴浅肌群 |
| • 会阴浅横肌 |
| • 球海绵体肌 |
| • 坐骨海绵体肌 |
| • 肛门外括约肌 |

| 膈 |
| --- |
| • 肋部 |
| • 腰部 |
| • 胸骨部 |

### C. 迁移至躯干的附属肌群（上肢章节有描述，见第 240 页）

| 脊肋肌群（见第 166 页） |
| --- |
| • 上后锯肌 |
| • 下后锯肌 |
| 躯干与肩带间的脊肱肌群 |
| • 大菱形肌和小菱形肌 |
| • 肩胛提肌 |
| • 前锯肌 |
| • 锁骨下肌 |
| • 胸小肌 |
| • 斜方肌 |
| 躯干和臂之间的脊肱肌群 |
| • 背阔肌 |
| 胸肱肌 |
| • 胸大肌 |

　　注：狭义的枕下肌被认为是背深肌群中的颈背深部短肌(因其受脊神经后支支配)。此外，尽管头外侧直肌和头前直肌位于枕骨下部，但受脊神经前支支配，所以并不属于背深肌群。

### 体壁肌的起源

体壁的横纹肌（包括膈和盆肌）像四肢肌一样从生肌节发育而来（见第 6 页），也称体肌。胚胎发育第 20~30 天，轴旁中胚层处共形成 42~44 对体节。由头至尾依次形成 5 个枕节、7 个颈节、12 个胸节、5 个腰节、5 个骶节和 8~10 个尾节（见 D）。其中一些体节在发育过程中退化消失，特别是第 1 枕节和大部分尾节，因此原始体节数多于成熟脊髓节段数。第 5 枕节是头颈部的分界。胚胎第 6 周末，生肌节向背腹侧迁移并分化成背部（上肌节或轴上肌）和腹侧部（下肌节或轴下肌）（见 E）。

轴上肌在原位继续发育为背固有肌，而轴下肌发育为胸壁及腹壁的前外侧肌群和四肢肌（见 F）。随着生肌节分隔，脊神经相应地分为背（后）支支配轴上肌，腹（前）支支配轴下肌（见图 Ea）。随着进一步发育，体壁肌的原始分段（分节）排列大多消失，仅在背固有肌深层（如回旋肌、棘间肌和横突间肌）和胸肌（如肋间内肌和肋间外肌）中仍有所保留。而生肌节表面融合在一起形成长且连续的肌群，这些肌中只有神经血管依然按原始节段分布（见 F）。

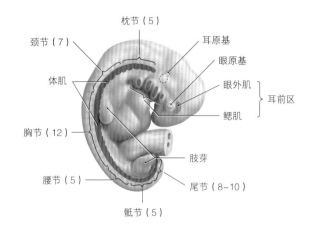

### D. 5 周胚体节

右侧面观。由轴旁中胚层分化而来的体节根据其位于耳原基头侧或尾侧而分为耳前体节（蓝色和绿色部分）和耳后体节（红色部分）。体壁肌由耳后体节发育而来。耳前体节不再继续分化为各体节节段，而是形成各鳃咽弓肌组织和眼外肌的原基。此处各结构由脑神经支配（引自 Boyd、Hamilton and Mossmann，引自 Starck）。

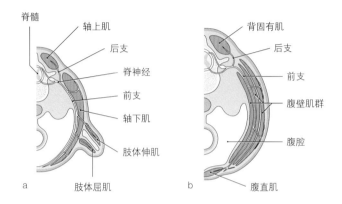

### E. 6 周胚胎的横切面观

a. 肢芽水平的横切面观。

b. 经腹壁的横切面观。

从生肌节区迁移到肢芽的肌前体细胞具有增殖能力，未迁移的生肌节发育为背固有肌。随着肢芽的进一步生长延伸，肌组织分化为伸肌背侧部原基（芽基）和上下肢屈肌腹侧部原基（见第 20 页）。在下肌节中，肢体肌由脊神经腹侧（前）支支配（臂丛和腰骶丛，见第 362 页和第 536 页）。

注：轴上肌和轴下肌由不同神经支配，前者由脊神经后支支配，后者由前支支配。

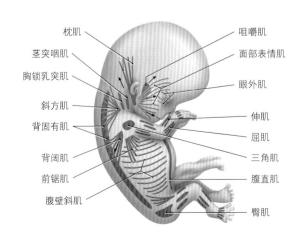

### F. 8 周人胚的主要肌群示图

右侧面观。红色为体肌，蓝色为鳃肌，绿色为眼外肌（引自 Boyd、Hamilton 和 Mossmann、Starck）。

## 10.2 背固有肌：外侧束

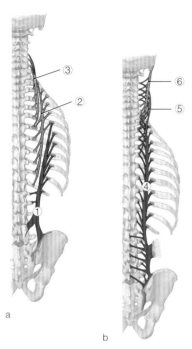

**A. 外侧束：骶棘系统示意图**

a. 髂肋肌。

b. 最长肌。

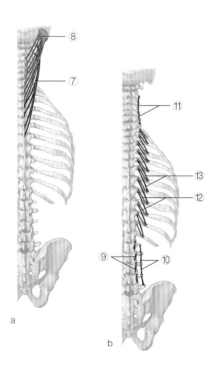

**B. 外侧束：棘横突和横突间系统示意图**

a. 夹肌。

b. 横突间肌和肋提肌。

| 髂肋肌（* 见第 149 页，对侧，右下方） | |
|---|---|
| 起点： | ① 腰髂肋肌：骶骨、髂嵴、胸腰筋膜浅层 |
| | ② 胸髂肋肌：第 7~12 肋 |
| | ③ 颈髂肋肌：第 3~7 肋 |
| 止点： | • 腰髂肋肌：第 6~12 肋，胸腰筋膜深层、上位腰椎横突 |
| | • 胸髂肋肌：第 1~6 肋 |
| | • 颈髂肋肌：C4~C6 横突 |
| 作用： | 全部肌：两侧收缩，脊柱后伸；单侧收缩，脊柱弯向同侧 |
| 神经支配： | C8~L1 脊神经后支的外侧支 |
| **最长肌** | |
| 起点： | ④ 胸最长肌：骶骨、髂嵴（起点与髂肋肌共腱）、腰椎棘突、下位胸椎横突 |
| | ⑤ 颈最长肌：T1~T6 横突 |
| | ⑥ 头最长肌：T1~T3 横突和 C4~C7 横突和关节突 |
| 止点： | • 胸最长肌：第 2~12 肋，腰椎横突，胸椎横突 |
| | • 颈最长肌：C2~C5 横突 |
| | • 头最长肌：颞骨乳突 |
| 作用： | • 全部肌：两侧收缩，脊柱后伸；一侧收缩，脊柱弯向同侧 |
| | • 头最长肌：两侧收缩，头后仰；一侧收缩，头屈曲并转向同侧 |
| 神经支配： | C1~L5 脊神经后支的外侧支 |

| **夹肌** | |
|---|---|
| 起点： | ⑦ 颈夹肌：T3~T6 棘突 |
| | ⑧ 头夹肌：项韧带、C7~T6 棘突 |
| 止点： | • 颈夹肌：C1~C2 横突 |
| | • 头夹肌：上项线外侧、乳突 |
| 作用： | 全部肌：两侧收缩，颈椎和头后伸；一侧收缩，头屈曲并转向同侧 |
| 神经支配： | C1~C6 脊神经后支的外侧支 |
| **横突间肌** | |
| 起止点： | ⑨ 腰横突间内侧肌：位于所有相邻腰椎乳突之间 |
| | ⑩ 腰横突间外侧肌：位于所有相邻腰椎横突之间 |
| | ⑪ 颈横突间后肌：位于 C2~C7 相邻颈椎后结节之间 |
| | • 颈横突间前肌：位于 C2~C7 相邻颈椎前结节之间 |
| 作用： | • 两侧收缩，稳定和后伸颈椎和腰椎 |
| | • 一侧收缩，颈椎和腰椎弯向同侧 |
| 神经支配： | 腰横突间内侧肌、腰横突间外侧肌和颈横突间后肌由脊神经后支支配；颈横突间前肌由脊神经前支支配 |
| **肋提肌** | |
| 起点： | ⑫ 肋短提肌：C7 和 T1~T11 横突 |
| | ⑬ 肋长提肌：C7 和 T1~T11 横突 |
| 止点： | • 肋短提肌：下位肋肋角 |
| | • 肋长提肌：下两肋肋角 |
| 作用： | • 两侧收缩，后伸胸椎 |
| | • 一侧收缩，胸椎屈向同侧，并转向对侧 |
| 神经支配： | 脊神经后支 |

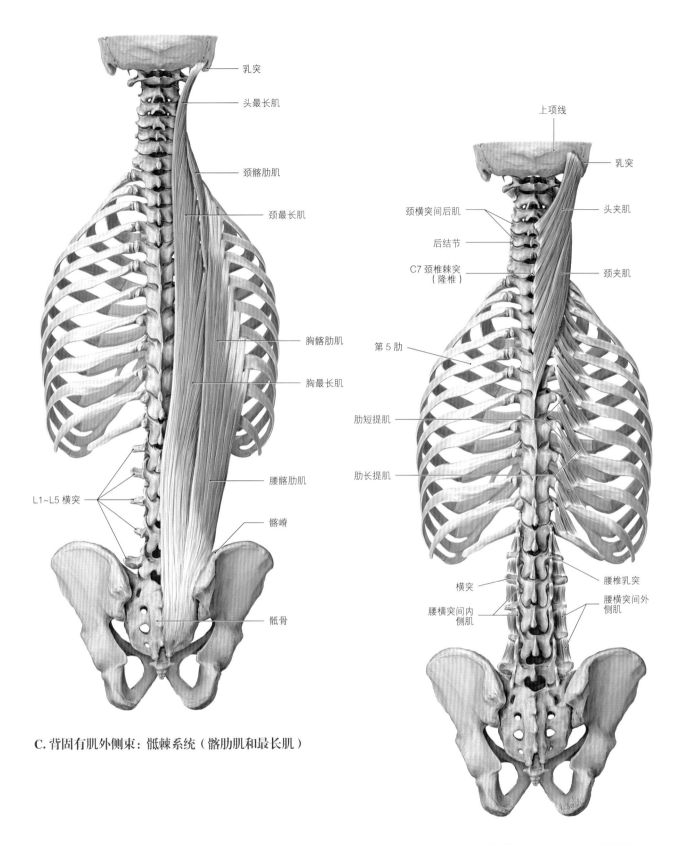

**C. 背固有肌外侧束：骶棘系统（髂肋肌和最长肌）**

**D. 背固有肌外侧束：棘横突系统（夹肌）和横突间系统（横突间肌和肋提肌）**

注：肌示意图和第 148 页的表系统地介绍了肌的概述及其功能。右侧页面的图旨在显示肌在解剖过程中的位置。第 148 页表格中的所有结构并非均在上图中标出，因为这些结构在此层面不能完全显示。

## 10.3 背固有肌：中间束

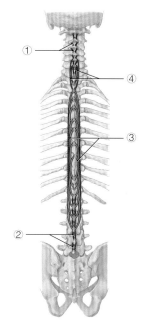

| 棘间肌 | |
|---|---|
| 起止点： | ① 颈棘间肌：位于相邻颈椎棘突之间 |
| | ② 腰棘间肌：位于相邻腰椎棘突之间 |
| 作用： | 后伸颈椎和腰椎 |
| 神经支配： | 脊神经后支 |
| 棘肌 | |
| 起点： | ③ 胸棘肌：T10~T12 和 L1~L3 棘突外侧面 |
| | ④ 颈棘肌：C5~C7 颈椎和 T1~T2 胸椎棘突 |
| 止点： | • 胸棘肌：T2~T8 棘突外侧面 |
| | • 颈棘肌：C2~C5 棘突 |
| 作用： | • 两侧收缩，后伸颈椎和胸椎 |
| | • 一侧收缩，颈椎和胸椎向同侧弯曲 |
| 神经支配： | 脊神经后支 |

**A. 背固有肌中间束：棘突系统示意图**
棘间肌和棘肌。

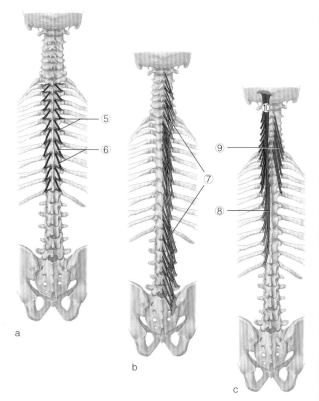

a
b
c

| 回旋长、短肌 | |
|---|---|
| 起止点： | ⑤ 回旋短肌：起自胸椎横突，止于上位椎骨棘突 |
| | ⑥ 回旋长肌：起自胸椎横突，止于上两位椎骨棘突 |
| 作用： | • 两侧收缩，后伸胸椎 |
| | • 一侧收缩，转向对侧 |
| 神经支配： | 脊神经后支 |
| ⑦ 多裂肌（腰椎最发达） | |
| 起止点： | 骶骨、髂骨、L1~L5 乳突、T1~T4 和 C4~C7 的横突和关节突上 2~4 位椎体棘突中上部 |
| 作用： | • 两侧收缩，后伸脊柱 |
| | • 一侧收缩，脊柱向同侧弯曲，转向对侧 |
| 神经支配： | 脊神经后支 |
| 半棘肌 | |
| 起点： | ⑧ 胸半棘肌：T6~T12 横突 |
| | ⑨ 颈半棘肌：T1~T6 横突 |
| | ⑩ 头半棘肌：C3~T6 横突 |
| 止点： | • 胸半棘肌：C6~T4 棘突 |
| | • 颈半棘肌：C2~C5 棘突 |
| | • 头半棘肌：枕骨上、下项线之间 |
| 作用： | • 两侧收缩，后伸胸椎、颈椎和头（稳定颅椎关节） |
| | • 一侧收缩，头、颈椎、胸椎向同侧弯曲，转向对侧 |
| 神经支配： | 脊神经后支 |

**B. 背固有肌中间束：横突系统示意图**
a. 回旋长肌和短肌。
b. 多裂肌。
c. 半棘肌。

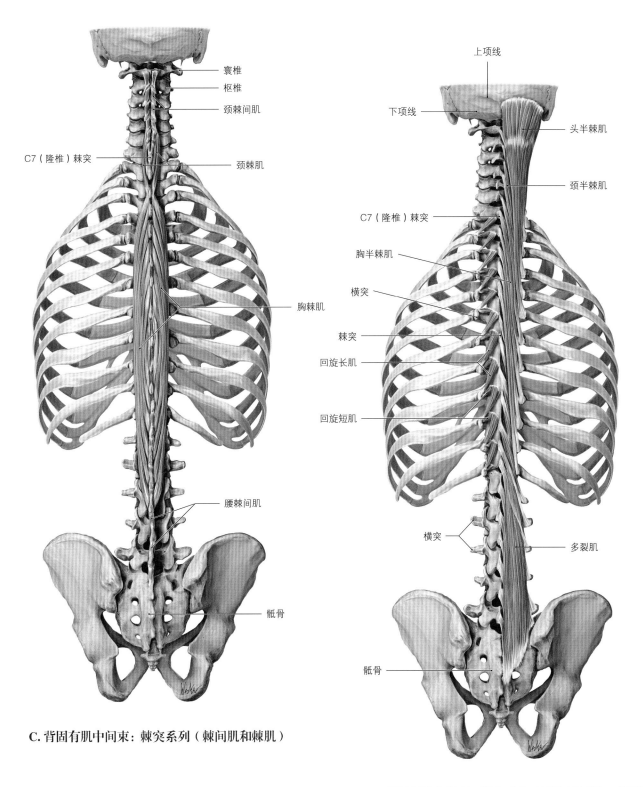

寰椎
枢椎
颈棘间肌
C7（隆椎）棘突
颈棘肌
胸棘肌
腰棘间肌
骶骨

上项线
下项线
头半棘肌
颈半棘肌
C7（隆椎）棘突
胸半棘肌
横突
棘突
回旋长肌
回旋短肌
横突
多裂肌
骶骨

**C.背固有肌中间束：棘突系列（棘间肌和棘肌）**

**D.背固有肌中间束：横突系统（回旋长短肌、多裂肌和半棘肌）**

## 10.4 背固有肌（颈短肌和颅椎关节肌）和椎前肌

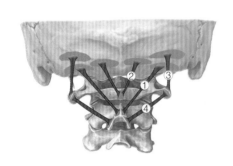

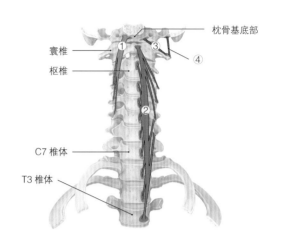

**A. 颈短肌和颅椎关节肌（枕下肌）示意图：头后大、小直肌和头上、下斜肌**

后面观。

| ① 头后大直肌 | |
|---|---|
| 起点： | 枢椎棘突 |
| 止点： | 下项线中 1/3 |
| 作用： | • 两侧收缩：头后仰 |
| | • 一侧收缩：头转向同侧 |
| 神经支配： | C1 脊神经后支（枕下神经） |

| ② 头后小直肌 | |
|---|---|
| 起点： | 寰椎后结节 |
| 止点： | 下项线内 1/3 |
| 作用： | • 两侧收缩：头后仰 |
| | • 一侧收缩：头转向同侧 |
| 神经支配： | C1 脊神经后支（枕下神经） |

| ③ 头上斜肌 | |
|---|---|
| 起点： | 寰椎横突 |
| 止点： | 头后大直肌止点上方或下项线中 1/3 |
| 作用： | • 两侧收缩：头后仰 |
| | • 一侧收缩：头斜向同侧，转向对侧 |
| 神经支配： | C1 脊神经后支（枕下神经） |

| ④ 头下斜肌 | |
|---|---|
| 起点： | 枢椎棘突 |
| 止点： | 寰椎横突 |
| 作用： | • 两侧收缩：头后仰 |
| | • 一侧收缩：头转向同侧 |
| 神经支配： | C1 脊神经后支（枕下神经） |

注：椎前肌因受脊神经前支支配，故不包括在背固有肌内

**B. 颈椎前肌（头肌和颈肌）示意图：头长肌、颈长肌、头前直肌和头侧直肌**

前面观。

| ① 头长肌 | |
|---|---|
| 起点： | C3~C6 横突前结节 |
| 止点： | 枕骨基底部 |
| 作用： | • 单侧收缩：头向同侧倾斜，并稍微转向同侧 |
| | • 两侧收缩：头向前屈 |
| 神经支配： | 颈丛（C1~C3）分支 |

| ② 颈长肌 | |
|---|---|
| 起点： | • 垂直（内侧）部：C5~C7 和 T1~T3 椎体前面 |
| | • 上斜部：C3~C5 横突前结节 |
| | • 下斜部：T1~T3 椎体前面 |
| 止点： | • 垂直（内侧）部：C2~C4 前面 |
| | • 上斜部：寰椎前结节 |
| | • 下斜部：C5 和 C6 横突前结节 |
| 作用： | • 单侧收缩：颈椎倾斜并转向同侧 |
| | • 两侧收缩：颈椎前屈 |
| 神经支配： | C2~C6 脊神经前支 |

| ③ 头前直肌 | |
|---|---|
| 起点： | 寰椎侧块 |
| 止点： | 枕骨基底部 |
| 作用： | • 单侧收缩：寰枕关节侧弯 |
| | • 两侧收缩：寰枕关节前屈 |
| 神经支配： | C1 脊神经前支 |

| ④ 头侧直肌 | |
|---|---|
| 起点： | 寰椎横突 |
| 止点： | 枕骨基底部（枕髁外侧） |
| 作用： | • 单侧收缩：寰枕关节侧弯 |
| | • 两侧收缩：寰枕关节前屈 |
| 神经支配： | C1 脊神经前支 |

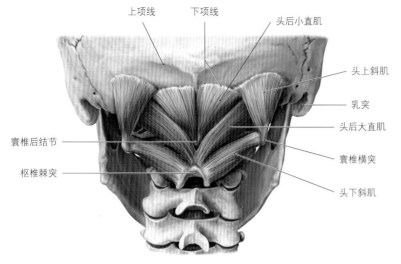

a

b

上项线　下项线　头后小直肌

头上斜肌

乳突

头后大直肌

寰椎横突

头下斜肌

寰椎后结节

枢椎棘突

寰椎横突　乳突　枕外隆突

下颌骨

寰椎（C1）

枢椎（C2）

头下斜肌

头上斜肌

头后小直肌

头后大直肌

枢椎棘突

**C. 颈短肌和颅椎关节肌：头后直肌和头斜肌**

a. 后面观。b. 侧面观。

狭义的颈短肌仅指受第 1 脊神经后支（枕下神经）支配的肌。包括外侧束（颈下斜肌）和内侧束（颈上斜肌和头后大、小直肌）。颈短肌前群（头前直肌和头侧直肌）受位于颈椎前肌之间的脊神经前支支配（见 D）。

**D. 颈椎前肌：头长肌、颈长肌、头前直肌和头侧直肌**

前面观，切除颈部脏器。左侧切除部分头长肌。

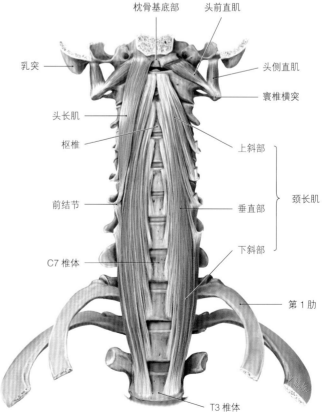

枕骨基底部　头前直肌

乳突

头长肌

枢椎

前结节

C7 椎体

头侧直肌

寰椎横突

上斜部

垂直部　颈长肌

下斜部

第 1 肋

T3 椎体

## 10.5　腹壁肌：前外侧群

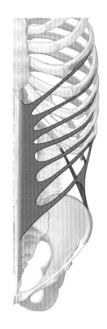

**A. 腹外斜肌示意图**

| 腹外斜肌 | |
|---|---|
| 起点： | 第 5~12 肋外面 |
| 止点： | • 髂嵴外唇 |
| | • 腹直肌鞘前层、白线 |
| 作用： | • 一侧收缩：躯干向同侧弯曲，转向对侧 |
| | • 两侧收缩：躯干前屈，稳定骨盆，助呼气，增加腹压 |
| 神经支配： | 肋间神经（T5~T11）、肋下神经（T12）、髂腹下神经 |

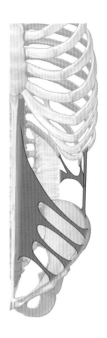

**B. 腹内斜肌示意图**

| 腹内斜肌 | |
|---|---|
| 起点： | 胸腰筋膜深层、髂嵴中线、髂前上棘、髂腰筋膜 |
| 止点： | • 第 10~12 肋下缘 |
| | • 腹直肌鞘前层和后层、白线 |
| 作用： | • 参与构成提睾肌 |
| | • 一侧收缩：躯干屈向同侧，转向同侧 |
| | • 两侧收缩：躯干前屈，稳定骨盆，助呼气，增加腹压 |
| 神经支配： | • 肋间神经（T8~T12）、肋下神经（T12）、髂腹下神经、髂腹股沟神经 |
| | • 提睾肌（生殖股神经生殖支） |

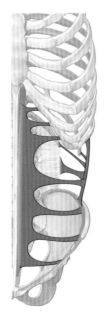

**C. 腹横肌示意图**

| 腹横肌 | |
|---|---|
| 起点： | • 第 7~12 肋软骨内面 |
| | • 胸腰筋膜深层 |
| | • 髂嵴内唇，髂前上棘 |
| | • 腹股沟韧带外侧半 |
| 止点： | • 腹直肌鞘后层、白线 |
| | • 耻骨嵴 |
| 作用： | • 一侧收缩：躯干转向同侧 |
| | • 两侧收缩：助呼气，增加腹压 |
| 神经支配： | 肋间神经（T5~T11）、肋下神经（T12）、髂腹下神经、髂腹股沟神经、生殖股神经 |

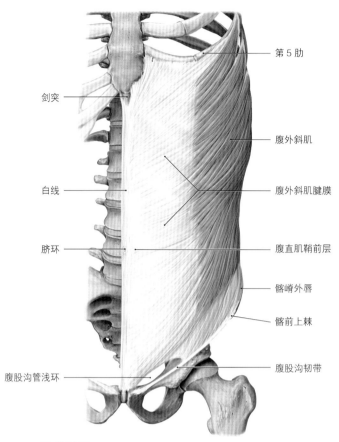

剑突
白线
脐环
腹股沟管浅环

第 5 肋
腹外斜肌
腹外斜肌腱膜
腹直肌鞘前层
髂嵴外唇
髂前上棘
腹股沟韧带

**D. 腹外斜肌**
左侧，前面观。

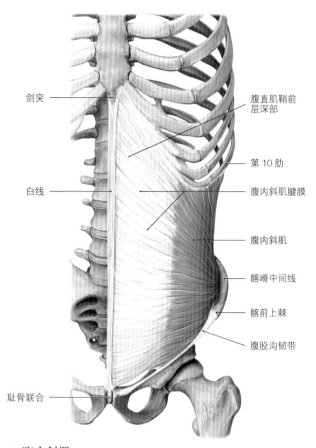

剑突
白线
耻骨联合

腹直肌鞘前层深部
第 10 肋
腹内斜肌腱膜
腹内斜肌
髂嵴中间线
髂前上棘
腹股沟韧带

**E. 腹内斜肌**
左侧，前面观。

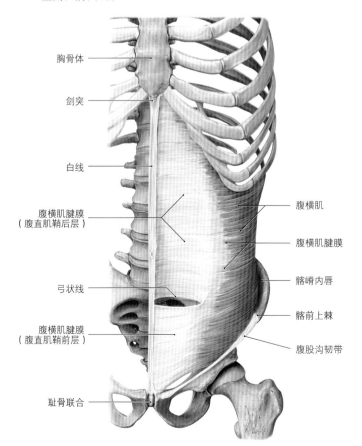

胸骨体
剑突
白线
腹横肌腱膜
（腹直肌鞘后层）
弓状线
腹横肌腱膜
（腹直肌鞘前层）
耻骨联合

腹横肌
腹横肌腱膜
髂嵴内唇
髂前上棘
腹股沟韧带

**F. 腹横肌**
左侧，前面观。
（腹直肌鞘的结构见第 181 页。）

## 10.6 腹壁肌：前群和后群

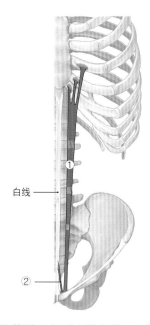

白线 ——

**A. 腹壁肌前群示意图（腹直肌）：腹直肌和锥状肌**

| ① 腹直肌 | |
| --- | --- |
| 起点： | 第 5~7 肋软骨、胸骨剑突 |
| 止点： | 耻骨（耻骨嵴和耻骨联合之间） |
| 作用： | 屈腰椎，稳定骨盆，助呼气，增加腹压 |
| 神经支配： | 肋间神经（T5~T11）、肋下神经（T12） |
| ② 锥状肌 | |
| 起点： | 耻骨（腹直肌止点前方） |
| 止点： | 白线（走行在腹直肌鞘内） |
| 作用： | 紧张白线 |
| 神经支配： | 肋下神经（T12） |

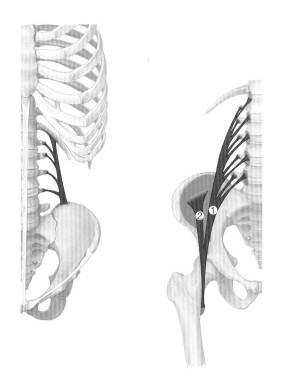

**B. 腹壁肌后群（深层）示意图：腰方肌和腰大肌**

| 腰方肌 | |
| --- | --- |
| 起点： | 髂嵴 |
| 止点： | 第 12 肋、L1~L4 横突 |
| 作用： | • 一侧收缩：躯干弯向同侧 |
| | • 两侧收缩：屏气用力，助呼气 |
| 神经支配： | 肋下神经（T12） |
| 髂腰肌（①腰大肌；②髂肌）* | |
| 起点： | • 腰大肌（浅层）：T12 椎体外侧面、L1~L4 椎体和相应的椎间盘 |
| | • 腰大肌（深层）：L1~L5 横突 |
| | • 髂肌：髂窝 |
| 止点： | 与腰方肌汇合称髂腰肌，止于股骨小转子 |
| 作用： | • 髋关节：前屈和外旋 |
| | • 腰椎：一侧收缩（股骨固定），躯干侧弯，两侧收缩，仰卧位时提起躯干 |
| 神经支配： | 脊神经（L1~L4）和股神经（L2~L4）的直接分支 |

\* 这两块肌中，腰大肌只是在位置上属于腹后群肌，功能上归属臀肌（见第 476 页）。

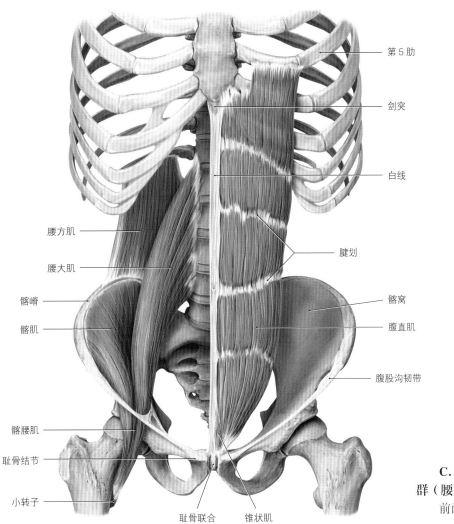

第 5 肋

剑突

白线

腱划

髂窝

腹直肌

腹股沟韧带

腰方肌

腰大肌

髂嵴

髂肌

髂腰肌

耻骨结节

小转子

耻骨联合　锥状肌

**C. 腹壁肌前群（腹直肌和锥状肌）和后群（腰方肌和髂腰肌）**

前面观。左侧为前群肌，右侧为后群肌。

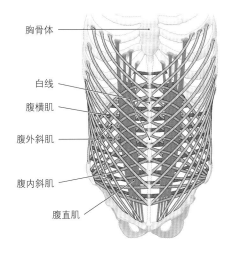

胸骨体

白线

腹横肌

腹外斜肌

腹内斜肌

腹直肌

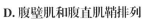

a

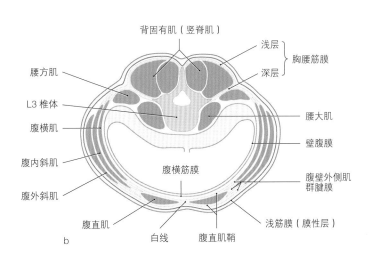

背固有肌（竖脊肌）

浅层　胸腰筋膜

深层

腰方肌

L3 椎体

腹横肌

腹内斜肌

腹外斜肌

腹直肌

白线　腹直肌鞘

腰大肌

壁腹膜

腹壁外侧肌群腱膜

浅筋膜（膜性层）

腹横筋膜

b

**D. 腹壁肌和腹直肌鞘排列**

a. 前面观。b. L3 水平横断面。

腹直肌和腹壁外侧斜肌群及其腱膜构成了一个功能单位。斜肌的腱膜融合，形成鞘包裹腹直肌，并且在腹中线与对侧相连，构成白线。腹内斜肌腱膜分为两层，分别从前、后包裹腹直肌的上 3/4。因此，腹直肌上份有腹直肌鞘前层（腹外斜肌腱膜和部分腹内斜肌腱膜）和腹直肌鞘后层（剩余的腹内斜肌腱膜和腹横肌腱膜）（见第 181 页）。腹直肌的下 1/4，三层斜肌的腱膜都移至腹直肌前面，腹直肌鞘后层缺如。腹直肌鞘后层下缘称弓状线。

## 10.7 腹壁肌的功能

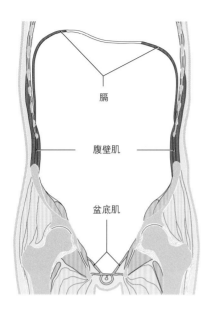

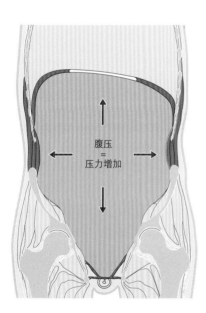

**腹壁肌的功能**

不同的腹壁肌有多种功能，通常是和其他肌群一起发挥作用（如背肌、臀肌和膈）。腹壁肌的主要功能如下：

- 维持腹内压：紧张腹壁，挤压腹腔脏器（腹部受压）。
- 稳定脊柱，降低脊柱压力。
- 运动躯干和盆部。
- 辅助呼吸。

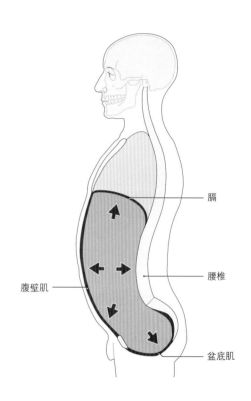

**A. 腹压 = 通过紧张腹壁、盆底肌和膈增加腹压**

腹腔冠状面示意图，前面观。

a. 腹腔和盆腔的壁由骨性结构（脊柱、胸廓、骨盆）和肌（膈、腹壁肌和盆底肌）构成。

b. 腹肌收缩（腹部受压），腹腔体积减小，腹内压力增加，腹部脏器受到挤压。这一过程很重要，例如，排出直肠粪便（排便）、排出膀胱尿液（排尿）、排出胃内容物（呕吐）。腹压也是胎儿娩出阶段母体推挤必不可少的一部分。

**B. 腹压 = 通过增加腹内压稳定脊柱**

躯干腹腔正中矢状断面示意图，左侧面观。膈、腹壁肌和盆底肌同时收缩，腹腔压力（腹压）增加。此行为的静压效应可稳定躯干、降低对脊柱（尤其是腰椎）应力以及使体壁变硬，像充气的球。举重物时，该行为是自主发生的。通过这种方式，躯干的"充气空间"可使上位腰椎椎间盘的压力降低达50%，下位腰椎降低30%。同时，背固有肌承受的压力降低50%以上。这就解释了良好的腹肌状态对预防和治疗脊柱疾病的重要性。

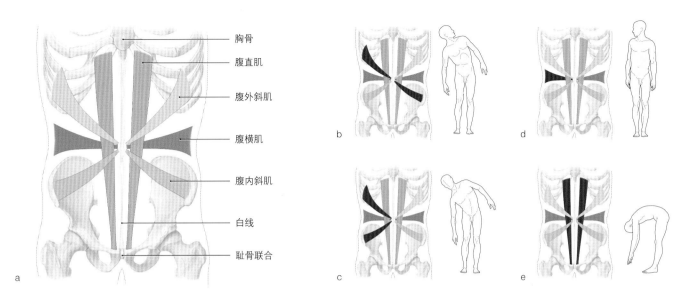

**C. 腹壁直肌和斜肌辅助躯干运动**

a. 腹壁直肌和斜肌的走行和排列。

b. 右侧腹外斜肌和左侧腹内斜肌收缩，躯干屈向右侧，转向左侧。

c. 右侧腹外侧肌收缩（右侧背固有肌辅助），躯干屈向右侧。

d. 右侧腹外侧肌和左侧背固有肌收缩，躯干转向右侧。

e. 两侧腹直肌、腹外侧肌和腰大肌收缩，躯干前屈。

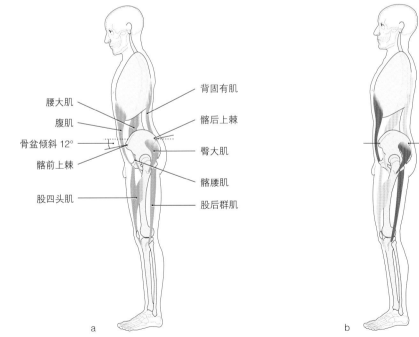
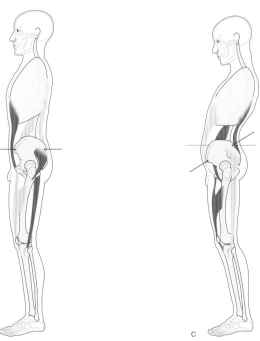

**D. 腹壁肌对骨盆运动的影响：主动和被动姿势**

a. 正常主动站姿。b. 主动紧张站姿。c. 被动放松站姿。

背固有肌和腹肌的不平衡尤其体现在脊柱下段的弯曲和骨盆倾斜的角度上。正常主动站姿势，骨盆前倾约12°（图a）。主动紧张站姿时（挺胸收腹），骨盆保持直立位，髂前上棘和髂后上棘在同一平面（图b）。腹肌、臀肌和股后群肌是最主动的肌。当腹肌松弛或状态不好时，骨盆则过度前倾，呈被动放松站姿（图c）。由于背固有肌收缩，腰椎前屈的程度增加。随着髂腰肌（髂肌和腰大肌）收缩，此姿势得到进一步强化。

## 10.8 胸廓肌：斜角肌、肋间肌、肋下肌和胸横肌

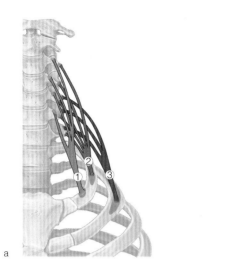

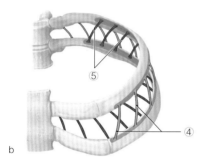

| 斜角肌 | |
|---|---|
| 起点： | ① 前斜角肌：C3~C6 横突前结节 |
| | ② 中斜角肌：C3~C7 横突后结节 |
| | ③ 后斜角肌：C5~C7 横突后结节 |
| 止点： | • 前斜角肌：第 1 肋的前斜角肌结节 |
| | • 中斜角肌：第 1 肋（锁骨下动脉沟后方） |
| | • 后斜角肌：第 2 肋外侧面 |
| 作用： | • 运动肋：上提上部肋（吸气） |
| | • 固定肋：颈椎屈向同侧（一侧收缩），屈曲颈椎（两侧收缩） |
| 神经支配： | • 前斜角肌：C4~C6 脊神经前支 |
| | • 中斜角肌：C3~C8 脊神经前支 |
| | • 后斜角肌：C6~C8 脊神经前支 |

| 肋间肌 | |
|---|---|
| 起止点： | ④ 肋间外肌（肋结节至肋与肋软骨交界处）：起自上位肋下缘，止于下位肋上缘（斜向前下方走行） |
| | ⑤ 肋间内肌（肋角至胸骨）：起自下位肋上缘，止于下位肋上缘（斜向后下方走行） |
| | • 肋间最内肌：从肋间内肌分出（同样的走行和作用） |
| 作用： | • 肋间外肌：提肋（助吸气），支撑肋间隙，稳定胸壁 |
| | • 肋间内肌：降肋（助呼气），支撑肋间隙，稳定胸壁 |
| 神经支配： | 第 1~11 肋间神经 |

**A. 胸壁肌概貌**

a. 斜角肌。b. 肋间肌。
前面观。

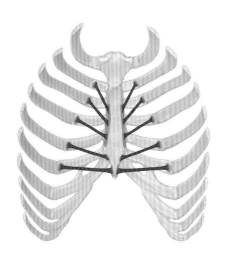

| 胸横肌 | |
|---|---|
| 起点： | 胸骨和剑突内面 |
| 止点： | 第 2~6 肋软骨内面 |
| 作用： | 降肋（助呼气） |
| 神经支配： | 第 2~7 肋间神经 |

**B. 胸壁肌概貌：胸横肌**

后面观。

**C. 前、中、后斜角肌和肋间内、外肌**

胸廓前面观，切除部分胸前壁。按照位置和形态，斜角肌属于颈深肌群，但在功能上，其在胸式呼吸中起重要作用。肋下肌与肋间内肌的走行方向一致，但是跨过1~2条肋处，肌束连续，形成完整的肌板，尤其是在第6~11肋角处。

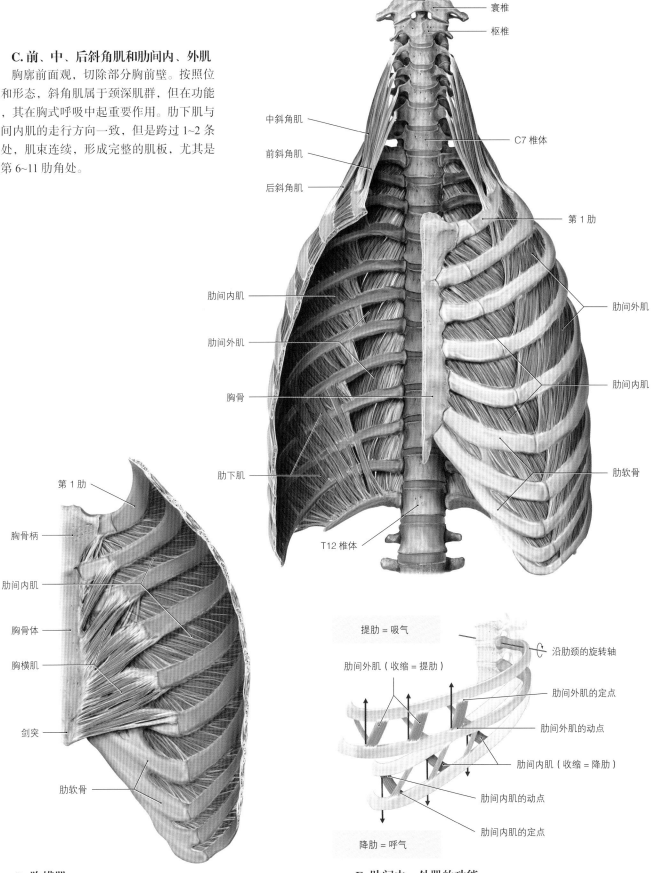

襄椎

枢椎

中斜角肌

前斜角肌

后斜角肌

C7 椎体

第 1 肋

肋间内肌

肋间外肌

胸骨

肋下肌

肋间外肌

肋间内肌

肋软骨

T12 椎体

第 1 肋

胸骨柄

肋间内肌

胸骨体

胸横肌

剑突

肋软骨

提肋 = 吸气

沿肋颈的旋转轴

肋间外肌（收缩 = 提肋）

肋间外肌的定点

肋间外肌的动点

肋间内肌（收缩 = 降肋）

肋间内肌的动点

肋间内肌的定点

降肋 = 呼气

**D. 胸横肌**

图 C 中切除的胸前壁的后面观（右侧胸横肌）。

**E. 肋间内、外肌的功能**

注：沿着肋颈运动轴的位置。

## 10.9 胸廓肌：膈

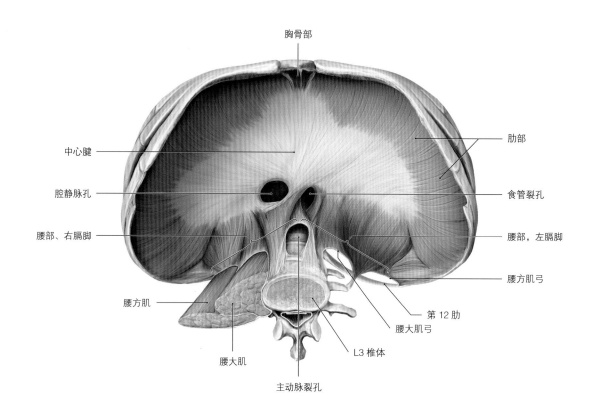

胸骨部

中心腱

肋部

腔静脉孔

食管裂孔

腰部、右膈脚

腰部，左膈脚

腰方肌弓

腰方肌

第 12 肋

腰大肌弓

腰大肌

L3 椎体

主动脉裂孔

### A. 膈的概貌

| 起点： | • 肋部：肋弓下缘（第 7~12 肋内面） |
|---|---|
| | • 腰部（左右膈脚） |
| | － 中间部：L1~L3 椎体、第 2 和 3 椎间盘、前纵韧带 |
| | － 外侧部：腹主动脉的第 1 腱弓（正中弓状韧带），与 L1 椎体前面相连；腰大肌的第 2 腱弓（内侧弓状韧带），L2 椎体与其横突之间；腰方肌弓的第 3 腱弓（外侧弓状韧带）在 L2 横突到第 12 肋尖 |
| | • 胸骨部：剑突后面 |
| 止点： | 中心腱 |
| 作用： | 主要的呼吸肌（膈式和胸式呼吸），协助压迫腹腔脏器（腹压） |
| 神经支配： | 颈丛（C3~C5）构成的膈神经 |

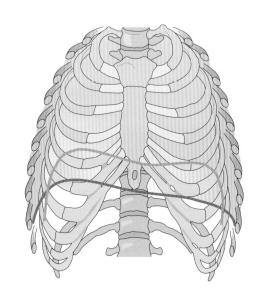

### B. 深呼吸时膈和肋的位置

胸廓，前面观。

注：在深吸气（红色）和深呼气（蓝色）时膈的不同位置。在体格检查时，通过叩诊（叩击体表）可以确定肺的后界。从呼气终末到吸气终末，可以判断膈的呼吸运动幅度，为 4~6 cm（见第 176 页）。

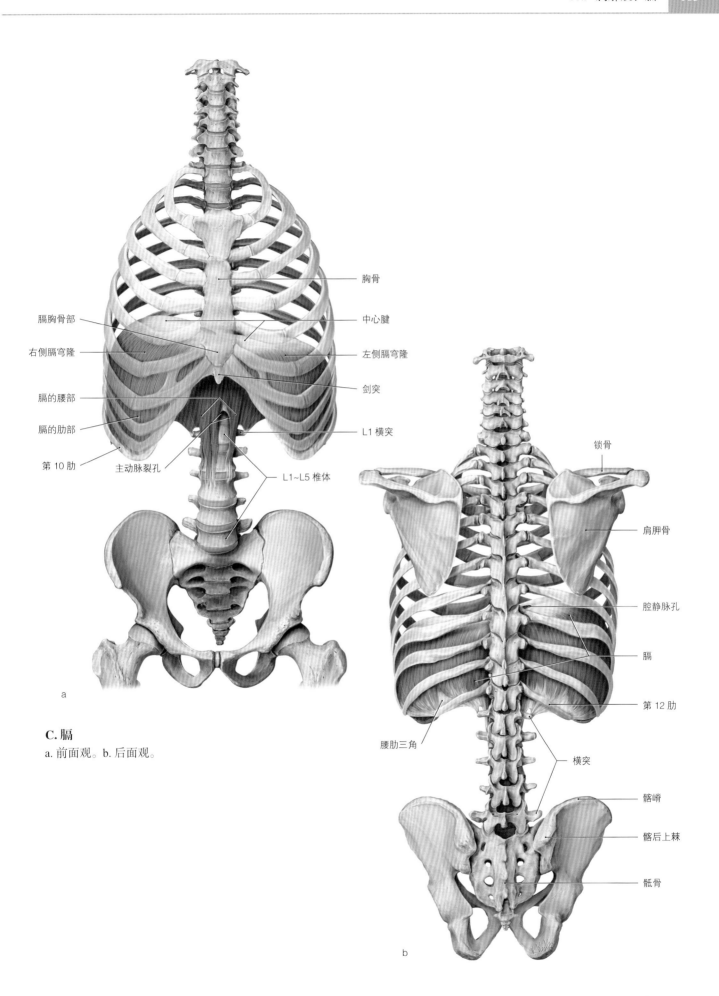

胸骨

中心腱

左侧膈穹隆

剑突

L1 横突

锁骨

肩胛骨

腔静脉孔

膈

第 12 肋

横突

髂嵴

髂后上棘

骶骨

膈胸骨部

右侧膈穹隆

膈的腰部

膈的肋部

第 10 肋

主动脉裂孔

L1~L5 椎体

腰肋三角

a

b

## C. 膈
a. 前面观。b. 后面观。

## 10.10 盆底和会阴肌：盆膈、会阴深层和浅层肌

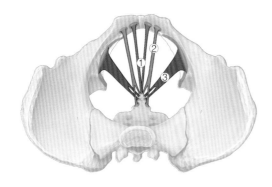

**A. 盆膈示意图：肛提肌（耻骨直肠肌、耻尾肌和髂尾肌）和尾骨肌（没有显示）**

上面观。

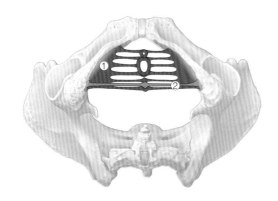

**B. 会阴深横肌和浅横肌示意图**

下面观。

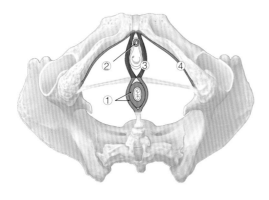

**C. 肛门外括约肌、尿道外括约肌、球海绵体肌和坐骨海绵体肌示意图**

下面观。

| 肛提肌 | |
|---|---|
| ① 耻骨直肠肌 | |
| 起点： | 耻骨联合两侧的耻骨上支 |
| 止点： | 呈环状绕肛直肠连接部，与肛门外括约肌深部纤维相连 |
| 神经支配： | 阴部神经和骶丛（S2~S4）的直接分支 |
| ② 耻尾肌 | |
| 起点： | 耻骨（耻骨直肠肌起点外侧） |
| 止点： | 肛尾韧带，尾骨 |
| 神经支配： | 阴部神经（S2~S4） |
| ③ 髂尾肌 | |
| 起点： | 闭孔内筋膜腱弓（肛提肌） |
| 止点： | 提肌（髂尾骨）中缝、肛尾韧带、尾骨 |
| 神经支配： | 阴部神经（S2~S4） |
| 盆膈的功能： | 维持盆腔脏器位置 |
| 尾骨肌（未显示） | |
| 起点： | 骶骨下端 |
| 止点： | 坐骨棘 |
| 神经支配： | 骶丛的直接分支（S4、S5） |
| 功能： | 维持盆腔脏器位置，屈曲尾骨 |
| | |
| ① 会阴深横肌 | |
| 起点： | 耻骨下支、坐骨支 |
| 止点： | 阴道或前列腺壁、尿道 |
| 神经支配： | 阴部神经（S2~S4） |
| ② 会阴浅横肌 | |
| 起点： | 坐骨支 |
| 止点： | 会阴中心腱 |
| 神经支配： | 阴部神经（S2~S4） |
| 会阴横肌的功能： | 维持盆腔脏器位置，括约尿道 |
| | |
| ① 肛门外括约肌 | |
| 肛门外括约肌位于肛管外周，括约肛门的环状肌。肛门外括约肌张于会阴体和肛尾韧带之间，分为皮下部、浅部和深部 | |
| 作用： | 括约肛门 |
| 神经支配： | 阴部神经（S2~S4） |
| ② 尿道外括约肌 | |
| 会阴深横肌的一部分（环绕尿道） | |
| 作用： | 括约尿道 |
| 神经支配： | 阴部神经（S2~S4） |
| ③ 球海绵体肌 | |
| 从会阴体向前走行至女性的阴蒂或者男性的阴茎中缝 | |
| 作用： | 在女性缩小阴道口，在男性环绕尿道海绵体 |
| 神经支配： | 阴部神经（S2~S4） |
| ④ 坐骨海绵体肌 | |
| 起点： | 坐骨支 |
| 止点： | 阴茎脚或阴蒂脚 |
| 作用： | 挤压阴茎脚或者阴蒂脚；帮助促进并维持勃起 |
| 神经支配： | 阴部神经（S2~S4） |

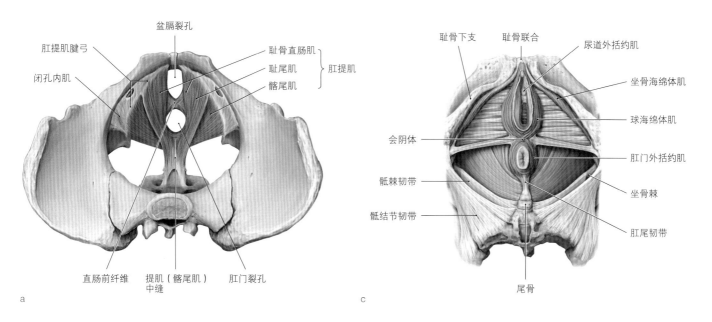

a

肛提肌腱弓
闭孔内肌
盆膈裂孔
耻骨直肠肌
耻尾肌
髂尾肌
} 肛提肌
直肠前纤维　提肌（髂尾肌）中缝　肛门裂孔

耻骨下支　耻骨联合　尿道外括约肌
坐骨海绵体肌
球海绵体肌
会阴体
肛门外括约肌
骶棘韧带
坐骨棘
骶结节韧带
肛尾韧带
尾骨

c

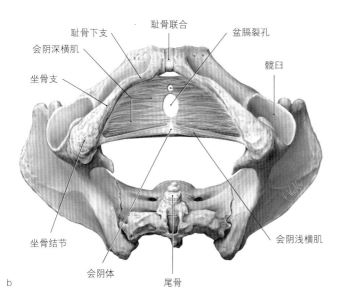

b

会阴深横肌
坐骨支
耻骨下支　耻骨联合　盆膈裂孔
髋臼
会阴浅横肌
坐骨结节
会阴体　尾骨

**D. 女性盆底肌**

a. 盆膈，上面观。

b. 会阴横肌，下面观。

c. 括约肌和勃起肌，下面观。

注：女性是否存在会阴深横肌存在质疑。这是因为随着年龄的增长，会阴深横肌逐渐被弥散的结缔组织所替代，尤其是经阴道分娩后。在老年女性，会阴深隙（见第185页）内基本为被结缔组织和有尿道和阴道穿过的盆膈裂孔所占据（见第190页）。在女性骨盆的示意图中，我们已用平滑肌代替。

**盆底肌的重要功能**

盆底具有双重功能：

· 从下方封闭腹腔和盆腔以承托腹腔和盆腔脏器，承受大部分内脏负荷。

· 控制直肠和尿生殖管道的开合（括约肌功能），由于直肠和尿生殖管道的穿过减弱了盆底的力学性能。

为了完成这两个相互冲突的功能（封闭盆底却又保留几个开口），盆底层叠了数层漏斗状的肌和结缔组织。然而，这个复杂的结构使得盆底易受损伤，尤其是女性。

腹内压力和其他应力的反复剧烈波动，尤其是怀孕后期，会使结缔组织结构疲劳衰弱，并损伤盆底肌。盆底及所配布神经受到牵拉和其他损伤，如劳动和分娩（尤其是多产妇），最终会导致盆底功能不全和其他多方面的临床后遗症。

· 盆底和盆腔脏器下垂（如子宫下垂）。

· 在严重的病例中，子宫脱垂伴有阴道外翻（子宫脱垂）。

内脏下垂往往与咳嗽或者其他动作引起的大小便失禁相关（压力性尿失禁）。中度下垂进行常规的盆底训练效果良好，但是严重的病例需要盆底修复手术治疗（手术暴露和拉紧两块肛提肌脚＝耻骨直肠肌）（如通过拉紧耻骨直肠肌来拉紧肛提肌）或者通过手术将盆腔脏器固定于盆壁或骶骨（例如阴道固定术或直肠固定术）。

## 10.11 躯干辅助肌：脊肋肌、脊肱骨肌和胸肱骨肌

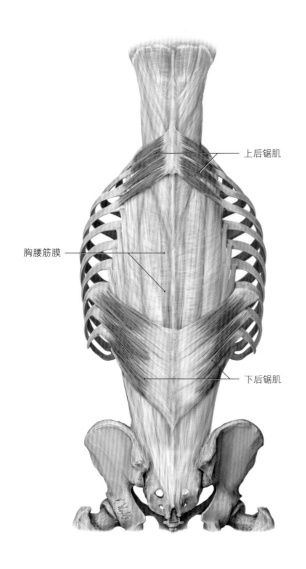

**A. 脊肋肌概述**

由于两块后锯肌位于胸腰筋膜浅面，受脊神经前支支配，因此也属于躯干辅助肌。这些肌都比较菲薄，通常呈明显的节段性，可作为呼吸运动的辅助吸气肌（见下）。

| 上后锯肌 | |
| --- | --- |
| 起点： | 项韧带和棘上韧带、C7~T3 椎骨棘突 |
| 止点： | 第 2~5 肋肋角外侧 |
| 功能： | 提肋，助吸气 |
| 神经支配： | 肋间神经（T2~T5） |

| 下后锯肌 | |
| --- | --- |
| 起点： | T11~L2 椎骨棘突和胸腰筋膜 |
| 止点： | 第 9~12 肋的下缘 |
| 功能： | 助呼吸；拉下位肋向后向下，防止胸廓下口过度变窄，为膈提供固定且稳定的基座 |
| 神经支配： | 肋间神经（T9~T11）、肋下神经（T12） |

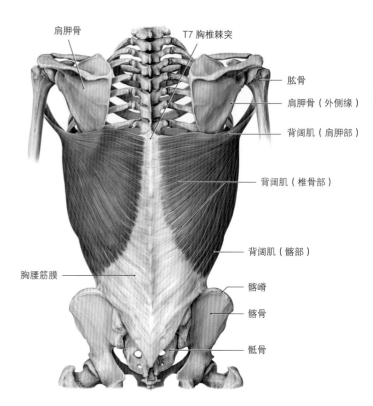

**B. 背阔肌**

后面观。

**C. 躯干辅助肌**

（不包括锯肌，见第 300 页上肢部分）所有背固有肌表面均覆有大块肌，部分一直延伸至骨盆。在系统发育过程中，肌的起点延伸至躯干（与躯干辅助肌对照，见第 147 页）。这些肌起初作为脊柱轴下肌（神经支配：脊神经前支），先从背迁移至上肢（成为上肢带肌），随后又迁移至背部。当胸带肌不断生长并需要承受更多的重量，这可能是四足动物发育的一部分，区别如下。

| 脊肋肌或躯干肋肌 | |
| --- | --- |
| （脊柱和肋之间） | |
| • 上后锯肌 | • 下后锯肌 |
| **脊肱骨肌或躯干肌和上肢带肌，或躯干上肢肌** | |
| **（脊柱和肩周或者臂之间）** | |
| • 躯干和上肢带肌 | • 躯干上肢肌 |
| – 大菱形肌和小菱形肌 | – 背阔肌 |
| – 肩胛提肌 | • 胸上肢肌 |
| – 前锯肌 | – 胸大肌 |
| – 锁骨下肌 | |
| – 胸小肌 | |
| – 斜方肌 | |

注：所有的躯干辅助肌均受脊神经前支支配。

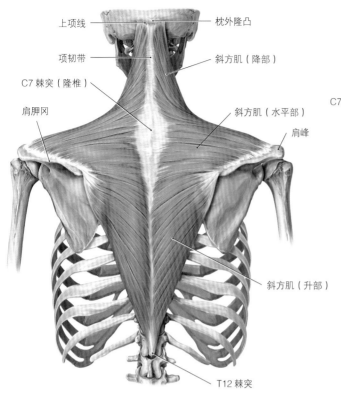

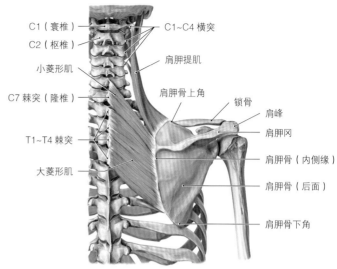

**F. 肩胛提肌、大菱形肌和小菱形肌**
右侧，后面观。

**D. 斜方肌**
后面观。

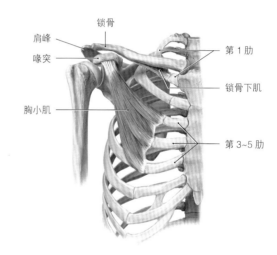

**G. 胸小肌和锁骨下肌**
右侧，前面观。

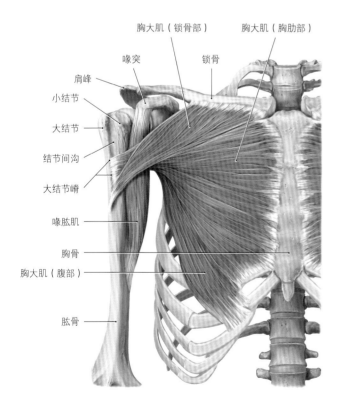

**E. 胸大肌和喙肱肌**
右侧，前面观。

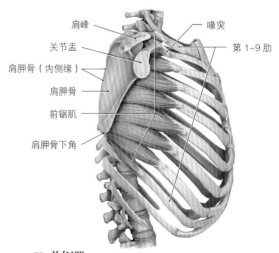

**H. 前锯肌**
右侧，外侧面观。

## 11.1 背肌和胸腰筋膜

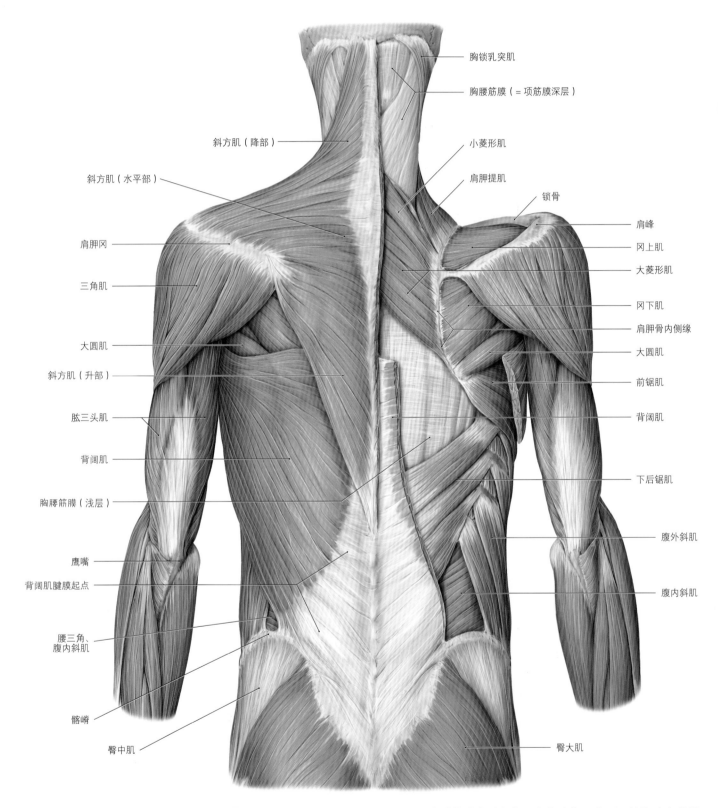

胸锁乳突肌

胸腰筋膜（＝项筋膜深层）

斜方肌（降部）

小菱形肌

斜方肌（水平部）

肩胛提肌

锁骨

肩峰

肩胛冈

冈上肌

三角肌

大菱形肌

大圆肌

冈下肌

肩胛骨内侧缘

斜方肌（升部）

大圆肌

肱三头肌

前锯肌

背阔肌

背阔肌

胸腰筋膜（浅层）

下后锯肌

鹰嘴

腹外斜肌

背阔肌腱膜起点

腹内斜肌

腰三角、腹内斜肌

髂嵴

臀中肌

臀大肌

**A. 胸腰筋膜是背固有肌和非固有肌的间隔**

为了显示胸腰筋膜，右侧的斜方肌已经完全切除，背阔肌部分切除。胸腰筋膜浅层分隔背固有肌和迁移至背部的非固有肌。

注：胸腰筋膜浅层在靠近脊柱处位于皮下，结构致密并增厚，是背阔肌扁阔腱膜的起点。在起点外侧，浅层进入肌和肌腱深面，与皮下组织失去直接接触。从内侧到外侧，浅层覆盖背固有肌整个表面。

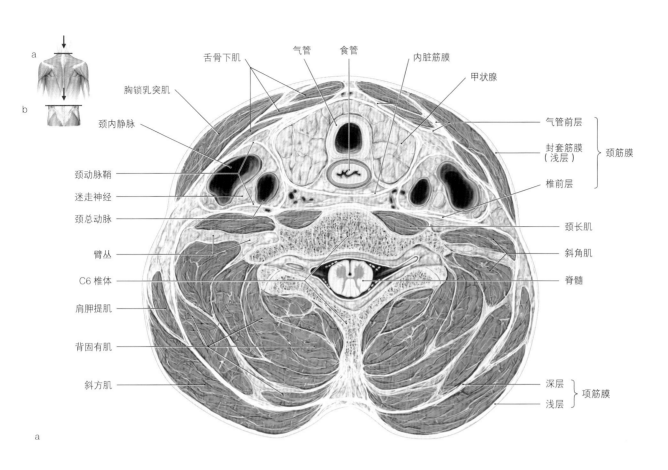

a. 颈部 C6 水平横切面，上面观。

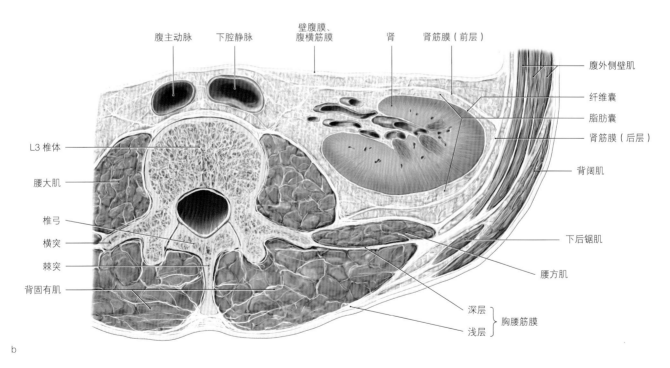

**B. 胸筋膜**

a. 颈部 C6 水平横切面，上面观。

b. L3 水平的躯干后壁横切面（去除马尾），上面观。
胸腰筋膜构成包裹背固有肌的骨纤维管的外侧部。除了胸
腰筋膜，该管还有相关椎骨的椎弓、棘突和横突参与构成。胸
腰筋膜分为浅层和深层，尤其是在腰部；两层在背固有肌的外
侧缘附着。在颈后，胸腰筋膜浅层与项筋膜（深层）相互交织，
与颈筋膜的椎前层延续。

## 11.2 背固有肌：外侧束和内侧束

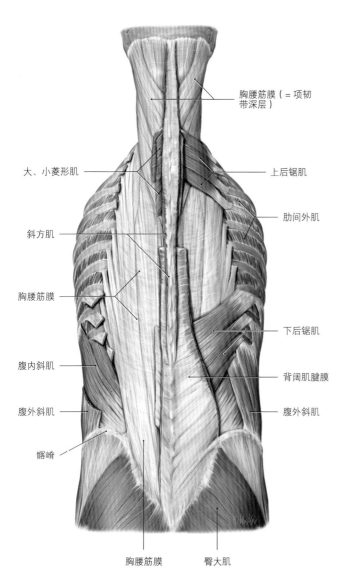

大、小菱形肌

斜方肌

胸腰筋膜

腹内斜肌

腹外斜肌

髂嵴

胸腰筋膜（ = 项韧带深层）

上后锯肌

肋间外肌

下后锯肌

背阔肌腱膜

腹外斜肌

胸腰筋膜　　臀大肌

**A. 胸腰筋膜走行**

　　后面观。为显露胸腰筋膜，已经切除上肢带肌和背非固有肌（除了右侧上后锯肌、下后锯肌和背阔肌的腱膜起点）。

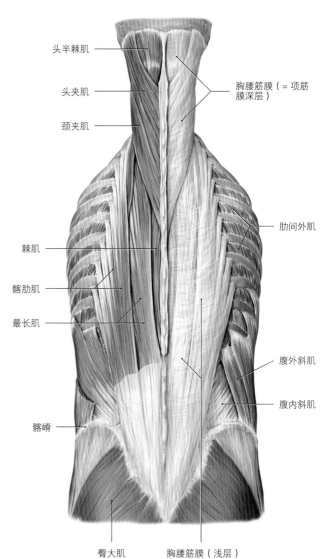

头半棘肌

头夹肌

颈夹肌

棘肌

髂肋肌

最长肌

髂嵴

臀大肌　　胸腰筋膜（浅层）

胸腰筋膜（ = 项筋膜深层）

肋间外肌

腹外斜肌

腹内斜肌

**B. 背固有肌外侧束**

　　后面观。为显露外侧束肌（髂肋肌、最长肌和夹肌）已经切除左侧背部部分胸腰筋膜浅层。肋提肌和横突间肌也是外侧束的一部分，被髂肋肌和最长肌覆盖（见 C 和 D）。

　　注：颈后胸腰筋膜与项韧带深层相延续。

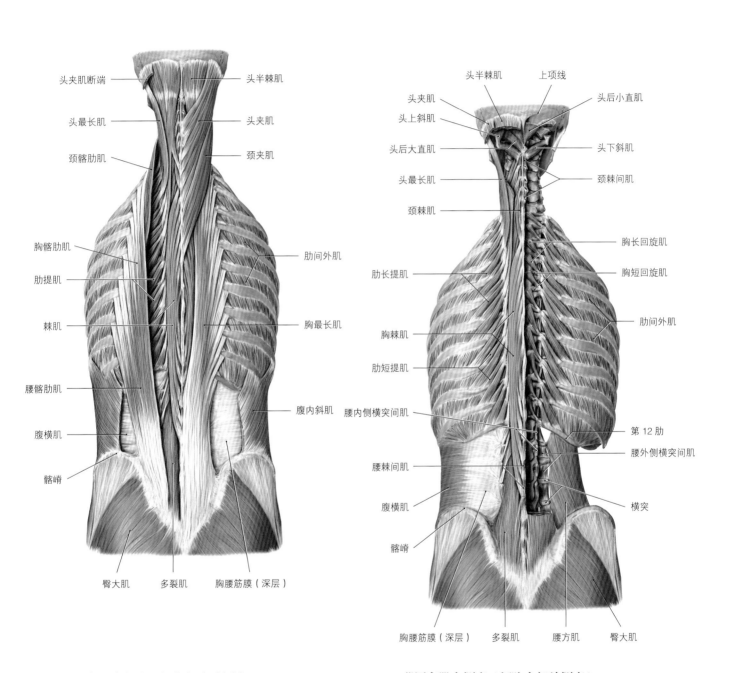

头夹肌断端　头半棘肌　头最长肌　头夹肌　颈髂肋肌　颈夹肌　胸髂肋肌　肋间外肌　肋提肌　棘肌　胸最长肌　腰髂肋肌　腹内斜肌　腹横肌　髂嵴　臀大肌　多裂肌　胸腰筋膜（深层）

头半棘肌　上项线　头夹肌　头后小直肌　头上斜肌　头后大直肌　头下斜肌　头最长肌　颈棘间肌　颈棘肌　胸长回旋肌　肋长提肌　胸短回旋肌　胸棘肌　肋间外肌　肋短提肌　腰内侧横突间肌　第12肋　腰棘间肌　腰外侧横突间肌　腹横肌　横突　髂嵴　胸腰筋膜（深层）　多裂肌　腰方肌　臀大肌

**C. 背固有肌中间束（保留部分外侧束）**

后面观。已切除左侧背部的最长肌（除了头最长肌）和夹肌，以及右侧的髂肋肌（回旋肌见 D）。

注：腹内斜肌和腹横肌起自胸腰筋膜深层（见 D）。

**D. 背固有肌内侧束（切除全部外侧束）**

后面观。为了显示中间束各种单个肌的形态，已经切除全部外侧束（除横突间肌和肋提肌外）和部分内侧束。

注：腹横肌在腰部起自胸腰筋膜深层（左侧）。

在右侧，为显露横突间肌（外侧束）和腰方肌（腹后壁肌深层），已切除胸腰筋膜深层和多裂肌。

## 11.3 背固有肌：项短肌群

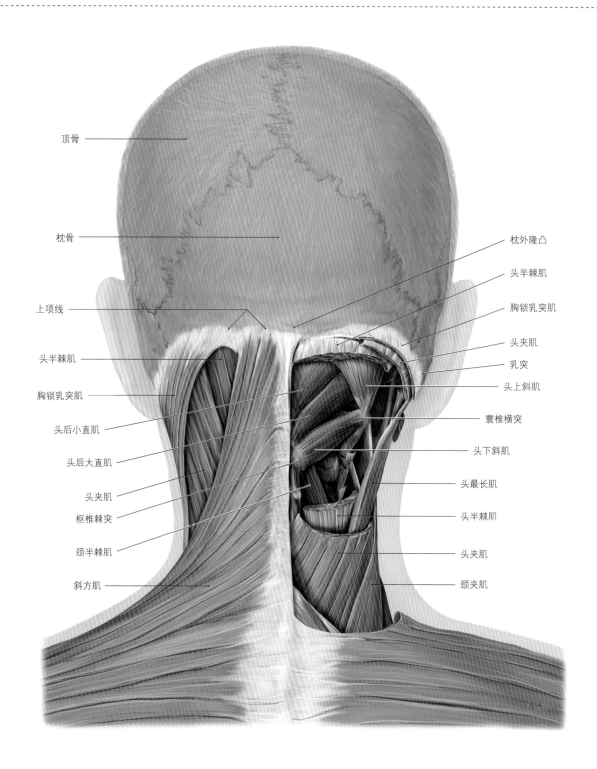

顶骨

枕骨

上项线

头半棘肌

胸锁乳突肌

头后小直肌

头后大直肌

头夹肌

枢椎棘突

颈半棘肌

斜方肌

枕外隆凸

头半棘肌

胸锁乳突肌

头夹肌

乳突

头上斜肌

寰椎横突

头下斜肌

头最长肌

头半棘肌

头夹肌

颈夹肌

**A. 项短肌的位置（枕下肌）**

项部，后面观。狭义的枕下肌群指的是属于背固有肌的项部短（深）肌（头后大、小直肌和头上、下斜肌）。它们符合受脊神经后支支配的标准——此处为 C1 脊神经的后支，枕下神经。头前直肌和头外侧直肌虽然位于枕骨下方，但是因为其受脊神经前支支配，故不属于背固有肌。项短肌群在颈后胸腰筋膜深层内，位于枕骨和上两位颈椎之间。主要作用是运动颅椎关节（见第 122 页）和辅助头部做不同的运动（例如微调头部位置）。为显露右侧项部短肌，部分切除了下述各肌：斜方肌、胸锁乳突肌、头夹肌和头半棘肌。项深部的重要体表标志是枢椎的棘突。

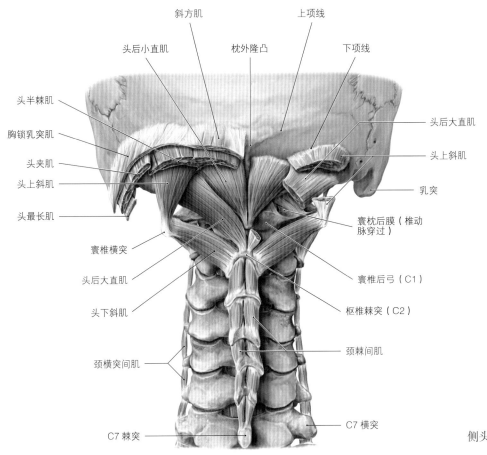

斜方肌
上项线
头后小直肌
枕外隆凸
下项线
头半棘肌
胸锁乳突肌
头夹肌
头上斜肌
头最长肌
寰椎横突
头后大直肌
头下斜肌
颈横突间肌
C7 棘突
头后大直肌
头上斜肌
乳突
寰枕后膜（椎动脉穿过）
寰椎后弓（C1）
枢椎棘突（C2）
颈棘间肌
C7 横突

**B. 项短肌的走行**
　枕骨下区，后面观。切除部分右侧头后大直肌和头上斜肌。

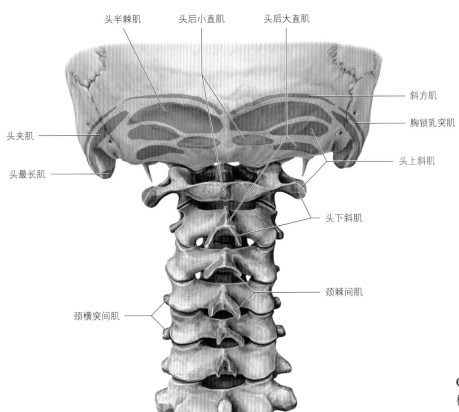

头半棘肌
头后小直肌
头后大直肌
头夹肌
头最长肌
斜方肌
胸锁乳突肌
头上斜肌
头下斜肌
颈棘间肌
颈横突间肌

**C. 项短肌群的起止点**
　枕骨下区，后面观。彩色区域表示肌的起点（红色）和止点（蓝色）。

## 11.4 胸壁肌和胸内筋膜

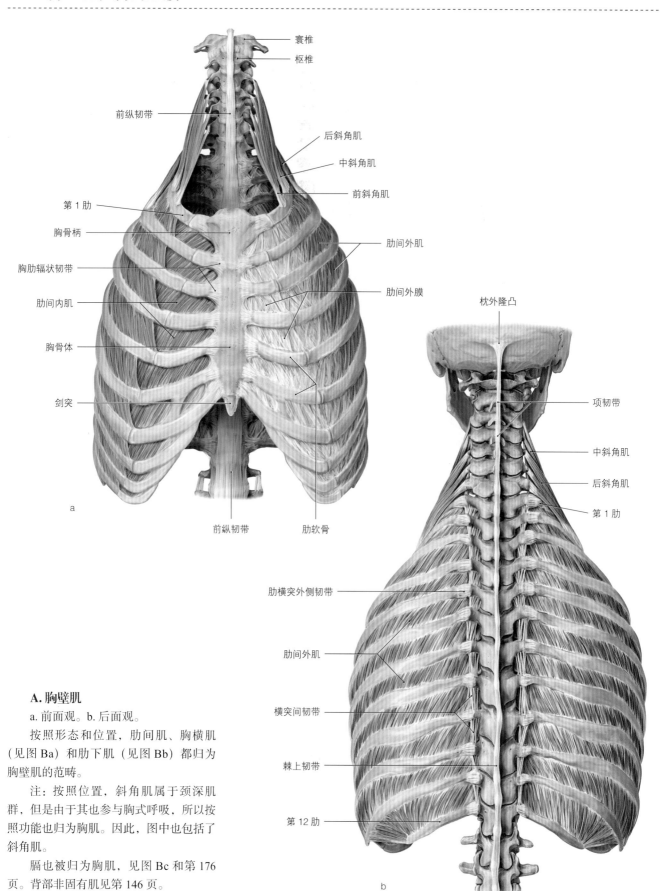

图中的标注：

寰椎
枢椎
前纵韧带
后斜角肌
中斜角肌
前斜角肌
第 1 肋
胸骨柄
肋间外肌
胸肋辐状韧带
肋间外膜
肋间内肌
胸骨体
剑突
前纵韧带
肋软骨

a

枕外隆凸
项韧带
中斜角肌
后斜角肌
第 1 肋
肋横突外侧韧带
肋间外肌
横突间韧带
棘上韧带
第 12 肋

b

**A. 胸壁肌**

a. 前面观。b. 后面观。

按照形态和位置，肋间肌、胸横肌（见图 Ba）和肋下肌（见图 Bb）都归为胸壁肌的范畴。

注：按照位置，斜角肌属于颈深肌群，但是由于其也参与胸式呼吸，所以按照功能也归为胸肌。因此，图中也包括了斜角肌。

膈也被归为胸肌，见图 Bc 和第 176 页。背部非固有肌见第 146 页。

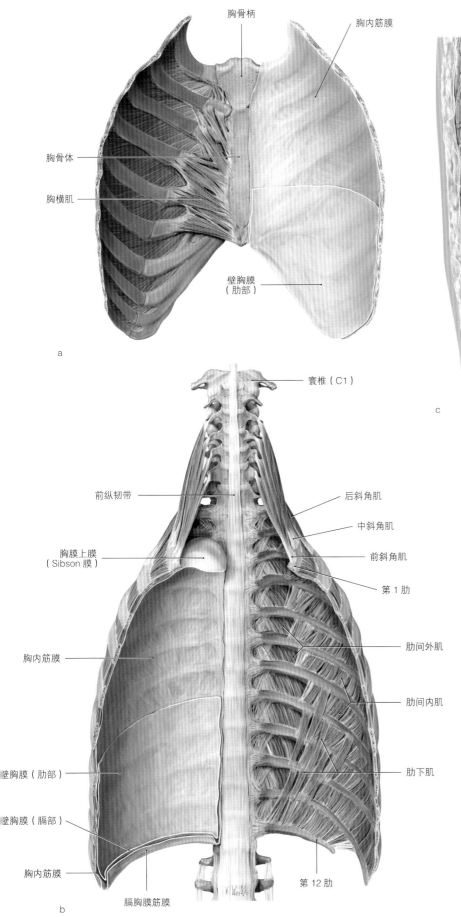

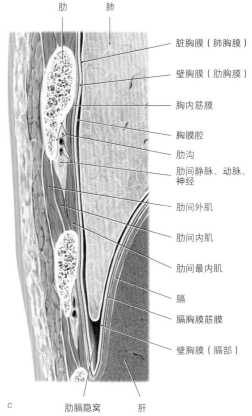

### B. 胸内筋膜

a. 图 b 中切除的胸前壁后面观。

b. 胸后壁，前面观（左侧胸内筋膜切除）。

c. 胸外侧壁和肋膈隐窝的冠状切面。

胸腔内衬附的结缔组织膜样层称胸内筋膜。位于胸壁深层肌和胸膜壁层的肋部之间，并与之结合紧密，类似于腹腔的腹横筋膜（图 a）。胸内筋膜在胸膜顶上方增厚，称为胸膜上膜（Sibson 膜）。连接壁胸膜膈部与膈上面的胸内筋膜称为膈胸膜筋膜（图 b）。胸壁和膈之间的肋膈隐窝（图 c）是一个潜在的腔隙，吸气时扩大（膈下降），以容纳膨大的肺。胸膜腔是肋胸膜、胸膜顶和脏胸膜之间的潜在腔隙，脏胸膜直接包裹肺的表面。

## 11.5 胸腹结合部：膈

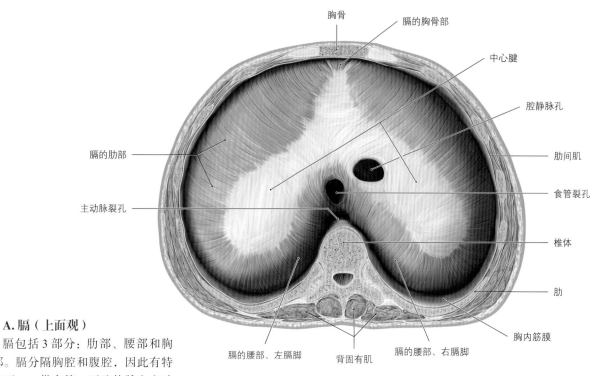

胸骨
膈的胸骨部
中心腱
腔静脉孔
肋间肌
膈的肋部
食管裂孔
主动脉裂孔
椎体
肋
胸内筋膜
膈的腰部、左膈脚
背固有肌
膈的腰部、右膈脚

**A. 膈（上面观）**

膈包括 3 部分：肋部、腰部和胸骨部。膈分隔胸腔和腹腔，因此有特征性开口，供食管、下腔静脉和主动脉穿过（见图 Cb 和图 Dd）。

胸骨
胸肋三角（Larrey 裂）
腔静脉孔
膈的胸骨部
腹直肌
中间弓状韧带
中心腱
主动脉裂孔
膈的肋部
腹外斜肌
食管裂孔
膈的腰部、右膈脚
膈的腰部、左膈脚
腹内斜肌
腰肋三角（Bochdalek 三角）
腹横肌
背阔肌
腰方肌
外侧弓状韧带（腰方肌弓）
内侧弓状韧带（腰大肌弓）
腰大肌
椎体
背固有肌

**B. 膈（下面观）**

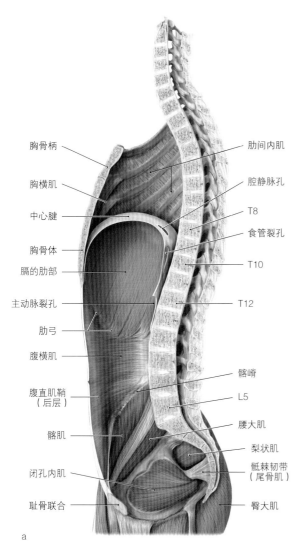

胸骨柄
胸横肌
中心腱
胸骨体
膈的肋部
主动脉裂孔
肋弓
腹横肌
腹直肌鞘（后层）
髂肌
闭孔内肌
耻骨联合

肋间内肌
腔静脉孔
T8
食管裂孔
T10
T12
髂嵴
L5
腰大肌
梨状肌
骶棘韧带（尾骨肌）
臀大肌

a

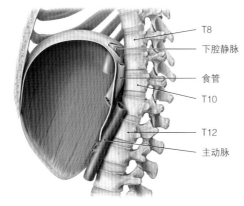

T8
下腔静脉
食管
T10
T12
主动脉

b

## C. 膈的位置和形态（左侧面观）

正中矢状面，显示躯干右侧半。膈处于呼气终末的中间位置。

a. 根据下胸椎标记膈裂孔的垂直位置：腔静脉孔约在 T8 胸椎体，食管裂孔约在 T10 胸椎体，主动脉孔约在 T12 胸椎体。

b. 膈的裂孔和穿经的结构（见第 207 页）。

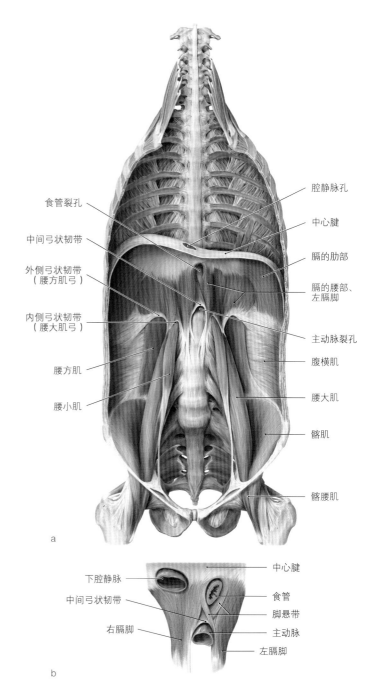

食管裂孔
中间弓状韧带
外侧弓状韧带（腰方肌弓）
内侧弓状韧带（腰大肌弓）
腰方肌
腰小肌

腔静脉孔
中心腱
膈的肋部
膈的腰部、左膈脚
主动脉裂孔
腹横肌
腰大肌
髂肌
髂腰肌

a

下腔静脉
中间弓状韧带
右膈脚

中心腱
食管
脚悬带
主动脉
左膈脚

b

## D. 膈的位置和形态（前面观）

冠状面，膈位于中间位置。

a. 裂孔位于膈的中心腱（下腔静脉）和腰部（食管裂孔和主动脉裂孔）。

b. 膈裂孔的放大图，保留穿经结构。腔静脉孔位于中线的右侧，食管裂孔和主动脉裂孔位于左侧。

膈疝（膈破裂）时，腹腔脏器通过膈先天的或后天的薄弱部位突入胸腔。目前，最常见的疝出突出部位是食管裂孔，约占 90%。比较典型的是，食管远端和胃贲门（胃的入口）通过食管裂孔，向上"滑入"胸腔（轴型食管裂孔疝或者滑动型裂孔疝；约占食管裂孔疝的 85%）。典型的症状是返酸、胃灼热和进食后胸骨后压迫感。更严重的病例可能会有恶心、呕吐和功能性心脏症状。

## 11.6 腹前外侧壁和腹前壁肌*

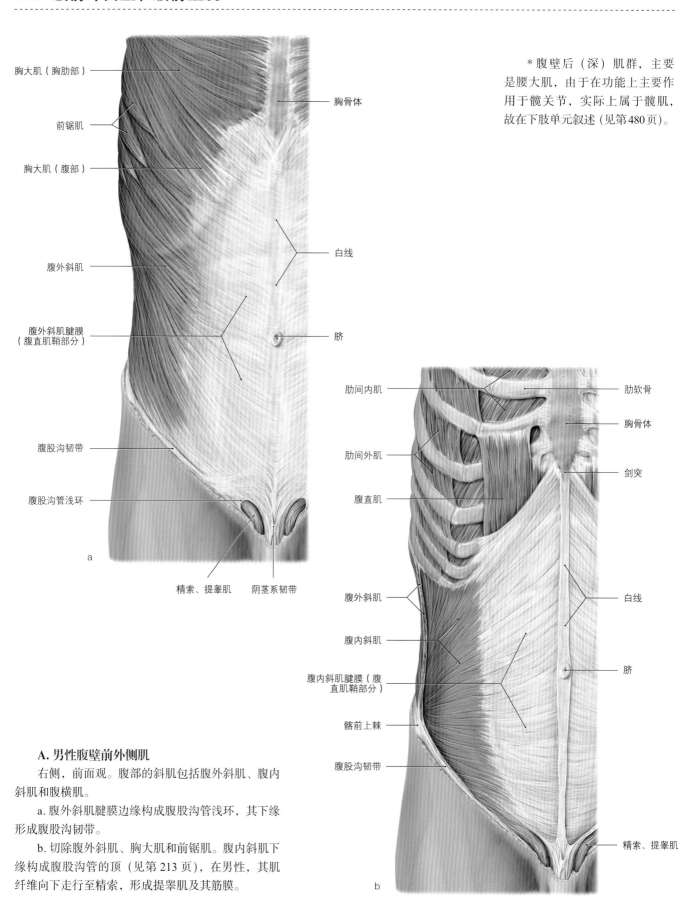

胸大肌（胸肋部）

前锯肌

胸大肌（腹部）

腹外斜肌

腹外斜肌腱膜
（腹直肌鞘部分）

腹股沟韧带

腹股沟管浅环

a

精索、提睾肌　　阴茎系韧带

胸骨体

白线

脐

*腹壁后（深）肌群，主要
是腰大肌，由于在功能上主要作
用于髋关节，实际上属于髋肌，
故在下肢单元叙述（见第480页）。

肋间内肌

肋间外肌

腹直肌

腹外斜肌

腹内斜肌

腹内斜肌腱膜（腹
直肌鞘部分）

髂前上棘

腹股沟韧带

肋软骨

胸骨体

剑突

白线

脐

精索、提睾肌

b

**A. 男性腹壁前外侧肌**

右侧，前面观。腹部的斜肌包括腹外斜肌、腹内
斜肌和腹横肌。

a. 腹外斜肌腱膜边缘构成腹股沟管浅环，其下缘
形成腹股沟韧带。

b. 切除腹外斜肌、胸大肌和前锯肌。腹内斜肌下
缘构成腹股沟管的顶（见第213页），在男性，其肌
纤维向下走行至精索，形成提睾肌及其筋膜。

**B. 男性腹壁前（直）肌**

右侧，前面观。腹壁的直肌包括腹直肌和锥状肌。

a. 去除腹内斜肌。

b. 此外，还去除腹直肌上部。

注：弓状线以下，腹横肌腱膜和腹内斜肌腱膜深层行于腹直肌前面（见第 181 页）。

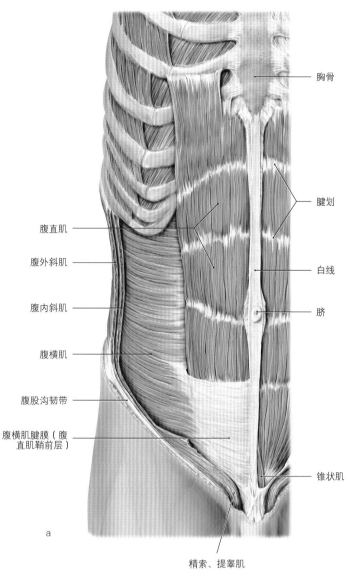

胸骨

腱划

白线

脐

锥状肌

腹直肌

腹外斜肌

腹内斜肌

腹横肌

腹股沟韧带

腹横肌腱膜（腹直肌鞘前层）

精索、提睾肌

a

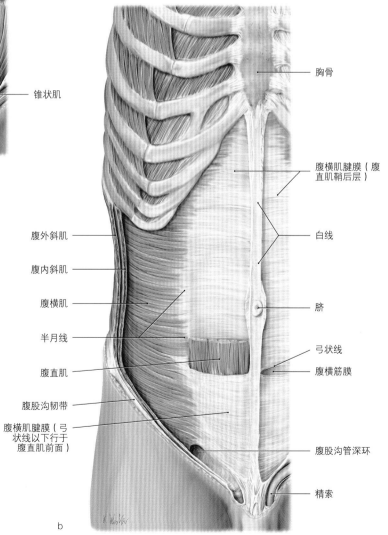

胸骨

腹横肌腱膜（腹直肌鞘后层）

白线

脐

弓状线

腹横筋膜

腹股沟管深环

精索

腹外斜肌

腹内斜肌

腹横肌

半月线

腹直肌

腹股沟韧带

腹横肌腱膜（弓状线以下行于腹直肌前面）

b

## 11.7 腹壁和腹直肌鞘的结构

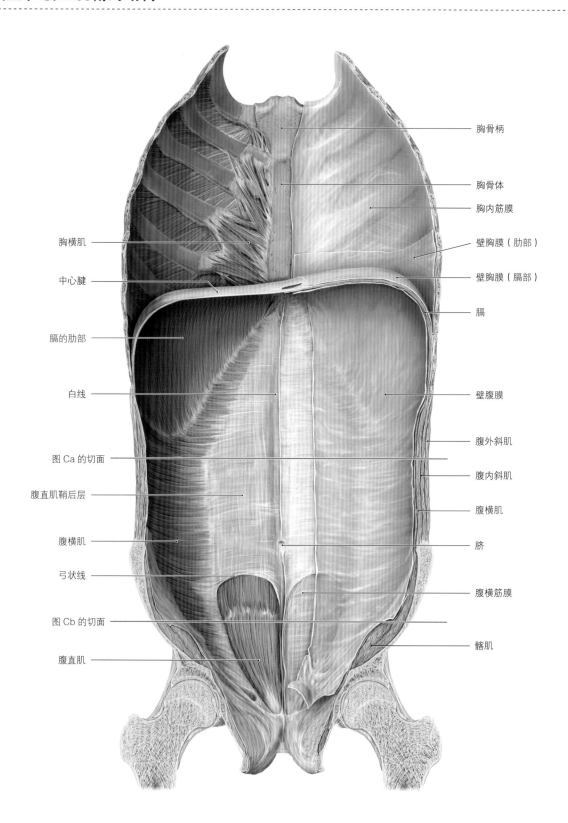

胸横肌

中心腱

膈的肋部

白线

图 Ca 的切面

腹直肌鞘后层

腹横肌

弓状线

图 Cb 的切面

腹直肌

胸骨柄

胸骨体

胸内筋膜

壁胸膜（肋部）

壁胸膜（膈部）

膈

壁腹膜

腹外斜肌

腹内斜肌

腹横肌

脐

腹横筋膜

髂肌

**A. 腹壁和腹直肌鞘概述**

后面观，去除内脏。为了显示膈如何分隔胸腔和腹腔，已经切除左侧腹壁的腹横筋膜和壁腹膜，以及左侧胸壁的胸内筋膜和壁胸膜。腹直肌鞘（包裹腹直肌）在腹壁中起到特殊的作用，为了适应内脏对腹壁增大的压力，在弓状线以下，其结构发生变化（见 C）。腹直肌鞘由腹外侧肌群的腱膜（此处仅见到腹横肌腱膜，其余部分被遮住）形成，分为前层和后层。

**B. 腹壁结构**

脐上腹壁横切面，上面观。可见腹外侧壁的层次，从内向外依次为：

- 壁腹膜。
- 腹横筋膜。
- 腹横肌。
- 腹内斜肌。
- 腹外斜肌。
- 浅筋膜，膜性层。
- 浅筋膜，脂肪层。
- 皮肤。

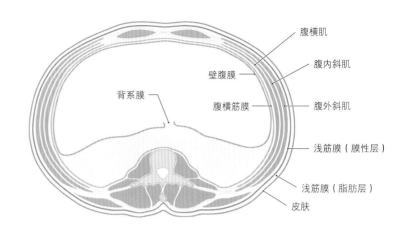

腹横肌
腹内斜肌
壁腹膜
腹外斜肌
背系膜
腹横筋膜
浅筋膜（膜性层）
浅筋膜（脂肪层）
皮肤

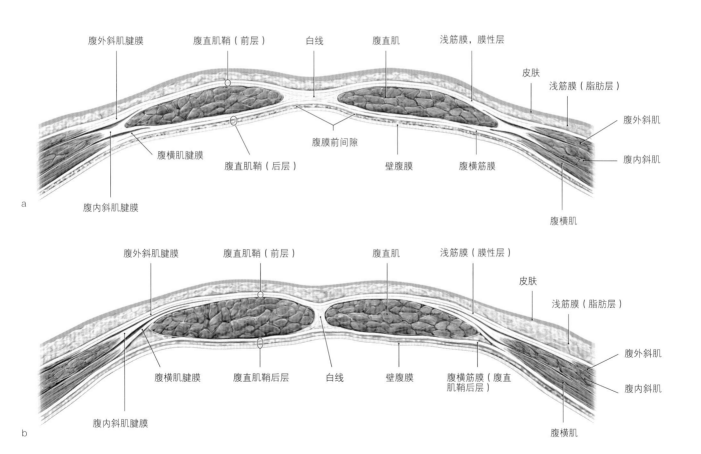

腹外斜肌腱膜　腹直肌鞘（前层）　白线　腹直肌　浅筋膜，膜性层　皮肤　浅筋膜（脂肪层）　腹外斜肌　腹内斜肌　腹横肌　腹膜前间隙　腹直肌鞘（后层）　壁腹膜　腹横筋膜　腹横肌腱膜　腹内斜肌腱膜

a

腹外斜肌腱膜　腹直肌鞘（前层）　腹直肌　浅筋膜（膜性层）　皮肤　浅筋膜（脂肪层）　腹外斜肌　腹内斜肌　腹横肌　腹横肌腱膜　腹直肌鞘后层　白线　壁腹膜　腹横筋膜（腹直肌鞘后层）　腹内斜肌腱膜

b

**C. 腹直肌鞘的结构**

弓状线以上（图 a）和以下（图 b）腹直肌鞘的横切面，上面观。腹外侧肌群的腱膜包绕腹壁前直肌，形成腹直肌鞘。由此就构成包括前层和后层的肌鞘。在脐上，3 层腹外侧肌的腱膜共同构成腹直肌鞘的前层和后层，在脐下 3~5 cm（弓状线平面），3 层腱膜融为一层（因而更坚固），走行于腹直肌前面。弓状线以下，腹直肌后层缺如。腹膜前间隙位于腹横筋膜和壁腹膜之间，是一层薄的疏松结缔组织和脂肪（见第 218 页）。

## 11.8 盆底肌：会阴区和浅筋膜概述

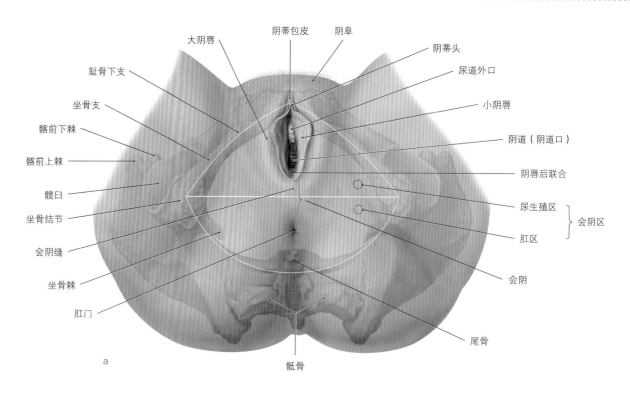

大阴唇・阴蒂包皮・阴阜・阴蒂头・尿道外口・小阴唇・阴道（阴道口）・阴唇后联合・尿生殖区・肛区・会阴区・会阴・尾骨・骶骨・肛门・坐骨棘・会阴缝・坐骨结节・髋臼・髂前上棘・髂前下棘・坐骨支・耻骨下支

a

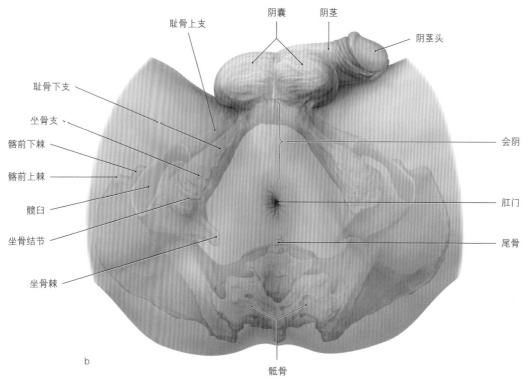

耻骨上支・阴囊・阴茎・阴茎头・会阴・肛门・尾骨・骶骨・坐骨棘・坐骨结节・髋臼・髂前上棘・髂前下棘・坐骨支・耻骨下支

b

**A. 女性（图 a）和男性（图 b）会阴区**

截石位，下面观。男性和女性会阴区均包括前方的尿生殖区和后方的肛区。两区以两侧坐骨结节的连线分界。会阴表示的是大腿和臀部之间的软组织区域。产科医师指的女性会阴是肛门前界到阴道后联合之间的区域。男性会阴明显长于女性，指的是肛门前界到阴囊根部的区域。会阴区由纤维组织和脂肪组织构成，会阴体（见图 Ba）是纤维肌性结构，又称会阴中心腱。关于会阴结构更详细的描述见第 186 页。

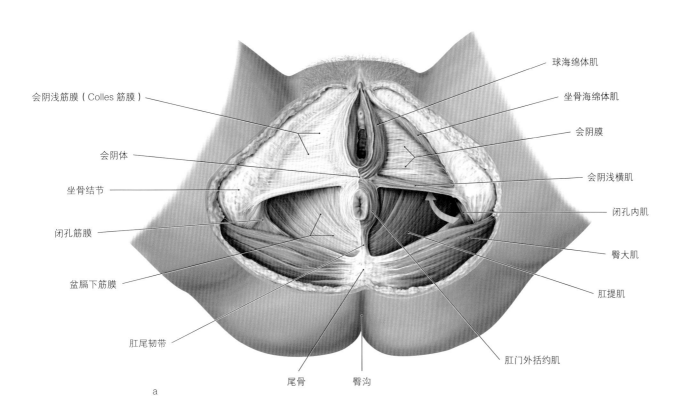

会阴浅筋膜（Colles 筋膜）

会阴体

坐骨结节

闭孔筋膜

盆膈下筋膜

肛尾韧带

尾骨　臀沟

球海绵体肌

坐骨海绵体肌

会阴膜

会阴浅横肌

闭孔内肌

臀大肌

肛提肌

肛门外括约肌

a

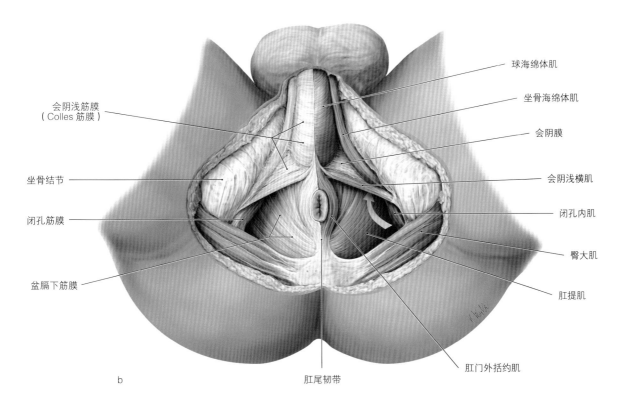

会阴浅筋膜
（Colles 筋膜）

坐骨结节

闭孔筋膜

盆膈下筋膜

球海绵体肌

坐骨海绵体肌

会阴膜

会阴浅横肌

闭孔内肌

臀大肌

肛提肌

肛门外括约肌

肛尾韧带

b

## B. 女性（图 a）和男性（图 b）盆底的浅筋膜

截石位，下面观。保留右侧会阴浅筋膜（尿生殖区）和盆膈下筋膜（肛区），但切除左侧。故两图的左侧尿生殖区的会阴浅隙和肛区的肛提肌均已暴露。会阴浅隙后界是会阴浅横肌，上界是会阴膜。球海绵体肌位于会阴浅隙的中部；坐骨海绵体肌位于外侧。图中的绿色箭头指向左坐骨肛门窝的前隐窝（见第 562 页）。

## 11.9  盆底和骨盆间隙的结构：女性和男性对比

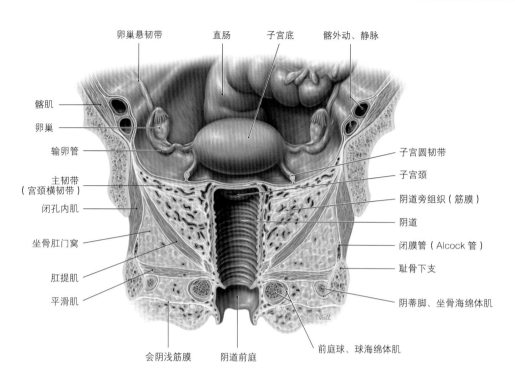

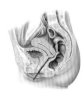

图 A 和 B 的切面

**A. 女性骨盆的冠状切面**
前面观。

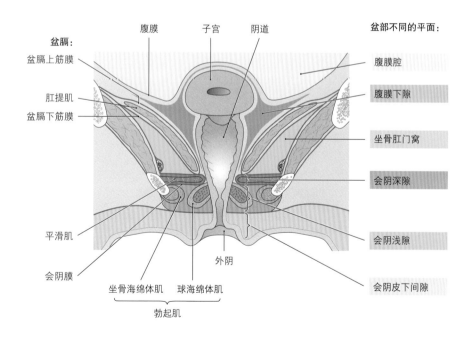

**B. 女性盆部间隙、筋膜和盆底肌的配布**
经阴道的冠状切面（平面的确切位置见上方小示意图）。不同的盆平面用不同颜色表示。

### C. 盆部的分区和盆底的结构（男性和女性）

| 盆部的分区 |
| --- |
| 盆部是腹腔位于小骨盆内的部分。其周围被小骨盆的骨骼包绕，与大骨盆的分界为界线（见第 143 页）。盆腔位于盆底肌（肛提肌上）的上方，被腹膜分为上下两部分 |

- 上部：小骨盆内的腹膜腔
- 下部：盆腹膜下间隙

会阴位于盆底（肛提肌下）下方，分为以下结构

- 会阴深隙，含坐骨肛门窝
- 会阴浅隙
- 会阴皮下间隙

骨盆下方有 3 个不与盆腔相通的间隙：会阴深隙、会阴浅隙和会阴皮下间隙（见 B 和 F）

| 盆底的结构 |
| --- |
| 盆底结构由 3 块肌和结缔组织板构成，分布在 3 层 |

- 上层：盆膈
- 中层：尿生殖肌深层
- 下层：尿生殖区和肠道的括约肌和勃起肌

盆膈呈漏斗状，由肛提肌、尾骨肌、盆膈上筋膜和下筋膜构成。尿生殖肌深层（见第 186 页）位于会阴深袋。男性内有会阴深横肌，女性内有平滑肌鞘和尿道外括约肌下部。会阴膜分隔会阴深窝和会阴浅窝。会阴浅窝内有会阴浅横肌、球海绵体肌和后方的肛门外括约肌

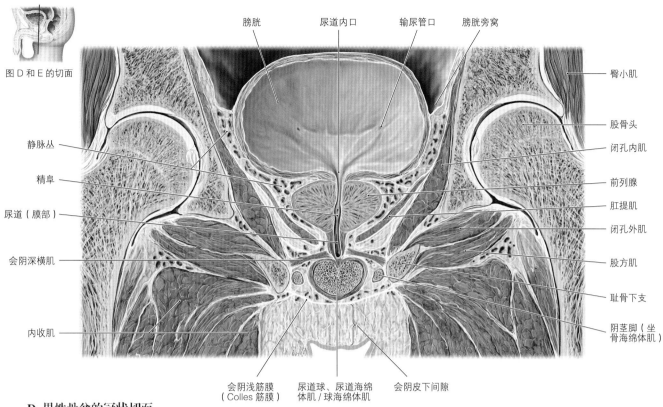

膀胱　尿道内口　输尿管口　膀胱旁窝

臀小肌

股骨头

闭孔内肌

前列腺

肛提肌

闭孔外肌

股方肌

耻骨下支

阴茎脚（坐骨海绵体肌）

图 D 和 E 的切面

静脉丛

精阜

尿道（膜部）

会阴深横肌

内收肌

会阴浅筋膜（Colles 筋膜）　尿道球、尿道海绵体肌/球海绵体肌　会阴皮下间隙

**D. 男性骨盆的冠状切面**
前面观。

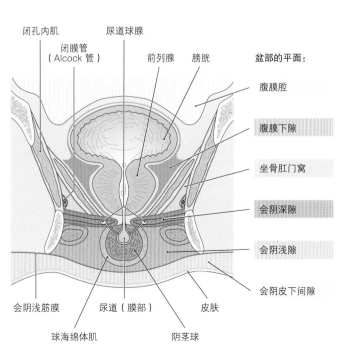

闭孔内肌　尿道球腺

闭膜管（Alcock 管）　前列腺　膀胱

盆部的平面：

腹膜腔

腹膜下隙

坐骨肛门窝

会阴深隙

会阴浅隙

会阴皮下间隙

会阴浅筋膜　尿道（膜部）　皮肤

球海绵体肌　阴茎球

**E. 男性盆部间隙、筋膜和盆底肌的配布**

经前列腺水平的冠状切面（平面的确切位置见上方小示意图）。不同的盆平面和会阴间隙用不同的颜色表示。

**F. 男性（女性）会阴深隙和会阴浅隙（Colles 间隙）的境界和内容物**

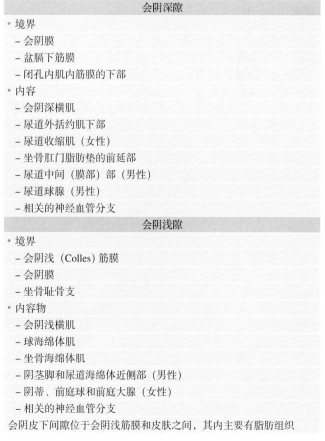

| 会阴深隙 |
| --- |
| • 境界 |
| – 会阴膜 |
| – 盆膈下筋膜 |
| – 闭孔内肌内筋膜的下部 |
| • 内容 |
| – 会阴深横肌 |
| – 尿道外括约肌下部 |
| – 尿道收缩肌（女性） |
| – 坐骨肛门脂肪垫的前延部 |
| – 尿道中间（膜部）部（男性） |
| – 尿道球腺（男性） |
| – 相关的神经血管分支 |
| 会阴浅隙 |
| • 境界 |
| – 会阴浅（Colles）筋膜 |
| – 会阴膜 |
| – 坐骨耻骨支 |
| • 内容物 |
| – 会阴浅横肌 |
| – 球海绵体肌 |
| – 坐骨海绵体肌 |
| – 阴茎脚和尿道海绵体近侧部（男性） |
| – 阴蒂、前庭球和前庭大腺（女性） |
| – 相关的神经血管分支 |

会阴皮下间隙位于会阴浅筋膜和皮肤之间，其内主要有脂肪组织

## 11.10 女性盆底和盆壁肌

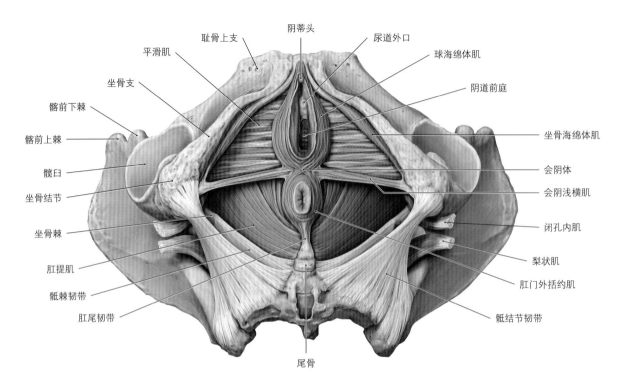

阴蒂头
耻骨上支
尿道外口
平滑肌
球海绵体肌
坐骨支
阴道前庭
髂前下棘
坐骨海绵体肌
髂前上棘
会阴体
髋臼
会阴浅横肌
坐骨结节
闭孔内肌
坐骨棘
梨状肌
肛提肌
肛门外括约肌
骶棘韧带
骶结节韧带
肛尾韧带
尾骨

**A. 去除筋膜后的盆底肌**
　　女性骨盆，下面观。为了连续一致地显示下方的肌肉，从图 B 到 D，逐步切除肌层。肛提肌的详细描述见下文。

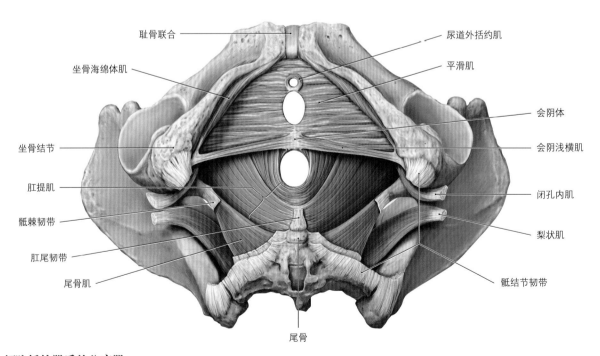

耻骨联合
尿道外括约肌
坐骨海绵体肌
平滑肌
会阴体
坐骨结节
会阴浅横肌
肛提肌
闭孔内肌
骶棘韧带
梨状肌
肛尾韧带
骶结节韧带
尾骨肌
尾骨

**B. 切除括约肌后的盆底肌**
　　女性骨盆，下面观。已切除尿生殖区和肠道的括约肌（＝球海绵体肌和肛门外括约肌），保留尿道外括约肌。

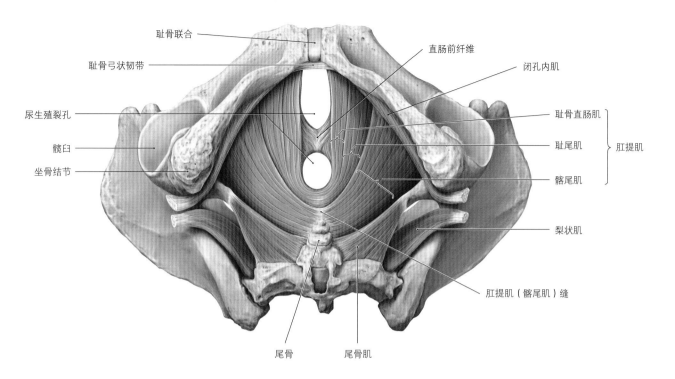

耻骨联合
耻骨弓状韧带
尿生殖裂孔
髋臼
坐骨结节
直肠前纤维
闭孔内肌
耻骨直肠肌
耻尾肌
髂尾肌
肛提肌
梨状肌
肛提肌（髂尾肌）缝
尾骨
尾骨肌

**C. 切除尿生殖区肌后的盆底肌**

女性骨盆，下面观。已切除尿生殖区的肌（= 会阴浅横肌、会阴深横肌和坐骨海绵体肌）。

注：尿生殖裂孔的开口是由两侧的耻骨直肠肌脚（提肌脚）构成。直肠前纤维已从耻骨直肠肌分出。直肠前纤维与结缔组织纤维和平滑肌交织构成会阴的纤维肌性骨架（见第182页）。

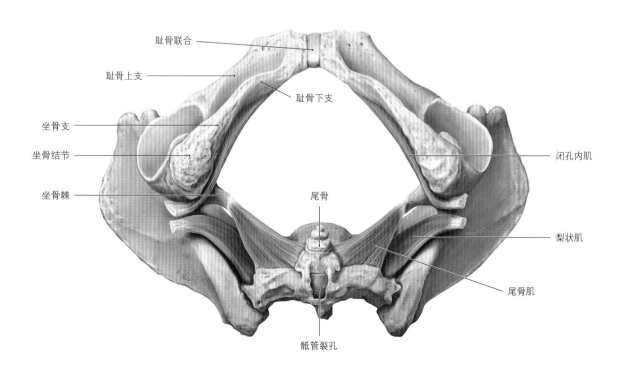

耻骨联合
耻骨上支
耻骨下支
坐骨支
坐骨结节
坐骨棘
尾骨
闭孔内肌
梨状肌
尾骨肌
骶管裂孔

**D. 盆壁肌（小骨盆壁肌）**

女性骨盆，下面观。切除全部盆底肌，完整保留盆壁肌（闭孔内肌、尾骨肌和梨状肌）。这些肌和小骨盆的骨骼一起构成盆壁，并协助关闭骨盆出口。闭孔内肌及其筋膜是耻尾肌腱的起点，后者是肛提肌复合体的一部分（肛提肌腱弓，见第189页）。

## 11.11 盆底肌：肛提肌

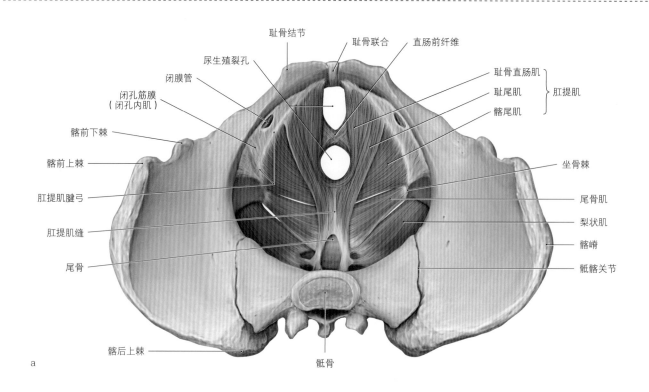

耻骨结节
耻骨联合
直肠前纤维
尿生殖裂孔
闭膜管
闭孔筋膜
（闭孔内肌）
髂前下棘
髂前上棘
肛提肌腱弓
肛提肌缝
尾骨
髂后上棘
骶骨
耻骨直肠肌
耻尾肌
髂尾肌
坐骨棘
尾骨肌
梨状肌
髂嵴
骶髂关节

a

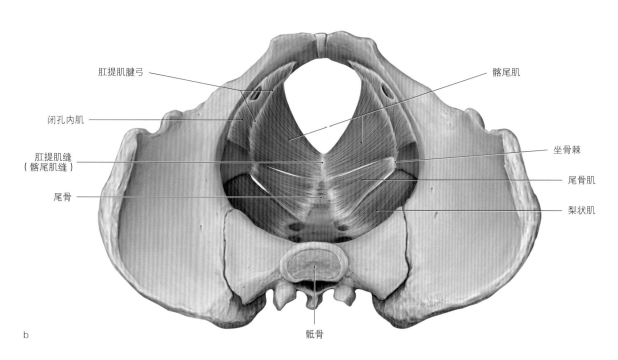

肛提肌腱弓
闭孔内肌
肛提肌缝
（髂尾肌缝）
尾骨
髂尾肌
坐骨棘
尾骨肌
梨状肌
骶骨

b

**A. 肛提肌的分部和盆壁肌**

女性骨盆，上面观。

a. 肛提肌由 3 部分组成：耻骨直肠肌、耻尾肌和髂尾肌。起自骨盆前壁和外侧壁，一起从耻骨联合中部走行至坐骨棘（=肛提肌腱弓）。作为括约肌，耻骨直肠肌协助肛门外括约肌（此处不可见）闭合肛门。耻骨直肠肌起自耻骨联合两侧的耻骨上

支，在直肠两侧呈环状走行，肌纤维与肛门外括约肌深部交织。两侧脚（提肌脚）呈拱门形构成尿生殖裂的边界。耻骨直肠悬带收缩时，直肠壁被牵拉向前，靠近耻骨，直肠肛管角（直肠和肛管之间的夹角）增大，挤压紧缩肛管。

b. 切除耻骨直肠肌和耻尾肌。尾骨肌（附着于骶棘韧带的肌纤维）和梨状肌在骶骨两侧从后方封闭骨盆出口。

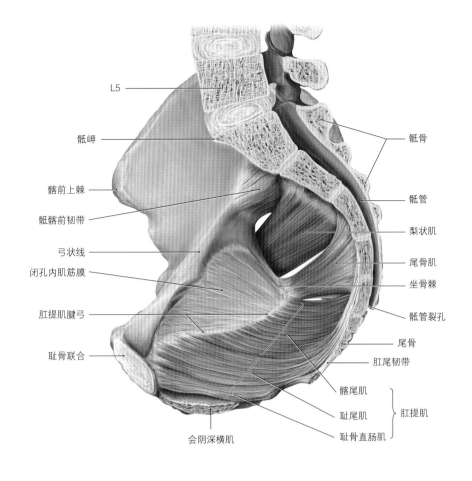

L5

骶岬

髂前上棘

骶髂前韧带

弓状线

闭孔内肌筋膜

肛提肌腱弓

耻骨联合

会阴深横肌

骶骨

骶管

梨状肌

尾骨肌

坐骨棘

骶管裂孔

尾骨

肛尾韧带

髂尾肌

耻尾肌 ⎱ 肛提肌

耻骨直肠肌 ⎰

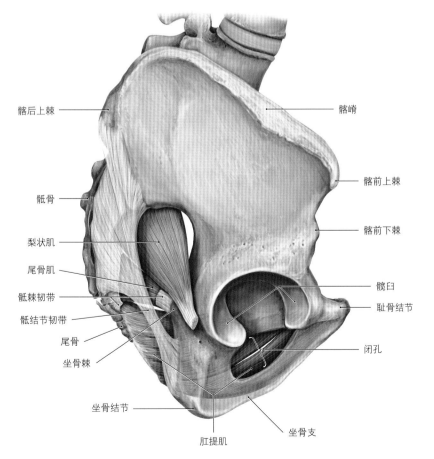

髂后上棘

骶骨

梨状肌

尾骨肌

骶棘韧带

骶结节韧带

尾骨

坐骨棘

坐骨结节

肛提肌

髂嵴

髂前上棘

髂前下棘

髋臼

耻骨结节

闭孔

坐骨支

**B.肛提肌腱弓**

右侧半骨盆，内面观。肛提肌腱弓是闭孔内肌筋膜增厚的部分，是髂尾肌的起点。

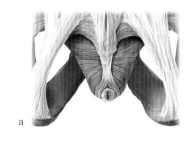

a

肛尾韧带

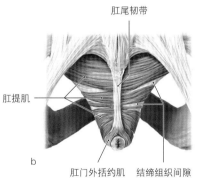

肛提肌

b

肛门外括约肌　结缔组织间隙

**D.肛提肌结构的男女性差异（a. 男性。b. 女性）**

后面观。

注：女性肛提肌肌性部之间的结缔组织间隙（图 b）。

**C.漏斗状的肛提肌**

骨盆右侧面观。部分坐骨透明显示。漏斗状肛的提肌收缩，肛门上提，耻骨直肠肌舒张，肛门前移。自然状态下，提肌漏斗垂直，收缩时变平坦。由于肛提肌呈圆锥形或漏斗形，排便时仅肛提肌的周边部位收缩，包括耻骨直肠肌在内的括约肌周围的肌松弛，肛门下降，之后大便从开放的肛管排出体外。

## 11.12 盆底肌：与男、女性器官和管道的关系

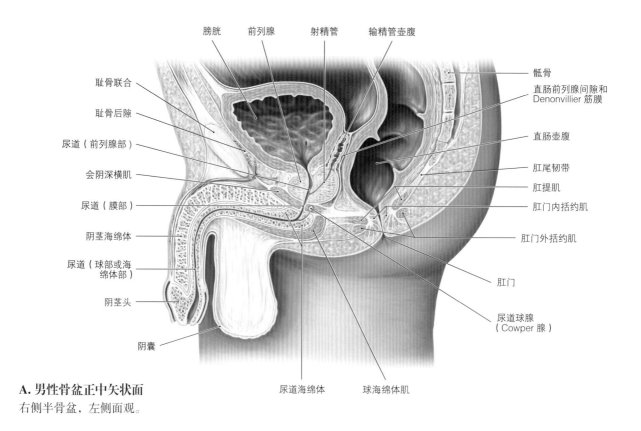

膀胱　前列腺　射精管　输精管壶腹

耻骨联合

耻骨后隙

尿道（前列腺部）

会阴深横肌

尿道（膜部）

阴茎海绵体

尿道（球部或海绵体部）

阴茎头

阴囊

骶骨

直肠前列腺间隙和
Denonvillier 筋膜

直肠壶腹

肛尾韧带

肛提肌

肛门内括约肌

肛门外括约肌

肛门

尿道球腺
（Cowper 腺）

尿道海绵体　球海绵体肌

**A. 男性骨盆正中矢状面**
右侧半骨盆，左侧面观。

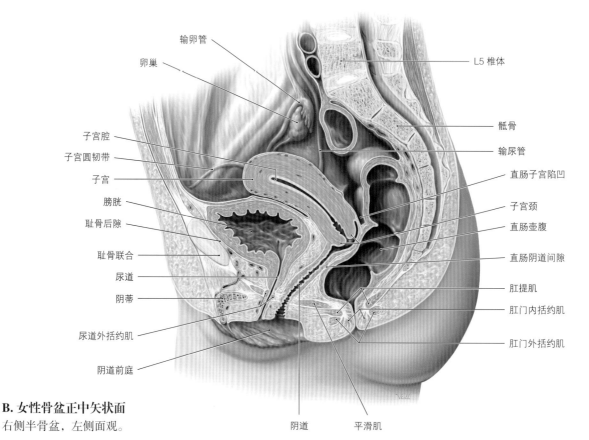

输卵管

卵巢

子宫腔

子宫圆韧带

子宫

膀胱

耻骨后隙

耻骨联合

尿道

阴蒂

尿道外括约肌

阴道前庭

L5 椎体

骶骨

输尿管

直肠子宫陷凹

子宫颈

直肠壶腹

直肠阴道间隙

肛提肌

肛门内括约肌

肛门外括约肌

阴道　平滑肌

**B. 女性骨盆正中矢状面**
右侧半骨盆，左侧面观。

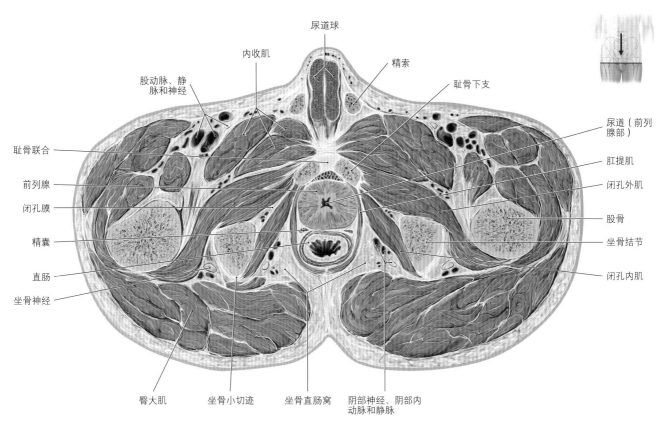

尿道球
内收肌
股动脉、静脉和神经
精索
耻骨下支
尿道（前列腺部）
耻骨联合
肛提肌
前列腺
闭孔外肌
闭孔膜
股骨
精囊
坐骨结节
直肠
闭孔内肌
坐骨神经
臀大肌
坐骨小切迹
坐骨直肠窝
阴部神经、阴部内动脉和静脉

**C. 男性骨盆横切面**
上面观。

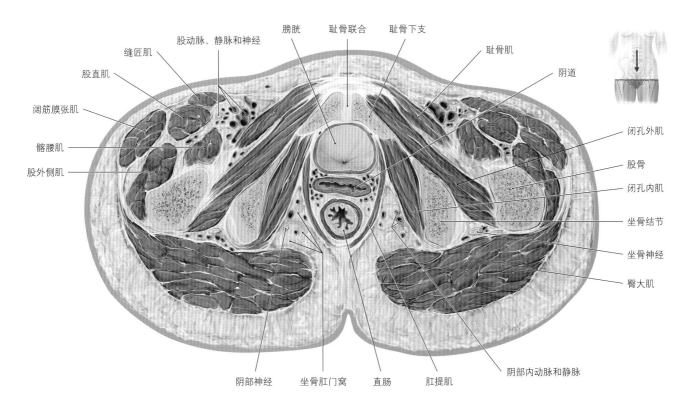

缝匠肌
股动脉、静脉和神经
膀胱
耻骨联合
耻骨下支
耻骨肌
股直肌
阴道
阔筋膜张肌
闭孔外肌
髂腰肌
股骨
股外侧肌
闭孔内肌
坐骨结节
坐骨神经
臀大肌
阴部神经
坐骨肛门窝
直肠
肛提肌
阴部内动脉和静脉

**D. 女性骨盆横切面**
上面观。

## 12.1 动脉

#### A. 体壁的动脉概述

躯干血管神经的排列体现了体壁的节段性，尤其是胸部。相应的，每个肋间隙均有肋间动脉、静脉和神经横穿。

胸壁的动脉主要来自起于主动脉的肋间后动脉和起于胸廓内动脉的肋间前支。
- 第 1 和第 2 肋间后动脉起自肋间上动脉 (= 肋颈干的分支，见 D 中图 a)。
- 第 3~11 肋间后动脉（均发出一个后支、一个侧副支和一个外侧皮支，见 D 中图 b)。
- 肌膈动脉（胸廓内动脉的两个终支之一），行于肋弓后方，见 B。
- 肋下动脉（第 12 肋间动脉），见 B。
- 肋间前动脉，发自胸廓内动脉，见 B。

许多其他"局部"动脉为躯干前壁、外侧壁和后壁供血。
**躯干前壁**
- 穿支（起自胸廓内动脉，例如，乳房内侧支供应乳房），见 D 中图 b。
- 腹壁上动脉（胸廓内动脉的延续，见 B 和 C）。
- 腹壁下动脉（起自髂外动脉，见 B 和 C）。
- 腹壁浅动脉，见 B。
- 旋髂浅动脉，见 B。
- 旋髂深动脉，见 B。
**躯干后壁**
- 后支（肋间后动脉的分支），每个又发出内侧支、外侧皮支和脊支，见 D 中图 c。
- 第 1~4 腰动脉（每个发出后支和脊支），见 B。
- 骶正中动脉，见 B。
**躯干外侧壁**
- 胸上动脉，见 B。
- 胸肩峰动脉，见 B。
- 胸外侧动脉，见 B。
- 外侧皮支（发自肋间动脉），主要分布至乳房（乳房外侧支，见 D 中图 b)。
- 髂腰动脉（发自髂内动脉），发出一条髂支、一条腰支和一条脊支，见 B。

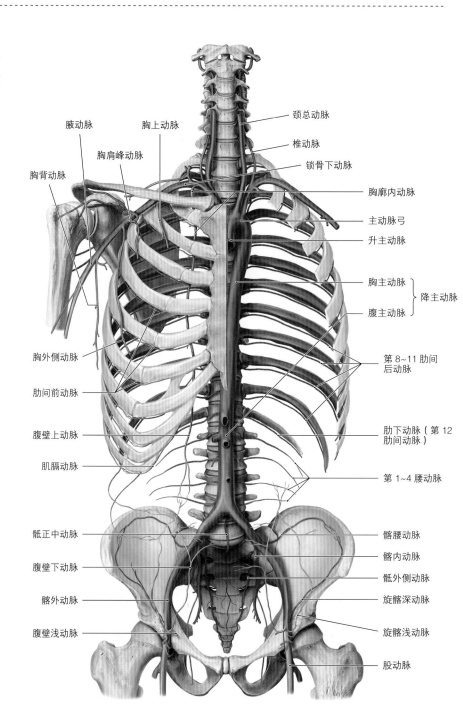

| | |
|---|---|
| 腋动脉 | 颈总动脉 |
| 胸肩峰动脉 胸上动脉 | 椎动脉 |
| 胸背动脉 | 锁骨下动脉 |
| | 胸廓内动脉 |
| | 主动脉弓 |
| | 升主动脉 |
| | 胸主动脉（降主动脉） |
| | 腹主动脉 |
| 胸外侧动脉 | 第 8~11 肋间后动脉 |
| 肋间前动脉 | |
| 腹壁上动脉 | 肋下动脉（第 12 肋间动脉） |
| 肌膈动脉 | 第 1~4 腰动脉 |
| 骶正中动脉 | 髂腰动脉 |
| 腹壁下动脉 | 髂内动脉 |
| 髂外动脉 | 骶外侧动脉 |
| | 旋髂深动脉 |
| 腹壁浅动脉 | 旋髂浅动脉 |
| | 股动脉 |

**B. 体壁的动脉**
前面观。切除左侧肋的前部。

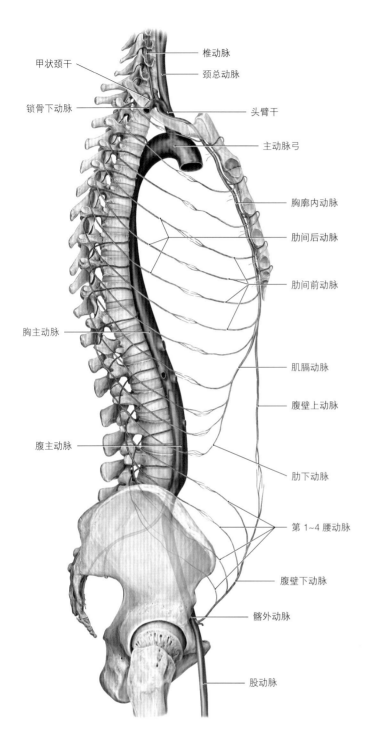

**C. 体壁的动脉**
右侧面观。

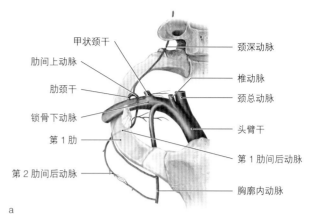

a

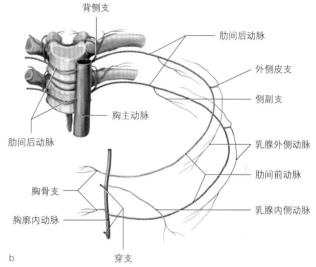

b

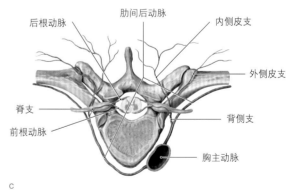

c

**D. 肋间动脉的走行和分支**

a. 肋间上动脉前面观，发出上两条肋间动脉。

注：第 1 和第 2 肋间后动脉不是胸主动脉的分支，而是起自肋间上动脉（肋颈干的分支），为锁骨下动脉的分支。

b. 肋间后动脉前面观，为胸主动脉的节段性分支。

注：肋间前动脉起自锁骨下动脉（经由胸廓内动脉），肋间后动脉直接起自胸主动脉。

c. 肋间后动脉的分支，上面观。

## 12.2 静脉

### A. 体壁的静脉概述

体壁的静脉回流入腔静脉和奇静脉系（见 B）。在腔静脉系，我们可以分为上腔静脉和下腔静脉回流区域。上、下腔静脉的连接称为腔静脉吻合（侧支管道）。

上腔静脉的属支
- 肋间上静脉（头臂静脉）（见 B）
- 肋间前静脉（胸廓内静脉、锁骨下静脉）（见 D）
- 腹壁上静脉（胸廓内静脉、锁骨下静脉）
- 胸外侧静脉（腋静脉）（见 C）
- 胸腹壁静脉（腋静脉）（见 C）

下腔静脉的属支（见 B）
- 肋间后静脉 ⎫
- 肋下静脉 ⎬ 腰升静脉
- 第 1~4 腰静脉 ⎭

- 髂腰静脉 ⎫
- 骶正中静脉 ⎬ 髂总静脉

- 旋髂深静脉 ⎫
- 腹壁下静脉 ⎬ 髂外静脉

- 骶外侧静脉 ⎫
- 闭孔静脉（见第 214 页） ⎬ 髂内静脉
- 阴部内静脉（见第 232 页） ⎭

- 阴部外静脉 ⎫
- 旋髂浅静脉 ⎬ 股静脉
- 腹壁浅静脉 ⎭

奇静脉的属支（见 B）
- 肋间上静脉
- 肋间后静脉
- 半奇静脉
- 副半奇静脉
- 脊柱的静脉，见 E 中图 a

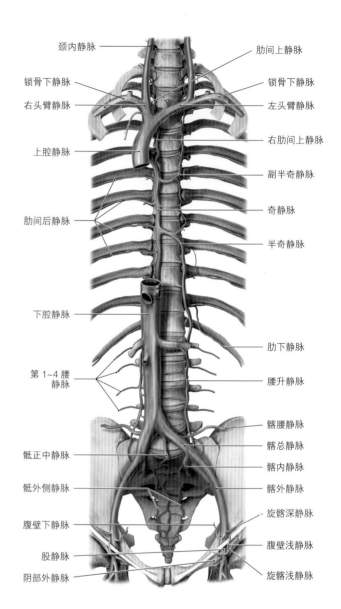

**B. 躯干的大静脉**
前面观。

颈内静脉 · 肋间上静脉 · 锁骨下静脉 · 锁骨下静脉 · 右头臂静脉 · 左头臂静脉 · 上腔静脉 · 右肋间上静脉 · 副半奇静脉 · 奇静脉 · 肋间后静脉 · 半奇静脉 · 下腔静脉 · 肋下静脉 · 第 1~4 腰静脉 · 腰升静脉 · 髂腰静脉 · 髂总静脉 · 骶正中静脉 · 髂内静脉 · 骶外侧静脉 · 髂外静脉 · 腹壁下静脉 · 旋髂深静脉 · 股静脉 · 腹壁浅静脉 · 阴部外静脉 · 旋髂浅静脉

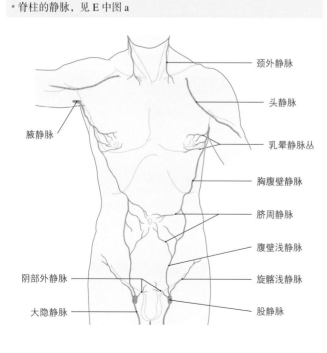

颈外静脉 · 头静脉 · 腋静脉 · 乳晕静脉丛 · 胸腹壁静脉 · 脐周静脉 · 腹壁浅静脉 · 阴部外静脉 · 旋髂浅静脉 · 大隐静脉 · 股静脉

**C. 胸前壁浅静脉**

前面观。这些静脉一般不明显，但在门静脉 - 腔静脉吻合中起关键作用。发育过程中，胎儿的脐静脉连接肝门静脉和上、下腔静脉。如果由于肝病变（酗酒引起肝硬化）导致门静脉压过高，门静脉部分的血液一定要绕过肝，通过附脐静脉（见第 212 页）回流至脐区的躯干浅静脉（脐周静脉），并最终回流到心脏。在这种情况下此部位的浅静脉需要回流较多的血液，导致静脉曲张，在腹部肉眼可见且可触摸到。因为脐周蛇纹状扩张的静脉类似长着毛发的海神蛇头，故又称为"Medusa 头"（海蛇头）。

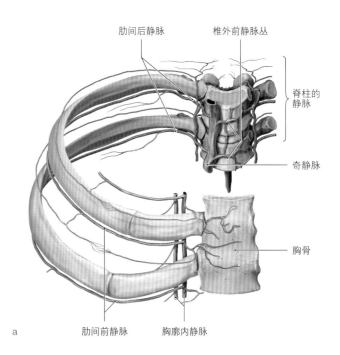

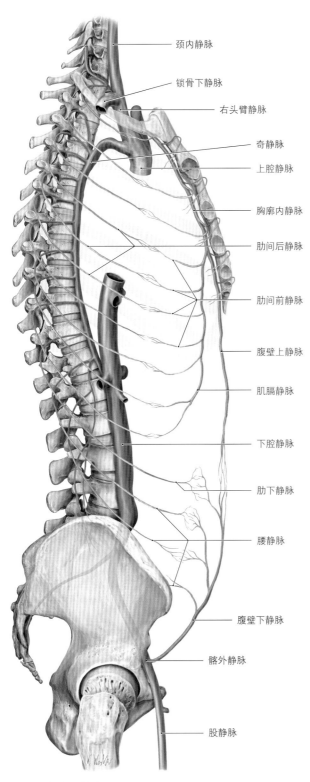

颈内静脉

锁骨下静脉

右头臂静脉

奇静脉

上腔静脉

胸廓内静脉

肋间后静脉

肋间前静脉

腹壁上静脉

肌膈静脉

下腔静脉

肋下静脉

腰静脉

腹壁下静脉

髂外静脉

股静脉

肋间后静脉　椎外前静脉丛

脊柱的静脉

奇静脉

胸骨

a

肋间前静脉　胸廓内静脉

**D. 胸壁的静脉**
右侧面观。

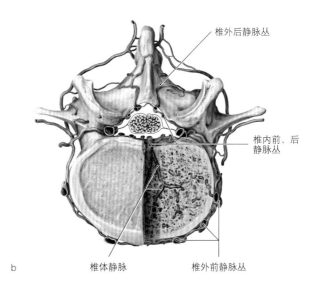

椎外后静脉丛

椎内前、后静脉丛

椎体静脉　椎外前静脉丛

b

**E. 肋间静脉和椎管静脉丛**
a. 脊柱和肋节段，前上面观。
b. 腰椎，上面观。

## 12.3 淋巴管和淋巴结

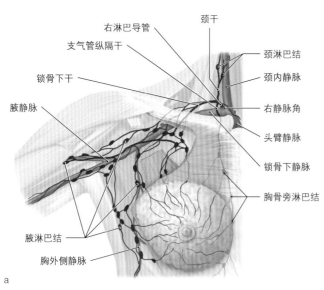

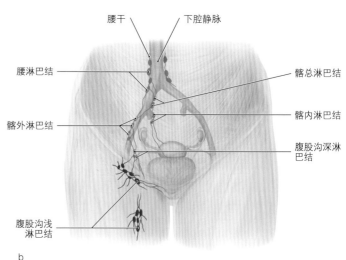

a

b

### A. 局部淋巴结及其相关的淋巴管

前面观。

a. 腋淋巴结、胸骨旁淋巴结和颈淋巴结（右胸部和腋区，臂外展）。淋巴结分级见第 211 页。

b. 腹股沟区和小骨盆区淋巴结。

### B. 左、右静脉角

前面观。右淋巴导管长约 1 cm，收集右侧上半身的淋巴（见图 Ca），注入右静脉角，即右颈内静脉和右锁骨下静脉汇合处。其主要属支有：

- 右颈干（头部和颈部的右侧半）。
- 右锁骨下干（右上肢、胸壁和背部的右侧半）。
- 右支气管纵隔干（胸腔右侧半的器官）。

胸导管长约 40 cm，收集下半身和左侧上半身的淋巴。注入左静脉角，即左颈内静脉和左锁骨下静脉汇合处。其主要属支有：

- 左颈干（头部和颈部的左侧半）。
- 左锁骨下干（左上肢、胸壁和背部左侧半）。
- 左支气管纵隔干（胸腔左侧半的器官）。
- 肠干（腹腔脏器）。
- 左、右腰干（左、右下肢，盆腔脏器，左、右盆壁，腹壁和背部）。

肋间淋巴管引流左、右两侧上部肋间隙的淋巴至同侧对应的淋巴导管。下部肋间隙的淋巴管从两侧直接注入乳糜池。

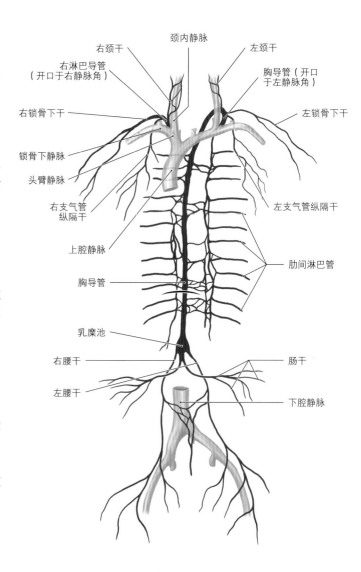

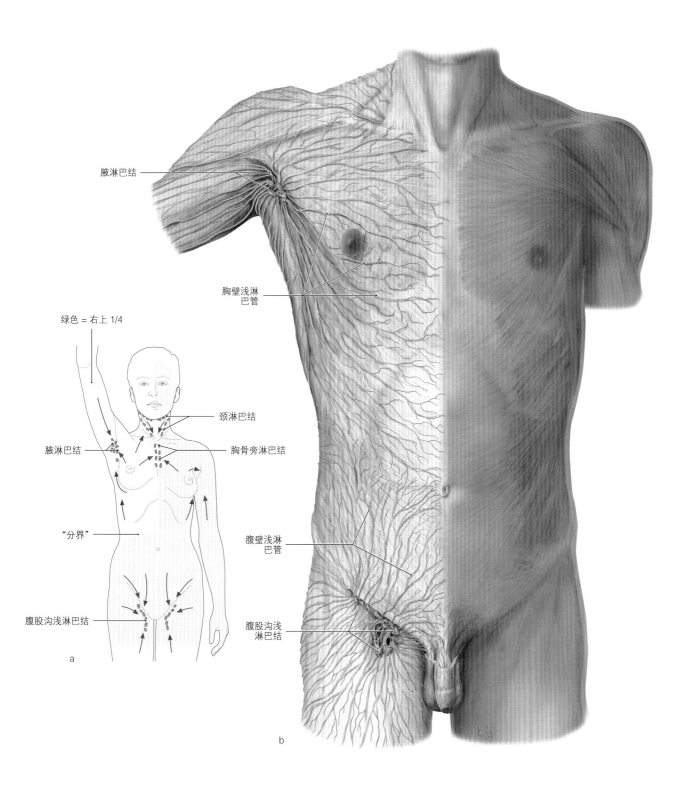

绿色 = 右上 1/4

颈淋巴结

腋淋巴结

胸骨旁淋巴结

"分界"

腹股沟浅淋巴结

a

腋淋巴结

胸壁浅淋巴管

腹壁浅淋巴管

腹股沟浅淋巴结

b

## C. 躯干前部浅淋巴管引流的区域

前面观。

a. 躯干前部淋巴走行路径和局部淋巴结（箭头示淋巴流动方向）。

b. 右侧躯干前部浅淋巴管网。

与躯干前部静脉回流的模式类似，躯干皮肤的淋巴主要由腋淋巴结和腹股沟浅淋巴结收集。脐上方和肋弓下方的曲线是两个淋巴结回流区域的"分交"。腋淋巴结和腹股沟浅淋巴结区的淋巴最终回流入两个淋巴干，每个淋巴干注入同侧躯干的颈内静脉和锁骨下静脉结合处（右或左静脉角，见 B）。右上半身（身体的 1/4）的淋巴（绿色）通过右淋巴导管回流入静脉，身体其余 3/4 部分的淋巴（紫色）通过胸导管回流入静脉。

## 12.4 神经

### A. 脊神经的前支和后支

体壁主要接受来自 T1~T12 脊髓节段前支和后支的感觉神经分布（肋间神经和脊神经后支）（见第 202 页）。

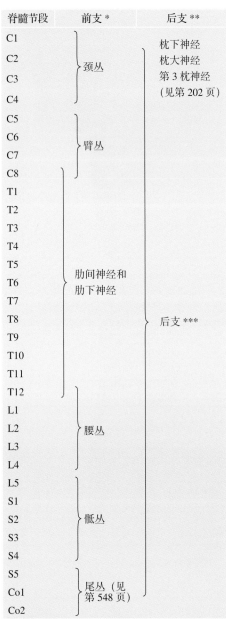

| 脊髓节段 | 前支 * | 后支 ** |
|---|---|---|
| C1 | | 枕下神经 |
| C2 | | 枕大神经 |
| C3 | 颈丛 | 第 3 枕神经 |
| C4 | | （见第 202 页） |
| C5 | | |
| C6 | 臂丛 | |
| C7 | | |
| C8 | | |
| T1 | | |
| T2 | | |
| T3 | | |
| T4 | | |
| T5 | 肋间神经和 | |
| T6 | 肋下神经 | 后支 *** |
| T7 | | |
| T8 | | |
| T9 | | |
| T10 | | |
| T11 | | |
| T12 | | |
| L1 | | |
| L2 | 腰丛 | |
| L3 | | |
| L4 | | |
| L5 | | |
| S1 | | |
| S2 | 骶丛 | |
| S3 | | |
| S4 | | |
| S5 | | |
| Co1 | 尾丛（见第 548 页） | |
| Co2 | | |

\* 也称腹侧支
\*\* 也称背侧支
\*\*\*L1~L3 脊神经后支又称臀上皮神经，S1~S3 脊神经后支称臀中皮神经（见 C）
臀下皮神经发自骶丛的前支，见第 542 页

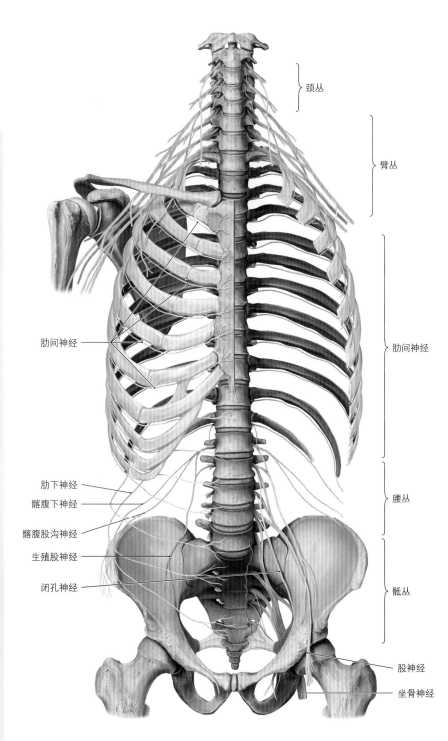

### B. 躯干的神经

前面观。切除左侧半胸廓的前部。体壁主要的感觉和运动神经来自 12 对胸神经。在所有的脊神经中，12 对胸神经最能反映人体原始的节段性模式。胸神经的前支在肋间隙内前行，称为肋间神经。后支分布于背固有肌和背部皮肤。部分体壁还接受颈丛（锁骨上神经）、臂丛（如胸长神经）和腰丛（如髂腹股沟神经）的支配。

（图中标注）颈丛　臂丛　肋间神经　腰丛　骶丛　肋间神经　肋下神经　髂腹下神经　髂腹股沟神经　生殖股神经　闭孔神经　股神经　坐骨神经

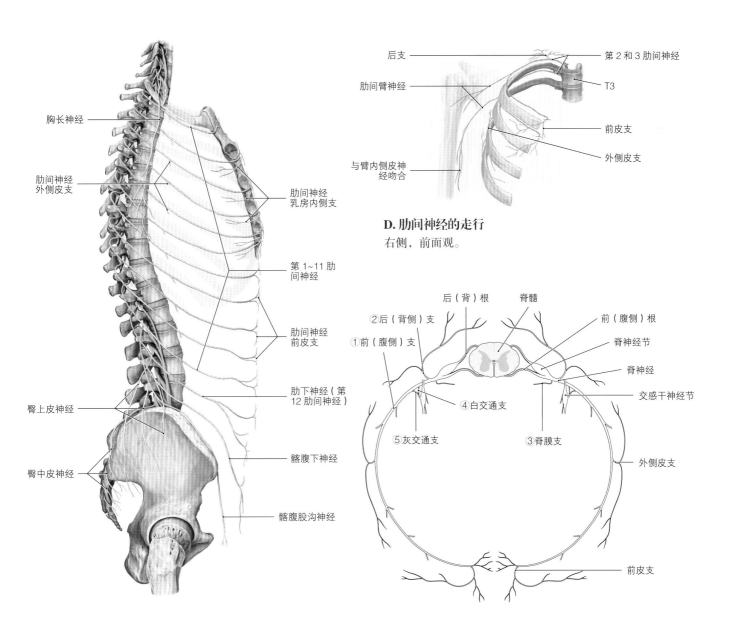

胸长神经

肋间神经外侧皮支

臀上皮神经

臀中皮神经

肋间神经乳房内侧支

第1~11肋间神经

肋间神经前皮支

肋下神经（第12肋间神经）

髂腹下神经

髂腹股沟神经

后支

肋间臂神经

与臂内侧皮神经吻合

第2和3肋间神经

T3

前皮支

外侧皮支

**D. 肋间神经的走行**
右侧，前面观。

②后（背）支

①前（腹侧）支

⑤灰交通支

后（背）根

④白交通支

脊髓

前皮支

前（腹侧）根

脊神经节

脊神经

交感干神经节

外侧皮支

③脊膜支

前皮支

**C. 躯干外侧壁神经的走行**
右外侧面观。

注：肋间神经的节段性分布（与动脉和静脉的节段性分布比较，见第193页和第195页）。

**E. 脊神经的分支**

脊神经由后根（感觉性）和前根（运动性）汇合构成，长约1 cm，经椎间孔出椎管后，分为5支（见F）。

**F. 脊神经的分支及分布范围**

| 脊神经分支 | 运动或内脏运动区域 | 感觉范围 |
|---|---|---|
| ①前（腹侧）支 | 除背固有肌外所有的骨骼肌 | 体壁前外侧和上、下肢的皮肤 |
| ②后（背侧）支 | 背固有肌 | 头颈部后面的皮肤、背和臀部的皮肤 |
| ③脊膜支 | | 脊膜、脊柱的韧带和小关节的关节囊 |
| ④白交通支 | 走行于脊神经和交感干之间的节前纤维（"白"是因为节前纤维是有髓鞘的） | |
| ⑤灰交通支* | 走行于交感干和脊神经之间的节后纤维（"灰"是因为这些纤维是无髓鞘的） | |

* 严格意义上，灰交通支不是脊神经的分支，而是交感干发出至脊神经的分支

# 13.1 体壁前面：表面解剖、皮神经和浅血管

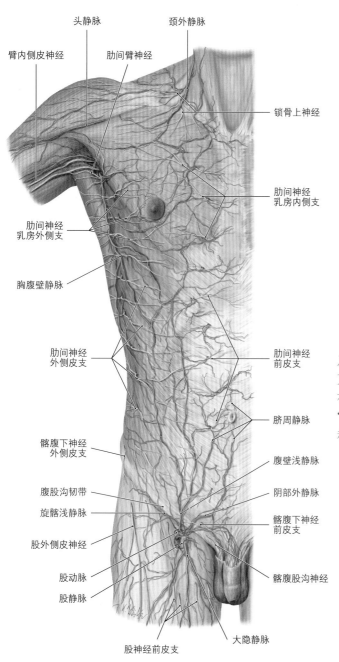

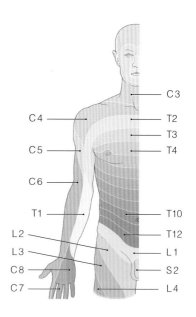

**B. 体壁前面（皮肤）的皮神经节段性分布（皮节）**

躯干右侧半和邻近上肢，前面观。每条感觉神经根（后根）及其纤维分布于特定的皮肤区域，然后，这些"皮节"（见第88页）与相关的脊髓节段所对应。皮节环绕胸壁和上腹部呈带状分布。在脐以下，皮节略向内下方倾斜。在 C4~T2 皮节之间有一"节段性间隙"存在，因为人类的上肢在发育过程中，将 C5~C8 和 T1 的感觉纤维从体壁中带出了（引自 Mumenthaler）。

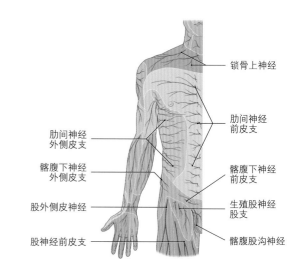

**C. 体壁前面的周围感觉皮神经支配**

右侧半躯干和相邻上肢，前面观。外周皮神经分布区域的彩色编码图遵循皮下组织内皮神经的分支模式。除肋间神经皮支（前皮支和外侧皮支）外，体壁前面皮肤的神经支配主要还有锁骨上神经、髂腹下神经和髂腹股沟神经（引自 Mumenthaler）。

**A. 体壁前面的皮下浅血管和神经**

前面观。

浅血管：体壁前面的大部分动脉供应来自两方面：胸廓内动脉和腹壁浅动脉。浅静脉主要回流至腋静脉（经胸腹壁静脉）和股静脉（经腹壁浅静脉和旋髂浅静脉）。体壁的浅静脉和门静脉之间通过脐周静脉与附脐静脉相沟通（门腔吻合）。

皮神经：体壁前面的感觉神经呈节段性分布（来自肋间神经外侧皮支和前皮支）。另外，颈丛（锁骨上神经）可分布于胸部，腰丛（髂腹下神经和髂腹股沟神经）可分布于下腹部。

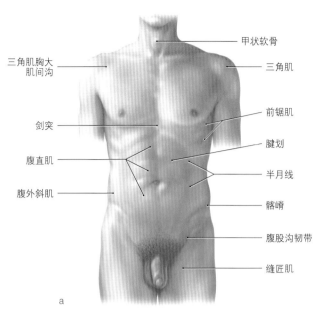
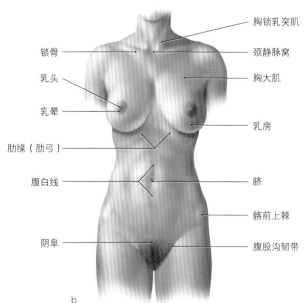

**D. 体壁前面的表面解剖**

a. 男性。b. 女性。

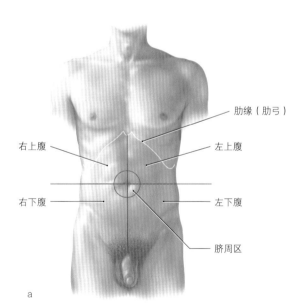
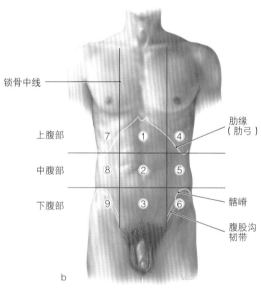

**E. 腹部分区**

a. 经脐的两条垂线将腹部分为 4 个区。

b. 由两条垂线和两条水平线组成的坐标系将腹部分为 9

个区，每个区分别位于上腹部、中腹部和下腹部。两条垂线为左、右锁骨中线，两条水平线分别经两侧第 10 肋的最低点和两侧髂嵴的最高点（见第 35 页）。

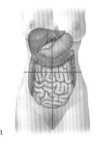
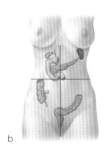
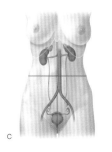

**F. 腹部器官在腹前壁四个区的投影**

a. 前层的器官。b. 中层的器官。c. 后层的器官。

前层的器官紧靠腹前壁。中层的器官位于腹腔后部（有些器官部分位于腹膜外），后层器官位于腹膜腔外面或后面（即外位器官）。

## 13.2 体壁后面：表面解剖、皮神经和浅血管

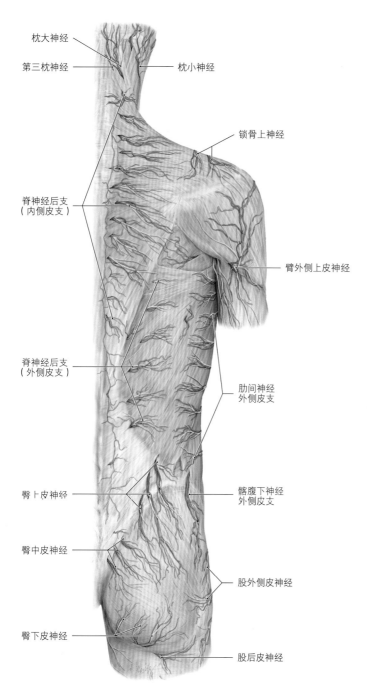

枕大神经

第三枕神经 ——            —— 枕小神经

—— 锁骨上神经

脊神经后支
（内侧皮支）

—— 臂外侧上皮神经

脊神经后支
（外侧皮支）

肋间神经
外侧皮支

臀上皮神经              髂腹下神经
                        外侧皮支

臀中皮神经

                        股外侧皮神经

臀下皮神经

                        股后皮神经

**A. 体壁后面的浅血管和皮神经**

　　后面观。除体壁外侧部和臀下区外，体壁后面的感觉神经
支配源自脊神经后支和肋间神经外侧皮支。这种明显的节段性
支配模式，与体壁前面类似。内、外侧皮神经与浅血管一起穿
过背固有肌到达背部皮肤。臀区皮肤由 L1~L3 脊神经后支的外
侧支和骶神经支配（臀上皮神经和臀中皮神经）。

　　注：臀区下部皮肤由臀下皮神经支配，它是骶丛的分支，
源自脊神经前支。

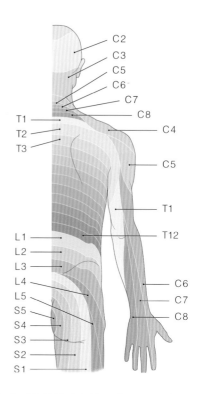

**B. 体壁后面的节段性皮神经支配（皮节）**

躯干右侧半和毗邻的上肢，后面观（引自 Mumenthaler）。

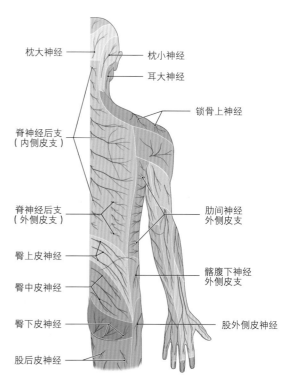

枕大神经 ——            —— 枕小神经

                        —— 耳大神经

                        —— 锁骨上神经

脊神经后支
（内侧皮支）

脊神经后支
（外侧皮支）              肋间神经
                        外侧皮支

臀上皮神经

臀中皮神经              髂腹下神经
                        外侧皮支

臀下皮神经              —— 股外侧皮神经

股后皮神经

**C. 体壁后面的外周感觉皮神经支配**

躯干右侧半和毗邻的上肢，后面观（引自 Mumenthaler）。

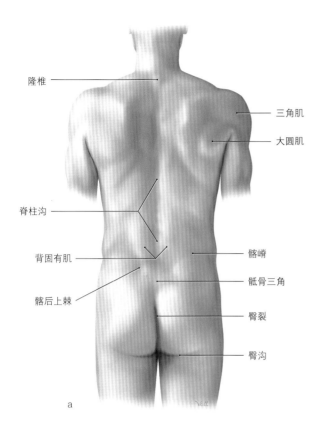

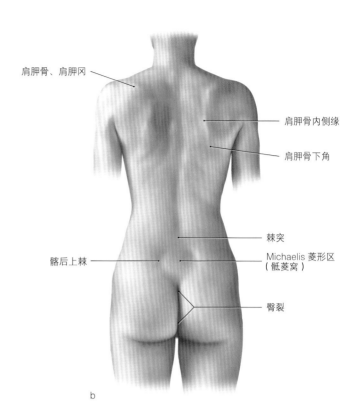

**D. 体壁后面的表面解剖**

a. 男性。b. 女性。

无论男性或女性，躯干后正中线第 7 颈椎棘突以下有一垂直的脊柱沟，是由皮下组织固定于相应的棘突而形成。在男性

的骶骨水平，脊柱沟增宽形成骶骨三角（位于左、右髂后上棘和臀裂上部之间）。而在女性的相应菱形区则被称为 Michaelis 菱形区（骶菱窝）（见 F）。

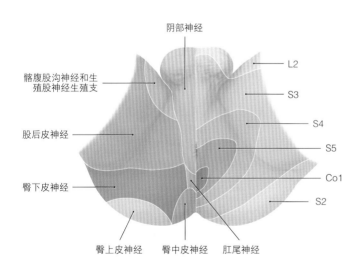

**E. 男性会阴区节段性皮神经支配和周围皮神经支配**

截石位。在躯体左侧半标注皮肤节段性神经支配或皮节，而右侧显示周围皮神经支配（引自 Mumenthaler）。

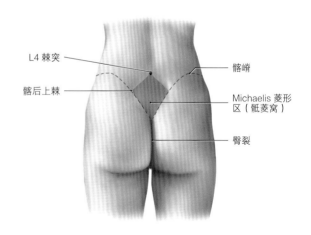

**F. Michaelis 菱形区（骶菱窝）的解剖学境界**

女性臀区，后面观。在女性，骶骨三角扩大形成菱形区，其境界为：左、右髂后上棘、L4 棘突和臀裂上部。正常的女性骨盆，菱形区的垂直径和水平径大致相等。Michaelis 菱形区（骶菱窝）[因德国妇科医生 G.A. Michaelis（1798—1848）而命名] 的形态反映了女性骨盆的宽度，可作为判断产道大小的间接指标。

## 13.3 体壁后部（后面观）

### A. 体壁后面和项部的神经血管结构

后面观。躯干左侧（除胸腰筋膜浅层外，其余肌筋膜均已去除）显示了体壁后面神经血管结构的节段性分布（脊神经后支和肋间后血管及腰血管的后支）。在躯干右侧，从起点切断斜方肌处并翻向外侧，以显示颈横动脉在肩胛区深部的行程（与 B 对照）。

注：在体壁后面，只有项部外侧（枕小神经，见 C）和臀区下部（臀下皮神经）的感觉神经分布来自脊神经前支。

部分切除右侧背阔肌以显示腰上三角（Grynfeltt 三角）。腰上三角（境界：第 12 肋、背固有肌和腹内斜肌）和下方的髂腰三角（Petit 三角；境界：髂嵴、背阔肌和腹外斜肌）相似，通常是罕见的后天性腰疝的好发部位（Grynfeltt 疝或 Petit 疝，见第 223 页）。

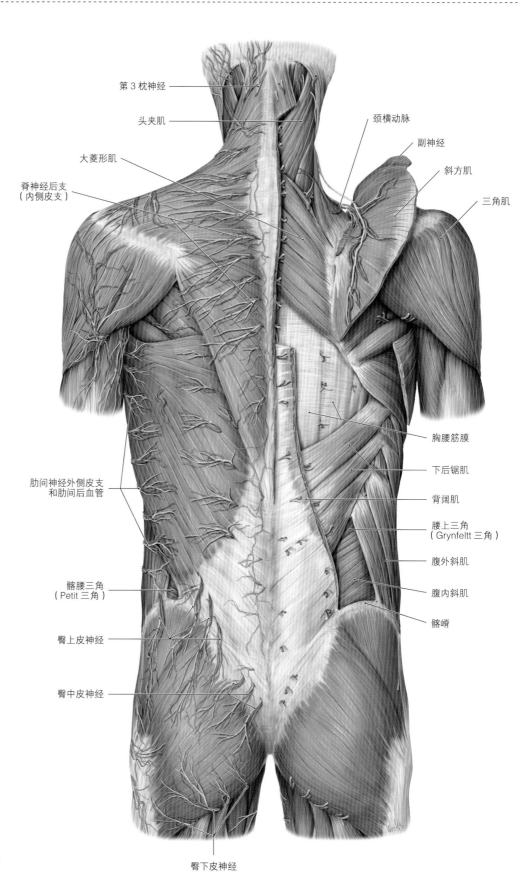

第 3 枕神经

头夹肌

大菱形肌

脊神经后支（内侧皮支）

颈横动脉

副神经

斜方肌

三角肌

胸腰筋膜

下后锯肌

背阔肌

腰上三角（Grynfeltt 三角）

腹外斜肌

腹内斜肌

髂嵴

肋间神经外侧皮支和肋间后血管

髂腰三角（Petit 三角）

臀上皮神经

臀中皮神经

臀下皮神经

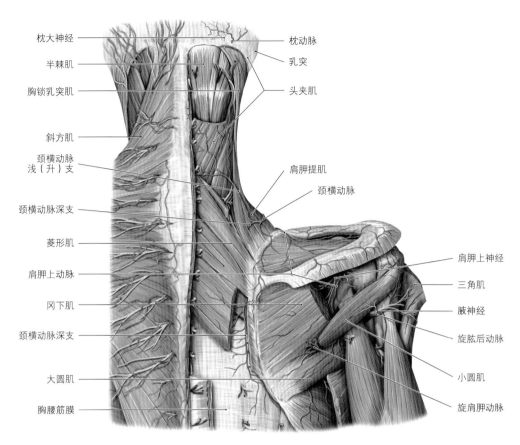

枕大神经
半棘肌
胸锁乳突肌
斜方肌
颈横动脉浅（升）支
颈横动脉深支
菱形肌
肩胛上动脉
冈下肌
颈横动脉深支
大圆肌
胸腰筋膜

枕动脉
乳突
头夹肌
肩胛提肌
颈横动脉
肩胛上神经
三角肌
腋神经
旋肱后动脉
小圆肌
旋肩胛动脉

**B. 肩胛区深部的动脉**

右侧肩胛区，后面观。右侧的斜方肌、头夹肌、三角肌、冈下肌和大、小菱形肌已全部或部分切除。肩胛区深部的血供来自颈横动脉、颈深动脉（见 C）、肩胛上动脉、旋肩胛动脉和旋肱后动脉。所有这些血管都直接或间接地发自起自锁骨下动脉的甲状颈干（甲状颈干和锁骨下动脉图中均未显示）。肩胛上动脉、旋肩胛动脉、肩胛背动脉和胸背动脉起自"肩胛弓"（见第 391 页）。枕动脉在乳突内侧于胸锁乳突肌腱止点下方穿出，向上与感觉性枕大神经一起行至枕部皮肤。枕大神经在斜方肌和头半棘肌坚韧的腱性附着点附近穿出，可因在穿出处受压而引发枕神经痛。

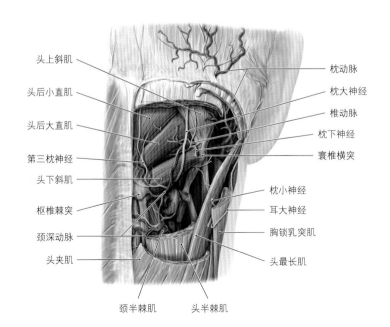

头上斜肌
头后小直肌
头后大直肌
第三枕神经
头下斜肌
枢椎棘突
颈深动脉
头夹肌
颈半棘肌
头半棘肌

枕动脉
枕大神经
椎动脉
枕下神经
寰椎横突
枕小神经
耳大神经
胸锁乳突肌
头最长肌

**C. 枕下三角（椎动脉三角）**

后面观。切除右侧的斜方肌、胸锁乳突肌、头夹肌和头半棘肌，以显示枕下区。

枕下三角的境界由枕下肌（头后大直肌、头上斜肌和头下斜肌）构成。在此三角深部，椎动脉行经于寰椎的椎动脉沟内。枕下神经（C1）为纯运动性，从寰椎后弓上方穿出支配头部的短肌。枕大神经（C2）和下方的第 3 枕神经（C3）向后绕头下斜肌下缘穿出。颈深动脉是肋颈干的分支，行于头半棘肌和颈半棘肌之间。

## 13.4 体壁后部（前面观）

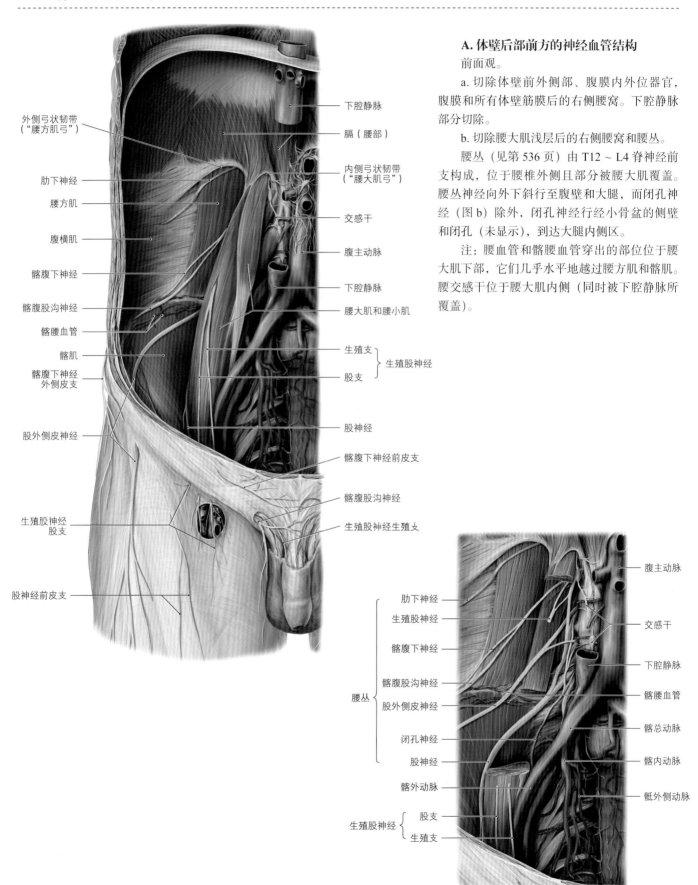

外侧弓状韧带
（"腰方肌弓"）

肋下神经

腰方肌

腹横肌

髂腹下神经

髂腹股沟神经

髂腰血管

髂肌

髂腹下神经
外侧皮支

股外侧皮神经

生殖股神经
股支

股神经前皮支

下腔静脉

膈（腰部）

内侧弓状韧带
（"腰大肌弓"）

交感干

腹主动脉

下腔静脉

腰大肌和腰小肌

生殖支　}
股支　　} 生殖股神经

股神经

髂腹下神经前皮支

髂腹股沟神经

生殖股神经生殖支

### A. 体壁后部前方的神经血管结构

前面观。

a. 切除体壁前外侧部、腹膜内外位器官、腹膜和所有体壁筋膜后的右侧腰窝。下腔静脉部分切除。

b. 切除腰大肌浅层后的右侧腰窝和腰丛。

腰丛（见第 536 页）由 T12～L4 脊神经前支构成，位于腰椎外侧且部分被腰大肌覆盖。腰丛神经向外下斜行至腹壁和大腿，而闭孔神经（图 b）除外，闭孔神经行经小骨盆的侧壁和闭孔（未显示），到达大腿内侧区。

注：腰血管和髂腰血管穿出的部位位于腰大肌下部，它们几乎水平地越过腰方肌和髂肌。腰交感干位于腰大肌内侧（同时被下腔静脉所覆盖）。

肋下神经

生殖股神经

髂腹下神经

髂腹股沟神经

股外侧皮神经

闭孔神经

股神经

髂外动脉

生殖股神经 { 股支
生殖支

腰丛

腹主动脉

交感干

下腔静脉

髂腰血管

髂总动脉

髂内动脉

骶外侧动脉

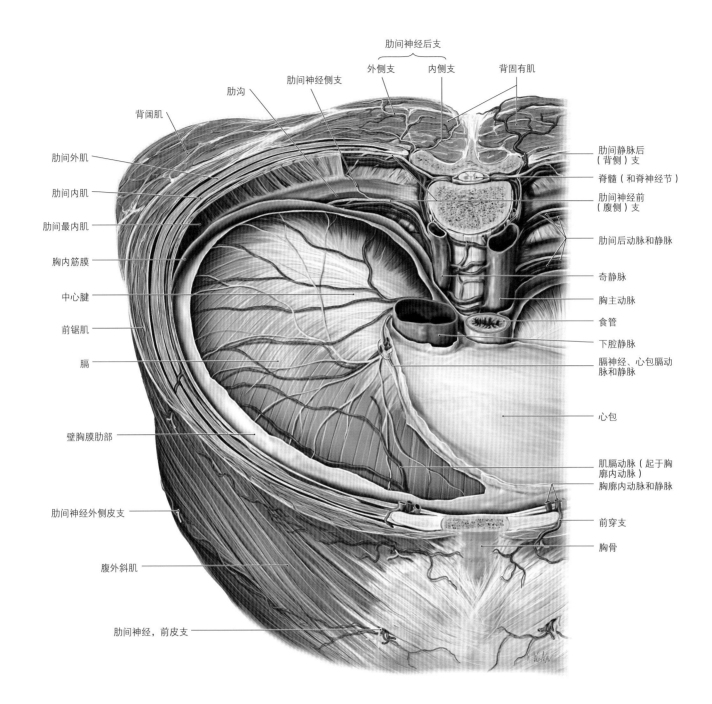

肋间神经后支
外侧支　内侧支　背固有肌
肋间神经侧支
肋沟
背阔肌
肋间外肌
肋间内肌
肋间最内肌
胸内筋膜
中心腱
前锯肌
膈
壁胸膜肋部
肋间神经外侧皮支
腹外斜肌
肋间神经，前皮支

肋间静脉后（背侧）支
脊髓（和脊神经节）
肋间神经前（腹侧）支
肋间后动脉和静脉
奇静脉
胸主动脉
食管
下腔静脉
膈神经、心包膈动脉和静脉
心包
肌膈动脉（起于胸廓内动脉）
胸廓内动脉和静脉
前穿支
胸骨

**B. 胸部体壁后部的血管神经结构**

切除胸内器官、壁胸膜和部分胸内筋膜后的胸部横断面，前上面观。胸壁的动脉供血来自肋间后动脉，静脉回流经肋间静脉至奇静脉系，肋间血管与肋间神经伴行，行于相应肋骨下缘的肋沟内。

## 13.5 体壁前面：概述及临床重要神经和血管的位置

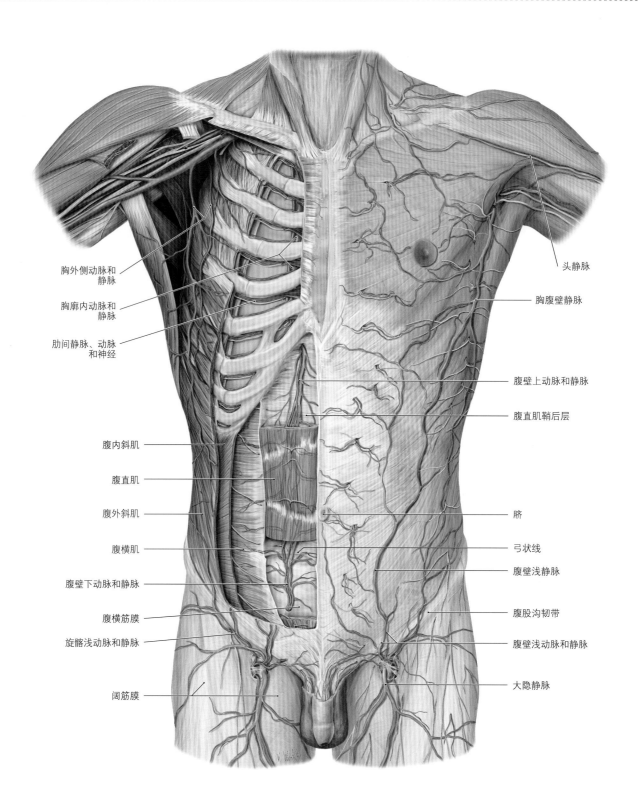

胸外侧动脉和静脉

胸廓内动脉和静脉

肋间静脉、动脉和神经

腹内斜肌

腹直肌

腹外斜肌

腹横肌

腹壁下动脉和静脉

腹横筋膜

旋髂浅动脉和静脉

阔筋膜

头静脉

胸腹壁静脉

腹壁上动脉和静脉

腹直肌鞘后层

脐

弓状线

腹壁浅静脉

腹股沟韧带

腹壁浅动脉和静脉

大隐静脉

**A. 躯干前壁前面的神经血管结构**

前面观。躯干左侧显示了浅层（皮下）神经血管结构，右侧显示了深层神经血管结构。为此全部切除了右侧胸大肌和胸小肌，部分切除了腹外斜肌和腹内斜肌。右侧部分腹直肌被切除或被渲染成透明以显示腹壁下血管。最后，暴露肋间隙显示肋间血管和神经的行程。

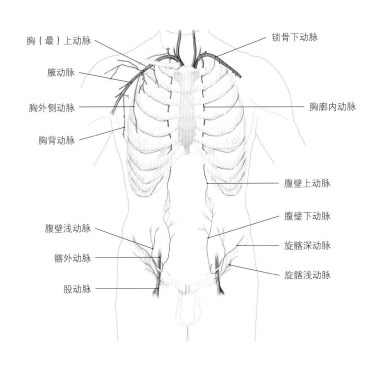

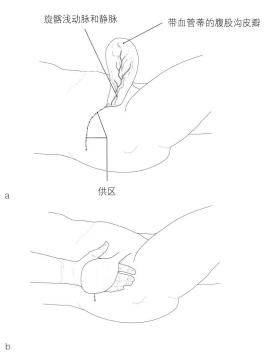

## B. 体壁前面的动脉血供

前面观。体壁前面的血供主要有两个来源：起于锁骨下动脉的胸廓内动脉和起于髂外动脉的腹壁下动脉。还有一些发自腋动脉（胸最上动脉、胸背动脉和胸外侧动脉）和股动脉（腹壁浅动脉和旋髂浅动脉）的小血管。

## C. 旋髂浅动脉为整形外科提供具有重要意义的皮瓣

a. 以旋髂浅动脉为基础的皮瓣解剖。
b. 腹股沟皮瓣移植至右手背面（引自 Weber）。

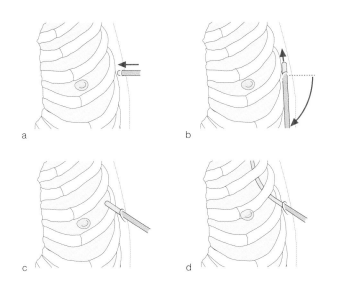

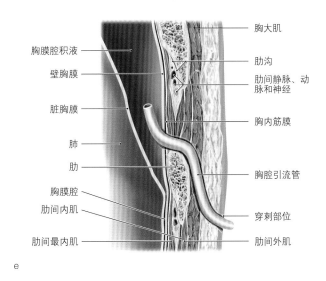

## D. 胸腔引流管置入时的肋间静脉、动脉和神经保护

插入胸腔引流管可引流胸膜腔内的异常液体，如由支气管肺癌引发的胸膜腔积液。胸腔引流管置入的最佳部位可通过叩诊或超声检查来确定。最佳穿刺部位通常位于患者的腋后线第7或第8肋间隙（见图 e 和第 34 页）。引流管必须从肋上缘置入，以避免损伤肋间静脉、动脉和神经。其他穿刺部位见外科学教材。

a~d. 放置胸腔引流管的步骤（前面观；引自 Henne-Bruns、Dürig 和 Kremer）。
a. 在局部麻醉下做一皮肤切口，将引流管垂直插入胸壁。
b. 当抵达肋骨时，将引流管转 90°，在皮下组织内平行于胸壁向上推进。
c. 当到达上位肋间隙时，将引流管从肋上缘穿过肋间肌。
d. 然后引流管进入胸膜腔。
e. 经腋后线胸壁纵切面，胸膜腔积液内留置胸腔引流管。

# 13.6 体壁前面：女性乳房的神经、血管和淋巴

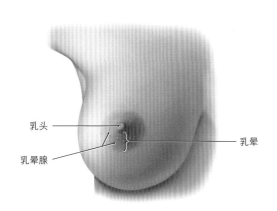

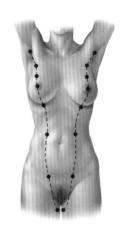

### A. 女性乳房的形态与外观

右侧乳房，前面观。女性乳房呈半球形，其下半部分比上半部分更圆润。乳房由腺组织（乳腺）和包含脂肪组织的纤维基质构成。腺组织的分泌管开口于圆锥形的乳头，乳头位于颜色较深的乳晕中央。乳晕表面有许多小隆起是顶浆分泌汗腺和游离皮脂腺（乳晕腺）的开口标志。

### B. 乳腺嵴

男、女性乳腺的退化遗迹沿乳腺嵴排列，形成从双侧腋窝延伸至腹股沟区的表皮嵴。在人类形成副乳头（多乳头）的乳腺嵴罕见，通常除了胸部的一对乳房外，其余的退化遗迹均消失。至胚胎发育结束时，输乳管已从两个仅存的上皮芽内萌枝长入皮下组织。月经初潮后，女性乳房在性激素刺激下因纤维基质和树状腺组织增生而发育。

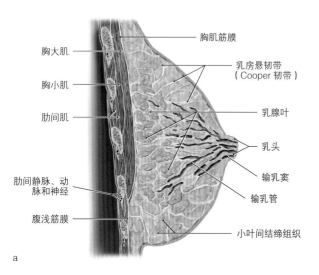

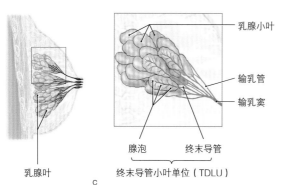

### C. 乳房的大体和显微解剖

a. 成年女性乳房的基部位于锁骨中线第 2~6 肋，直接覆于胸大肌、前锯肌和腹外斜肌的表面，并借结缔组织与胸肌筋膜和相邻的筋膜层（腋筋膜和腹浅筋膜）疏松连接。乳房还被穿透性的结缔组织束（乳房悬韧带，或 Cooper 韧带）所固定，尤其是上部。腺组织由 10~20 个独立的乳腺叶构成，每个乳腺叶发出输乳管，经其膨大部的输乳窦开口于乳头（图 b 显示了乳腺叶的结构）。乳腺叶和输乳管被致密而血供丰富的纤维脂肪组织包裹。

b. 导管系统和部分乳腺叶矢状切面。乳腺叶形似一棵树，输乳管构成树枝，终止于更小的小叶（直径约 0.5 mm）。在非哺乳期乳房（图中所示），这些小叶中未发育的腺泡，由无明显管腔的小上皮芽排列成簇。

c. 终末导管小叶单位（TDLU）。一个小叶及其终末导管构成女性乳房的基本分泌单位。每一小叶由分泌至一条终末小管的腺泡组成。在向哺乳期乳房转变的过程中，相关的小叶内结缔组织（外套膜组织）中包含的干细胞可促使大量的细胞生长（导管系统的增生和腺泡的分化）。终末导管小叶单位在病理学上具有重要意义，因为大部分乳房恶性肿瘤发生于此（引自 Lüllmann）。

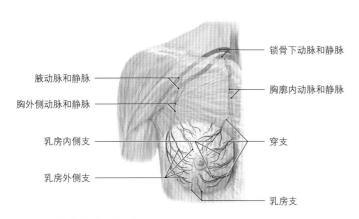

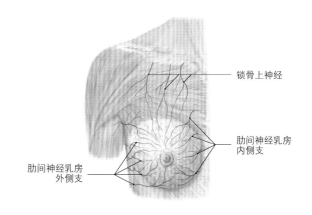

## D. 乳房的血液供应

乳房血供来自胸廓内动脉的穿支（即第 2~4 肋间隙的乳房内侧支）、胸外侧动脉的分支（乳房外侧支）和来自第 2~5 肋间动脉的直接分支（乳房支）。乳房的静脉经胸廓内静脉和胸外侧静脉回流。

## E. 乳房的神经支配

乳房的感觉神经呈节段性分布，由第 2~6 肋间神经支配（乳房外侧支和内侧支）。颈丛的分支（锁骨上神经）也分布于乳房上部。

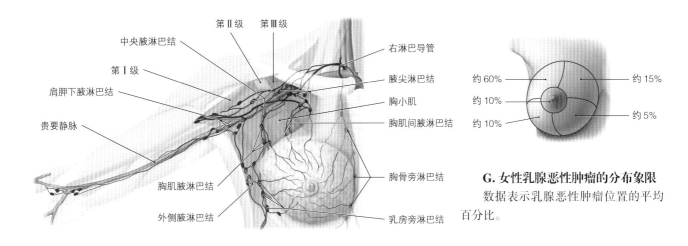

### G. 女性乳腺恶性肿瘤的分布象限

数据表示乳腺恶性肿瘤位置的平均百分比。

## F. 乳房的淋巴回流

乳房的淋巴管可分为浅组、皮下组和深组。深组起于腺泡水平的毛细淋巴管（见图 Cb 和图 Cc），在肿瘤转移路径中特别重要。主要的局部过滤站是腋淋巴结和胸骨旁淋巴结，30%~60% 的腋淋巴结接受乳房的大部分淋巴回流，它们是肿瘤转移的最初受累者（见 G），因此具有重要的肿瘤学意义。腋淋巴结可进一步分级（见第 360 页）。

- 第 I 级：腋淋巴结下组（胸小肌外侧）：
  - 胸肌腋淋巴结。
  - 肩胛下腋淋巴结。
  - 外侧腋淋巴结。
  - 乳房旁淋巴结。
- 第 II 级：腋淋巴结中组（胸小肌水平）：
  - 胸肌间腋淋巴结。
  - 中央腋淋巴结。
- 第 III 级：锁骨下淋巴结上组（胸小肌内侧）：
  - 腋尖淋巴结。

胸骨旁淋巴结沿胸廓内血管分布，主要引流乳房内侧部的淋巴，肿瘤细胞可由此越过中线向对侧扩散。乳腺癌患者的存活率与不同水平腋淋巴结累及数量具有相当密切的关系，而胸骨旁淋巴结在这方面不甚重要。根据 Henne-Bruns、Dürig 和 Kremer 的研究，肿瘤细胞转移累及第 I 级淋巴结患者的 5 年生存率为 65%，累及第 II 级的为 31%，而累及第 III 级的几乎为 0。这就能解释前哨淋巴结切除术（清除前哨淋巴结）对预后具有重要意义。这项技术是基于假设皮肤每一点的淋巴回流经特定的淋巴途径至一个特定的淋巴结，很少超过一个。因此，最早从原发肿瘤接纳淋巴回流的淋巴，将成为原发肿瘤淋巴转移扩散时含有肿瘤细胞的最初淋巴。特定的淋巴回流路径和这样的前哨淋巴结可被放射性标记的胶体（⁹⁹锝硫化微胶）核素成像所辨别，该技术已取代了专利蓝染料注射的老技术。最初被发现的淋巴结即前哨淋巴结，该淋巴结需选择性切除，并经组织学检查以确定肿瘤细胞的存在。如果前哨淋巴结没有肿瘤细胞，其他腋淋巴结通常也为阴性。这种方法在手术前对腋淋巴结累及的分级预判精确性达 98%。

## 13.7 体壁前面：腹股沟管

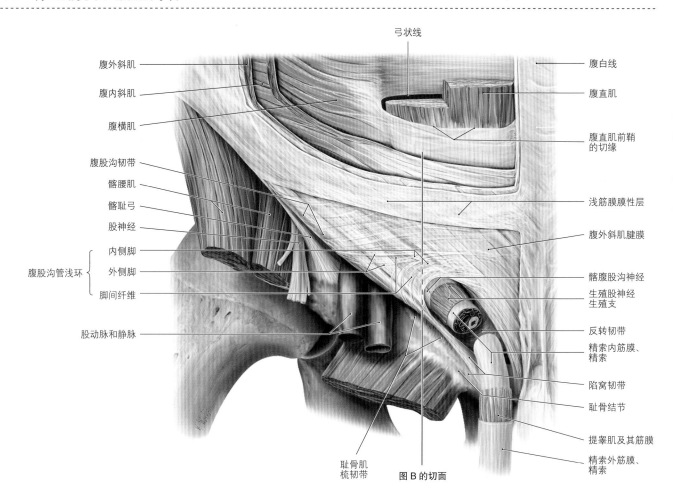

弓状线
腹外斜肌
腹内斜肌
腹横肌
腹股沟韧带
髂腰肌
髂耻弓
股神经
内侧脚
腹股沟管浅环　外侧脚
脚间纤维
股动脉和静脉
耻骨肌梳韧带
图 B 的切面
腹白线
腹直肌
腹直肌前鞘的切缘
浅筋膜膜性层
腹外斜肌腱膜
髂腹股沟神经
生殖股神经生殖支
反转韧带
精索内筋膜、精索
陷窝韧带
耻骨结节
提睾肌及其筋膜
精索外筋膜、精索

**A. 男性腹股沟管的位置**

右侧腹股沟区，前面观。腹股沟管长 4~6 cm，在腹股沟韧带上方向前下内斜行，穿过腹前壁。腹股沟管始于内面腹股沟外侧窝（见第 214 页）处的腹股沟管深环（见 D 和 E），开口于耻骨结节外侧的腹股沟管浅环。去除腹浅筋膜后，可见腹外斜肌腱膜上的裂隙状腹股沟管外口，其境界由内上方的内侧脚和外下方的外侧脚构成，两脚之间有脚间纤维连接。腹股沟管浅环的内面由来自腹股沟韧带的弓状纤维（反转韧带）形成的深沟所构成。男性腹股沟管是为胚胎时睾丸下降提供的通道（见第 226 页），内含精索（睾丸下降后）；女性腹股沟管内有子宫圆韧带。

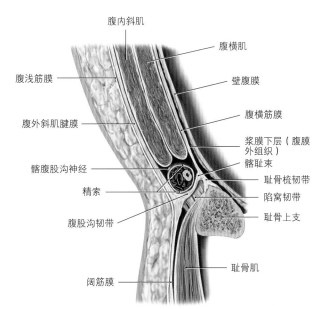

腹内斜肌
腹横肌
壁腹膜
腹横筋膜
浆膜下层（腹膜外组织）
髂耻束
耻骨梳韧带
陷窝韧带
耻骨上支
耻骨肌
腹浅筋膜
腹外斜肌腱膜
髂腹股沟神经
精索
腹股沟韧带
阔筋膜

**B. 经男性腹股沟管的矢状切面**

内侧面观。注意精索上下方和前后面所构成腹股沟管各壁的结构（对照 C）。腹股沟管的开口和各壁的结构对疝的病理生理学而言具有重要意义（引自 Schumpelick）。

## C. 腹股沟管的开口和各壁结构

腹股沟管形似略扁的管道，有内外两口、一底、一顶和前后壁。只有将其内容物（男性为精索，女性为子宫圆韧带及其动脉，以及男、女性都有的髂腹股沟神经和淋巴管）移除后，才能显示其管腔。腹股沟管终身不闭的状态，尤其是男性，成为通过腹壁形成疝的潜在通道（见第 215 页）。

| 腹股沟管的开口（见 A） | |
| --- | --- |
| 浅环 | 开口于腹外斜肌腱膜，由内侧脚、外侧脚、脚间纤维和反转韧带围成 |
| 深环 | 开口于凹间韧带、腹股沟韧带和脐外侧襞之间，由腹横筋膜（形成精索内筋膜）向外突出而形成（见第 214 页） |
| 腹股沟管各壁结构（见 B） | |
| 底 | 腹股沟韧带（腹外斜肌腱膜下部致密的编织纤维，与大腿阔筋膜毗邻） |
| 顶 | 腹横肌和腹内斜肌 |
| 前壁 | 腹外斜肌腱膜 |
| 后壁 | 腹横筋膜和腹膜（部分增厚形成凹间韧带） |

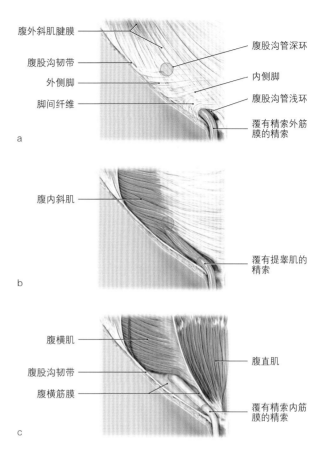

## D. 腹壁斜肌参与形成男性腹股沟管的结构

右侧腹股沟管，前面观。
a~c. 逐层切除腹壁肌。

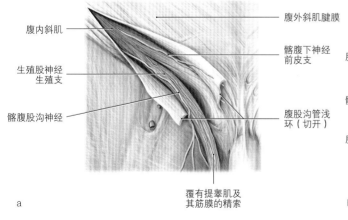

a

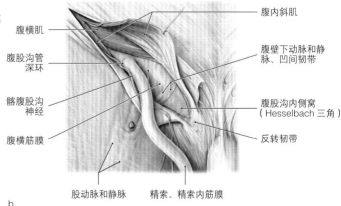

b

## E. 腹股沟管，逐层打开显露精索

a. 切开腹外斜肌腱膜显露腹内斜肌，腹内斜肌的部分纤维延续为精索外面的提睾肌。生殖股神经的生殖支和提睾肌一起行于提睾筋膜之下（见第 538 页）。髂腹股沟神经在精索表面行经腹股沟管，其感觉纤维穿经腹股沟管浅环至耻骨联合表面的皮肤，分布于阴囊或大阴唇的外侧及大腿内侧。

b. 切开腹内斜肌并劈开提睾肌，显露通过腹股沟管的精索

全程。精索自腹股沟管深环处出现，深环是由腹横筋膜向腹股沟管内凹陷所形成（形成精索内筋膜包裹精索并延续至睾丸）。然后，精索沿腹股沟管后壁（腹横筋膜和腹膜）行于腹横肌下方。腹股沟管后壁的中份参与形成凹间韧带，其内侧有反转韧带加强。在凹间韧带的内侧，深面有腹壁下血管经过，腹股沟韧带上方有腹股沟内侧窝，为腹壁的薄弱区，是腹股沟直疝的好发部位（引自 Schumpelick；见第 215 页）。

## 13.8 腹前壁：解剖要点和薄弱区

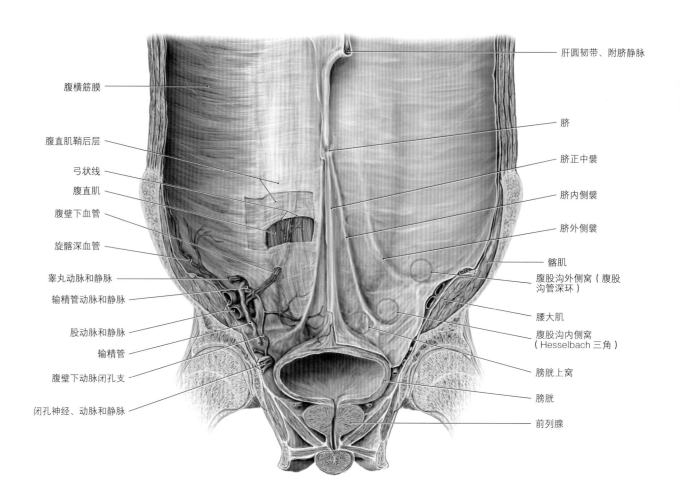

腹横筋膜

腹直肌鞘后层

弓状线

腹直肌

腹壁下血管

旋髂深血管

睾丸动脉和静脉

输精管动脉和静脉

股动脉和静脉

输精管

腹壁下动脉闭孔支

闭孔神经、动脉和静脉

肝圆韧带、附脐静脉

脐

脐正中襞

脐内侧襞

脐外侧襞

髂肌

腹股沟外侧窝（腹股沟管深环）

腰大肌

腹股沟内侧窝（Hesselbach 三角）

膀胱上窝

膀胱

前列腺

**A. 男性腹前壁内面的解剖**

经髋关节平面腹腔和盆腔的冠状切面，后面观。除膀胱和前列腺外，腹腔和盆腔的其他器官均被切除。左侧的腹膜和腹横筋膜也被切除。下腹壁内面的解剖有 5 条明显的腹膜皱襞伸向脐：

- 正中线上单一的脐正中襞（含闭锁的脐尿管）。
- 成对的左、右脐内侧襞（含闭锁的左、右脐动脉）。
- 成对的左、右脐外侧襞（含左、右腹壁下血管）。

腹膜皱襞之间有明显程度不等的 3 对窝，是腹腔疝从腹前壁突出的可能部位：

- 膀胱上窝，位于膀胱尖上方的脐正中襞和内侧襞之间。
- 腹股沟内侧窝（Hesselbach 三角），位于脐内侧襞和外侧襞之间。
- 腹股沟外侧窝，位于脐外侧襞的外侧（腹股沟管深环的位置）。

**B. 腹壁疝的内口和外口**

腹股沟韧带上方，脐正中襞、脐内侧襞和脐外侧襞之间（见 A）在每侧腹壁内面形成 3 处薄弱区，是腹股沟斜疝、直疝和耻骨上疝的好发部位。另一薄弱区是股环，位于腹股沟韧带下方，股静脉内侧。股环上方仅覆以股隔，为疏松而薄弱的结缔组织，有数条淋巴管通过。股环的内侧界由薄锐的陷窝韧带构成，可导致股疝嵌顿（见第 217 页）。

| 疝 | 内口 * | 外口 * |
|---|---|---|
| 腹股沟韧带上方 | | |
| 膀胱上窝疝 | 膀胱上窝 | 腹股沟管浅环 |
| 腹股沟直疝 | 腹股沟内侧窝（Hesselbach 三角） | 腹股沟管浅环 |
| 腹股沟斜疝 | 腹股沟外侧窝（腹股沟管深环） | 腹股沟管浅环 |
| 腹股沟韧带下方 | | |
| 股疝 | 股环 | 隐静脉裂孔 |

\* 内口是疝的发生部位，外口是疝的临床检查部位。

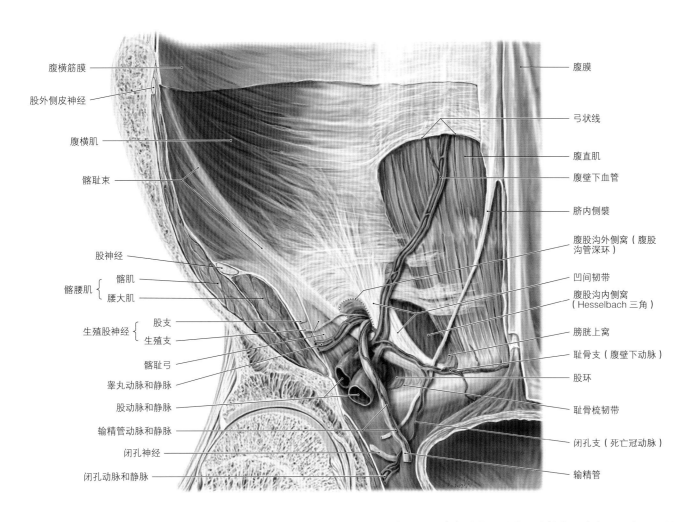

腹横筋膜

股外侧皮神经

腹横肌

髂耻束

股神经

髂肌 ── 髂腰肌

腰大肌

生殖股神经 ── 股支、生殖支

髂耻弓

睾丸动脉和静脉

股动脉和静脉

输精管动脉和静脉

闭孔神经

闭孔动脉和静脉

腹膜

弓状线

腹直肌

腹壁下血管

脐内侧襞

腹股沟外侧窝（腹股沟管深环）

凹间韧带

腹股沟内侧窝（Hesselbach 三角）

膀胱上窝

耻骨支（腹壁下动脉）

股环

耻骨梳韧带

闭孔支（死亡冠动脉）

输精管

## C. 男性腹股沟区和股区疝的内口

图 A 的细节，后面观。部分切除腹膜和腹横筋膜以更清晰地显示疝口。以彩色阴影显示腹股沟斜疝和直疝、股疝及耻骨上疝（即膀胱上窝疝）的内口（见 A 和 B）。

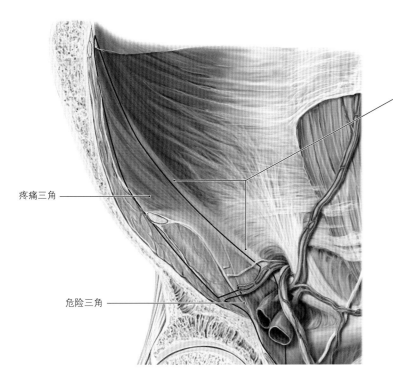

髂耻束

疼痛三角

危险三角

## D. 危险三角和疼痛三角

对于腹腔镜腹股沟疝手术（见第 221 页），腹膜前间隙有两个区域很重要，不应放置任何夹子来固定网状插入物。"疼痛三角"和"危险三角"，这两个三角形的上界都是髂耻束（腹横筋膜与腹股沟韧带融合而成）。疼痛三角位于睾丸动脉外侧，危险三角位于睾丸动脉内侧。疼痛三角内包含生殖器股神经的生殖支和股支、股神经和股外侧皮。这些神经受损可能导致疼痛和感觉异常。在危险三角中，通往腿部的大血管（髂外血管）走行于睾丸血管旁。损伤这些血管会导致止血困难。

## 13.9 腹股沟疝和股疝

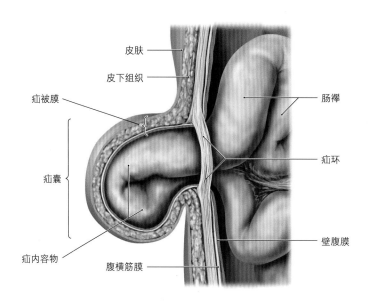

皮肤
皮下组织
疝被膜
疝囊
疝内容物
腹横筋膜
肠襻
疝环
壁腹膜

**A.腹部疝的定义、发生和结构**

胸部和骨盆之间被阔肌、筋膜、腱膜和腹膜组成的多层腹壁所覆盖，中间缺乏骨骼覆盖。而在某些部位，肌的构成有缺损，这部分腹壁完全由结缔组织结构形成。这些部位是腹壁最薄弱（最小抵抗）的区域，有时，这些薄弱区抵抗不了腹内压的升高，成为腹部脏器疝的开口。"疝"是指壁腹膜经解剖学开口（如腹股沟疝或股疝）或继发性缺损（如脐疝）向外突出。外疝是从腹腔向外突出，在体表明显可见，而内疝则突入腹部内的腹膜陷凹。疝可依据其发生的时间分为先天性疝（如脐疝，因鞘突未闭形成的腹股沟斜疝）或后天性疝（如腹股沟直疝、股疝）。下列疝的构成在外科治疗上具有重要意义：

疝口：内脏疝出的开口或缺损。

疝囊：囊袋，通常衬有壁腹膜，包含疝出的内脏。大小不定，取决于疝的程度。

疝内容物：几乎可以是任何腹内脏器，但以大网膜或小肠襻居多。

疝被膜：包裹疝囊的组织层。被膜的构成依据疝发生的部位及其机制而定。

**B.腹股沟区的疝：腹股沟疝和股疝\***

| 疝 | 开口和行径 |
|---|---|
| • 腹股沟直疝 一般为后天性 | • 内口：腹股沟内侧窝（Hesselbach三角），即位于腹股沟韧带上方，腹壁下动脉和静脉内侧 |
| | • 行径：疝囊垂直突出于腹壁 |
| | • 外口：腹股沟管浅环 |
| • 腹股沟斜疝 先天性（鞘突未闭）或后天性 | • 内口：腹股沟管深环，即位于腹股沟韧带上方，腹壁下动脉和静脉外侧 |
| | • 行径：疝囊经过腹股沟管 |
| | • 外口：腹股沟管浅环 |
| • 股疝 一般为后天性 | • 内口：股环和股环隔，即位于腹股沟韧带下方，股动脉和静脉内侧 |
| | • 行径：疝囊在阔筋膜下经过股管 |
| | • 外口：隐静脉裂孔 |

\*80%的疝为腹股沟疝（90%发生于男性），约10%为股疝（女性更多见）（见第218页）。腹股沟疝是人类最常见的结构性缺损，约占外科手术的20%。

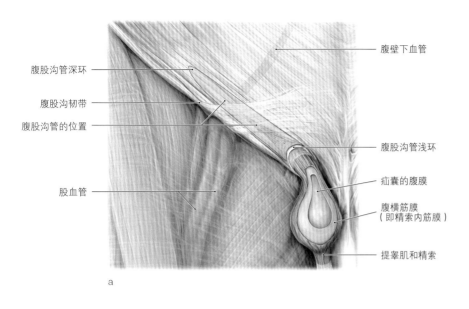

腹股沟管深环
腹股沟韧带
腹股沟管的位置
股血管
腹壁下血管
腹股沟管浅环
疝囊的腹膜
腹横筋膜（即精索内筋膜）
提睾肌和精索

a

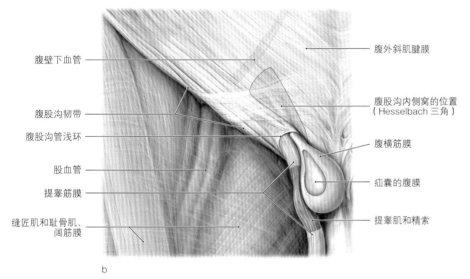

腹壁下血管
腹股沟韧带
腹股沟管浅环
股血管
提睾筋膜
缝匠肌和耻骨肌、阔筋膜
腹外斜肌腱膜
腹股沟内侧窝的位置（Hesselbach 三角）
腹横筋膜
疝囊的腹膜
提睾肌和精索

b

## C. 腹股沟斜疝和腹股沟直疝

男性右腹股沟区，去除皮肤和浅筋膜后，半透明地显示大腿筋膜，精索表面开窗，前面观。

a. 腹股沟斜疝（先天性或后天性）：疝囊在腹股沟管内平行推动腹壁直至滑入阴囊。内口膨大位于腹股沟管深环（即腹股沟管内环）外侧，外口位于腹股沟管浅环（即腹股沟管外环）处。

b. 腹股沟直疝（多为后天性）：疝囊直接穿过腹壁并垂直于腹壁，不通过腹股沟管"迂回"（因此称为"直疝"）。疝的内口位于 Hesselbach 三角，该区域位于腹壁下血管的内侧。外口位于腹股沟浅环处，突出的疝囊通常位于精索内侧。

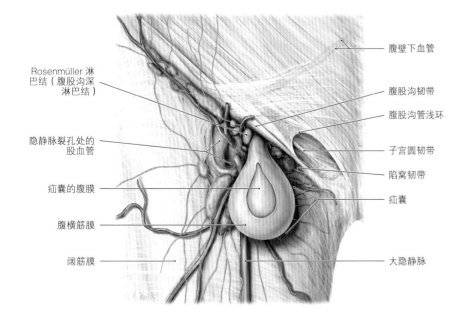

腹壁下血管
Rosenmüller 淋巴结（腹股沟深淋巴结）
隐静脉裂孔处的股血管
疝囊的腹膜
腹横筋膜
阔筋膜
腹股沟韧带
腹股沟管浅环
子宫圆韧带
陷窝韧带
疝囊
大隐静脉

## D. 后天性股疝

女性右侧腹股沟区前面观，皮肤和浅筋膜已切除。股疝一般为后天性的，女性多发（骨盆较宽，股环较大）。股疝都是从腹股沟韧带下方、股静脉内侧的股环突出，进入股管（图中未显示）。股管呈漏斗形，开口于股环（即疝的内口，见第 214 页），向下约 2 cm 终止于耻骨肌筋膜前方的隐静脉裂孔。陷窝韧带的锐缘构成股环的内侧界（为嵌顿的原因）。通常，股管内有疏松的脂肪和结缔组织，以及腹股沟深淋巴结（Rosenmüller 淋巴结）。股疝常于隐静脉裂孔（外口）处突出，仅覆有薄层筛筋膜，然后突至皮下。

## 13.10 腹股沟疝的局部解剖

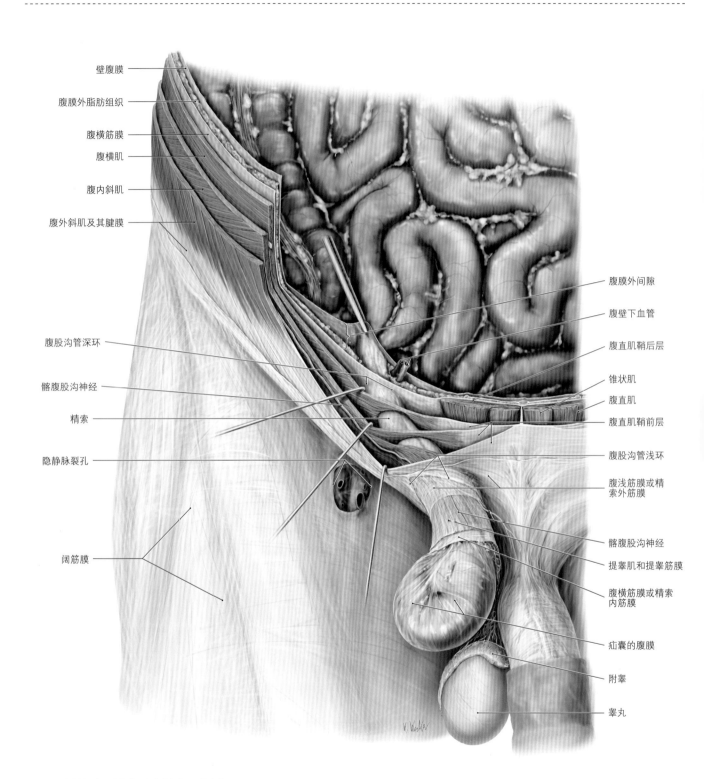

壁腹膜
腹膜外脂肪组织
腹横筋膜
腹横肌
腹内斜肌
腹外斜肌及其腱膜

腹膜外间隙
腹壁下血管
腹直肌鞘后层
锥状肌
腹直肌
腹直肌鞘前层

腹股沟管深环
髂腹股沟神经
精索
隐静脉裂孔

腹股沟管浅环
腹浅筋膜或精索外筋膜
髂腹股沟神经
提睾肌和提睾筋膜
腹横筋膜或精索内筋膜

阔筋膜

疝囊的腹膜
附睾
睾丸

**A. 男性后天性腹股沟斜疝（右侧）**
　　前面观，皮肤和大部分腹壁已切除。在腹股沟区，腹股沟斜疝从上外行向下内，分离各层腹壁肌以显示各结构的相互关系。可见腹股沟斜疝的疝囊（腹股沟斜疝通过腹股沟管）包裹肠袢。由于疝囊位于精索内，所以疝被壁腹膜、腹横筋膜、提睾肌和提睾筋膜所覆盖。

## B. 腹股沟管、腹壁层次及其相对应的睾丸被膜模式图

前面观；数个切面组合的模式图。两个箭头分别指向腹股沟外侧窝（即腹股沟管深环）和腹股沟内侧窝（Hesselbach 三角）。腹壁下血管在脐外侧襞内走行于腹股沟内、外侧窝之间。腹股沟外侧窝是腹股沟斜疝的内口（见图 Da）；腹股沟内侧窝是腹股沟直疝的内口（见图 Db）。两类腹股沟疝的外口都是腹股沟管浅环。

注：鞘膜及其脏层和壁层是闭锁的鞘突遗迹（图 b）（参照第 226 页）。

## C. 腹壁层次与精索和睾丸被膜的比较

精索和睾丸被膜由腹壁肌和筋膜衍生，并在阴囊内包裹精索和睾丸，这些结构的外面被腹部皮肤所覆盖。

| 腹壁层次 | 精索和睾丸被膜 |
|---|---|
| • 腹部皮肤和浅筋膜膜性层 | → 阴囊皮肤和肉膜 |
| • 腹外斜肌腱膜 | → 精索外筋膜 |
| • 腹内斜肌及其腱膜 | → 提睾肌和提睾筋膜 |
| • 腹横筋膜 | → 精索内筋膜 |
| • 腹膜 | → 鞘膜壁层和脏层 |

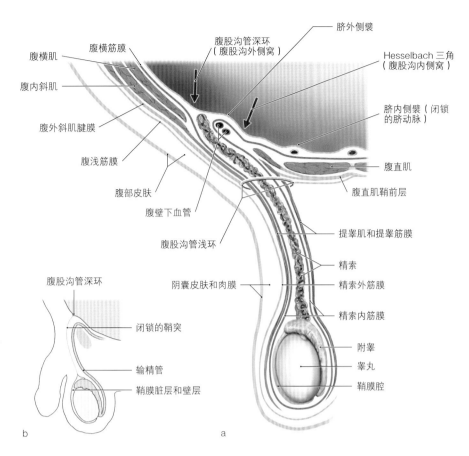

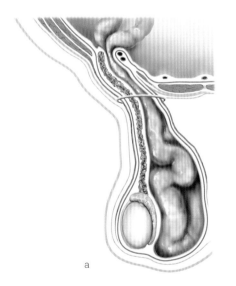

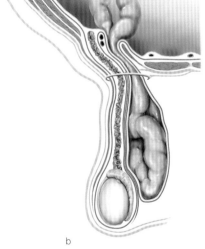

## D. 腹股沟斜疝和直疝的比较

a. 腹股沟斜疝（先天性或后天性）：疝内口（腹股沟外侧窝 = 腹股沟管深环）位于腹壁下血管外侧。疝内容物（如肠袢）被壁腹膜包裹。疝即可通过腹股沟管进入阴囊（后天性疝），也可经未闭的鞘突（见图 Bb）进入阴囊（先天性疝）。先天性和后天性疝的疝囊组成结构相同：壁腹膜、腹横筋膜和提睾肌。

b. 腹股沟管直疝（后天性）：疝内口（腹股沟内侧窝 = Hesselbach 三角）位于腹壁下血管内侧。疝内容物直接从腹壁突出，并经腹股沟管浅环进入阴囊。与腹股沟管斜疝相比，疝囊的构成只有壁腹膜和腹横筋膜。

# 13.11 疝的诊断和治疗

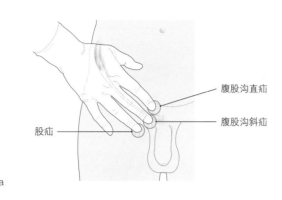

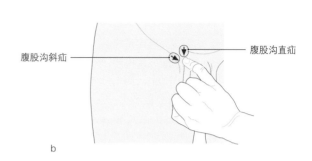

**A. 检查腹股沟疝和股疝的方法**

　　腹股沟区的疝，与大部分疝类似，是由腹内压增高所导致（如咳嗽、打喷嚏，或肌牵张过度），在腹股沟区出现可扪及的凸出物或肿块。通常当患者平卧时，肿块可自然回纳；因此，临床检查时患者需处于站立位。单纯性疝常有异物感，一般不会出现自发性疼痛。嵌顿性疝的症状有持续性疼痛伴疝区有压力、恶心和呕吐（见 C）。患者腹股沟区出现凸出物或阴囊出现肿块（见第 229 页），鉴别诊断包括阴囊积水、精索静脉曲张、异位睾丸、淋巴瘤以及睾丸或附睾的其他肿瘤。由于腹股沟疝和股疝都是外在性的，较易检查和触诊，并做出临床诊断。

　　a. 从髂前上棘触诊（三指法）："三指法"更容易根据腹股沟疝和股疝的局部解剖学特点鉴别腹股沟直疝、斜疝和股疝。检查者将鱼际隆起置于髂前上棘，示指置于直疝处、中指置于斜疝处、环指置于股疝处。这样，如果示指下触及疝，则为腹股沟直疝。

　　注：腹股沟直疝和斜疝的疝囊都从腹股沟浅环处突出，检查或触诊区别不大。

　　b. 从阴囊触诊：患者站立位，这方法特别适用于较小的腹股沟疝触诊。使阴囊和腹股沟皮肤内陷，检查者沿精索至腹股沟管浅环触诊，触及腹股沟管后壁。当患者咳嗽时，有经验的检查者能够鉴别直疝或斜疝：直疝时，指腹可感受到冲击；而斜疝时，指尖远端可感受冲击。

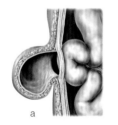

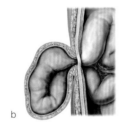

**B. 可复性疝和嵌顿性（绞窄性）疝**

　　a. 当疝内容物在疝囊内和疝环处可自由活动时，一般可自然回纳（如平卧时）或手法复位，不会发生急性嵌顿的危险。

　　b. 嵌顿是疝最严重的并发症。疝的颈部绞窄，造成疝的肠管血流受阻，导致局部缺血，甚至坏死。患者出现功能性或机械性肠梗阻的症状，由于肠腔狭窄或梗阻，肠管运输中断而危及生命。这些病例往往发生肠穿孔和腹膜炎，必须紧急手术（见 C）。

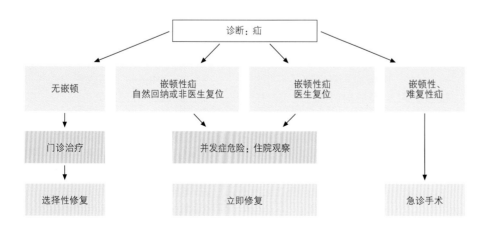

**C. 疝的症状和修复时机（引自 Henne-Bruns，Dürig 和 Kremer）**

　　原则上疝不到最后阶段都采取保守治疗（使用疝带或腹带），永久性复性疝只能通过外科手术关闭疝口达到治疗目的（见 E）。修复的时机由临床表现所决定，即究竟是可复性疝、难复性疝，或是嵌顿性疝。

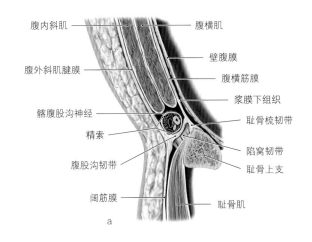

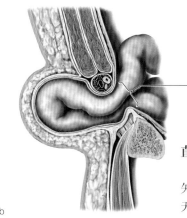

**D. 后天性、腹股沟直疝发生后的状况**

经男性腹股沟区的矢状切面：a. 正常。b. 后天性、腹股沟直疝。

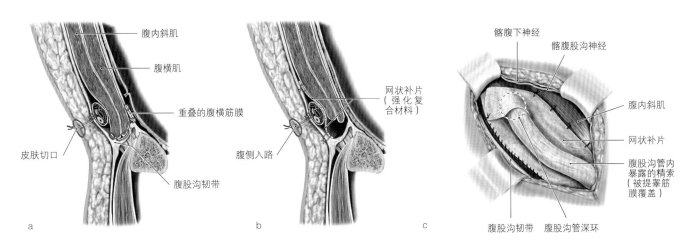

**E. 腹股沟疝修复**

经男性腹股沟区的矢状切面。

疝修复有许多种外科学方法，主要区别在于加强腹股沟管后壁的方法不一。所有手术方法步骤如下：

- 暴露疝囊。
- 回纳疝内容物。
- 关闭疝口，并恢复腹壁的稳固性。

年轻患者的筋膜和肌之间关系牢固，修复时不需要用其他材料加强腹壁（如 Shouldice 方法）。老年患者或复发性疝，外科手术时通常需要用网片加强腹壁（如 Lichtenstein 方法）。

a. Shouldice 方法：重叠腹横筋膜加强腹股沟管后壁，将腹内斜肌和腹横肌的两层与腹股沟韧带缝合。

b、c. Lichtenstein 方法：无张力修复，将人工网状补片置于腹内斜肌和腹横肌后面，加强腹壁。

d~f. 全腹膜外（TEP）或经腹腔腹膜外（TAPP）补片加强修复。在腹内斜肌和腹横肌前面，经腹膜切口将网状补片置于腹横筋膜和壁腹膜之间的腹膜外间隙内，加强腹壁（图 d）。如果采用 TEP 法，则不需要进入腹膜腔（腹腔外，图 e），而 TAPP 必须经壁腹膜从腹膜腔内操作（经腹腔，图 f）。

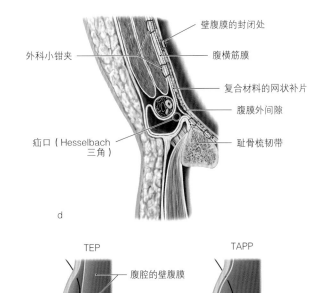

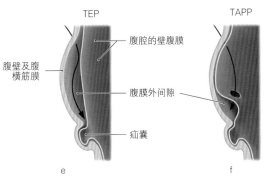

## 13.12 罕见的腹外疝

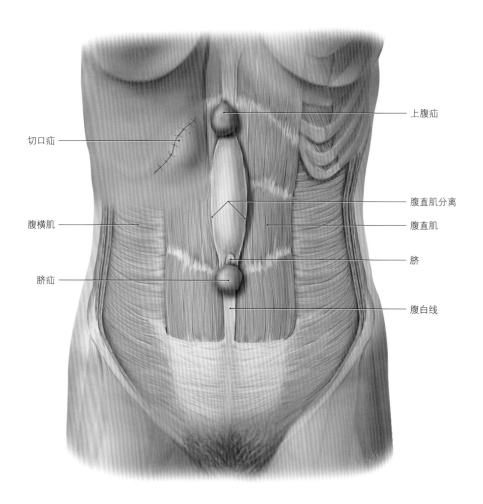

切口疝

上腹疝

腹直肌分离

腹横肌

腹直肌

脐疝

脐

腹白线

**A. 腹前壁疝的位置**

**B. 腹前壁的疝 \***

| 疝 | 位置、发生和典型特征 |
|---|---|
| • 脐疝 | • 脐区，从脐环突出：<br>– 先天性脐疝：脐乳头的瘢痕导致胎儿脐疝不完全可复（疝囊：羊膜和腹膜）<br>– 后天性脐疝：常见于多次妊娠后，也与肥胖、肝硬化或腹水有关（脐环继发性扩大） |
| • 脐膨出 | • 先天永久性（1/6 000）：是因为胎儿期腹壁缺损造成腹腔脏器不完全回纳；与脐疝不同，脐膨出没有皮肤或皮下组织覆盖，仅仅只有腹膜、黏液结缔组织（脐带胶质）和羊膜上皮覆盖（因此很容易辨别疝内容物） |
| • 上腹疝 | • 疝口裂隙状，位于腹白线上，不包括脐（可合并腹直肌分离，见下文） |
| • 腹直肌分离 | • 当腹肌收缩时，腹直肌在腹白线处分离，形成腹腔疝（当腹壁肌松弛时，疝可回纳。此类疾病非常罕见） |
| • 切口疝 | • 发生在曾经手术的切口部位（常见于上腹的中线） |

\* 脐疝和上腹疝约占所有疝的 10%。

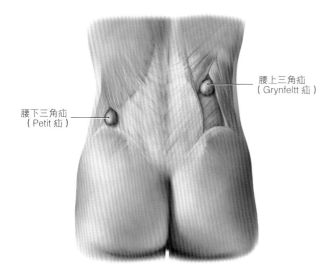

半月线

腹直肌鞘
外侧壁

弓状线

**D. 半月线疝（Spigelian 疝）**

腰上三角疝
（Grynfeltt 疝）

腰下三角疝
（Petit 疝）

**E. 腰疝**

### C. 发生于躯干其他部位的其他罕见疝 *

| 疝 | 位置 |
|---|---|
| • 半月线疝<br>（Spigelian 疝） | • 腹前壁的半月线和腹直肌外侧缘之间，常位于弓状线水平 |
| • 腰疝 | • 位于第 12 肋和髂嵴之间：<br>　– 腰上三角疝（腰肋三角，Grynfeltt 三角）：位于第 12 肋和髂肋肌之间<br>　– 腰下三角疝（髂腰三角，Petit 三角）：位于髂嵴、背阔肌和腹外斜肌之间 |
| • 闭孔疝 | • 经闭孔，位于耻骨肌、长收肌和闭孔外肌之间 |
| • 坐骨疝 | • 经坐骨大孔：<br>　– 梨状肌上孔疝（在梨状肌上方）<br>　– 梨状肌下孔疝（在梨状肌下方）<br>　– 坐骨棘 – 结节间疝（在骶结节韧带前方） |
| • 会阴疝 | • 经盆底：<br>　– 会阴前疝（位于会阴深横肌前方）<br>　– 会阴后疝（位于会阴深横肌后方）<br>　– 坐骨直肠窝疝（经肛提肌进入坐骨肛门窝） |

\* 通常所有后天性疝的发生率均小于 1%（引自 Schumpelick）。

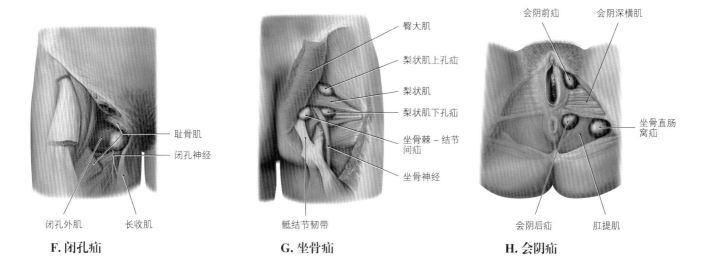

耻骨肌

闭孔神经

闭孔外肌　　长收肌

**F. 闭孔疝**

臀大肌

梨状肌上孔疝

梨状肌

梨状肌下孔疝

坐骨棘 – 结节
间疝

坐骨神经

骶结节韧带

**G. 坐骨疝**

会阴前疝　　会阴深横肌

坐骨直肠
窝疝

会阴后疝　　肛提肌

**H. 会阴疝**

## 13.13 外生殖器的发育

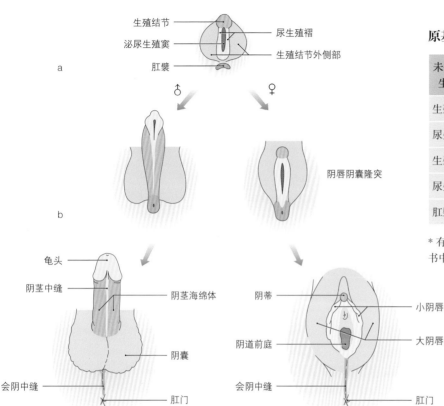

a

b

生殖结节
泌尿生殖窦
肛襞

尿生殖褶
生殖结节外侧部

♂　♀

阴唇阴囊隆突

龟头
阴茎中缝

阴茎海绵体

阴囊

会阴中缝
肛门

c

阴蒂
阴道前庭

小阴唇
大阴唇

会阴中缝
肛门

**B. 外生殖器发育过程由未分化胚胎生殖原基各部的衍生物（引自 Starck）\***

| 未分化胚胎生殖原基 | 男性 | 女性 |
|---|---|---|
| 生殖结节 | 阴茎头、阴茎海绵体 | 阴蒂、阴蒂头 |
| 尿生殖褶 | 阴茎缝、阴茎海绵体 | 小阴唇 |
| 生殖隆突 | 阴囊 | 大阴唇 |
| 尿生殖窦 | 尿道海绵部 | 阴道前庭 |
| 肛襞 | 会阴缝 | 会阴缝 |

\* 有关性腺和生殖道发育的细节可以在胚胎学教科书中查阅。

**A. 外生殖器的发育**

a. 外生殖器原芽，未分性别，于 6 周胚胎可见。
b. 外生殖器分别向男性和女性分化，于 10 周胎儿可见。
c. 已经分化的外生殖器，于新生儿可见。

外生殖器起源于泄殖腔中未分化的中胚层原基。它和性腺一样，也经历了最初的性别未分化阶段。那个时候肛门直肠区及尿生殖窦（泄殖腔）尚未分开，它们的外部共同包裹一层泄殖腔膜。随着中胚层细胞迅速分裂，围绕泄殖腔膜发育出下列突起：

• 前面：形成生殖结节。
• 侧面：形成尿生殖褶。
• 后面：形成肛门皱襞。
• 尿生殖褶外侧：形成生殖隆突（阴唇阴囊隆突）。

随后，在胚胎第 6~7 周，尿生殖膈将泄殖腔分为前部（尿生殖窦）与后部（肛门和直肠）。随着泄殖腔膜消失，泌尿生殖口在前部形成。早期会阴的形成在尿直肠隔的水平（由成对的肛襞融合成会阴缝）。外生殖器的性别分化大约始于胎儿第 8~9 周。从第 13 周起能明显区分性别，而发育完全要到第 16 周。

• 男性胎儿的生殖结节在睾酮影响下继续膨大，形成交接器

原基并发育为阴茎。生殖褶的融合使尿生殖窦将完全闭合，形成尿道海绵体部。生殖（阴囊）隆突融合形成阴囊。

• 在女性胎儿（缺乏睾酮），生殖结节发育为阴蒂。尿生殖窦演化为阴道前庭，双侧生殖褶发育为小阴唇，生殖隆突继续膨大形成大阴唇。

男性生殖器官只有在下列因素存在的情况下才能正常发育：

• 在 Y 染色体上具有功能性的 Y 染色体的性别决定区（sex-determining region of the Y，SRY）基因（否则，卵巢和女性表型将会发育）。SRY 基因确保产生抗苗勒管激素和睾丸间质细胞（见下文）。

• 在其他功能中，抗苗勒管激素诱导苗勒管消退。该激素是从胎儿第 8 周的睾丸索（后发育为支持细胞）中的体细胞分泌而来。

• 睾丸间质细胞于第 9 周胎儿的睾丸中开始形成，并产生大量的雄激素（睾酮），直到出生。雄激素刺激中肾管分化为生精小管和男性外生殖器的发育。

这种分化过程中的任何阶段被干扰或中断，可导致中线融合不全，从而留下持续性裂隙（尿道下裂、尿道上裂，见 C），或更广泛的外生殖器异常（见 E）（引自 Starck）。

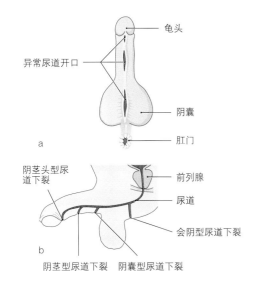

a

龟头
异常尿道开口
阴囊
肛门

阴茎头型尿道下裂
前列腺
尿道
会阴型尿道下裂

b

阴茎型尿道下裂　阴囊型尿道下裂

### C. 尿道下裂：男童尿道畸形

a. 累及阴茎和阴囊下方的异常尿道开口。

b. 尿道下裂可能出现的部位（阴茎侧面观）。

如果在性别分化过程中生殖褶融合不完全（见 A），则会产生尿道异常裂隙，开口可能出现在阴茎下方（尿道下裂）或其背面（尿道上裂）。相对而言，尿道下裂更常见。尿道下裂和尿道上裂的发病率分别为 1 : 3 000 和 1 : 100 000。最常见的是在阴茎尿头附近出现异常尿道口（阴茎头型尿道下裂）。此外，阴茎腹侧纤维索带的形成会导致阴茎缩短且向下弯曲。一般可在 6 个月至 2 岁通过外科手术修复（引自 Sökeland、Schulze 和 Rübben）。

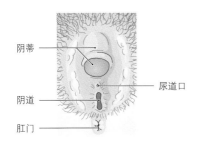

阴蒂
尿道口
阴道
肛门

### D. 女性肾上腺性征综合征患者的外生殖器

前面观。外生殖器表现出显著的男性化特征。阴蒂明显增大。大阴唇和小阴唇部分融合，尿生殖窦形成较小的阴道前庭（见 E，女性假两性畸形）。

### E. 各种形式的雌雄间性 *

| 分型 | 表型 |
| --- | --- |
| 真两性畸形 ** | • 非常罕见的两性畸形（约 70% 的病例有女性核型：46，XX）。性腺同时包含睾丸和卵巢组织，但卵巢组织更具有优势。因此，外生殖器倾向于女性特征，阴蒂明显增大，通常有子宫存在。绝大多数两性畸形都是按照女孩养育 |
| 假两性畸形 | • 假两性畸形具有正常性染色体（女性：46，XX；或男性：46，XY）但是却有着相反的性别特征。如果有睾丸则称为男性假两性畸形，而有卵巢则称为女性假两性畸形 |
| | 病因和发病机制 |
| | 女性表型是由于胎儿雄激素缺乏所致 |
| | （1）睾酮合成障碍 |
| | （2）睾酮转化障碍 |
| | （3）雄激素受体缺陷 |
| • 男性假两性畸形 →性染色体：男性（46，XY）→表型：女性 | （4）睾丸发育不全 |
| | • 举例：睾丸女性化（占活产的 1/20 000） |
| | – 46，XY 染色体组 |
| | – 个体显示女性表型（有雌激素合成），但没有阴毛和腋毛（"无毛女人"），阴道上部和子宫缺失 |
| | – 病因：雄激素受体缺陷，或雄激素代谢紊乱（5α– 还原酶 –2 缺陷） |
| | – 结果：无精子产生 |
| | – 治疗：切除通常位于腹股沟区的睾丸（有恶性病变的风险），并终身以雌激素替代 |
| | • 病因和发病机制 |
| | 男性表型是由于胎儿雄激素增多所致 |
| | （1）先天性酶缺陷 |
| | （2）经胎盘雄激素增多 |
| • 女性假两性畸形 →性染色体：女性（46，XX）→表型：男性 | • 举例：先天性肾上腺性征综合征（占活产的 1/5 000） |
| | – 46，XX 染色体组 |
| | – 女性的内生殖器官，但外生殖器男性化（阴蒂增大，大阴唇部分融合，尿生殖窦较小，见 D） |
| | – 病因：肾上腺皮质增生，由于基因酶缺陷而导致类固醇合成障碍（最常见的是 21– 羟化酶缺乏症）。低激素水平可使肾上腺皮质激素分泌增加，导致雄激素过度分泌 |
| | – 治疗：终身使用氢化可的松，也可联合使用盐皮质激素 |

\* 雌雄间性是指在一般外部性征、性腺和染色体性别特征在发育过程中出现矛盾的状况

\*\* 两性畸形的英文为 Hermaphrodites，Hermaphrodites 是希腊神话中 Hermes 和 Aphrodite 生的一个雌雄同体的儿子

## 13.14 男性外生殖器：睾丸下降和精索

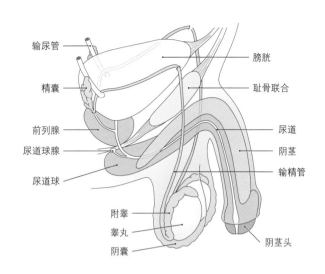

#### A. 男性生殖器的概述

男性内生殖器和外生殖器的起源不同，内生殖器起源于盆底上方的两条尿生殖嵴（前列腺和尿道球腺除外，它们由尿生殖窦衍生的尿道上皮发育而来）。而外生殖器起源于盆底以下由生殖原基发生的尿生殖窦周围结构（见第 224 页）。

| 男性内生殖器 | 男性外生殖器 |
|---|---|
| • 睾丸 | • 阴茎 |
| • 附睾 | • 阴囊 |
| • 输精管 | • 睾丸被膜 |
| • 附属腺体<br>– 前列腺<br>– 精囊<br>– 尿道球腺（Cowper 腺） | |

然而，从形态学而言，睾丸、附睾和部分输精管被归类于外生殖器，因为在胎儿发育过程中它们从腹腔迁移至阴囊（睾丸下降）

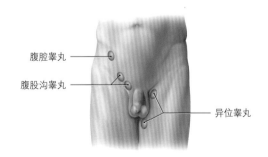

#### C. 睾丸的异常位置

在睾丸下降过程中发生异常约占所有新生儿的 3%，睾丸可停留在腹腔或腹股沟管内（隐睾症或睾丸下降不全），可能的原因是雄激素产生不足。所谓异位睾丸是指睾丸偏离正常通道并占据异常位置，其主要后果是因环境温度高而导致不孕，并增加恶变的风险。

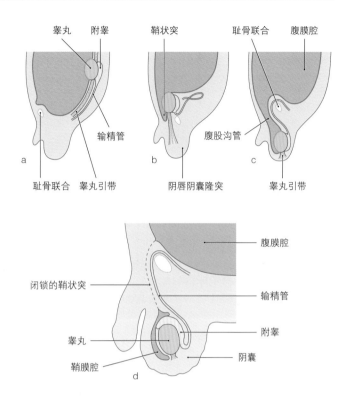

#### B. 睾丸下降

侧面观。

a. 第 2 个月。b. 第 3 个月。c. 出生时。d. 腹膜鞘突闭锁后。

在胚胎发育第 2 个月末，性腺和中肾的其余部分共同位于的腹膜褶（尿生殖褶），中肾在此处退化后形成"性腺韧带"。性腺韧带下部被称为"睾丸引带"，对睾丸下降有重要意义。它经过生殖导管下方，穿过腹股沟管区的腹壁，最后终止于腹前壁向外突出所形成的阴唇阴囊隆突。由此性腺韧带的牵引（躯体生长比生殖器生长速度更快的结果）使得睾丸和附睾沿腹膜外躯干后壁向下滑行（经腹下降）。第 3 个月初时，睾丸已经到达以后的腹股沟管入口。腹膜的漏斗状突起称鞘突，在睾丸引带前面形成，并与腹壁其他层次一起继续进入阴囊隆突。当睾丸完全下降后，它形成精索和睾丸的被膜。第 2 阶段在出生前不久完成（经腹股沟下降），以睾丸通过腹股沟管进入阴囊的过程而结束。当睾丸下降完成时（出生时），鞘突闭锁，留下一小部分间隙围绕睾丸形成鞘膜腔（睾丸鞘膜的脏层和壁层，见第 228 页）。如果闭锁过程失败，可导致腹腔和鞘膜腔之间的持续交通（先天性腹股沟斜疝，见第 216 页）（引自 Starck）。

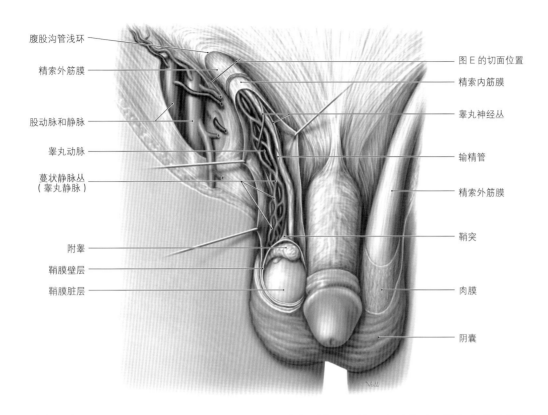

腹股沟管浅环
精索外筋膜
股动脉和静脉
睾丸动脉
蔓状静脉丛
（睾丸静脉）
附睾
鞘膜壁层
鞘膜脏层

图 E 的切面位置
精索内筋膜
睾丸神经丛
输精管
精索外筋膜
鞘突
肉膜
阴囊

## D. 阴茎、阴囊和精索

前面观。覆盖阴囊和精索的皮肤已部分切除，左侧显示肉膜和精索外筋膜，右侧逐层显露了精索被膜。阴囊皮肤与腹壁皮肤在许多方面不尽相同。阴囊皮肤色素更多，明显更薄，活动度更大，且缺乏皮下脂肪。阴囊皮肤还含有成肌纤维细胞（肉膜）形成的网状结构，收缩时使皮肤起皱。这样减少了阴囊的表面积，当伴随浅血管收缩时可减少睾丸的热量损失。这种调节温度机制，有利于精子发生的优化。

## E. 精索的内容物

精索的横切面。供给睾丸的神经血管结构在腹股沟管深环处汇聚，形成一束与小指般粗细的结构，借疏松结缔组织连接并覆盖精索和睾丸被膜。被膜由下列结构构成：

· 提睾肌和提睾肌筋膜。
· 生殖股神经生殖支。
· 提睾肌动脉和静脉。
· 输精管。
· 输精管动脉和静脉。
· 睾丸动脉。
· 睾丸静脉（蔓状静脉丛）。
· 自主神经纤维（睾丸神经丛）。
· 淋巴管，闭锁的鞘状突。

特点：蔓状静脉丛的大静脉是特殊的厚壁静脉，有 3 层结构，因此很容易被误认为是动脉。活体输精管有致密的肌性壁，经皮触摸时，为类似编织针般粗细的硬索。此处作为手术入路方便，可行输精管切除术或输精管结扎以阻断精子运输（绝育）。

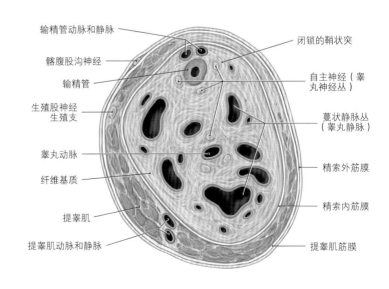

输精管动脉和静脉
髂腹股沟神经
输精管
生殖股神经
生殖支
睾丸动脉
纤维基质
提睾肌
提睾肌动脉和静脉

闭锁的鞘状突
自主神经（睾丸神经丛）
蔓状静脉丛
（睾丸静脉）
精索外筋膜
精索内筋膜
提睾肌筋膜

## 13.15 男性外生殖器：睾丸和附睾

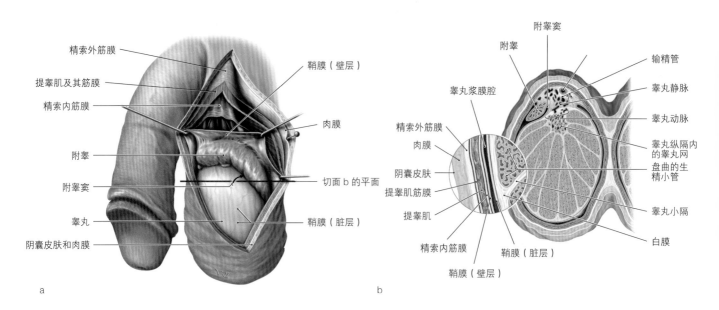

a

b

### A. 睾丸鞘膜和浆膜腔

a. 打开的左侧睾丸鞘膜，外侧面观。

b. 睾丸、附睾和阴囊的横切面，上面观。

鞘膜（未闭锁的鞘状突末端，见第 226 页）形成浆膜套包绕睾丸和附睾，其脏层与睾丸白膜相融合。在睾丸纵隔处（神

经和血管进出睾丸处的悬韧带），鞘膜反折形成壁层，其外有精索内筋膜覆盖。脏、壁两层之间有内衬间皮的裂隙状间隙（睾丸浆膜腔），其内含有少量浆液，并与睾丸和附睾间的区域（附睾窦）延续。如果异常液体积聚于鞘膜腔内，称睾丸鞘膜积液（见图 Fb）（引自 Rauber and Kopsch）。

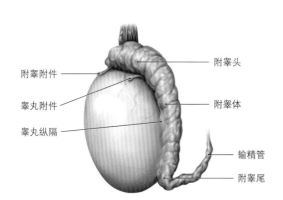

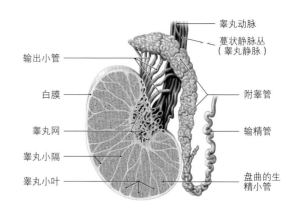

### B. 睾丸和附睾的表面解剖

左侧睾丸和附睾，外侧面观。睾丸和附睾总重量在性成熟期为 20~30 g。睾丸呈卵圆形（长约 5 cm，宽约 3 cm），平均体积约 18 mL（12~20 mL）。睾丸组织被致密的纤维囊（白膜）所包裹，具有一致的强韧性。附睾包括附着于睾丸上端的头，以及在睾丸后缘沿睾丸纵隔弯曲向下的体和尾，附睾尾自睾丸下极延续为输精管。

### C. 睾丸和附睾的结构

经睾丸的切面（附睾完整），外侧面观。从睾丸白膜向睾丸纵隔发出放射状的睾丸小隔，将睾丸组织分隔为约 370 个楔形的睾丸小叶。每个小叶内包含一条，或更多的生精小管，其上皮产生精母细胞（精子发生，见第 4 页），并汇入睾丸网。从睾丸网发出 10~15 条睾丸输出小管进入附睾头，从附睾头开始形成附睾管。这条单独的附睾管向远端延续为输精管，在精索内通过腹股沟管进入腹腔，然后经一小段较短的射精管（见第 231 页），开口于尿道前列腺部。

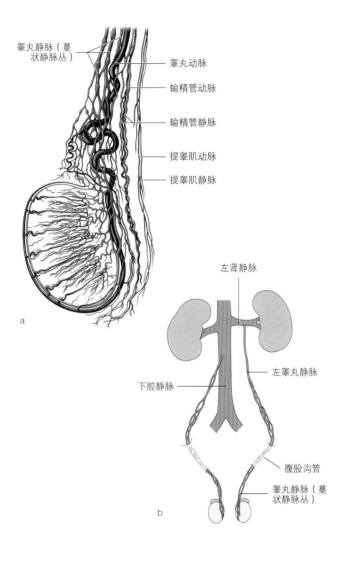

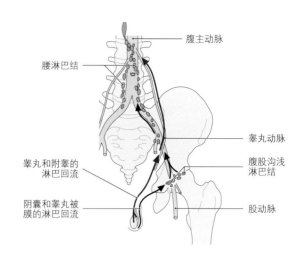

**E. 睾丸、附睾、睾丸被膜和阴囊的局部淋巴结和淋巴回流**

　　睾丸和附睾的淋巴管与睾丸血管伴行，汇入腰淋巴结。阴囊和睾丸被膜的淋巴管汇入腹股沟浅淋巴结（见第 534 页）。

　　注：晚期睾丸肿瘤往往转移至腹膜后淋巴结，因为它们接受来自睾丸和附睾最主要的淋巴管。

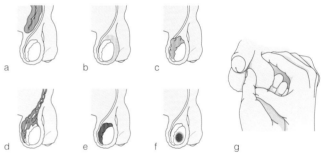

**F. 外生殖器临床检查的异常发现**

　　a~f. 可能出现阴囊肿胀的疾病：a. 腹股沟疝。b. 睾丸鞘膜积液（浆液积聚于睾丸鞘膜腔内）。c. 精液囊肿（附睾潴留囊肿）。d. 精索静脉曲张（疼痛，蔓状静脉丛曲张）。e. 附睾炎（附睾疼痛的细菌性炎症）。f. 睾丸肿瘤（无痛，通常单侧睾丸硬结）。g. 睾丸和附睾的双手诊察：外生殖器的临床检查必须包括睾丸和附睾的触诊（双手诊察）。根据上述疾病特征，应在临床检查中注意下列问题：

　　• 肿块是否局限于阴囊？

　　• 当患者咳嗽时，是否有可复性肿块膨出？

　　• 采用透照法检查时肿块是否透光（用手电筒照明）？

　　• 肿块有无疼痛或压痛？

　　注：睾丸无痛性硬结，尤其是年轻男性，必须高度怀疑睾丸肿瘤（引自 Sökeland、Schulze 和 Rübben）。

**D. 睾丸的血供**

　　a. 动脉供应：睾丸、附睾及其被膜的血供来自 3 条不同的动脉，它们之间彼此吻合（引自 Hundeiker 和 Keller，转引自 Rauber 和 Kopsch）。

　　• 睾丸动脉：直接起自主动脉。

　　• 输精管动脉：起自髂内动脉。

　　• 提睾肌动脉：起自腹壁下动脉。

　　供应阴囊的血管来自阴部内动脉（见第 562 页）。

　　b. 左、右睾丸静脉回流途径不同：睾丸和附睾的静脉血流入睾丸纵隔区的睾丸静脉，这些静脉形成细长的静脉网，尤其在远端，称蔓状静脉丛。蔓状静脉丛围绕睾丸动脉的分支，向上经腹股沟管进入腹膜后间隙。右睾丸静脉汇入下腔静脉，而左睾丸静脉则汇入左肾静脉。这种静脉回流的不对称性具有重要的临床意义：左睾丸静脉呈直角汇入左肾静脉，因此产生生理性有效收缩，使从蔓状静脉丛经左睾丸静脉回流的静脉血可能受阻（精索静脉曲张，见图 Fd）。在这种情况下，蔓状静脉丛不再具备"恒温器"功能（冷却从睾丸动脉中返回的静脉血），导致局部的热积聚，这可能会影响左侧睾丸的生育能力。

## 13.16 男性外生殖器：阴茎的筋膜和勃起组织

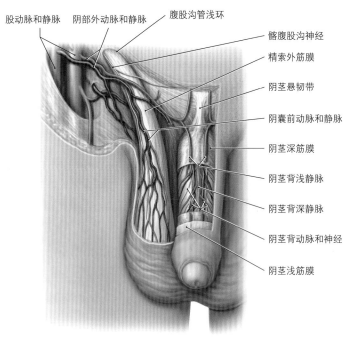

股动脉和静脉　阴部外动脉和静脉　腹股沟管浅环
髂腹股沟神经
精索外筋膜
阴茎悬韧带
阴囊前动脉和静脉
阴茎深筋膜
阴茎背浅静脉
阴茎背深静脉
阴茎背动脉和神经
阴茎浅筋膜

a

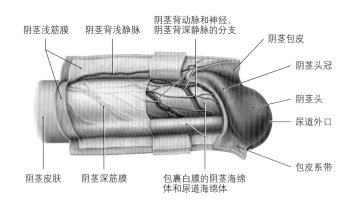

阴茎浅筋膜　阴茎背浅静脉　阴茎背动脉和神经、阴茎背深静脉的分支
阴茎包皮
阴茎头冠
阴茎头
尿道外口
包皮系带
阴茎皮肤　阴茎深筋膜　包裹白膜的阴茎海绵体和尿道海绵体

b

### A. 阴茎筋膜的层次

a. 阴茎前面观（部分皮肤和筋膜已切除）。

b. 阴茎右侧面观（部分皮肤和筋膜已切除）。

c. 经阴茎体的横断面。

阴茎的皮肤薄而可移动，缺乏脂肪组织。覆盖阴茎头的皮肤反折形成包皮，包皮与阴茎头下面的中线上有皮肤皱襞相连，称包皮系带（图 b）。阴茎的勃起组织被一层强韧的胶原纤维膜所包裹，称白膜。阴茎的两层筋膜（阴茎浅筋膜和深筋膜）也包裹尿道海绵体和阴茎海绵体。勃起组织及其纤维鞘，以及血管进入这些纤维鞘中的方式，对于理解阴茎的功能非常重要（见第 233 页）。

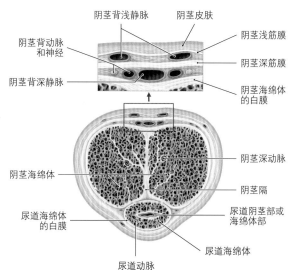

阴茎背浅静脉　阴茎皮肤
阴茎背动脉和神经
阴茎浅筋膜
阴茎深筋膜
阴茎背深静脉
阴茎海绵体的白膜
阴茎海绵体
阴茎深动脉
阴茎隔
尿道海绵体的白膜
尿道阴茎部或海绵体部
尿道海绵体
尿道动脉

c

### B. 包皮缩窄（包茎）

a. 3 岁男孩的包皮缩窄。

b. 包皮环切后的外观。

在新生儿和婴儿的包皮内层上皮与阴茎头表面的上皮互相粘连，因此，包皮外层和内层在远端的连接处通常较狭窄，这种状况被称为生理性包茎。在生命的最初 2 年里，由于阴茎头的增大和包皮垢（细胞碎屑从复层角质上皮脱落）的分泌，粘连的上皮互相分离。如果 3 岁以后因功能性狭窄（例如，上皮因包皮垢分泌物缺乏而持续性粘连）包皮仍不能在阴茎头上滑动，可施行包皮环切术手术矫正包茎。手术可根据包茎的严重程度，采取保守或切除所有包皮（如图所示）的根治方式。包茎嵌顿（3 岁之前）必须立即手术治疗——这是阴茎头被狭窄包皮绞窄的紧急情况（疼痛，阴茎头因血流量减少而呈现青紫色肿胀，有坏死的风险）（引自 Sökeland、Schulze 和 Rübben）。

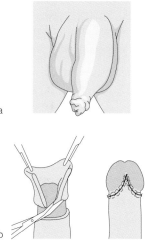

a

b

## C. 阴茎的勃起组织和勃起肌

a. 下面观。尿道海绵体部分被移开，切除皮肤和筋膜。左侧的坐骨海绵体肌和球海绵体肌连同尿生殖膈下筋膜一起被切除。

b. 经阴茎根的横断面。阴茎根牢固地附着在会阴膜和骨盆骨上，与此相反，阴茎体的背面和尿道面，以及有尿道外口的阴茎头都可自由活动。阴茎有2 种勃起组织：

- 成对的阴茎海绵体。
- 单一的尿道海绵体。

在阴茎根部，两侧的阴茎海绵体形成锥形的阴茎脚。在两侧的阴茎脚之间有尿道海绵体的增厚部，尿道球。阴茎头形成尿道海绵体的远端。阴茎头的后缘扩大形成阴茎头冠，向后翻转覆盖阴茎海绵体的末端。勃起组织的血供来自阴部内动脉的分支，这些分支行于会阴深隙内（见第 185 页和第 232 页）。

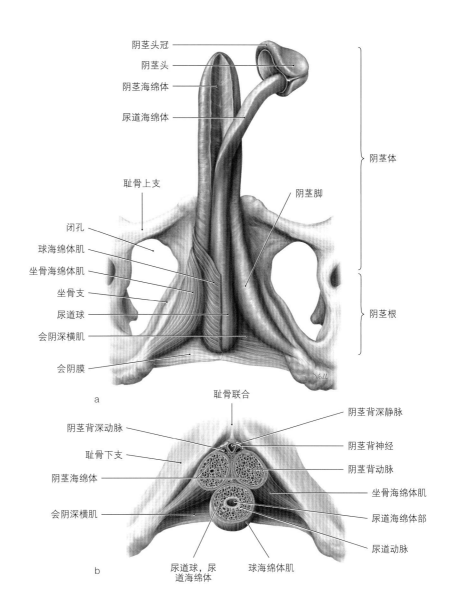

a

b

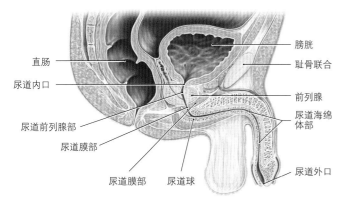
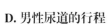

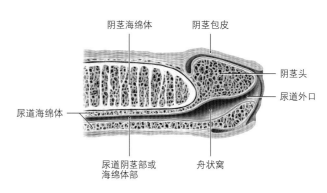

### D. 男性尿道的行程

男性盆部正中矢状断面。男性尿道由前列腺部、膜部和阴茎部或海绵体部组成，以盆部和外生殖器的不同区域而命名（见第 226 页）。海绵体部从进入尿道球开始，终于尿道外口。

### E. 阴茎远侧部正中矢状切面

尿道海绵部在阴茎头内有一约 2 cm 长的梭形扩大，称舟状窝，此区域内尿道的复层柱状上皮被复层非角质化鳞状上皮所取代。这种上皮的上层细胞富含糖原——就像在女性的阴道环境一样——为在此处繁殖的乳酸菌提供培养基（酸性 pH 可抵抗病原微生物）。

## 13.17 男性外生殖器：阴茎的神经和血管

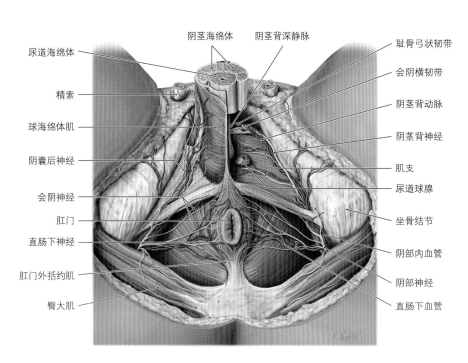

阴茎海绵体　阴茎背深静脉

尿道海绵体
精索
球海绵体肌
阴囊后神经
会阴神经
肛门
直肠下神经
肛门外括约肌
臀大肌

耻骨弓状韧带
会阴横韧带
阴茎背动脉
阴茎背神经
肌支
尿道球腺
坐骨结节
阴部内血管
阴部神经
直肠下血管

**A. 男性会阴区的神经血管结构**

截石位下面观，阴囊已切除。右侧会阴浅筋膜已切除，会阴浅隙被打开。左侧阴茎根和勃起肌已切除，会阴深隙部分显露。阴茎体被横断，精索被断离。

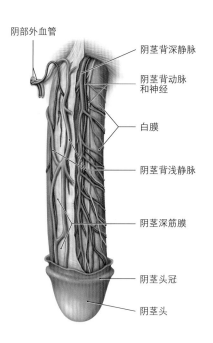

阴部外血管

阴茎背深静脉
阴茎背动脉和神经
白膜
阴茎背浅静脉
阴茎深筋膜
阴茎头冠
阴茎头

**B. 阴茎背血管和神经**

阴茎包皮、阴茎体的皮肤和浅筋膜完全切除，左侧背面的深筋膜也被切除。

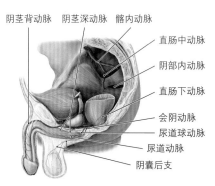

阴茎背动脉　阴茎深动脉　髂内动脉

直肠中动脉
阴部内动脉
直肠下动脉
会阴动脉
尿道球动脉
尿道动脉
阴囊后支

**C. 阴茎和阴囊的动脉血供**

左侧面观。阴茎和阴囊的动脉血供来自阴部内动脉。阴部内动脉进入坐骨肛门窝，然后发出直肠下动脉，沿尿生殖膈后缘到达肛门。然后，发出会阴动脉，从会阴深隙进入会阴浅隙（见第185页），发出数条终支：阴茎背动脉、阴茎深动脉、尿道球动脉和尿道动脉。

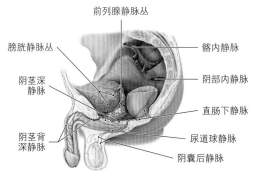

前列腺静脉丛

膀胱静脉丛
阴茎深静脉
阴茎背深静脉
髂内静脉
阴部内静脉
直肠下静脉
尿道球静脉
阴囊后静脉

**D. 阴茎和阴囊的静脉回流**

左侧面观。阴茎的静脉（尤其是阴茎背深静脉及其属支、阴茎深静脉和尿道球静脉）最初汇入阴部内静脉，然后汇入前列腺静脉丛。阴茎背浅静脉（未显示）例外，它经阴部外静脉汇入大隐静脉。阴茎背深静脉在汇入前列腺静脉丛的途径中，经过一个狭窄的间隙，恰位于耻骨联合下面的耻骨弓状韧带和会阴横韧带之间（见 A 中的韧带）。

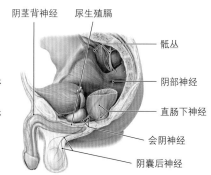

阴茎背神经　尿生殖膈

骶丛
阴部神经
直肠下神经
会阴神经
阴囊后神经

**E. 阴茎和阴囊的神经支配**

左侧面观。阴部神经进入坐骨肛门窝，发出直肠下神经后，沿尿生殖膈后缘分布于肛门外括约肌和肛周皮肤。另外，还发出其终支会阴神经。会阴神经浅支经过会阴浅隙分布于会阴皮肤和阴囊后部（阴囊后支）。会阴神经深支经过会阴深隙，支配勃起肌（肌支）、阴茎皮肤和勃起组织（阴茎背神经）。自主神经纤维的行程见 F。

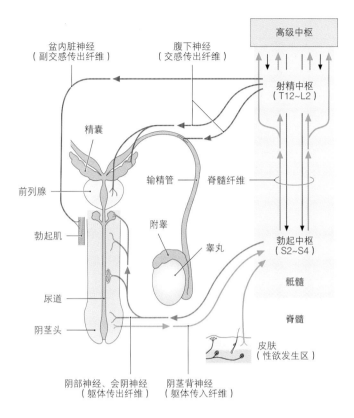

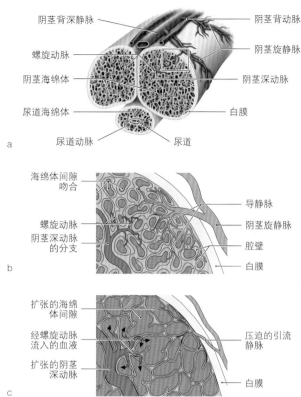

## F. 男性性反射概述

男性性反射由多种刺激引起（如触觉、视觉、嗅觉、听觉和心理因素）。躯体和自主神经通路将刺激传送至位于胸腰段和骶段脊髓的勃起中枢和射精中枢，然后再上传至更高级的中枢（如：下丘脑和边缘系统）。例如，对生殖器皮肤触觉刺激，可经躯体传入纤维（由阴部神经发出的阴茎背神经，图中以绿色显示）传送至骶髓，然后在勃起中枢（S2~S4）转换成副交感传出纤维（盆内脏神经，图中以蓝色显示）。这些冲动受到来自更高级中枢下行通路的重要影响，刺激供应勃起组织的动脉血管扩张（见 G）。与之相反的是，通过增加对阴茎头的机械刺激所唤起的兴奋性冲动，从骶髓上升至位于 T12~L2 水平的射精中心，然后由交感传出纤维（腹下神经，图中以紫色显示）刺激附睾、输精管、前列腺和精囊的平滑肌收缩。同时，躯体传出纤维（发自阴部神经的会阴神经，图中以红色显示）刺激勃起肌产生有节律的收缩，射出的精液从尿道排出（射精）。尽管有主动的性欲望（对性行为的心理兴趣），但未能勃起，被定义为勃起功能障碍。近期成功治疗勃起功能障碍的西地那非 [伟哥（辉瑞）] 的作用机制是基于对第二信使环磷酸鸟苷（cGMP）的调节。当神经刺激释放第一信使—氧化氮（NO）时，它会激活阴茎勃起组织中的鸟苷酸环化酶。这种酶产生 cGMP 作为第二信使，转而诱导血管扩张并产生勃起。西地那非通过特殊的磷酸二酯酶（PDE5）选择性地抑制 cGMP 分解，在勃起组织中作用显著。cGMP 累积，血管保持扩张，阴茎持续勃起。因此，西地那非治疗有效地放大了最初的神经刺激，延长正常勃起的潜能，并克服其他抑制性生理问题（引自 Klinke 和 Silbernagl）。

## G. 阴茎勃起的机制（引自 Lehnert）

a. 阴茎横断面，显示与勃起相关的血管（图 b 和图 c 是放大图）。

b. 阴茎海绵体处于弛缓状态。

c. 阴茎海绵体处于勃起状态。

阴茎勃起的基本原理是阴茎海绵体腔内（海绵状间隙）大量充血和压力升高，并限制静脉流出。这种机制使海绵体内血压比正常收缩压升高约 10 倍（年轻男性约为 1 200 mmHg）。显微镜下，阴茎的勃起组织由结缔组织和平滑肌细胞组成的树枝状小梁网构成，与白膜相连接。在小梁网之间是衬有内皮细胞的吻合腔，阴茎深动脉的分支被称为螺旋动脉，开口于这些吻合腔。在弛缓状态下，螺旋状动脉或多或少被"内膜垫"闭塞。当勃起时，输入动脉扩张，螺旋动脉在自主神经系统影响下开放。结果是随着每一次的冲动波，血液被压入海绵状间隙，增加勃起组织的体积并提高腔内压力。白膜因扩展能力有限而紧张，并压迫流经它的静脉。这种机制有助于导静脉闭塞，使静脉流出受限，阴茎保持硬而坚挺。与此同时，在尿道海绵体和阴茎头内密集的静脉丛可防止尿道被过度压迫。疲软阶段开始于输入动脉的血管收缩。一种意外的、长时间的、疼痛的勃起被称为阴茎异常勃起（源自希腊罗马的生殖之神普里阿普斯），例如，可能发生在某些血液疾病或代谢紊乱中。这种情况首选内科治疗，可选择使用血管收缩剂（依替福林或去甲肾上腺素）。外科治疗可以"穿孔吻合"以促使血液流出。

## 13.18 女性外生殖器：概述和会阴切开术

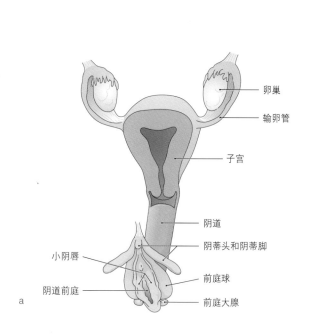

a

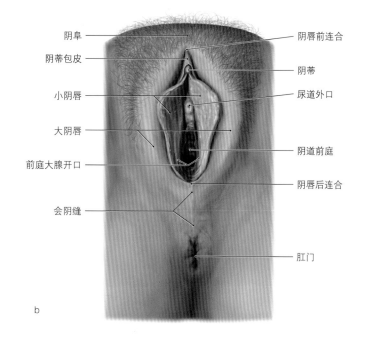

b

### A. 女性外生殖器概貌

a. 内生殖器和部分外生殖器。

b. 外生殖器，截石位，小阴唇分开。

与男性相似，女性内生殖器和外生殖器在发生和形态之间也有区别。男性和女性生殖器官发育的同源性主要反映在对应部位组织学特征可比性上（见组织学教材）。女性外生殖器（阴部）在临床术语中被称为女阴，以处女膜（图中未显示）为界与内生殖器分隔。女阴的外界由阴阜和大阴唇形成。阴阜是耻骨联合上丰满的脂肪隆起。大阴唇含有平滑肌细胞，还有皮脂腺、汗腺和气味腺的一对色素沉着的皮肤隆起。大阴唇在前方和后方的连接组织称为阴唇前、后连合。在阴唇后连合和肛门之间是会阴缝。特殊结构在右表中列出。

| 女性内生殖器 | 女性外生殖器（女阴） |
|---|---|
| • 卵巢<br>• 输卵管<br>• 子宫<br>• 阴道 | • 阴阜<br>• 大阴唇<br>• 小阴唇<br>• 阴道前庭<br>• 前庭球<br>• 阴蒂<br>• 前庭腺<br>　– 前庭大腺（Bartholin 腺）<br>　– 前庭小腺 |

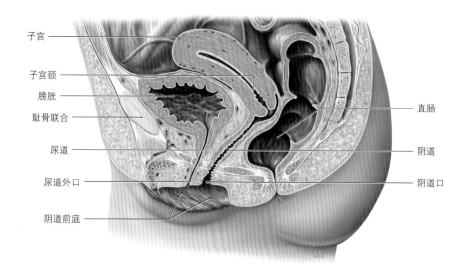

### B. 女性盆部正中矢状切面

左侧面观。

注意，尿道外口与开口于阴道前庭的阴道口非常靠近。

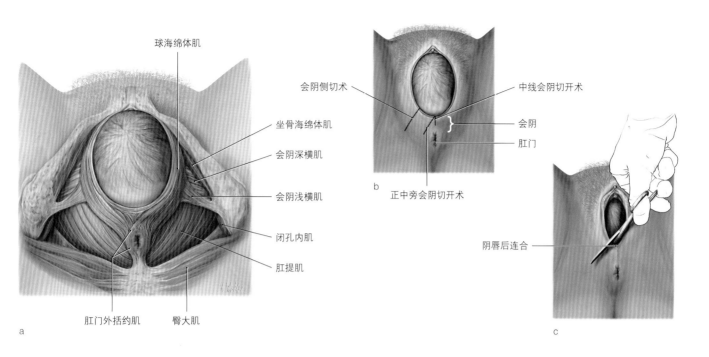

**C. 会阴切开术: 适应证和技术**

a. 胎头着冠的盆底。

b. 会阴切开术的类型: 中线会阴切开术、正中旁会阴切开术和会阴侧切术。

c. 正中旁会阴切开术在宫缩高峰时进行。

会阴切开术是一种常见的产科手术, 用于在分娩过程娩出期中扩大产道 (见第 548 页)。当胎头着冠盆底时, 被迫向下, 并旋转约 90°。这时, 尤其是肛提肌, 可被动地拉伸。因此, "肛提板"协同尿生殖膈和球海绵状肌一起形成远端产道的壁。同样, 在分娩推进阶段, 胎头使会阴体处于相当紧张的状态。为避免会阴肌撕裂, 产科医师以两个手指支撑会阴, 从而抵消这种紧张 (会阴保护)。通常会施行会阴切开术以避免无法控制的会阴撕裂 (孕产妇适应证)。在分娩过程中, 当会阴部的皮肤被拉伸至苍白时表明局部血流减少, 是极可能出现会阴撕裂的

危险迹象。不过, 会阴切开术的主要目的是为了加快婴儿出生, 因为在娩出期可能出现缺氧的危险。早期会阴切开术是在胎头着冠前做的 (在宫缩和推压时可见胎头, 在宫缩间歇时胎头回缩)。当胎头着冠后, 会阴皮肤具有最大张力时, 可行及时会阴切开术。会阴切开术有三种类型 (优点和缺点见 D):

· 中线会阴切开术: 从阴道向下至肛门。

· 正中旁会阴切开术: 从阴唇后连合做一斜切口。

· 会阴侧切术: 从女阴的下 1/3 做一侧切口。

在胎盘娩出后, 会阴切开术一般至少缝合三层 (阴道缝合, 会阴深层缝合和皮肤缝合)。通常需做局部麻醉, 尤其是在施行早期会阴切开术时。如果在胎头着冠后的宫缩高峰期施行会阴切开术, 则不一定需要麻醉。第 548 页描述了局部浸润麻醉和阴部神经阻滞 (PDB)。

**D. 不同类型会阴切开术的优点和缺点 ( 引自 Goerke )**

| 会阴切开术 | 切开的肌 | 优点 | 缺点 |
|---|---|---|---|
| · 中线会阴切开术 | · 无 | · 易修复<br>· 愈合好 | · 可能延长为Ⅲ度会阴撕裂 |
| · 正中旁会阴切开术 | · 球海绵体肌<br>· 会阴浅横肌 | · 产道更宽大<br>· 撕裂风险小 | · 出血量较大<br>· 较难修复<br>· 较难愈合 |
| · 会阴侧切术 * | · 球海绵体肌<br>· 会阴浅横肌<br>· 肛提肌 (耻骨直肠肌) | · 产道最宽大 | · 大量出血<br>· 潜在并发症 (如肛门失禁)<br>· 产后抱怨最多 |

* 很少采用。

## 13.19 女性外生殖器：神经血管、勃起组织、勃起肌和阴道前庭

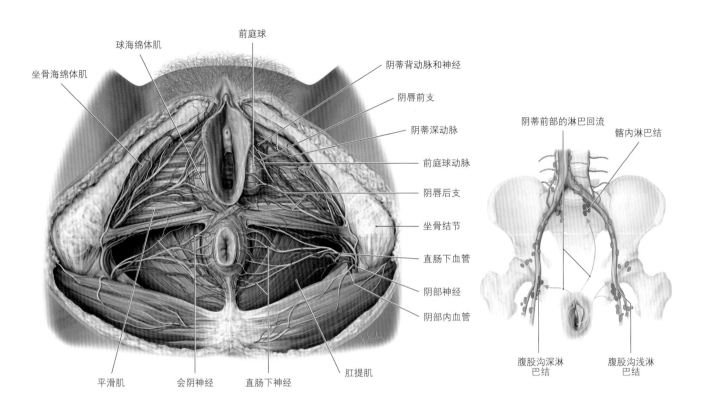

**A. 女性会阴区的神经和血管**

截石位。切除大阴唇、皮肤、会阴浅筋膜和坐骨肛门窝的脂肪组织以显露神经血管结构。左侧的球海绵体肌、坐骨海绵体肌和会阴膜也被切除。

**B. 女性外生殖器的淋巴回流**

女性盆部，前面观。女性外生殖器的淋巴回流至腹股沟浅淋巴结。唯一例外的是阴蒂前部（阴蒂体和阴蒂头）回流至腹股沟深淋巴结和髂内淋巴结。

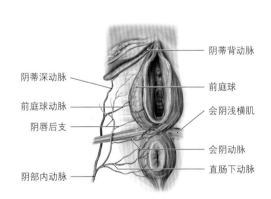

**C. 女性外生殖器的动脉供应**

会阴区，下面观。女性外生殖器，与阴茎和阴囊相似，血供来自进入坐骨肛门窝的阴部内动脉（图中未显示）。在发出直肠下动脉至肛门后，阴部内动脉向前进入会阴浅隙。阴部内动脉的另一分支会阴动脉供应会阴区、勃起肌和大阴唇后部（阴唇后支）。在会阴浅隙（图中未显示，见第185页），阴部内动脉发出其终支：前庭球动脉、阴蒂深动脉和阴蒂背动脉（供应阴蒂海绵体）。大阴唇前部的血供来自股动脉发出的阴部外动脉（阴唇前支）（图中未显示）。

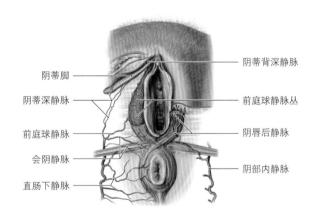

**D. 女性外生殖器的静脉回流**

静脉回流途径如下：

• 阴蒂深静脉、阴唇后静脉和前庭球静脉回流至阴部内静脉。

• 阴蒂背浅静脉和阴唇前静脉回流至阴部外静脉（图中未显示）。

• 阴蒂背深静脉回流至膀胱静脉丛。

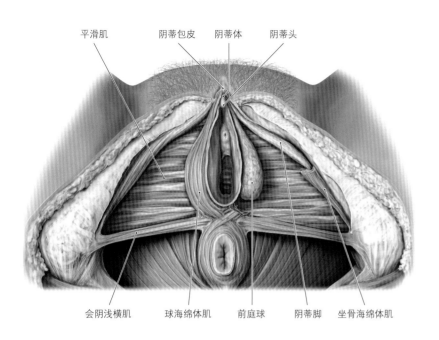

平滑肌　阴蒂包皮　阴蒂体　阴蒂头

会阴浅横肌　球海绵体肌　前庭球　阴蒂脚　坐骨海绵体肌

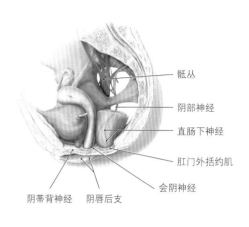

骶丛

阴部神经

直肠下神经

肛门外括约肌

会阴神经

阴蒂背神经　阴唇后支

### E. 女性的勃起组织和勃起肌

会阴区，截石位。大阴唇、小阴唇、皮肤和会阴浅筋膜已切除，左侧的勃起肌也被切除。

勃起组织：阴蒂的勃起组织分布于阴蒂脚和阴蒂体周围，它们与男性的勃起组织相对应，并因此而命名：左、右阴蒂海绵体，与阴茎海绵体同源。阴蒂体末端膨大称阴蒂头，与阴茎头同源。阴蒂头大部分被阴蒂包皮覆盖，其感觉神经支配与阴茎头相似。小阴唇的勃起组织位于无毛、无脂肪的小阴唇皮肤皱襞内，而称为前庭球的勃起组织与男性的尿道海绵体同源。

勃起肌：阴蒂有一对脚，位于阴蒂两侧，附着于耻骨下支，并被坐骨海绵体肌覆盖。小阴唇基底部密集的勃起静脉丛上有球海绵体肌覆盖。

### F. 女性外生殖器的神经支配

小骨盆，左侧面观。阴部神经进入坐骨肛门窝，发出直肠下神经至肛门外括约肌和肛门皮肤后，行于尿生殖膈后缘，并发出终支（会阴神经）。会阴神经浅支行经会阴浅隙（图中未显示）至会阴皮肤和大阴唇后部（阴唇后支）。会阴神经深支行经会阴深隙，发出肌支支配勃起肌，并发出阴蒂背神经至阴蒂。发自髂腹股沟神经（图中未显示）的阴唇前支分布于大阴唇前部。

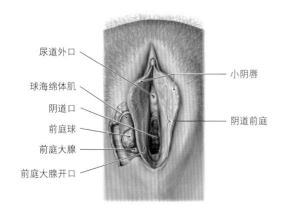

尿道外口

球海绵体肌

阴道口

前庭球

前庭大腺

前庭大腺开口

小阴唇

阴道前庭

### G. 阴道前庭和前庭腺

截石位，小阴唇分开。阴道前庭以小阴唇为界，内有尿道外口、阴道口和前庭腺开口。前庭小腺（图中未显示）在尿道外口附近有许多开口，而位于前庭球后缘的一对前庭大腺则分别以 1 cm 长的导管开口于小阴唇内面。前庭小腺与男性的尿道腺同源，前庭大腺与尿道球腺同源。前庭腺产生黏液性分泌物，湿润阴道前庭，减少性交时的摩擦，防止上皮损伤。在尿道外口旁有一对短的、退化的盲端排泄管，称尿道旁管（图中未显示），它们在发生上相当于男性的前列腺，但在女性的功能不明。然而，与前庭腺相似，它们容易遭受细菌的侵入。细菌在前庭大腺（Bartholin 腺）内繁殖可引起前庭大腺炎，是一种发红肿胀的疼痛性炎症。炎症可阻塞前庭大腺的排泄管，形成疼痛性囊肿，必须手术切开或切除。

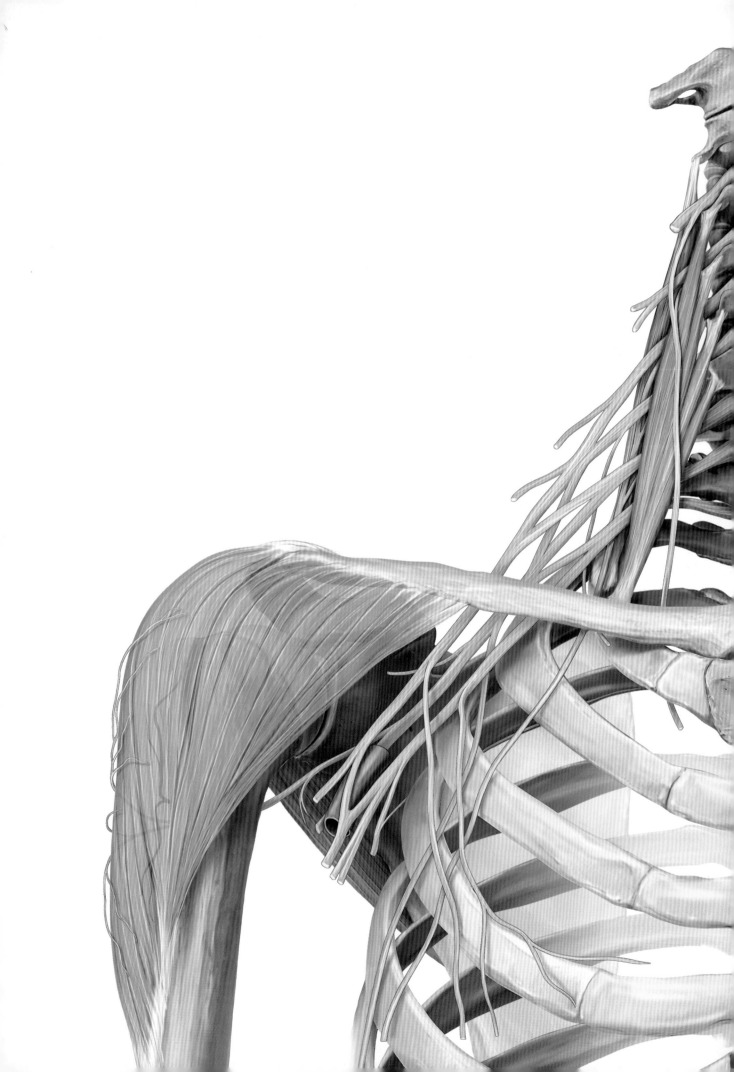

# 上肢

## 14.1 上肢整体观

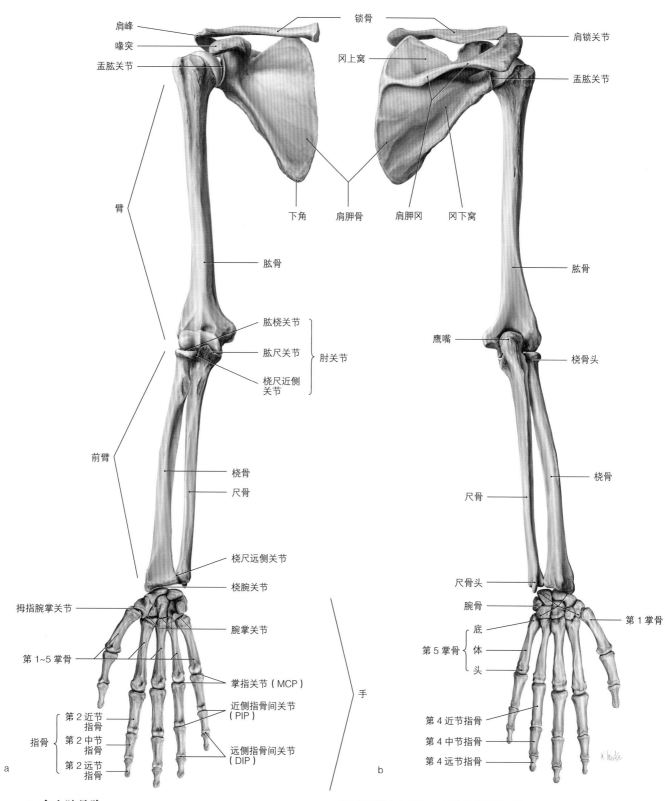

肩峰
喙突
盂肱关节

锁骨
冈上窝
肩锁关节
盂肱关节

臂

下角　肩胛骨　肩胛冈　冈下窝

肱骨

肱骨

肱桡关节
肱尺关节
桡尺近侧
关节
肘关节

鹰嘴

桡骨头

前臂

桡骨
尺骨

桡骨

尺骨

桡尺远侧关节
桡腕关节

尺骨头
腕骨
第1掌骨

拇指腕掌关节

腕掌关节

第5掌骨
底
体
头

第1~5掌骨

掌指关节（MCP）

手

近侧指骨间关节
（PIP）

第2近节
指骨
第2中节
指骨
第2远节
指骨

指骨

远侧指骨间关节
（DIP）

第4近节指骨
第4中节指骨
第4远节指骨

a

b

**A. 右上肢骨骼**

　a. 前面观。b. 后面观。

　上肢骨骼由上肢带、臂、前臂、腕和手骨组成。上肢带骨（锁骨和肩胛骨）经肩关节连接上肢，经胸锁关节将上肢连于胸

部（见第261页）。上肢的组成包括：
- 臂。
- 前臂。
- 手。

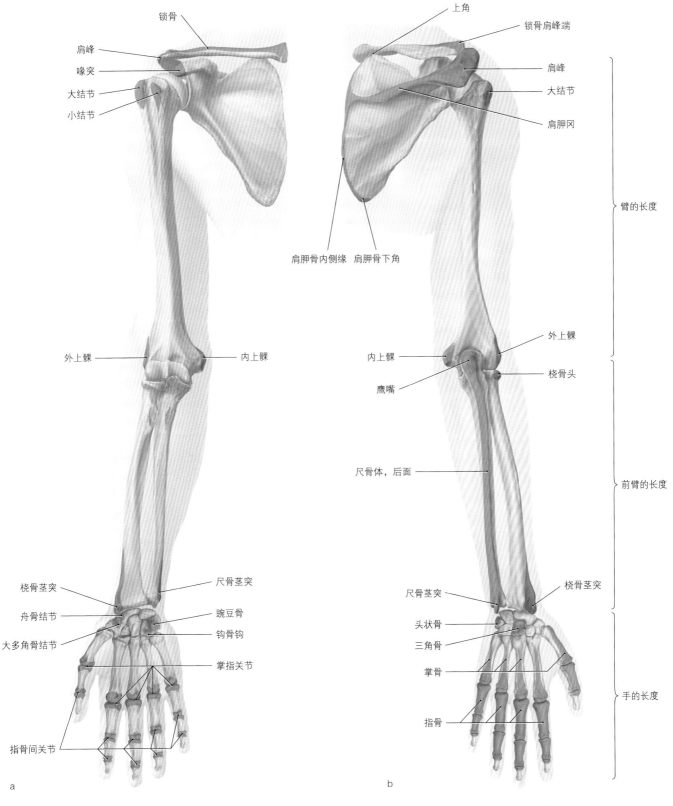

锁骨
肩峰
喙突
大结节
小结节
外上髁
内上髁
桡骨茎突
尺骨茎突
舟骨结节
豌豆骨
大多角骨结节
钩骨钩
掌指关节
指骨间关节
a

上角
锁骨肩峰端
肩峰
大结节
肩胛冈
肩胛骨内侧缘  肩胛骨下角
臂的长度
外上髁
内上髁
桡骨头
鹰嘴
尺骨体，后面
前臂的长度
尺骨茎突
桡骨茎突
头状骨
三角骨
掌骨
指骨
手的长度
b

**B. 右上肢可触及的骨性隆起**

a. 前面观。b. 后面观。

除月骨和小多角骨外，上肢所有的骨均可不同程度地经皮肤和软组织触及。通常用于上肢分段长度测量的标准参考点已明确（手掌向前）：

- 臂的长度 = 从肩峰至外上髁的距离。
- 前臂的长度 = 从外上髁至桡骨茎突的距离。
- 手的长度 = 从桡骨茎突至第 3 指指尖的距离。

上肢的分段长度测量可有助于儿童个体生长失调的精确评估，但这种方法仅限于某一特定的骨。

## 14.2 上肢带骨与躯干骨的连接

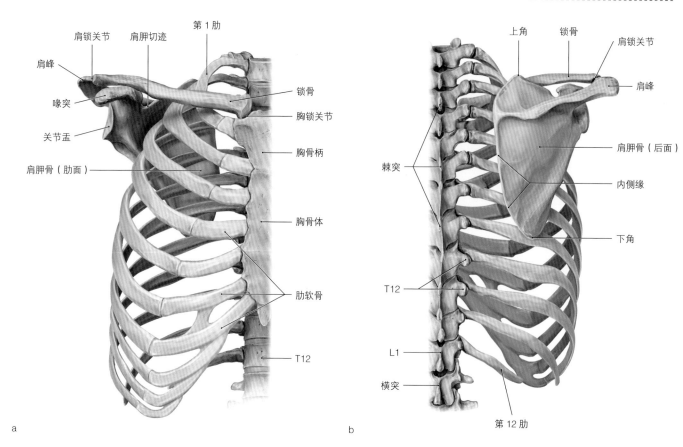

**a** 图左侧标注（前面观）：
肩锁关节　肩胛切迹　第 1 肋
肩峰
喙突
关节盂
肩胛骨（肋面）
锁骨
胸锁关节
胸骨柄
胸骨体
肋软骨
T12

**b** 图右侧标注（后面观）：
上角　锁骨　肩锁关节
肩峰
肩胛骨（后面）
内侧缘
下角
棘突
T12
L1
横突
第 12 肋

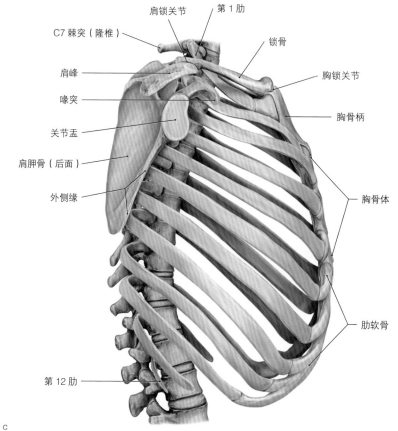

**c** 图标注（侧面观）：
肩锁关节　第 1 肋
C7 棘突（隆椎）
肩峰
喙突
关节盂
肩胛骨（后面）
外侧缘
锁骨
胸锁关节
胸骨柄
胸骨体
肋软骨
第 12 肋

**A. 右侧上肢带骨和相应的躯干骨**
a. 前面观。b. 后面观。c. 侧面观。
　　两块上肢带骨（锁骨和肩胛骨）借肩锁关节相连（见第 261 页）。在正常的解剖学位置，肩胛骨位于第 2~7 肋之间，肩胛骨下角位于第 7 胸椎棘突水平，肩胛冈与第 3 胸椎棘突水平一致。当肩胛骨位居正常位置时，其长轴略向外倾斜，内侧缘与正中矢状面成角 3°~5°。

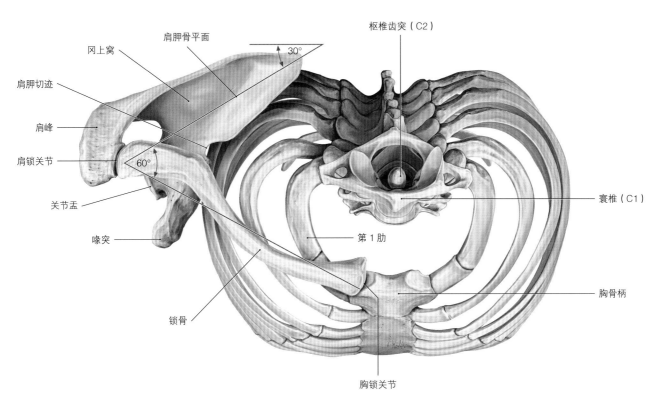

冈上窝
肩胛骨平面
30°
枢椎齿突（C2）
肩胛切迹
肩峰
60°
肩锁关节
关节盂
寰椎（C1）
喙突
第 1 肋
胸骨柄
锁骨
胸锁关节

## B. 右侧上肢带骨

　　上面观。四足哺乳动物肩胛骨位于侧方，在向双足运动转变的过程中，人类的肩胛骨移到更靠后的位置，在胸廓后面朝向前向。从上面观，肩胛骨与冠状面之间成角 30°，肩胛骨与锁骨呈角约 60°。由于这样的位置关系，两侧肩关节略向前呈角，使上肢运动范围前移进入视野。人类的这种重新定位创造了手动操作的视觉控制机会（手眼协调）。

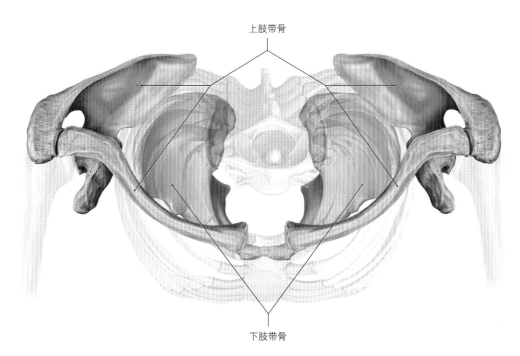

上肢带骨

下肢带骨

## C. 在躯干骨中比较上肢带骨和下肢带骨的关系

　　上面观。下肢带骨由一对髋骨组成，与相当灵活的上肢带骨不同，下肢带骨与中轴骨连结稳固。假如躯干处于直立位时，骨盆在足的承重面上移动，因此必须支撑躯干的全部重量。这样，下肢基本上只限于运动和支持的功能，而将上肢从这些任务中解放出来，使之成为运动的多功能器官，表现出重要的触摸和抓握功能。

## 14.3 上肢带骨

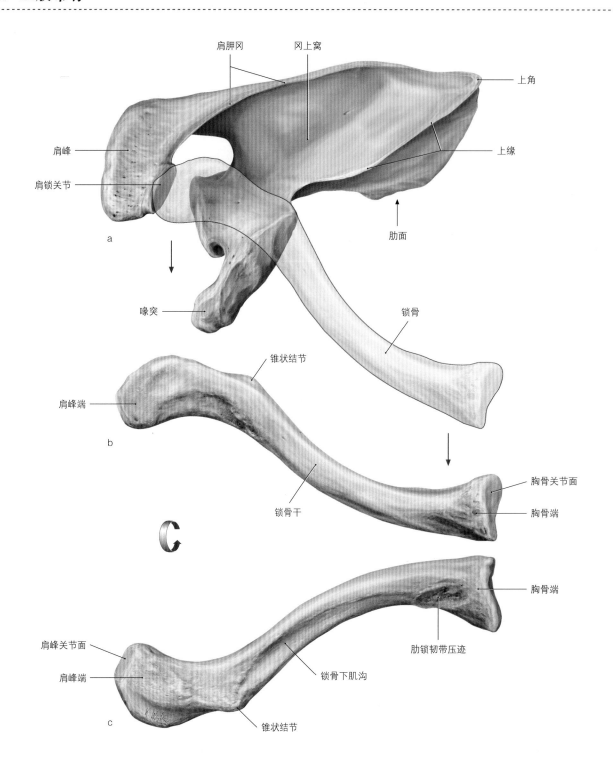

肩胛冈    冈上窝
上角
肩峰
上缘
肩锁关节
肋面
a
喙突
锁骨
锥状结节
肩峰端
b
锁骨干
胸骨关节面
胸骨端
C
胸骨端
肩峰关节面
肩峰端
肋锁韧带压迹
锁骨下肌沟
c
锥状结节

**A. 右侧锁骨的位置和形态**

a. 锁骨和肩胛骨的正常关系，上面观。

b. 离体锁骨，上面观。

c. 离体锁骨，下面观。

成人的锁骨形似S形，长 12~15 cm，全长在皮下明显可见，并可触及。锁骨的内侧端，或胸骨端有一鞍状关节面；外侧端，或肩峰端有一较平直的关节面。锁骨是四肢骨中唯一在胚胎发生时不由软骨发生的骨，而是直接从结缔组织骨化而来（膜化成骨）。因结缔组织先天不发育或发育畸形所导致的异常称锁骨颅骨发育不全，可伴有颅盖骨骨化缺陷，颅盖骨也是膜化成骨（颅骨面骨发育不全）。除了因产科创伤引起的骨折外（占新生儿的 1%~2%），锁骨中 1/3 骨折始终是儿童和成人最常见的骨折之一（在儿童中，约 50% 的锁骨骨折发生在 6 岁之前）。

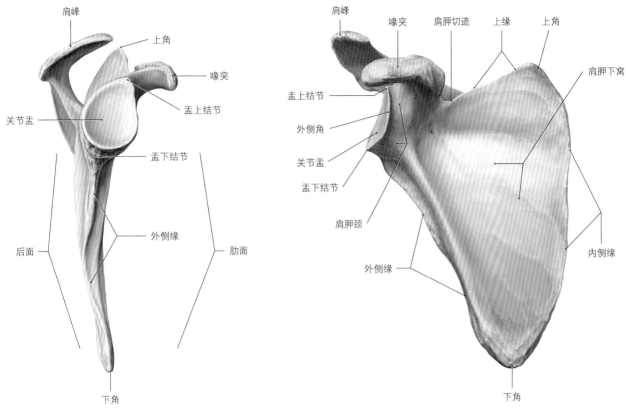

**B. 右肩胛骨（外侧面观）**

肩峰　上角　喙突　盂上结节　关节盂　盂下结节　后面　外侧缘　肋面　下角

**C. 右肩胛骨（前面观）**

肩峰　喙突　肩胛切迹　上缘　上角　肩胛下窝　盂上结节　外侧角　关节盂　盂下结节　肩胛颈　外侧缘　内侧缘　下角

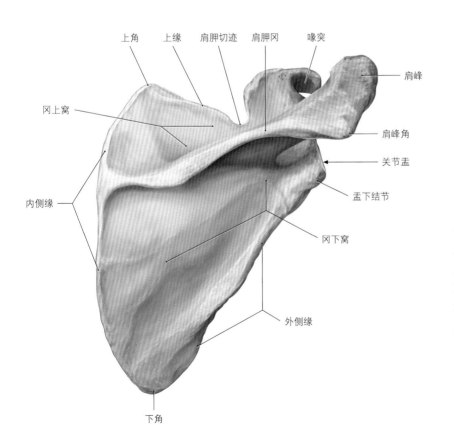

**D. 右肩胛骨（后面观）**

上角　上缘　肩胛切迹　肩胛冈　喙突　肩峰　冈上窝　肩峰角　内侧缘　关节盂　盂下结节　冈下窝　外侧缘　下角

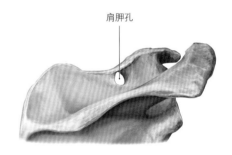

肩胛孔

**E. 肩胛孔**

肩胛上横韧带（见第 269 页）有可能骨化，肩胛切迹则变成变异的骨性通道，即肩胛孔，由此可导致通过该孔的肩胛上神经受压（见第 390 页）。肩关节的主动旋转运动可加重神经压迫，产生明显的症状（肩胛切迹综合征）。常见结果为肩胛上神经支配的冈上肌和冈下肌肌无力和萎缩（见第 305 页）。

## 14.4 上肢骨：肱骨

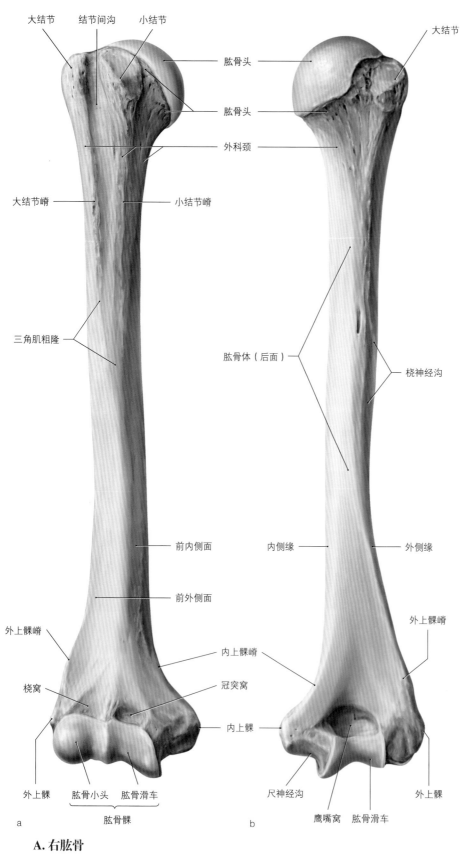

**A. 右肱骨**
a. 前面观。b. 后面观。

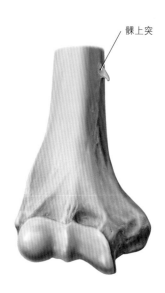

**B. 髁上突**

有时在肱骨远端内上髁上方可见变异的髁上突，该骨性突起是人类相当罕见的返祖现象，对应于其他脊椎动物的正常结构，是髁上管的一部分（见第 395 页）。

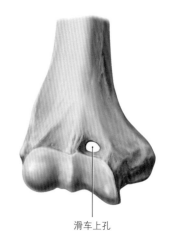

**C. 滑车上孔**

滑车上孔的出现是另一种罕见的变异，是两个相对的鹰嘴窝和冠突窝贯通而形成的孔。

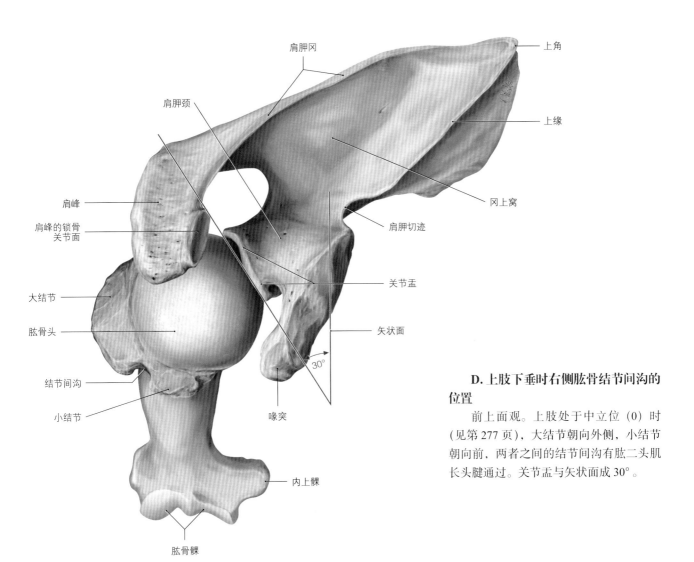

肩胛冈
肩胛颈
肩峰
肩峰的锁骨关节面
大结节
肱骨头
结节间沟
小结节
内上髁
肱骨髁
上角
上缘
冈上窝
肩胛切迹
关节盂
矢状面
30°
喙突

**D. 上肢下垂时右侧肱骨结节间沟的位置**

前上面观。上肢处于中立位（0）时（见第 277 页），大结节朝向外侧，小结节朝向前，两者之间的结节间沟有肱二头肌长头腱通过。关节盂与矢状面成 30°。

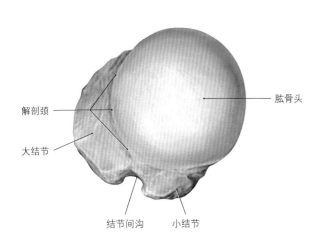

解剖颈
大结节
结节间沟
小结节
肱骨头

**E. 右肱骨近端（上面观）**

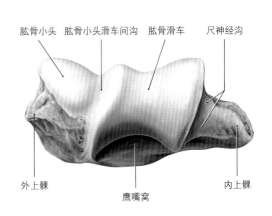

肱骨小头　肱骨小头滑车间沟　肱骨滑车　尺神经沟
外上髁
鹰嘴窝
内上髁

**F. 右肱骨远端（下面观）**

## 14.5 上肢骨：肱骨扭转

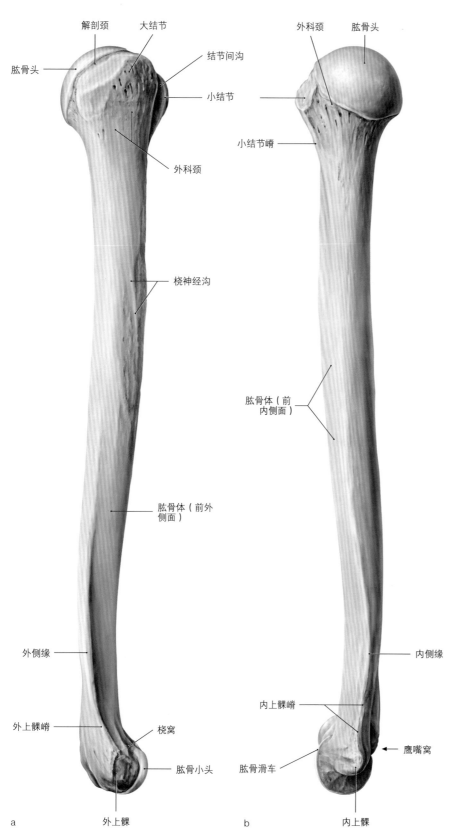

解剖颈　大结节
肱骨头
结节间沟
小结节
外科颈

外科颈　肱骨头
小结节嵴
桡神经沟
肱骨体（前内侧面）
肱骨体（前外侧面）
外侧缘　内侧缘
内上髁嵴
外上髁嵴　桡窝
肱骨小头　肱骨滑车　鹰嘴窝
外上髁　内上髁
a　b

**A. 右侧肱骨**
a. 外侧面观。b. 内侧面观。

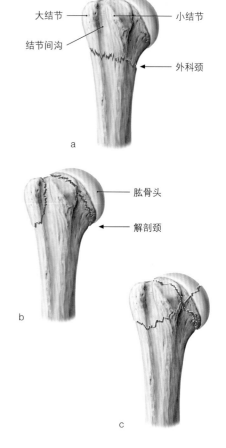

大结节　小结节
结节间沟
外科颈
a

肱骨头
解剖颈
b

c

**B. 肱骨近端骨折**

前面观。肱骨近端骨折占所有骨折的 4%~5%，主要发生于老年患者，他们跌倒时伸展上臂支撑，或肩部直接受到撞击。主要有三种类型：

- 关节外骨折（a）。
- 关节内骨折（b）。
- 粉碎性骨折（c）。

发生于外科颈水平的关节外骨折（肱骨近端关节外骨折的好发部位）和发生于解剖颈水平的关节内骨折，常伴有供应肱骨头的血管损伤（旋肱前动脉和旋肱后动脉，见第 357 页），具有创伤后缺血性坏死的风险。除肱骨近端骨折外，其他严重的损伤包括肱骨体骨折和肱骨远端骨折（如髁上骨折）。肱骨体骨折常合并桡神经沟内的桡神经损伤（见第 371 页桡神经损伤后神经功能缺损）。

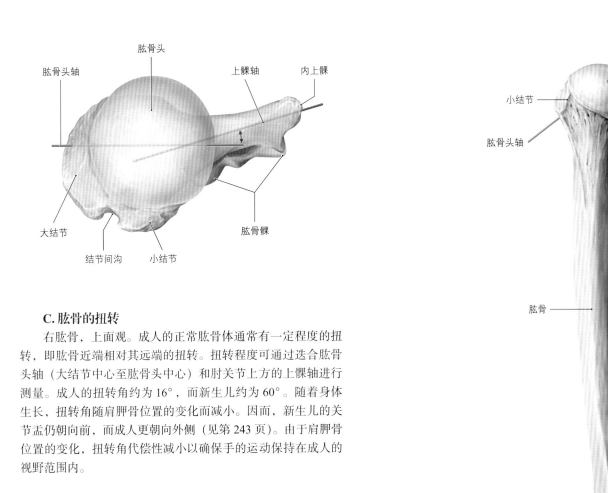

肱骨头轴　　肱骨头　　上髁轴　　内上髁

大结节　　肱骨髁

结节间沟　　小结节

小结节　　肱骨头

肱骨头轴

肱骨　　臂

**C. 肱骨的扭转**

　　右肱骨，上面观。成人的正常肱骨体通常有一定程度的扭转，即肱骨近端相对其远端的扭转。扭转程度可通过迭合肱骨头轴（大结节中心至肱骨头中心）和肘关节上方的上髁轴进行测量。成人的扭转角约为 16°，而新生儿约为 60°。随着身体生长，扭转角随肩胛骨位置的变化而减小。因而，新生儿的关节盂仍朝向前，而成人更朝向外侧（见第 243 页）。由于肩胛骨位置的变化，扭转角代偿性减小以确保手的运动保持在成人的视野范围内。

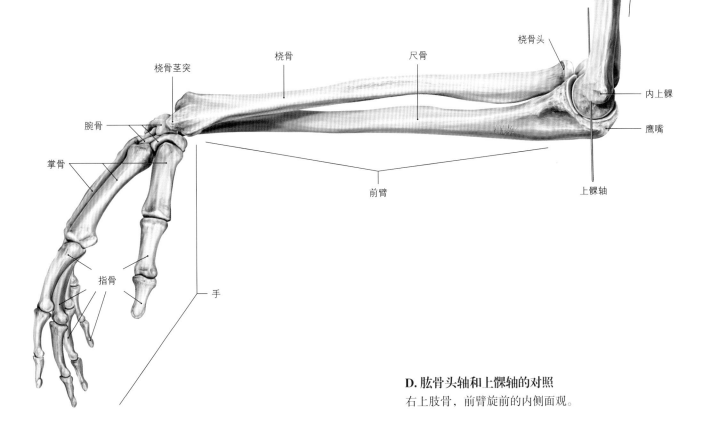

桡骨　　尺骨　　桡骨头

桡骨茎突

腕骨　　内上髁

掌骨　　鹰嘴

前臂　　上髁轴

指骨

手

**D. 肱骨头轴和上髁轴的对照**

右上肢骨，前臂旋前的内侧面观。

## 14.6　上肢骨：桡骨和尺骨

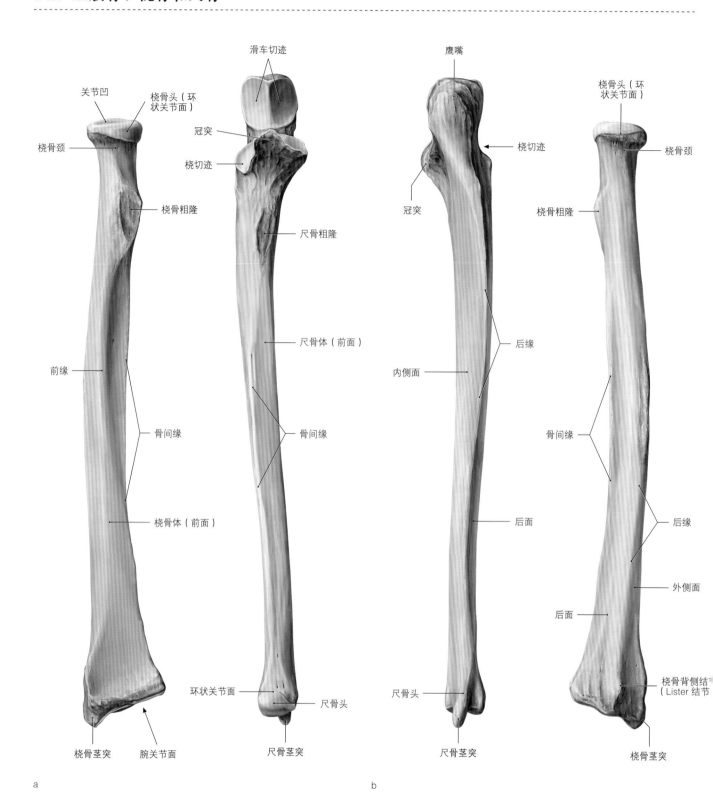

滑车切迹

关节凹

桡骨头（环状关节面）

桡骨颈

桡骨粗隆

前缘

骨间缘

桡骨体（前面）

桡骨茎突

腕关节面

冠突

桡切迹

尺骨粗隆

尺骨体（前面）

骨间缘

环状关节面

尺骨头

尺骨茎突

鹰嘴

桡切迹

冠突

内侧面

后缘

后面

尺骨头

尺骨茎突

桡骨头（环状关节面）

桡骨颈

桡骨粗隆

骨间缘

后缘

外侧面

后面

桡骨背侧结节（Lister 结节）

桡骨茎突

a

b

### A. 右前臂的桡骨和尺骨

a. 前面观。b. 后面观。

展示桡骨和尺骨的正常位置关系；两块骨分开以显示桡尺近侧和远侧关节的关节面。

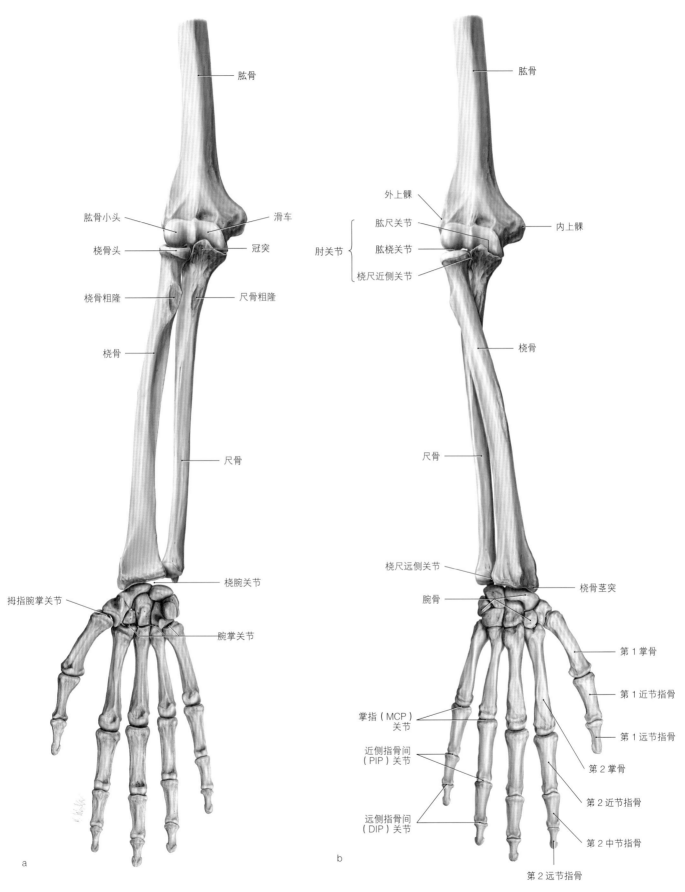

肱骨

肱骨小头　　滑车

桡骨头　　冠突

桡骨粗隆　　尺骨粗隆

桡骨

尺骨

桡腕关节

拇指腕掌关节

腕掌关节

外上髁

肱尺关节

肱骨

肘关节 ⎨ 肱桡关节

桡尺近侧关节

内上髁

桡骨

尺骨

桡尺远侧关节

桡骨茎突

腕骨

第 1 掌骨

第 1 近节指骨

掌指（MCP）关节

第 1 远节指骨

近侧指骨间（PIP）关节

第 2 掌骨

第 2 近节指骨

远侧指骨间（DIP）关节

第 2 中节指骨

第 2 远节指骨

a

b

**B. 右上肢桡骨和尺骨的旋后位（图 a）和旋前位（图 b）**
旋后位时桡骨和尺骨相互平行，旋前时桡骨交叉于尺骨前

方。转动手掌向上或向下的运动（旋后 / 旋前）发生在桡尺近侧关节和桡尺远侧关节（见第 282 页）。

## 14.7 上肢骨：桡骨和尺骨的关节面

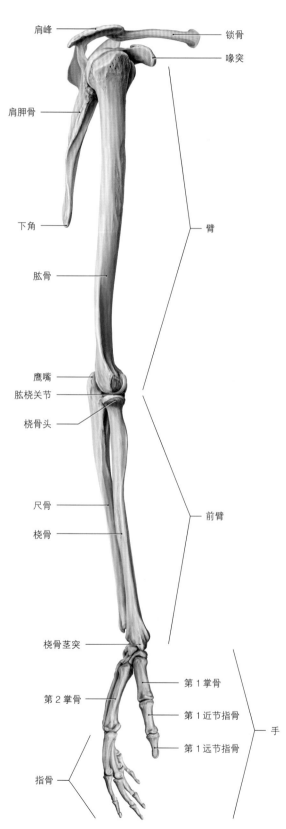

肩峰

锁骨

喙突

肩胛骨

臂

下角

肱骨

鹰嘴

肱桡关节

桡骨头

尺骨

桡骨

前臂

桡骨茎突

第 1 掌骨

第 2 掌骨

第 1 近节指骨

第 1 远节指骨

手

指骨

**A. 右上肢**
外侧面观。前臂旋后（桡骨和尺骨平行）。

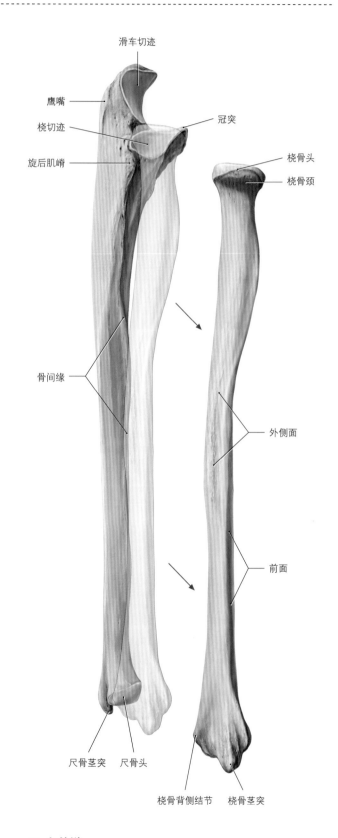

滑车切迹

鹰嘴

桡切迹

冠突

旋后肌嵴

桡骨头

桡骨颈

骨间缘

外侧面

前面

尺骨茎突　尺骨头

桡骨背侧结节　桡骨茎突

**B. 右前臂**
外侧面观。显示分离的桡骨和尺骨，以显露桡尺近侧和远侧关节的尺骨关节面（见 C）。

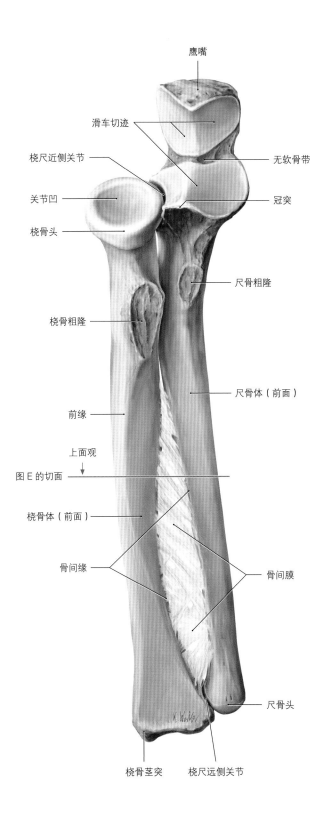

**C. 右前臂的桡骨和尺骨**

前上面观。桡尺近侧和远侧关节在功能上借桡骨和尺骨之间的骨间膜互相连接，因此，一个关节的运动总是伴随另一关节的联合运动（见第 284 页）。

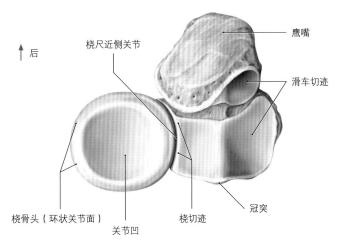

**D. 右前臂桡骨和尺骨近侧关节面（近侧面观）**

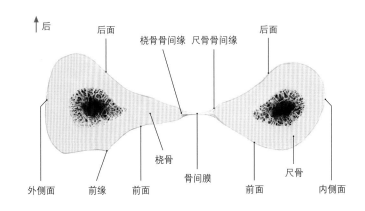

**E. 经右侧桡骨和尺骨的横切面（近侧面观）**

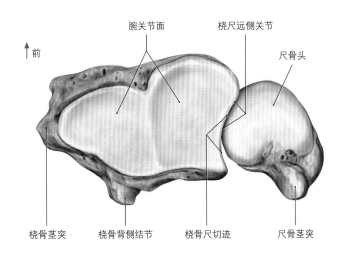

**F. 右前臂桡骨和尺骨远侧关节面（远侧面观）**

## 14.8 上肢骨：手骨

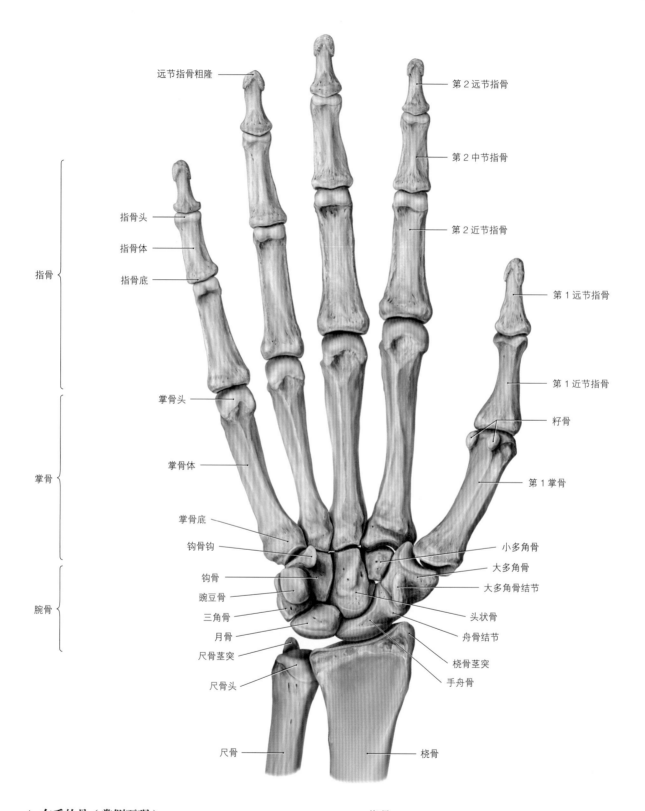

远节指骨粗隆

第2远节指骨

第2中节指骨

指骨头
指骨体
指骨底

第2近节指骨

指骨

第1远节指骨

掌骨头

第1近节指骨

掌骨体

籽骨

第1掌骨

掌骨

掌骨底
钩骨钩

小多角骨
大多角骨
大多角骨结节

钩骨
豌豆骨
三角骨
月骨
尺骨茎突

头状骨
舟骨结节

腕骨

尺骨头

桡骨茎突
手舟骨

尺骨

桡骨

**A. 右手的骨（掌侧面观）**

手骨的组成：

• 腕骨。

• 掌骨。

• 指骨。

手掌是指手的前面（屈侧），手背为后面（伸侧）。手的解剖学方位术语为掌面或掌侧（朝向前面）、背侧（朝向后面）、尺侧（朝向尺骨或小指）和桡侧（朝向桡骨或拇指）。

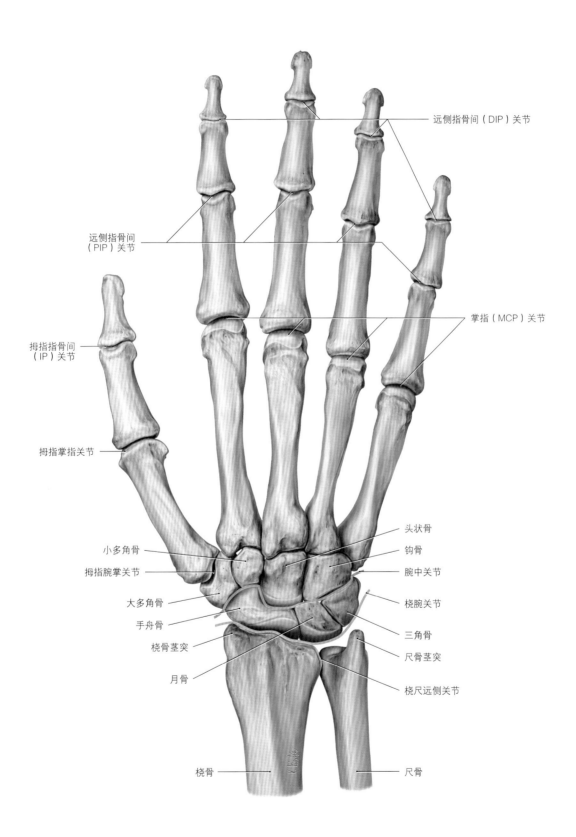

远侧指骨间（DIP）关节

远侧指骨间
（PIP）关节

掌指（MCP）关节

拇指指骨间
（IP）关节

拇指掌指关节

头状骨

钩骨

小多角骨

拇指腕掌关节

腕中关节

大多角骨

桡腕关节

手舟骨

三角骨

桡骨茎突

尺骨茎突

月骨

桡尺远侧关节

桡骨

尺骨

**B. 右手骨（背侧面观）**
蓝线标注的是桡腕关节和腕中关节。

## 14.9 上肢骨：腕骨

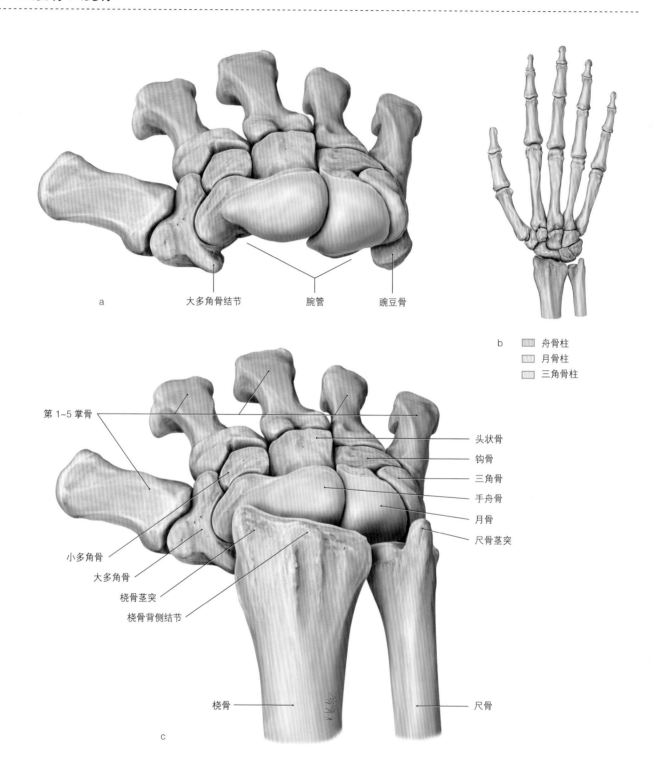

a

大多角骨结节　　腕管　　豌豆骨

b　　☐ 舟骨柱
　　☐ 月骨柱
　　☐ 三角骨柱

第1~5掌骨　　　　　　　　　头状骨
　　　　　　　　　　　　　钩骨
　　　　　　　　　　　　　三角骨
　　　　　　　　　　　　　手舟骨
　　　　　　　　　　　　　月骨
　　　　　　　　　　　　　尺骨茎突

小多角骨
大多角骨
桡骨茎突
桡骨背侧结节

桡骨　　　　　　　　　　　　尺骨

c

**A. 右手的腕骨**

a.桡骨和尺骨去除后，近侧面观。b.手的柱状模型，背面观。c.腕屈曲，近侧面观。

腕骨排成两列，每列4块——近侧列和远侧列（也可见B）。基于生物力学和临床的观点，腕骨并没有排成两横列，而是排成三个柱：桡侧的舟骨柱（由手舟骨、大多角骨和小多

角骨组成）；中间的月骨柱（由月骨和头状骨组成）；尺侧的三角骨柱（由三角骨和钩骨组成）。按此功能分类，豌豆骨被认为是嵌入尺侧腕屈肌腱内的籽骨（见第406页）。每一列腕骨被紧张的关节连接，其表面在掌侧凹陷和背侧凸起。这样在掌侧面形成腕管（见第290页），两侧的界限为骨性的桡侧隆起和尺侧隆起。

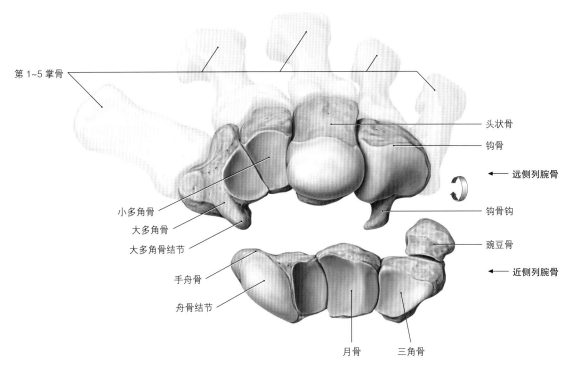

第1~5掌骨

头状骨

钩骨

远侧列腕骨

钩骨钩

豌豆骨

近侧列腕骨

小多角骨

大多角骨

大多角骨结节

手舟骨

舟骨结节

月骨

三角骨

## B. 右手腕中关节的关节面

腕骨远侧列的近侧面观和腕骨近侧列的远侧面观。

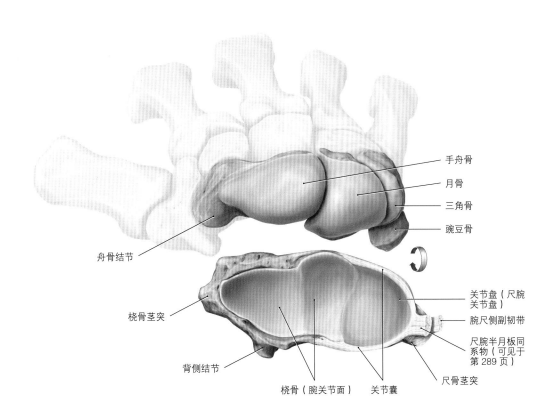

手舟骨

月骨

三角骨

豌豆骨

舟骨结节

关节盘（尺腕
关节盘）

腕尺侧副韧带

尺腕半月板同
系物（可见于
第289页）

尺骨茎突

桡骨茎突

背侧结节

桡骨（腕关节面）

关节囊

## C. 右手桡腕关节的关节面

腕骨近侧列的近侧面观。桡骨和尺骨的关节面和关节盘（尺腕关节盘）的远侧面观。

临床上将桡腕关节分为桡侧部和尺侧部，这是考虑到插入的尺腕关节盘的存在，桡腕关节除了桡侧半之外，尚有尺侧半。因此，在桡侧部，桡骨和近侧列腕骨相关节；而在尺侧部，则是尺骨头和带有尺腕关节盘与近侧列腕骨相关节。

## 14.10 桡腕关节和掌骨的构造；桡骨远端和手舟骨骨折

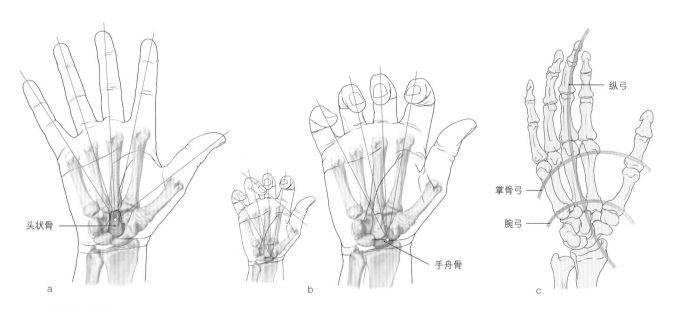

头状骨

手舟骨

纵弓

掌骨弓

腕弓

a b c

**A. 掌骨的构造**

掌骨是手构造的关键区，由此形成 5 条指线，进而发育为拇指和其余各指。在中立位时，各手指的纵轴是平行的，而外展位拇指的纵轴与其余张开的 4 指会聚的交点位于头状骨（图a）。然而，当指关节弯曲时，各指长轴会聚的交点却位于手舟

骨（图 b）。只有掌握了基本的解剖学方位知识后，才能做出因损伤而造成的错位诊断（最值得注意的是手指旋转错位，意即手指因骨折而"扭转"，见插图）。5 条指线被 3 条重要的功能性弓所连接（图 c）：沿第 3 指线的纵弓，掌骨弓和腕横弓。

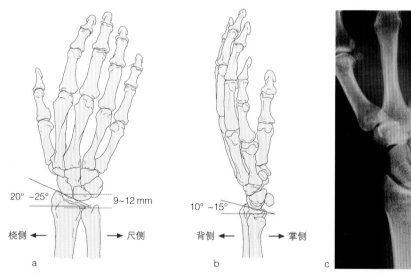

20° ~25°    9~12 mm

桡侧 ← → 尺侧

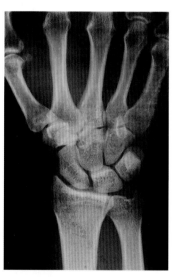

10° ~15°

背侧 ← → 掌侧

a b

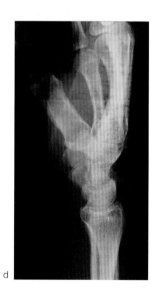

c d

**B. 桡骨远端关节面的倾斜角**

a. 桡尺倾斜角，右手，背面观。

b. 背掌侧倾斜角，右手，尺侧面观。

c. 腕区的 X 线像，背掌侧投射。

d. 桡尺侧投射（图 c 和图 d 引自 Schmidt HM, Lanz U. Chirurgische Anatomie der Hand. 2nd ed. Stuttgart：Thieme；2003）。

桡骨远端参与形成桡腕关节和桡尺远侧关节。另外，桡骨还是尺腕关节盘、坚韧的腕背侧和掌侧囊外韧带附着点（见第286页）。桡骨主要作用是将腕骨的负荷传导至纵向排列的柱

（舟骨柱、月骨柱和三角骨柱，见第 256 页），因此很容易受伤（见 C）。为达到手的最佳灵活度，桡骨形成的关节窝部分的位置十分重要，可以在构成桡腕关节各部之间协调关系。尺骨的腕关节面并不垂直于前臂的长轴，而是形成 20° ~25° 的桡尺倾斜角（桡尺倾斜）和 10° ~15° 的背掌侧倾斜角（掌侧倾斜）。桡骨远端比尺骨长（桡骨茎突尖与尺骨腕关节面的距离）约 9~12 mm（对手的最佳灵活性非常重要）。

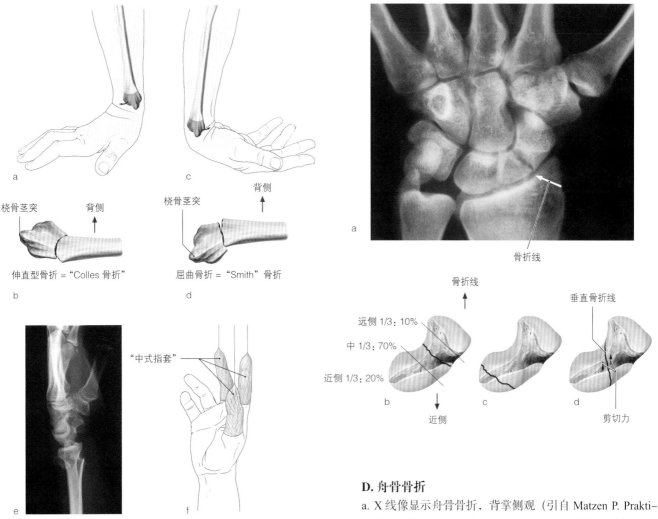

a

桡骨茎突　背侧

伸直型骨折 = "Colles 骨折"
b

桡骨茎突　背侧

屈曲骨折 = "Smith" 骨折
d

e

"中式指套"
f

骨折线

骨折线

远侧 1/3：10%
中 1/3：70%
近侧 1/3：20%

近侧
b

c

垂直骨折线

剪切力
d

## C. 桡骨远端骨折

在人类，手着地跌倒时桡骨远端（或近腕关节处）骨折是最常见的，占所有骨折的 20%~25%。50 岁以上的女性几乎 80% 受累及（主要原因：绝经后骨质疏松症）。根据腕骨和桡骨远端在受到冲击时的相对位置关系，跌倒者中的 90% 为伸直型骨折（Colles 骨折；图 a 和图 b），10% 为屈曲骨折（图 c 和图 d，引自 Henne-Bruns D，Dürig M，Kremer B. Chirurgie. 2nd ed. Stuttgart：Thieme；2003）。

在桡骨远端骨折中，一般分为关节外和关节内骨折，典型的关节外骨折位于桡腕关节近侧 3~4 cm 处。确诊的基本标准需拍摄腕部两个平面的常规 X 线片（见图 e 外侧面观）。治疗过程（使用石膏保守治疗，或采用外科接骨术）需根据移位的角度和方向（骨折的稳定性）、骨折线的走行（关节内 / 关节外）和合并损伤的严重程度（如累及尺骨，最显著的是茎突）而决定。不甚复杂（没有移位，容易复位）和基本稳定的骨折可借助透视的帮助使用"中式指套"保守治疗（图 f）。桡骨的原始长度和角度（尺侧和掌侧倾斜角，见图 Ba 和图 Bb）是最重要的力学轴线，可使用掌背侧夹板的垂直伸展和关节固定进行修复。若关节内骨折包含大的关节碎片，常采用接骨固定术。

## D. 舟骨骨折

a. X 线像显示舟骨骨折，背掌侧观（引自 Matzen P. Praktische Orthopädie. 3rd ed. Stuttgart：J. A. Barth Verlag Thieme；2002）。

b. 舟骨骨折的频率和分布。

腕骨骨折是另一种手处于背向伸展位跌倒时的损伤，最常见的是舟骨骨折（占所有病例的 2/3）。与桡骨远端骨折不同（见 C），舟骨骨折多见于年轻人（典型的运动损伤）。体检时，症状相对分散。常见的症状包括解剖学鼻烟窝压痛，腕桡偏或尺偏时疼痛，以及在拇指和示指周围出现压痛。在疑似舟骨骨折的病例，需做腕部 4 个不同平面（所谓的舟骨四系列）的常规 X 线摄片（见图 a，白色箭头所示），以确定骨折线的方向。如果 X 线片无法在最初稳定的骨折后 10 ~ 14 天内确定疑似诊断，必须复查 X 线片（必要时采用 CT 扫描）。这是因为骨折血肿再吸收的过程通常已经完成，骨折线会更宽，因此更明显可见。根据骨折的部位，舟骨骨折可分为近侧 1/3、中 1/3 或远侧 1/3（见图 b）。近侧 1/3 骨折的愈合过程特别长（上臂至拇指根部的关节石膏固定 3 个月，图 c），因为这部分骨血供较少（手舟骨的血供主要来自远侧血管）。斜行或垂直骨折的愈合过程也很长，由于剪切力的推挤导致骨折向相反方向移位（图 d）。

注：手的所有运动均涉及舟骨，使得长期固定相当困难。因此，假性骨关节炎成为舟骨骨折的典型并发症（骨折愈合失败后形成假关节，见第 42 页）。

## 14.11 肩部的连结：概述和锁骨的关节

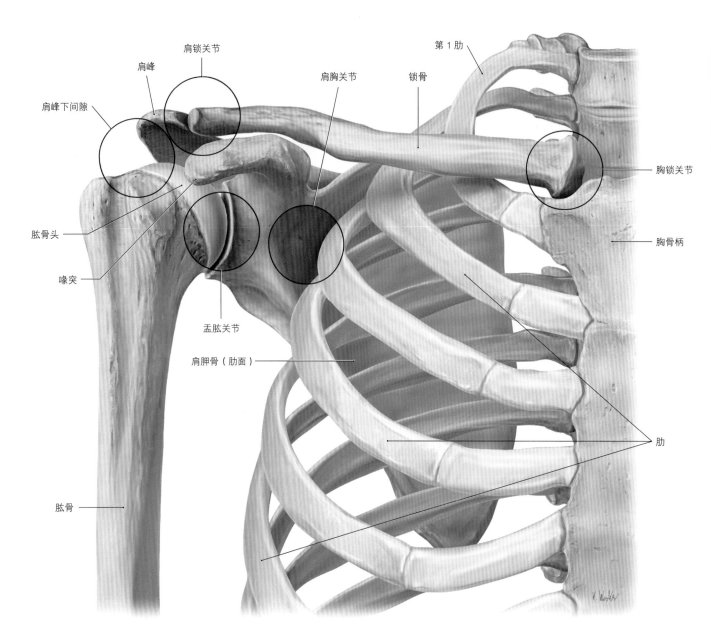

**A. 肩部的 5 个关节**

右肩，前面观。在肩部总共有 5 个关节参与臂的大范围运动，其中 3 个是真关节，2 个是功能性关节。

- 真关节：
  (1) 胸锁关节。
  (2) 肩锁关节。
  (3) 盂肱关节。
- 功能性关节：
  (4) 肩峰下间隙：衬有滑膜囊（肩峰下囊和三角肌下囊）的间隙，可使肩峰和肌腱袖（即盂肱关节的肌腱袖，由冈上肌、冈下肌、肩胛下肌和小圆肌组成，将肱骨头固定于关节盂内；见第 305 页）之间产生滑动。

  (5) 肩胸关节：位于肩胛下肌和前锯肌之间的疏松结缔组织，允许肩胛骨在胸壁上滑动。

除了真关节和功能性关节外，另有两组韧带对臂的灵活运动产生影响，一组附着于锁骨和第 1 肋之间（肋锁韧带），另一组附着于锁骨和喙突之间（喙锁韧带）。所有这些结构组合在一起形成一个功能单位，对所有关节全方位的自由运动都是必要的。然而，这种大范围的运动是以牺牲稳定获得的。由于肩关节囊松弛，且加强的韧带较弱，因此必须依靠肌腱袖起到稳固作用。当上肢在哺乳动物的进化过程中从一个负重器官转变为一个操作器官时，软组织及其病理学的重要性显著提高。因为大部分肩关节疾病均涉及软组织。

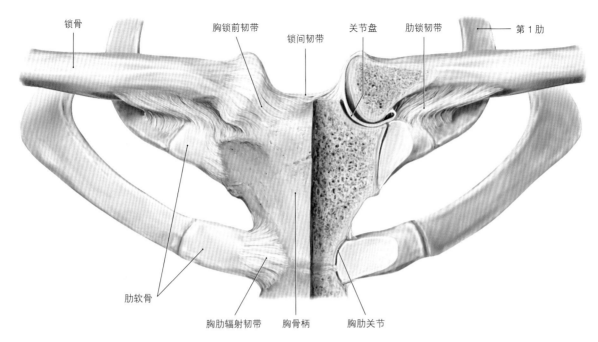

**B. 胸锁关节及其韧带**

前面观。胸锁关节（又称锁骨内侧关节）和肩锁关节（锁骨外侧关节，见下文）一起构成肩带骨自身的真关节。图中经

胸骨及其毗邻的锁骨做了冠状切面，以显示左侧胸锁关节的内部结构。纤维软骨关节盘弥补了锁骨和胸骨柄之间的两个鞍状关节面的不匹配。

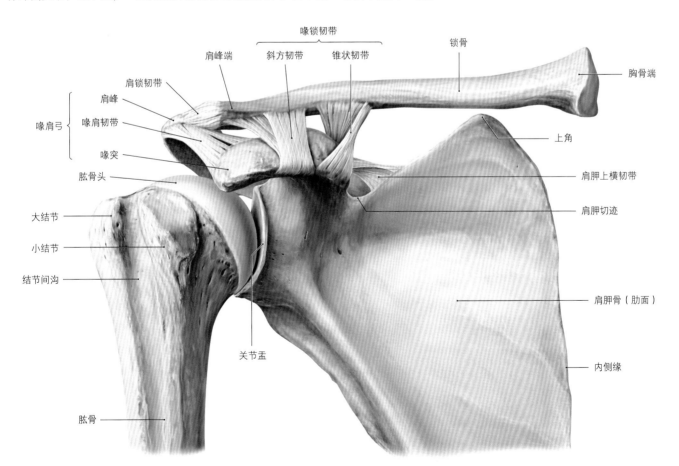

**C. 肩锁关节及其韧带**

右侧肩关节，前面观。肩锁关节（锁骨外侧关节）为平面关节，因为关节面平坦，所以必须有强壮的韧带固定（肩锁韧

带、喙肩韧带和喙锁韧带），由此极大地限制了肩锁关节的运动。就个体而言，肩锁关节内有形态各异的关节盘，使该关节具有更大的灵活性。

## 14.12 肩部的连结：锁骨的韧带和肩胸关节

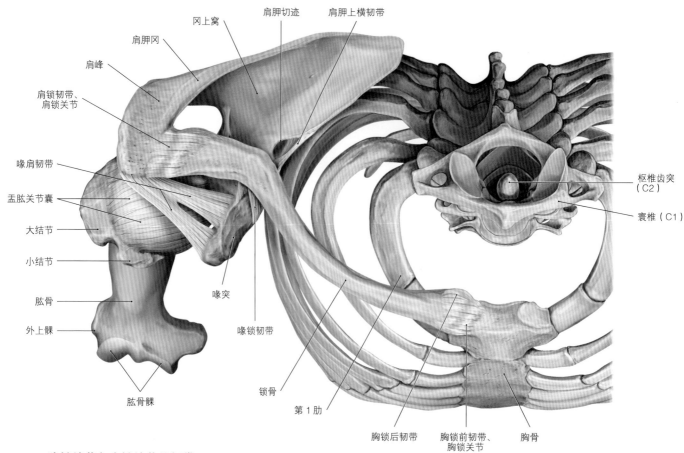

冈上窝　　肩胛切迹　　肩胛上横韧带
肩胛冈
肩峰
肩锁韧带、
肩锁关节
喙肩韧带
盂肱关节囊
大结节
小结节
肱骨
外上髁
肱骨髁
喙突
喙锁韧带
锁骨
第 1 肋
胸锁后韧带　　胸锁前韧带、　　胸骨
　　　　　　　胸锁关节
枢椎齿突（C2）
寰椎（C1）

**A. 胸锁关节和肩锁关节的韧带**
右侧，上面观。

**B. 肩锁韧带的损伤**
这些损伤通常由肩部着地或上肢外展跌倒所致，按 Tossy 的分类，可分为 3 型。

Tossy Ⅰ：肩锁韧带和喙锁韧带拉伤，但仍未断裂。

Tossy Ⅱ：肩锁韧带撕裂，伴有肩锁关节半脱位。

Tossy Ⅲ：肩锁韧带和喙锁韧带均断裂，伴有肩锁关节全脱位。

Rockwood 还增加了 3 种不常发生的类型。

Rockwood Ⅳ：由于三角肌锁骨部从锁骨上撕脱，脱位的锁骨向背侧移位。

Rockwood Ⅴ：由于三角肌和斜方肌从锁骨上撕脱，脱位的锁骨外侧端向颅侧方向抬高。

Rockwood Ⅵ：锁骨外侧端脱位至肩峰下或喙突下（十分罕见）。

根据损伤程度，可通过触诊引发所谓的"钢琴键"现象（注意：很痛！）。锁骨外侧端可因损伤而抬高，但可从颅侧方向施加压力来降低，不过当压力解除时，它会反弹回来。不同平面的 X 线图像可显示肩锁关节间隙增宽。患者两手各握约 10 kg 重物时，应力对照 X 线片可显示受累侧锁骨外侧端向上移位的程度（在明显存在韧带部分断裂的病例，为了避免进一步损伤，不必进行此项检查）。

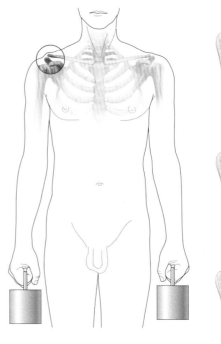

Tossy Ⅰ

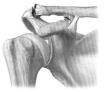

Tossy Ⅱ

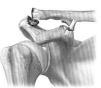

Tossy Ⅲ

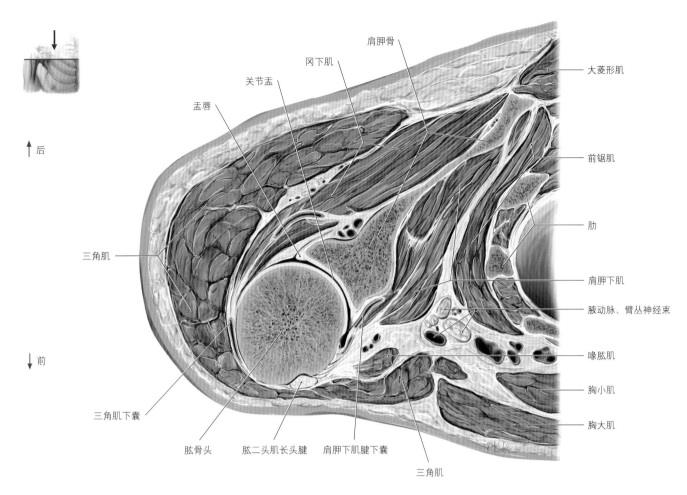

关节盂
盂唇
肩胛骨
冈下肌
大菱形肌
前锯肌
肋
肩胛下肌
腋动脉、臂丛神经束
喙肱肌
胸小肌
胸大肌
三角肌
三角肌下囊
肱骨头
肱二头肌长头腱
肩胛下肌腱下囊
三角肌
后
前

**C. 经右侧肩关节的横切面**

上面观。在肩带骨的所有运动中，肩胛骨在位于前锯肌和肩胛下肌之间的疏松结缔组织曲面上滑动（见 D），该曲面可视为"肩胸"关节，不仅可使肩胛骨改变肩的位置（平移运动），还与盂肱关节一起旋转维持其在胸部相对稳定的位置（见第276 页）（此图根据 Kiel 大学收藏的解剖标本绘制）。

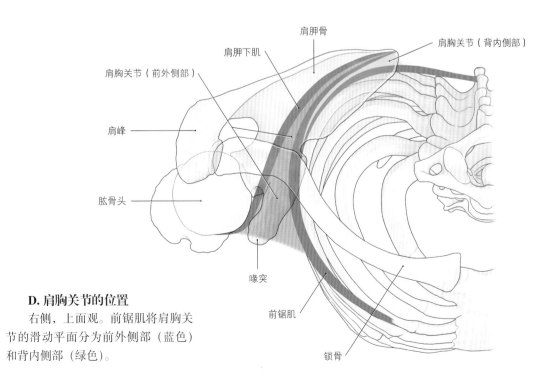

肩胛下肌
肩胛骨
肩胸关节（背内侧部）
肩胸关节（前外侧部）
肩峰
肱骨头
喙突
前锯肌
锁骨

**D. 肩胸关节的位置**

右侧，上面观。前锯肌将肩胸关节的滑动平面分为前外侧部（蓝色）和背内侧部（绿色）。

## 14.13 肩部的连结：盂肱关节的关节面、关节囊和关节腔

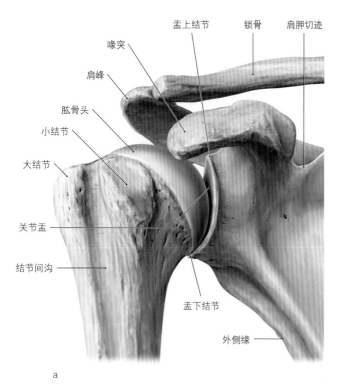

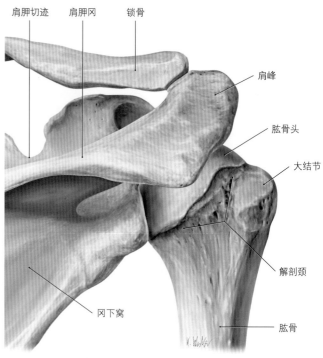

a

b

### A. 构成右肩关节（盂肱关节）的骨性结构与关节脱位

a. 前面观。

b. 后面观。

c. 外侧面观。

d. 关节面。

肩关节是由肱骨头和肩胛骨关节盂组成的球窝关节，是人体最灵活的关节，也是最容易受伤的关节。肩胛骨的关节面比肱骨头小3~4倍，其边缘被纤维软骨形成的盂唇所扩大，盂唇的基部约5 mm宽（见图d）。虽然关节面大小上的差异是为了增加肩关节的活动范围，但它却造成了关节稳定性的不足。由于肩关节囊及其韧带较薄弱，因此肌腱袖成为盂肱关节的主要稳定因素（见第306页）。

肩关节脱位十分常见，肩关节脱位约占所有关节脱位的45%。典型的病例是当抬起手臂用力旋外时，可造成肱骨头向前或前下脱位。然而，通常需要相当大的创伤才能引起初始的脱位，肩关节的某些运动（例如在睡眠中臂的过度旋转）可能足以造成肱骨头从关节腔中再脱位（复发性肩关节脱位）。

除了体格检查之外（依据臂的位置、疼痛和肩部外形触诊），肩关节脱位的诊断措施还包括两个面的X线摄片。脱位造成的损伤，特别是作为最常见的前脱位，主要发生于关节窝的边缘（盂唇撕脱，又称Bankert损伤）和肱骨头（关节窝边缘造成的压缩性骨折，又称Hill-Sachs损伤）。其他重要的并发症包括腋神经（感觉神经支配区测试）、腋动脉（桡动脉毛细血管再充盈时间试验），以及常见于老年人的肌腱袖（撕裂）的同步损伤。

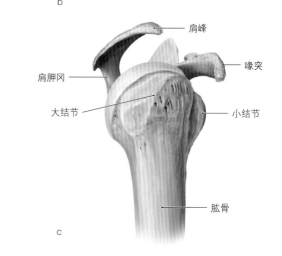

c

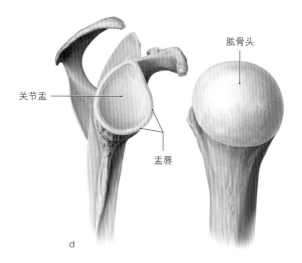

d

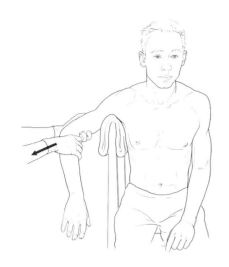

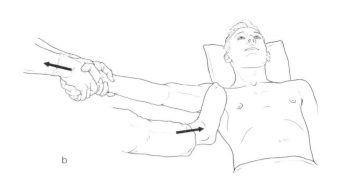

### B. 肩关节脱位的复位

a. Arlt 法复位。b. Hippocrates 法复位。

肩关节复位有多种方法，对所有病例而言，复位时必须对

患者采取镇静或止痛措施，必要时可施行麻醉。按照 Arlt 的方法，患者坐在靠背椅上，将患侧上肢垂挂于衬有软垫的椅子靠背上，以椅子靠背为支撑，纵向牵引上肢完成复位。而按照 Hippocrates 描述的方法，患者需躺于地上，医生将脚置于患者腋窝作为反作用力，然后同样纵向牵拉上肢完成复位。

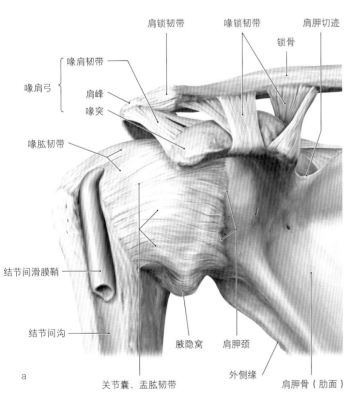

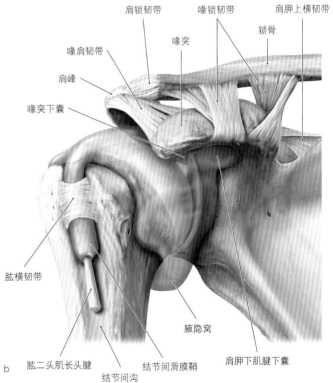

### C. 右肩关节的关节囊、韧带和关节腔

a. 前面观。

b. 去除关节囊示关节腔，前面观。

肩关节囊后部宽而薄，缺乏韧带加强，而前方有 3 组韧带加强（盂肱上、中、下韧带；见第 266 页），上方有喙肱韧带加强。喙肩韧带、肩峰和喙突共同组成喙肩弓，有助于将肱骨头稳定于关节盂内，但也限制了肱骨的向上运动。当上肢垂悬于身体一侧时，肩关节囊下部没有肌加强，下垂形成腋隐窝。这

部分多余的关节囊作为储备，在上肢外展运动时特别有用运动范围。如果上肢长期废用，腋隐窝可因萎缩或因粘连而闭锁，导致上肢运动严重受限。

肩关节的关节腔与周围的滑膜囊相连。肩胛下肌腱下囊和喙突下囊均与关节腔相通，肱二头肌长头的腱鞘在其通过结节间沟处也与关节腔相通。

注：通常盂肱韧带仅在关节囊内面清晰可见。

## 14.14 肩部的连结：盂肱关节的韧带、加固的关节囊和肩袖间隙

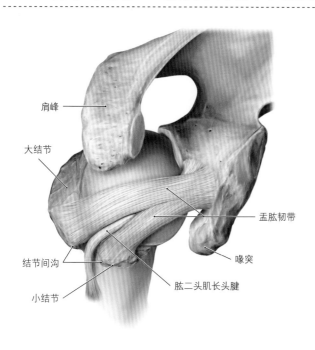

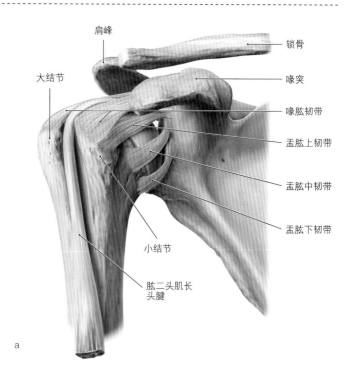

a

### A. 喙肱韧带

右肩关节，上面观。

喙肱韧带起于喙突根部，是一条强壮的宽带，分为两部止于肱骨大结节和小结节。肱二头肌长头腱在进入结节间沟之前从喙肱韧带深面经过，因此喙肱韧带有稳定肱二头肌长头腱的作用。

### B. 韧带加强关节囊

a. 右肩关节，前面观。b. 加强关节囊韧带的模式图，去除肱骨头，并切除关节囊和肌腱袖肌腱的止点。外侧面观。c. 加强关节囊韧带的起点和止点，外侧面观。

肩关节囊后部相当薄而松弛，前方有盂肱韧带加强，其形态差异颇大，通常只能在关节镜下观察时才能清晰可见（见第273页）。

• 盂肱上韧带：从关节盂上缘发出，至结节间沟和小结节，与喙肱韧带一起形成肩袖间隙（见 D）。

• 盂肱中韧带：从关节盂上缘发出，至肱骨解剖颈，几乎以直角跨过肩胛下肌腱的止点处。

• 盂肱下韧带：包括 3 部分，前束、后束和两束之间的腋隐窝，所有 3 部分从关节盂下缘发出，至肱骨解剖颈中部，其中份（腋隐窝）向下延伸至外科颈。盂肱下韧带形似吊床，尤其当上肢外展时，对肩关节前下方的稳定具有特殊的意义。

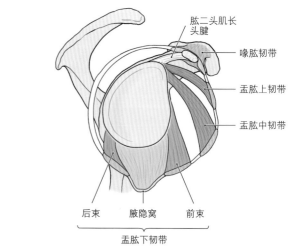

b

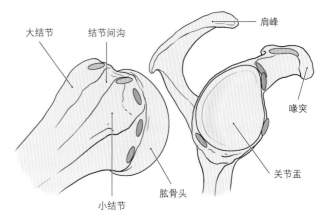

c

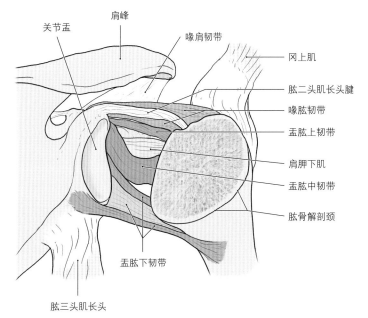

关节盂
肩峰
喙肩韧带
冈上肌
肱二头肌长头腱
喙肱韧带
盂肱上韧带
肩胛下肌
盂肱中韧带
肱骨解剖颈
盂肱下韧带
肱三头肌长头

**C. 韧带加强关节囊**
右肩关节，后面观。
切除肱骨头后，从后面观察前方的
关节囊。

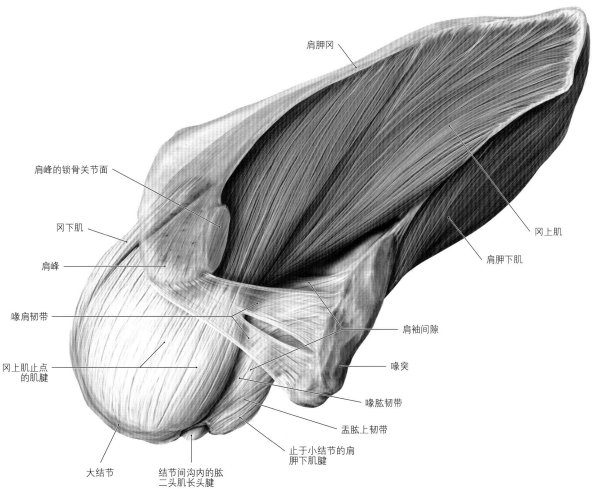

肩胛冈
肩峰的锁骨关节面
冈下肌
肩峰
喙肩韧带
冈上肌止点
的肌腱
大结节
结节间沟内的肱
二头肌长头腱
冈上肌
肩胛下肌
肩袖间隙
喙突
喙肱韧带
盂肱上韧带
止于小结节的肩
胛下肌腱

**D. 肩袖间隙**
右肩关节，上面观；锁骨和三角肌已去除。
肩袖间隙是位于肩胛下肌上缘和冈上肌前缘之间的关节囊
区域或间隙，盂肱韧带和喙肱韧带对加强关节囊起主要作用。

位于肩袖间隙的韧带互相融合形成所谓的肱二头肌滑轮，围绕
肱二头肌长头腱，防止其向前内方向脱位。盂肱上韧带形成底，
而喙肱韧带则形成"吊索"或"滑轮"的顶部（见图Bb）。此外，
在肩袖间隙处，肩胛下肌和冈上肌止点处的腱纤维互相编织。

## 14.15 肩部的连结：肩峰下间隙

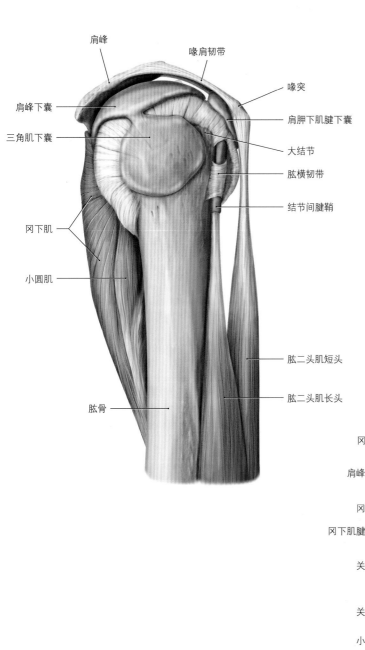

**A. 肩峰下间隙，右肩**

外侧面观。切除三角肌显示以下结构：

· 附着于肱骨近端的肌腱袖（冈上肌、冈下肌、小圆肌和肩胛下肌）（也可见 B）。

· 肱二头肌腱的起点。

· 肩峰下间隙内的肩峰下囊，它始终与三角肌下囊相通。

当上肢外展并抬高时，位于喙肩弓下方的两个滑膜囊可使肱骨头和肌腱袖（尤其是冈上肌和冈下肌的上部）之间进行无摩擦的滑动（见第 277 页）。

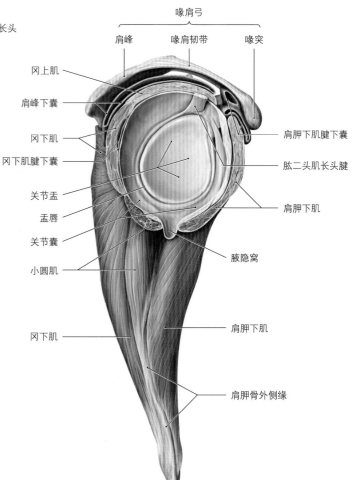

**B. 肩峰下囊和右肩关节的关节腔**

外侧面观。去除肱骨头，分离肌腱袖止点的肌腱以显示肩关节的关节腔。盂唇只是略微增大了关节盂及其深度。肌腱袖肌在止于肱骨头之前，发出腱性的扩展部分至关节囊，将肱骨头固定于关节盂内。肩峰下囊位于喙肩弓和止于肱骨头的肌腱之间（见 D）。

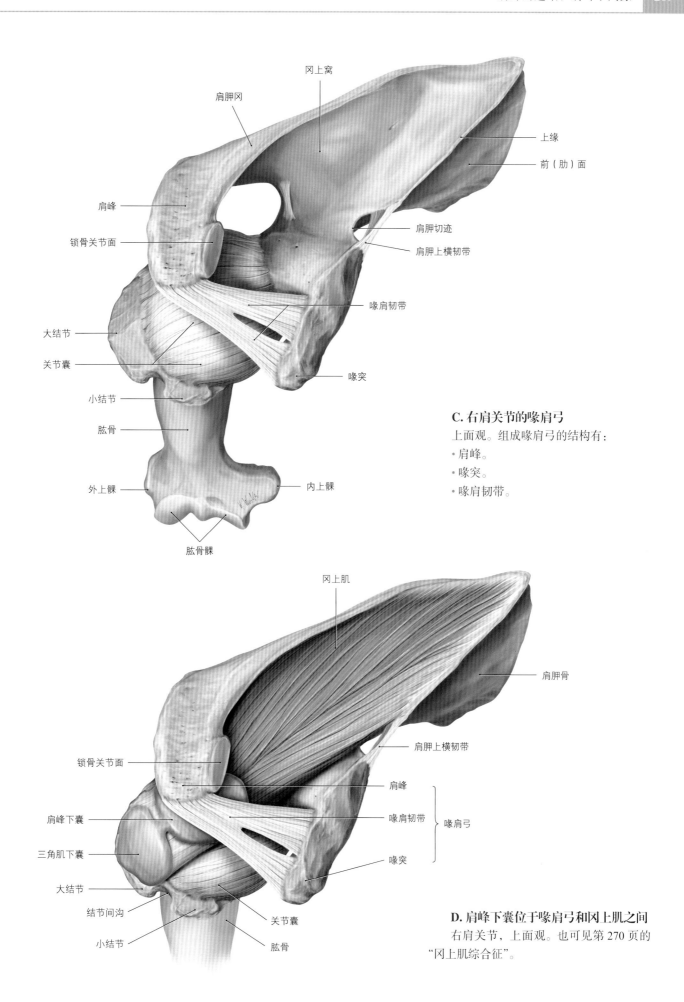

冈上窝

肩胛冈

肩峰

锁骨关节面

大结节

关节囊

小结节

肱骨

外上髁

肱骨髁

内上髁

上缘

前（肋）面

肩胛切迹

肩胛上横韧带

喙肩韧带

喙突

**C. 右肩关节的喙肩弓**

上面观。组成喙肩弓的结构有：

- 肩峰。
- 喙突。
- 喙肩韧带。

冈上肌

肩胛骨

肩胛上横韧带

锁骨关节面

肩峰

喙肩韧带

喙肩弓

喙突

肩峰下囊

三角肌下囊

大结节

结节间沟

关节囊

小结节

肱骨

**D. 肩峰下囊位于喙肩弓和冈上肌之间**

右肩关节，上面观。也可见第 270 页的"冈上肌综合征"。

## 14.16 肩峰下囊和三角肌下囊

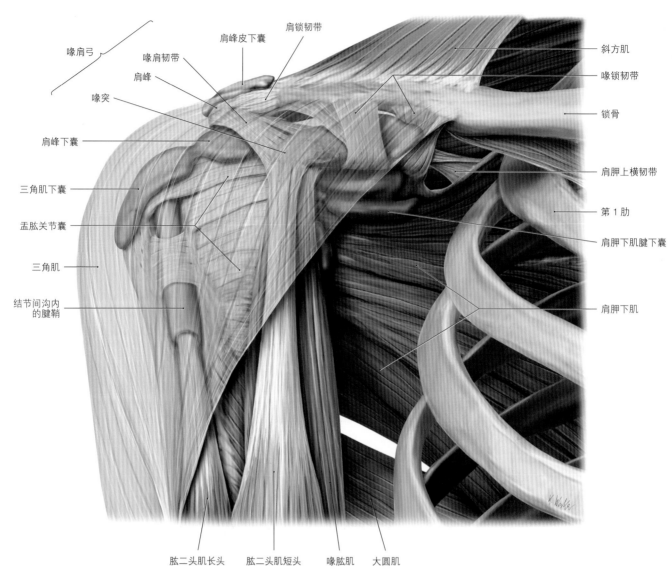

喙肩弓
肩峰皮下囊
肩锁韧带
喙肩韧带
肩峰
喙突
肩峰下囊
三角肌下囊
盂肱关节囊
三角肌
结节间沟内
的腱鞘

斜方肌
喙锁韧带
锁骨
肩胛上横韧带
第 1 肋
肩胛下肌腱下囊
肩胛下肌

肱二头肌长头　　肱二头肌短头　　喙肱肌　　大圆肌

### A. 右肩关节滑膜囊的位置

前面观。胸大肌、胸小肌和前锯肌已切除。三角肌稍做虚影处理，透过三角肌可见滑膜囊的位置。

特别关注喙肩弓及其下方的肩峰下囊。

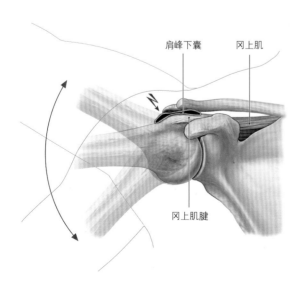

肩峰下囊
冈上肌
冈上肌腱

### B. 冈上肌（撞击）综合征

因钙化或退行性变而增厚的冈上肌腱位于肩峰下，当臂外展时可与肩峰下囊发生撞击（见 D）。当臂外展 60°~120° 时可引发冈上肌痛或撞击综合征。

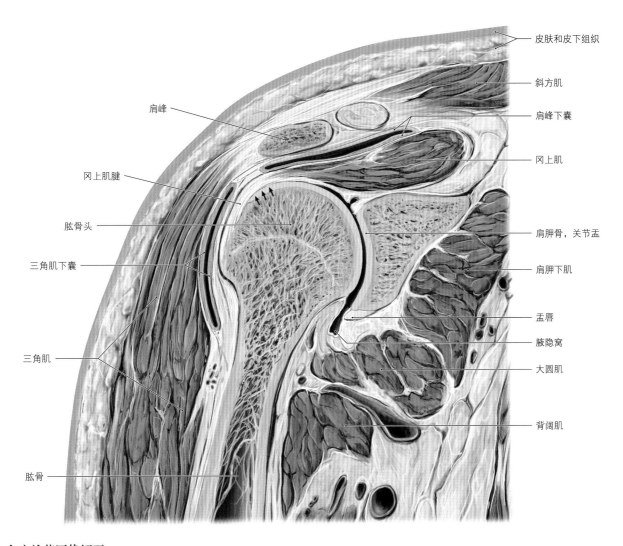

皮肤和皮下组织

斜方肌

肩峰下囊

冈上肌

肩胛骨，关节盂

肩胛下肌

盂唇

腋隐窝

大圆肌

背阔肌

肩峰

冈上肌腱

肱骨头

三角肌下囊

三角肌

肱骨

## C. 右肩关节冠状切面

前面观。冈上肌止点的肌腱与一般拉伸肌腱的结构不同，其远端穿过肱骨头的支点（箭头所示），构成滑动肌腱的功能。在此区域，位于大结节止点近侧 1~2 cm 处，与肱骨头相接触的腱组织由纤维软骨组成，而此纤维软骨区没有血管，这就意味着肌腱适应了由骨性支点所施加的压力负荷（此图根据 Kiel 大学收藏的解剖标本绘制）。

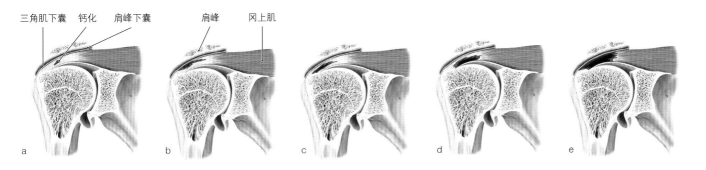

三角肌下囊　钙化　肩峰下囊　　　　　肩峰　　冈上肌

a　　　　　b　　　　　c　　　　　d　　　　　e

## D. 冈上肌腱损伤

a. 冈上肌止点处的肌腱钙化，导致围绕纤维软骨区周围区域的退行性变（也可见 C）。b~d. 冈上肌腱部分受损（b. 滑膜囊侧受损。c. 腱内受损。d. 关节侧受损）。e. 冈上肌腱完全受损（撕裂）（又称肌腱袖断裂）。

肌腱袖的退行性变主要发生于冈上肌腱，与肱二头肌长头腱、肩峰下囊和三角肌下囊退行性变的临床表现相似，通常造成肩区疼痛性功能障碍。所谓肩峰下综合征（或肩峰下疼痛综合征）的原因是钙化和增厚的冈上肌腱与肩峰发生病理性接触，或称肩峰下撞击综合征。肌腱袖完全断裂后（95% 的病例累及的是冈上肌腱），肩峰下囊和三角肌下囊与关节腔相通。冈上肌通常对臂外展最初的 10° 影响较大（"启动功能"；见第 304 页）。

## 14.17 肩关节镜

### A. 肩关节镜概述

在关节镜手术领域中，肩关节镜的应用扮演着越来越重要的角色。最初，关节镜主要用于诊断。随着时间的推移和技术的进步，关节镜已经成为肩关节切除和重建的一种外科技术，越来越多地取代了开放式肩关节手术。目前，关节镜更多地被认为是一种治疗性的外科手术，也可对关节囊的韧带结构进行动态的功能性评估，如肩关节不稳定的病例。目前，所有手术都可能作为肩关节关节镜检查的一部分，内置假体除外。肩关节关节镜检查的适应证有 3 类。

- 肩关节不稳定，如盂唇损伤（Bankert 损伤）、骨软骨损伤（Hill–Sachs 损伤）。
- 退行性变，如肌腱袖部分或完全断裂、肩峰下撞击综合征（肌腱钙化）、肱二头肌肌腱退行性变。
- 炎症改变，如滑膜炎、粘连性关节囊炎。

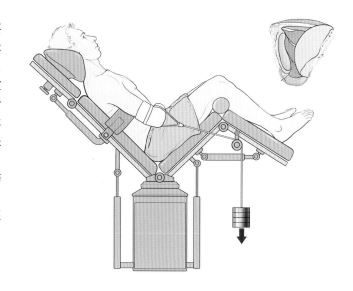

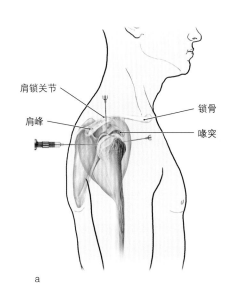

a

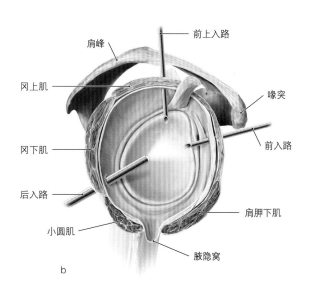

b

### B. 患者体位

两个标准体位可选择：

- 侧卧位。
- 半坐位（又称沙滩椅位）。

当半坐位时，患者坐直后使背部后仰 60°。这个体位的优点是在手术过程中臂部可充分旋转和外展。而且，如果手术需要转换为开放式过程时，患者既不需要重新改变体位，也不需要重复消毒或铺巾。此外，可以使用重物牵引臂部进行拉伸，以便在关节内部获得更好的视野。

### C. 肩关节镜手术入路

a. 右肩关节，外侧面观；为了更好地定位，需标记最重要的解剖学标志：喙突、锁骨外侧端、肩峰和肩锁关节。b. 肩关节镜手术入路，右侧肩关节（肱骨头已去除），外侧面观。在关节镜手术入路中，应当区别。

- 器械入路（使用器械设备进入）。
- 视觉入路。

30° 肩关节镜的标准入路是在肩峰后外侧缘下 1 cm 和内侧 1.5 cm 处做穿刺切口（后入路）。此后，朝喙突方向先将钝的穿刺套管经皮下组织、三角肌和关节囊后层插入关节囊。然后，用摄像头替换穿刺套管，并清洗关节腔。前入路和前上入路通常用于插入手术器械。根据手术类型，可选择其他入路，如外侧入路可以进入肩峰下间隙。而前入路是通过喙突尖外侧的皮肤切口经肩胛下肌腱上方进入肩关节，前上入路切口位于肩峰前外侧角的前方，在肱二头肌长头腱后方进入肩关节。在不同的入路间移动关节镜可全方位观察关节腔。

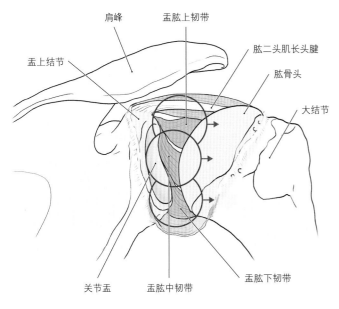

肩峰　盂肱上韧带

盂上结节

肱二头肌长头腱

肱骨头

大结节

关节盂　盂肱中韧带　盂肱下韧带

a

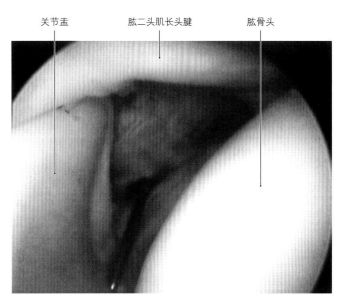

关节盂　肱二头肌长头腱　肱骨头

b

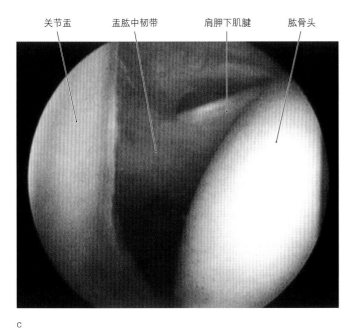

关节盂　盂肱中韧带　肩胛下肌腱　肱骨头

c

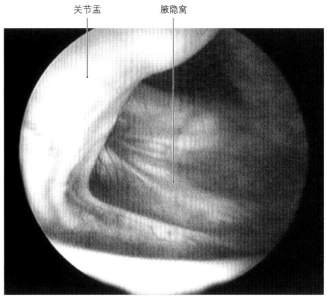

关节盂　腋隐窝

d

### D. 右侧肩关节关节镜解剖学

a. 关节镜视野所见模式图；右肩关节，后面观。b~d. 相应的关节镜图像（源自 Merk H，Jerosch J，Hrsg. Arthroskopie des Schulter-gelenks. Stuttgart：Thieme；2000）。

对于关节内结构的关节镜评估，推荐使用检查钩做标准化测试，检查目的是对整个关节腔进行观察。取沙滩椅位（见 B），采用后入路，关节盂处于垂直方向，在对侧的肱骨头上，肱二头肌长头腱水平经过关节腔上方附着于盂上结节，是清晰可见的解剖学标志。肱二头肌长头腱与关节盂和肱骨头一起，与肩胛下肌腱和肱横韧带构成前三角（图 b、图 c）。将镜头向上倾斜，在冈上肌腱前缘可见肱二头肌长头腱从肩袖间隙进入结节间沟。盂肱上韧带和冈上肌腱前缘形成 U 形襻，在肱二头肌长头腱下面形成交叉。此外，也可观察到冈上肌腱和冈下肌腱的下面。从前入路向腋隐窝方向最容易观察到盂肱下韧带，它的前、后纤维及其介于其间的腋隐窝延伸至关节盂下缘。

## 14.18 肩关节的 X 线和断层解剖学

**A. 右肩关节常规诊断的放射学影像**

最初的诊断首选 X 线摄片，然后做出临床评估并做超声检查（见 B）。如果是复杂的损伤，可采用计算机断层扫描（CT）和磁共振成像（MRI）进行检查（见 C）。与 X 线摄片评估骨骼和关节时的情况类似，建议采用两张垂直面的图像。

• 前后位成像（图 a 和图 b）。
• 轴位（横断面）成像（图 c 和图 d）。

为了避免在 X 线图像中出现重叠，在前后位摄片时，关节盂需置于 30° 的位置。臂部稍旋外，肱骨头和关节盂不会重叠；大结节形成外侧面的轮廓。轴位摄片时，患者仰卧，臂部外展并稍旋外。X 线片盒置于肩部的上方，而射线从下向腋窝方向投照。因此，相对于前后位片，轴位片显示了肱骨头和关节盂呈直角的位置（提高了骨折的检测率）。

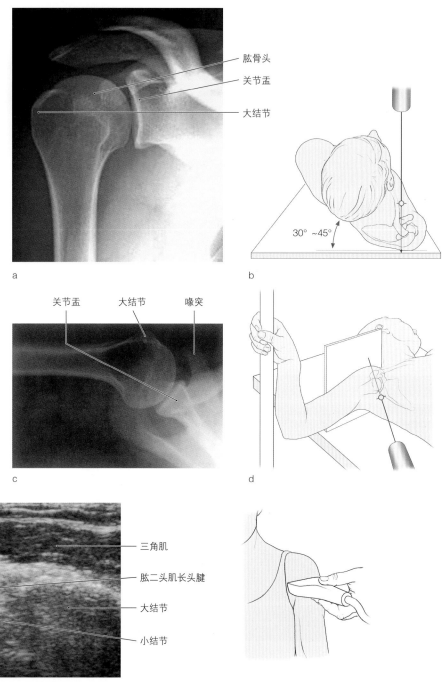

a　肱骨头　关节盂　大结节
b　30°～45°
c　关节盂　大结节　喙突
d

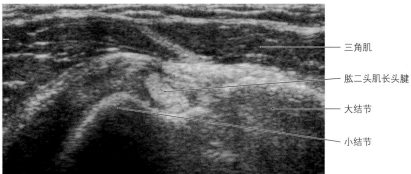

三角肌
肱二头肌长头腱
大结节
小结节

a
b

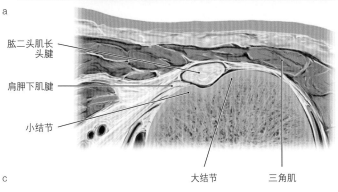

肱二头肌长头腱
肩胛下肌腱
小结节
大结节　三角肌
c

**B. 左肩关节前区的超声诊断**

a. 超声波扫描图。b. 超声探头的位置在左肩关节结节间沟水平。c. 超声波扫描图的示意图（横断面下面观）（图 a 和图 b 引自 Konermann W，Gruber G. Ultraschalldiagnostik der Bewegungsorgane. 2nd ed. Stuttgart Thieme；2006）。

与 X 线诊断类似，在标准的关节超声检查中，需采用两个几乎垂直的平面（横断面和纵切面）。旋转臂部并结合超声探头变换不同位置，可以对肩关节进行全方位的检查。

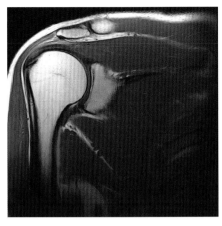

a. 冠状面，T1 加权图像（横断面平行于冈上肌并垂直于关节盂）。

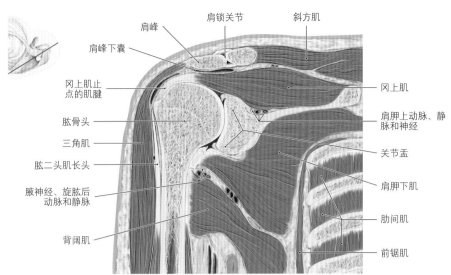

肩峰下囊
肩峰
肩锁关节
斜方肌
冈上肌止点的肌腱
肱骨头
三角肌
肱二头肌长头
腋神经、旋肱后动脉和静脉
背阔肌
冈上肌
肩胛上动脉、静脉和神经
关节盂
肩胛下肌
肋间肌
前锯肌

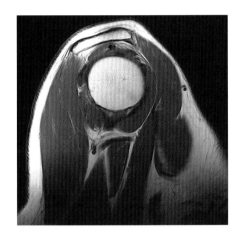

b. 矢状面，T1 加权图像（横断面平行于关节盂）。

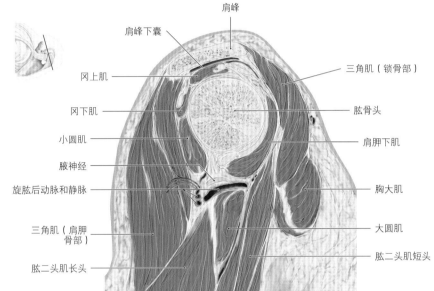

肩峰下囊
肩峰
冈上肌
冈下肌
小圆肌
腋神经
旋肱后动脉和静脉
三角肌（肩胛骨部）
肱二头肌长头
三角肌（锁骨部）
肱骨头
肩胛下肌
胸大肌
大圆肌
肱二头肌短头

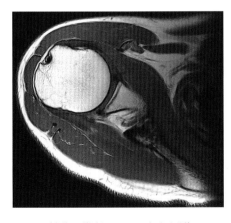

c. 轴位（横断面），T1 加权图像。

## C. 右肩关节 3 个平面的磁共振成像（MRI）检查

（引自 Möller TB，Reif E. Taschenatlas der Schnittbildanatomie，Band Ⅲ. Stuttgart：Thieme；2007）注：轴位图像总是下面观。

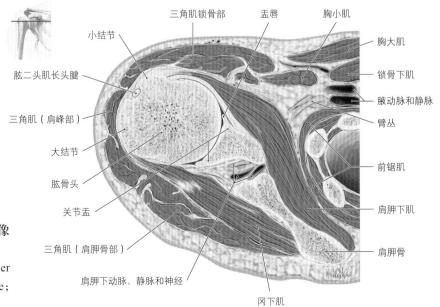

三角肌锁骨部
盂唇
胸小肌
小结节
肱二头肌长头腱
三角肌（肩峰部）
大结节
肱骨头
关节盂
三角肌（肩胛骨部）
肩胛下动脉、静脉和神经
冈下肌
胸大肌
锁骨下肌
腋动脉和静脉
臂丛
前锯肌
肩胛下肌
肩胛骨

## 14.19 肩关节和肩带的运动

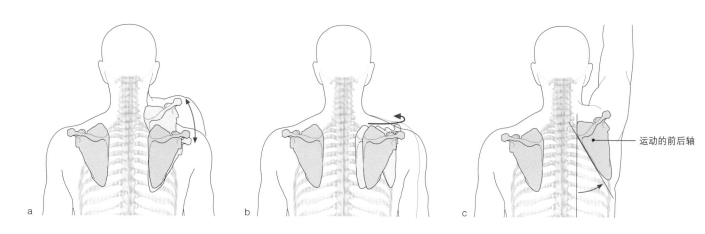

a          b          c

运动的前后轴

### A. 肩胛骨的运动

胸锁关节和肩锁关节在以物理方式相连，因此锁骨的所有运动都伴随着肩胛骨的运动。肩胸关节的运动为肩胛骨沿胸壁滑动。肩胛骨的运动和固定都是通过肌的悬带发挥作用的。以下是肩胛骨运动的几种类型。

a. 上提和下降（当肩带抬高和降低时）：肩胛骨在上下方向的移动。

b. 外展和内收（当肩带前伸和后缩时）：肩胛骨从后内向前外方向的水平移动。

c. 肩胛骨下角外旋（当臂部外展或上举时）：肩胛骨围绕肩胛骨中心的前后轴旋转，旋转范围约 60°，肩胛骨下角向外侧移动约 10 cm，而上角向下内移动 2~3 cm。

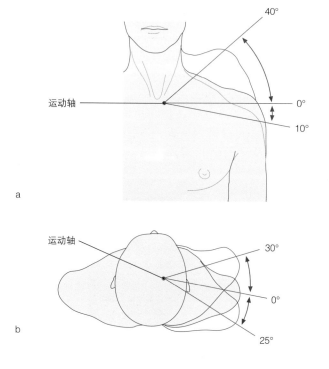

40°
运动轴 ——— 0°
10°

a

运动轴
30°
0°
25°

b

### B. 胸锁关节的运动（和运动范围）

a. 肩带围绕旁矢状轴上提和下降。

b. 肩带围绕纵（垂直）轴前伸和后缩。

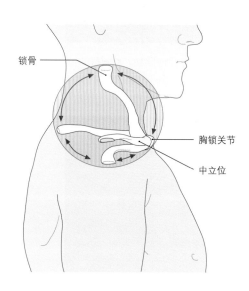

锁骨

胸锁关节

中立位

### C. 锁骨的运动范围

右锁骨，外侧面观。侧面观察胸锁关节的锁骨的运动范围，我们发现锁骨大致在一个圆锥形的范围内运动，它的顶点指向胸骨，而略带椭圆形的基底直径为 10~13 cm。锁骨同时围绕其自身的轴旋转，尤其当肩带上提时，它的 S 形状可明显增加肩带上提的范围。这个旋转范围大约是 45°，构成的三维自由度使胸锁关节具有一个球窝关节的功能。

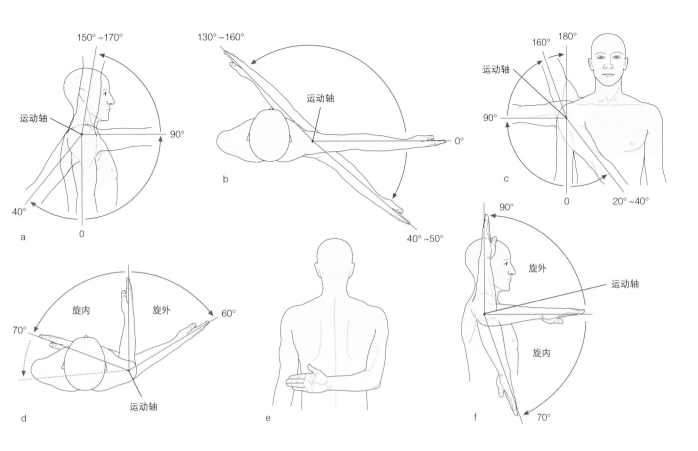

## D. 肩关节的运动

作为一个典型的球窝关节,肩关节有3条互相垂直且具有3个自由度的主轴,可完成6个主要方向的运动。从最基本的意义上讲,肩带的所有运动都可以分为垂直的、水平的或旋转的。在垂直运动中,臂部从一个中立内收位可以向各个方向上提。在水平运动中,臂部在90度外展时向前或向后移动。臂部在任何位置都可以做旋转运动。然而,这些不同运动的最大范围需以肩带的伴随运动来实现。

a. 屈和伸围绕水平轴产生。

b. 臂外展90°时的屈和伸也被描述为水平运动。

c. 外展和内收围绕矢状轴产生,运动超过90°时常伴有肩带上提。在临床上却认为"上提"一词通常应用于所有的垂直运动。外展超过80°~90°时,会自动外旋以避免肱骨大结节撞击喙肩弓。当臂外展并旋内时,外展范围减少至约60°。

d~f. 臂的旋内和旋外围绕肱骨长轴(肱骨体)产生。屈曲肘关节做这些运动时,前臂可被当作一个指针。当臂部垂于身体一侧时,旋内的最大范围受躯干所限。将臂部置于后背,相当于旋内95°(e)。当臂部外展90°时,可增加旋外的范围,但旋内的最大范围稍有减少(f)。

## E. 肱肩节律

在臂外展时,臂和肩胛骨移动比率为2:1。也就是说当臂部外展90°时,其中运动的60°发生于盂肱关节,而30°是由肩带的伴随运动来完成的。这种"肱肩节律"依赖于外展时肩胛骨运动的自由度。肩关节的疾病可改变这种节律,常导致肩胛骨旋转过早。盂肱关节的关节僵硬或关节固定术(病理性的或手术加强及固定)是最好的案例说明,此时,独立的肩带运动仍可使臂外展40°~60°,并可完成1/3的正常屈/伸范围。

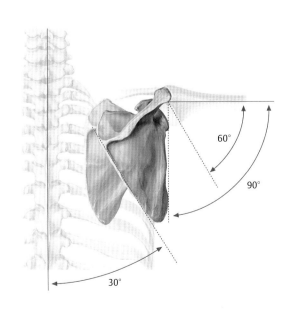

## 14.20 肘关节——一个复合关节

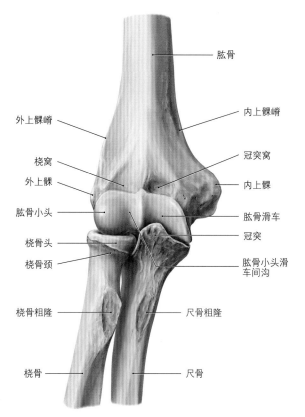

a. 前面观。

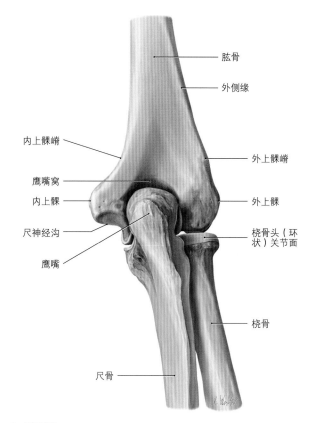

b. 后面观。

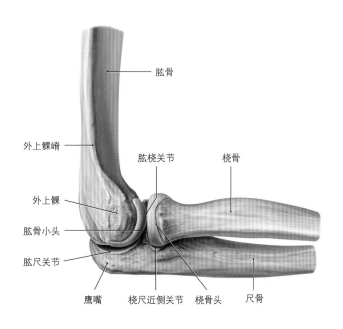

c. 外侧面观。

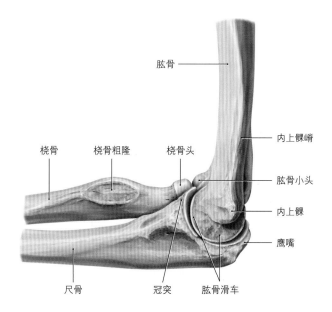

d. 内侧面观。

**A. 右肘关节的骨骼组成**

　　肱骨、桡骨和尺骨相互连结构成肘关节。肘关节包括 3 个关节。

· 肱骨和尺骨之间的肱尺关节。
· 肱骨和桡骨之间的肱桡关节。
· 尺骨和桡骨近端的桡尺近侧关节。

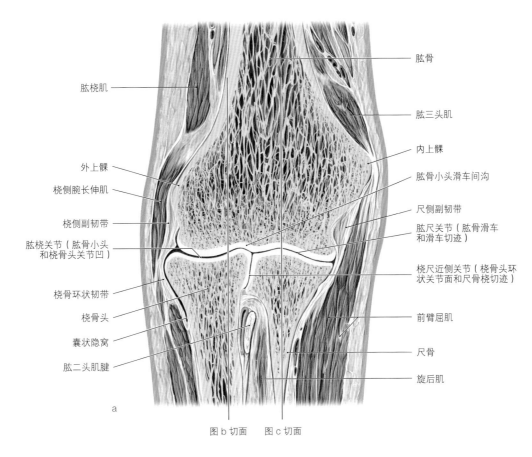

肱桡肌

肱骨

肱三头肌

内上髁

肱骨小头滑车间沟

外上髁

桡侧腕长伸肌

尺侧副韧带

桡侧副韧带

肱尺关节（肱骨滑车和滑车切迹）

肱桡关节（肱骨小头和桡骨头关节凹）

桡尺近侧关节（桡骨头环状关节面和尺骨桡切迹）

桡骨环状韧带

前臂屈肌

桡骨头

尺骨

囊状隐窝

旋后肌

肱二头肌腱

a

图 b 切面　图 c 切面

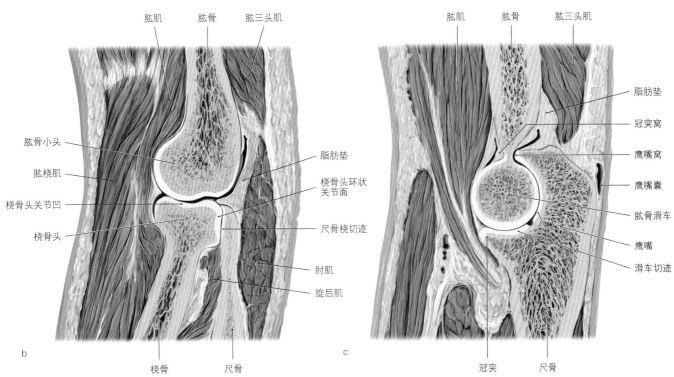

肱肌　肱骨　肱三头肌

肱肌　肱骨　肱三头肌

肱骨小头

脂肪垫

脂肪垫

肱桡肌

冠突窝

桡骨头环状关节面

鹰嘴窝

桡骨头关节凹

尺骨桡切迹

鹰嘴囊

桡骨头

肱骨滑车

肘肌

鹰嘴

旋后肌

滑车切迹

b

桡骨　尺骨

c

冠突　尺骨

## B. 右侧肘关节骨骼和软组织的组成

a. 冠状切面前面观（注：切面在图 b 和图 c 显示）。

b. 经肱桡关节和桡尺近侧关节的矢状切面，内侧面观。

c. 经肱尺关节的矢状切面，内侧面观。

（根据 Kiel 大学收藏的解剖标本绘制）

## 14.21 肘关节：关节囊和韧带

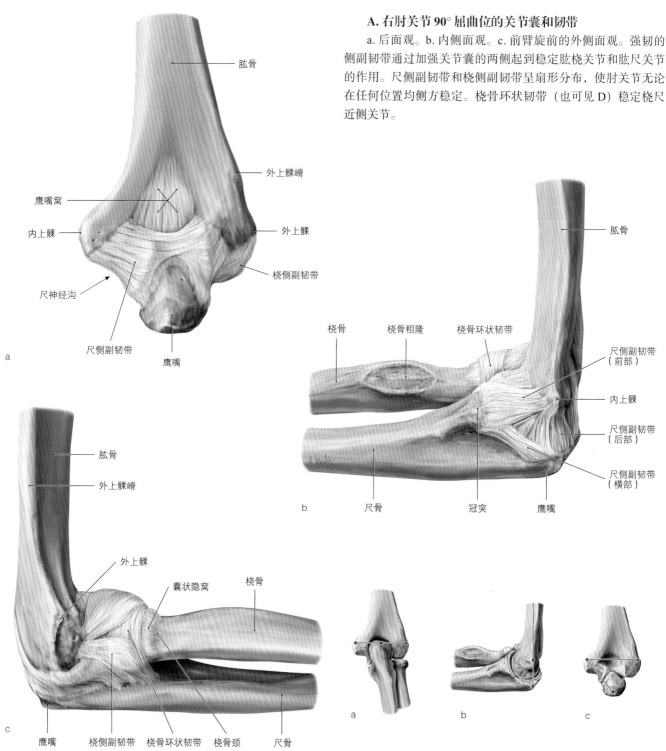

**A. 右肘关节 90° 屈曲位的关节囊和韧带**

a. 后面观。b. 内侧面观。c. 前臂旋前的外侧面观。强韧的侧副韧带通过加强关节囊的两侧起到稳定肱桡关节和肱尺关节的作用。尺侧副韧带和桡侧副韧带呈扇形分布，使肘关节无论在任何位置均侧方稳定。桡骨环状韧带（也可见 D）稳定桡尺近侧关节。

**B. Hueter 线和三角**

a. 伸，后面观。b. 屈，内侧面观。c. 屈，后面观。

从后面看伸直的肘关节时，内、外上髁和鹰嘴位于一条直线上。从外侧面看屈曲的肘关节时，它们也呈一条直线。但当从后面看屈曲的肘关节时，内、外上髁和鹰嘴尖构成一个等边三角形。骨折和脱位会改变三角的形状。

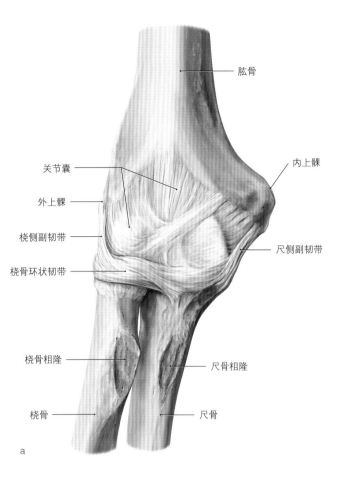

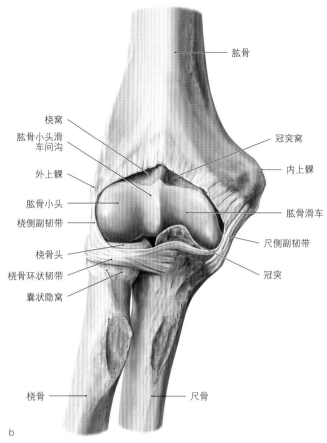

**C. 伸右侧肘关节时的关节囊和韧带**

a. 前面观。b. 关节囊前面部分切除的前面观。

肘关节的关节囊包裹了复合肘关节的所有 3 个关节。关节囊的前、后较薄，两侧有侧副韧带加强（见 A）。在桡骨上端，

关节囊延伸至桡骨环状韧带以下，形成囊状隐窝——作为多余的组织皱襞，为前臂的旋前和旋后提供了储备空间。在肘关节屈、伸过程中，肱肌和肘肌使关节囊紧张，防止关节囊在关节面之间造成卡压（见第 314 页）。

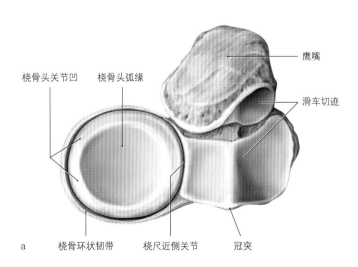

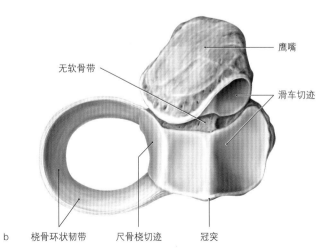

**D. 右桡尺近侧关节桡骨环状韧带的形态**

a. 去除肱骨后桡骨和尺骨的近端关节面观。b. 与图 a 相同，但去除桡骨。

桡骨环状韧带对稳定桡尺近侧关节的作用极其重要，它附

着于尺骨桡切迹的前、后缘（即尺骨上有软骨覆盖的关节面），包裹桡骨头并将其压入尺骨关节面。从组织学角度看，桡骨环状韧带的内面是具有纤维软骨结构的滑动腱，能够承担传递到韧带上的压力载荷。

## 14.22 前臂：桡尺近侧关节和桡尺远侧关节

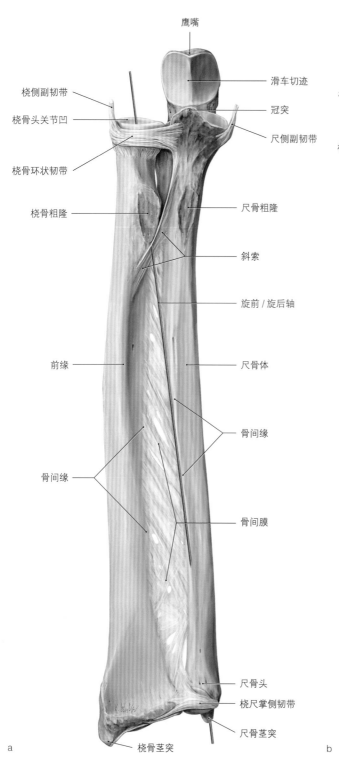

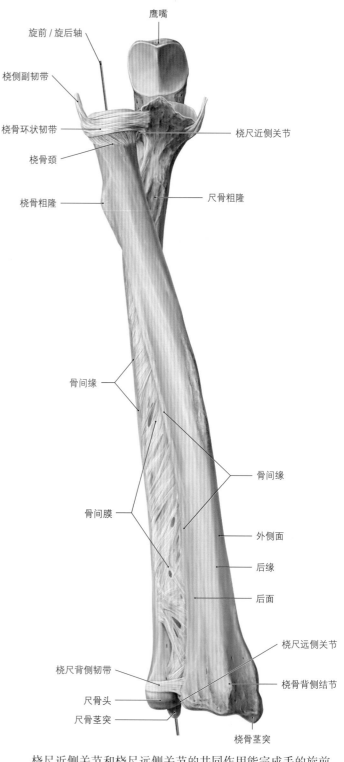

图左侧标注（a）：

鹰嘴

桡侧副韧带

桡骨头关节凹

桡骨环状韧带

桡骨粗隆

前缘

骨间缘

滑车切迹

冠突

尺侧副韧带

尺骨粗隆

斜索

旋前 / 旋后轴

尺骨体

骨间缘

骨间膜

尺骨头

桡尺掌侧韧带

尺骨茎突

桡骨茎突

图右侧标注（b）：

鹰嘴

旋前 / 旋后轴

桡侧副韧带

桡骨环状韧带

桡骨颈

桡骨粗隆

桡尺近侧关节

尺骨粗隆

骨间缘

骨间膜

骨间缘

外侧面

后缘

后面

桡尺远侧关节

桡骨背侧结节

桡尺背侧韧带

尺骨头

尺骨茎突

桡骨茎突

**A. 桡尺近侧关节和桡尺远侧关节旋前与旋后的韧带与轴**

右前臂，前面观。

a. 旋后（桡骨和尺骨互相平行）。

b. 旋前（桡骨交叉至尺骨前方）。

桡尺近侧关节和桡尺远侧关节的共同作用能完成手的旋前和旋后运动。这两个关节的运动是借骨间膜功能性相连的，因此，一个关节的运动必然伴随另一个关节的运动。旋前和旋后轴斜行通过肱骨小头中心（图中未显示），经桡骨关节凹中央下行至尺骨茎突。

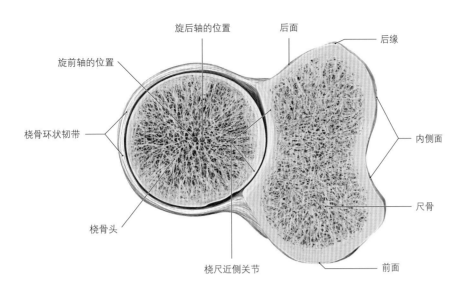

### B. 旋前位经右侧桡尺近侧关节的横切面

远侧面观。由于桡骨头略呈椭圆形，当前臂旋前时，穿经桡骨头的旋前／旋后轴向桡侧偏移动约 2 mm（完成旋前后，桡骨头的长径是横向的）。这就确保了手在旋前时，在骨间隙中（位于桡骨粗隆和斜索之间，见图 Aa）有足够的空间容纳桡骨粗隆。

注：桡骨环状关节面旋前侧的关节软骨更厚，这种增厚是为了适应在旋前位时桡尺近侧关节内更大的关节压力。

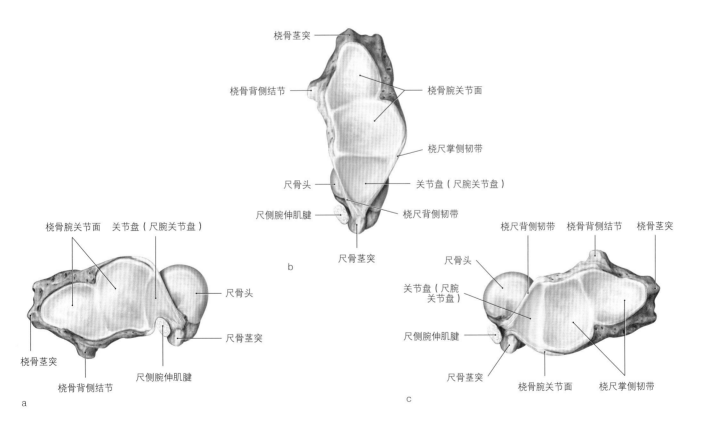

### C. 旋前、旋后时桡骨和尺骨的旋转

右前臂桡骨和尺骨远端关节面观。为了显示清晰，尺腕关节盘未显示。

a. 旋后。

b. 半旋前。

c. 旋前。

桡尺背侧韧带和桡尺掌侧韧带是"尺腕复合体"的一部分，具有稳定桡尺远侧关节的作用。两个远端关节面之间的接触方式随桡骨和尺骨的位置而变化，只有当处于中间位（半旋前或中立位）时，它们才紧密并列（引自 Schmidt 和 Lanz）。

## 14.23 肘关节和桡尺关节的运动

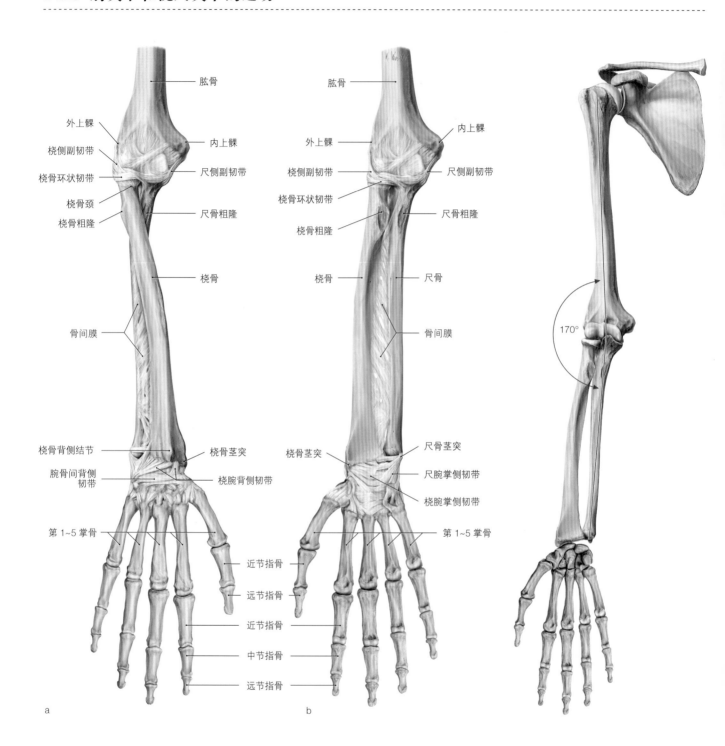

图中标注（左图 a）：
肱骨、外上髁、内上髁、桡侧副韧带、尺侧副韧带、桡骨环状韧带、尺骨粗隆、桡骨颈、桡骨粗隆、桡骨、骨间膜、桡骨背侧结节、桡骨茎突、腕骨间背侧韧带、桡腕背侧韧带、第1~5掌骨、近节指骨、远节指骨、近节指骨、中节指骨、远节指骨

（中图 b）：
肱骨、外上髁、内上髁、桡侧副韧带、尺侧副韧带、桡骨环状韧带、尺骨粗隆、桡骨粗隆、桡骨、尺骨、骨间膜、桡骨茎突、尺骨茎突、尺腕掌侧韧带、桡腕掌侧韧带、第1~5掌骨

（右图）：170°

**A. 右手的旋前和旋后**

前面观。

a. 旋前。b. 旋后。

手的旋前和旋后使人可以将食物送到口中吃，并能接触到身体的任何部位以保护或清洁。旋前和旋后是手工作中的必须功能，如拧螺丝刀，转灯泡，倒空水桶和开门锁。手的运动范围能够通过增加肩带和躯干的运动而增大。例如，手的转动有可能达到完整的360°。

**B. 肘关节正常的外翻**

右上肢前臂旋后的骨骼，前面观。

肱骨滑车的形态（见第278页）使肱骨体和尺骨之间产生一正常的外翻角（肘外翻）（外翻即向外弯曲或偏曲，偏离躯干中轴）。在伸肘关节和旋后时尤其明显。此"提携角"约为170°。

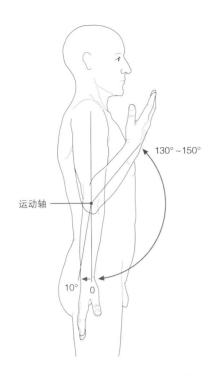

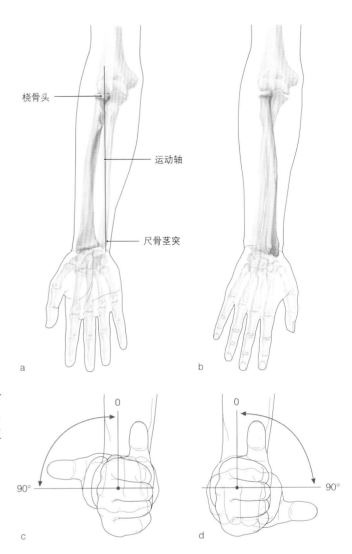

## C. 肘关节中肱桡关节和肱尺关节的运动范围

前臂的屈／伸轴位于内、外上髁之下穿经肱骨小头和肱骨滑车。从中立位（0）开始，两关节屈曲的最大范围为150°，后伸约10°。两种运动或受软组织限制（肌、脂肪等，即软组织约束），或受骨的限制（鹰嘴，即骨约束）。

## D. 右手的旋前／旋后轴和运动范围

手和前臂的中立位（0）又称半旋前位。旋前／旋后轴经桡骨头至尺骨茎突。

a. 旋后（桡骨和尺骨互相平行）。

b. 旋前（桡骨交叉于尺骨前方）。

c. 肘关节固定时手旋后，前面观（手掌向上）。

d. 肘关节固定时手旋前，前面观（手掌向下）。

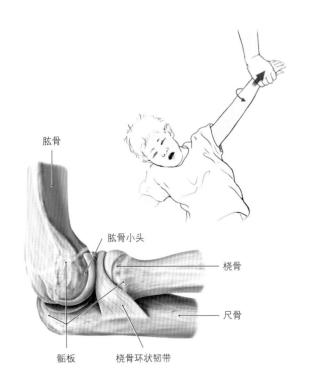

## E. 牵引肘，或保姆肘

牵引肘是极其常见的儿童损伤（5~7岁；随着年龄增长，韧带变得强韧，从而减少了损伤的风险）。突然牵拉小孩的手臂，可使桡骨头从桡骨环状韧带下滑脱（桡骨头半脱位），导致桡骨环状韧带卡在桡骨和肱骨小头之间，肘关节被锁于轻度屈曲的位置，手臂保持旋向内（旋前位）。由于桡骨头半脱位且伴随疼痛，小孩的前臂保持不动并下垂，因此手臂看似瘫痪（假瘫痪，又称 Chassaignac 麻痹）。需根据临床表现和两个平面的X线摄片来排除任何骨损伤（桡骨头骺骨折）而明确诊断。复位后，在伸直屈曲肘关节的同时，将手腕用力旋后，小孩的症状在数分钟内即可消失。

## 14.24 手的韧带概述

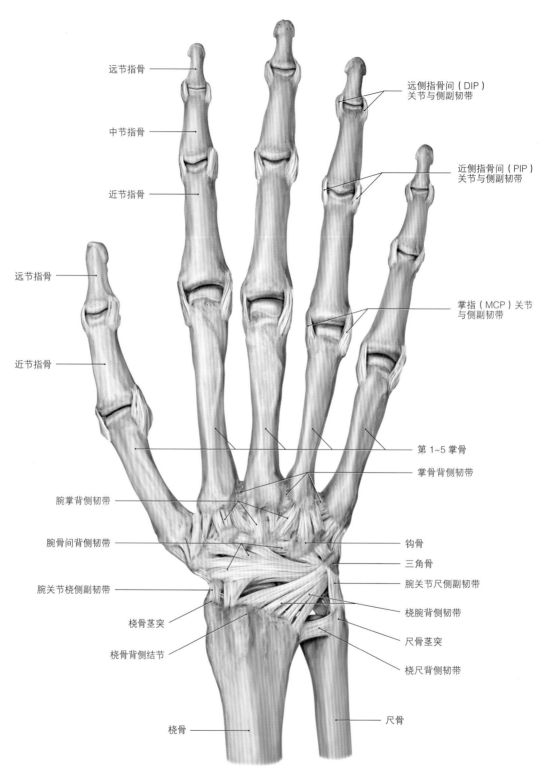

远节指骨

远侧指骨间（DIP）关节与侧副韧带

中节指骨

近侧指骨间（PIP）关节与侧副韧带

近节指骨

远节指骨

掌指（MCP）关节与侧副韧带

近节指骨

第 1~5 掌骨

掌骨背侧韧带

腕掌背侧韧带

腕骨间背侧韧带

钩骨

三角骨

腕关节桡侧副韧带

腕关节尺侧副韧带

桡腕背侧韧带

桡骨茎突

尺骨茎突

桡骨背侧结节

桡尺背侧韧带

桡骨

尺骨

a. 背侧面观。

**A. 右手的韧带。**
　　腕骨间韧带连结相邻的腕骨，限制过度运动以稳定腕关节。这些韧带的走行各不相同，它们互相紧密交织，以至于很难分

离。之所以称腕外部韧带，是其更接近表面，且与关节囊相互交织，主要作用是稳定关节囊。在其深面，有所谓的腕内韧带（见第 288 页），将关节间隙分隔成各个独立空间。

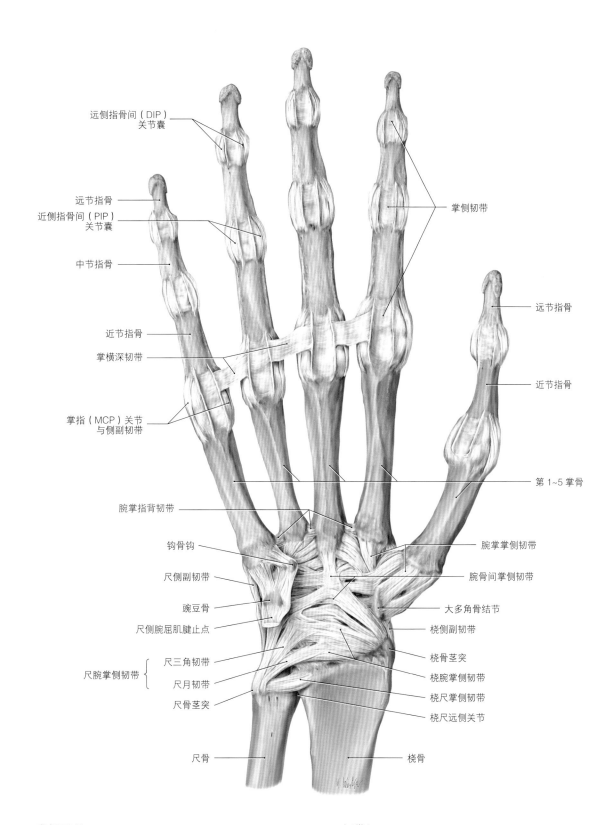

远侧指骨间（DIP）关节囊

远节指骨

近侧指骨间（PIP）关节囊

中节指骨

近节指骨

掌横深韧带

掌指（MCP）关节与侧副韧带

腕掌指背韧带

钩骨钩

尺侧副韧带

豌豆骨

尺侧腕屈肌腱止点

尺三角韧带

尺腕掌侧韧带 { 尺月韧带

尺骨茎突

尺骨

掌侧韧带

远节指骨

近节指骨

第1~5掌骨

腕掌掌侧韧带

腕骨间掌侧韧带

大多角骨结节

桡侧副韧带

桡骨茎突

桡腕掌侧韧带

桡尺掌侧韧带

桡尺远侧关节

桡骨

b. 掌侧面观。

除了常用的按固有韧带、外部韧带分类之外，腕部韧带还可根据其位置和分布来分类。

• 位于前臂和腕骨之间的韧带（桡腕韧带和尺腕韧带、侧副韧带）。

• 位于各腕骨之间的韧带（腕骨间韧带）。

• 位于腕骨和掌骨之间的韧带（腕掌韧带）。

• 位于掌骨底之间的韧带（掌骨韧带）。

## 14.25 手的固有韧带、关节间隙和尺腕复合体

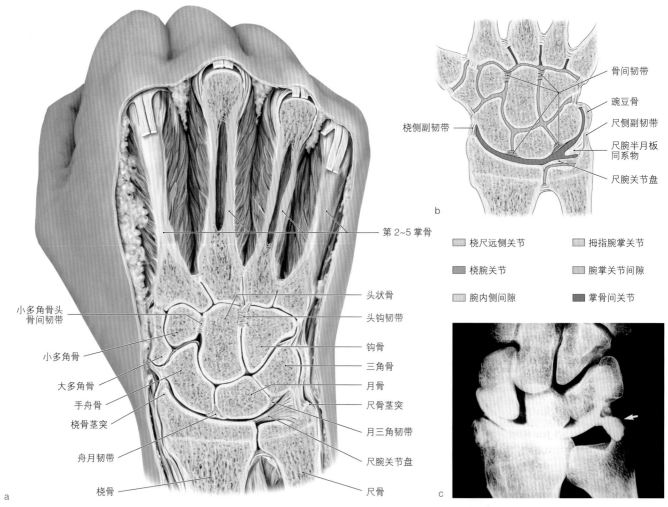

第 2~5 掌骨

小多角骨头骨间韧带
小多角骨
大多角骨
手舟骨
桡骨茎突
舟月韧带
桡骨

头状骨
头钩韧带
钩骨
三角骨
月骨
尺骨茎突
月三角韧带
尺腕关节盘
尺骨

a

骨间韧带
豌豆骨
桡侧副韧带
尺侧副韧带
尺腕半月板同系物
尺腕关节盘

b

☐ 桡尺远侧关节 ☐ 拇指腕掌关节
■ 桡腕关节 ☐ 腕掌关节间隙
☐ 腕内侧间隙 ■ 掌骨间关节

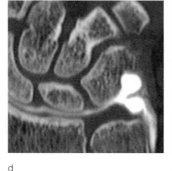
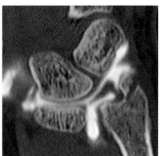

d    e

**A. 腕骨骨间韧带和腕骨内间隙**

a. 右腕冠状切面，背侧面观（此图根据 Kiel 大学收藏的解剖标本绘制）。b. 关节间隙的模式图（右手背侧面观）。c. 桡腕关节的 X 线关节影像（由科隆大学解剖研究所 Dr. J. Koebke 提供）。d、e. 桡腕关节的 CT 关节影像（引自 Bohndorf K，Imhof H，Fischer W. Radiologische Diagnostik der Knochen und Gelenke. 2nd ed. Stuttgart：Thieme；2006）。d. 完整的关节间隙。e. 尺桡关节盘损伤，造影剂进入桡尺远侧关节。

除了腕外部韧带以外，尚有固有韧带加强关节囊外（见第 286 页）。这些骨间韧带与尺腕关节盘（三角关节盘）一起，将关节内的空间分隔成关节间隙，其中一部分是完全封闭的。这些关节间隙包括以下结构（图 b）。

- 桡尺远侧关节。
- 桡腕关节。
- 腕内侧间隙。
- 腕掌关节。
- 掌骨间间隙。
- 拇指腕掌关节。

这些间隙具有很重要的临床意义，其知识用于指导和解释

关节影像（图 c~e）。

主要的固有骨间韧带包括：位于远侧列腕骨（头钩韧带和小多角骨头状骨韧带），位于近侧列腕骨（月三角韧带和舟月韧带）（图 a）和尺腕关节盘，以及尺腕复合体的最重要结构（图 b）。这些韧带结构经常受压发生变性，或受到腕关节损伤的影响。在 20 岁的人群中已检测到尺腕关节盘的退行性变，但近侧列腕骨骨间韧带的变性在老年患者中更为常见（占所有病例的 30%）。

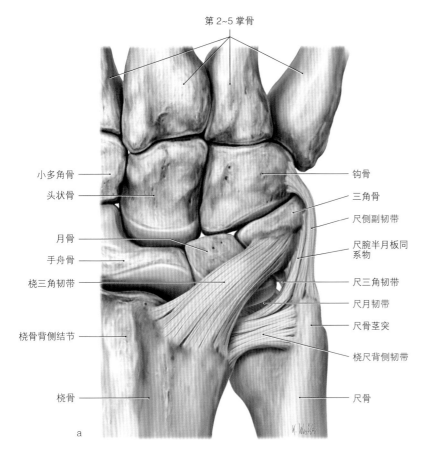

第 2~5 掌骨

小多角骨
头状骨

月骨
手舟骨

桡三角韧带

桡骨背侧结节

桡骨

钩骨
三角骨
尺侧副韧带
尺腕半月板同系物
尺三角韧带
尺月韧带
尺骨茎突
桡尺背侧韧带

尺骨

a

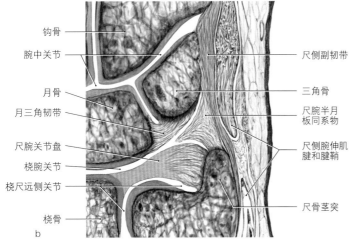

钩骨
腕中关节
月骨
月三角韧带
尺腕关节盘
桡腕关节
桡尺远侧关节
桡骨

尺侧副韧带
三角骨
尺腕半月板同系物
尺侧腕伸肌腱和腱鞘
尺骨茎突

b

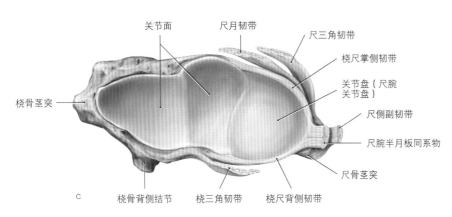

关节面
尺月韧带
尺三角韧带
桡尺掌侧韧带
关节盘（尺腕关节盘）
尺侧副韧带
尺腕半月板同系物
尺骨茎突

桡骨茎突

桡骨背侧结节　桡三角韧带　桡尺背侧韧带

c

### B. 尺腕复合体

a. 右手尺腕复合体，背侧面观。b. 尺腕复合体组织学标本示意图（引自 Schmidt HM，Lanz U. Chirurgische Anatomie der Hand. 2nd ed. Stuttgart Thieme；2003）。c. 右手尺腕复合体，远侧面观。

尺腕复合体呈三角形（同义词：三角纤维软骨复合体，TFCC），是韧带和关节盘的复合体，连结尺骨远端、桡尺远侧关节和近侧列腕骨。在尺腕复合体损伤的病例中，患者通常主诉腕关节尺侧疼痛。尺腕复合体从功能上可分为：

- 尺腕关节盘（三角关节盘）。
- 桡尺背侧韧带和桡尺掌侧韧带。
- 尺月韧带和尺三角韧带。
- 尺腕半月板。
- 尺侧副韧带。
- 桡三角韧带（桡腕背侧韧带的一部分）。

尺腕关节盘由纤维软骨构成，横向伸展于尺骨远端和三角骨或月骨之间。关节盘以透明软骨起于桡骨尺切迹的远侧缘，通常以两部分纤维束延伸至尺骨茎突和尺骨远端的基底部。关节盘的外缘有桡尺背侧韧带和桡尺掌侧韧带附着。纤维软骨盘的中央和桡侧部血供不足，损伤后愈合时间更长，退行性变也常发生于该区域。尺腕关节盘与尺腕半月板不能混淆，尺腕半月板是胶原纤维，从尺腕关节盘的背侧和尺侧缘延伸至三角骨的掌侧面。尺腕半月板连结近侧腕骨的尺侧关节内间隙，在人类中较宽，特别是向尺侧伸展时，有助于增加力的传递面。

# 14.26 腕管

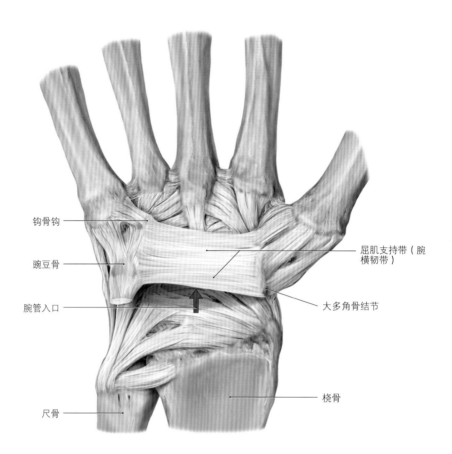

钩骨钩

豌豆骨

腕管入口

尺骨

屈肌支持带（腕横韧带）

大多角骨结节

桡骨

**A. 屈肌支持带（腕横韧带）和腕管（右手）**

前面观。腕部的骨性结构在掌侧面形成凹沟（也可见 C），被屈肌支持带（临床上称之为腕横韧带）封闭，形成一条纤维骨性通道称腕管。腕管最狭窄的部分位于远侧列腕骨中线下约 1 cm 处（见 D），此处腕管横切面的面积只有约 1.6 cm²。腕管内共有 9 条屈肌腱（有腱鞘包裹和结缔组织包绕）和正中神经

通过（见第 374 页）。在狭窄的空间内敏感的神经血管结构紧密排列且互相密切关联，其中任何结构的肿胀或变性，频繁滑动肌腱都会受累，导致腕管综合征。腕管狭窄可压迫正中神经，可因力学压迫和神经鞘内血流受阻导致功能障碍。若为慢性压迫，正中神经在卡压处以远开始发生变性，引起进行性疼痛和感觉异常，最终导致其支配肌失神经支配并萎缩，特别是拇短展肌（见第 374 页）。

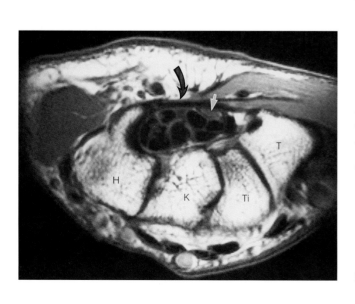

**B. 右手腕管水平轴位磁共振成像（T1 加权）**

近侧面观。屈肌支持带（腕横韧带）为一束低信号强度带（红箭头所示），位于其下方桡侧的是正中神经（小箭头所示），它的水和脂质含量使它比浅、深屈肌腱显示出更高的信号强度。腕管综合征的主要诊断是基于临床体征和电生理测定，如神经传导速度。而传统的放射学和 CT 扫描可查明腕管综合征的骨性病因，磁共振成像可查明软组织病因（如正中神经水肿或肿胀、纤维变性、神经瘤）。

H = 钩骨。

K = 头状骨。

T = 大多角骨。

Ti = 小多角骨。

（引自 Vahlensieck M，Reiser M. MRT des Bewegungsapparates. 3rd ed. Stuttgart Thieme；2006.）

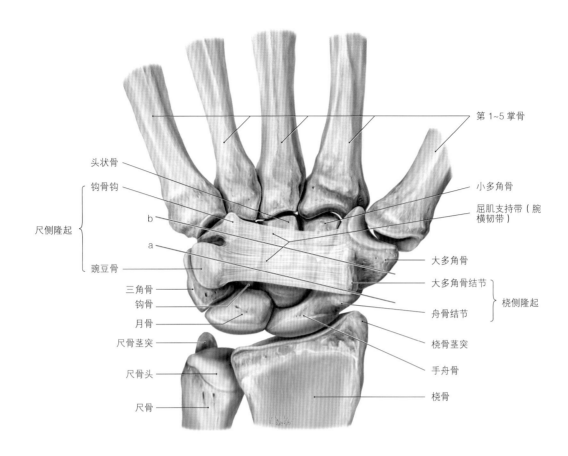

第 1~5 掌骨
头状骨
钩骨钩
尺侧隆起
b
a
豌豆骨
三角骨
钩骨
月骨
尺骨茎突
尺骨头
尺骨
小多角骨
屈肌支持带（腕横韧带）
大多角骨
大多角骨结节
舟骨结节
桡侧隆起
桡骨茎突
手舟骨
桡骨

**C. 右手腕管的骨性境界**

前面观。腕骨在腕背侧面呈弓形凸起，在掌侧面形成弓形凹陷。于是在掌侧面构成了腕管，并以桡侧和尺侧的骨性隆起（桡侧隆起和尺侧隆起）为界。大多角骨结节和舟骨结节形成桡侧的可触及隆起，而钩骨钩和豌豆骨则形成尺侧隆起。位于隆起之间的是屈肌支持带（腕横韧带），它从掌侧面封闭腕管（图中 a 和 b 标记的切面对应于图 D 的横切面）。

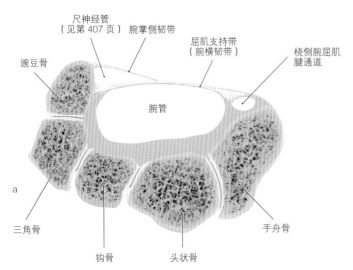

尺神经管（见第 407 页）　腕掌侧韧带　屈肌支持带（腕横韧带）　桡侧腕屈肌腱通道
豌豆骨
腕管
a
三角骨　钩骨　头状骨　手舟骨

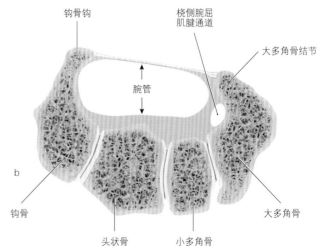

钩骨钩　桡侧腕屈肌腱通道
大多角骨结节
腕管
b
钩骨　头状骨　小多角骨　大多角骨

**D. 经腕管的横切面**

a. 经腕管近侧部的横切面（图 C 中的 a 平面）。
b. 经腕管远侧部的横切面（图 C 中的 b 平面）。

注：腕管在远侧列腕骨的中央（约 10 mm）最狭窄（图 b）（引自 Schmidt 和 Lanz）。所有腕管正中横切面区的大小为 1.6~1.7 cm²。

## 14.27 手指的韧带

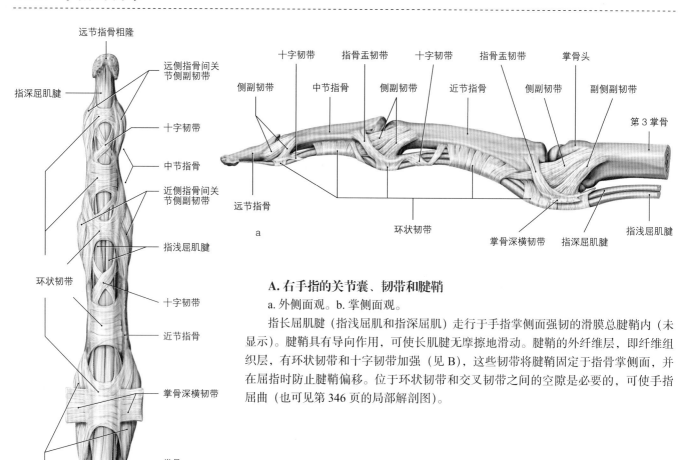

远节指骨粗隆
指深屈肌腱
远侧指骨间关节侧副韧带
十字韧带
中节指骨
近侧指骨间关节侧副韧带
指浅屈肌腱
环状韧带
十字韧带
近节指骨
掌骨深横韧带
掌指关节侧副韧带
掌骨
指浅屈肌腱
指深屈肌腱

b

侧副韧带　十字韧带　中节指骨　指骨盂韧带　侧副韧带　十字韧带　近节指骨　指骨盂韧带　侧副韧带　副侧副韧带　掌骨头

第3掌骨

远节指骨
环状韧带
掌骨深横韧带
指深屈肌腱
指浅屈肌腱

a

### A. 右手指的关节囊、韧带和腱鞘
a. 外侧面观。b. 掌侧面观。

指长屈肌腱（指浅屈肌和指深屈肌）走行于手指掌侧面强韧的滑膜总腱鞘内（未显示）。腱鞘具有导向作用，可使长肌腱无摩擦地滑动。腱鞘的外纤维层，即纤维组织层，有环状韧带和十字韧带加强（见 B），这些韧带将腱鞘固定于指骨掌侧面，并在屈指时防止腱鞘偏移。位于环状韧带和交叉韧带之间的空隙是必要的，可使手指屈曲（也可见第 346 页的局部解剖图）。

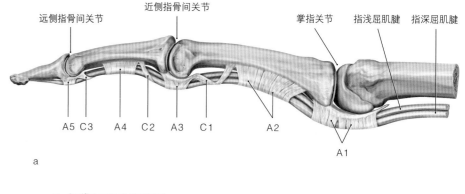

远侧指骨间关节　近侧指骨间关节　掌指关节　指浅屈肌腱　指深屈肌腱

A5 C3 A4 C2 A3 C1 A2 A1

a

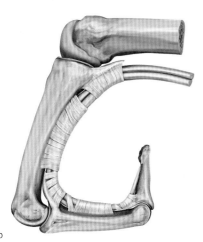

b

### B. 韧带加强手指腱鞘
a. 伸指位外侧面观。b. 屈指位外侧面观。
A1~A5 = 环状韧带，C1~C3 = 十字韧带。
• 第 1 环状韧带（A1）：位于掌指关节水平。
• 第 2 环状韧带（A2）：位于近节指骨体。
• 第 3 环状韧带（A3）：位于近侧指骨间关节水平。
• 第 4 环状韧带（A4）：位于中节指骨体。
• 第 5 环状韧带（A4）：位于远侧指骨间关节水平。
十字韧带的走行极其多变。

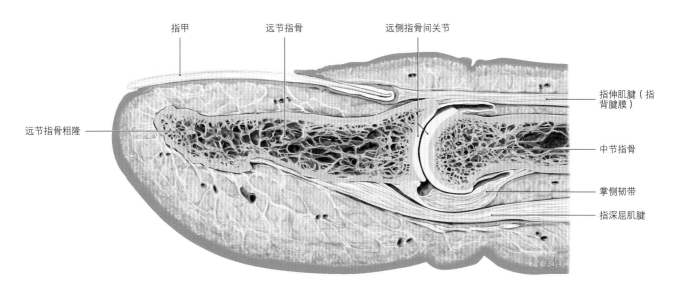

**C. 手指远端的纵切面**

在掌指关节、近侧指骨间关节和远侧指骨间关节，指骨掌侧关节面的近端被一称为掌侧韧带（掌侧板）的纤维软骨板所扩大，同时，在这些部位，掌侧韧带也构成手指腱鞘的底（引自 Schmidt 和 Lanz）。

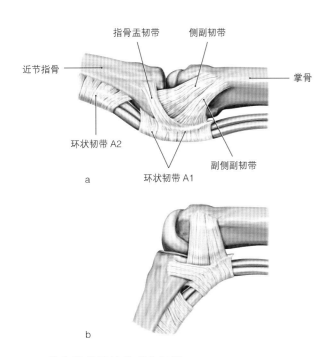

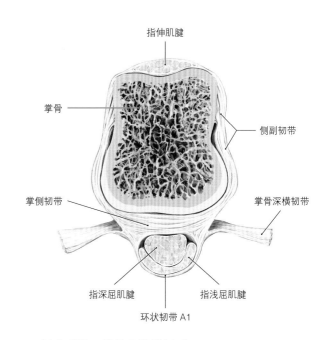

**D. 掌指关节的关节囊和韧带**

a. 伸指。b. 屈指。外侧面观。

注：侧副韧带在伸指时松弛，屈指时紧张。因此，如果手需要长时间固定时（如石膏固定）手指关节应置于"功能位"（即掌指关节屈曲约 50°~60°，见第 297 页）。如果不这样做，指关节长时间保持伸位，侧副韧带会缩短，在拆除石膏后可造成伸指畸形。副侧副韧带和指骨盂韧带在屈指和伸指时都保持紧张，主要作用为限制伸指。

**E. 经右手第 3 掌骨头的横切面**

近侧面观。在第 2~5 掌骨头水平，掌侧纤维软骨板（掌侧韧带）借横向的掌骨深横韧带相连。将掌侧韧带与屈指腱鞘的 A1 环状韧带（见 B）固定在一起，加固了远端掌骨，并稳定了掌横弓（引自 Schmidt 和 Lanz）。

# 14.28 拇指腕掌关节

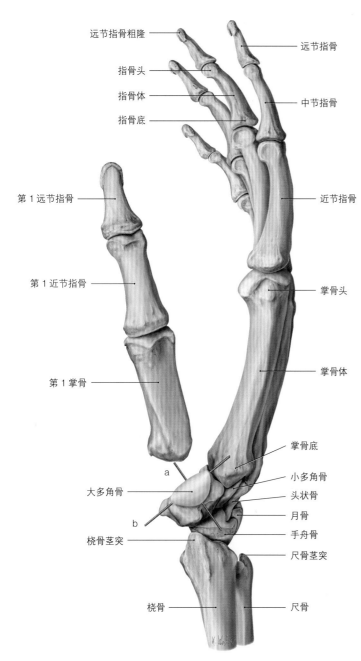

远节指骨粗隆
指骨头
指骨体
指骨底
远节指骨
中节指骨
第 1 远节指骨
第 1 近节指骨
第 1 掌骨
近节指骨
掌骨头
掌骨体
掌骨底
小多角骨
头状骨
月骨
手舟骨
尺骨茎突
大多角骨
桡骨茎突
桡骨
尺骨
a
b

**A. 拇指腕掌关节的运动轴**

右手骨骼，桡侧面观。为了便于定位，第 1 掌骨被移向稍远侧。大多角骨和第 1 掌骨的鞍状关节面可产生 2 个主轴方向的运动。

- 外展 / 内收轴（a）。
- 屈 / 伸轴（b）。

外展 / 内收轴与背掌侧线的走行大致相同，而屈 / 伸轴则横行经过大多角骨的鞍状支。当拇指对着小指运动时（对掌运动），在经第 1 掌骨的纵轴上可产生旋转运动（3 个自由度）。这种拇指的对掌运动由关节面的自然不匹配而产生，是手精确抓握运动所必需的（见 F）。

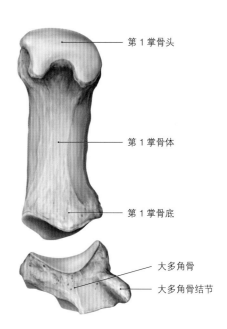

第 1 掌骨头
第 1 掌骨体
第 1 掌骨底
大多角骨
大多角骨结节

**B. 拇指腕掌关节的关节面**

掌 – 尺侧面观。大多角骨的关节面在背掌侧方向是凸的，而在桡尺方向是凹的。第 1 掌骨相应的关节面弯曲正好与此相反的。

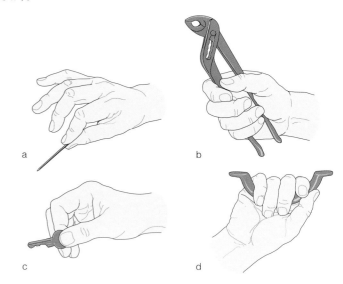

a
b
c
d

**C. 抓握的类型**

正常手的功能可简化为 4 种基本的抓握类型。

a. 捏或精确握紧。b. 用力紧握。c. 抓持钥匙。d. 握柄状态。

临床检查必须包括手的功能测试，特别注意精细运动技能和总体力量的失衡。这很重要，如评估精确握紧和抓持钥匙，拇指和示指之间的精确握紧对手的功能至关重要。这就是为什么在工人的赔偿相关问题上，失去拇指或示指对职业能力的影响被认为要比失去其他手指更严重。

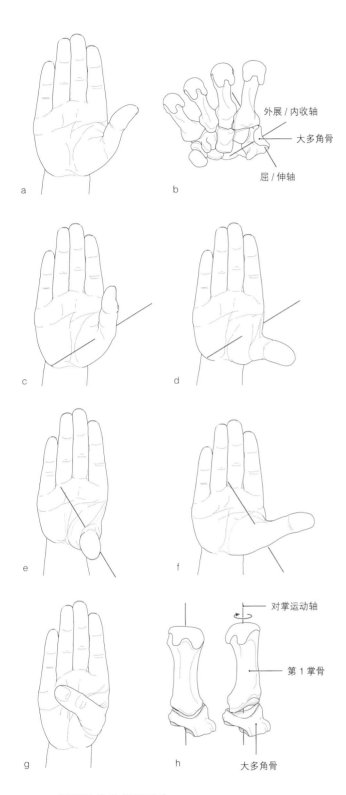

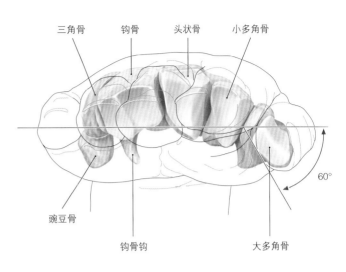

**E. 中立位（0）时拇指与其余各指的关系**

　　右手，远侧面观。由于腕骨沟的存在，手舟骨和大多角骨明显地朝向桡掌侧方向，结果使拇指的掌骨与其余各指并不处与同一直线，而是向掌侧旋转了约60°。

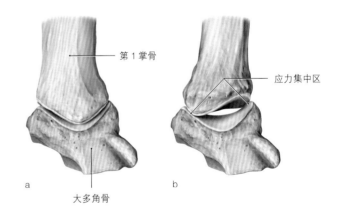

**F. 在拇指对掌运动中，由旋转引起的拇指腕掌关节不匹配**

　　a. 中间位（0）。b. 拇指对掌运动。

　　作为鞍状关节，拇指腕掌关节受到功能性应力的影响，更易发生骨关节炎（引自 Koebke）。这些潜在的有害应力是由拇指对掌运动时第1掌骨旋转所造成的。当拇指在做最大幅度的对掌运动时，第1掌骨的旋转极大地减少了拇指腕掌关节间的应力传导面积（与图 a 中的大面积对比）。局部区域内应力集中会增加第1掌骨的鞍状支和大多角骨关节面的退行性变（第1腕掌关节骨关节炎）。

**D. 拇指腕掌关节的运动**

　　右手，掌侧面观。

　　a. 中立位（0）。　　　b. 拇指腕掌关节的运动轴。

　　c. 内收。　　　　　　d. 外展。

　　e. 屈。　　　　　　　f. 伸。

　　g. 对掌。

　　h. 拇指对掌运动轴。当第1掌骨旋转时，它与大多角骨关节面的接触区大幅减少（见 F）。

## 14.29 手和手指关节的运动

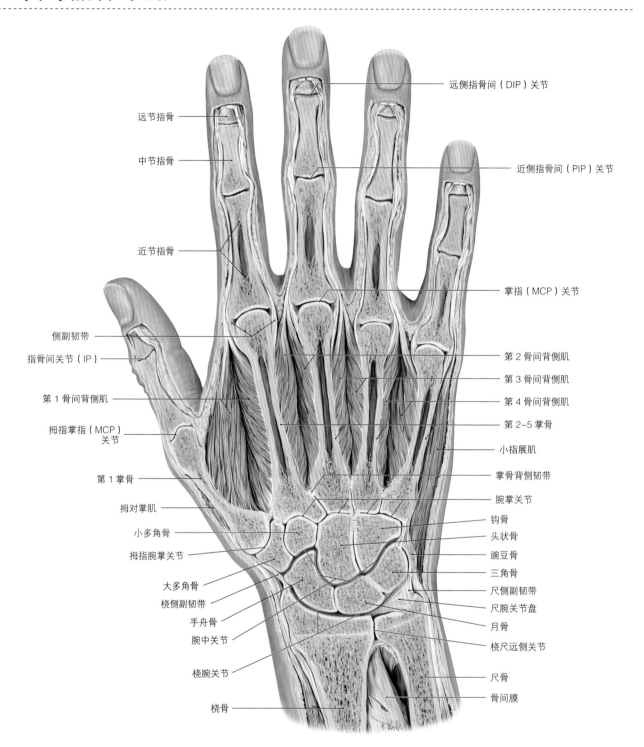

远侧指骨间（DIP）关节

远节指骨

中节指骨

近侧指骨间（PIP）关节

近节指骨

掌指（MCP）关节

侧副韧带

指骨间关节（IP）

第 2 骨间背侧肌

第 1 骨间背侧肌

第 3 骨间背侧肌

第 4 骨间背侧肌

拇指掌指（MCP）关节

第 2~5 掌骨

第 1 掌骨

小指展肌

拇对掌肌

掌骨背侧韧带

小多角骨

腕掌关节

拇指腕掌关节

钩骨

头状骨

大多角骨

豌豆骨

桡侧副韧带

三角骨

手舟骨

尺侧副韧带

腕中关节

尺腕关节盘

桡腕关节

月骨

桡尺远侧关节

桡骨

尺骨

骨间膜

### A. 右手冠状切面

后面观。手和前臂借桡腕关节和腕中关节（图中以蓝线标注）连结。形态学上，桡腕关节为椭圆关节，而腕中关节为指突状的屈戌关节（位于腕骨近侧列和远侧列之间的关节腔近似 S 形）。除拇指腕掌关节外，位于腕骨远侧列和掌骨底之间的关节（腕掌关节）为微动关节（纤维软骨连结），只允许做很小的运动。

手指关节可分为：

• 掌指关节，位于掌骨和近节指骨之间（MCP，球窝关节）。

• 近侧指骨间关节，位于近节和中节指骨之间（PIP，屈戌关节）。

• 远侧指骨间关节，位于中节和远节指骨之间（DIP，屈戌关节）。

由于拇指没有中节指骨，因此只有 2 个关节：掌指关节和指骨间关节（图根据 Kiel 大学收藏的解剖标本绘制）。

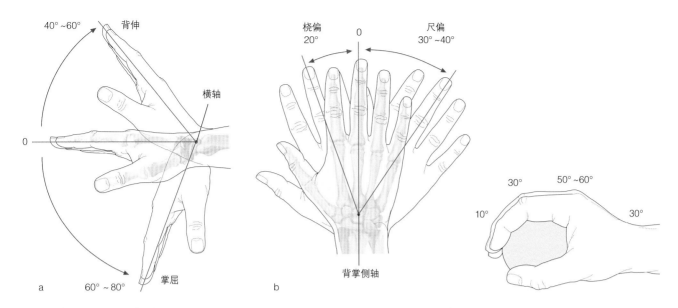

## B. 桡腕关节和腕中关节的运动

从中立位（0）开始，在横轴上可掌屈和背伸（a），而在背掌侧轴上可桡偏和尺偏（b）。横轴在腕掌关节经过月骨，而在腕中关节则经过头状骨。背掌侧轴经过头状骨。因此，掌屈和背伸可同时发生于桡腕关节和腕中关节，而桡偏和尺偏只能发生于桡腕关节。

## C. 手的功能位

对于手的术后固定，在使用石膏、夹板或其他装置时，应考虑手腕和手指的理想位置。否则，韧带缩短，手就不能再恢复到正常的休息位了。

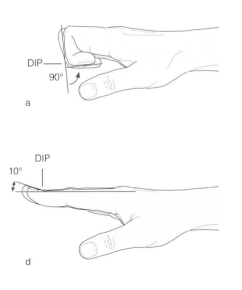
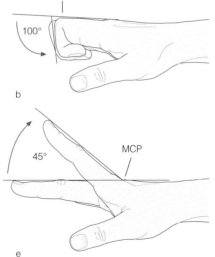
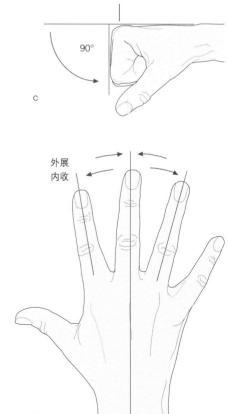

## D. 手指关节的运动范围

近侧指骨间（PIP）关节和远侧指骨间（DIP）关节都是屈戊关节，只能做 1 个自由度的运动（屈伸）。第 2~5 掌指（MCP）关节形似球窝关节，可做 3 个自由度的运动，但侧副韧带限制旋转运动，因此只能做 2 个自由度的运动：屈/伸和展/收。以下是手指的几种运动方式：

a. 屈远侧指骨间（DIP）关节。

b. 屈近侧指骨间（PIP）关节。

c. 屈掌指（MCP）关节。

d. 伸远侧指骨间（DIP）关节。

e. 伸掌指（MCP）关节。

f. 掌指（MCP）关节的展和收（沿经掌骨头的背掌侧轴分开和并拢手指）。

展/收运动与中指的关系：远离中指的运动为展，向中指靠拢的运动为收。

# 15.1 功能性肌群

### A. 在上肢肌分类的主要原则

对上肢肌进行分类有不同的标准。一个最佳的分类系统应该是合乎逻辑和清晰的。以下标准适用于肌的分类：

- 起点。
- 分布。
- 功能。
- 神经支配。

虽然上肢的功能和分布通常是相互关联的（对关节具有相同功能的肌通常位置相邻），但在肩区具有相似功能的肌（例如肩关节肌和肩带肌）位置差异很大。因此，以下分类（B）是折中考虑了分布和功能。C 中呈现的是基于神经支配的肌分类系统。

通过其神经支配的模式对肌进行分群显示出其胚胎学和系统发生起源的特征，并为由特定神经损伤引起的后果提供了临床考虑。

### B. 上肢肌的功能 - 分布分类

| 肩带肌 | |
| --- | --- |
| 头部起源的肩带肌 | |
| • 斜方肌 | • 胸锁乳突肌 |
| • 肩胛舌骨肌 | |
| 躯干和肩带的后群肌 | |
| • 大菱形肌 | • 小菱形肌 |
| • 肩胛提肌 | |
| 躯干和肩带的前群肌 | |
| • 锁骨下肌 | • 胸小肌 |
| • 前锯肌 | |

| 肩关节肌 | |
| --- | --- |
| 肩后群肌 | |
| • 冈上肌 | • 冈下肌 |
| • 小圆肌 | • 肩胛下肌 |
| • 三角肌 | • 背阔肌 |
| • 大圆肌 | |
| 肩前群肌 | |
| • 胸大肌 | • 喙肱肌 |

| 臂肌 | |
| --- | --- |
| 臂后群肌 | |
| • 肱三头肌 | • 肘肌 |
| 臂前群肌 | |
| • 肱肌 | • 肱二头肌 |

| 前臂肌 | |
| --- | --- |
| 前臂后群肌 | |
| • 浅层伸肌 | |
| – 指伸肌 | – 小指伸肌 |
| – 尺侧腕伸肌 | |
| • 深层伸肌 | |
| – 旋后肌 | – 拇长展肌 |
| – 拇短伸肌 | – 拇长伸肌 |
| – 示指伸肌 | |
| 前臂前群肌 | |
| • 浅屈肌 | |
| – 旋前圆肌 | – 指浅屈肌 |
| – 桡侧腕屈肌 | – 尺侧腕屈肌 |
| – 掌长肌 | |
| • 深屈肌 | |
| – 指深屈肌 | – 拇长屈肌 |
| – 旋前方肌 | |
| 前臂桡侧肌 | |
| • 桡侧群 | |
| – 肱桡肌 | – 桡侧腕长伸肌 |
| – 桡侧腕短伸肌 | |

| 手肌 | |
| --- | --- |
| 掌侧肌 | |
| • 第 1~4 蚓状肌 | • 第 1~4 骨间背侧肌 |
| • 第 1~3 骨间掌侧肌 | |
| 鱼际肌 | |
| • 拇短展肌 | • 拇收肌 |
| • 拇短屈肌 | • 拇对掌肌 |
| 小鱼际肌 | |
| • 小指展肌 | • 小指屈肌 |
| • 小指对掌肌 | • 掌短肌 |

## C. 以神经支配为依据的上肢肌分类

几乎所有的上肢肌都由脊髓段C5~T1发出的臂丛神经支配。斜方肌、胸锁乳突肌和肩胛舌骨肌除外；作为起点位于头部的肌，由脑神经Ⅺ（副神经）和颈丛神经（颈袢）支配。

| 神经 | 支配的肌 | |
|---|---|---|
| 副神经 | 斜方肌 | 胸锁乳突肌 |
| 颈袢 | 肩胛舌骨肌 | |
| 肩胛背神经 | 肩胛提肌<br>小菱形肌 | 大菱形肌 |
| 肩胛上神经 | 冈上肌 | 冈下肌 |
| 胸长神经 | 前锯肌 | |
| 锁骨下肌神经 | 锁骨下肌 | |
| 肩胛下神经 | 肩胛下肌（上部、下部） | 大圆肌（上部） |
| 胸背神经 | 背阔肌 | |
| 胸内、外侧神经 | 胸大肌 | 胸小肌 |
| 肌皮神经 | 喙肱肌<br>肱肌 | 肱二头肌 |
| 腋神经 | 三角肌 | 小圆肌 |
| 桡神经 | 肱三头肌<br>旋后肌<br>桡侧腕长伸肌<br>指伸肌<br>尺侧腕伸肌<br>拇短伸肌<br>拇长展肌 | 肘肌<br>肱桡肌<br>桡侧腕短伸肌<br>小指伸肌<br>拇长伸肌<br>示指伸肌 |
| 正中神经 | 旋前圆肌<br>掌长肌<br>拇长屈肌<br>指浅屈肌<br>拇对掌肌<br>第1和第2蚓状肌 | 旋前方肌<br>桡侧腕屈肌<br>指深屈肌（半）<br>拇短展肌<br>拇短屈肌（浅头） |
| 尺神经 | 尺侧腕屈肌<br>掌短肌<br>小指展肌<br>拇收肌<br>掌侧和骨间背侧肌 | 指深屈肌（半）<br>小指短屈肌<br>小指对掌肌<br>拇短屈肌（深头）<br>第3、4蚓状肌 |

## D. 支配上肢肌的臂丛运动支概述

在肢芽从躯干长出的胚胎发育过程中，臂丛的分支遵循基因决定的后伸肌和前屈肌原则。伸肌的神经（桡神经和腋神经）发自臂丛神经的3个后支，而屈肌神经（肌皮神经、尺神经、正中神经）发自臂丛神经的3个前支（见第396页，神经血管系统：局部解剖学）。

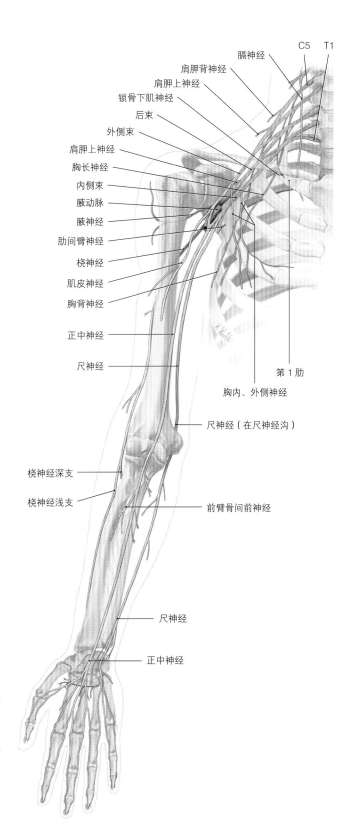

C5   T1
膈神经
肩胛背神经
肩胛上神经
锁骨下肌神经
后束
外侧束
肩胛上神经
胸长神经
内侧束
腋动脉
腋神经
肋间臂神经
桡神经
肌皮神经
胸背神经
正中神经
尺神经
第1肋
胸内、外侧神经
尺神经（在尺神经沟）
桡神经深支
桡神经浅支
前臂骨间前神经
尺神经
正中神经

## 15.2 肩带肌：斜方肌、胸锁乳突肌和肩胛舌骨肌

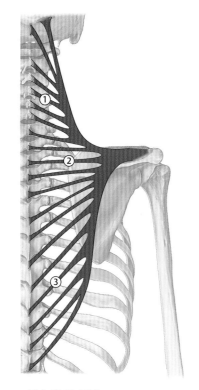

**A. 斜方肌示意图**

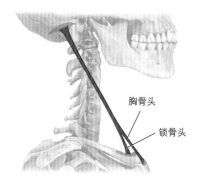

**B. 胸锁乳突肌示意图**

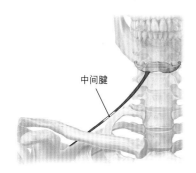

**C. 肩胛舌骨肌的示意图**

| 斜方肌 | |
|---|---|
| 起点： | ① 降部 *：<br>　• 枕骨（上项线和枕外隆凸）<br>　• 经项韧带起于所有颈椎棘突<br>② 横部：<br>　在 T1~T4 棘突水平的阔筋膜<br>③ 升部：<br>　T5~T12 的棘突 |
| 止点： | • 锁骨外侧 1/3（降部）<br>• 肩峰（横部）<br>• 肩胛冈（升部） |
| 运动： | • 降部：<br>　– 向斜上方拉肩胛骨，向下旋转关节盂（与前锯肌下部一起作用）<br>　– 拉头向同侧倾斜，并转向对侧（肩带肌固定）<br>• 横部：向内侧拉肩胛骨<br>• 升部：向内下拉肩胛骨（辅助降部的旋转动作）<br>• 整块肌：稳定肩胛骨在胸部的位置 |
| 神经支配： | 副神经（CN XI）和颈丛（C2、C4） |

| 胸锁乳突肌 | |
|---|---|
| 起点： | • 胸骨头：胸骨柄<br>• 锁骨头：锁骨内侧 1/3 |
| 止点： | 乳突和上项线 |
| 运动： | • 单侧： – 拉头向同侧倾斜<br>　　　　　 – 转头向对侧<br>• 双侧： – 头后仰<br>　　　　　 – 头固定时辅助呼吸 |
| 神经支配： | 副神经（CN XI）和颈丛（C2、C3） |

| 肩胛舌骨肌 | |
|---|---|
| 起点： | 肩胛骨上缘 |
| 止点： | 舌骨体 |
| 运动： | • 下降（固定）舌骨<br>• 向下移动喉和舌骨（用于发声和吞咽的最后阶段）<br>• 中间腱拉紧颈筋膜并保持颈内静脉开放 |
| 神经支配： | 发自颈丛的颈袢（C1~C3） |

\* 上表和相关示意图旨在给出所命名的肌及其动作的系统性概述，图旨在显示其解剖中的位置。表格中列出的所有结构并非都显示在图上，因为在这些视角下它们并不全是可见的。

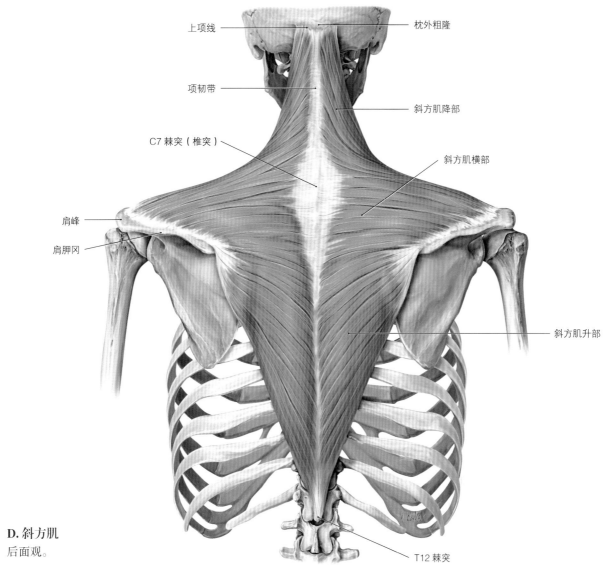

**D. 斜方肌**
后面观。

上项线
枕外粗隆
项韧带
斜方肌降部
C7 棘突（椎突）
斜方肌横部
肩峰
肩胛冈
斜方肌升部
T12 棘突

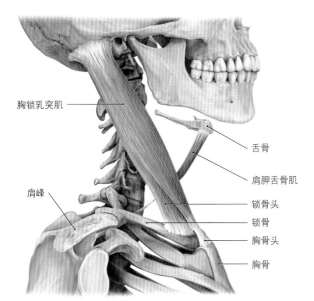

**E. 胸锁乳突肌和肩胛舌骨肌**
右侧，外侧面观。

胸锁乳突肌
舌骨
肩胛舌骨肌
锁骨头
锁骨
胸骨头
胸骨
肩峰

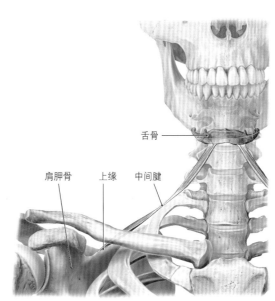

**F. 肩胛舌骨肌**
右侧，前侧面观。

舌骨
肩胛骨
上缘
中间腱

## 15.3 肩带肌：前锯肌、锁骨下肌、胸小肌、肩胛提肌、大小菱形肌

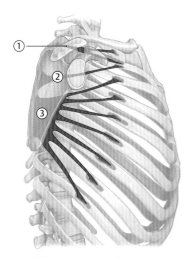

**A. 前锯肌的示意图**

| 前锯肌 | |
|---|---|
| 起点： | 第 1~9 肋 |
| 止点： | 肩胛骨：① 上部（上角和背面和肋面）<br>② 中间部（内侧缘的肋面）<br>③ 下部（下角的肋面和背面以及内侧缘的肋面） |
| 运动： | • 整块肌：向前外侧拉肩胛骨，肩带固定时上提肋（辅助呼吸）<br>• 下部：旋转肩胛骨，向前外侧拉下角（转关节盂向上），允许手臂抬高大于 90°<br>• 上部：使抬起的手臂降低（下部的拮抗肌） |
| 神经支配： | 胸长神经（C5~C7） |

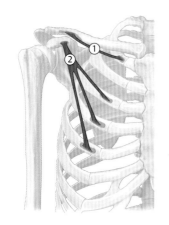

**B. 锁骨下肌和胸小肌的示意图**

| ① 锁骨下肌 | |
|---|---|
| 起点： | 第 1 肋（软骨–骨交界处） |
| 止点： | 锁骨下表面（外侧 1/3） |
| 运动： | 稳定胸锁关节中的锁骨 |
| 神经支配： | 锁骨下肌神经（C5、C6） |

| ② 胸小肌 | |
|---|---|
| 起点： | 第 3~5 肋骨 |
| 止点： | 肩胛骨的喙突 |
| 运动： | • 向下拉肩胛骨，使下角向后内侧运动（降低抬起的手臂），向下转关节盂<br>• 协助呼吸 |
| 神经支配： | 胸内侧、外侧神经（C8、T1） |

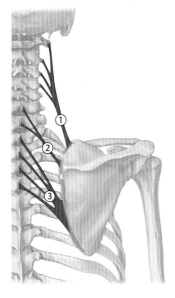

**C. 肩胛提肌和小、大菱形肌的示意图**

| ① 肩胛提肌 | |
|---|---|
| 起点： | C1~C4 椎骨的横突 |
| 止点： | 肩胛骨上角 |
| 运动： | • 向内上牵拉肩胛骨，同时向内侧移动下角［抬起的手臂回到中立位（0）］<br>• 颈部向同侧倾斜（肩胛骨固定时） |
| 神经支配： | 肩胛背神经和颈脊神经（C3、C4） |

| ② 小菱形肌 | |
|---|---|
| 起点： | C6 和 C7 椎骨棘突 |
| 止点： | 肩胛骨内侧缘（肩胛冈上方） |
| 运动： | • 稳定肩胛骨<br>• 向内上拉肩胛骨［抬起的手臂回到中立位（0）］ |
| 神经支配： | 肩胛背神经（C4、C5） |

| ③ 大菱形肌 | |
|---|---|
| 起点： | T1~T4 椎骨棘突 |
| 止点： | 肩胛骨内侧缘（肩胛冈下方） |
| 运动： | • 稳定肩胛骨<br>• 向内上拉肩胛骨［抬起的手臂回到中立位（0）］ |
| 神经支配： | 肩胛背神经（C4、C5） |

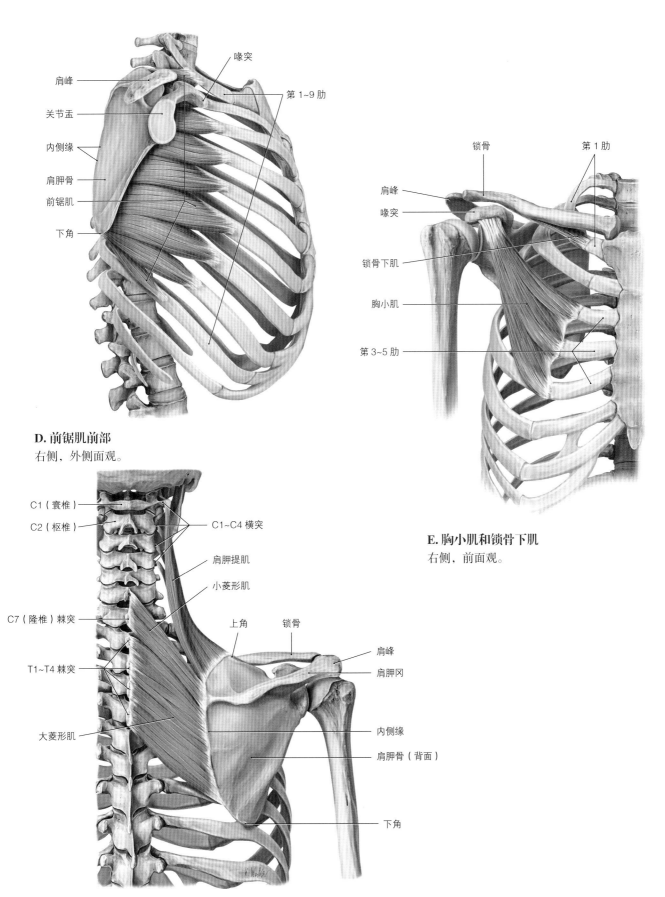

**D. 前锯肌前部**
右侧，外侧面观。

**E. 胸小肌和锁骨下肌**
右侧，前面观。

**F. 肩胛提肌、大菱形肌、小菱形肌**
右侧，后面观。

## 15.4 肩关节的后群肌：肩袖

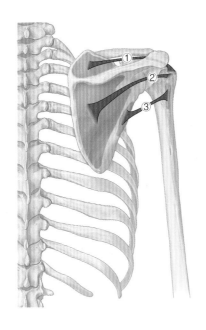

| ① 冈上肌 | |
|---|---|
| 起点： | 肩胛骨的冈上窝 |
| 止点： | 肱骨大结节 |
| 运动： | 外展 |
| 神经支配： | 肩胛上神经（C4~C6） |
| ② 冈下肌 | |
| 起点： | 肩胛骨的冈下窝 |
| 止点： | 肱骨大结节 |
| 运动： | 外旋 |
| 神经支配： | 肩胛上神经（C4~C6） |
| ③ 小圆肌 | |
| 起点： | 肩胛骨的外侧缘 |
| 止点： | 肱骨大结节 |
| 运动： | 外旋，轻微的内收 |
| 神经支配： | 腋神经（C5、C6） |

**A. 冈上肌、冈下肌和小圆肌的示意图**

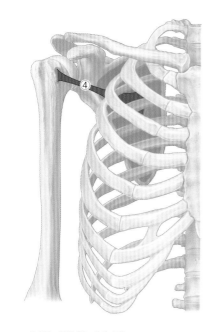

| ④ 肩胛下肌 | |
|---|---|
| 起点： | 肩胛骨的肩胛下窝 |
| 止点： | 肱骨小结节 |
| 运动： | 内旋 |
| 神经支配： | 上下肩胛下神经（C5、C6） |

**B. 肩胛下肌的示意图**

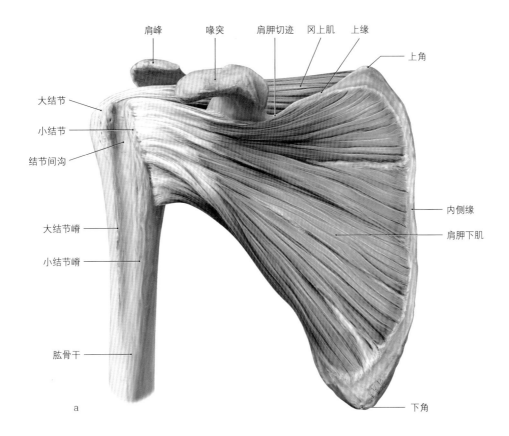

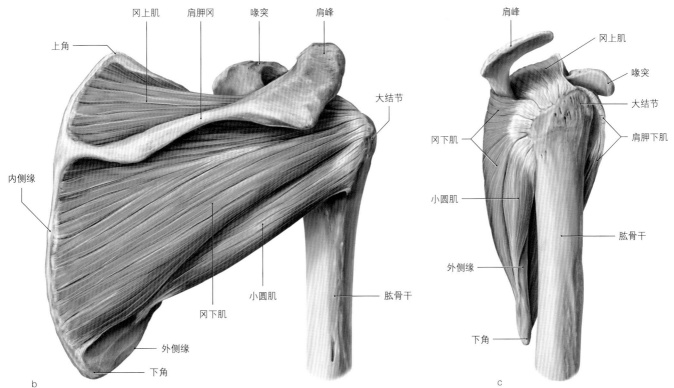

**C. 肩袖肌：冈上肌、冈下肌、小圆肌和肩胛下肌**

右肩关节。

a. 前面观。

b. 后面观。

c. 外侧面观。

## 15.5 肩关节的后群肌：三角肌

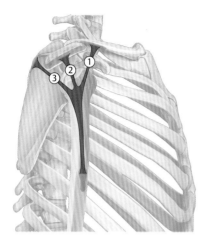

| 三角肌 | |
|---|---|
| 起点： | ① 锁骨部：锁骨外侧 1/3<br>② 肩峰部：肩峰<br>③ 肩胛冈部：肩胛冈 |
| 止点： | 肱骨三角肌粗隆 |
| 运动： | • 锁骨部：屈曲（向前移动上臂和肩）、内旋、内收<br>• 肩峰部：外展<br>• 肩胛冈部：后伸（向后移动上臂和肩）、外旋、内收<br>在外展 60° 和 90° 之间，三角肌的锁骨部和肩胛冈部协助肩峰部外展。 |
| 神经支配： | 腋神经（C5、C6） |

**A. 三角肌的示意图**

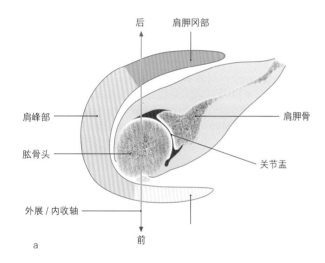

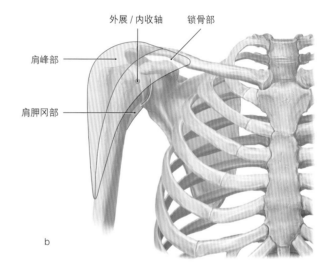

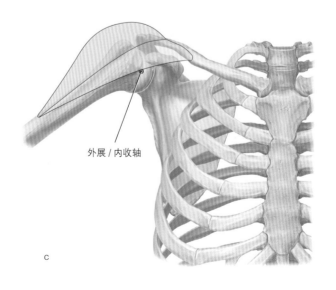

**B. 三角肌分部的各种运动**

a. 经右肩关节的横截面。

b. 右肩关节在中立位（0），前面观。

c. 外展 60° 的右肩关节，前面观。

三角肌的三个部分（锁骨、肩峰和肩胛冈）的运动取决于它们与肱骨位置的关系及其运动轴。因此，三角肌的各部可以相互拮抗也可以相互协同。在外展小于 60° 时，三角肌的锁骨部和肩胛冈部是肩峰部的拮抗肌；但超过 60° 外展时，肩峰部协助外展。从中立位（0）开始，三角肌的肩峰部外展手臂并可以稳定在任何位置。当手臂外展超过 60° 时，锁骨部和肩胛冈部越过矢状运动轴（外展/内收轴，图 c），协助肩外展。这改变了该部分肌的作用：它们在上臂外展 60° 以下为内收肌，但当上臂外展超过 60° 时成为外展肌。

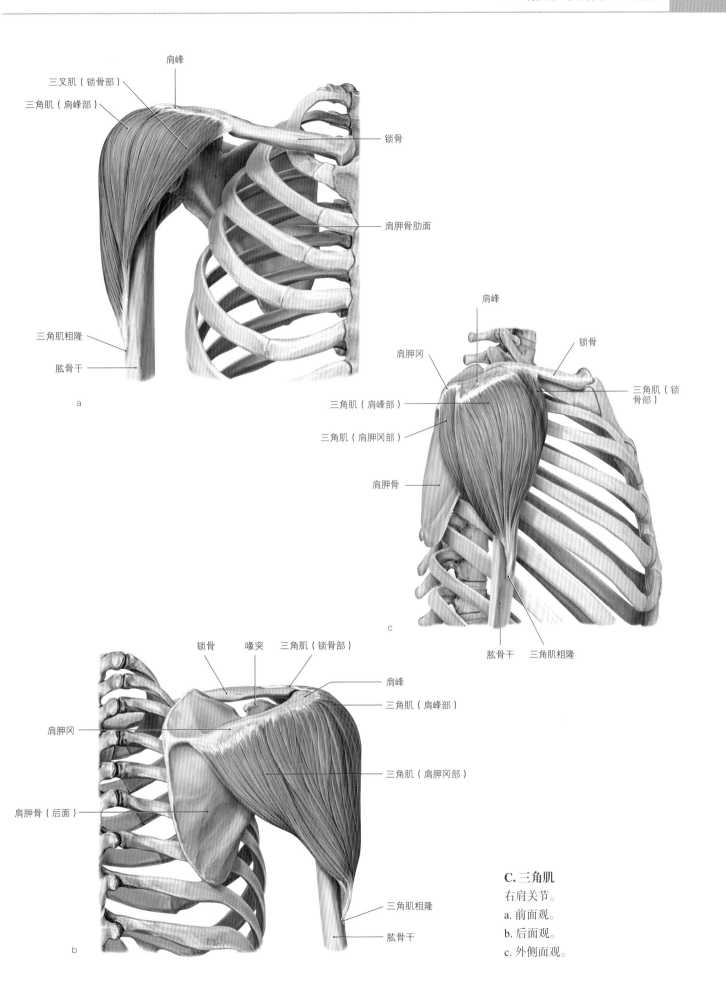

**C. 三角肌**

右肩关节。

a. 前面观。

b. 后面观。

c. 外侧面观。

## 15.6 肩关节的后部肌肉：背阔肌和大圆肌

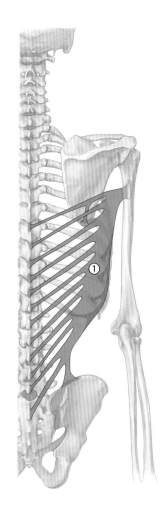
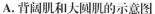

| ① 背阔肌 | |
|---|---|
| 起点： | • 椎骨部分：<br>　– T7~T12 椎骨棘突<br>　– 所有腰椎棘突和骶骨的胸腰筋膜<br>• 髂部：髂嵴的后 1/3<br>• 肋骨部分：第 9~12 肋<br>• 肩胛部分：肩胛骨下角 |
| 止点： | 肱骨的结节间沟底部 |
| 运动： | 内旋、内收、伸展（向后移动上臂）、呼吸（呼气，"咳嗽肌"） |
| 神经支配： | 胸背神经（C6~C8） |

| ② 大圆肌 | |
|---|---|
| 起点： | 肩胛骨下角 |
| 止点： | 肱骨小结节嵴 |
| 运动： | 内旋、内收、外展 |
| 神经支配： | 下肩胛下神经（C5、C6） |

**A. 背阔肌和大圆肌的示意图**

**B. 背阔肌腱止点在中立位和上举位的运动**
　　后面观。背阔肌的主要功能是外展或上举手臂。抬起上臂松开止点区的肌纤维，增加了肌的伸展性，能发挥最大的肌力。当上臂的位置固定时，背阔肌可以向上拉动身体，如攀爬的动作，或者可以使上臂抵抗阻力。这使得背阔肌成为截瘫患者的重要肌肉，例如，他们可以用这块肌将自己从轮椅上提起。

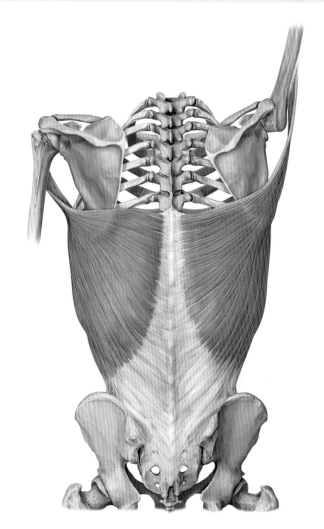

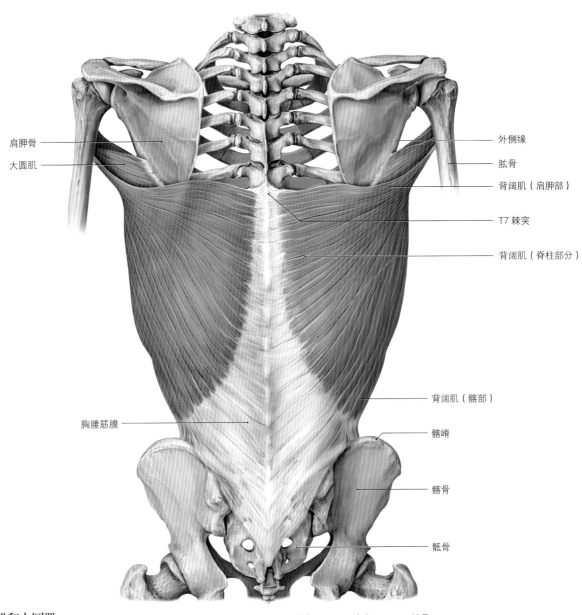

肩胛骨

大圆肌

外侧缘

肱骨

背阔肌（肩胛部）

T7 棘突

背阔肌（脊柱部分）

背阔肌（髂部）

髂嵴

髂骨

骶骨

胸腰筋膜

**C. 背阔肌和大圆肌**
后面观。

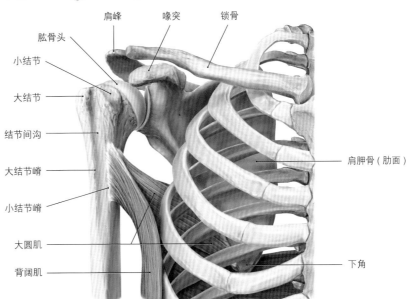

肩峰　喙突　锁骨

肱骨头

小结节

大结节

结节间沟

大结节嵴

小结节嵴

大圆肌

背阔肌

肩胛骨（肋面）

下角

**D. 背阔肌的止点在结节间沟底**
**和小结节嵴上的大圆肌**
右侧，前面观。

## 15.7 肩关节前群肌：胸大肌和喙肱肌

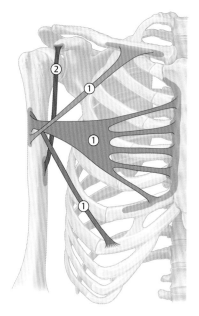

| ① 胸大肌 | |
|---|---|
| 起点： | • 锁骨部：锁骨内侧半<br>• 胸肋部：胸骨和第 2~6 肋软骨<br>• 腹部：腹直肌鞘前层 |
| 止点： | 肱骨大结节嵴 |
| 运动： | • 内收和内旋（整块肌）<br>• 屈曲（锁骨和胸骨部）<br>• 肩带固定时协助呼吸 |
| 神经支配： | 内侧和外侧胸神经（C5~T1） |
| ② 喙肱肌 | |
| 起点： | 肩胛骨的喙突 |
| 止点： | 肱骨（在小结节嵴线上） |
| 运动： | 屈曲、内收、内旋 |
| 神经支配： | 肌皮神经（C5~C7） |

**A. 胸大肌和喙肱肌的示意图**

**B. 胸大肌止点肌腱的扭转**
　　前面观。胸大肌的 3 个部分（锁骨部、胸肋部和腹部）在侧方聚集，并以马蹄形横截面的宽肌腱止于大结节嵴。肌腱纤维束本身按下列方式发生扭曲，锁骨部在肱骨上的止点低于胸肋部，而胸肋部的止点低于腹部。与背阔肌一样，胸大肌的肌纤维束随着上臂的上举而解开扭曲并舒展，增加了肌肉能发挥的肌力。

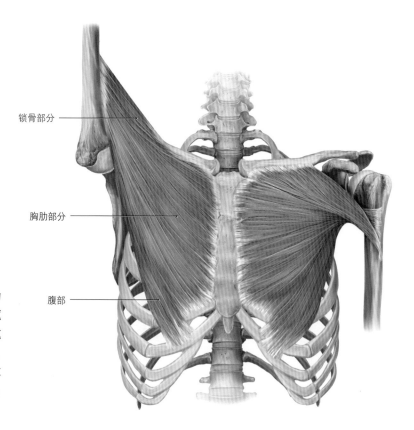

锁骨部分

胸肋部分

腹部

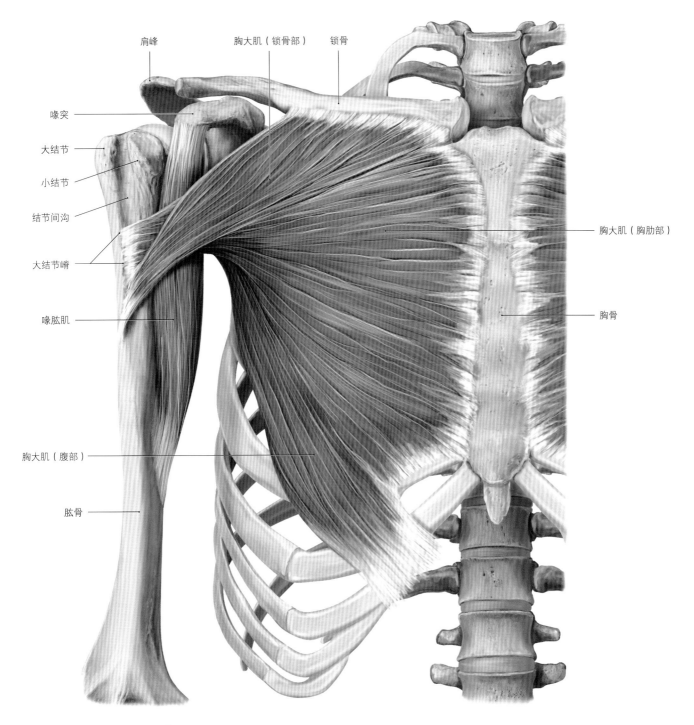

肩峰

胸大肌（锁骨部）

锁骨

喙突

大结节

小结节

结节间沟

大结节嵴

胸大肌（胸肋部）

喙肱肌

胸骨

胸大肌（腹部）

肱骨

**C. 胸大肌和喙肱肌**
右侧，前面观。

## 15.8 臂前群肌：肱二头肌和肱肌

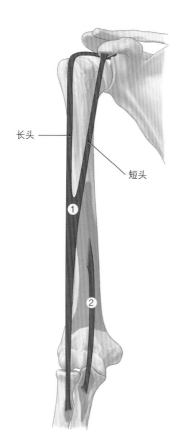

| ① 肱二头肌 | |
|---|---|
| 起点： | • 长头：肩胛骨的盂上结节<br>• 短头：肩胛骨的喙突 |
| 止点： | 通过肱二头肌腱膜止于桡骨粗隆和前臂筋膜 |
| 运动： | • 肘关节：<br>　– 屈曲、旋后（曲肘位）<br>• 肩关节：<br>　– 屈曲（肱骨前移）<br>　– 三角肌收缩时稳定肱骨头<br>　– 肱骨的内收和内旋（长头的作用） |
| 神经支配： | 肌皮神经（C5~C7） |
| ② 肱肌 | |
| 起点： | 肱骨前面的远侧半，肌间隔的内、外侧、 |
| 止点： | 尺骨粗隆 |
| 运动： | 肘关节屈曲 |
| 神经支配： | 肌皮神经（C5、C6）和桡神经（C5、C7） |

**A. 肱二头肌和肱肌的示意图**

**B. 肘屈曲位时肱二头肌的旋后动作**

a. 肘屈曲位的前臂旋前（右臂，内侧面观）。

b. 前臂旋前位时桡骨粗隆水平的横截面（近侧面观）。

c. 肘屈曲位的前臂旋后（右臂，内侧面观）。

d. 前臂旋后位时桡骨粗隆水平的横截面（近侧面观）。

当肘关节屈曲时，肱二头肌除了是个屈肌外，也起一个强大的旋后肌。因为杠杆臂在这个位置几乎垂直于旋前/旋后轴（见第282页）。这就是为什么当肘部屈曲时，旋后运动特别有效。当前臂旋前时（图a），肱二头肌止点处的肌腱包绕桡骨周围。当肌随屈曲肘关节时，肌腱像盘绕在曲柄上的绳索般打开（图b）。

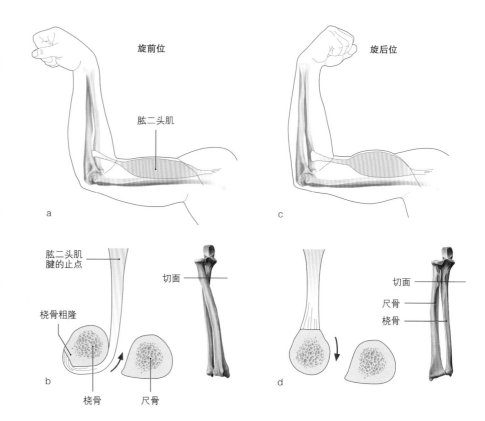

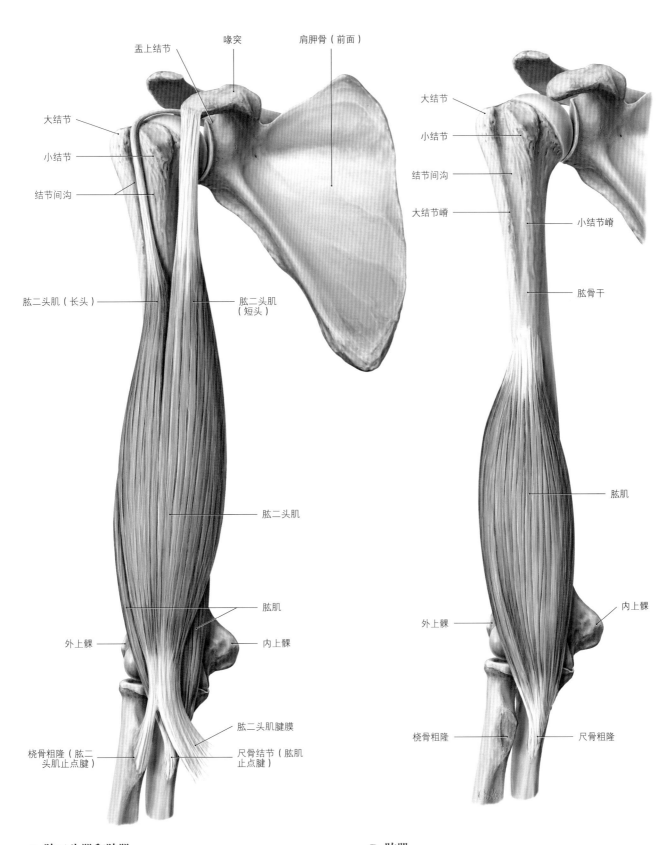

盂上结节　喙突　肩胛骨（前面）

大结节

小结节

结节间沟

肱二头肌（长头）　　　肱二头肌（短头）

肱二头肌

肱肌

外上髁　　内上髁

肱二头肌腱膜

桡骨粗隆（肱二头肌止点腱）　尺骨结节（肱肌止点腱）

大结节

小结节

结节间沟

大结节嵴　　　小结节嵴

肱骨干

肱肌

外上髁　　内上髁

桡骨粗隆　　尺骨粗隆

**C.肱二头肌和肱肌**
右臂，前（腹）面观。

**D.肱肌**
右臂，前（腹）面观。

## 15.9 臂肌后群：肱三头肌和肘肌

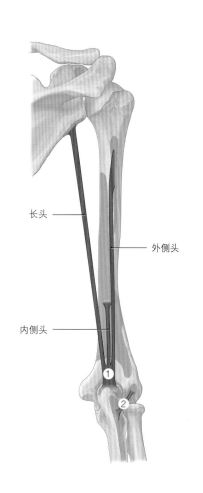

| ① 肱三头肌 | |
|---|---|
| 起点： | • 长头：肩胛骨的盂下结节<br>• 内侧头：肱骨后面、桡骨沟远侧，以及内侧肌间隔<br>• 外侧头：肱骨后面、桡骨沟近侧，以及外侧肌间隔 |
| 止点： | 尺骨鹰嘴 |
| 运动： | • 肘关节：后伸<br>• 肩关节（长头）：上臂向后运动和内收 |
| 神经支配： | 桡神经（C6~C8） |

| ② 肘肌 | |
|---|---|
| 起点： | 肱骨外上髁（部分起于关节囊面） |
| 止点： | 尺骨鹰嘴（桡侧面） |
| 运动： | 后伸肘并紧张关节囊 |
| 神经支配： | 桡神经（C6~C8） |

**A. 肱三头肌和肘肌的示意图**

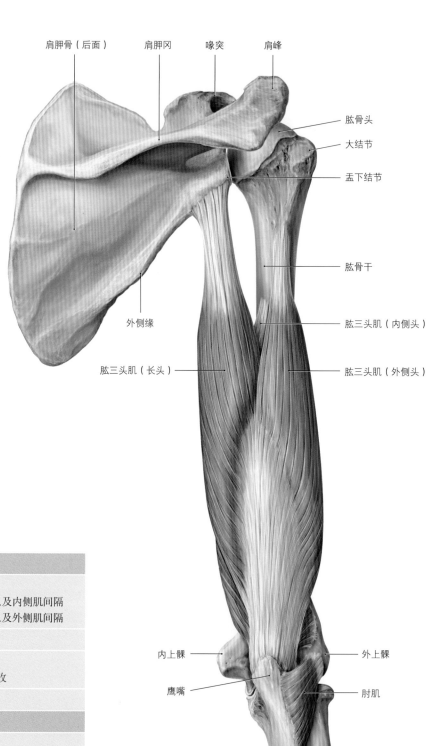

**B. 肱三头肌和肘肌**

右臂，后（背）面观。

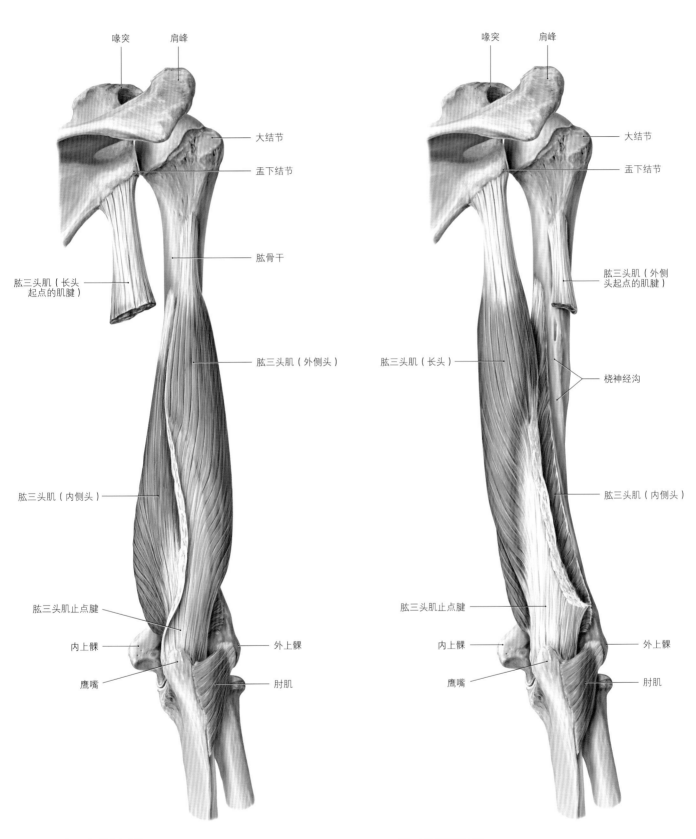

喙突　　肩峰　　　　　　　　　　　　　喙突　　肩峰

大结节

盂下结节

肱骨干

肱三头肌（长头
起点的肌腱）

肱三头肌（外侧头）

肱三头肌（内侧头）

肱三头肌止点腱

内上髁　　　　　　　　　外上髁

鹰嘴　　　　　　　　　　肘肌

大结节

盂下结节

肱三头肌（外侧
头起点的肌腱）

肱三头肌（长头）

桡神经沟

肱三头肌（内侧头）

肱三头肌止点腱

内上髁　　　　　　　　　外上髁

鹰嘴　　　　　　　　　　肘肌

**C.肱三头肌和肘肌**
右臂，后（背）面观。肱三头肌的外侧头部分切除。

**D.肱三头肌和肘肌**
右臂，后（背）面观。肱三头肌的长头部分切除。

## 15.10 前臂肌：浅层和深层屈肌

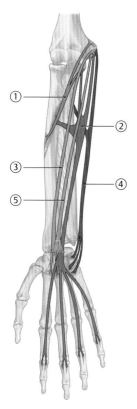

**A. 浅屈肌的示意图**

| ① 旋前圆肌 | | | |
|---|---|---|---|
| 起点： | •肱骨头：肱骨内上髁 | | •尺骨头：尺骨的冠突 |
| 止点： | 桡骨的外侧面（旋后肌止点远侧） | | |
| 运动： | •肘关节：轻微屈曲 | | •前臂关节：内旋 |
| 神经支配： | 正中神经（C6、C7） | | |

| ② 指浅屈肌 | | | |
|---|---|---|---|
| 起点： | •肱尺头：肱骨内上髁和尺骨冠突 | | •桡骨头：桡骨粗隆远侧的桡骨前缘 |
| 止点： | 第 2~5 指的中节指骨的两侧 | | |
| 运动： | 腕关节和第 2~5 指的 MCP 和 PIP 关节：屈曲 | | |
| 神经支配： | 正中神经（C8、T1） | | |

| ③桡侧腕屈肌 | |
|---|---|
| 起点： | 肱骨内上髁 |
| 止点： | 第 2 掌骨的底部（有时是第 3 掌骨） |
| 运动： | 腕关节：手的屈曲和外展（桡偏） |
| 神经支配： | 正中神经（C6、C7） |

| ④ 尺侧腕屈肌 | | |
|---|---|---|
| 起点： | •肱骨头：内上髁 | •尺骨头：鹰嘴 |
| 止点： | 豌豆骨、钩骨钩、第 5 掌骨的基底部 | |
| 运动： | 腕关节：手的屈曲和内收（尺偏） | |
| 神经支配： | 尺神经（C8、T1） | |

| ⑤ 掌长肌 | |
|---|---|
| 起点： | 肱骨内上髁 |
| 止点： | 掌腱膜 |
| 运动： | 腕关节：抓取物体时屈曲紧张掌腱膜 |
| 神经支配： | 正中神经（C7、C8） |

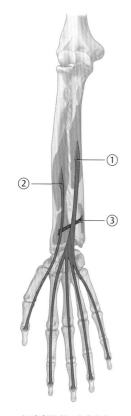

**B. 深屈肌的示意图**

| ① 指深屈肌 | |
|---|---|
| 起点： | 尺骨前面近侧 2/3 及邻近骨间膜 |
| 止点： | 第 2~5 指远节指骨的掌面 |
| 运动： | 腕关节和第 2~5 指的 MCP、PIP 和 DIP 关节：屈曲 |
| 神经支配： | •正中神经（桡侧半，第 2 和第 3 指）、C8、T1<br>•尺神经（尺侧半，第 4 和第 5 指）、C8、T1 |

| ② 拇长屈肌 | |
|---|---|
| 起点： | 桡骨中段前面和相邻的骨间膜 |
| 止点： | 拇指远节指骨的掌侧面 |
| 运动： | •腕关节：手的屈曲和桡侧外展<br>•拇指腕掌关节：对掌<br>•拇指的 MCP 和 IP 关节：屈曲 |
| 神经支配： | 正中神经（C8、T1） |

| ③ 旋前方肌 | |
|---|---|
| 起点： | 尺骨前面远侧 1/4 |
| 止点： | 桡骨前面远侧 1/4 |
| 运动： | 手旋后，稳定尺桡远侧关节 |
| 神经支配： | 正中神经（C8、T1） |

DIP，远侧指间：IP，指间；MCP，掌指；PIP，近侧指间

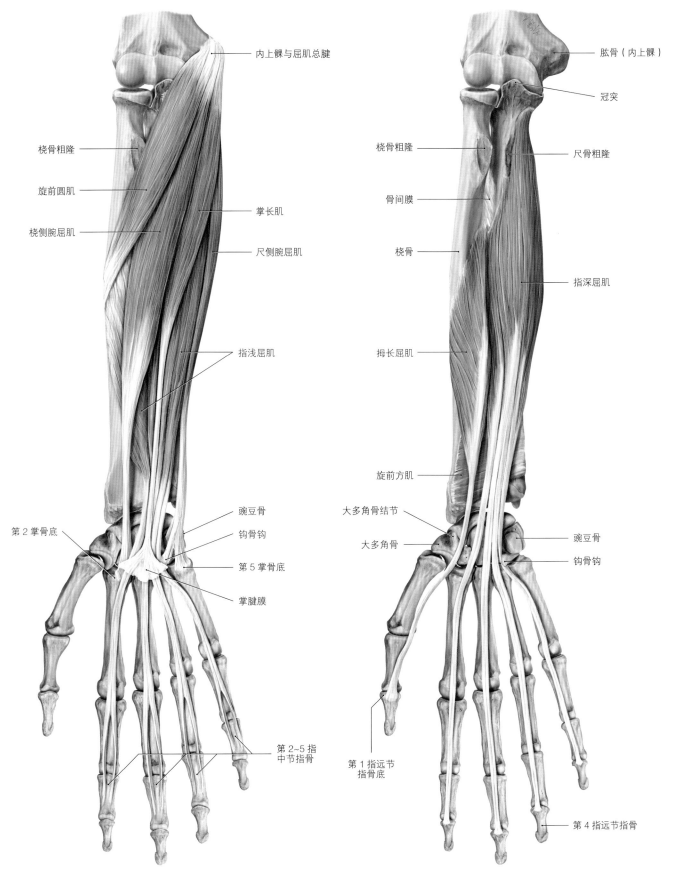

内上髁与屈肌总腱

桡骨粗隆

旋前圆肌

桡侧腕屈肌

掌长肌

尺侧腕屈肌

指浅屈肌

第2掌骨底

豌豆骨

钩骨钩

第5掌骨底

掌腱膜

第2~5指
中节指骨

肱骨（内上髁）

冠突

桡骨粗隆

尺骨粗隆

骨间膜

桡骨

指深屈肌

拇长屈肌

旋前方肌

大多角骨结节

大多角骨

豌豆骨

钩骨钩

第1指远节
指骨底

第4指远节指骨

**C. 浅屈肌（旋前圆肌、指浅屈肌、桡侧腕屈肌、尺侧腕屈肌和掌长肌）**
右前臂，前面观。

**D. 深屈肌（指深屈肌、拇长屈肌和旋前方肌）**
右前臂，前面观。

## 15.11 前臂肌：桡侧肌

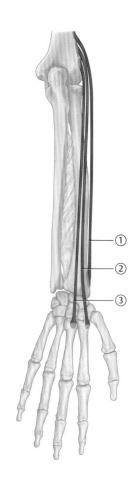

| ① 肱桡肌 | |
|---|---|
| 起点： | 肱骨远端的外侧面、外侧肌间隔 |
| 止点： | 桡骨的茎突 |
| 运动： | •肘关节：屈曲 |
| | •前臂关节：半旋前 |
| 神经支配： | 桡神经（C5、C6） |
| ② 桡侧腕长伸肌 | |
| 起点： | 肱骨远端外侧面（肱骨外上髁嵴）、外侧肌间隔 |
| 止点： | 第 2 掌骨底背侧 |
| 运动： | 腕关节：背伸（辅助握拳）、手的外展（桡偏） |
| 神经支配： | 桡神经（C6、C7） |
| ③ 桡侧腕短伸肌 | |
| 起点： | 肱骨外上髁 |
| 止点： | 第 3 掌骨底背侧 |
| 运动： | 腕关节：背伸（辅助握拳）、手的外展（桡偏） |
| 神经支配： | 桡神经（C7、C8） |

A. 桡侧肌示意图

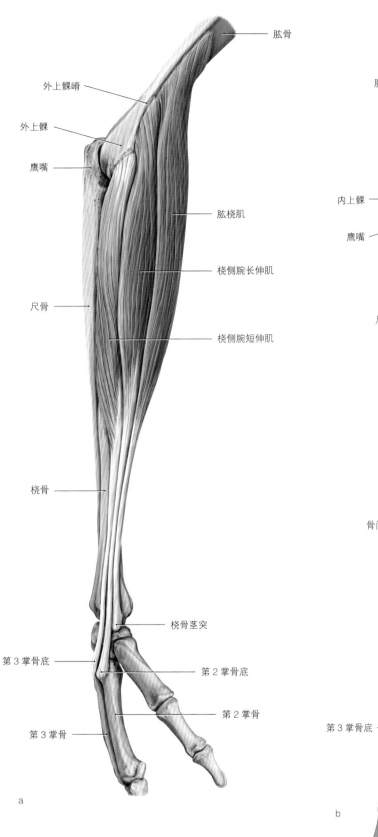
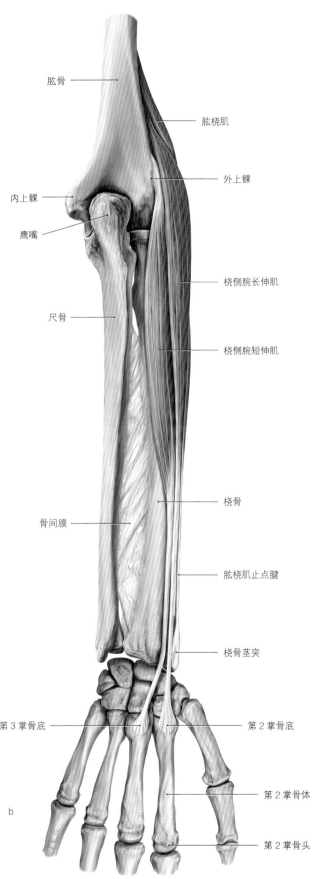

肱骨

外上髁嵴

外上髁

鹰嘴

肱桡肌

桡侧腕长伸肌

桡侧腕短伸肌

尺骨

桡骨

桡骨茎突

第 3 掌骨底

第 2 掌骨底

第 2 掌骨

第 3 掌骨

a

肱骨

内上髁

鹰嘴

肱桡肌

外上髁

桡侧腕长伸肌

桡侧腕短伸肌

尺骨

桡骨

骨间膜

肱桡肌止点腱

桡骨茎突

第 3 掌骨底

第 2 掌骨底

第 2 掌骨体

第 2 掌骨头

b

**B. 桡侧肌（肱桡肌、桡侧腕长伸肌和桡侧腕短伸肌）**
右前臂。
a. 外（桡）侧面观。
b. 后（背）面观。

## 15.12 前臂后群肌：浅层和深层伸肌

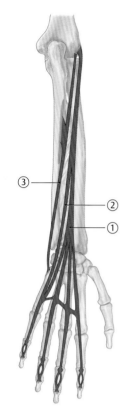

**A. 浅层伸肌的示意图**

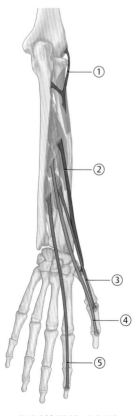

**B. 深层伸肌的示意图**

| ① 指伸肌 | |
|---|---|
| 起点： | 伸肌总腱（肱骨外上髁） |
| 止点： | 第 2~5 指的指被腱膜 |
| 运动： | • 腕关节：伸 |
| | • 第 2~5 指的 MCP、PIP 和 DIP 关节：手指的伸和外展 |
| 神经支配： | 桡神经（C7、C8） |
| **② 小指伸肌** | |
| 起点： | 伸肌总腱（肱骨外上髁） |
| 止点： | 第 5 指的指背腱膜 |
| 运动： | • 腕关节：伸、内收（尺偏） |
| | • 第 5 指 MCP、PIP 和 DIP 关节：第 5 指的伸和外展 |
| 神经支配： | 桡神经（C7、C8） |
| **③ 尺侧腕伸肌** | |
| 起点： | 伸肌总腱（肱骨外上髁）、尺骨头（尺骨背面） |
| 止点： | 第 5 掌骨底 |
| 运动： | 腕关节：伸、手的内收（尺偏） |
| 神经支配： | 桡神经（C7、C8） |

| ① 旋后肌 | |
|---|---|
| 起点： | 尺骨鹰嘴、肱骨外上髁、桡侧副韧带、桡骨环状韧带 |
| 止点： | 桡骨（桡骨粗隆与旋前圆肌的止点之间） |
| 运动： | • 桡尺关节：旋后 |
| 神经支配： | 桡神经（C7、C8） |
| **② 拇长展肌** | |
| 起点： | 桡骨和尺骨的背面及骨间膜 |
| 止点： | 第 1 掌骨底 |
| 运动： | • 腕关节：手的外展（桡偏） |
| | • 拇指腕掌关节：外展 |
| 神经支配： | 桡神经（C7、C8） |
| **③ 拇短伸肌** | |
| 起点： | 桡骨后面和骨间膜（拇长展肌远端） |
| 止点： | 拇指近节指骨底 |
| 运动： | • 腕关节：手的外展（桡偏） |
| | • 拇指的腕掌和 MCP 关节：伸 |
| 神经支配： | 桡神经（C7、C8） |
| **④ 拇长伸肌** | |
| 起点： | 尺骨的后面和骨间膜 |
| 止点： | 拇指远节指骨底 |
| 运动： | • 腕关节：伸和手外展（桡偏） |
| | • 拇指腕掌关节：内收 |
| | • 拇指的 MCP 和 IP 关节：伸 |
| 神经支配： | 桡神经（C7、C8） |
| **⑤ 示指伸肌** | |
| 起点： | 尺骨后面和骨间膜 |
| 止点： | 第 2 指的指背腱膜 |
| 运动： | • 腕关节：伸 |
| | • 第 2 指的 MCP、PIP 和 DIP 关节：伸 |
| 神经支配： | 桡神经（C7、C8） |

DIP，远侧指间；IP，指间；MCP，掌指；PIP，近侧指间

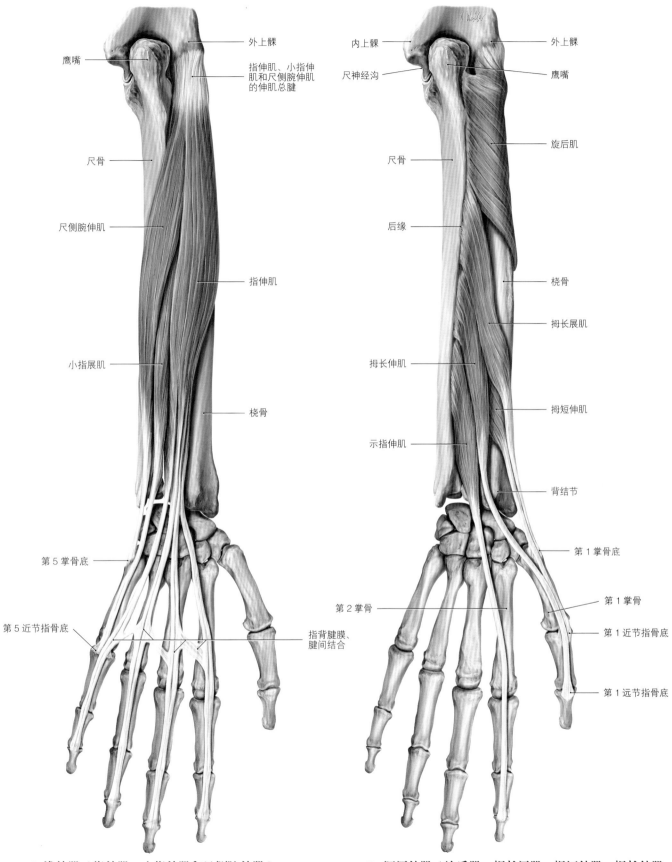

**C. 浅伸肌（指伸肌、小指伸肌和尺侧腕伸肌）**
右前臂，后（背）面观。

**D. 深层伸肌（旋后肌、拇长展肌、拇短伸肌、拇长伸肌和示指伸肌）**
右前臂，后（背）面观。

## 15.13 手固有肌：鱼际肌和小鱼际肌

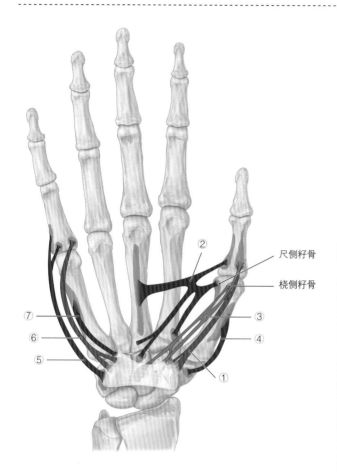

尺侧籽骨

桡侧籽骨

**A. 鱼际（①～④）和小鱼际（⑤～⑦）肌的示意图**

| ① 拇短展肌 | |
|---|---|
| 起点： | 舟骨和大多角骨、屈肌支持带 |
| 止点： | 拇指近节指骨底（经桡侧籽骨） |
| 运动： | 拇指外展 |
| 神经支配： | 正中神经（C8、T1） |

| ② 拇收肌 | |
|---|---|
| 起点： | • 横头：第 3 掌骨的掌侧面<br>• 斜头：头状骨、第 2 和第 3 掌骨底 |
| 止点： | 拇指近节指骨底（经尺侧籽骨） |
| 运动： | • 拇指的 CMC 关节：对掌<br>• 拇指的 MCP 关节：屈曲 |
| 神经支配： | 尺神经（C8、T1） |

| ③ 拇短屈肌 | |
|---|---|
| 起点： | • 浅头：屈肌支持带<br>• 深头：头状骨、大多角骨 |
| 止点： | 拇指近节指骨底（经桡侧籽骨） |
| 运动： | • 拇指的 CMC 关节：屈曲、对掌<br>• 拇指的 MCP 关节：屈曲 |
| 神经支配： | • 浅头：正中神经（C8、T1）<br>• 深头：尺神经（C8、T1） |

| ④ 拇对掌肌 | |
|---|---|
| 起点： | 大多角骨 |
| 止点： | 第 1 掌骨的桡侧缘 |
| 运动： | 拇指 CMC 关节：对掌 |
| 神经支配： | 正中神经（C8、T1） |

| ⑤ 小指展肌 | |
|---|---|
| 起点： | 豌豆骨 |
| 止点： | 第 5 指的指背腱膜和近节指骨底尺侧 |
| 运动： | • 小指的 MCP 关节：小指的屈曲和外展<br>• 小指的 PIP 和 DIP 关节：伸 |
| 神经支配： | 尺神经（C8、T1） |

| ⑥ 小指短屈肌 | |
|---|---|
| 起点： | 钩骨钩、屈肌支持带 |
| 止点： | 第 5 指的近节指骨底 |
| 动作： | 小指的 MCP 关节：屈曲 |
| 神经支配： | 尺神经（C8、T1） |

| ⑦ 小指对掌肌 | |
|---|---|
| 起点： | 钩骨钩和屈肌支持带 |
| 止点： | 第 5 掌骨的尺侧缘 |
| 运动： | 向掌侧拉掌骨（对掌） |
| 神经支配： | 尺神经（C8、T1） |

| 掌短肌（未显示，另见第 345 页和 350 页） | |
|---|---|
| 起点： | 掌腱膜的尺侧缘 |
| 止点： | 小鱼际隆起的皮肤 |
| 运动： | 紧张掌腱膜（保护功能） |
| 神经支配： | 尺神经（C8、T1） |

CMC，腕掌；DIP，远侧指间；MCP，掌指间；PIP，近侧指间

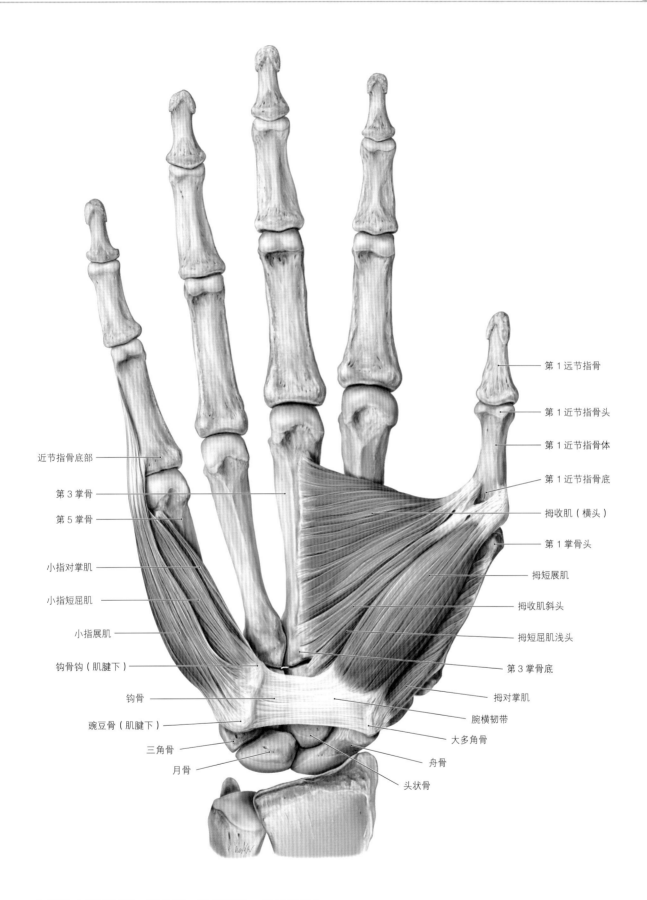

第 1 远节指骨

第 1 近节指骨头

第 1 近节指骨体

第 1 近节指骨底

拇收肌（横头）

第 1 掌骨头

拇短展肌

拇收肌斜头

拇短屈肌浅头

第 3 掌骨底

拇对掌肌

腕横韧带

大多角骨

舟骨

头状骨

近节指骨底部

第 3 掌骨

第 5 掌骨

小指对掌肌

小指短屈肌

小指展肌

钩骨钩（肌腱下）

钩骨

豌豆骨（肌腱下）

三角骨

月骨

**B. 鱼际肌（拇短展肌、拇收肌、拇短屈肌、拇对掌肌）
和小鱼际肌（小指展肌、小指短屈肌和小指对掌肌）**

右手，前（掌）面观。

## 15.14 手固有肌：蚓状肌和骨间肌（掌骨肌）

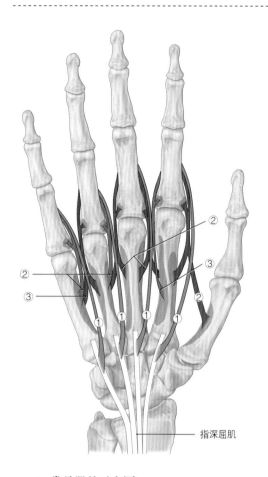

指深屈肌

**A. 掌骨肌的示意图**

| ① 第 1~4 蚓状肌 | |
|---|---|
| 起点： | 屈指肌腱的桡侧 |
| 止点： | 深部（不同）<br>• 第 1 蚓状肌：第 2 指（示指）的指背腱膜<br>• 第 2 蚓状肌：第 3 指（中指）的指背腱膜<br>• 第 3 蚓状肌：第 4 指（环指）的指背腱膜<br>• 第 4 蚓状肌：第 5 指（小指）的指背腱膜 |
| 运动： | • 第 2~5 指的 MCP 关节：屈曲<br>• 第 2~5 指的 PIP 和 DIP 关节：伸 |
| 神经支配： | • 正中神经［C8、T1（第 1 和第 2 蚓状肌）］<br>• 尺神经［C8、T1（第 3 和第 4 蚓状肌）］ |

| ② 第 1~4 骨间背侧肌 | |
|---|---|
| 起点： | 以 2 个头起于第 1~5 掌骨的相邻侧 |
| 止点： | • 第 2~4 指的指背腱膜。近节指骨底<br>• 第 1 骨间肌：第 2 近节指骨的桡侧（示指）<br>• 第 2 骨间肌：第 3 近节指骨的桡侧（中指）<br>• 第 3 骨间肌：第 3 近节指骨的尺侧（中指）<br>• 第 4 骨间肌：第 4 近节指骨的尺侧（环指） |
| 运动： | • 第 2~4 指的 MCP 关节：屈曲<br>• 第 2~4 指的 PIP 和 DIP 关节：手指的伸和外展（示指和环指离开中指） |
| 神经支配： | 尺神经（C8、T1） |

| ③ 第 1~3 骨间掌侧肌 | |
|---|---|
| 起点： | • 第 1 骨间肌：第 2 掌骨的尺侧（示指）<br>• 第 2 骨间肌：第 4 掌骨（环指）的桡侧<br>• 第 3 骨间肌：第 5 掌骨的桡侧（小指） |
| 止点： | 相关手指的指背腱膜和近节指骨底 |
| 运动： | • 第 2、第 4 和第 5 指的 MCP 关节：屈曲<br>• 第 2、第 4 和第 5 指的 PIP 和 DIP 关节：手指的伸和内收（第 2、第 4 和第 5 指向中指内收） |
| 神经支配： | 尺神经（C8、T1） |

DIP，远侧指间；MCP，掌指间；PIP，近侧指间

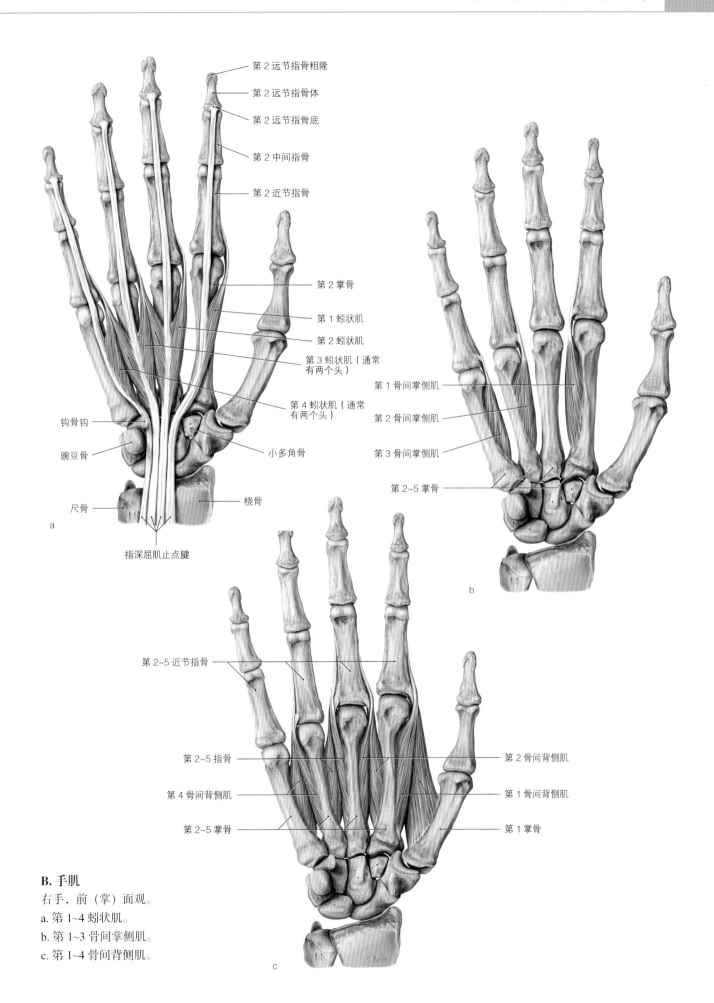

第2远节指骨粗隆
第2远节指骨体
第2远节指骨底
第2中间指骨
第2近节指骨

第2掌骨
第1蚓状肌
第2蚓状肌
第3蚓状肌（通常有两个头）
第4蚓状肌（通常有两个头）

钩骨钩
豌豆骨
小多角骨
尺骨
桡骨

指深屈肌止点腱

a

第1骨间掌侧肌
第2骨间掌侧肌
第3骨间掌侧肌
第2~5掌骨

b

第2~5近节指骨
第2~5指骨
第2骨间背侧肌
第4骨间背侧肌
第1骨间背侧肌
第2~5掌骨
第1掌骨

c

**B. 手肌**

右手，前（掌）面观。

a. 第1~4蚓状肌。

b. 第1~3骨间掌侧肌。

c. 第1~4骨间背侧肌。

## 15.15 肌功能概述：肩（盂肱）关节

### A. 肩（盂肱）关节的运动 *

| 运动类型 | 运动范围 | 肌 | 神经支配 | 相应神经节段 |
|---|---|---|---|---|
| 屈曲 | 90°（>90° = 上举） | • 三角肌（锁骨部）<br>• 肱二头肌<br>• 胸大肌（锁骨部和胸骨部）<br>• 喙肱肌 | • 腋神经<br>• 肌皮神经<br>• 胸内、外侧神经<br><br>• 肌皮神经 | • C5、C6<br>• C5~C7<br>• C5~T1<br><br>• C5~C7 |
| 伸 | 40° | • 背阔肌<br>• 大圆肌<br>• 肱三头肌（长头）<br>• 三角肌（肩胛冈部） | • 胸背神经<br>• 下肩胛下神经<br>• 桡神经<br>• 腋神经 | • C6~C8<br>• C5、C6<br>• C6~C8<br>• C5、C6 |
| 展 | 90°（>90° = 上举） | • 三角肌（肩峰部），大于60°时为全部肌<br>• 冈上肌<br>• 肱二头肌（长头） | • 腋神经<br><br><br>• 肩胛上神经<br>• 肌皮神经 | • C5、C6<br><br><br>• C5、C6<br>• C5~C7 |
| 内收 | 20°~40° | • 胸大肌<br>• 背阔肌<br>• 肱三头肌（长头）<br>• 大圆肌<br>• 三角肌（锁骨部和肩胛冈部）<br>• 喙肱肌 | • 胸内、外侧神经<br>• 胸背神经<br>• 桡神经<br>• 下肩胛下神经<br>• 腋神经<br><br>• 肌皮神经 | • C5~T1<br>• C6~C8<br>• C6~C8<br>• C5、C6<br>• C5、C6<br><br>• C6、C7 |
| 内旋 | 50°~95° | • 肩胛下肌<br>• 胸大肌<br>• 肱二头肌（长头）<br>• 三角肌（锁骨部）<br>• 大圆肌<br>• 背阔肌 | • 上、下肩胛下神经<br>• 胸内、外侧神经<br>• 肌皮神经<br>• 腋神经<br>• 下肩胛下神经<br>• 胸背神经 | • C5、C6<br>• C5~T1<br>• C5~C7<br>• C5、C6<br>• C5、C6<br>• C6~C8 |
| 外旋 | 60°~90°（取决于屈曲程度） | • 冈下肌<br>• 小圆肌<br>• 三角肌（肩胛冈部） | • 肩胛上神经<br>• 腋神经<br>• 腋神经 | • C4~C6<br>• C5、C6<br>• C5、C6 |

\* 功能上的起点取决于关节内部的运动。所有参与运动的肌是按照其肌力排序的。然而，请记住，尽管个别肌肉可能参与特定的运动，但其功能性意义可以忽略不计。为了描述一个关节的多种运动类型，每个关节（相应的自由度）被赋予沿着定义轴的清晰的基本运动。
单个关节的运动范围取决于这些基本运动的组合情况。

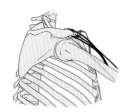

a. 屈曲

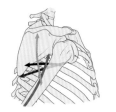

b. 后伸

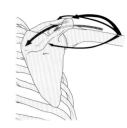

c. 外展

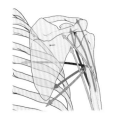

d. 内收

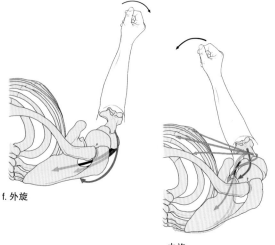

f. 外旋

e. 内旋

**B. 肩关节的运动**

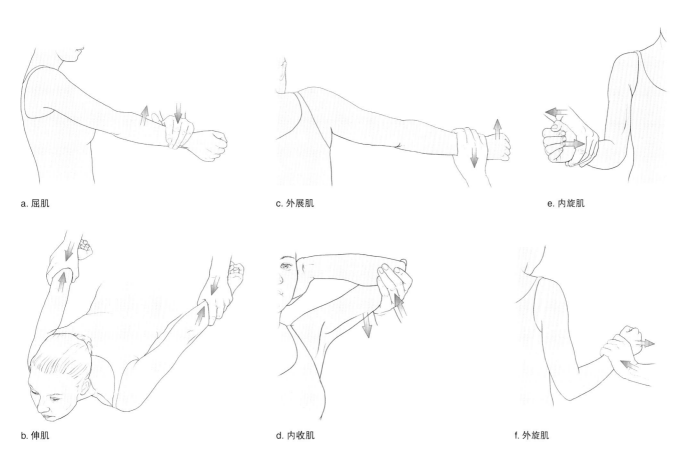

a. 屈肌　　　　　　　　　c. 外展肌　　　　　　　　　e. 内旋肌

b. 伸肌　　　　　　　　　d. 内收肌　　　　　　　　　f. 外旋肌

## C. 肩关节功能肌的检查

为了检查肌力，要求患者主动用肌群对抗检查者的阻力。
由肌收缩产生的力用 0~5 的等级进行测量。

## D. 肩关节肌缩短或无力的临床症状

| 肌肉 | 肌肉缩短的症状 | 肌无力的症状 |
|---|---|---|
| 屈肌 | 肩关节外展常见 | 为代偿肌无力，肩峰上提，上半身由于腰椎前凸增加而后移。仅有三角肌无力的情况下，肩部轮廓平坦且肩峰突出 |
| 伸肌 | 上举和外旋运动明显受损 | 在肩上放置重的负荷时，伸肌无力会更明显，例如用双臂向上支撑自己 |
| 外展肌 | 由于肌缩短（主要是冈上肌和肱二头肌）导致运动受损，特别是肩关节的外展、内收和外旋 | 上臂不能抵抗重力而保持外展。肩部轮廓变平伴典型肩峰下凹陷，常见肩关节半脱位伴上臂下垂 |
| 内收肌 | 肩关节外展且增加胸椎后凸伴代偿性颈椎前凸，高于头部的上臂屈曲和外展运动明显受损 | 继发对侧腹肌的功能紊乱，主要是患肢的击打和劈砍运动障碍。难以在腰部水平握住大的或重的物体 |
| 内旋肌 | 上臂上举过头伴外旋时运动明显障碍 | 单独的内旋肌无力少见，通常由屈肌来代偿（大部分的日常琐事通过屈曲和内旋完成） |
| 外旋肌 | 外旋肌缩短少见（多继发于长时间固定），并导致内旋受损 | 上举时肱骨头下滑受限，导致外展肌（如冈上肌）代偿激活，向上提肩并增加躯干侧弯 |

## 15.16 肌功能概述：肘关节

### A. 肘关节的运动

| 运动的类型 | 移动的程度 | 肌肉 | 神经支配 | 神经节段 |
|---|---|---|---|---|
| 屈曲 | 130°~150° | • 肱二头肌<br>• 肱肌<br>• 肱桡肌<br>• 旋前圆肌 | • 肌皮神经<br>• 肌皮神经<br>• 桡神经<br>• 正中神经 | • C5~C7<br>• C5、C6<br>• C5、C6<br>• C6、C7 |
| 后伸 | 10° | • 肱三头肌<br>• 肘肌 | • 桡神经<br>• 桡神经 | • C6~C8<br>• C6~C8 |
| 旋后 * | 90° | • 肱二头肌<br>• 旋后肌<br>• 肱桡肌（旋前） | • 肌皮神经<br>• 桡神经<br>• 桡神经 | • C5~C7<br>• C7、C8<br>• C5、C6 |
| 旋前 * | 90° | • 旋前方肌<br>• 旋前圆肌<br>• 肱桡肌（旋后） | • 正中神经<br>• 正中神经<br>• 桡神经 | • C8、T1<br>• C6、C7<br>• C5、C6 |

* 除了肘关节，桡尺远侧关节也参与前臂转动。

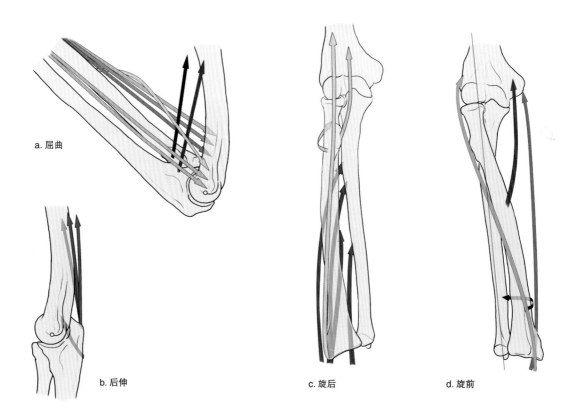

a. 屈曲

b. 后伸　　　　c. 旋后　　　　d. 旋前

### B. 肘关节的运动

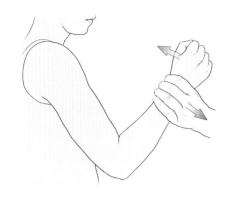

a. 屈肌

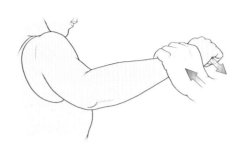

b. 伸肌

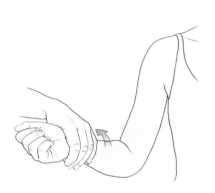

c. 旋后肌（肘关节屈曲）

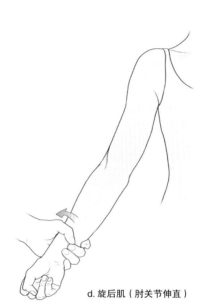

d. 旋后肌（肘关节伸直）

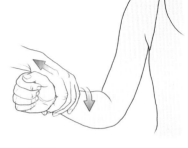

e. 旋前肌

**C.肘关节功能肌检查**

**D. 肘关节肌缩短和无力的临床症状**

| 肌肉 | 肌肉缩短的症状 | 肌无力的症状 |
|---|---|---|
| 屈肌 | 肘关节屈曲挛缩主要涉及肱二头肌，导致明显功能损害，需要从旋后转为旋前 | 肌无力，例如肱二头肌，导致旋前优势；因此，例如吃饭（将勺移到嘴边）会明显困难 |
| 伸肌 | 肘关节后伸挛缩导致显著的日常生活功能障碍 | 不能抛出物体。受影响的患者不能使用行走装置，由于伸直的肘关节不稳定，他或她的手不能施加任何载荷 |
| 旋后肌 | 前臂旋前运动障碍，通过增加肩关节的内旋和外展来代偿 | 旋后肌无力可以非常明显地表现在许多日常生活的运动中：例如开门、关闭水龙头或拧紧螺钉 |
| 旋前肌 | 前臂旋后运动障碍，通过增加肩关节的外旋和内收来代偿 | 日常的生活动作障碍（同上），如开门或关闭水龙头 |

## 15.17 肌功能概述：腕关节

**A. 近侧腕关节和远侧腕关节（桡腕关节和腕中关节）运动**

| 运动类型 | 运动程度 | 肌肉 | 神经支配 | 相关的神经段 |
|---|---|---|---|---|
| 掌屈 | 60°~80° | • 指浅屈肌<br>• 指深屈肌<br>• 尺侧腕屈肌<br>• 拇长屈肌<br>• 桡侧腕屈肌<br>• 掌长肌 | • 正中神经<br>• 正中神经<br>• 尺神经<br>• 尺神经<br>• 正中神经<br>• 正中神经<br>• 正中神经 | • C8、T1<br>• C8、T1<br>• C8、T1<br>• C8、T1<br>• C8、T1<br>• C6、C7<br>• C7、C8 |
| 背伸 | 40°~60° | • 指伸肌<br>• 桡侧腕长、短伸肌<br>• 尺侧腕伸肌<br>• 示指伸肌<br>• 拇长伸肌<br>• 小指伸肌 | • 桡神经<br>• 桡神经<br>• 桡神经<br>• 桡神经<br>• 桡神经<br>• 桡神经 | • C7、C8<br>• C6~C8<br>• C7、C8<br>• C7、C8<br>• C7、C8<br>• C7、C8 |
| 展（桡偏） | 20° | • 桡侧腕长、短伸肌<br>• 拇长展肌<br>• 拇短伸肌<br>• 拇长伸肌<br>• 拇长屈肌<br>• 桡侧腕屈肌 | • 桡神经<br>• 桡神经<br>• 桡神经<br>• 桡神经<br>• 正中神经<br>• 正中神经 | • C6~C8<br>• C7、C8<br>• C7、C8<br>• C7、C8<br>• C8、T1<br>• C6、C7 |
| 展（尺偏） | 30°~40° | • 尺侧腕伸肌<br>• 尺侧腕屈肌<br>• 小指伸肌 | • 桡神经<br>• 尺神经<br>• 桡神经 | • C7、C8<br>• C8、T1<br>• C7、C8 |

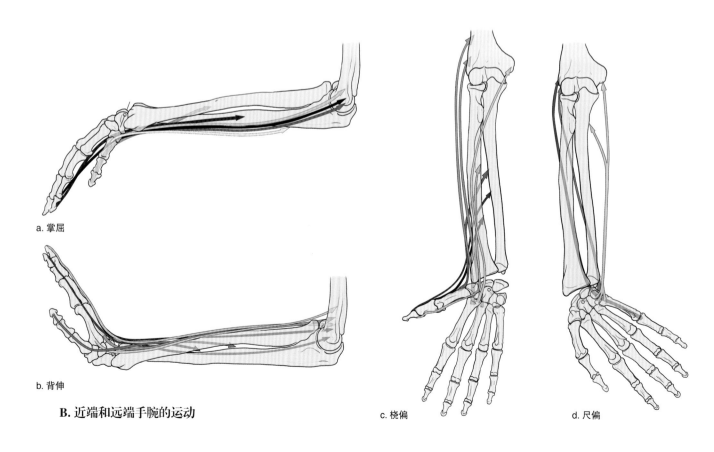

a. 掌屈

b. 背伸

**B. 近端和远端手腕的运动**

c. 桡偏

d. 尺偏

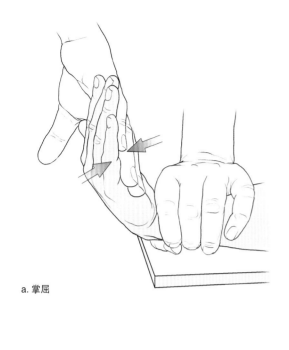

a. 掌屈

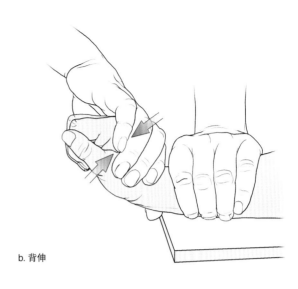

b. 背伸

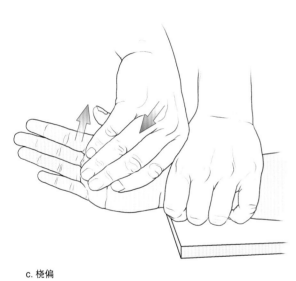

c. 桡偏

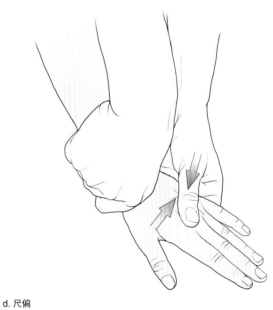

d. 尺偏

**C. 近侧和远侧腕关节功能肌检查**

**D. 近侧腕关节和远侧腕关节肌缩短和无力的临床症状**

| 肌肉 | 肌肉缩短的症状 | 肌无力的症状 |
|---|---|---|
| 掌屈 | 腕关节和指关节背伸运动障碍，合并持续性掌屈肌过载，导致肱骨内上髁炎（高尔夫球手肘） | 上举重物时，患者不能充分稳定前臂旋后位的腕关节；因此腕关节向背侧倾斜。从长远来看，这会导致止于手指和手的屈肌肌腱过载而损伤 |
| 背伸 | 腕关节和指关节掌屈运动障碍，合并/伴随持续的背伸肌过载，导致外上髁炎（网球肘） | 上举重物时，患者不能充分地稳定前臂旋前位的腕关节，因此腕关节向掌侧倾斜。从长远来看，这会导致止于手指和手的伸肌肌腱过载而损伤 |
| 桡偏 | 尺偏无力 | 常伴背伸和掌屈无力 |
| 尺偏 | 桡偏无力 | 丧失的功能不太明显 |

## 16.1 肩带和肩关节的后部肌肉

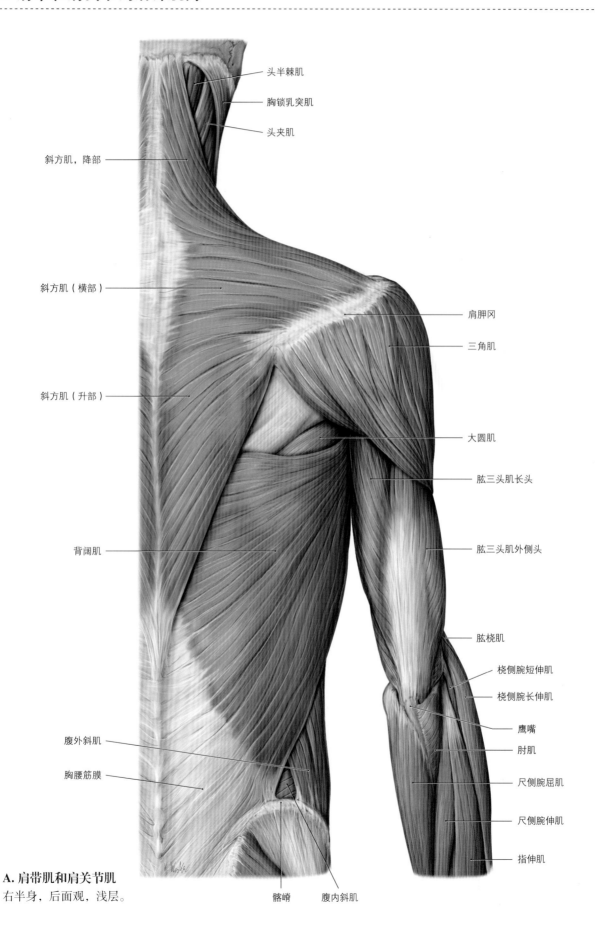

头半棘肌

胸锁乳突肌

头夹肌

斜方肌，降部

斜方肌（横部）

斜方肌（升部）

背阔肌

腹外斜肌

胸腰筋膜

肩胛冈

三角肌

大圆肌

肱三头肌长头

肱三头肌外侧头

肱桡肌

桡侧腕短伸肌

桡侧腕长伸肌

鹰嘴

肘肌

尺侧腕屈肌

尺侧腕伸肌

指伸肌

**A. 肩带肌和肩关节肌**
右半身，后面观，浅层。

髂嵴    腹内斜肌

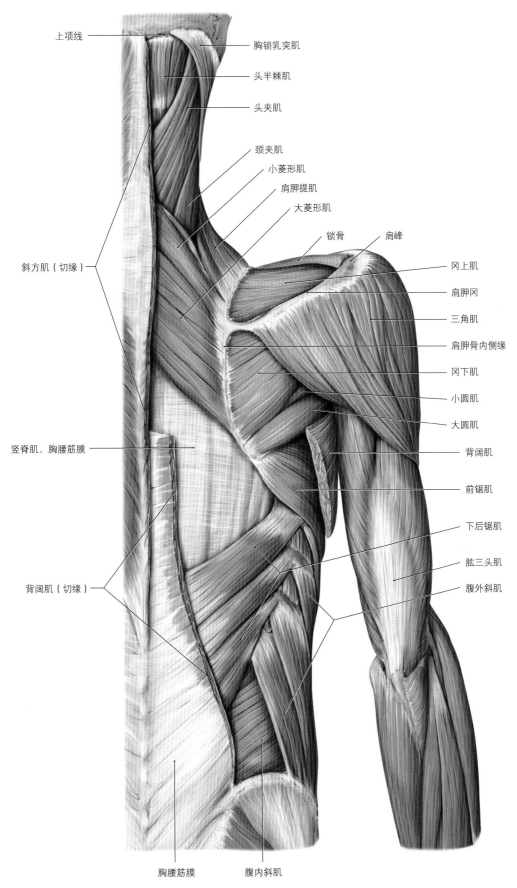

上项线

胸锁乳突肌

头半棘肌

头夹肌

颈夹肌

小菱形肌

肩胛提肌

大菱形肌

锁骨

肩峰

冈上肌

肩胛冈

三角肌

肩胛骨内侧缘

冈下肌

小圆肌

大圆肌

背阔肌

前锯肌

斜方肌（切缘）

竖脊肌、胸腰筋膜

下后锯肌

肱三头肌

腹外斜肌

背阔肌（切缘）

胸腰筋膜

腹内斜肌

**B. 肩带肌和肩关节肌**

右半身，后面观，深层。部分斜方肌和背阔肌被切除。

## 16.2 肩关节和上臂的后群肌

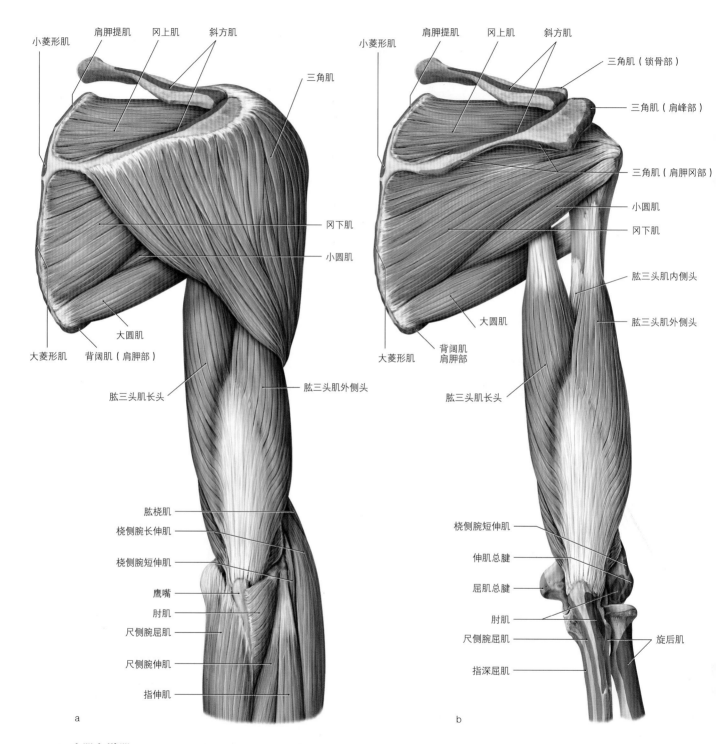

小菱形肌
肩胛提肌
冈上肌
斜方肌
三角肌
冈下肌
小圆肌
大圆肌
大菱形肌
背阔肌（肩胛部）
肱三头肌长头
肱三头肌外侧头
肱桡肌
桡侧腕长伸肌
桡侧腕短伸肌
鹰嘴
肘肌
尺侧腕屈肌
尺侧腕伸肌
指伸肌

a

小菱形肌
肩胛提肌
冈上肌
斜方肌
三角肌（锁骨部）
三角肌（肩峰部）
三角肌（肩胛冈部）
小圆肌
冈下肌
肱三头肌内侧头
肱三头肌外侧头
大圆肌
背阔肌肩胛部
肱三头肌长头
桡侧腕短伸肌
伸肌总腱
屈肌总腱
肘肌
尺侧腕屈肌
指深屈肌
旋后肌

b

### A. 肩肌和臂肌

右侧，后面观。肌的起点和止点用带颜色的阴影表示（红色＝起点，蓝色＝止点）。

a. 切除斜方肌后。

b. 切除三角肌和前臂肌后。

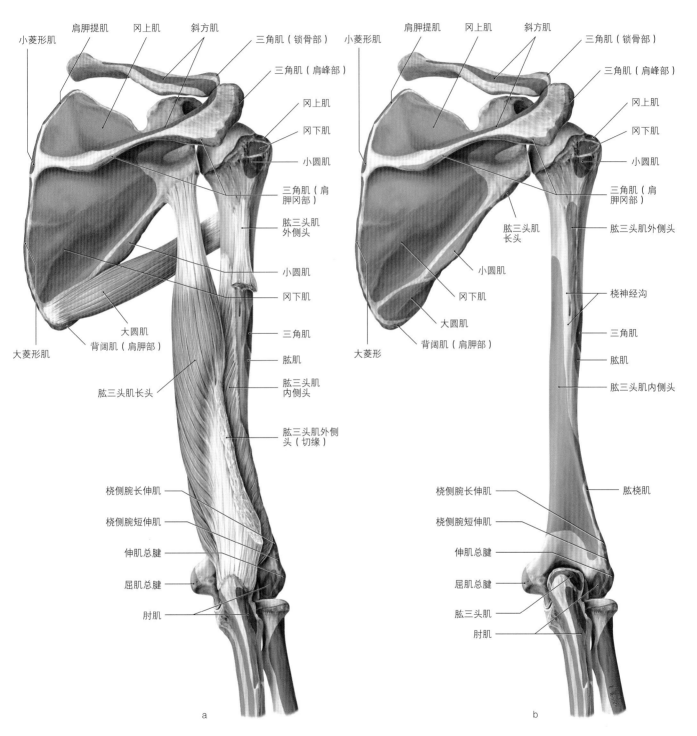

小菱形肌
肩胛提肌　冈上肌　斜方肌
三角肌（锁骨部）
三角肌（肩峰部）
冈上肌
冈下肌
小圆肌
三角肌（肩胛冈部）
肱三头肌外侧头
小圆肌
冈下肌
三角肌
肱肌
肱三头肌内侧头
肱三头肌外侧头（切缘）
大菱形肌
大圆肌
背阔肌（肩胛部）
肱三头肌长头
桡侧腕长伸肌
桡侧腕短伸肌
伸肌总腱
屈肌总腱
肘肌

a

小菱形肌
肩胛提肌　冈上肌　斜方肌
三角肌（锁骨部）
三角肌（肩峰部）
冈上肌
冈下肌
小圆肌
三角肌（肩胛冈部）
肱三头肌长头
小圆肌
冈下肌
大圆肌
背阔肌（肩胛部）
大菱形
肱三头肌外侧头
桡神经沟
三角肌
肱肌
肱三头肌内侧头
桡侧腕长伸肌
肱桡肌
桡侧腕短伸肌
伸肌总腱
屈肌总腱
肱三头肌
肘肌

b

**B. 肩肌和臂肌**
　　右侧，后面观。肌的起点和止点用带颜色的阴影表示（红色＝起点，蓝色＝止点）。

a. 冈上肌、冈下肌和小圆肌已切除。部分肱三头肌的外侧头切除。
b. 切除全部肌。

## 16.3 肩带和肩关节的前群肌

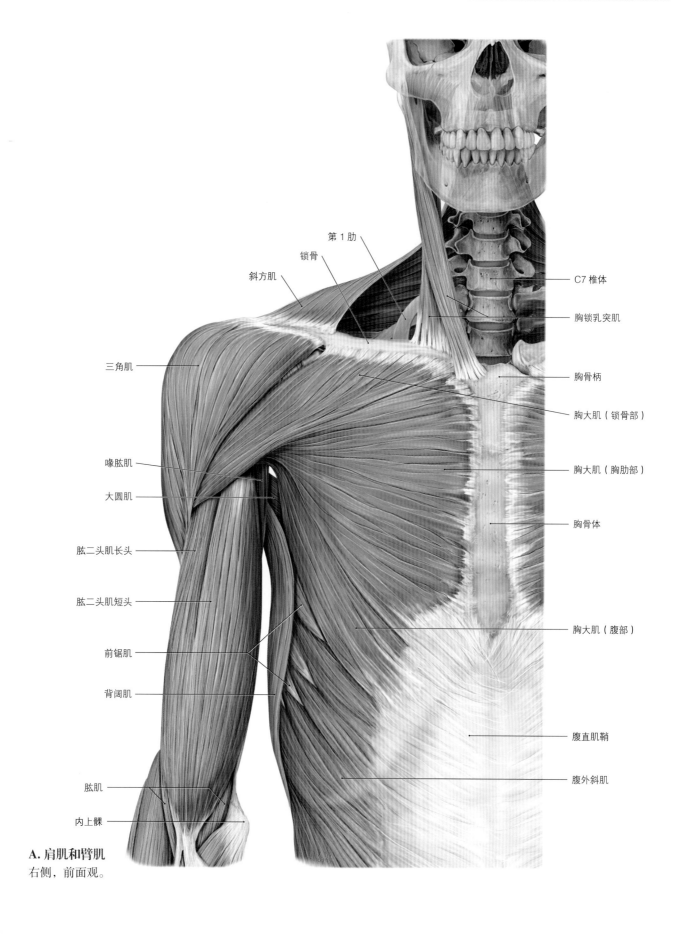

第 1 肋

锁骨

斜方肌

C7 椎体

胸锁乳突肌

三角肌

胸骨柄

胸大肌（锁骨部）

喙肱肌

胸大肌（胸肋部）

大圆肌

胸骨体

肱二头肌长头

肱二头肌短头

前锯肌

胸大肌（腹部）

背阔肌

腹直肌鞘

腹外斜肌

肱肌

内上髁

**A. 肩肌和臂肌**
右侧，前面观。

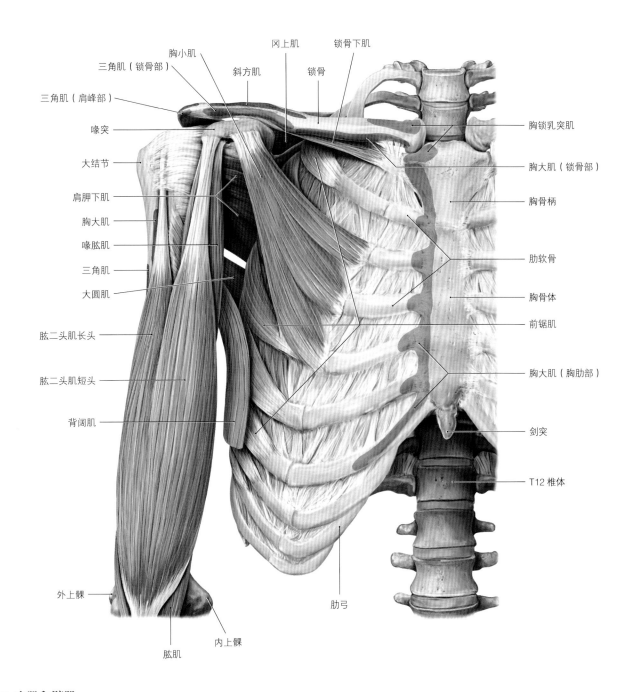

冈上肌
胸小肌
锁骨下肌
三角肌（锁骨部）
斜方肌
锁骨
三角肌（肩峰部）
喙突
大结节
肩胛下肌
胸大肌
喙肱肌
三角肌
大圆肌
肱二头肌长头
肱二头肌短头
背阔肌
外上髁
内上髁
肱肌
胸锁乳突肌
胸大肌（锁骨部）
胸骨柄
肋软骨
胸骨体
前锯肌
胸大肌（胸肋部）
剑突
T12 椎体
肋弓

**B. 肩肌和臂肌**

右侧，前面观。肌的起点和止点用带颜色的阴影表示（红色，起点；蓝色，止点）。胸锁乳突肌、斜方肌、胸大肌、三角肌和腹外斜肌完全切除。背阔肌部分切除。

## 16.4 肩关节肌和臂的前群肌

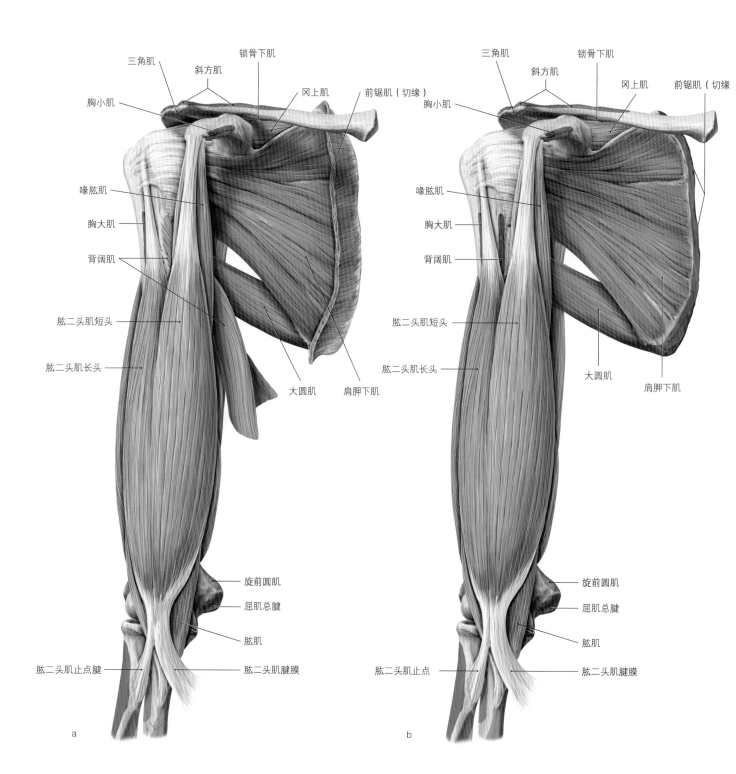

**A. 肩肌和臂肌**

右侧，前面观。肌的起点和止点用带颜色的阴影表示（红色，起点；蓝色，止点）。

a. 去除胸部骨。背阔肌和前锯肌从止点切除。
b. 背阔肌和前锯肌全部切除。

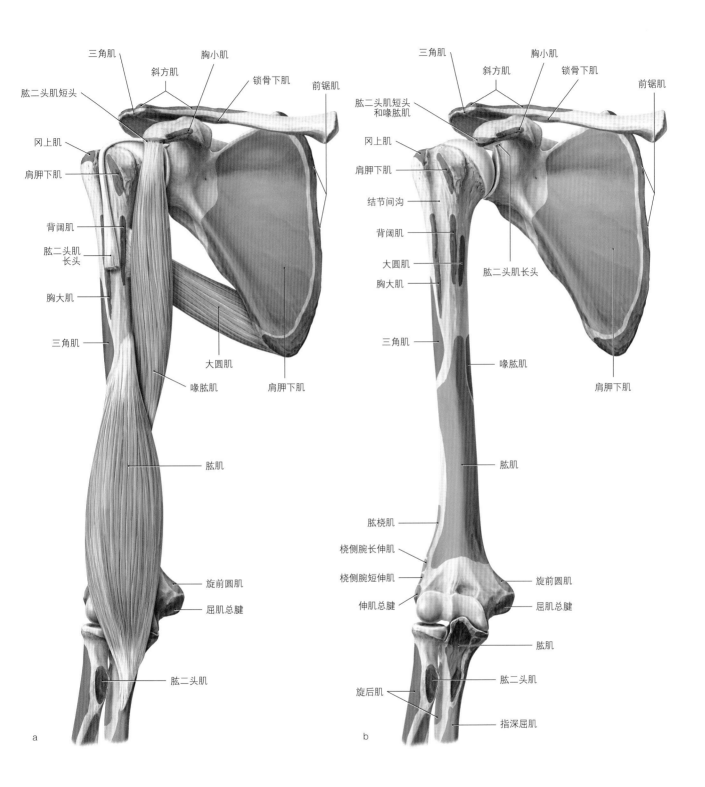

三角肌
斜方肌
胸小肌
锁骨下肌
前锯肌
肱二头肌短头
冈上肌
肩胛下肌
背阔肌
肱二头肌长头
胸大肌
三角肌
大圆肌
喙肱肌
肩胛下肌
肱肌
旋前圆肌
屈肌总腱
肱二头肌

a

三角肌
斜方肌
胸小肌
锁骨下肌
前锯肌
肱二头肌短头和喙肱肌
冈上肌
肩胛下肌
结节间沟
背阔肌
大圆肌
胸大肌
肱二头肌长头
三角肌
喙肱肌
肩胛下肌
肱肌
肱桡肌
桡侧腕长伸肌
桡侧腕短伸肌
伸肌总腱
旋前圆肌
屈肌总腱
肱肌
旋后肌
肱二头肌
指深屈肌

b

**B. 肩肌和臂肌**

右侧，前面观。肌的起点和止点用带颜色的阴影表示（红色，起点；蓝色，止点）。

a. 去除胸廓和肩胛下肌和冈上肌。肱二头肌从长头的起点

腱切除（注意其通过结节间沟的行程）。

b. 切除所有肌。

## 16.5 前臂肌

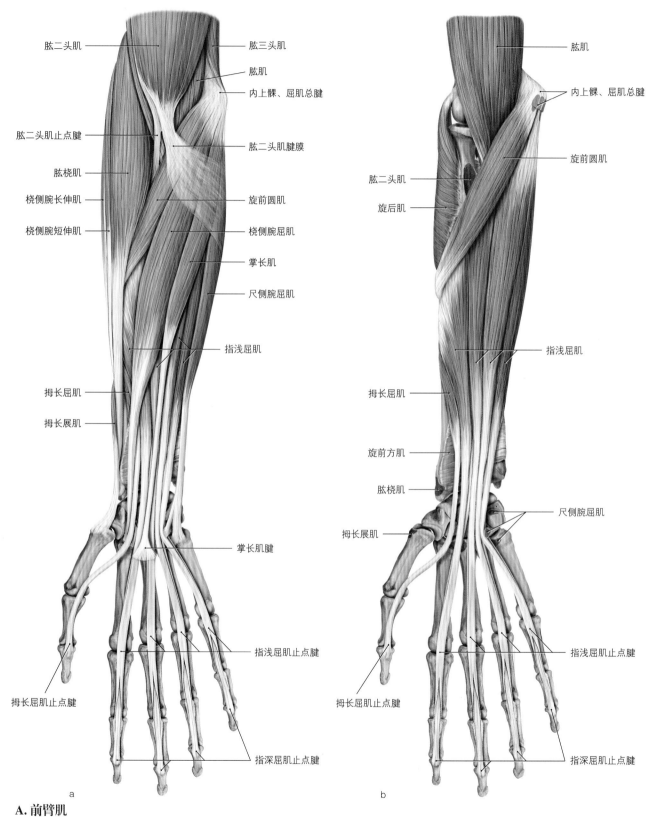

肱二头肌
肱三头肌
肱肌
内上髁、屈肌总腱
肱二头肌止点腱
肱二头肌腱膜
肱桡肌
旋前圆肌
桡侧腕长伸肌
桡侧腕屈肌
桡侧腕短伸肌
掌长肌
尺侧腕屈肌
指浅屈肌
拇长屈肌
拇长展肌
掌长肌腱
指浅屈肌止点腱
拇长屈肌止点腱
指深屈肌止点腱

肱肌
内上髁、屈肌总腱
旋前圆肌
肱二头肌
旋后肌
指浅屈肌
拇长屈肌
旋前方肌
肱桡肌
尺侧腕屈肌
拇长展肌
指浅屈肌止点腱
拇长屈肌止点腱
指深屈肌止点腱

a

b

**A. 前臂肌**

右前臂，前面观。肌的起点和止点用带颜色的阴影表示
（红色，起点；蓝色，止点）。

a. 显示浅屈肌和桡侧群。

b. 桡侧群（肱桡肌、桡侧腕长伸肌、桡侧腕短伸肌）全部
切除，桡侧腕屈肌、尺侧腕屈肌、拇长展肌、掌长肌、肱二头
肌也全部切除。

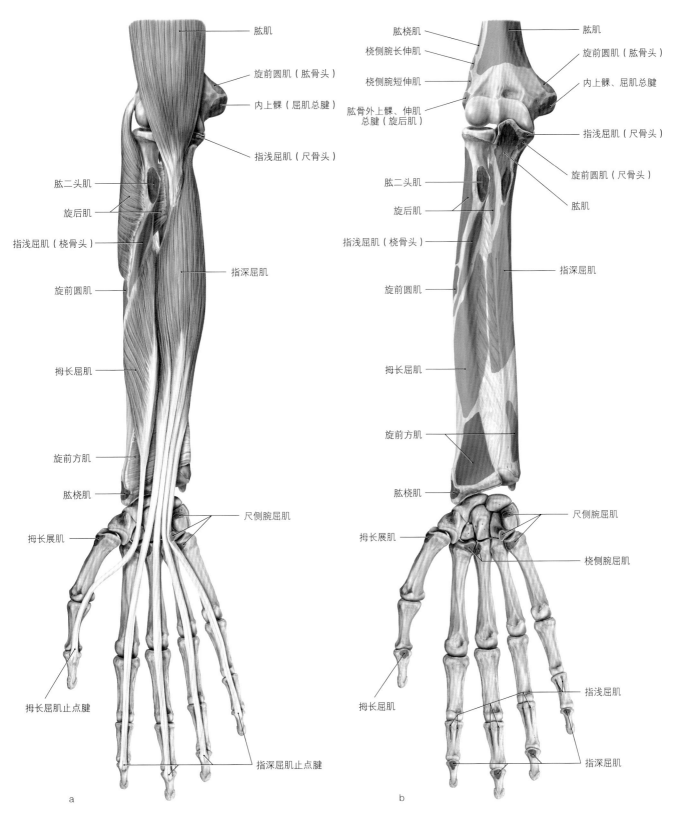

**B. 前臂肌**

右前臂，前面观。肌的起点和止点用带颜色的阴影表示
（红色，起点；蓝色，止点）。

a. 旋前圆肌和指浅屈肌已切除。
b. 切除所有肌。

## 16.6 前臂后群肌

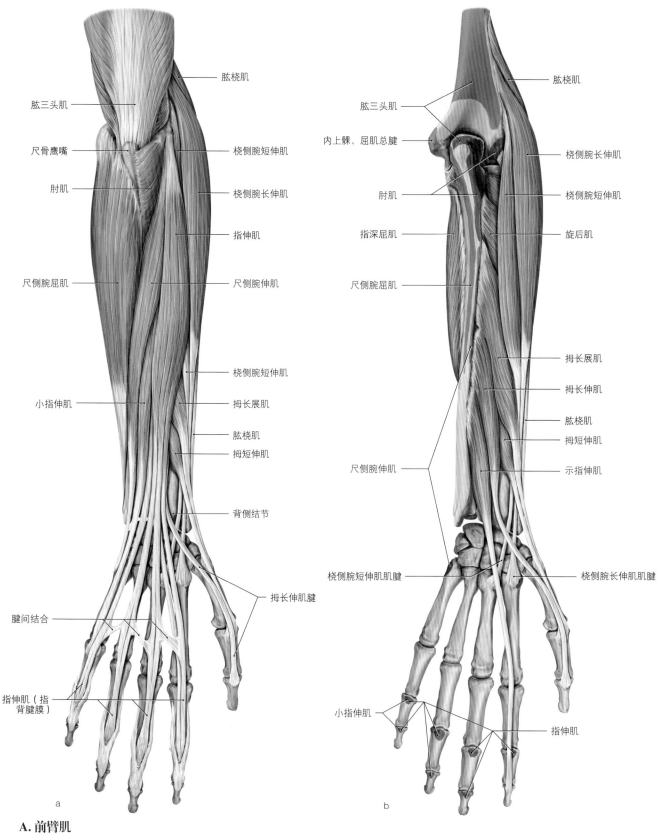

肱三头肌
肱桡肌
尺骨鹰嘴
桡侧腕短伸肌
肘肌
桡侧腕长伸肌
指伸肌
尺侧腕屈肌
尺侧腕伸肌
小指伸肌
桡侧腕短伸肌
拇长展肌
肱桡肌
拇短伸肌
背侧结节
拇长伸肌腱
腱间结合
指伸肌（指背腱膜）

肱三头肌
肱桡肌
内上髁、屈肌总腱
桡侧腕长伸肌
肘肌
桡侧腕短伸肌
指深屈肌
旋后肌
尺侧腕屈肌
拇长展肌
拇长伸肌
肱桡肌
拇短伸肌
尺侧腕伸肌
示指伸肌
桡侧腕短伸肌肌腱
桡侧腕长伸肌肌腱
小指伸肌
指伸肌

a

b

**A. 前臂肌**

　　右前臂，后面观。肌的起点和止点用带颜色的阴影表示（红色，起点；蓝色，止点）。

a. 显示浅伸肌和桡侧群。

b. 肱三头肌、尺侧腕屈肌、尺侧腕伸肌和指伸肌已切除。

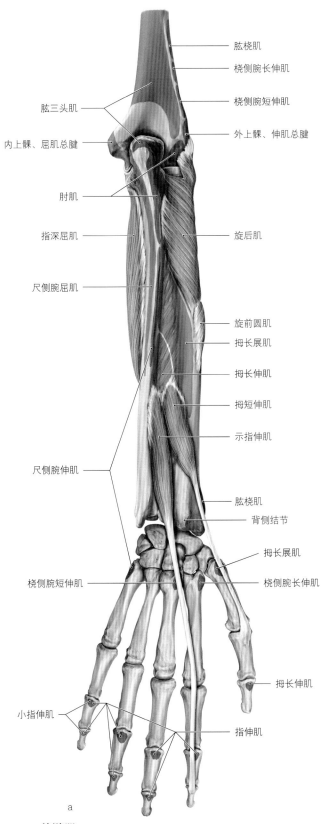

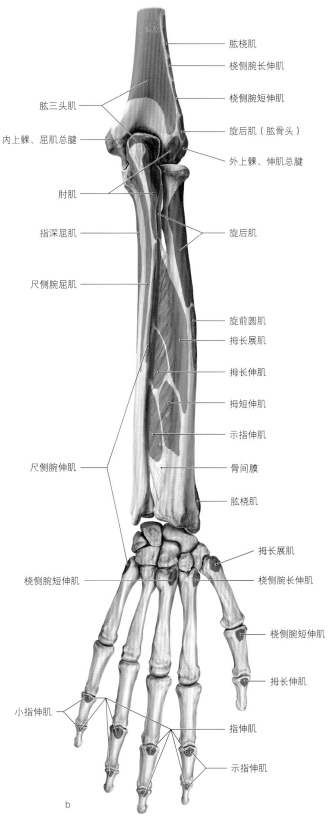

肱桡肌
桡侧腕长伸肌
桡侧腕短伸肌
肱三头肌
内上髁、屈肌总腱
外上髁、伸肌总腱
肘肌
指深屈肌
旋后肌
尺侧腕屈肌
旋前圆肌
拇长展肌
拇长伸肌
拇短伸肌
示指伸肌
尺侧腕伸肌
肱桡肌
背侧结节
拇长展肌
桡侧腕短伸肌
桡侧腕长伸肌
拇长伸肌
小指伸肌
指伸肌

a

肱桡肌
桡侧腕长伸肌
桡侧腕短伸肌
肱三头肌
旋后肌（肱骨头）
内上髁、屈肌总腱
外上髁、伸肌总腱
肘肌
指深屈肌
旋后肌
尺侧腕屈肌
旋前圆肌
拇长展肌
拇长伸肌
拇短伸肌
示指伸肌
尺侧腕伸肌
骨间膜
肱桡肌
拇长展肌
桡侧腕短伸肌
桡侧腕长伸肌
桡侧腕短伸肌
拇长伸肌
小指伸肌
指伸肌
示指伸肌

b

**B. 前臂肌**

　　右前臂，后面观。肌的起点和止点用带颜色的阴影表示
（红色，起点；蓝色，止点）。

注意骨间膜，是前臂几块肌的起点。

a. 拇长展肌、拇长伸肌及桡侧组肌肉已切除。

b. 切除全部肌。

## 16.7 上臂和前臂的断层解剖

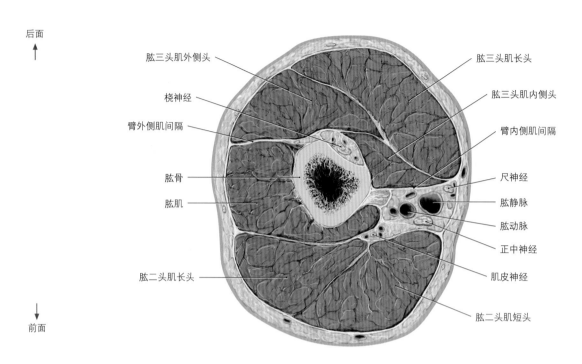

后面

肱三头肌外侧头
桡神经
臂外侧肌间隔
肱骨
肱肌

肱二头肌长头

前面

肱三头肌长头
肱三头肌内侧头
臂内侧肌间隔
尺神经
肱静脉
肱动脉
正中神经
肌皮神经

肱二头肌短头

**A. 右臂的横断面**
近侧面观。切面的位置见 C。

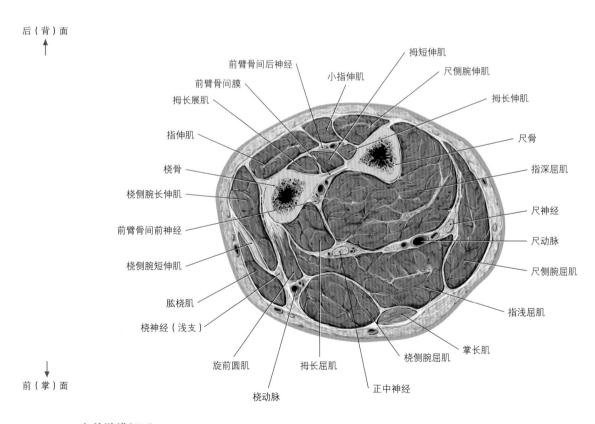

后（背）面

前臂骨间后神经
前臂骨间膜
拇长展肌
指伸肌
桡骨
桡侧腕长伸肌
前臂骨间前神经
桡侧腕短伸肌
肱桡肌
桡神经（浅支）
旋前圆肌
桡动脉
拇长屈肌
正中神经

小指伸肌

拇短伸肌
尺侧腕伸肌
拇长伸肌
尺骨
指深屈肌
尺神经
尺动脉
尺侧腕屈肌
指浅屈肌
掌长肌
桡侧腕屈肌

前（掌）面

**B. 右前臂横切面**
近侧面观。切面位置见 D。

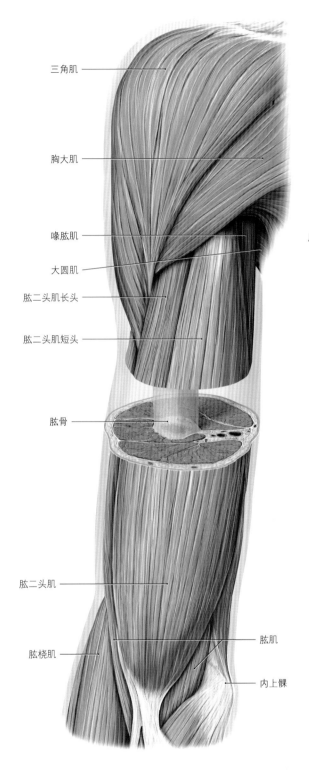

三角肌

胸大肌

喙肱肌

大圆肌

肱二头肌长头

肱二头肌短头

肱骨

肱二头肌

肱桡肌

肱肌

内上髁

**C. 右臂"开窗"解剖**
前面观。

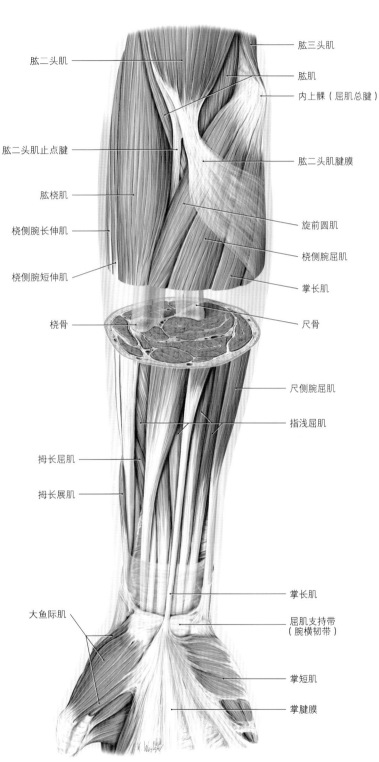

肱二头肌

肱二头肌止点腱

肱桡肌

桡侧腕长伸肌

桡侧腕短伸肌

桡骨

拇长屈肌

拇长展肌

大鱼际肌

肱三头肌

肱肌

内上髁（屈肌总腱）

肱二头肌腱膜

旋前圆肌

桡侧腕屈肌

掌长肌

尺骨

尺侧腕屈肌

指浅屈肌

掌长肌

屈肌支持带
（腕横韧带）

掌短肌

掌腱膜

**D. 右前臂"开窗"解剖**
前面观。

## 16.8　手的腱鞘

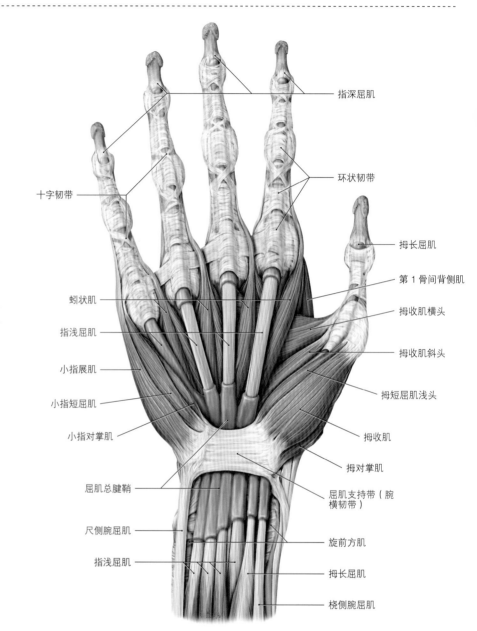

指深屈肌

环状韧带

拇长屈肌

第 1 骨间背侧肌

拇收肌横头

拇收肌斜头

拇短屈肌浅头

拇收肌

拇对掌肌

屈肌支持带（腕横韧带）

旋前方肌

拇长屈肌

桡侧腕屈肌

十字韧带

蚓状肌

指浅屈肌

小指展肌

小指短屈肌

小指对掌肌

屈肌总腱鞘

尺侧腕屈肌

指浅屈肌

**A. 右手掌面的腕和指的腱鞘**

掌腱膜（见第 350 页）已切除。拇长屈肌腱、指浅屈肌、指深屈肌，在前臂远端经纤维骨管（腕管）进入手掌，有正中神经伴行及腕掌侧腱鞘保护（见第 290 页和第 404 页）。拇长屈肌的腕部腱鞘与拇指的指腱鞘相续，其余手指的指腱鞘与腕腱鞘的交通方式各异（见 B）。

**B. 指和腕部腱鞘之间的连接**

右手，前面观（引自 Schmidt 和 Lanz）。

a. 在 71.4% 的病例中（Scheldrup 1951）的小指腱鞘与腕腱鞘直接相通，而第 2~4 指的腱鞘仅从掌指关节延伸到远侧指间关节。

b. 在 17.4% 的病例中，腕腱鞘不与小指的指腱鞘相通。

c. 除了小指腱鞘外，腕腱鞘有时还可与示指（3.5%）或环指腱鞘（3%）相连接。

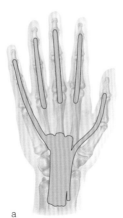

a

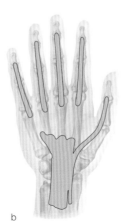

b

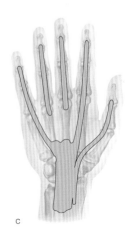

c

## C. 伸肌背侧腱室

第 1 腱室：拇长展肌、拇短伸肌

第 2 腱室：桡侧腕长、短伸肌

第 3 腱室：拇长伸肌

第 4 腱室：指伸肌、示指伸肌

第 5 腱室：小指伸肌

第 6 腱室：尺侧腕伸肌

腱室的位置见 D。

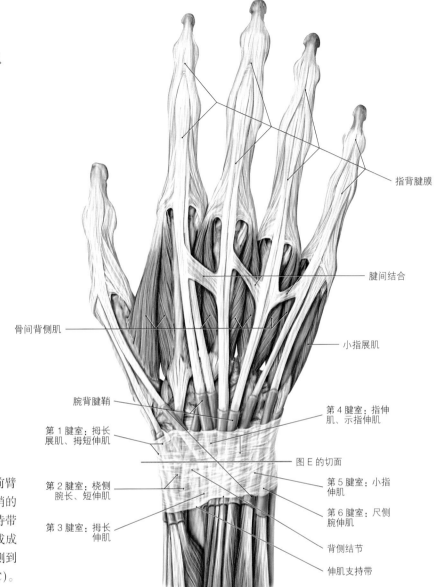

## D. 伸肌支持带和腕背腱鞘

右手，后面观。伸肌支持带是前臂筋膜的一部分。它的横纤维加强腱鞘的纤维层并将之固定于手背。伸肌支持带深部是腱鞘室，有长的伸肌腱单独或成组穿行。共有 6 个室，从腕关节桡侧到尺侧依次编号为 1~6（其内容物见 C）。

## E. 经前臂桡尺远侧关节水平的截面示意图

右前臂，近侧面观。（切面位置如图 D 所示）垂直的结缔组织间隔从伸肌支持带深面向前延伸至骨或关节囊形成 6 个纤维骨管、伸肌腱腱鞘室（伸肌腱室）。

注意背侧结节，改变了拇长伸肌腱在拇指上的止点（见 D）。

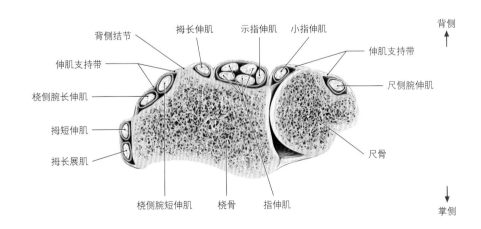

## 16.9 指背腱膜

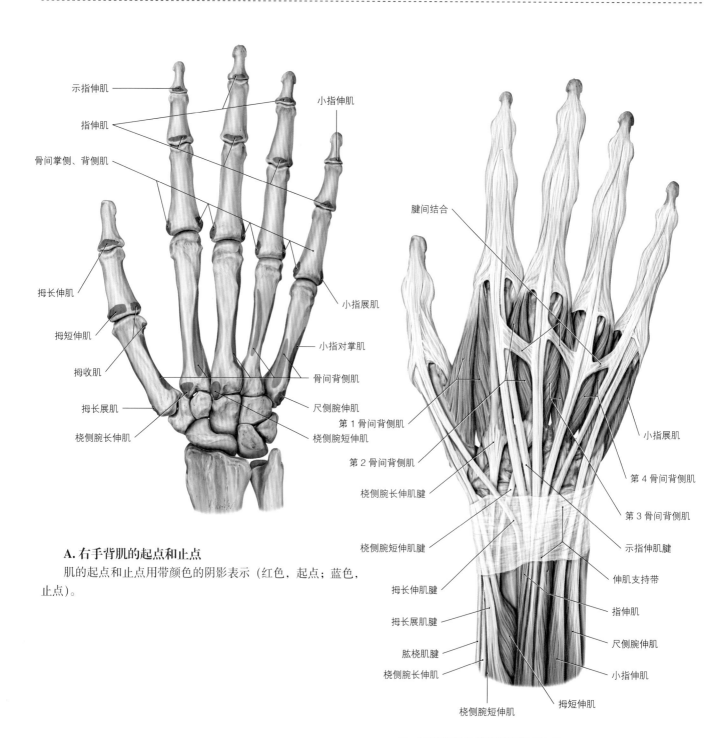

**A. 右手背肌的起点和止点**

肌的起点和止点用带颜色的阴影表示（红色，起点；蓝色，止点）。

**B. 右手背的伸肌腱和腱间结合**

指伸肌腱的止点被称为腱间结合的斜行纤维带相连结。最近端的肌腱结合位于示指和中指之间。示指伸肌腱没有这样的连接。指伸肌止于多条肌腱。一般来说，所有的手指都至少有两条伸肌腱。此外，示指和小指有自己的伸肌（示指伸肌、小指伸肌），其肌腱始终位于指伸肌总腱的尺侧。因为示指和小指有各自的伸肌，相对于其他手指，它们更容易单独运动。

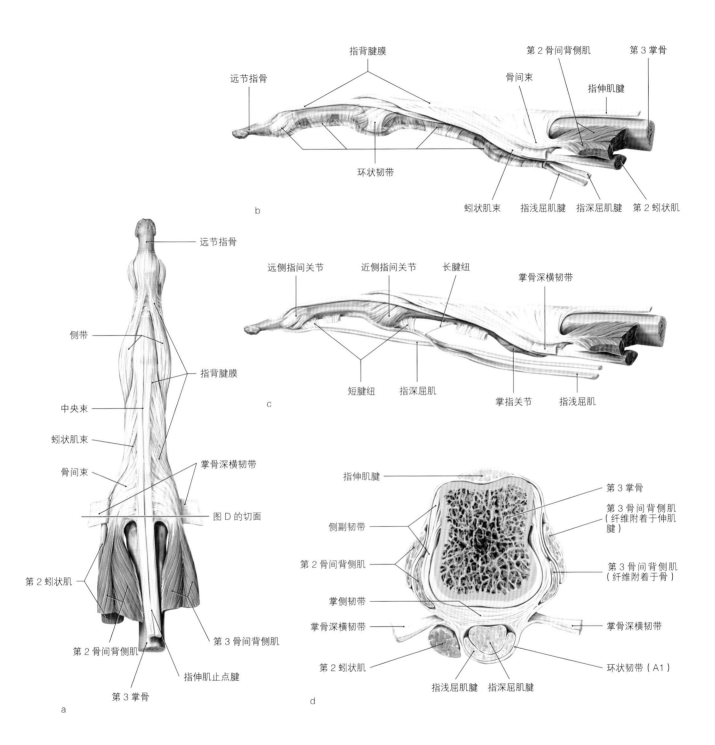

a. 后面观。

远节指骨

侧带

指背腱膜

中央束

蚓状肌束

骨间束

掌骨深横韧带

图 D 的切面

第 2 蚓状肌

第 2 骨间背侧肌

第 3 骨间背侧肌

指伸肌止点腱

第 3 掌骨

b

远节指骨

指背腱膜

第 2 骨间背侧肌    第 3 掌骨

骨间束

指伸肌腱

环状韧带

蚓状肌束    指浅屈肌腱    指深屈肌腱    第 2 蚓状肌

c

远侧指间关节    近侧指间关节    长腱纽    掌骨深横韧带

短腱纽    指深屈肌    掌指关节    指浅屈肌

d

指伸肌腱

第 3 掌骨

侧副韧带

第 3 骨间背侧肌（纤维附着于伸肌腱）

第 2 骨间背侧肌

第 3 骨间背侧肌（纤维附着于骨）

掌侧韧带

掌骨深横韧带

掌骨深横韧带

第 2 蚓状肌

环状韧带（A1）

指浅屈肌腱    指深屈肌腱

**C. 指背腱膜**
右手中指的指背腱膜（引自 Schmidt 和 Lanz）。
a. 后面观。
b. 桡侧面观。
c. 打开指浅、深屈肌的总腱鞘后。
d. 掌骨头水平的断面。

　　指背腱膜不仅仅是连接指伸肌腱、蚓状肌腱与骨间肌肌腱的腱膜。而是一个复杂的纤维带相互编织的复杂系统，有连结指骨骨膜的疏松结缔组织加入。指背腱膜由中央束和外侧束组成，每束又分为外侧部和内侧部。腱膜的外侧部接受蚓状肌和骨间肌的腱束（见图 a）。这种复杂的排列使得长的指屈肌和短的手肌可以作用于所有的三个指关节。

# 16.10 手的固有肌：浅层

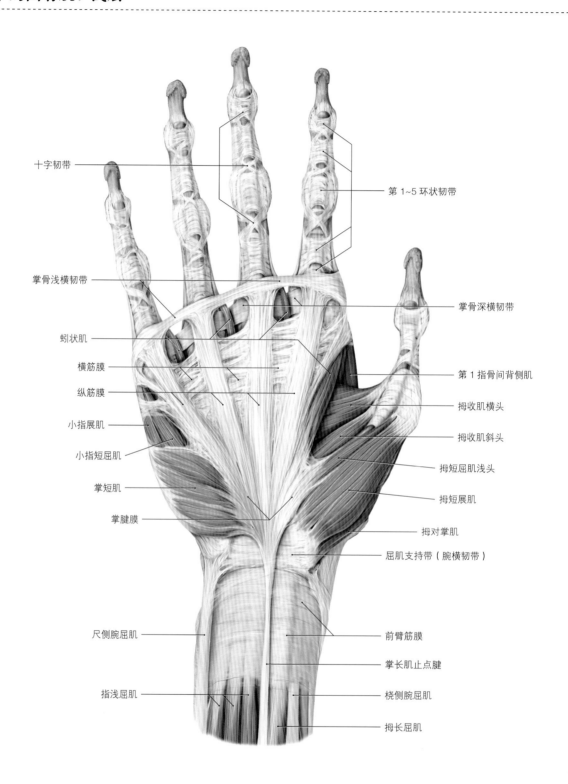

十字韧带

第 1~5 环状韧带

掌骨浅横韧带

掌骨深横韧带

蚓状肌

第 1 指骨间背侧肌

横筋膜

拇收肌横头

纵筋膜

拇收肌斜头

小指展肌

拇短屈肌浅头

小指短屈肌

拇短展肌

掌短肌

拇对掌肌

掌腱膜

屈肌支持带（腕横韧带）

尺侧腕屈肌

前臂筋膜

掌长肌止点腱

指浅屈肌

桡侧腕屈肌

拇长屈肌

**A. 掌腱膜和掌腱膜挛缩症**

右手，前面观。手掌的肌筋膜有增厚的致密结缔组织形成的掌腱膜，将手掌与皮下脂肪分隔以保护软组织。它主要由纵向纤维束（纵筋膜）构成，形成扇形结构。纵筋膜在掌骨水平连接横向纤维束（横筋膜）和掌骨浅横韧带。掌短肌和掌长肌可保持掌腱膜紧张以及防止它收缩，特别是握拳时。掌腱膜的

进行性萎缩或挛缩导致掌腱膜的进行性缩短，主要影响小指和环指（掌腱膜挛缩症）。经过数年后，挛缩可能变得非常严重，手指呈固定的屈曲位，指尖接触手掌，这严重损害了手的抓握能力。掌腱膜挛缩症的原因知之甚少，但它相对比较常见，最常见于 40 岁以上的男性，与慢性肝病（如肝硬化）相关。治疗通常包括掌腱膜切除手术。

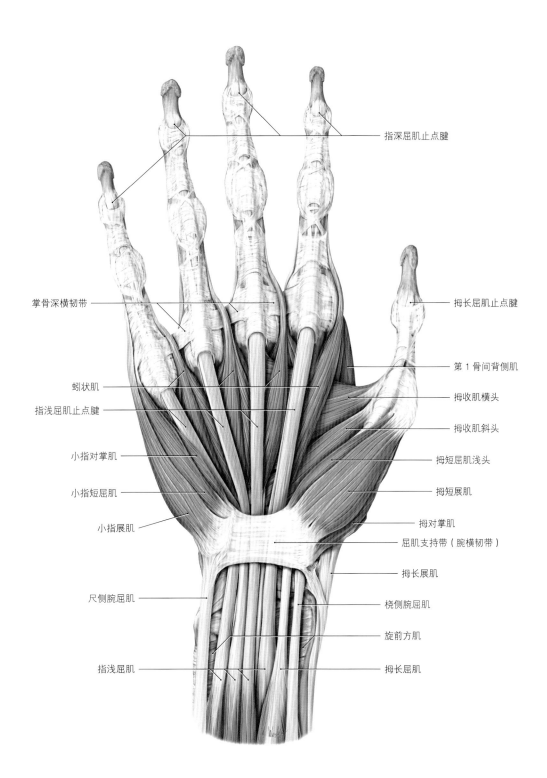

指深屈肌止点腱

拇长屈肌止点腱

掌骨深横韧带

第 1 骨间背侧肌

拇收肌横头

蚓状肌

拇收肌斜头

指浅屈肌止点腱

拇短屈肌浅头

小指对掌肌

拇短展肌

小指短屈肌

拇对掌肌

小指展肌

屈肌支持带（腕横韧带）

拇长展肌

尺侧腕屈肌

桡侧腕屈肌

旋前方肌

指浅屈肌

拇长屈肌

## B. 右手掌腱膜切除后的浅层肌

前面观。掌腱膜、前臂筋膜、掌短肌和掌长肌已切除，掌和腕的腱鞘也切除。

# 16.11 手的固有肌：中层

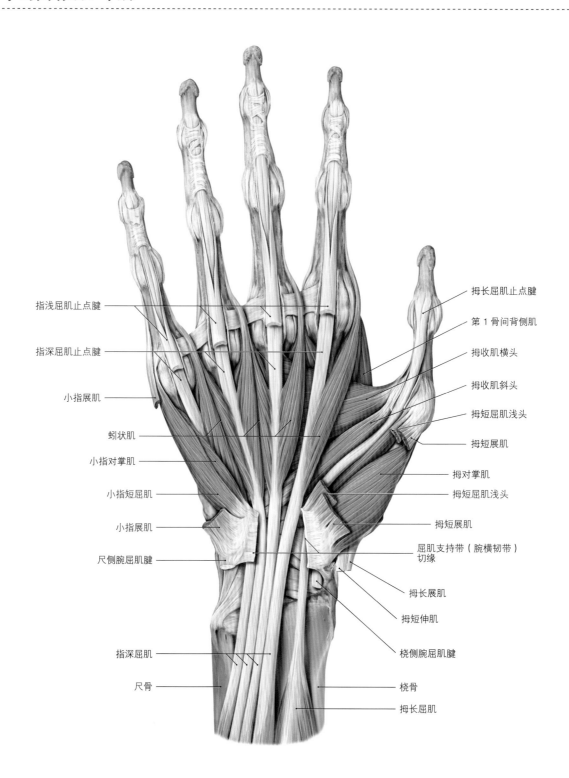

指浅屈肌止点腱

指深屈肌止点腱

小指展肌

蚓状肌

小指对掌肌

小指短屈肌

小指展肌

尺侧腕屈肌腱

指深屈肌

尺骨

拇长屈肌止点腱

第 1 骨间背侧肌

拇收肌横头

拇收肌斜头

拇短屈肌浅头

拇短展肌

拇对掌肌

拇短屈肌浅头

拇短展肌

屈肌支持带（腕横韧带）切缘

拇长展肌

拇短伸肌

桡侧腕屈肌腱

桡骨

拇长屈肌

**A. 右手的中层肌**

前面观。指浅屈肌已切除，其 4 条肌腱止点在掌指关节水平分离。第 1~3 环状韧带已切断，打开显露手指的屈肌腱。屈肌支持带（腕横韧带）已部分切除以打开腕管。在鱼际肌，部分拇短展肌和拇短屈肌（浅头）已切除。小鱼际侧的部分小指展肌已切除。

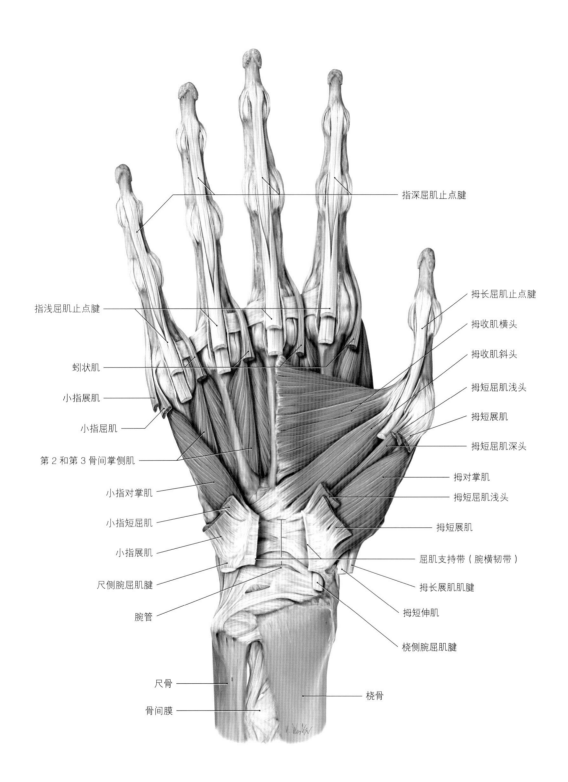

指深屈肌止点腱

指浅屈肌止点腱

蚓状肌

小指展肌

小指屈肌

第 2 和第 3 骨间掌侧肌

小指对掌肌

小指短屈肌

小指展肌

尺侧腕屈肌腱

腕管

拇长屈肌止点腱

拇收肌横头

拇收肌斜头

拇短屈肌浅头

拇短展肌

拇短屈肌深头

拇对掌肌

拇短屈肌浅头

拇短展肌

屈肌支持带（腕横韧带）

拇长展肌肌腱

拇短伸肌

桡侧腕屈肌腱

尺骨

骨间膜

桡骨

**B. 右手的中层肌**

前面观。指深屈肌已切除，而其 4 条肌腱的止点及其发出
的蚓状肌已分离。拇长屈肌和小指屈肌也已切除。

## 16.12 手的固有肌：深层

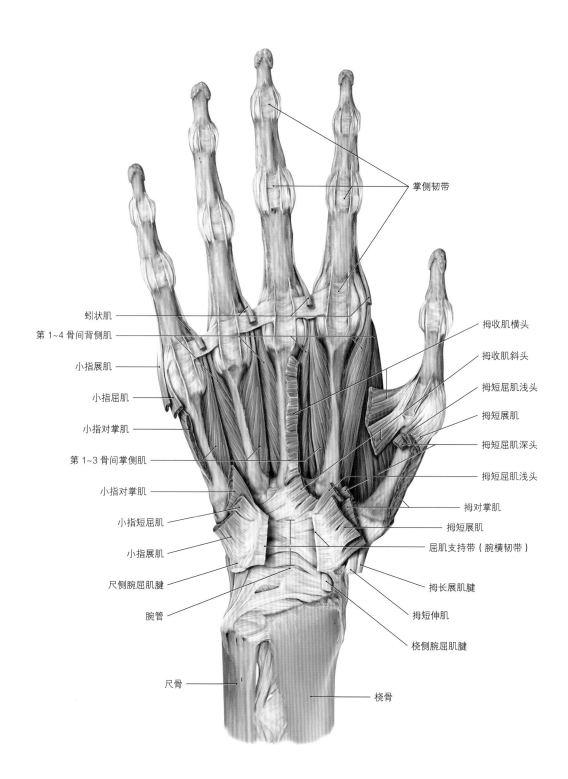

掌侧韧带

蚓状肌
第 1~4 骨间背侧肌
小指展肌
小指屈肌
小指对掌肌
第 1~3 骨间掌侧肌
小指对掌肌
小指短屈肌
小指展肌
尺侧腕屈肌腱
腕管
尺骨

拇收肌横头
拇收肌斜头
拇短屈肌浅头
拇短展肌
拇短屈肌深头
拇短屈肌浅头
拇对掌肌
拇短展肌
屈肌支持带（腕横韧带）
拇长展肌腱
拇短伸肌
桡侧腕屈肌腱
桡骨

**A. 右手的深层肌**

前面观。指长屈肌的肌腱止点、腱鞘和环状韧带全部切除。注意显露的是掌侧韧带与腱鞘结合形成长屈肌腱的槽（见第 293 页）。

切除拇内收肌后，第 1 骨间背侧肌和第 1 骨间掌侧肌几乎完全显露。拇对掌肌和小指对掌肌部分切除。

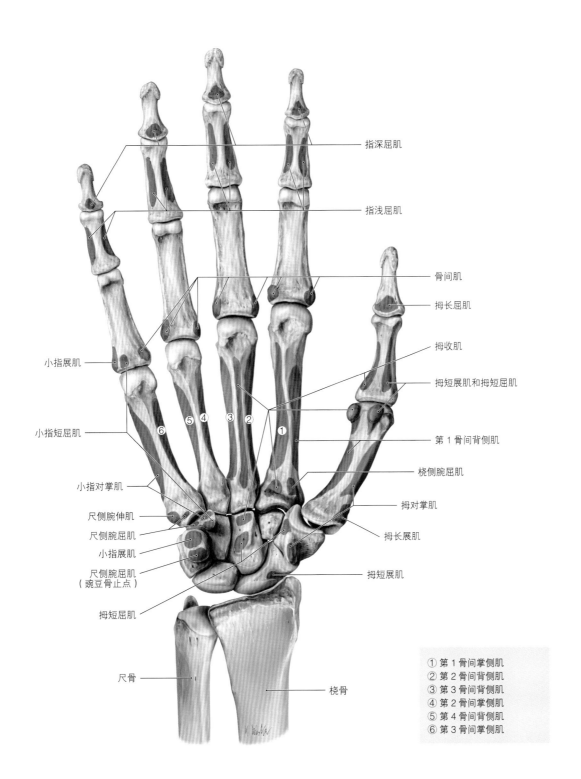

指深屈肌

指浅屈肌

骨间肌

拇长屈肌

拇收肌

拇短展肌和拇短屈肌

第 1 骨间背侧肌

桡侧腕屈肌

拇对掌肌

拇长展肌

拇短展肌

小指展肌

小指短屈肌

小指对掌肌

尺侧腕伸肌

尺侧腕屈肌

小指展肌

尺侧腕屈肌
（豌豆骨止点）

拇短屈肌

尺骨

桡骨

① 第 1 骨间掌侧肌
② 第 2 骨间背侧肌
③ 第 3 骨间背侧肌
④ 第 2 骨间掌侧肌
⑤ 第 4 骨间背侧肌
⑥ 第 3 骨间掌侧肌

**B. 右手掌侧肌的起点和止点**
　　肌的起点和止点用带颜色阴影表示（红色，起点；蓝色，
止点）。

## 17.1 动脉

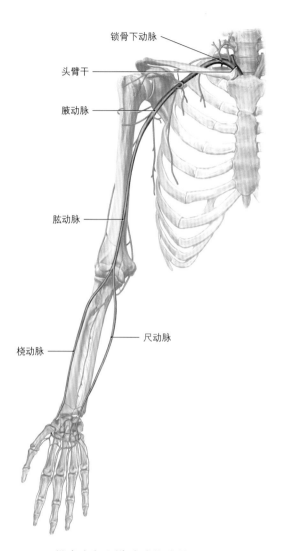

锁骨下动脉

头臂干

腋动脉

肱动脉

尺动脉

桡动脉

### A. 供应肩和上臂动脉的分段行程

锁骨下动脉：右锁骨下动脉起自头臂干（如图所示），左侧直接起自主动脉弓。血管在前、中斜角肌之间（斜角肌间隙）经第 1 肋上方，在肋外侧缘延续为腋动脉（见下文）。与图中的其他动脉不同，锁骨下动脉的不仅供应上肢（如肩带和上臂），也供应：

- 部分颈部。
- 参与脑循环。
- 前胸壁。

腋动脉：锁骨下动脉的延续。腋动脉自第 1 肋的外侧缘至大圆肌的下缘。

肱动脉：肱动脉是腋动脉的延续。终止于肘关节，分为桡动脉和尺动脉。

桡动脉：桡动脉自肱动脉分叉处在前臂桡侧行向远端，经肱桡肌与桡侧腕屈肌之间至腕部，终止于掌深弓。

尺动脉：肱动脉的第 2 个分支，行于前臂尺侧的旋前圆肌和尺侧腕屈肌下，止于掌浅弓。

### B. 肩和上臂动脉的概述

肩部和上臂的动脉在起点和分支模式上有很大的差异（主要差异在第 5 章综述，神经血管系统：局部解剖学）。按照从血管的分支顺序列出以下分支。

| 锁骨下动脉的分支 | |
| --- | --- |
| • 椎动脉 | |
| • 胸廓内动脉（乳房内动脉） | |
| • 甲状颈干 | |
| – 甲状腺下动脉 | – 颈升动脉 |
| – 肩胛上动脉 | – 颈横动脉 |
| • 肋颈干 | |
| – 颈深动脉 | – 肋间最上动脉 |
| **腋动脉的分支** | |
| • 胸上动脉 | |
| • 胸肩峰动脉 | |
| – 肩峰支 | – 锁骨处 |
| – 三角肌支 | – 胸肌支 |
| • 胸外侧动脉 | |
| • 肩胛下动脉 | |
| – 胸背动脉 | – 旋肩胛动脉 |
| • 旋肱前动脉 | |
| • 旋肱后动脉 | |
| **肱动脉的分支** | |
| • 肱深动脉 | |
| – 内侧副动脉 | – 桡侧副动脉 |
| • 尺侧上副动脉（肘关节动脉网） | |
| • 尺侧下副动脉（肘关节动脉网） | |
| **桡动脉的分支** | |
| • 桡返动脉（肘关节动脉网） | |
| • 腕掌支（腕掌侧网） | |
| • 掌浅支（掌浅弓） | |
| • 腕背支（腕背侧网） | |
| – 掌背动脉 | – 背指动脉 |
| • 拇主动脉 | |
| • 示指桡侧动脉 | |
| • 掌深弓 | |
| – 掌心动脉 | – 穿支 |
| **尺动脉的分支** | |
| • 尺侧返动脉（肘关节动脉网） | |
| • 骨间总动脉 | |
| – 骨间后动脉 | – 骨间返动脉 |
| – 骨间前动脉 | |
| • 腕掌支动脉（腕掌侧网） | |
| • 腕背支（腕背侧网） | |
| • 掌深支（掌深弓） | |
| • 掌浅弓 | |
| – 指掌侧总动脉 | – 指掌侧固有动脉 |

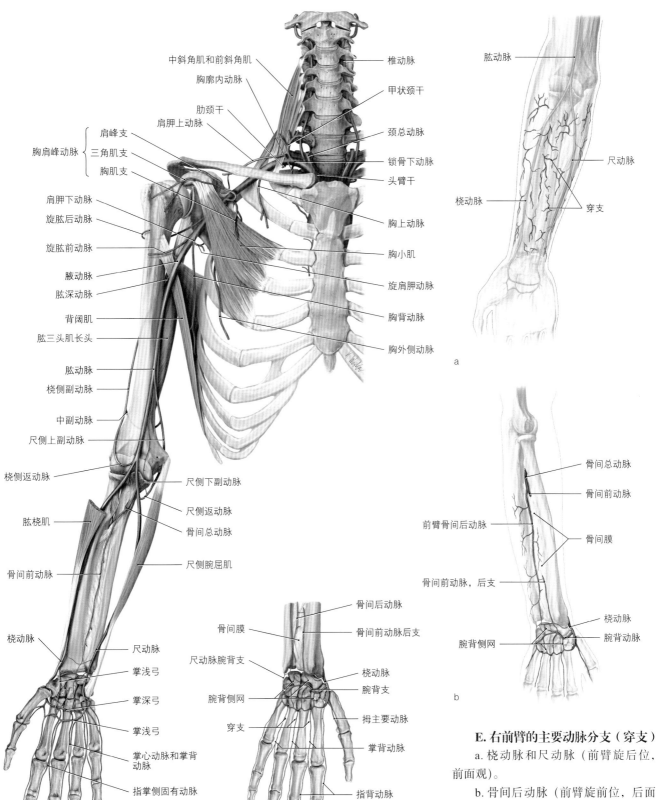

**中斜角肌和前斜角肌** — **椎动脉**
**胸廓内动脉** — **甲状颈干**
**肋颈干**
**肩胛上动脉** — **颈总动脉**
肩峰支 — **锁骨下动脉**
**胸肩峰动脉** { 三角肌支 — **头臂干**
胸肌支
**肩胛下动脉** — **胸上动脉**
**旋肱后动脉**
**旋肱前动脉** — **胸小肌**
**腋动脉** — **旋肩胛动脉**
**肱深动脉** — **胸背动脉**
**背阔肌** — **胸外侧动脉**
**肱三头肌长头**
**肱动脉**
**桡侧副动脉**
**中副动脉**
**尺侧上副动脉**
**桡侧返动脉** — **尺侧下副动脉**
**尺侧返动脉**
**骨间总动脉**
**肱桡肌**
**尺侧腕屈肌**
**骨间前动脉**
**桡动脉** — **尺动脉**
**掌浅弓**
**掌深弓**
**掌浅弓**
**掌心动脉和掌背动脉**
**指掌侧固有动脉**

a

**肱动脉**

**尺动脉**

**桡动脉** — **穿支**

**骨间后动脉**
**骨间膜** — **骨间前动脉后支**
**尺动脉腕背支** — **桡动脉**
**腕背侧网** — **腕背支**
**穿支** — **拇主要动脉**
**掌背动脉**
**指背动脉**

**骨间总动脉**
**骨间前动脉**
**前臂骨间后动脉** — **骨间膜**
**骨间前动脉，后支**
**桡动脉**
**腕背侧网** — **腕背动脉**

b

**C. 右上肢的动脉**
前臂旋后位的前面观。为了清晰起见，B 中列出动脉没有全部显示。

**D. 右手的动脉**
后面观。

**E. 右前臂的主要动脉分支（穿支）**
a. 桡动脉和尺动脉（前臂旋后位，前面观）。
b. 骨间后动脉（前臂旋前位，后面观）。

前臂皮肤较薄，可以作为血管蒂丰富的筋膜皮瓣。由皮肤、皮下组织和筋膜组成的皮瓣血供来自主要动脉的分支及其伴行静脉。皮瓣携这些供应血管移植入受区。

## 17.2 静脉

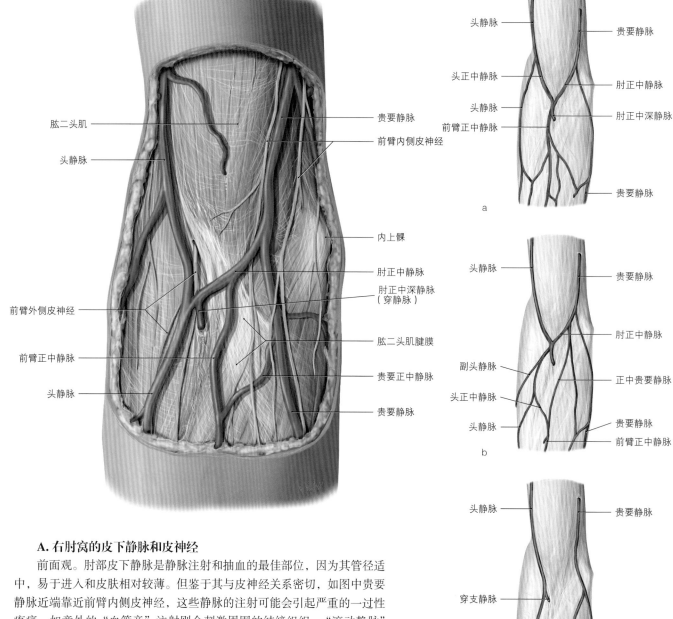

肱二头肌

头静脉

前臂外侧皮神经

前臂正中静脉

头静脉

贵要静脉

前臂内侧皮神经

内上髁

肘正中静脉

肘正中深静脉
（穿静脉）

肱二头肌腱膜

贵要正中静脉

贵要静脉

头静脉　　　　贵要静脉

头正中静脉　　　肘正中静脉

头静脉　　　　肘正中深静脉

前臂正中静脉

贵要静脉

a

头静脉　　　　贵要静脉

肘正中静脉

副头静脉　　　正中贵要静脉

头正中静脉

头静脉　　　　贵要静脉

前臂正中静脉

b

头静脉　　　　贵要静脉

穿支静脉

头静脉　　　　正中贵要静脉

贵要静脉

前臂正中静脉

c

**A. 右肘窝的皮下静脉和皮神经**

前面观。肘部皮下静脉是静脉注射和抽血的最佳部位，因为其管径适中，易于进入和皮肤相对较薄。但鉴于其与皮神经关系密切，如图中贵要静脉近端靠近前臂内侧皮神经，这些静脉的注射可能会引起严重的一过性疼痛，如意外的"血管旁"注射则会刺激周围的结缔组织。"滚动静脉"指皮下静脉在皮下脂肪异常滑动的情况。大约 3% 的尺动脉可能行于屈肌表面（浅表尺动脉，见第 397 页）。某些药物的意外动脉内注射可能产生毁灭性的后果。这种并发症可以通过以下手段避免，注射之前触诊血管并确认动脉型搏动，总是回抽少量血液到注射器（暗红色，静脉血；鲜红色，动脉血）来避免。

**B. 右臂的肘窝：皮下静脉的行程变异**

a. 前臂正中静脉上的 M 形静脉模式。

b. 起自静脉丛的副头静脉行于前臂伸肌侧。

c. 肘正中静脉的缺失。

上述变异均较常见。

**F. 上臂的浅静脉和深静脉概述**

上臂浅静脉与深静脉之间存在许多交通支 – 穿静脉。静脉内有固定间隔的静脉瓣，以增加静脉回流的效率（见第 67 页）。

| 上臂的深静脉 |
| --- |
| • 锁骨下静脉 |
| • 腋静脉 |
| • 肱静脉 |
| • 尺静脉 |
| • 桡静脉 |
| • 骨间前静脉 |
| • 骨间后静脉 |
| • 掌深静脉弓 |
| • 掌心静脉 |

| 上臂的浅静脉 |
| --- |
| • 头静脉 |
| • 副头静脉 |
| • 贵要静脉 |
| • 肘正中静脉 |
| • 前臂正中静脉 |
| • 头正中静脉 |
| • 贵要正中静脉 |
| • 手背静脉网 |
| • 掌浅静脉弓 |

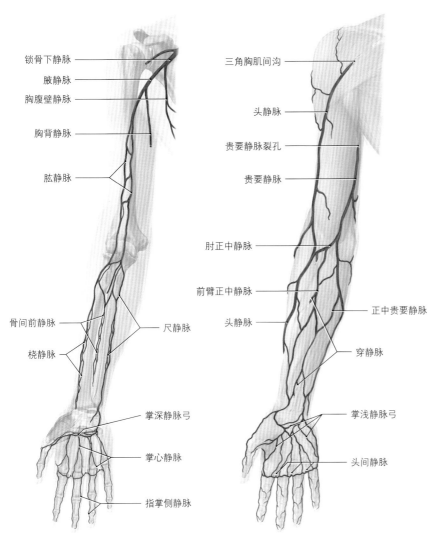

**C. 右上肢深静脉**
前面观。

**D. 右上肢浅静脉**

前面观。手臂皮下静脉网的纵向主干是前臂正中静脉、贵要静脉和头静脉。

前臂正中静脉：与头静脉、贵要静脉从手背皮下静脉引流血液不同，此静脉主要从前臂屈侧引流。前臂正中静脉在肘部汇入相应纵向静脉的位置变异较多，通常汇入头正中静脉和贵要正中静脉。

贵要静脉：该静脉始于肘部，先在肱二头肌内侧沟的筋膜上平面上行至贵要静脉裂孔，在上臂中段穿过筋膜，在筋膜下平面终止于尺侧的肱静脉。

头静脉：在上臂的头静脉先在肱二头肌外侧沟上升，然后进入三角肌和胸大肌间的肌沟（三角胸肌间沟），最终于锁胸三角汇入腋静脉（见第 382 页）。

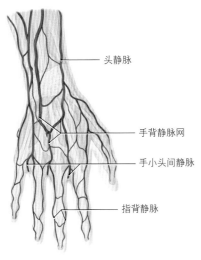

**E. 右手背的浅静脉**

## 17.3 淋巴管和淋巴结

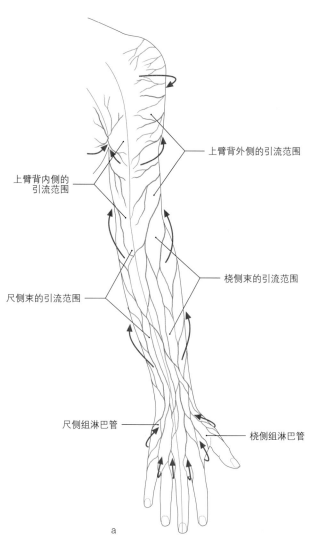

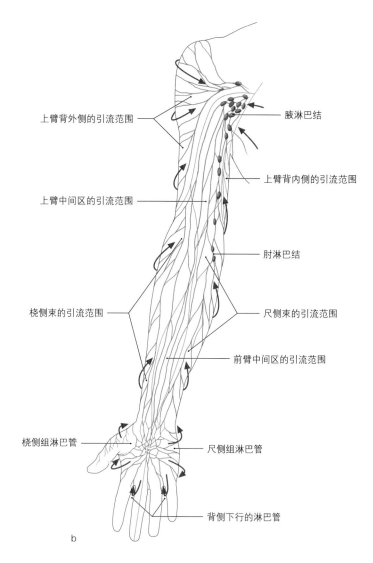

**A. 上肢的淋巴血管（引自 Schmidt 和 Lanz）**

a. 后面观。b. 前面观。淋巴管在上肢有两种类型：
- 浅（筋膜）淋巴管。
- 深淋巴管。

上肢深淋巴管与动脉和深静脉伴行，浅淋巴管位于皮下组织。在前臂，它们与头静脉和贵要静脉关系密切。深和浅淋巴系统之间存在大量吻合。图中箭头指示淋巴引流的主要方向。手的炎症和感染通常会引起腋窝淋巴结肿痛，如炎症侵及淋巴管，可见皮下红色条纹（淋巴管炎）。

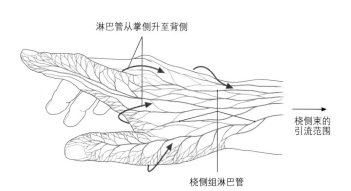

**B. 拇指、示指和手背的淋巴引流（引自 Schmidt 和 Lanz）**

拇指、示指和部分中指由桡侧组淋巴管引流，直接注入腋淋巴结。其他手指由尺侧组淋巴管引流（此处没有显示），终止于肘淋巴结。

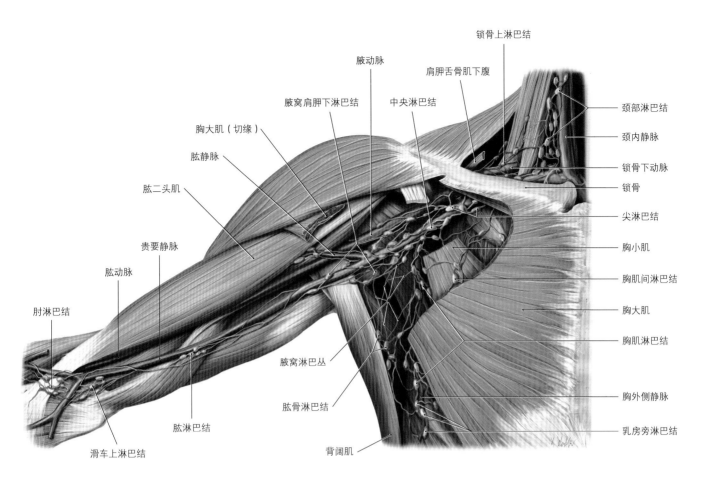

**C. 右上肢区域性淋巴结**

前面观。腋窝的淋巴结（腋淋巴结）是上肢、肩带、前胸壁重要的淋巴收集点。30~60 个的腋窝淋巴结分为若干组或命名为 I ~ III 级（见 E），它们由淋巴管连接。总之，在这个区的淋巴管在脂肪组织内形成腋窝淋巴丛。腋窝的淋巴引流汇入锁骨下干（此处未显示）。在身体右侧，淋巴经右颈干、右支气管纵隔干汇入右淋巴导管，最终汇入于右锁骨下静脉和颈内静脉交界处（见第 196 页）。

**D. 腋窝淋巴结，按级分组（引自 Henne-Bruns、Dürig 和 Kremer）**

| |
|---|
| **I 级：腋窝下组（胸小肌外侧）** |
| • 胸肌淋巴结 |
| • 肩胛下淋巴结 |
| • 肱骨淋巴结 |
| • 乳房旁淋巴结 |
| **II 级：腋中组（胸小肌区）** |
| • 胸肌间淋巴结 |
| • 中央淋巴结 |
| **III 级：锁骨下组（胸小肌内侧）** |
| • 尖淋巴结 |

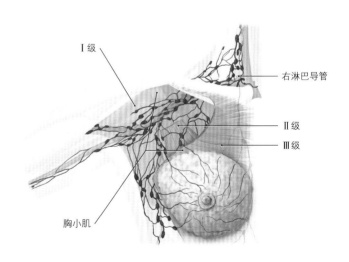

**E. 腋窝淋巴结分级**

腋窝淋巴结在乳腺癌中具有重要的临床意义。恶性乳腺肿瘤随着生长会转移（种子肿瘤细胞）到腋窝淋巴结。在手术切除指南中，根据与胸小肌的关系，腋窝淋巴结可分为三级。

- I 级：胸小肌外侧的所有淋巴结。
- II 级：胸小肌覆盖的所有淋巴结。
- III 级：胸小肌内侧的所有淋巴结（见第 302 页）。

## 17.4 臂丛：构成

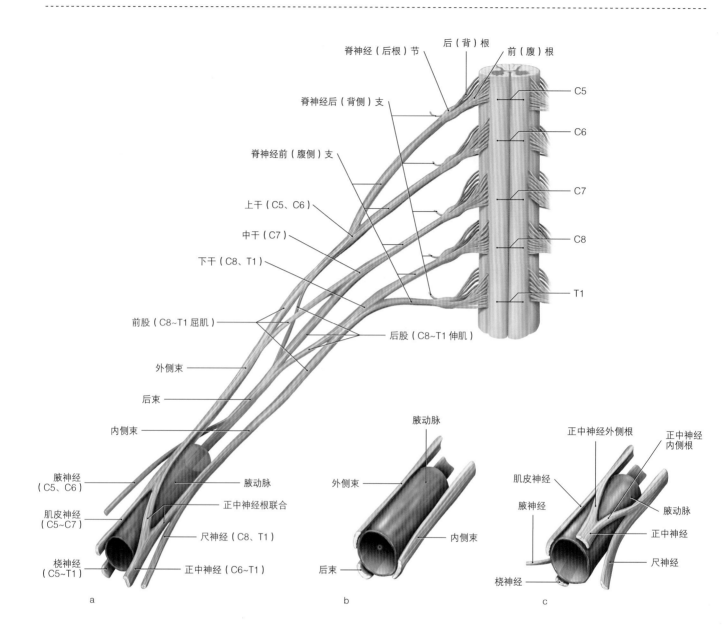

脊神经（后根）节　　后（背）根　　前（腹）根

脊神经后（背侧）支

脊神经前（腹侧）支

上干（C5、C6）

中干（C7）

下干（C8、T1）

前股（C8~T1 屈肌）

后股（C8~T1 伸肌）

外侧束

后束

内侧束

腋神经（C5、C6）

腋动脉

肌皮神经（C5~C7）

正中神经根联合

尺神经（C8、T1）

桡神经（C5~T1）

正中神经（C6~T1）

C5　C6　C7　C8　T1

a

腋动脉

外侧束

内侧束

后束

b

正中神经外侧根

正中神经内侧根

肌皮神经

腋神经

腋动脉

正中神经

尺神经

桡神经

c

### A. 臂丛结构示意图

a. 臂丛构成名称和顺序。

b. 臂丛外侧束、内侧束、后束与腋动脉的关系。

c. 臂丛神经束的主要分支。

### B. 臂丛主要成分的数目和位置

| 组成 | 数目 | 位置 |
|---|---|---|
| (1) 神经根（脊髓 C5~T1 节段的脊神经前支） | 5 | 前、中斜角肌之间（斜角肌间隙） |
| (2) 干：上干、中干和下干 | 3 | 斜角肌间隙外侧，锁骨上方 |
| (3) 3 条前股和 3 条后股 | 6 | 锁骨后方 |
| (4) 外侧束、内侧束和后束 | 3 | 在腋窝，胸小肌后 |

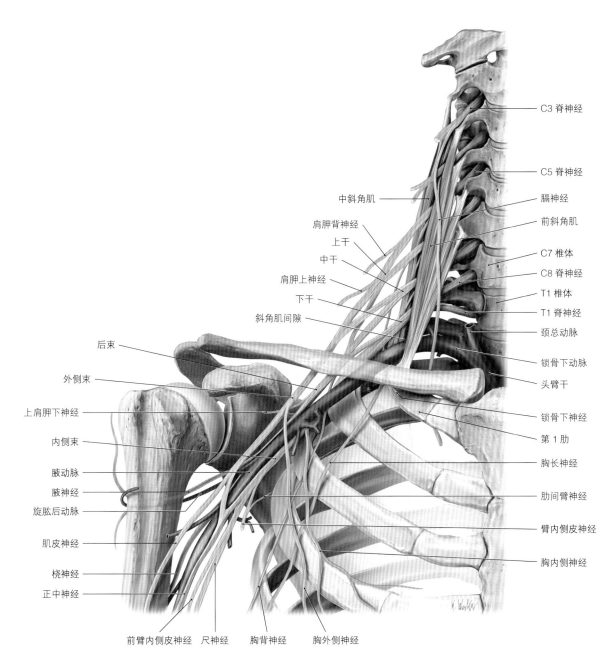

C3 脊神经
C5 脊神经
膈神经
前斜角肌
C7 椎体
C8 脊神经
T1 椎体
T1 脊神经
颈总动脉
锁骨下动脉
头臂干
锁骨下神经
第 1 肋
胸长神经
肋间臂神经
臂内侧皮神经
胸内侧神经

中斜角肌
肩胛背神经
上干
中干
肩胛上神经
下干
斜角肌间隙
后束
外侧束
上肩胛下神经
内侧束
腋动脉
腋神经
旋肱后动脉
肌皮神经
桡神经
正中神经

前臂内侧皮神经　尺神经　胸背神经　胸外侧神经

**C. 臂丛的行程及其穿过斜角肌间隙后与胸廓的关系**
右侧，前面观。

**D. 脊髓节段与臂丛神经**

| 臂丛神经的干与相关的脊髓节段 | 臂丛在锁骨下部的神经（发自束的长、短支） | |
|---|---|---|
| • 上干 C5 + C6 | • 外侧束 | |
| • 中干 C7 | － 肌皮神经 | － 胸外侧神经 |
| • 下干 C8 + T1 | － 正中神经（外侧根） | |
| **臂丛的束与相关的脊髓节段** | • 内侧束 | |
| • 外侧束 C5~C7 | － 正中神经（内侧根） | － 尺神经 |
| • 内侧束 C8~T1 | － 胸内侧神经 | － 臂内侧皮神经 |
| • 后束 C5~T1 | － 前臂内侧皮神经 | |
| **臂丛在锁骨上部的神经（直接发自前支或干）** | • 后束 | |
| • 肩胛背神经 | － 桡神经 | － 腋神经 |
| • 胸长神经 | － 上肩胛下神经 | － 下肩胛下神经 |
| • 肩胛上神经 | － 胸背神经 | |
| • 锁骨下神经 | | |

## 17.5 臂丛：锁骨上部

### A. 臂丛神经：锁骨上部

臂丛的锁骨上部的神经包括所有直接发自臂丛根（脊神经前支）或从位于前、中斜角肌之间的颈外侧三角内的干发出的神经。锁骨上神经丛的神经基于它们的位置和行程（见 B~D）易于发生不同程度的麻痹和（或）压迫。

| 神经 | 节段 | 神经支配的肌肉 |
|---|---|---|
| 肩胛背神经 | C4、C5 | • 肩胛提肌 |
| | | • 大菱形肌 |
| | | • 小菱形肌 |
| 肩胛上神经 | C4~C6 | • 冈上肌 |
| | | • 冈下肌 |
| 胸长神经 | C5~C7 | • 前锯肌 |
| 锁骨下神经 | C5、C6 | • 锁骨下肌 |

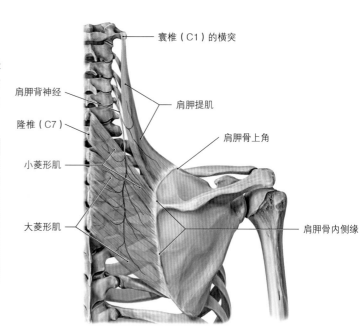

### B. 肩胛背神经

由于神经位于项深部肌，肩胛提肌和菱形肌之间，位置受到保护，单独的肩胛背神经麻痹极为罕见。

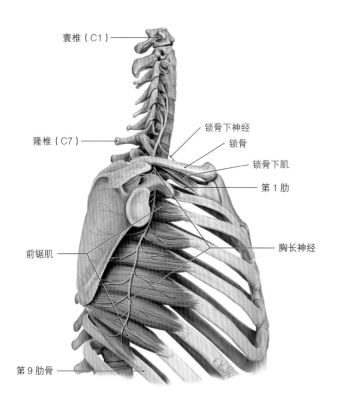

### C. 胸长神经和锁骨下神经

胸长神经沿胸壁外侧的前锯肌表面长而表浅的行程使其易受机械损伤。长期背负沉重背包的持续性劳损是这种损伤的常见机制。在医源性病例中，腋窝淋巴结清扫术治疗转移性乳腺肿瘤，可能损伤该神经。在临床上，前锯肌损伤导致肩胛骨内侧缘从胸壁上翘起。当手臂向前抬起时，这种"翼状"肩胛骨更为明显，上臂一般不能举起超过 90°。

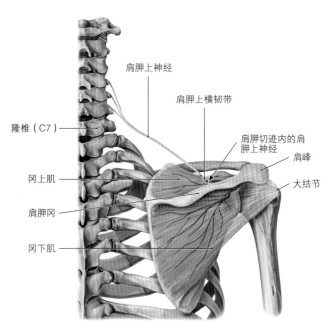

### D. 肩胛上神经

肩胛上神经损伤和慢性受压不常见，可导致冈上肌以及冈下肌萎缩引起臂外展（尤其是冈上肌作为"启动器"功能的初始阶段）和臂外旋无力。除单独的损伤外，神经会在肩胛切迹和肩胛上横韧带之间的纤维骨管（偶尔骨化形成骨性管）受压迫，由此产生的症状统称为"肩胛切迹综合征"。

**E. 基于肩区解剖通道狭窄的臂丛神经卡压综合征**

　　自椎间孔至上肢神经的行程中，臂丛必须穿过几个狭窄的通道，在这些通道里，可能会受到周围结构压迫。还有一些外在因素，如扛重物，可能对臂丛产生直接的压力。几种类型的压迫综合征按如下分类：

（1）斜角肌综合征或颈肋综合征：神经血管在斜角肌间隙受到颈肋或韧带结构的压迫（见 F）。
（2）肋锁综合征：第 1 肋和锁骨之间的间隙变窄（见 G）。
（3）过度外展综合征：当上臂举过头以上时，喙突和胸小肌压迫臂丛神经（见 H）。
（4）肩带慢性重负荷（如"背囊瘫痪"）。

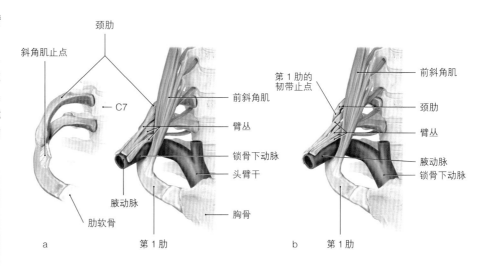

**F. 颈肋造成斜角肌间隙狭窄所致的斜角肌综合征**

　　大约有 1% 的人存在颈肋，可能会造成由前、中斜角肌和第 1 肋围成的斜角肌间隙狭窄。在这种情况下，穿经斜角肌间隙的臂丛干及伴行的锁骨下动脉会在后下方受压，导致不同程度的血管神经束张力。如果短的颈肋和第 1 肋之间无骨连接（图 b），该处通常是韧带结构，也可以压迫血管神经。主要临床表现为疼痛放射至上肢，尤其是在手的尺侧，以及锁骨下动脉的动脉周围交感神经丛的力学刺激引起的循环障碍。

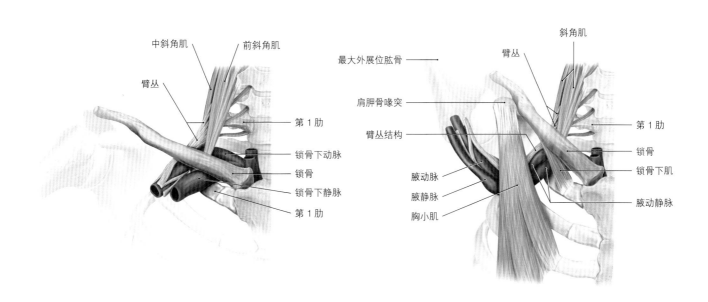

**G. 第 1 肋和锁骨间的血管神经束受压导致肋锁综合征**

　　肋锁间隙狭窄是一种罕见的疾病，最常见于肩下垂、背部扁平、肩部回缩（扛重物所致）、第 1 肋变形、或继往锁骨骨折的人群。任何肋锁间隙的狭窄都会因肩带下降及回缩而加重。主诉常与斜角肌综合征相似，并可能同时伴有锁骨下静脉回流受阻所引起的静脉瘀滞指征。

**H. 胸小肌和喙突下方血管神经束受压引起的过度外展综合征**

　　这种罕见的综合征是由神经血管在喙突下胸小肌腱下受压所致。它是由患侧最大外展或抬高上臂引发。可做一个简单的临床检查，将上臂向上后牵拉并维持在那里。正常情况下，1~2 分钟后仍有明显的桡动脉搏动，而患者没有放射痛。

## 17.6 臂丛的锁骨下部：概述和短支

### A. 臂丛的锁骨下部

臂丛的锁骨下部包括了所有在臂丛束段发出的神经－短支和沿上肢下行的每条臂丛束的终支－长支，这些神经从短支开始汇总如下。

| 神经 | 节段 | 支配肌 | 皮支 |
|---|---|---|---|
| 第1部分：短支 | | | |
| • 上、下肩胛下神经 | C5、C6 | • 肩胛下肌 | – |
| | | • 大圆肌（只有上部） | |
| • 胸背神经 | C6~C8 | • 背阔肌 | – |
| • 胸内侧、外侧神经 | C5~T1 | • 胸大肌 | – |
| | | • 胸小肌 | |
| • 臂内侧皮神经 | T1 | – | • 臂内侧皮神经 |
| • 前臂内侧皮神经 | C8、T1 | – | • 前臂内侧皮神经 |
| • 肋间臂神经 * | T2、T3 | – | • 外侧皮支 |
| 第2部分：长支 | | | |
| • 肌皮神经（见第368页） | C5~C7 | • 喙肱肌 | • 前臂外侧皮神经 |
| | | • 肱二头肌 | |
| | | • 肱肌 | |
| • 腋神经（见第368页） | C5、C6 | • 三角肌 | • 臂外侧上皮神经 |
| | | • 大圆肌 | |
| • 桡神经（见第370页） | C5~T1 | • 肱肌（主要） | • 臂外侧下皮神经 |
| | | • 肱三头肌 | • 臂后皮神经 |
| | | • 肘肌 | • 前臂后皮神经 |
| | | • 旋后肌 | • 桡神经浅支 |
| | | • 肱桡肌 | |
| | | • 桡侧腕长伸肌 | |
| | | • 桡侧腕短伸肌 | |
| | | • 指伸肌 | |
| | | • 小指伸肌 | |
| | | • 尺侧腕伸肌 | |
| | | • 拇长伸肌 | |
| | | • 拇短伸肌 | |
| | | • 示指伸肌 | |
| | | • 拇长展肌 | |
| • 正中神经（见第374页） | C6~T1 | • 旋前圆肌 | • 正中神经的掌支 |
| | | • 旋前方肌 | • 指掌侧总神经和固有神经 |
| | | • 掌长肌 | |
| | | • 桡侧腕屈肌 | |
| | | • 拇长屈肌 | |
| | | • 指深屈肌（一半） | |
| | | • 指浅屈肌 | |
| | | • 拇短展肌 | |
| | | • 拇对掌肌 | |
| | | • 拇短屈肌（浅头） | |
| | | • 第1和第2蚓状肌 | |
| • 尺神经（见第372页） | C8、T1 | • 尺侧腕屈肌 | • 尺神经的掌支 |
| | | • 指深屈肌（一半） | • 尺神经的背支 |
| | | • 掌短肌 | • 指背神经 |
| | | • 小指屈肌 | • 指掌侧总神经和固有神经 |
| | | • 小指展肌 | |
| | | • 小指对掌肌 | |
| | | • 拇收肌 | |
| | | • 拇短屈肌（深头） | |
| | | • 骨间掌侧和背侧肌 | |
| | | • 第3、4蚓状肌 | |

* 这是第2、3肋间神经的皮支，与臂内侧皮神经伴行

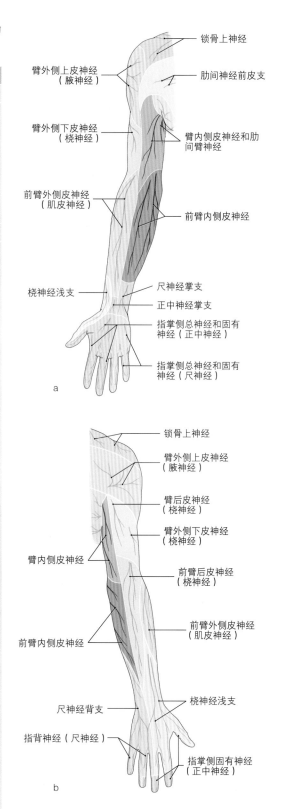

**B. 右上肢臂内侧皮神经和前臂内侧皮神经的感觉分布**

a. 前面观。b. 后面观。

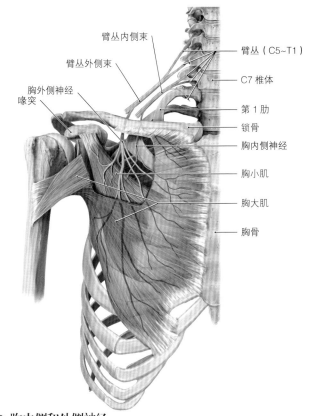

**D. 胸内侧和外侧神经**
右侧，前面观。

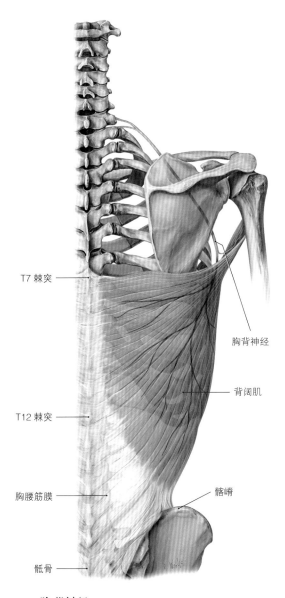

**C. 胸背神经**
右侧，后面观。

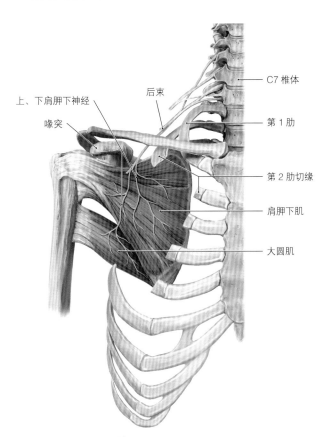

**F. 上、下肩胛下神经**
右侧，前面观。部分肋已切除。

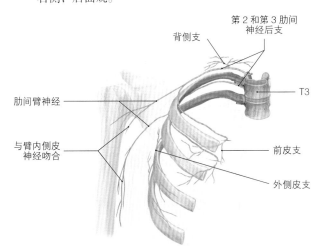

**E. 右上肢肋间臂神经的起源和皮肤分布**
前面观。

## 17.7 臂丛的锁骨下部：肌皮神经和腋神经

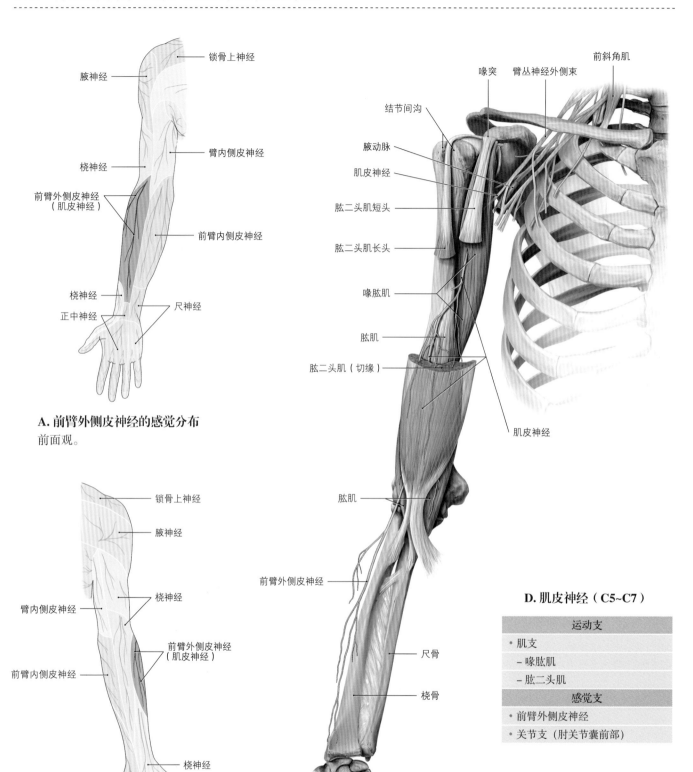

**A. 前臂外侧皮神经的感觉分布**
前面观。

**B. 前臂外侧皮神经的感觉分布**
后面观。

**C. 肌皮神经离开臂丛神经外侧束后的行程**

右上肢，前面观。肌皮神经是混合神经（具有运动和感觉支），在胸小肌外侧缘（此处未显示）发自臂丛

神经外侧束，走行一小段距离后穿喙肱肌。然后在肱二头肌和肱三头肌之间下行至肘部，在此其感觉终支支配前臂桡侧皮肤。

**D. 肌皮神经（C5~C7）**

| 运动支 |
|---|
| • 肌支 |
| – 喙肱肌 |
| – 肱二头肌 |
| 感觉支 |
| • 前臂外侧皮神经 |
| • 关节支（肘关节囊前部） |

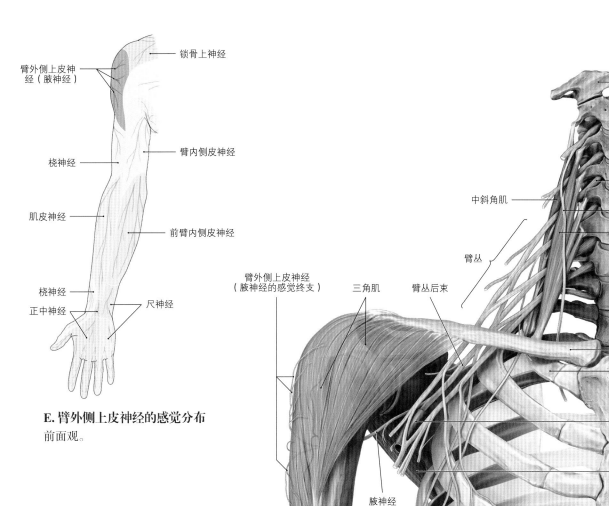

**E. 臂外侧上皮神经的感觉分布**
前面观。

**F. 臂外侧上皮神经的感觉分布**
后面观。

**G. 腋神经离开臂丛后束以后的行程**

右上肢，前面观。腋神经作为混合神经离开臂丛后束，向后穿过腋窝深部，直接行于肩关节下方。其穿过腋窝的四边孔间（与旋肱后动脉伴行），并且沿外科颈至肱骨近端后面。它的感觉终支支配三角肌表面的皮肤。单独的腋神经麻痹可能发生于肩关节前下脱位（或尝试暴力复位）、肱骨外科颈骨折，或来源于不适当腋下拐杖的长期压力。

**H. 腋神经（C5 和 C6）**

| 运动支 |
| --- |
| • 肌支 |
| – 三角肌 |
| – 小圆肌 |
| 感觉支 |
| • 臂外侧上皮神经 |

## 17.8 臂丛的锁骨下部：桡神经

### A. 桡神经（C5~T1）

| 运动支 | |
|---|---|
| • 肌支（来自桡神经） | |
| – 肱肌（主要） | – 肱三头肌 |
| – 肘肌 | – 肱桡肌 |
| – 桡侧腕长伸肌 | – 桡侧腕短伸肌 |
| • 深支（终支：骨间后神经） | |
| – 旋后肌 | – 指伸肌 |
| – 小指伸肌 | – 尺侧腕伸肌 |
| – 拇长伸肌 | – 拇短伸肌 |
| – 示指伸肌 | – 拇长展肌 |

| 感觉支 | |
|---|---|
| • 关节支（桡神经） | |
| – 肩关节囊 | |
| • 关节支（来自骨间后神经） | |
| – 腕和四个桡掌指关节的关节囊 | |
| • 臂后皮神经 | |
| • 臂外侧下皮神经 | |
| • 前臂后皮神经 | |
| • 浅支 | |
| – 指背神经 | – 尺侧交通支 |

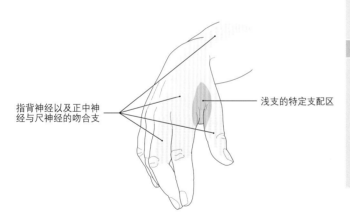

指背神经以及正中神经与尺神经的吻合支

浅支的特定支配区

### C. 近端和中段桡神经损伤所致的腕下垂

当桡神经受损时，患者不能主动伸手腕，表现为腕下垂（下垂手）。除了手腕下垂，临床检查显示，感觉缺失区位于手背的桡侧，拇指、示指和中指桡侧的伸肌表面，并延伸至近侧指间关节。感觉缺损通常局限于仅由桡神经感觉神经支配的区域（拇指和示指之间的骨间隙）。

### B. 累及桡神经的创伤性损伤和压迫性综合征

由于创伤或慢性压迫，桡神经可能在其行程中的任何部位受到损伤。临床特征主要取决于病变部位。一般来说，病变部位越靠近近端，受影响的伸肌数目就越多。近端（"高位"）桡神经损伤的一个典型特征是腕下垂（见 C），在这个情况下，患者无法伸腕或掌指关节。一些部位的病变还可以引起感觉障碍（疼痛、感觉异常、麻木），特别是手背桡侧浅支的特定感觉区（拇指和示指之间的第 1 掌骨间隙）。

| 桡神经近段损伤 |
|---|
| • 腋区的慢性压力（例如，由于长期使用拐杖）<br>临床表现：典型的腕下垂伴肱三头肌萎缩（及感觉障碍） |
| • 桡神经沟水平的肱骨干骨折所致的外伤性损伤<br>临床特点：典型的腕下垂，无肱三头肌受累，这是由于支配肱三头肌的肌支在进入桡神经沟之前与桡神经分离（但是感觉障碍存在） |
| • 桡神经受桡神经沟骨性底部的慢性压迫（如睡眠或患者在全麻过程中不正确的姿势，骨折后骨痂肥厚，或肱三头肌外侧头肌腱扩张）。"公园长椅麻痹"常常是由于把上肢放松地放在公园长椅背上所引起<br>临床特点：不累及肱三头肌的腕下垂，存在感觉障碍，预后通常是好的，麻痹会在几天内恢复 |

| 桡神经中段损伤 |
|---|
| • 桡神经在穿过外侧肌间隔和桡管时的慢性压迫（如血管桥和结缔组织隔所致的压迫）<br>临床表现：垂腕伴感觉障碍 |

| 桡神经远段损伤 |
|---|
| • 桡神经深支在进入旋后肌管处受到旋后肌浅部锐缘的肌腱压迫：旋后肌综合征或桡神经远段压迫综合征<br>临床表现：不典型腕下垂，无手部感觉障碍（进入旋后肌管之前，深支发出感觉浅支和肌支至旋后肌、肱桡肌、桡侧腕短伸肌和桡侧腕长伸肌）。拇短伸肌、拇长展肌、拇长展肌、指伸肌、示指伸肌和尺侧腕伸肌麻痹 |
| • 桡骨骨折或脱位引起的桡神经深支损伤<br>临床特点：无腕下垂，无感觉障碍 |

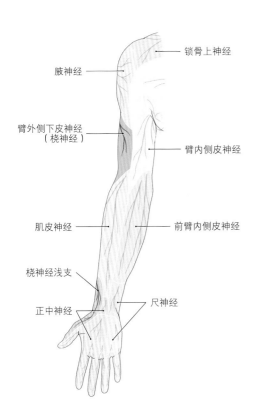

**D. 桡神经感觉分布**
前面观。

- 锁骨上神经
- 腋神经
- 臂外侧下皮神经（桡神经）
- 臂内侧皮神经
- 肌皮神经
- 前臂内侧皮神经
- 桡神经浅支
- 正中神经
- 尺神经

**E. 桡神经感觉分布**
后面观。

- 锁骨上神经
- 腋神经
- 臂后皮神经（桡神经）
- 臂内侧皮神经
- 臂外侧下皮神经（桡神经）
- 前臂外侧皮神经（桡神经）
- 肌皮神经
- 前臂内侧皮神经
- 桡神经浅支
- 尺神经
- 正中神经

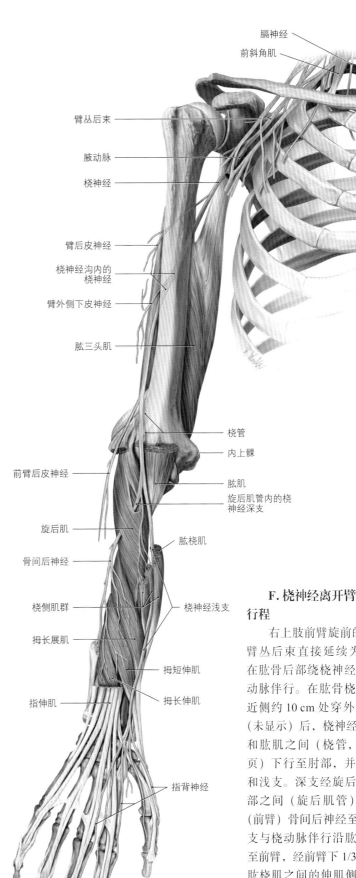

- 膈神经
- 前斜角肌
- 臂丛后束
- 腋动脉
- 桡神经
- 臂后皮神经
- 桡神经沟内的桡神经
- 臂外侧下皮神经
- 肱三头肌
- 桡管
- 内上髁
- 肱肌
- 旋后肌管内的桡神经深支
- 前臂后皮神经
- 旋后肌
- 肱桡肌
- 骨间后神经
- 桡侧肌群
- 桡神经浅支
- 拇长展肌
- 拇短伸肌
- 指伸肌
- 拇长伸肌
- 指背神经

**F. 桡神经离开臂丛后束的行程**

右上肢前臂旋前的前面观。臂丛后束直接延续为桡神经。在肱骨后部绕桡神经沟与肱深动脉伴行。在肱骨桡侧外上髁近侧约 10 cm 处穿外侧肌间隔（未显示）后，桡神经在肱桡肌和肱肌之间（桡管，见第 394 页）下行至肘部，并分为深支和浅支。深支经旋后肌浅、深部之间（旋后肌管），延续为（前臂）骨间后神经至腕部。浅支与桡动脉伴行沿肱桡肌下行至前臂，经前臂下 1/3 的桡骨和肱桡肌之间的伸肌侧，终止为主要感觉支，支配手背桡侧半、桡侧两个半手指（拇指、示指和中指桡半侧）的背侧缘。

## 17.9 臂丛神经锁骨下部：尺神经

### A. 尺神经（C8、T1）

| 运动支 |
| --- |
| • 肌支（直接发自尺侧半）<br>　– 尺侧腕屈肌　　　　　　– 指深屈肌（尺侧半）<br>• 肌支（发自尺神经浅支）<br>　– 掌短肌<br>• 肌支（发自尺神经深支）<br>　– 小指展肌　　　　　　　– 小指屈肌<br>　– 小指对掌肌　　　　　　– 第3和第4蚓状肌<br>　– 骨间掌侧和背侧肌　　　– 拇收肌<br>　– 拇短屈肌（深头） |

| 感觉支 |
| --- |
| • 关节支<br>　– 肘关节、腕关节和掌指关节囊<br>• 尺神经背侧支（终末支：指背神经）<br>• 尺神经掌侧分支<br>• 指掌侧固有神经（发自浅支）<br>• 指掌侧总神经（发自浅支；终支：指掌侧固有神经） |

### B. 累及尺神经的创伤性病变和压迫综合征

尺神经麻痹是最常见的周围神经麻痹。一个尺神经损伤的特征是"爪形手"畸形（见 C），骨间肌萎缩导致手指在掌指关节过伸以及近侧和远侧指间关节轻度屈曲。示指和中指畸形最不显著，因为第 1 和第 2 蚓状肌由正中神经支配，可以部分代偿其他手指的抓握。由于拇收肌萎缩和拇长伸肌、拇展肌收缩，可见拇指明显过伸。骨间肌在 2~3 个月后萎缩：以第 1 骨间隙最为明显并伴随小鱼际萎缩。感觉障碍累及手的尺侧、环指的尺侧半和整个小指。

| 尺神经近段损伤 |
| --- |
| • 外伤性损伤通常发生于肘关节，原因如下：尺神经沟内的神经位置裸露（例如，上肢休息位时的压力），神经从尺骨沟中脱位或骨折引起的关节损伤<br>• 尺神经沟内对神经产生的慢性压力：由肘关节退行性改变或炎症改变引起，或由于肘关节反复屈伸引起的神经慢性牵拉（尺骨沟综合征）<br>• 尺侧腕屈肌腱起点间的压缩（肘管综合征）<br>　临床特征：爪形手和感觉障碍 |

| 尺神经中段损伤 |
| --- |
| • 腕部创伤性损伤（例如撕裂伤）<br>• 在尺神经管，即腕掌侧韧带、豌豆骨和屈肌支持带之间的纤维性骨管内的慢性压迫（尺神经管综合征，见第 407 页）<br>• 临床特点：爪形手和小鱼际的部分感觉障碍（掌侧支无损伤） |

| 尺神经远段损伤 |
| --- |
| • 慢性压力压迫掌侧的尺神经深支（例如来自空气锤或其他工具）<br>　临床特点：无感觉障碍的爪形手（浅支无损伤） |

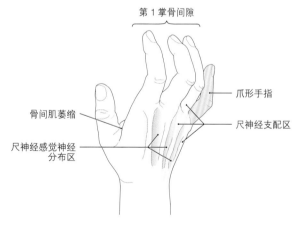

第 1 掌骨间隙

爪形手指

尺神经支配区

骨间肌萎缩

尺神经感觉神经
分布区

### C. 尺神经损伤引起的爪状手

除了典型的爪状手外观外，骨间肌萎缩导致掌骨的骨间隙的塌陷。感觉异常局限于小指（尺神经的特定感觉区域）。

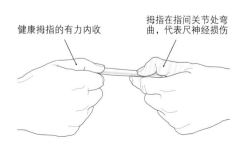

健康拇指的有力内收

拇指在指间关节处弯曲，代表尺神经损伤

### D. 左手"弗罗曼夹纸征"阳性

"弗罗曼夹纸征"阳性代表拇内收肌瘫痪。当嘱患者用拇指和示指紧握一张纸时，他或她必须使用由正中神经支配的拇长屈肌，而不是由尺神经支配的已瘫痪的拇收肌。拇指在指间关节处屈曲表示检查结果为阳性。

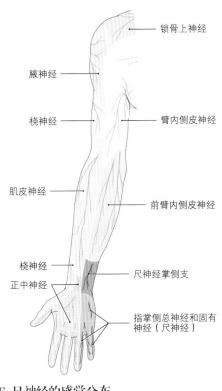

**E. 尺神经的感觉分布**
前面观。

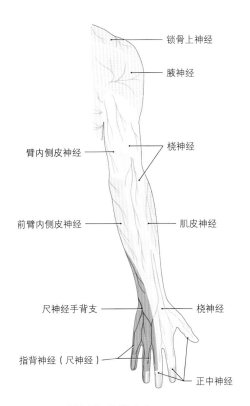

**F. 尺神经的感觉分布**
后面观。

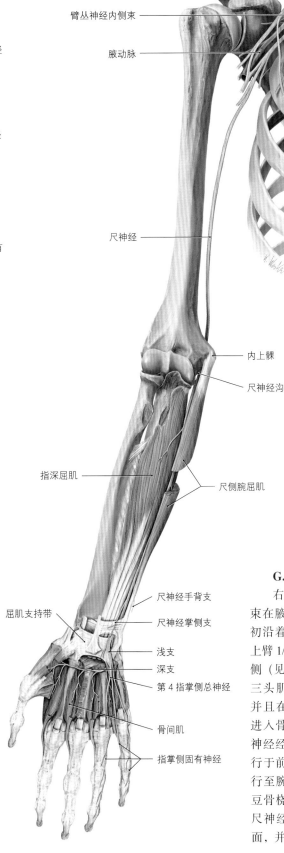

**G. 尺神经离开臂丛的行程**

右上肢，前面观。臂丛内侧束在腋窝直接延续为尺神经，最初沿着肱二头肌内侧沟下行。至上臂 1/2 处穿内侧肌间隔进入伸肌侧（见第 388 页）。在肌间隔和肱三头肌内侧头之间到达肘关节，并且在内上髁内下方跨过关节，进入骨性的尺神经沟。然后，尺神经经尺侧腕屈肌的两个头之间行于前臂屈肌侧，在屈肌下方下行至腕部。在手部，尺神经在豌豆骨桡侧经屈肌支持带上方通过尺神经管（见第 407 页）至掌侧面，并分为浅支和运动深支。

## 17.10 臂丛神经锁骨下部：正中神经

### A. 正中神经（C6~T1）

| 运动支 |
| --- |
| • 肌支（直接发自正中神经） |
|   – 旋前圆肌               – 桡侧腕屈肌 |
|   – 掌长肌                 – 指浅屈肌 |
| • 肌支（发自前臂骨间前神经） |
|   – 旋前方肌               – 拇长屈肌 |
|   – 指深屈肌（桡侧半） |
| • 鱼际肌支（"鱼际支"） |
|   – 拇短展肌              – 拇短屈肌（浅头） |
|   – 拇对掌肌 |
| • 肌支（发自指掌侧总神经） |
|   – 第1和第2蚓状肌 |

| 感觉支 |
| --- |
| • 关节支 |
|   – 肘关节和腕关节的关节囊 |
| • 正中神经的掌侧支（鱼际隆起） |
| • 尺神经交通支 |
| • 指掌侧总神经 |
| • 指掌侧固有神经（手指） |

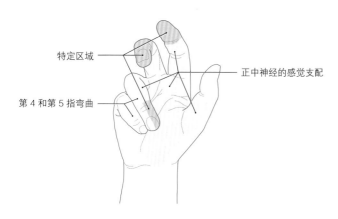

特定区域

正中神经的感觉支配

第4和第5指弯曲

### C. 正中神经近段损伤后的"祝福之手"

当患者试图握拳时，他们只能屈曲尺侧手指。这是"祝福之手"畸形。可伴感觉障碍，特别是在神经的自主区（桡侧3个半指的指尖）。

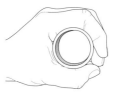

健康手的拇指可以外展，完全抓住一个圆柱形的物体

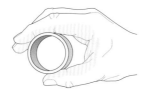

正中神经近段损伤时，拇指不能完全外展

### B. 累及正中神经的创伤性损伤和压迫综合征

急性损伤或慢性压迫引起的正中神经损伤是最常见的外周神经损伤之一。临床表现取决于病变的部位。以旋前圆肌综合征和腕管综合征为代表可分为两类，近段神经损伤和远段神经损伤。正中神经近段损伤的标志是当患者试图握紧拳头时形成"祝福之手"（指长屈肌萎缩，除尺神经支配的部分指深屈肌外）。这与正中神经远段损伤形成对比，腕管综合征选择性表现为鱼际萎缩和感觉障碍。

| 正中神经近段损伤 |
| --- |
| • 肘关节骨折或脱位引起的创伤性损伤 |
| • 由连接内上髁与异常髁上突引起的韧带所致的慢性压力损伤（"Struthers 韧带"，见第 395 页），压迫来自肱二头肌腱膜或旋前圆肌综合征，即神经在旋前圆肌两个头之间受压 |
| 临床特征：尝试握紧拳头时形成典型的"祝福之手"，旋前不完全，拇指对掌功能丧失，抓握能力受损，鱼际肌萎缩，手掌桡侧半和桡侧3个半手指的感觉障碍（也伴自主神经紊乱，如汗液分泌减少和皮肤血流量增加）。患者有"瓶子征"阳性，即由于拇短展肌无力，手指和拇指不能完全紧贴在圆柱形物体周围 |

| 正中神经远段损伤 |
| --- |
| • 前臂远端正中神经的位置表浅，使其容易受到切割和撕裂（例如在企图自杀的过程中） |
| • 正中神经在腕管处的慢性压迫（累及正中神经的最常见的压迫综合征：腕管综合征）。腕管内神经受压或卡压可能有多种原因，如腕骨骨折和脱位、腱鞘炎、肌变异（例如蚓状肌穿过腕管）以及由于内分泌激素变化导致的结缔组织增生（糖尿病、怀孕、更年期） |
| 临床特征：不能用手宣誓。初始症状包括感觉障碍（感觉异常和感觉迟钝），主要影响示指、中指和拇指的指尖，这是由于在睡眠期间手腕长时间屈曲或后伸导致腕管压力增加所致（"夜间感觉异常臂背痛"）。慢性或严重损伤导致运动缺陷，累及鱼际肌（鱼际萎缩），鱼际感觉正常（正中神经掌支完整）以及"瓶子征"阳性（见 D） |

### D. 右手"瓶子征"阳性

当正中神经近段和远段损伤时，由于拇短展肌的无力或萎缩，患侧手拇指和其他手指不能完全包环绕圆柱形容器。

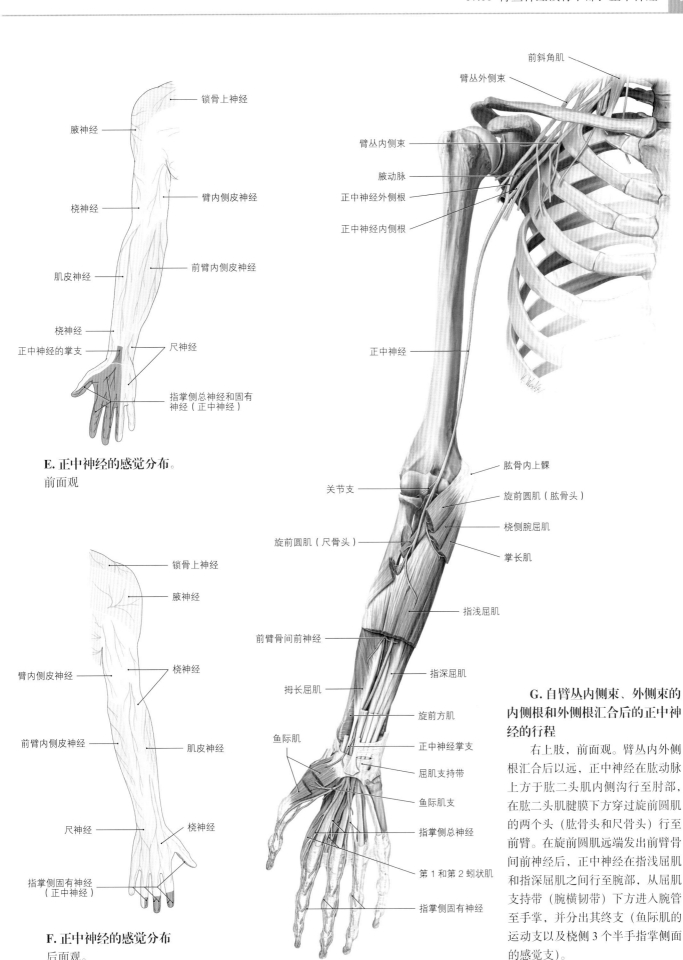

锁骨上神经
腋神经
桡神经
臂内侧皮神经
肌皮神经
前臂内侧皮神经
桡神经
正中神经的掌支
尺神经
指掌侧总神经和固有
神经（正中神经）

**E. 正中神经的感觉分布。**
前面观

锁骨上神经
腋神经
臂内侧皮神经
桡神经
前臂内侧皮神经
肌皮神经
尺神经
桡神经
指掌侧固有神经
（正中神经）

**F. 正中神经的感觉分布**
后面观。

前斜角肌
臂丛外侧束
臂丛内侧束
腋动脉
正中神经外侧根
正中神经内侧根
正中神经
肱骨内上髁
关节支
旋前圆肌（肱骨头）
桡侧腕屈肌
掌长肌
旋前圆肌（尺骨头）
指浅屈肌
前臂骨间前神经
指深屈肌
拇长屈肌
旋前方肌
鱼际肌
正中神经掌支
屈肌支持带
鱼际肌支
指掌侧总神经
第1和第2蚓状肌
指掌侧固有神经

**G. 自臂丛内侧束、外侧束的内侧根和外侧根汇合后的正中神经的行程**

右上肢，前面观。臂丛内外侧根汇合后以远，正中神经在肱动脉上方于肱二头肌内侧沟行至肘部，在肱二头肌腱膜下方穿过旋前圆肌的两个头（肱骨头和尺骨头）行至前臂。在旋前圆肌远端发出前臂骨间前神经后，正中神经在指浅屈肌和指深屈肌之间行至腕部，从屈肌支持带（腕横韧带）下方进入腕管至手掌，并分出其终支（鱼际肌的运动支以及桡侧3个半手指掌侧面的感觉支）。

## 18.1 表面解剖与浅表神经血管：前面观

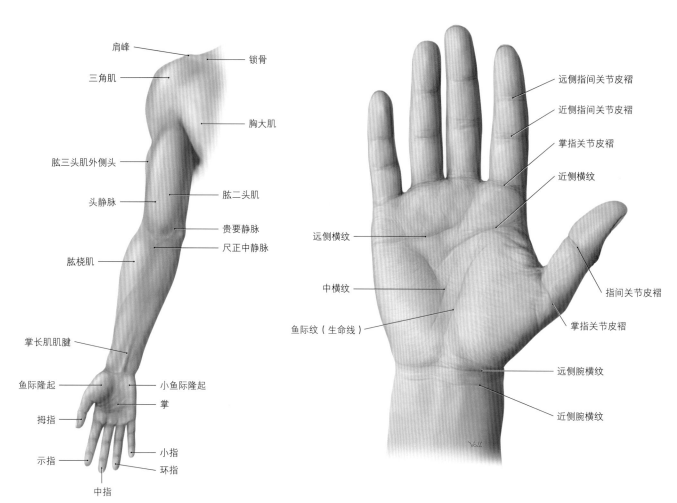

**A. 右上肢的表面解剖**
前面观。第 241 页总结了上肢可触及的骨性标志物。

**B. 右掌轻度屈腕时手的皮纹和屈侧皮褶（引自 Schmidt 和 Lanz）**

近侧腕横纹，距手掌约一个手指宽，与桡骨和尺骨远端的髁线一致。远侧腕横纹通常位于腕中关节上方。

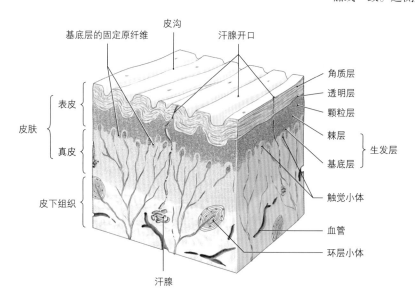

**C. 手掌嵴状皮肤的结构示意图**
前臂光滑、薄的皮肤延续为手掌上较厚的嵴状皮肤。乳头状嵴在手指掌侧皮肤特别高，为 0.1~0.4 mm，而且明显可见。每个指腹的嵴状图案（皮纹）是独一无二的。指尖的触觉敏感性与触觉小体和游离神经末梢的空间分布密切相关（例如，每根手指有 75~80 个环层小体，每平方毫米大约有 100 条游离神经末梢）。

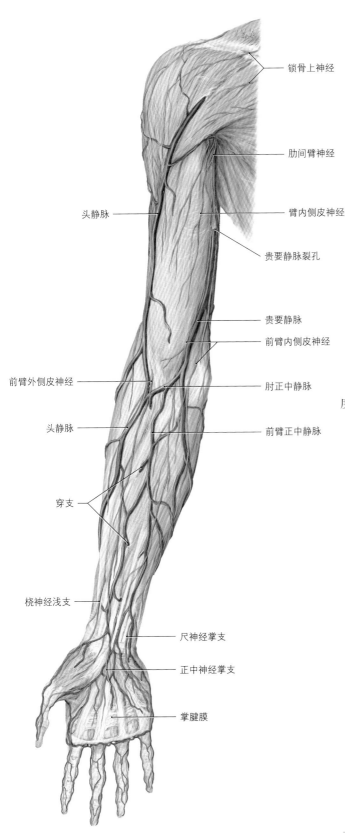

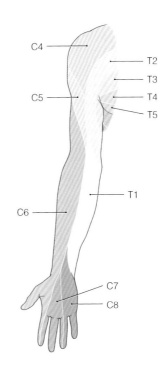

**E. 右上肢皮肤根（节段）性支配模式（皮节）**

前面观。随着发育过程中上肢的生长，感觉性皮段不同程度地拉长，形成窄带。在此过程中，C5~C7 节段与体壁分离。

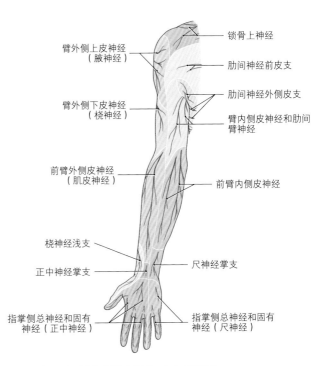

**F. 右上肢外周感觉皮神经的支配模式**

前面观。外周皮神经（皮支）支配的区域与解剖证实的皮下结缔组织中的皮神经分布区域相对应。由于神经的感觉区广泛互相重叠，由一条神经损伤或完全麻醉所产生的感觉缺失面积要小很多。

注：周围神经损伤与神经根受损所产生的感觉缺失模式完全不同。

**D. 右上肢浅静脉和神经**

前面观。肘部周围皮肤静脉的排列有很多变异（见第 358 页）。此解剖没有显示穿过前臂筋膜的皮动脉（特别是发自桡动脉的皮动脉，见第 357 页）。

## 18.2 表面解剖和浅表神经血管：后面观

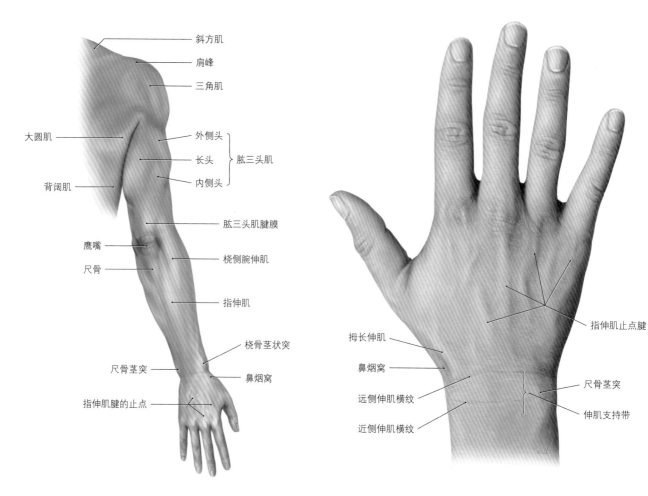

斜方肌
肩峰
三角肌
大圆肌
外侧头
长头
肱三头肌
内侧头
背阔肌
肱三头肌腱膜
鹰嘴
桡侧腕伸肌
尺骨
指伸肌
桡骨茎状突
尺骨茎突
鼻烟窝
指伸肌腱的止点

拇长伸肌
鼻烟窝
远侧伸肌横纹
近侧伸肌横纹
指伸肌止点腱
尺骨茎突
伸肌支持带

**A. 右上肢的表面解剖**

后面观。第 241 页总结了上肢可触及的骨性标志物。

**B. 右手背的伸肌皮纹（引自 Schmidt 和 Lanz）**

与手掌相比，手和手指背侧的伸肌皮纹并不明显，可随着手的最大限度背伸而加深。最近侧的皮纹在尺骨茎突上，而最远侧的皮纹大致位于伸肌支持带的远端边缘。与无毛的手掌皮肤不同，手背的皮肤光滑、薄，有毛发。

掌指（MCP）关节
第 2 掌骨
第 2 指的近节指骨
近侧指间（PIP）关节
第 2 指的中节指骨
远侧指间（DIP）关节
第 2 指的远节指骨

**C. MCP、PIP 和 DIP 关节间隙的位置**

右手握拳，桡侧面观。

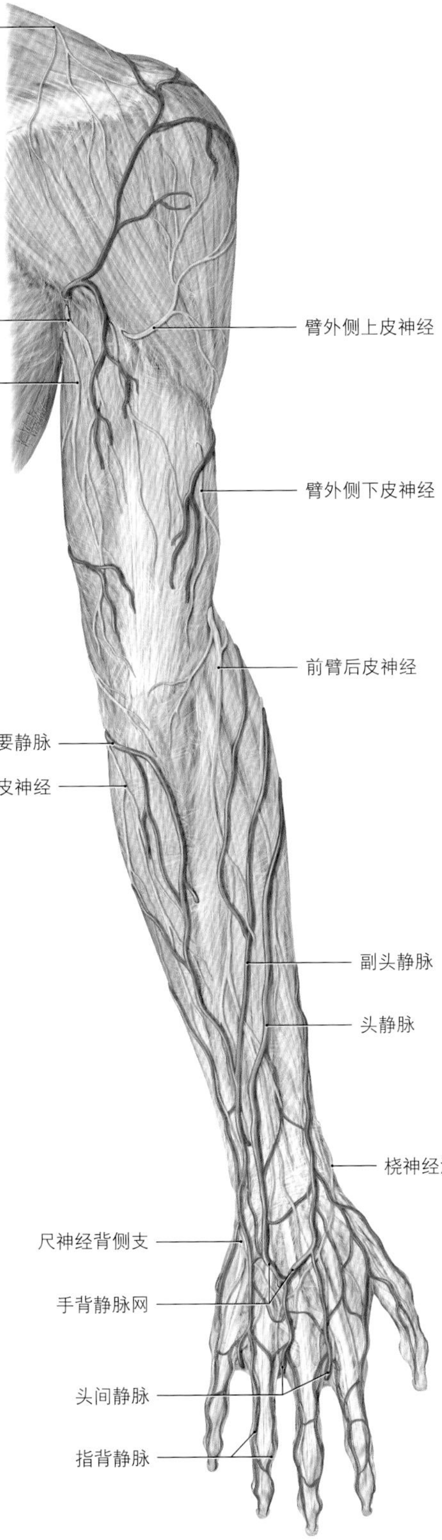
锁骨上神经
肋间臂神经
臂内侧皮神经
臂外侧上皮神经
臂外侧下皮神经
前臂后皮神经
贵要静脉
前臂内侧皮神经
副头静脉
头静脉
桡神经浅支
尺神经背侧支
手背静脉网
头间静脉
指背静脉

**D. 右上肢皮肤浅静脉（皮下静脉）和皮神经**

后面观。手背筋膜的静脉（手背静脉网）分支模式高度变异。一般来说，筋膜静脉在皮下清晰可见，接收来自手掌侧的穿支静脉属支。手桡侧的头静脉引流了大部分的手背静脉网，而贵要静脉在尺侧引流了较小部分。此处解剖没有显示前臂后面穿前臂筋膜的骨间后动脉的主要分支（见第 357 页）。

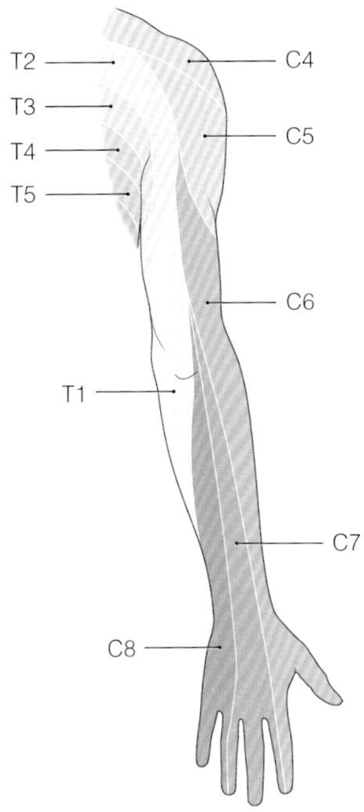
T2
T3
T4
T5
C4
C5
C6
T1
C7
C8

**E. 右上肢皮肤根（节段）性支配模式（皮节）**

后面观。伴随发育过程中肢体的生长，感觉性皮段不同程度地拉长，形成窄带。在此过程中，C5~C7 节段与体壁分离。

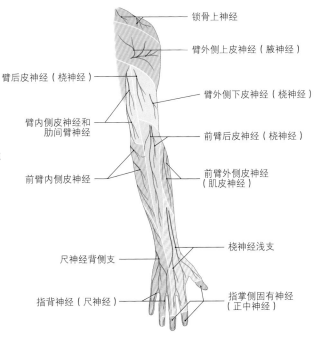

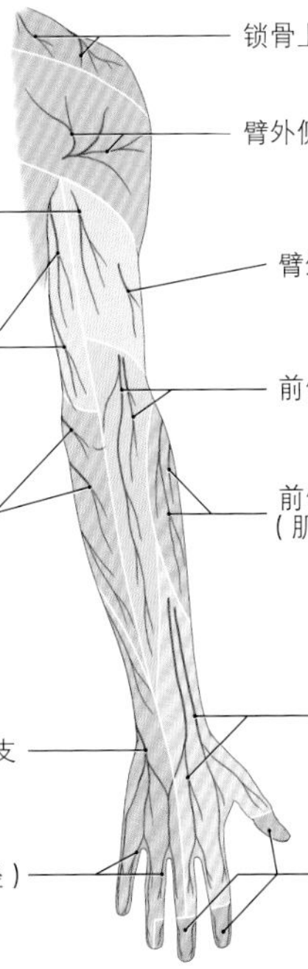
锁骨上神经
臂外侧上皮神经（腋神经）
臂后皮神经（桡神经）
臂外侧下皮神经（桡神经）
臂内侧皮神经和
肋间臂神经
前臂后皮神经（桡神经）
前臂内侧皮神经
前臂外侧皮神经
（肌皮神经）
桡神经浅支
尺神经背侧支
指背神经（尺神经）
指掌侧固有神经
（正中神经）

**F. 右上肢皮肤外周感觉的支配模式**

后面观。外周皮神经（皮支）支配的颜色编码区对应于解剖皮下结缔组织内皮神经分支的皮区。特定神经的非重叠神经支配区要小得多。

注：周围神经损伤与神经根受损所产生的感觉缺失模式完全不同（见 E）。

## 18.3 肩区：前面观

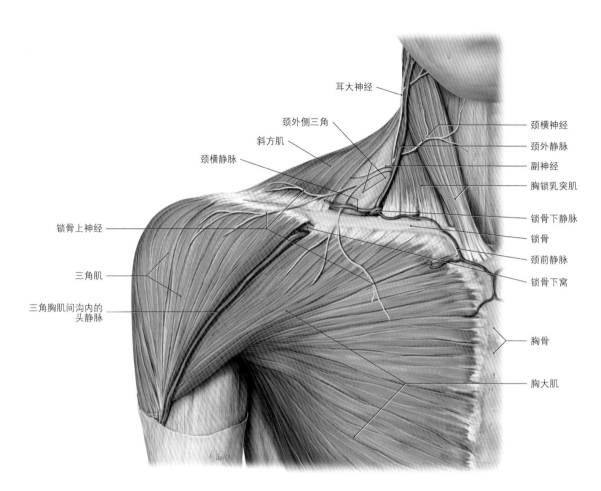

耳大神经

颈外侧三角

斜方肌

颈横静脉

锁骨上神经

三角肌

三角胸肌间沟内的头静脉

颈横神经

颈外静脉

副神经

胸锁乳突肌

锁骨下静脉

锁骨

颈前静脉

锁骨下窝

胸骨

胸大肌

**A. 右肩区和颈部的浅静脉和神经**

前面观。此图的皮肤、颈阔肌、肌膜和颈筋膜浅层已切除，以显示颈丛分支（如耳大神经）和颈前外侧的浅静脉。当患者仰卧时，颈外静脉和颈前静脉（未显示）在皮下可见，静脉充盈。当右心衰竭时，这些静脉可能由于静脉血回流堵塞而怒张，即使患者坐立位也可见。头静脉在胸大肌和三角肌之间的沟内（三角胸肌间沟）跨过肩部，汇入腋静脉。进入腋静脉处，即汇入深静脉处，在皮肤上可见也可触及，称为锁骨下窝。在第 1 肋外侧缘的水平，腋静脉延续为锁骨下静脉。

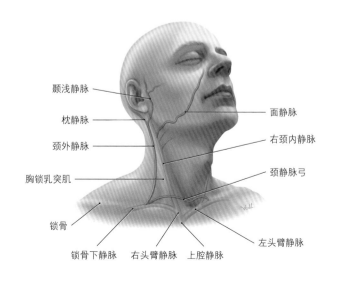

颞浅静脉

枕静脉

颈外静脉

胸锁乳突肌

锁骨

锁骨下静脉　右头臂静脉　上腔静脉

面静脉

右颈内静脉

颈静脉弓

左头臂静脉

**B. 颈部主要的浅、深静脉与胸锁乳突肌的关系**

前面观。颈内静脉几乎从颈静脉孔垂直下行与锁骨下静脉在胸锁关节外侧汇合成头臂静脉。将它的行程投影到颈侧面，它是沿耳垂下行至锁骨内侧端的一条线。胸锁乳突肌斜行跨过颈内静脉的下 1/3，而颈外静脉在肌表面斜向下走行并汇入锁骨下静脉。

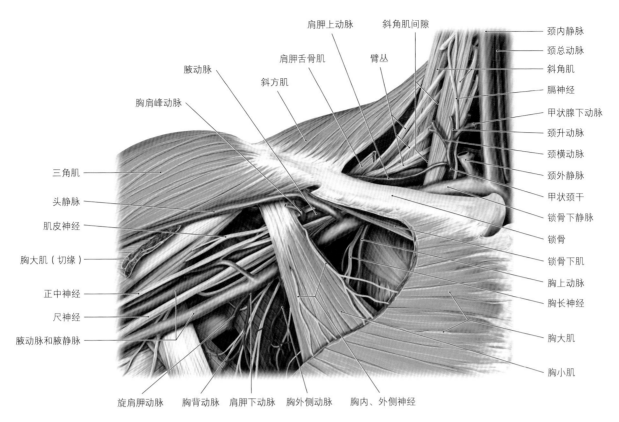

颈内静脉
颈总动脉
斜角肌
膈神经
甲状腺下动脉
颈升动脉
颈横动脉
颈外静脉
甲状颈干
锁骨下静脉
锁骨
锁骨下肌
胸上动脉
胸长神经
胸大肌
胸小肌

肩胛上动脉　斜角肌间隙　臂丛
肩胛舌骨肌　　　臂丛
腋动脉　　　斜方肌
胸肩峰动脉

三角肌
头静脉
肌皮神经
胸大肌（切缘）
正中神经
尺神经
腋动脉和腋静脉

旋肩胛动脉　胸背动脉　肩胛下动脉　胸外侧动脉　胸内、外侧神经

### C. 颈外侧区右锁骨下动脉的行程

前面观。胸锁乳突肌和肩胛舌骨肌以及所有颈筋膜层均已切除，显示颈外侧三角深部和锁骨下动脉和臂丛经过的前、中斜角肌之间的通道（斜角肌间隙）。锁骨下动脉在第 1 肋水平延续为腋动脉，在胸小肌肌腱止点后方进入腋窝。

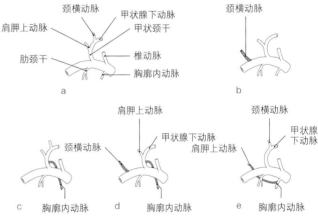

a 图：
颈横动脉
肩胛上动脉
甲状腺下动脉
甲状颈干
肋颈干
椎动脉
胸廓内动脉

b 图：颈横动脉

c 图：
颈横动脉
胸廓内动脉

d 图：
肩胛上动脉
甲状腺下动脉
胸廓内动脉

e 图：
颈横动脉
甲状腺下动脉
肩胛上动脉
胸廓内动脉

### E. 锁骨下动脉的分支：正常解剖及变异（引自 Lippert 和 Pabst）

a. 正常情况下（30%）锁骨下动脉发出以下分支：

• 甲状颈干发出甲状腺下动脉、肩胛上动脉和颈横动脉。

• 椎动脉。

• 胸廓内动脉。

• 肋颈干。

b~e. 变异：

b. 颈横动脉单独发自锁骨下动脉（30%）。

c. 胸廓内动脉起于甲状颈干（10%）。

d. 甲状颈干由甲状腺下动脉、肩胛上动脉、胸廓内动脉组成（8%）。

e. 锁骨下动脉发出两个主要分支：

（1）一个是甲状腺下动脉和颈横动脉。

（2）另一个是胸廓内动脉和肩胛上动脉（4%）。

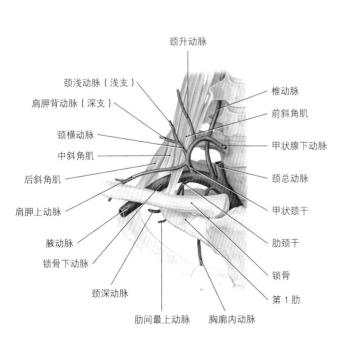

颈升动脉
颈浅动脉（浅支）
肩胛背动脉（深支）
颈横动脉
中斜角肌
后斜角肌
肩胛上动脉
腋动脉
锁骨下动脉
颈深动脉
肋间最上动脉　胸廓内动脉

椎动脉
前斜角肌
甲状腺下动脉
颈总动脉
甲状颈干
肋颈干
锁骨
第 1 肋

### D. 右锁骨下动脉的起点和分支

前面观。

## 18.4 腋窝：前壁

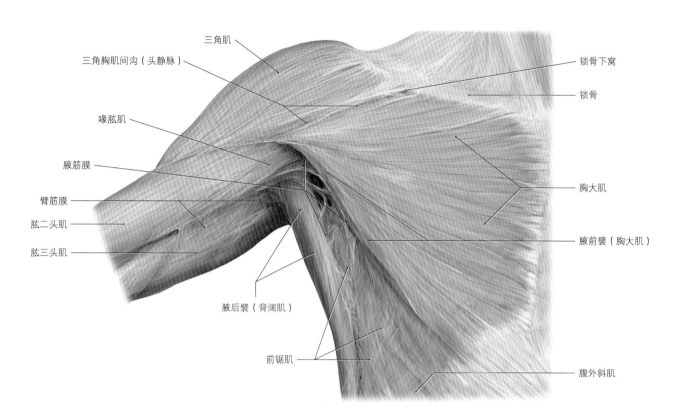

- 三角肌
- 三角胸肌间沟（头静脉）
- 喙肱肌
- 腋筋膜
- 臂筋膜
- 肱二头肌
- 肱三头肌
- 腋后襞（背阔肌）
- 前锯肌
- 锁骨下窝
- 锁骨
- 胸大肌
- 腋前襞（胸大肌）
- 腹外斜肌

**A. 右腋窝的壁和筋膜**

前面观。上臂外展时，腋窝类似于一个四棱锥形，其顶点大约位于锁骨的中心，其底部为腋窝筋膜。腋窝的壁由不同的肌及其筋膜构成。

前壁：腋窝的前壁由胸大肌和胸小肌及胸锁筋膜组成（胸小肌未显示；见 C 和 D）。

后壁：由肩胛骨、大圆肌（此处未显示，见第 308 页）和背阔肌构成。

外侧壁：狭窄，由肱骨结节间沟构成。

内侧壁：由胸外侧壁（第 1~4 肋及肋间肌）和前锯肌构成。

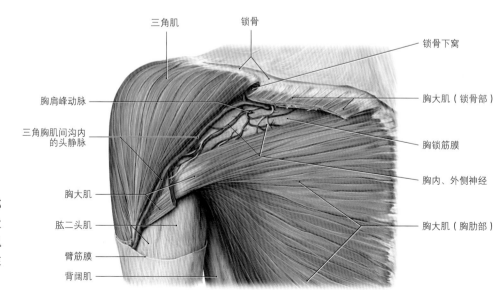

- 三角肌
- 锁骨
- 胸肩峰动脉
- 三角胸肌间沟内的头静脉
- 胸大肌
- 肱二头肌
- 臂筋膜
- 背阔肌
- 锁骨下窝
- 胸大肌（锁骨部）
- 胸锁筋膜
- 胸内、外侧神经
- 胸大肌（胸肋部）

**B. 胸锁三角和胸锁筋膜**

右肩，前面观。胸大肌锁骨部已切除。胸锁三角由三角肌、胸大肌和锁骨围成。头静脉在三角胸肌间沟内上行，穿过锁胸筋膜，并在锁骨下窝水平汇入腋静脉。

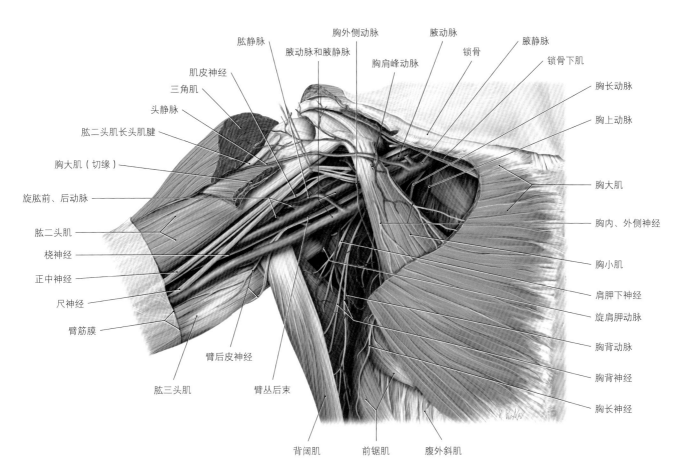

肱静脉
肌皮神经
三角肌
头静脉
肱二头肌长头肌腱
胸大肌（切缘）
旋肱前、后动脉
肱二头肌
桡神经
正中神经
尺神经
臂筋膜
肱三头肌

腋动脉和腋静脉
胸外侧动脉
胸肩峰动脉
腋动脉
锁骨
腋静脉
锁骨下肌

胸长动脉
胸上动脉
胸大肌
胸内、外侧神经
胸小肌
肩胛下神经
旋肩胛动脉
胸背动脉
胸背神经
胸长神经

臂后皮神经
臂丛后束
背阔肌　前锯肌　腹外斜肌

**C. 胸大肌和锁胸筋膜切除后的腋窝**

右肩，前面观。腋动脉在喙突下方、胸小肌的后方走行约 2 cm。其外侧邻臂丛外侧束，内侧邻内侧束，两者在图中都轻微上拉，腋动脉后方的臂丛后束刚好可见。

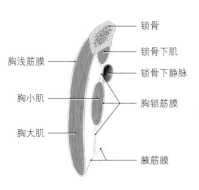

锁骨
锁骨下肌
锁骨下静脉
胸锁筋膜
腋筋膜
胸浅筋膜
胸小肌
胸大肌

**D. 胸浅筋膜和胸深筋膜的位置**

经右侧腋窝前壁的矢状断面。胸锁筋膜也称为胸"深"筋膜，包裹胸小肌和锁骨下肌，并且覆盖锁骨下静脉，且与其血管壁融合。胸小肌可紧张筋膜。锁胸筋膜牵拉静脉壁维持静脉腔开放，从而促进静脉回流到上腔静脉。

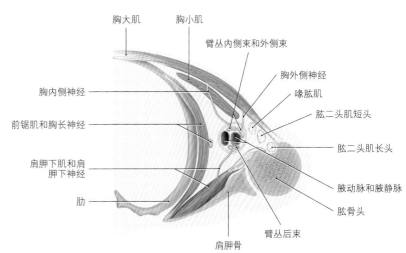

胸大肌　胸小肌
臂丛内侧束和外侧束
胸外侧神经
喙肱肌
肱二头肌短头
肱二头肌长头
腋动脉和腋静脉
肱骨头
臂丛后束
肩胛骨
肋
肩胛下肌和肩胛下神经
前锯肌和胸长神经
胸内侧神经

**E. 右侧腋窝横截面示意图**

前面观。图中清楚显示了腋窝的三个肌壁和骨性外侧壁。血管神经结构（腋动脉和静脉以及臂丛的内侧束、外侧束和后束）穿过腋窝，被纤维鞘包裹于腋窝脂肪中。

## 18.5 腋窝：后壁

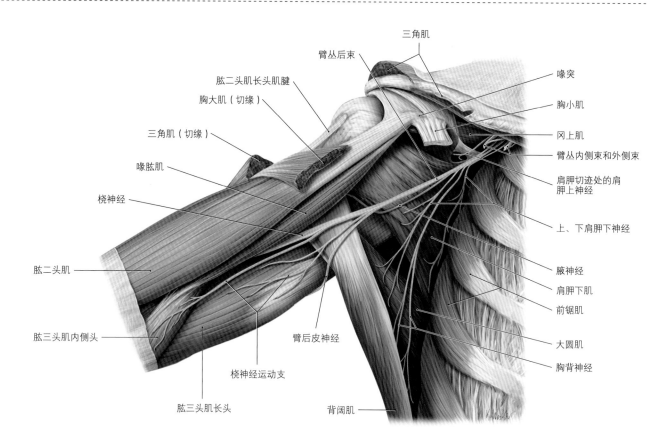

**A. 腋窝后壁和臂丛后束及其分支**

右肩前面观。臂丛内、外侧束和腋窝血管已切除，显示腋窝后部的后束及其分支的行程。

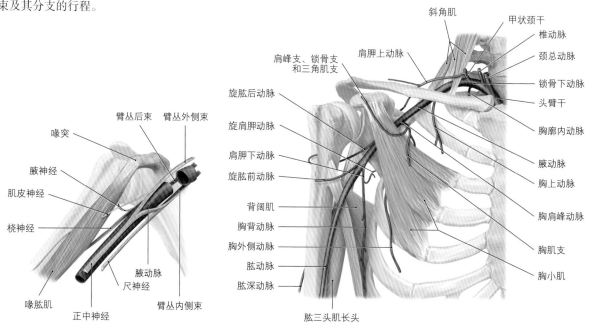

**B. 臂丛内侧束、外侧束和后束与腋动脉的关系**

注意肌皮神经穿过喙肱肌，这有助于神经定位。该神经穿肌时被压迫的情况罕见。

**C. 腋动脉的起源和分支**

右肩，前面观。

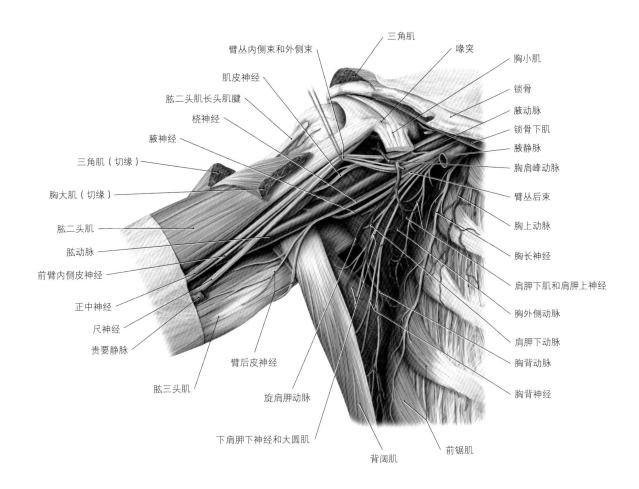

三角肌
喙突
胸小肌
锁骨
腋动脉
锁骨下肌
腋静脉
胸肩峰动脉
臂丛后束
胸上动脉
胸长神经
肩胛下肌和肩胛上神经
胸外侧动脉
肩胛下动脉
胸背动脉
胸背神经
前锯肌
背阔肌

臂丛内侧束和外侧束
肌皮神经
肱二头肌长头肌腱
桡神经
腋神经
三角肌（切缘）
胸大肌（切缘）
肱二头肌
肱动脉
前臂内侧皮神经
正中神经
尺神经
贵要静脉
臂后皮神经
肱三头肌
旋肩胛动脉
下肩胛下神经和大圆肌

**D. 切除全部前壁的腋窝**

右肩，前面观。腋静脉已被切除，臂丛内侧束和外侧束向上提起，以更清楚地显示后束及其终支，桡神经和腋神经的位置及走行。

注意，胸长神经在前锯肌上的行程表浅。

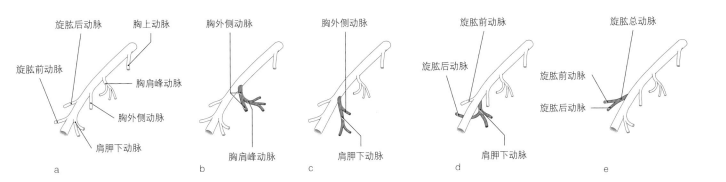

旋肱后动脉　胸上动脉
旋肱前动脉
胸肩峰动脉
胸外侧动脉
肩胛下动脉
a

胸外侧动脉
胸肩峰动脉
b

胸外侧动脉
肩胛下动脉
c

旋肱前动脉
旋肱后动脉
肩胛下动脉
d

旋肱总动脉
旋肱前动脉
旋肱后动脉
e

**E. 腋动脉的分支：正常解剖及变异（引自 Lippert 和 Pabst）**

a. 正常情况下（40%），腋动脉发出以下分支：胸上动脉、胸肩峰动脉、胸外侧动脉、肩胛下动脉、旋肱前动脉和旋肱后动脉。

b~e. 变异。

b. 胸肩峰动脉发自胸外侧动脉（10%）。

c. 胸外侧动脉和肩胛下动脉共干（10%）。

d. 旋肱后动脉起自肩胛下动脉（20%）。

e. 旋肱前、后动脉共干（20%）。两个动脉共同形成的节段称为旋肱总动脉。

## 18.6 臂丛的传导麻醉：原理、路径和阻滞

### A. 外围传导麻醉的原理

外围传导麻醉是阻断动作电位传导的一种局部麻醉技术。因此，麻醉区域距穿刺部位较远。可麻醉单个外周神经也可麻醉整个神经丛。

斜角肌间隙（前、中斜角肌之间）

臂丛（上、中、下干）
斜方肌

肩峰

肩胛舌骨肌

锁骨下窝

三角胸肌间沟内的头静脉

喙肱肌

肱二头肌

胸小肌

腋动脉和腋静脉

锁骨

舌骨

膈神经

甲状软骨切迹

环状软骨

胸锁乳突肌

锁骨下动脉和静脉

颈静脉窝

### B. 臂丛的位置分布和解剖学标志

臂丛支配上肢的运动和感觉。它由 C5~T1 脊神经前支形成（见第 362 页）。在臂丛的形成中，首先形成干，然后分支为股，最后形成束。干位于斜角肌间隙水平。股在锁骨上方和后面。束从腋动脉的颅侧或外侧行向锁骨下，在腋窝水平走行于腋动脉的后方（后束）、外侧（外侧束）和内侧（内侧束）。

注意单个通道的重要解剖标志：胸锁乳突肌，环状软骨，甲状腺，前、中斜角肌（斜角肌间隙），锁骨，肩峰，颈静脉窝，锁骨下窝（Mohrenheim 窝），喙肱肌和腋动脉。此外，还建议记住与以下结构有关的局部解剖，这些结构有可能受损伤：膈神经、喉返神经、颈或胸交感神经节（如星状神经节）、椎动脉、颈椎硬膜外和蛛网膜下腔和胸膜顶。

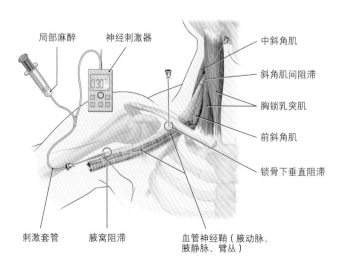

局部麻醉　　神经刺激器

中斜角肌

斜角肌间阻滞

胸锁乳突肌

前斜角肌

锁骨下垂直阻滞

刺激套管　　腋窝阻滞　　血管神经鞘（腋动脉、腋静脉、臂丛）

### C. 臂丛神经鞘和电神经刺激

从斜角肌间隙到腋窝，臂丛神经全程与腋动脉和腋静脉伴行，并被结缔组织鞘包围。在鞘内，局部麻醉能或多或少地均匀扩散，麻醉这一区域的所有神经。为锁定和有效阻断特定的神经，可以使用神经电刺激，用只有尖端不绝缘的刺激套管输出一个确定的电流脉冲，这个电流脉冲可以触发相应运动轴突的动作电位（更多可能的反应细节，见 E）。正确定位插管后，注射 1~2 mL 适宜的局部麻醉剂，可立即抑制肌功能（消退现象）。

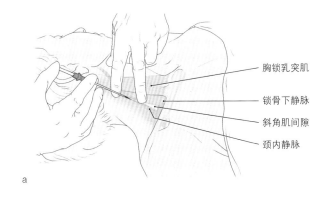

a

- 胸锁乳突肌
- 锁骨下静脉
- 斜角肌间隙
- 颈内静脉

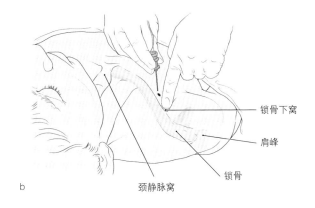

b

- 锁骨下窝
- 肩峰
- 锁骨
- 颈静脉窝

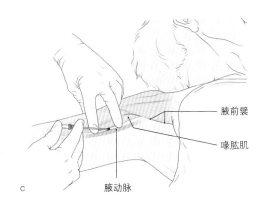

c

- 腋前襞
- 喙肱肌
- 腋动脉

## D. 臂丛阻滞的重要临床路径

为了避免机械损伤，通常推荐使用神经电刺激装置（见 C）和非创伤性针。穿刺部位感染和明显的凝血功能障碍是所有手术操作的常见禁忌证。更具体的禁忌是对侧膈神经麻痹和对侧喉返神经麻痹。

a. Meier 的斜角肌间隙入路：可以阻滞大部分近端的臂丛神经，适于颈部和肩部手术。解剖学标志是环状软骨上 2 cm，即甲状软骨切迹水平的胸锁乳突肌后缘。从头侧向下方的斜角肌间隙穿刺，针与皮肤呈 30°。

b. Kilka、Geiger 和 Mehrkens 的锁骨下垂直阻滞：比腋窝阻滞具有优势（见下文）：除了阻断束外，还可以安全地阻滞肌皮神经。解剖学标志是肩峰前缘和颈静脉窝中心。两点连线的中点即为穿刺点，位于锁骨下缘。为了更好定位，将示指置于锁骨下窝（Mohrenheim's fossa）。从示指内侧穿刺并严格垂直于检查台表面。为避免气胸发生，任何情况下都要避免向内侧穿刺以及穿刺太深。

c. 腋窝臂丛麻醉：臂丛神经最常见、技术最简单以及风险最小的麻醉路径。适应证为涉及手、前臂和上臂远端的所有手术。解剖学标志为喙肱肌内侧的腋动脉，通常容易触及。用两个手指触诊腋动脉和喙肱肌之间的间隙，直接位于腋前襞远端（胸大肌外侧缘）。在该间隙穿刺，穿刺针平行于腋动脉 30°~45°。当穿透坚硬带有弹性阻力的血管神经鞘后，放低穿刺针向近侧沿切线方向进针。通过使用神经刺激装置，可以优化针尖的位置。"问题神经"（即难麻醉的神经）包括走行在腋动脉后方的桡神经和在近端离开血管神经鞘的肌皮神经。

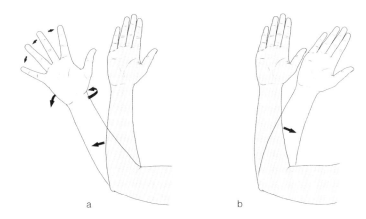
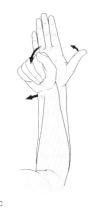
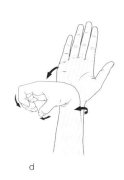

a　　　　b　　　　c　　　　d

## E. 神经电刺激后上肢单条神经的运动反应

a. 桡神经：伸肘关节（肱三头肌）、伸腕并桡偏，前臂旋后和伸手指。

b. 肌皮神经：屈肘关节（肱二头肌）。

c. 尺神经：腕尺偏，第 2~5 掌指关节屈曲。

d. 正中神经：腕部屈曲和旋前；指骨屈曲，包括拇指。

## 18.7 臂前区

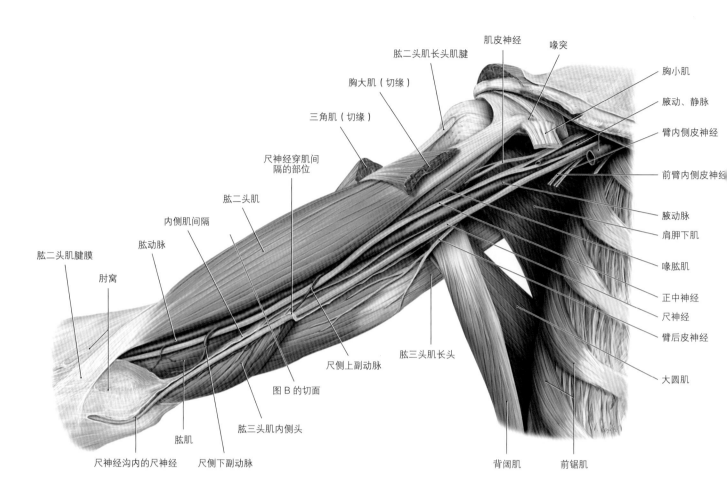

肌皮神经　喙突

胸大肌（切缘）　　肱二头肌长头肌腱

三角肌（切缘）

尺神经穿肌间隔的部位

肱二头肌

内侧肌间隔

肱动脉

肱二头肌腱膜

肘窝

尺侧上副动脉

图 B 的切面

肱三头肌长头

肱肌　　肱三头肌内侧头

尺神经沟内的尺神经　尺侧下副动脉

胸小肌

腋动、静脉

臂内侧皮神经

前臂内侧皮神经

腋动脉

肩胛下肌

喙肱肌

正中神经

尺神经

臂后皮神经

大圆肌

背阔肌　　前锯肌

**A. 上臂的主要神经血管束：肱二头肌内侧沟**

　　右上臂外展并轻微外旋的前面观。三角肌、胸大肌和胸小肌已切除。肱二头肌内侧沟上臂内侧的纵向皮下沟，以肱二头肌、肱肌和臂内侧肌间隔为界。它标志着上臂主要神经血管束从腋窝延伸到肘窝的位置。其最浅表的结构是前臂内侧皮神经，

它在贵要静脉裂孔处离开肱二头肌内侧沟，与贵要静脉伴行（见第 377 页）。最内侧的结构是尺神经，其最初走行于内侧肌间隔上，在上臂的下 1/3 处，尺神经穿肌间隔至肌间隔后部，进入肱骨内上髁的尺神经沟。肱二头肌内侧沟的深部有上臂的主要动脉走行，肱动脉从腋窝延伸至肘部与正中神经伴行。

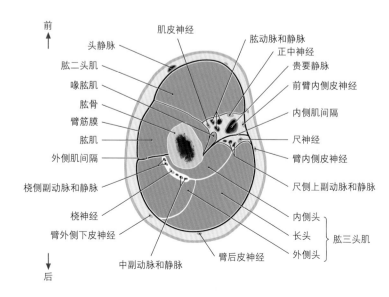

前

肌皮神经

头静脉　　肱动脉和静脉

肱二头肌　　正中神经

喙肱肌　　贵要静脉

肱骨　　前臂内侧皮神经

臂筋膜　　内侧肌间隔

肱肌　　尺神经

外侧肌间隔　　臂内侧皮神经

桡侧副动脉和静脉　　尺侧上副动脉和静脉

桡神经

臂外侧下皮神经　　内侧头

长头

外侧头　　肱三头肌

中副动脉和静脉　　臂后皮神经

后

**B. 经右上臂中 1/3 的横截面**

远侧面观。

　　注意贵要静脉裂孔的位置（贵要静脉在此穿过肱二头肌内侧的深筋膜）低于这一切面水平。因此，在这个平面上，贵要静脉和前臂内侧皮神经在筋膜下，尺神经和尺侧副动脉已离开肱二头肌内侧沟，并穿过内侧肌间隔并位于其后方。在这个平面的近端（上方），上臂的深动脉（深肱动脉）已分为两个终支，在肱骨后面可以见到桡侧副动脉和中副动脉。

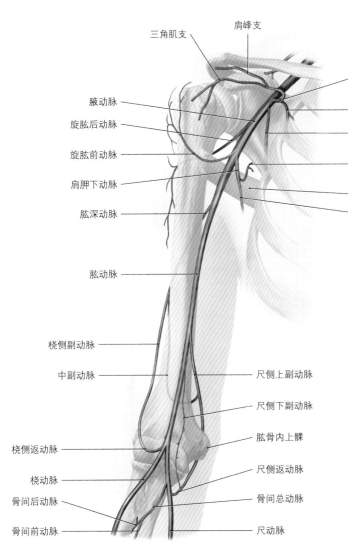

三角肌支
肩峰支
腋动脉
旋肱后动脉
旋肱前动脉
肩胛下动脉
肱深动脉
肱动脉
桡侧副动脉
中副动脉
桡侧返动脉
桡动脉
骨间后动脉
骨间前动脉

胸肩峰动脉
胸肌支
胸外侧动脉
旋肩胛动脉
大圆肌
胸背动脉

尺侧上副动脉
尺侧下副动脉
肱骨内上髁
尺侧返动脉
骨间总动脉
尺动脉

### C. 上臂肱动脉的行程

右上臂，前面观。肱动脉在大圆肌水平起自腋动脉并在肱二头肌内侧沟下行至肘部，并分为桡动脉和尺动脉。在上臂下行过程中，发出上臂的肌支和肱深动脉，深动脉走行于上臂伸肌侧，并在桡神经沟远侧分成中副动脉（至肱三头肌内侧头）和桡侧副动脉（至肘关节动脉网）。肱动脉通过尺侧上、下副动脉供应肘关节动脉网。肱动脉在肱深动脉起点的远端结扎具有小的风险是有临床意义的（例如，控制严重创伤后出血），因为肘关节动脉网（见第 395 页）可以建立充足的侧支循环。肱二头肌是定位肱动脉的一个有效标志，沿肱二头肌尺侧缘全长可触及肱动脉的搏动。

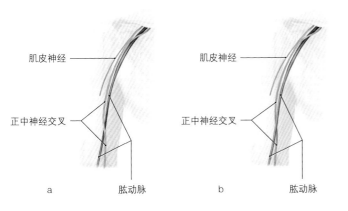

肌皮神经
正中神经交叉
肱动脉
a

肌皮神经
正中神经交叉
肱动脉
b

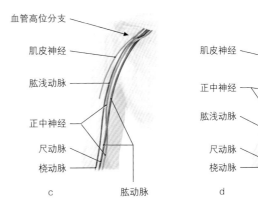

血管高位分支
肌皮神经
肱浅动脉
正中神经
尺动脉
桡动脉
肱动脉
c

肌皮神经
正中神经
肱浅动脉
尺动脉
桡动脉
肱动脉
d

### D. 上臂肱动脉的行程：正常解剖和变异（引自 von Lanz 和 Wachsmuth）

右肩，前面观。

a. 通常（74%）正中神经在上臂下 1/3 跨过肱动脉。

b~d. 变异：

b. 正中神经在肱动脉下方交叉（非常罕见，占 1%）。

c、d. 肱动脉在上臂分为肱浅动脉和肱动脉（"高位分支"型，25%）。这两条动脉均发育良好，分支处位于正中神经根汇合处和正中神经上。在这种情况下，桡动脉起于肱浅动脉（"桡动脉的高位起点"），而尺动脉是肱动脉的延续（见第 397 页）。

## 18.8 肩区：后面观和上面观

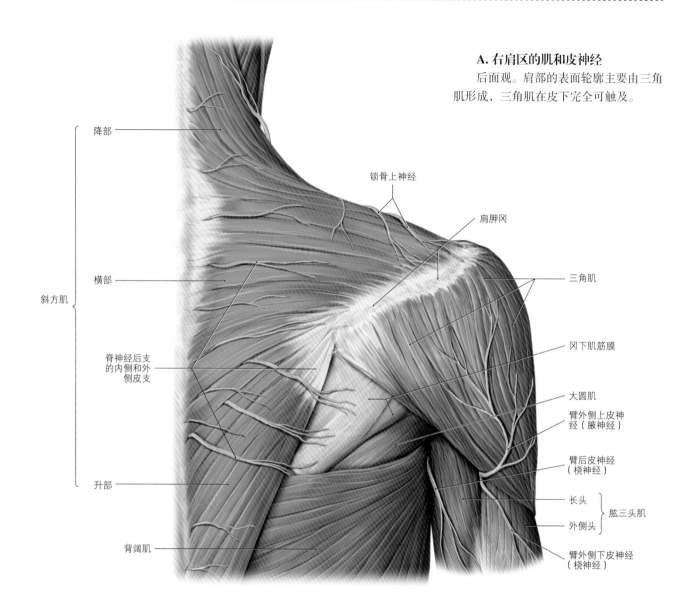

**A. 右肩区的肌和皮神经**

后面观。肩部的表面轮廓主要由三角肌形成，三角肌在皮下完全可触及。

降部

横部

斜方肌

脊神经后支的内侧和外侧皮支

升部

背阔肌

锁骨上神经

肩胛冈

三角肌

冈下肌筋膜

大圆肌

臂外侧上皮神经（腋神经）

臂后皮神经（桡神经）

长头

外侧头

肱三头肌

臂外侧下皮神经（桡神经）

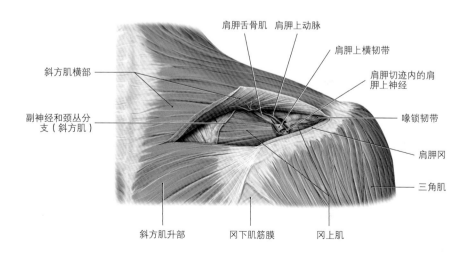

斜方肌横部

副神经和颈丛分支（斜方肌）

斜方肌升部    冈下肌筋膜    冈上肌

肩胛舌骨肌    肩胛上动脉

肩胛上横韧带

肩胛切迹内的肩胛上神经

喙锁韧带

肩胛冈

三角肌

**B. 右肩的肩胛上区后面观**

斜方肌横部被部分掀起，以显示肩胛上区，冈上肌中央部已切除。

注：肩胛上神经的行程位于肩胛切迹的肩胛上横韧带下方的纤维骨管内。管内的神经受压，特别是在肩极度外旋时，可导致冈上肌和冈下肌麻痹（肩胛切迹综合征）。肩胛上横韧带骨化形成肩胛骨孔，也可引起肩胛上神经受压（见第245页）。

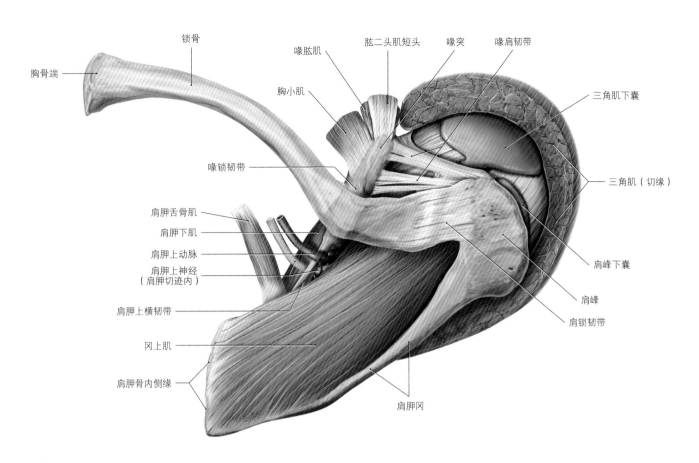

### C. 右肩的肩胛上区，上面观

斜方肌和三角肌已切除以显示冈上肌，其起于冈上窝，向外经肩峰下间隙的肩峰下囊下方止于大结节。肩胛上动脉和神经在肩胛骨的肩胛上横韧带水平走行于冈上肌前缘，肩胛舌骨肌止点的外侧；动脉位于韧带上方而神经位于下方（见 B 和 D）。

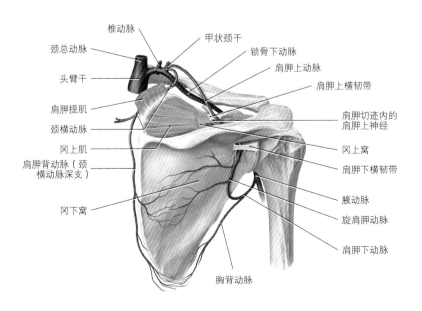

### D. 肩胛动脉弓

右肩胛骨，后面观。肩胛上动脉发自甲状颈干且在肩胛上横韧带上方进入冈上窝。自此经肩胛颈在肩胛下横韧带（经常缺失）下方进入冈下窝，在此与旋肩胛动脉（发自肩胛下动脉）和颈横动脉深支（肩胛背动脉）吻合。

注：肩胛上动脉与旋肩胛动脉间的吻合（肩胛动脉弓）在临床上非常重要，因为它可以在腋动脉结扎或栓塞时提供侧支循环（见第 392 页）。

## 18.9 臂后区

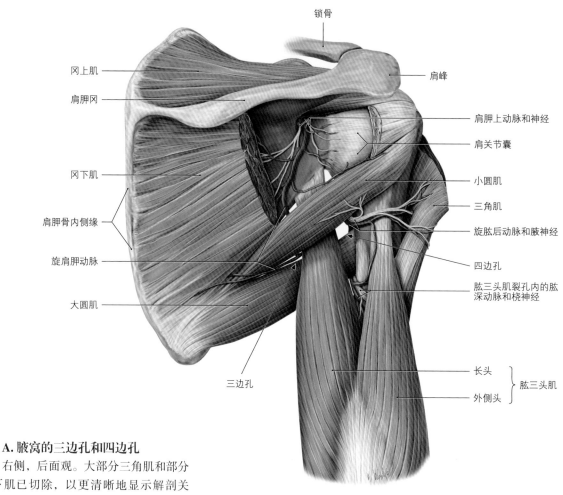

锁骨
冈上肌
肩胛冈
肩峰
肩胛上动脉和神经
肩关节囊
冈下肌
小圆肌
三角肌
肩胛骨内侧缘
旋肱后动脉和腋神经
旋肩胛动脉
四边孔
肱三头肌裂孔内的肱深动脉和桡神经
大圆肌
长头
外侧头
肱三头肌
三边孔

**A. 腋窝的三边孔和四边孔**

右侧，后面观。大部分三角肌和部分冈下肌已切除，以更清晰地显示解剖关系。小圆肌、大圆肌和肱骨之间缝隙被肱三头肌长头分为一个四边孔（外侧腋窝孔）和一个三边孔（内侧腋窝孔）。

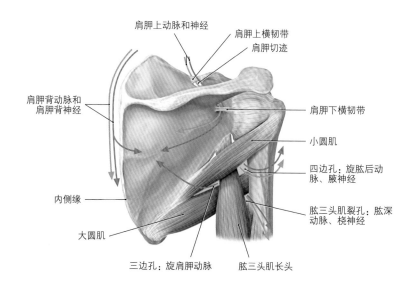

肩胛上动脉和神经
肩胛上横韧带
肩胛切迹
肩胛背动脉和肩胛背神经
肩胛下横韧带
小圆肌
四边孔：旋肱后动脉、腋神经
内侧缘
肱三头肌裂孔：肱深动脉、桡神经
大圆肌
三边孔：旋肩胛动脉
肱三头肌长头

**B. 肩胛骨相关的神经血管束**

右侧，后面观。腋窝的三边孔和四边孔以及肱三头肌裂孔是神经血管结构在肩胛区由前至后的重要通道。

| 通道 | 穿过的结构 |
|---|---|
| • 三边形间隙 | 旋肩胛动脉 |
| • 四边形间隙 | 旋肱后动脉和腋神经 |
| • 肱三头肌间隙 | 肱深动脉和桡神经 |

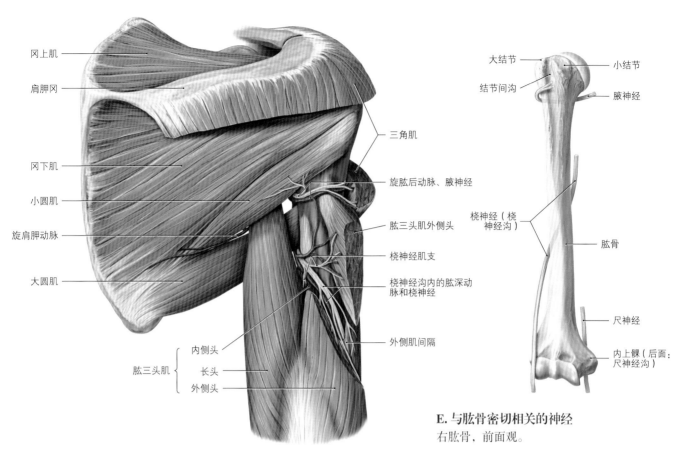

冈上肌
肩胛冈
冈下肌
小圆肌
旋肩胛动脉
大圆肌

三角肌
旋肱后动脉、腋神经
肱三头肌外侧头
桡神经肌支
桡神经沟内的肱深动脉和桡神经
外侧肌间隔

肱三头肌 { 内侧头　长头　外侧头 }

大结节
结节间沟
小结节
腋神经
桡神经（桡神经沟）
肱骨
尺神经
内上髁（后面：尺神经沟）

**E. 与肱骨密切相关的神经**
右肱骨，前面观。

**C. 桡神经沟内桡神经的行程**

右肩和上臂，后面观。切开肱三头肌外侧头显示桡神经绕肱骨螺旋走行。解剖显示骨性桡神经沟位于肱三头肌内侧头和外侧头之间。在桡神经沟远端，桡神经穿过外侧肌间隔至肱骨的前方，经桡管至肘窝（此处没有显示；见第 394 页）。

注意肱三头肌的桡神经支起源于桡神经沟近侧。因此，在桡神经沟水平的肱骨干骨折后，即使桡神经已经损伤，肱三头肌仍具有功能，因为肱三头肌肌支在损伤部位的近端发出。

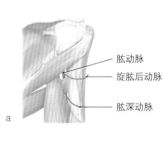

肱动脉
旋肱后动脉
肱深动脉

a

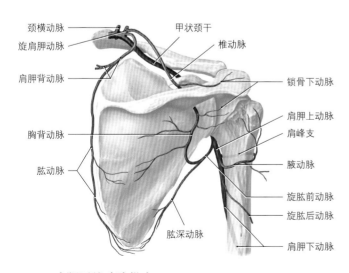

颈横动脉
旋肩胛动脉
肩胛背动脉
胸背动脉
肱动脉

甲状颈干
椎动脉
锁骨下动脉
肩胛上动脉
肩峰支
腋动脉
旋肱前动脉
旋肱后动脉
肩胛下动脉
肱深动脉

**D. 肩胛区的动脉供应**
右肩，后面观。

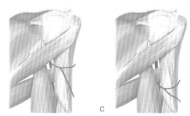

b　　　　c

**F. 肱动脉的分支：正常解剖与变异（引自 von Lanz 和 Wachsmuth）**

a. 典型的分支（77%），上臂的肱深动脉和旋肱后动脉发自肱动脉。

b、c. 变异如下：

b. 肱深动脉起源于旋肱后动脉（7%）。

c. 与图 b 相同，但旋肱后动脉穿过肱三头肌裂孔而不是四边孔（16%）。

## 18.10 肘（肘区）

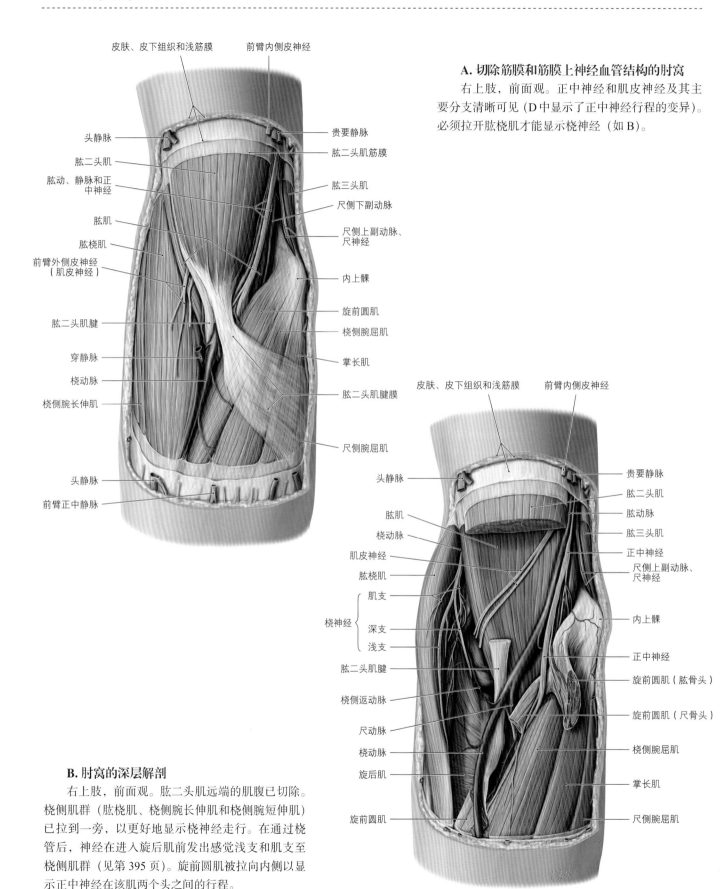

皮肤、皮下组织和浅筋膜　　前臂内侧皮神经

头静脉

肱二头肌

肱动、静脉和正中神经

肱肌

肱桡肌

前臂外侧皮神经（肌皮神经）

肱二头肌腱

穿静脉

桡动脉

桡侧腕长伸肌

头静脉

前臂正中静脉

贵要静脉

肱二头肌筋膜

肱三头肌

尺侧下副动脉

尺侧上副动脉、尺神经

内上髁

旋前圆肌

桡侧腕屈肌

掌长肌

肱二头肌腱膜

尺侧腕屈肌

**A. 切除筋膜和筋膜上神经血管结构的肘窝**

右上肢，前面观。正中神经和肌皮神经及其主要分支清晰可见（D中显示了正中神经行程的变异）。必须拉开肱桡肌才能显示桡神经（如B）。

皮肤、皮下组织和浅筋膜　　前臂内侧皮神经

头静脉

肱肌

桡动脉

肌皮神经

肱桡肌

　　　　肌支

桡神经　深支

　　　　浅支

肱二头肌腱

桡侧返动脉

尺动脉

桡动脉

旋后肌

旋前圆肌

贵要静脉

肱二头肌

肱动脉

肱三头肌

正中神经

尺侧上副动脉、尺神经

内上髁

正中神经

旋前圆肌（肱骨头）

旋前圆肌（尺骨头）

桡侧腕屈肌

掌长肌

尺侧腕屈肌

**B. 肘窝的深层解剖**

右上肢，前面观。肱二头肌远端的肌腹已切除。桡侧肌群（肱桡肌、桡侧腕长伸肌和桡侧腕短伸肌）已拉到一旁，以更好地显示桡神经走行。在通过桡管后，神经在进入旋后肌前发出感觉浅支和肌支至桡侧肌群（见第395页）。旋前圆肌被拉向内侧以显示正中神经在该肌两个头之间的行程。

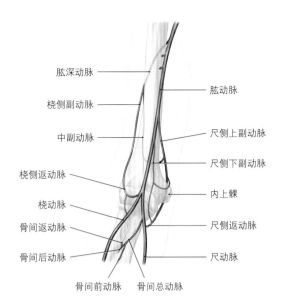

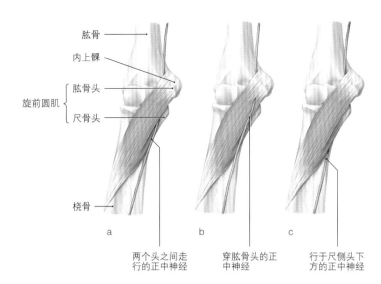

**C. 肘关节周围的动脉吻合：肘关节动脉网**

右臂，前面观。肘区的动脉吻合形成一个由几条动脉供血的血管网：

- 中副动脉和来自肱深动脉的桡侧副动脉（借桡侧返动脉和骨间返动脉与桡动脉交通）。
- 尺侧上副动脉和来自肱动脉的尺侧下副动脉（借尺侧返动脉与尺动脉交通）。

由于动脉网的存在，肱动脉可以在肱深动脉起点远端结扎，而不影响肘部的血液供应。

**D. 旋前方肌和正中神经的关系：正常解剖和变异（引自 Wachsmuth 和 von Lanz）**

右臂，前面观。

a. 在大多数情况下（95%），正中神经在旋前圆肌的两个头之间走行。

b、c. 变异如下：

b. 正中神经穿过旋前圆肌的肱骨头（2%）。

c. 正中神经走行于旋前圆肌尺骨头下方（3%）。

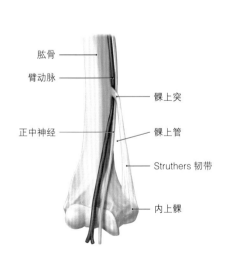

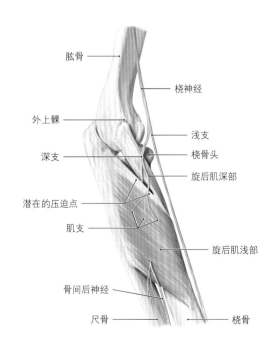

**E. 肱骨的髁上突**

肱骨远端，右上臂，前面观。髁上突是一种罕见畸形（0.7%），在内上髁上方有一个骨性突起。出现时，它可以作为一种结缔组织带的附着点，即 Struthers 韧带，该韧带止于内上髁。所形成的纤维骨性髁上管可以卡压肱动脉和正中神经。

**F. 旋后肌与桡神经的关系**

右肘区，桡侧面观。在旋后肌近端，桡神经分为深运动支和浅感觉支。这种排列可能造成深运动支的压迫和损伤，从而导致神经选择性伸肌（和拇长展肌）麻痹。

## 18.11 前臂前区

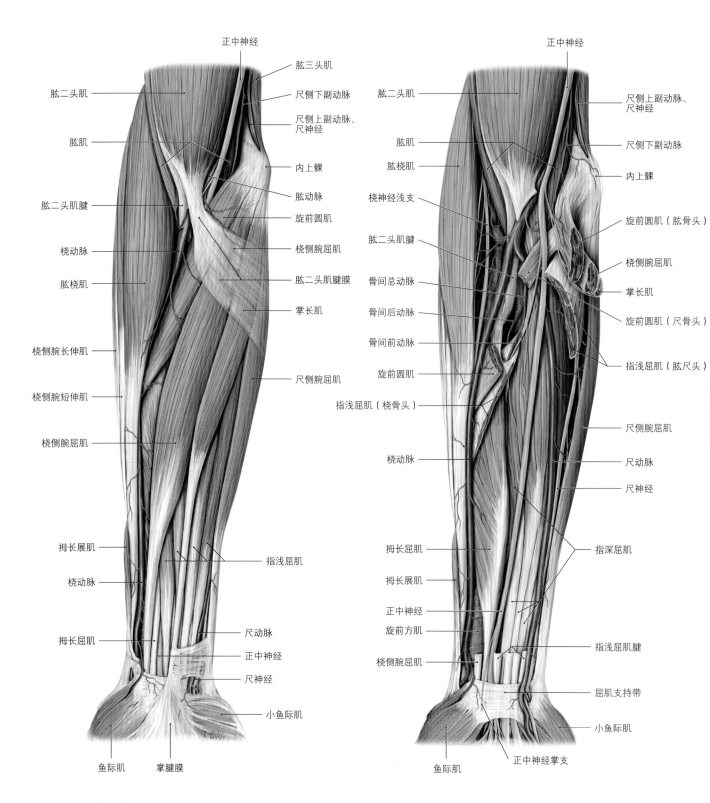

正中神经
肱三头肌
尺侧下副动脉
尺侧上副动脉、尺神经
内上髁
肱动脉
旋前圆肌
桡侧腕屈肌
肱二头肌腱膜
掌长肌
尺侧腕屈肌
指浅屈肌
尺动脉
正中神经
尺神经
小鱼际肌

肱二头肌
肱肌
肱二头肌腱
桡动脉
肱桡肌
桡侧腕长伸肌
桡侧腕短伸肌
桡侧腕屈肌
拇长展肌
桡动脉
拇长屈肌
鱼际肌
掌腱膜

正中神经
尺侧上副动脉、尺神经
尺侧下副动脉
内上髁
旋前圆肌（肱骨头）
桡侧腕屈肌
掌长肌
旋前圆肌（尺骨头）
指浅屈肌（肱尺头）
尺侧腕屈肌
尺动脉
尺神经
指深屈肌
指浅屈肌腱
屈肌支持带
小鱼际肌

肱二头肌
肱肌
肱桡肌
桡神经浅支
肱二头肌腱
骨间总动脉
骨间后动脉
骨间前动脉
旋前圆肌
指浅屈肌（桡骨头）
桡动脉
拇长屈肌
拇长展肌
正中神经
旋前方肌
桡侧腕屈肌
鱼际肌
正中神经掌支

**A. 右前臂，前面观，浅层**

筋膜和浅表神经血管结构已切除。前臂的大部分神经血管结构在这张图中被遮挡了（浅静脉如 D 所示，第 375 页）。

**B. 右前臂，前面观，深层**

切除了部分旋前圆肌、指浅屈肌、掌长肌和桡侧腕屈肌，以展示正中神经、桡神经浅支，以及桡动脉和尺动脉（动脉走行的变异见 D）。

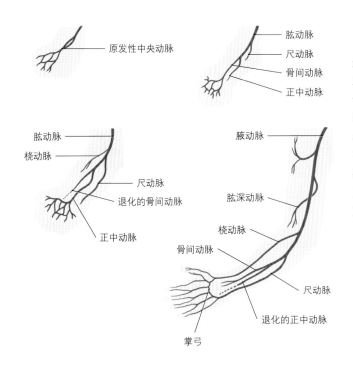

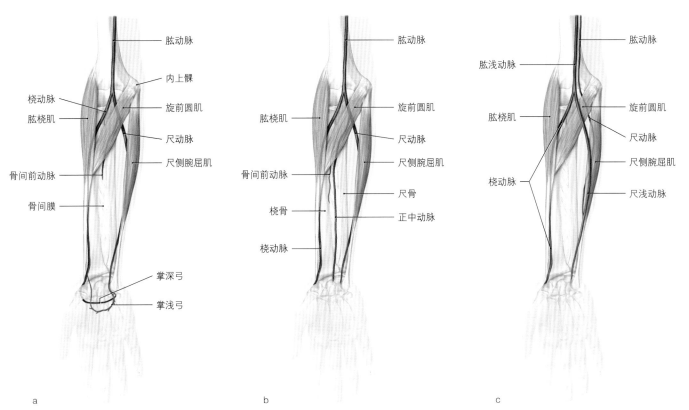

### C. 上肢动脉的发育（引自 Stark）

胚胎上肢的血管系统不是直接发育为成熟的解剖结构，而是经历一些基本的变化。早期的肢芽由一个中心血管干供血，血管干向远端发育为骨间总动脉。在继续发育的过程中，第 2 个纵向血管干形成，称为正中动脉，与正中神经平行，为前臂和手提供大部分血供，同时骨间动脉退化。最后，初始发生的小肌支在尺侧和桡侧扩张，形成尺动脉和桡动脉，取代灵长类中正中动脉并发挥其功能。骨间动脉仍是非哺乳动物上肢的主要血管，而正中动脉是低等哺乳动物的主要血管。骨间动脉和正中动脉在人类返祖遗传变异中可能存在（见 D），向手掌提供大部分血液供应。

### D. 前臂的动脉：正常解剖及变异（引自 Lippert 和 Pabst）

右前臂，前面观。

a. 前臂典型的动脉解剖（84%）。

b、c. 变异：

b. 正中动脉恒定存在，常起源于骨间总动脉起点远端的尺动脉（8%）。

c. 前臂存在副浅动脉（前臂浅动脉，8%），如来自肱浅动脉的尺浅动脉，它行于屈肌表面，远端与尺动脉汇合。这种血管的存在是肘区静脉注射潜在的危险（见第 358 页）。肱动脉在上臂分为肱浅动脉（在前臂延续为桡动脉）和肱动脉（在前臂延续为尺动脉；见"高位分支"模式，第 389 页），副浅动脉常发生于这种情况。

## 18.12 前臂后区和手背

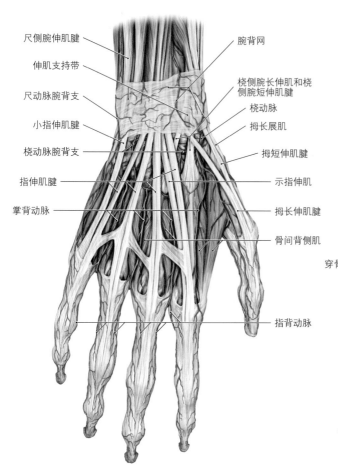

尺侧腕伸肌腱
伸肌支持带
尺动脉腕背支
小指伸肌腱
桡动脉腕背支
指伸肌腱
掌背动脉

腕背网
桡侧腕长伸肌和桡侧腕短伸肌腱
桡动脉
拇长展肌
拇短伸肌腱
示指伸肌
拇长伸肌腱
骨间背侧肌
指背动脉

### A. 右手的手背和手指伸肌侧的动脉

切除了手的皮肤、皮下组织和手背筋膜以显示背侧动脉（为了清晰显示，也切除了静脉和神经）。手背主要由桡动脉供血，尺动脉仅提供一个小支（腕背支），而穿支则在手掌和手背动脉之间形成许多连接。在手指上，这些连接是指背动脉和指掌侧固有动脉之间的侧方吻合提供的。

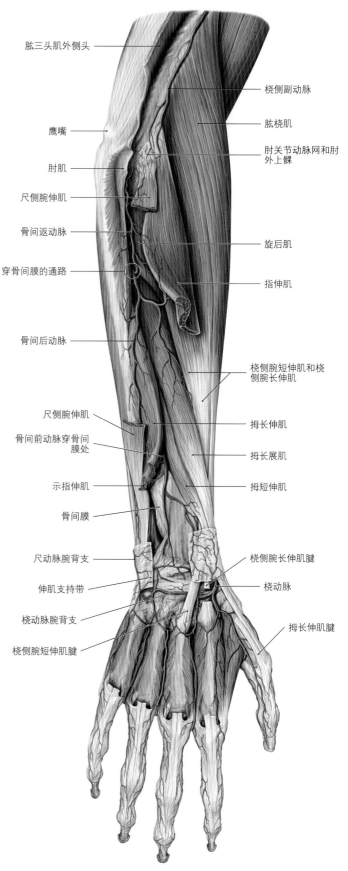

肱三头肌外侧头
鹰嘴
肘肌
尺侧腕伸肌
骨间返动脉
穿骨间膜的通路
骨间后动脉
尺侧腕伸肌
骨间前动脉穿骨间膜处
示指伸肌
骨间膜
尺动脉腕背支
伸肌支持带
桡动脉腕背支
桡侧腕短伸肌腱

桡侧副动脉
肱桡肌
肘关节动脉网和肘外上髁
旋后肌
指伸肌
桡侧腕短伸肌和桡侧腕长伸肌
拇长伸肌
拇长展肌
拇短伸肌
桡侧腕长伸肌腱
桡动脉
拇长伸肌腱

### B. 右上肢前臂伸肌侧和手背的动脉的深层解剖

在肘部，肘肌已从其起点处切断并翻向一侧。肱三头肌也在更近的水平从起点切开。在前臂伸肌侧，切除了部分尺侧腕伸肌和指伸肌。

注意骨间后动脉在旋后肌下缘穿过骨间膜，进入前臂伸肌骨筋膜鞘。在前臂远端，切除部分拇长伸肌和示指伸肌，以显示骨间前动脉穿过骨间膜进入前臂背面。两条动脉是伸肌骨筋膜鞘的重要血供来源。

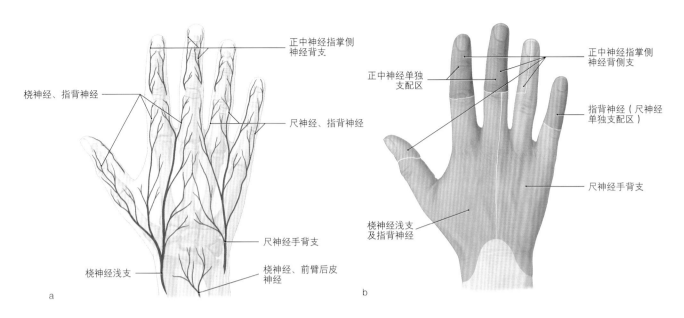

**C. 手背神经供应**

右手，后面观。

a. 手背的皮神经。注意示指、中指和环指桡侧部的近端和远端受不同神经支配。

- 远端：正中神经发出的指掌侧神经背支。
- 近端：桡神经（示指和中指的近侧指间关节）和尺神经（中指和环指的近侧指间关节）发出的指背神经。

b. 尺神经、正中神经、桡神经在手背感觉神经支配的重叠区。

在浅色阴影区显示了来自相应神经的感觉支配。由于每条神经的感觉分布与其他神经的邻近感觉区域有广泛的重叠，单独一条神经损伤不会使其整个区域感觉缺失。相反，广泛或完全的感觉丧失仅限于很少或没有重叠的区域，图示为深颜色的阴影。

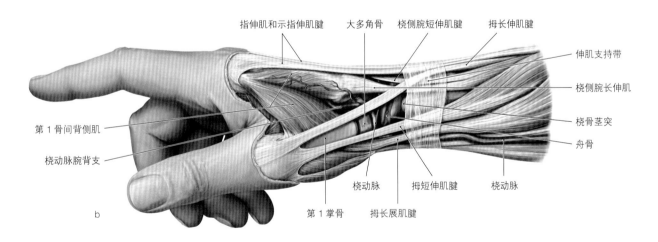

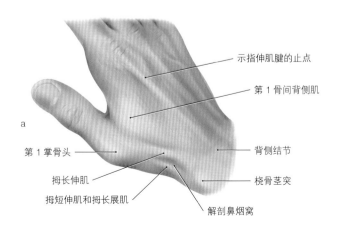

**D. 解剖鼻烟窝的境界**

a. 右手手背的表面解剖，后外侧面观。

b. 右手背部的肌和肌腱，桡侧面观。三边的"解剖鼻烟窝"的掌侧界是拇长展肌和拇短伸肌腱的止点，背侧界是拇长伸肌腱的止点。底部主要由舟骨和大多角骨组成。舟状骨骨折往往与鼻烟窝深压痛相关。鼻烟窝近端以伸肌支持带为界。

注意桡动脉走行于鼻烟窝深部的大多角骨与舟骨之间，提供了解剖学定位标志。

## 18.13 手掌：筋膜外的神经和血管

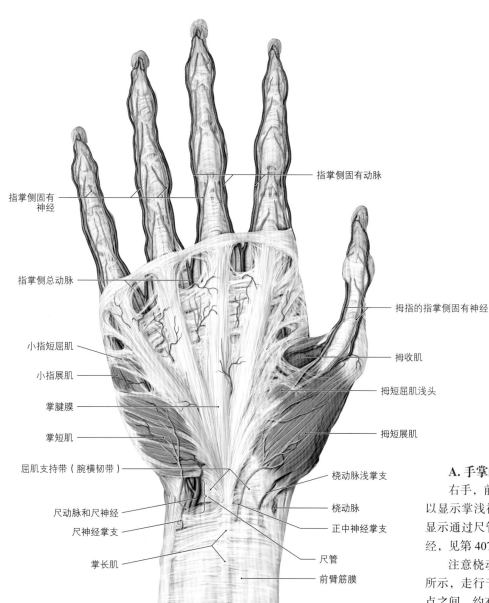

指掌侧固有动脉

指掌侧固有神经

指掌侧总动脉

小指短屈肌

小指展肌

掌腱膜

掌短肌

屈肌支持带（腕横韧带）

尺动脉和尺神经

尺神经掌支

掌长肌

拇指的指掌侧固有神经

拇收肌

拇短屈肌浅头

拇短展肌

桡动脉浅掌支

桡动脉

正中神经掌支

尺管

前臂筋膜

### A. 手掌的浅动脉和神经

右手，前面观。切除掌腱膜外的所有筋膜，以显示掌浅神经血管结构。切除腕掌韧带，以显示通过尺管的神经血管结构（尺动脉和尺神经，见第 407 页）。

注意桡动脉掌浅支的行程变异较大。如图所示，走行于手掌的拇短展肌和拇短屈肌的起点之间。约有 30% 情况下，它与尺动脉结合形成掌浅弓（此处未显示，见第 402 页）。

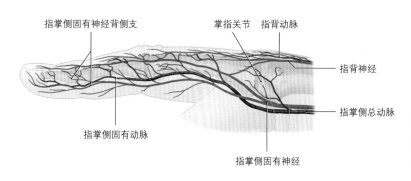

指掌侧固有神经背侧支

掌指关节

指背动脉

指背神经

指掌侧总动脉

指掌侧固有神经

指掌侧固有动脉

### B. 右手中指的神经和血管

侧面观。手掌的动脉位于神经前方，但在手指位于神经背侧（一般在掌指关节水平交叉）。手指的外侧面和背侧面远端由指掌侧固有神经支配（来自正中神经）。

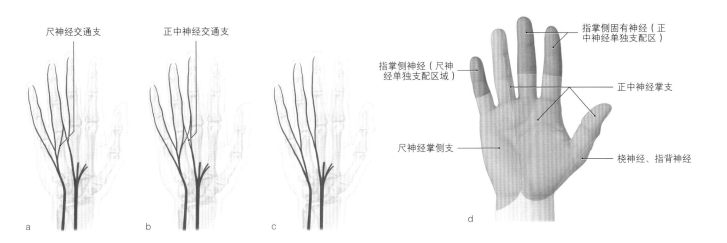

**C. 手掌的神经分布**

右手，前面观。

a~c. 手掌的神经支配模式（引自 Schmidt 和 Lanz）。感觉神经支配模式以正中神经与尺神经之间的交通支为特征。以下是常见的神经支配模式：

a. 最常见（46%），正中神经和尺神经由尺神经交通支相连。

b. 变异 1（20%）：正中神经和尺神经由尺侧交通支和正中神经交通支交叉连接。

c. 变异 2（20%）：尺神经和尺神经之间无交通支。

d. 手的感觉神经支配的特定区与重叠区，掌侧面观。非重叠的特定神经支配区用深色阴影表示。与背侧面比较见 C 和第 399 页。

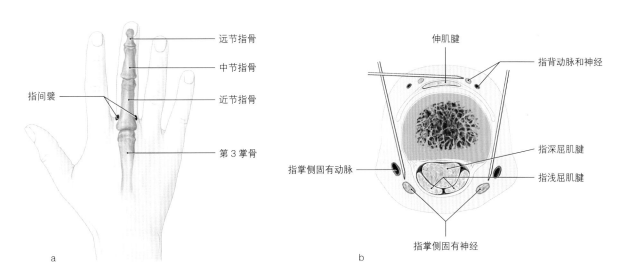

**D. Oberst 神经阻滞**

右手，后面观。这种类型的局部麻醉可用于手指伤的临床处理，特别是当伤口需要缝合时。

a. 注射部位位于指间襞。

b. 在指背神经支已经麻木后，针从桡侧和尺侧两侧向掌神经方向推进，在每侧皮下注射 1~2 mL 麻药。

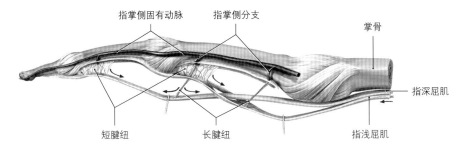

**E. 手指屈肌腱腱鞘内的血液供应（引自 Lundborg）**

右手中指，外侧面观。屈指肌腱鞘内屈肌腱的血供来自指掌侧总动脉，通过腱系膜（长腱纽和短腱纽）进入肌腱。

## 18.14 手掌：血供

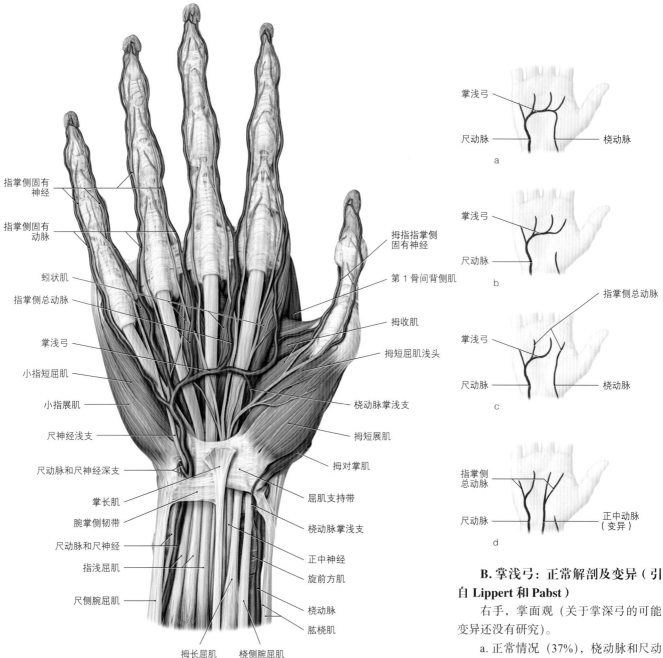

指掌侧固有神经

指掌侧固有动脉

蚓状肌

指掌侧总动脉

掌浅弓

小指短屈肌

小指展肌

尺神经浅支

尺动脉和尺神经深支

掌长肌

腕掌侧韧带

尺动脉和尺神经

指浅屈肌

尺侧腕屈肌

拇长屈肌    桡侧腕屈肌

拇指指掌侧固有神经

第1骨间背侧肌

拇收肌

拇短屈肌浅头

桡动脉掌浅支

拇短展肌

拇对掌肌

屈肌支持带

桡动脉掌浅支

正中神经

旋前方肌

桡动脉

肱桡肌

掌浅弓
尺动脉          桡动脉
a

掌浅弓
尺动脉
b

指掌侧总动脉
掌浅弓
尺动脉          桡动脉
c

指掌侧总动脉
尺动脉          正中动脉（变异）
d

**B. 掌浅弓：正常解剖及变异（引自 Lippert 和 Pabst）**

右手，掌面观（关于掌深弓的可能变异还没有研究）。

a. 正常情况（37%），桡动脉和尺动脉共同构成掌浅弓。

b~d. 变异如下：

b. 掌浅弓完全由尺动脉构成（37%）。

c. 所有指掌侧固有动脉均发自尺动脉，除第1指发自桡动脉外（13%）。

d. 尺动脉和正中动脉发出指掌侧总动脉（非常罕见）。

**A. 掌浅弓及其分支**

右手，前（掌）面观。切除掌腱膜和筋膜以显示掌浅弓（变异见 B）。

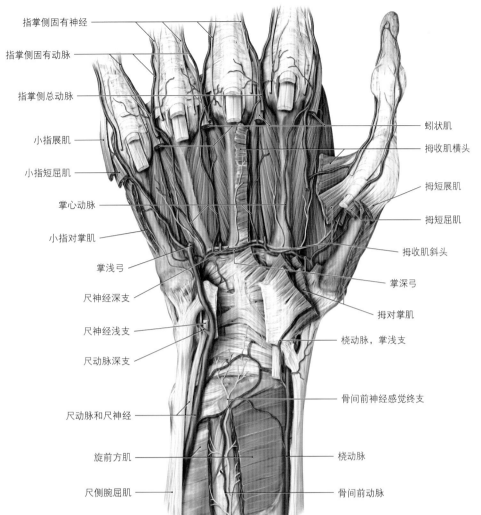

指掌侧固有神经
指掌侧固有动脉
指掌侧总动脉
小指展肌
小指短屈肌
掌心动脉
小指对掌肌
掌浅弓
尺神经深支
尺神经浅支
尺动脉深支
尺动脉和尺神经
旋前方肌
尺侧腕屈肌

蚓状肌
拇收肌横头
拇短展肌
拇短屈肌
拇收肌斜头
掌深弓
拇对掌肌
桡动脉，掌浅支
骨间前神经感觉终支
桡动脉
骨间前动脉

**C. 掌深弓及其分支**

右手，前（掌）面观。切除浅、深屈肌腱与鱼际肌和小鱼际肌，以显示桡动脉的终末支掌深弓。

注意前臂骨间前神经终支，走行在骨间膜和旋前方肌远端之间，并且支配腕关节囊的感觉。

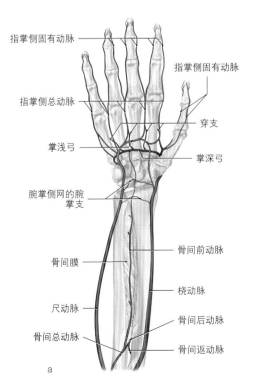

指掌侧固有动脉
指掌侧固有动脉
指掌侧总动脉
穿支
掌浅弓
掌深弓
腕掌侧网的腕掌支
骨间膜
骨间前动脉
桡动脉
尺动脉
骨间后动脉
骨间总动脉
骨间返动脉

a

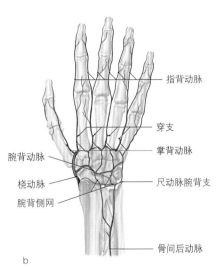

指背动脉
穿支
掌背动脉
腕背动脉
尺动脉腕背支
桡动脉
腕背侧网
骨间后动脉

b

**D. 手的动脉吻合**

尺动脉和桡动脉借掌浅弓、掌深弓、穿支和腕背侧网相互连接。

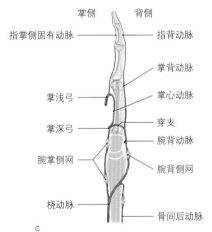

掌侧　背侧

指掌侧固有动脉
掌浅弓
掌深弓
腕掌侧网
桡动脉

指背动脉
掌背动脉
掌心动脉
穿支
腕背动脉
腕背侧网
骨间后动脉

c

a. 右手，前（掌）面观。
b. 右手，后（背）面观。
c. 右手中指，外侧面观。

## 18.15 腕管

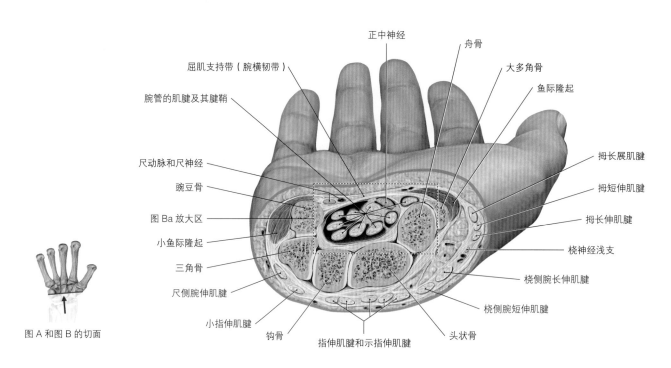

正中神经
舟骨
屈肌支持带（腕横韧带）
大多角骨
腕管的肌腱及其腱鞘
鱼际隆起
拇长展肌腱
尺动脉和尺神经
拇短伸肌腱
豌豆骨
拇长伸肌腱
图 Ba 放大区
桡神经浅支
小鱼际隆起
桡侧腕长伸肌腱
三角骨
桡侧腕短伸肌腱
尺侧腕伸肌腱
头状骨
小指伸肌腱
钩骨
指伸肌腱和示指伸肌腱

图 A 和图 B 的切面

**A. 右手腕的横切面（也见 B）**

远侧面观。腕管是一个纤维骨管（见第 290 页），正中神经、指浅屈肌、指深屈肌和拇长屈肌腱从中穿过。它的背侧界由腕骨前面形成的腕骨沟，其掌侧界是屈肌支持带（临床也称腕横韧带）。尺神经和尺动脉穿过屈肌支持带掌侧的尺管（见第 407 页）。

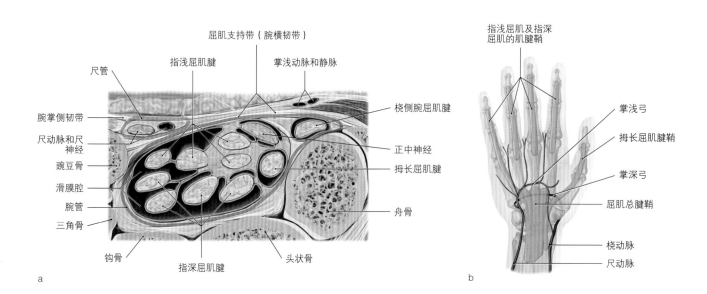

屈肌支持带（腕横韧带）
指浅屈肌腱
掌浅动脉和静脉
指浅屈肌及指深屈肌的肌腱鞘
尺管
桡侧腕屈肌腱
腕掌侧韧带
正中神经
掌浅弓
尺动脉和尺神经
拇长屈肌腱
拇长屈肌腱鞘
豌豆骨
舟骨
掌深弓
滑膜腔
屈肌总腱鞘
腕管
三角骨
钩骨
指深屈肌腱
头状骨
桡动脉
尺动脉
a
b

**B. 掌弓与腕、指腱鞘的关系（引自 Schmidt 和 Lanz）**

a. 腕管中的腱鞘（图 A 的放大）。通过腕管的长屈肌腱包裹在尺侧腱鞘内。指浅屈肌和指深屈肌腱都位于尺侧滑膜鞘内。腱鞘的桡侧是拇长屈肌腱。所有屈指肌腱的总腱膜附着在腕管掌侧壁的桡侧。正中神经一般位于屈肌支持带下方的独立间隙内（肌腱鞘行程的变异见第 346 页的描述）。

b. 腕和指的肌腱鞘与掌弓的关系。

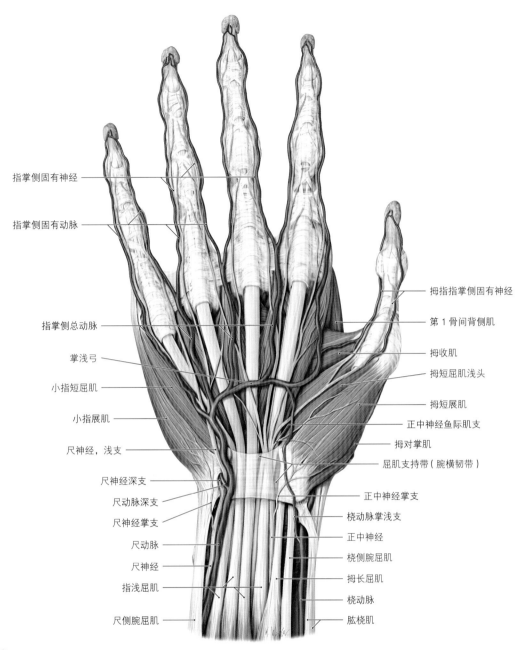

指掌侧固有神经

指掌侧固有动脉

指掌侧总动脉

掌浅弓

小指短屈肌

小指展肌

尺神经，浅支

尺神经深支

尺动脉深支

尺神经掌支

尺动脉

尺神经

指浅屈肌

尺侧腕屈肌

拇指指掌侧固有神经

第 1 骨间背侧肌

拇收肌

拇短屈肌浅头

拇短展肌

正中神经鱼际肌支

拇对掌肌

屈肌支持带（腕横韧带）

正中神经掌支

桡动脉掌浅支

正中神经

桡侧腕屈肌

拇长屈肌

桡动脉

肱桡肌

## C. 右手腕管

前（掌）面观。将屈肌支持带透明以显示腕管内容物。打开尺管，显露尺动脉和尺神经。

注意正中神经在腕管的浅层走行，其鱼际支的起点（运动支）在屈肌支持带的远端（变异见 D）。外科切断屈肌支持带

治疗腕管综合征时，手外科医师必须清楚其走行变异，避免断鱼际肌支。

如图显示，桡动脉掌浅支在屈肌支持带上走行，但经常穿过鱼际肌（见第 322 页）。

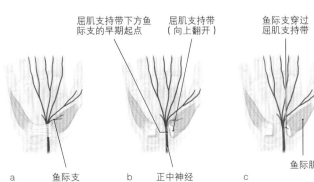

屈肌支持带下方鱼际支的早期起点

屈肌支持带（向上翻开）

鱼际支穿过屈肌支持带

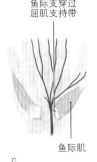

a　鱼际支　　　b　正中神经　　　c　鱼际肌

## D. 正中神经的鱼际（运动）支的起点

正常解剖及变异（引自 Schmidt 和 Lanz）

a. 通常情况下（46%）正中神经在屈肌支持带（腕横韧带）远端发出鱼际支。

b、c. 变异如下：

b. 鱼际支的起点和走行位于韧带下方（31%）。

c. 鱼际支穿过屈肌支持带（腕横韧带，约 23%），在外科切断韧带时易于受损。

# 18.16 尺管与腕前区

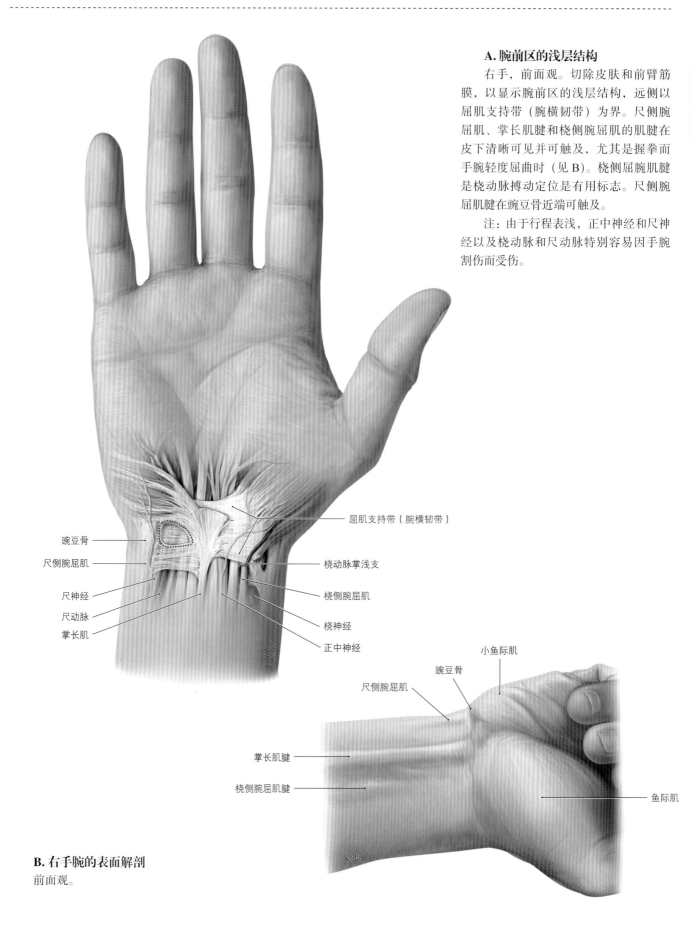

**A. 腕前区的浅层结构**

右手，前面观。切除皮肤和前臂筋膜，以显示腕前区的浅层结构，远侧以屈肌支持带（腕横韧带）为界。尺侧腕屈肌、掌长肌腱和桡侧腕屈肌的肌腱在皮下清晰可见并可触及，尤其是握拳而手腕轻度屈曲时（见 B）。桡侧屈腕肌腱是桡动脉搏动定位是有用标志。尺侧腕屈肌腱在豌豆骨近端可触及。

注：由于行程表浅，正中神经和尺神经以及桡动脉和尺动脉特别容易因手腕割伤而受伤。

屈肌支持带（腕横韧带）

豌豆骨

尺侧腕屈肌

尺神经

尺动脉

掌长肌

桡动脉掌浅支

桡侧腕屈肌

桡神经

正中神经

小鱼际肌

豌豆骨

尺侧腕屈肌

掌长肌腱

桡侧腕屈肌腱

鱼际肌

**B. 右手腕的表面解剖**
前面观。

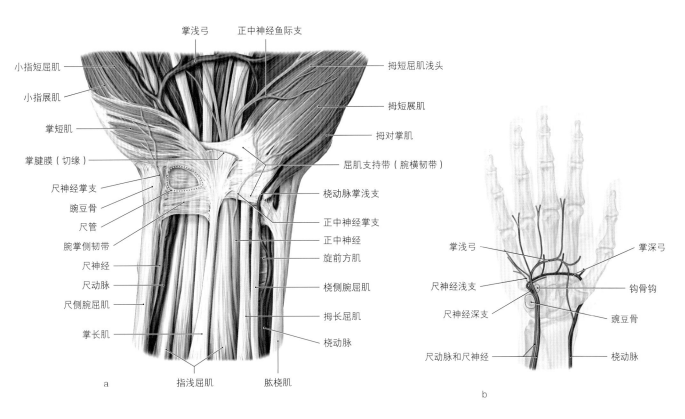

**C. 尺动脉和尺神经在尺管和掌深部的行程**

右手，前面观。

a. 切除掌腱膜及前臂筋膜，以显示尺动脉和尺神经通过尺

管的行程。

b. 尺管内的骨性标志。腕部尺侧的豌豆骨和钩骨钩，位于桡侧远端，是尺动脉和尺神经通过尺管的骨性标志。

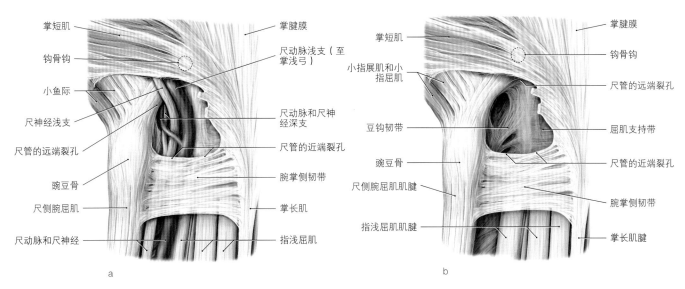

**D. 有神经血管（a）和无神经血管（b）的尺管孔和壁（引自 Schmidt 和 Lanz）**

右手，前面观。尺管的掌侧顶由皮肤和皮下脂肪，腕掌侧韧带（近端）和掌短肌（远端）构成。尺管的背侧界是屈肌支持带（腕横韧带）和豆钩韧带，尺管的入口始于豌豆骨水平的

腕掌侧韧带下方（近端裂孔）。出口位于钩骨钩水平，以豌豆骨和钩骨钩之间紧张的横向新月形腱弓为标志，后者为小指屈肌的附着点。尺动脉和尺神经的深支经豆钩韧带上方经腱弓深面进入掌中央筋膜鞘。尺动脉和尺神经的浅支在腱弓上经掌短肌深面向远端走行。

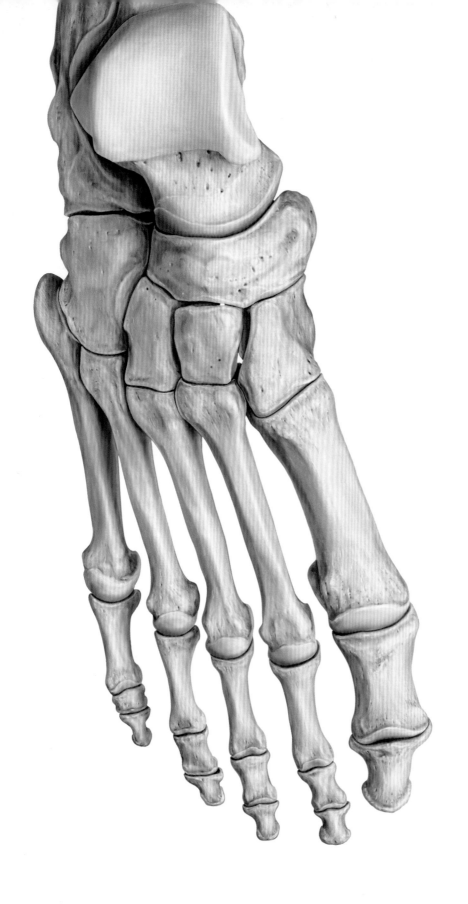

# 下肢

## 19.1 下肢：一般特征

**A. 人类下肢独有的特征和功能**

与上肢进化的同时，下肢进化出适于双足运动的特征机制，这些都是人类作为灵长类动物在解剖上的鲜明特征。人类独特的形态构造和比例是灵长类动物重心和内部器官位置重置的最终结果，显著改变了躯干的形态和生物力学机制，以逐步适应更有效的双足步态。其他灵长类动物也可以假装直立的姿势和行走，但是只能持续很短的时间且必需耗费更多的能量。人类的习惯性直立步态是经过了一系列肌骨系统的解剖适应而实现的。最关键的适应性改变发生于脊柱和骨盆。人类脊柱的结构与其他灵长类动物显著不同：黑猩猩简单的"弓形和带状"脊柱被人类双 S 形弯曲的脊柱所替代，使人类的中轴骨起到吸收震荡的缓冲作用（见第 105 页），同时将躯干的全部重量转移至双足的负重面上。直立姿势会将整个腹腔脏器的重量施加于骨盆上。同时，髂骨翼更向两侧伸展，骶骨变宽，构成人承载内脏重量的特殊结构。骨盆稳定性的改善和骶骨对脊柱的固定作用，提高了直立行走步态的效率。人类下肢的独特比例就是这种功能的显著体现。由于下肢的功能主要是支撑和运动，人类的下肢长且有力。猩猩下肢长度是躯干长度的 111%，黑猩猩是 128%，而人类则是 171%。双足步态的人类下肢特征也反映在某些肌群功能的显著变化上，尤其是臀大肌、伸膝关节肌群和小腿肌。

**B. 下肢骨骼的整体观**

a. 右下肢，前面观。

b. 右下肢，后面观（两图的足均为最大跖屈位）。

与上肢相同，下肢的骨骼包括一块肢带骨和附着的自由骨。

• 成人的骨盆是由成对的髋骨组成。与上肢肩带骨不同，它们借骶髂关节紧密与中轴骨牢固连接（见第 144 页）。两块髋骨借骶骨和耻骨联合形成骨盆环（见第 415 页）。

• 自由骨由大腿（股骨）、小腿（胫骨和腓骨）和足构成。它们借髋关节与盆带骨相连。

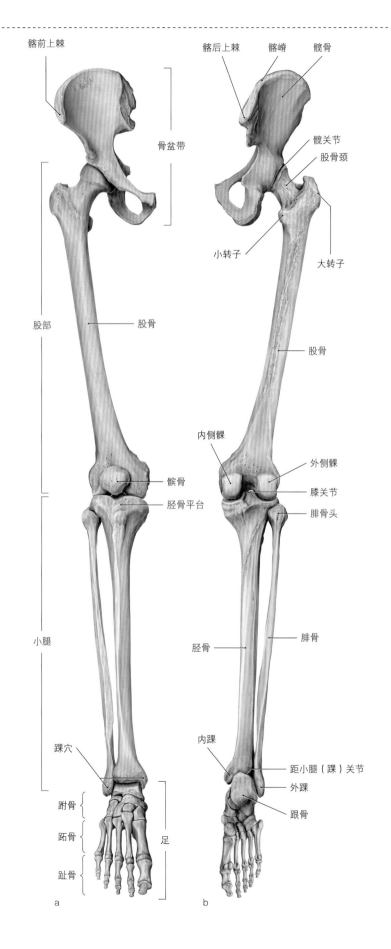

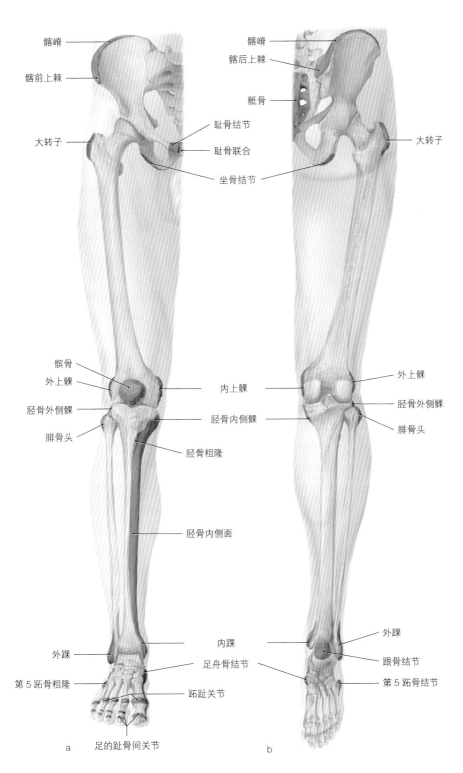

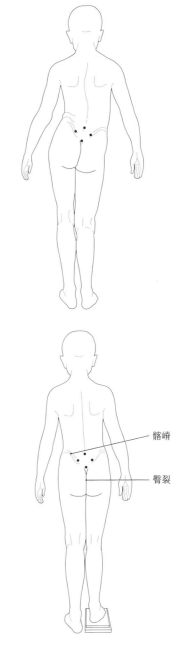

**C. 右下肢体表可触及的骨性标志**

a. 前面观。b. 后面观。

几乎所有下肢骨都有骨性突起、边缘或者面（如胫骨内侧面）可以在体表透过皮肤和软组织触及。大面积被肌肉覆盖的结构则是例外，如髋关节、股骨颈、股骨干和腓骨体的大部分。在下肢上定义的几个标准的解剖学标志可用于测量腿和特定骨的长度，这些标志是：髂前上棘、股骨大转子、膝关节内侧关节间隙（胫骨内侧髁上缘）以及内踝。临床上对于下肢不等的评估非常重要，因为"真性"下肢缩短（腿的解剖学长度不同）与功能性下肢缩短（如源于肌肉挛缩）一样，可能引发骨盆倾斜和脊柱侧弯畸形（见第135页）。

**D. 站立位下肢长度的测量**

下肢不等长的测量可以采用在短肢足下垫已知厚度的木片（0.5 cm、1 cm、2 cm）直至骨盆水平的方式来相对精确的测量。从后方触诊两侧髂嵴处于同一水平且臀裂垂直时可以确认骨盆的水平位。如果不能通过用木片垫高明显短缩的下肢使到骨盆水平，则意味着"功能性"下肢不等长而不是"真性"下肢不等长。大多数这种病例是由于髋关节挛缩或者脊柱侧弯导致的继发性骨盆倾斜。这些病例中测量的下肢长度相等，是因骨盆倾斜看似下肢不等长。

## 19.2 下肢的解剖轴和机械力学轴

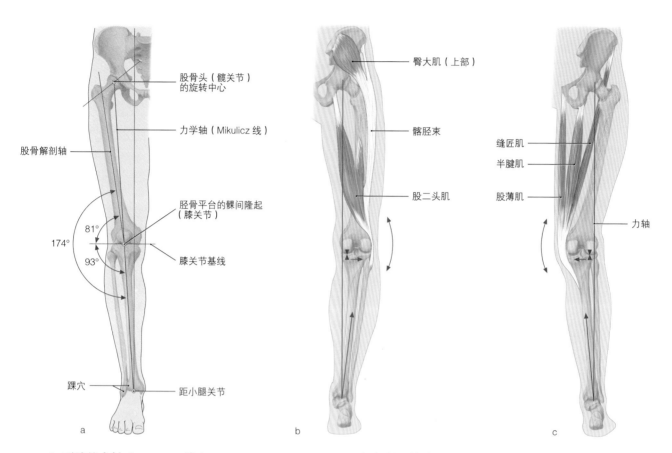

图 a 标注：
- 股骨头（髋关节）的旋转中心
- 力学轴（Mikulicz 线）
- 股骨解剖轴
- 胫骨平台的髁间隆起（膝关节）
- 膝关节基线
- 81°
- 174°
- 93°
- 踝穴
- 距小腿关节
- a

图 b 标注：
- 臀大肌（上部）
- 髂胫束
- 股二头肌
- b

图 c 标注：
- 缝匠肌
- 半腱肌
- 股薄肌
- 力轴
- c

### A. 下肢的力轴（Mikulicz 线）

a. 正常力轴，前面观。

b. 膝内翻的力轴，后面观。

c. 膝外翻的力轴，后面观。

对于轴线正常的个体，下肢大关节（髋、膝、踝关节）都排列于下肢的力学纵轴上（Mikulicz 线）。力轴从股骨头的旋转中心经胫骨平台的髁间隆起向下延伸至踝穴（在踝关节，由胫、腓骨构成以容纳距骨的空间）。当力轴和解剖轴在胫骨体重叠时，在股骨干的力轴和解剖轴有 6° 的夹角。因此，股骨和胫骨的解剖纵轴并不是位于同一直线上，而是在膝关节的冠状面上向外开放 174°（股骨胫骨角）。在膝内翻时（图 b）膝关节中心位于力轴的外侧，膝外翻时（图 c）则位于内侧。这两种情况均会对关节造成异常而不平衡的载荷（见 B），逐渐导致骨和软骨的退行性改变（膝关节骨关节炎），并伴随关节囊、韧带和肌的拉伸。例如，膝内翻（图 b）时，膝关节内侧复合结构就会承受异常压力，而关节外侧的结构（如外侧副韧带）、髂胫束和股二头肌就会承受异常张力。膝内翻会给足外侧缘造成更大的压力，导致足弓下沉。

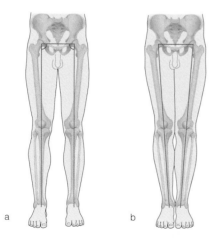

a

b

### B. 双足分开时力轴的位置

前面观。

a. 双足稍分开直立时，力轴几乎垂直通过三大关节的中心。

b. 当双足靠近，两侧内踝和膝互相接触时，下肢被认为是"直的"。因此，双下肢的髁间距离和内踝间距离是衡量膝内翻和膝外翻的指标。维持此姿势时，双侧髁间距离大于 3 cm 或者踝间距离大于 5 cm 时被认定为异常（见 C）。

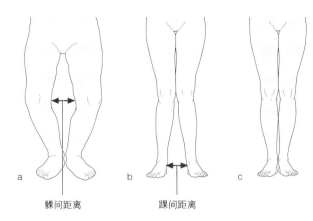

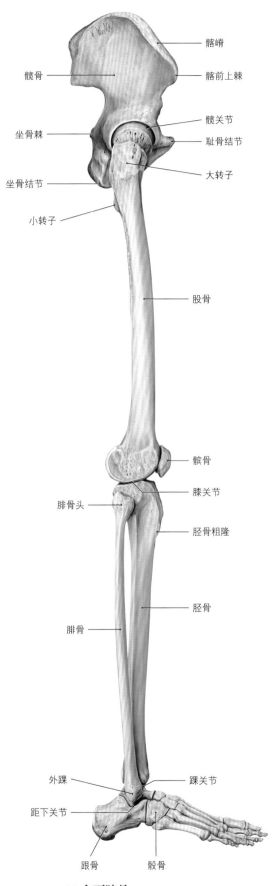

a. 婴儿。b. 幼儿。c. 学龄儿童。

髁间距离　　　踝间距离

**C. 不同年龄的正常下肢轴线**

a. 婴儿。b. 幼儿。c. 学龄儿童。

1 岁以下膝内翻角度达到 20° 为正常。2 岁时，膝外翻 10° 左右也属正常。孩子入学时，下肢的肌骨发育使得下肢基本是直的。

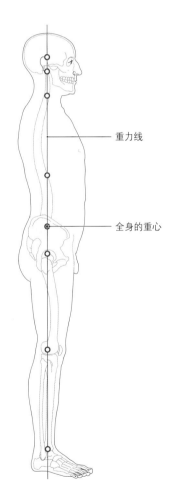

重力线

全身的重心

**D. 与重力线有关的正常解剖学位置**

右外侧面观。重力线从全身的重心垂向地面。在正常直立位时，重力线经过外耳道、齿突（C2 的齿突）、脊柱正常弯曲之间的转换点（颈曲和胸曲之间，胸曲和腰曲之间）、全身重心和髋、膝、踝关节。这条线上所提的任何一点慢性偏差都会给肌骨系统施加异常应力。

髂嵴

髋骨

髂前上棘

坐骨棘

髋关节

耻骨结节

坐骨结节

大转子

小转子

股骨

髌骨

膝关节

腓骨头

胫骨粗隆

胫骨

腓骨

外踝

踝关节

距下关节

跟骨

骰骨

**E. 右下肢骨**

右外侧面观。

## 19.3 骨盆带骨

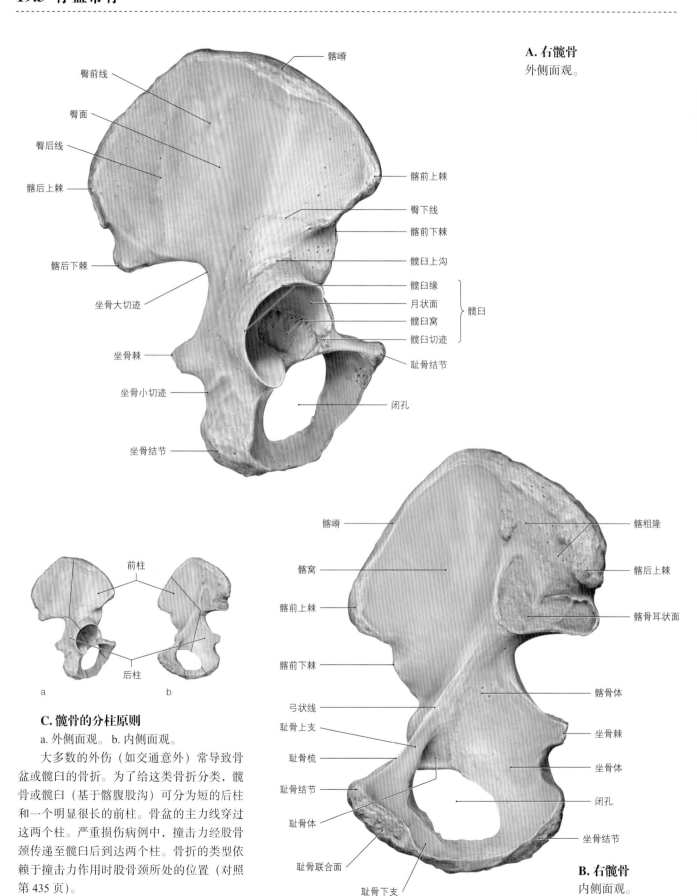

**A. 右髋骨**
外侧面观。

髂嵴

臀前线

臀面

臀后线

髂后上棘

髂后下棘

坐骨大切迹

坐骨棘

坐骨小切迹

坐骨结节

髂前上棘

臀下线

髂前下棘

髋臼上沟

髋臼缘
月状面
髋臼窝　　}髋臼
髋臼切迹

耻骨结节

闭孔

前柱

后柱

a　　　　b

**C. 髋骨的分柱原则**

a. 外侧面观。 b. 内侧面观。

大多数的外伤（如交通意外）常导致骨
盆或髋臼的骨折。为了给这类骨折分类，髋
骨或髋臼（基于髂腹股沟）可分为短的后柱
和一个明显很长的前柱。骨盆的主力线穿过
这两个柱。严重损伤病例中，撞击力经股骨
颈传递至髋臼后到达两个柱。骨折的类型依
赖于撞击力作用时股骨颈所处的位置（对照
第 435 页）。

髂嵴

髂窝

髂前上棘

髂前下棘

弓状线

耻骨上支

耻骨梳

耻骨结节

耻骨体

耻骨联合面

耻骨下支

髂粗隆

髂后上棘

髂骨耳状面

髂骨体

坐骨棘

坐骨体

闭孔

坐骨结节

**B. 右髋骨**
内侧面观。

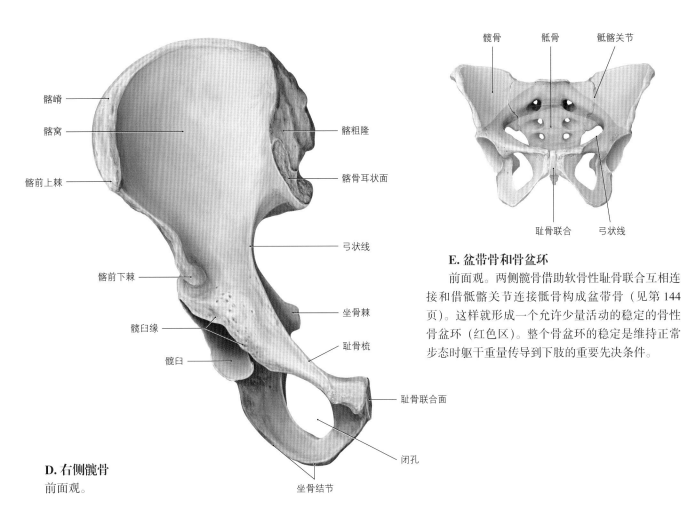

髂嵴
髂窝
髂前上棘
髂前下棘
髋臼缘
髋臼

髂粗隆
髂骨耳状面
弓状线
坐骨棘
耻骨梳
耻骨联合面
闭孔
坐骨结节

**D. 右侧髋骨**
前面观。

髂骨　骶骨　骶髂关节

耻骨联合　弓状线

**E. 盆带骨和骨盆环**

前面观。两侧髋骨借助软骨性耻骨联合互相连接和借骶髂关节连接骶骨构成盆带骨（见第144页）。这样就形成一个允许少量活动的稳定的骨性骨盆环（红色区）。整个骨盆环的稳定是维持正常步态时躯干重量传导到下肢的重要先决条件。

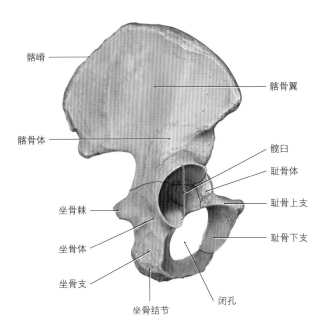

髂嵴
髂骨体
坐骨棘
坐骨体
坐骨支
坐骨结节

髂骨翼
髋臼
耻骨体
耻骨上支
耻骨下支
闭孔

**F. 右髋骨 Y 形软骨：髂骨、坐骨和耻骨的结合**
外侧面观。

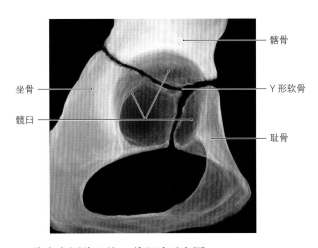

髂骨
Y 形软骨
耻骨
坐骨
髋臼

**G. 儿童右侧髋臼的 X 线照片示意图**

外侧面观（外侧投照）。构成髋骨的 3 块骨在髋臼处汇合，其中坐骨和髂骨各占髋臼的 2/5，耻骨占 1/5。在 14~16 岁，Y 形的生长板（Y 形软骨）发生最后融合。

## 19.4 股骨：股骨颈角度的重要性

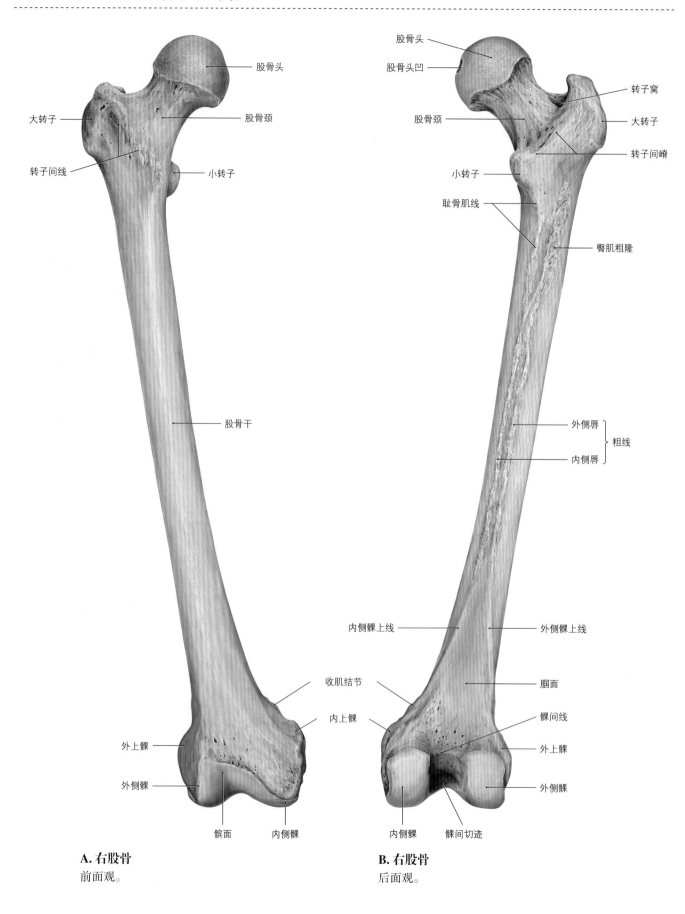

**A. 右股骨**
前面观。

**B. 右股骨**
后面观。

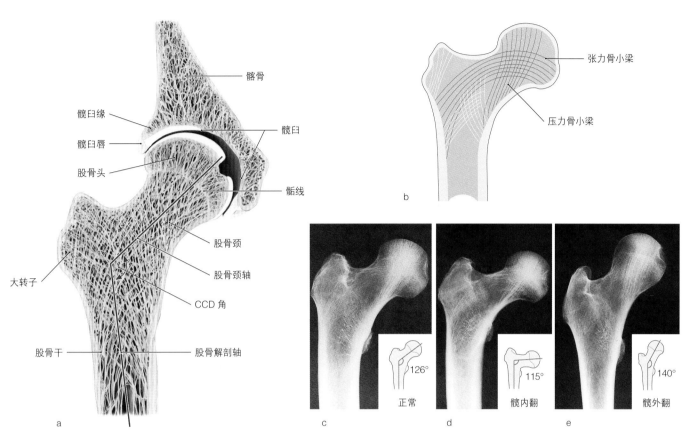

**C. 张力骨小梁和压力骨小梁的分布和突起是股骨颈角的特征**

右股骨，前面观。

a. 经股骨头凹水平的右髋关节冠状切面。股骨颈长轴与股骨干轴间的夹角称为股骨颈角或 CCD 角（颈干角）。这个角在成年人约为 126°，新生儿为 150°。由于髋骨应力模式变化所致的持续骨重建，颈干角随年龄增长而持续减小。

b. 与正常颈干角相关的骨小梁类型。

c~e. 矢状面投照的 X 线片。

c. 正常弯曲载荷下的正常颈干角。

d. 颈干角减小（髋内翻）导致更大的弯曲载荷和更高的拉应力，从而刺激更多张力性骨小梁的形成。

e. 颈干角增大（髋外翻）导致更大的压力载荷和更高压应力，从而刺激更多压力性骨小梁的形成。

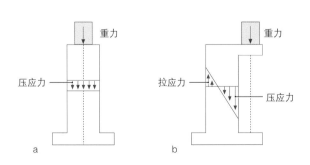

**D. 骨模型上的压应力和拉应力**

a. 一个轴向（置于中央的）重物置于一个有机玻璃模型的顶面上，产生一个均衡的压力载荷且均匀地分布在柱体的横截面上，其总和等于实际重量。

b. 一个非轴向（偏心）的重物放置在一个悬臂上产生弯曲载荷，在柱体上产生拉应力和压应力。

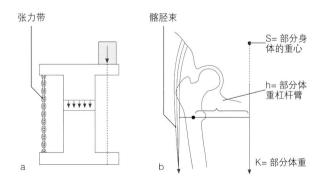

**E. 张力带的原理（引自 Pauwels）**

a. 作用于工形柱模型上的弯曲载荷可以通过在承受弯曲载荷的对侧放置高张应力结构（链）来减少。这可增加结构将弯曲荷载转换为纯压缩载荷。

b. 在下肢，大腿外侧筋膜增厚形成髂胫束（见第 485 页）。髂胫束作为张力带的功能，能够降低股骨近端的弯曲载荷。

## 19.5 股骨头和股骨颈畸形

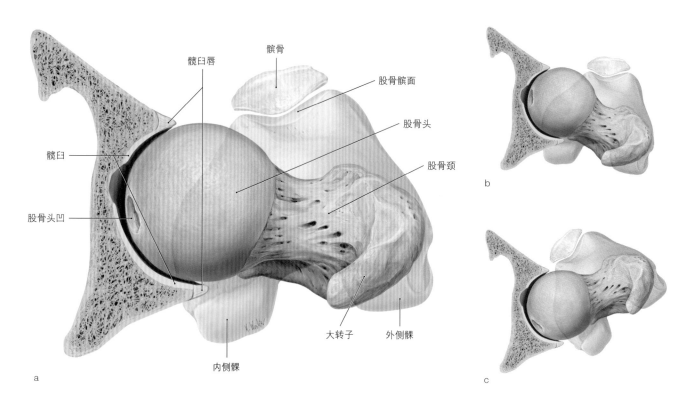

**A. 右股骨**

近端观。为了便于展示，于髋臼处做水平切面。股骨远端（及髌骨）以淡阴影标示出来了。

a. 股骨头居中的髋关节。b. 髋关节外旋。c. 髋关节内旋。

注意髋臼朝向前约 17°。这个角度影响股骨头在髋关节内的稳定性和位置（见第 429 页）。股骨头位于髋臼中央和股骨轻度内旋时（图 a），股骨远端与膝关节轻度朝内（膝关节生理内旋）。足的位置还受胫骨外旋的影响（见第 423 页）（见 D）。

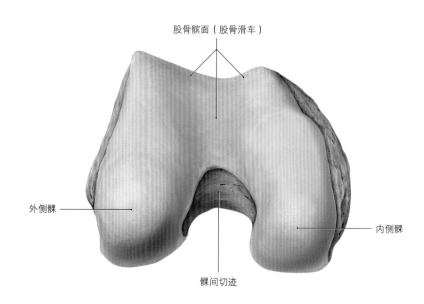

**B. 右股骨**

远端观。

注：A 的透视镜像。

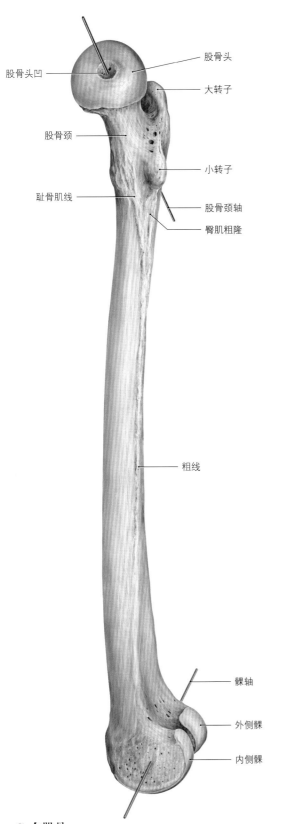

**C. 右股骨**

内侧面观。

注意横向的髁轴和股骨颈轴，若两轴相重叠，在成年人两条线的夹角为12°（前倾角度，见 D 和 A）。这个角度在出生时更大，30°~40°，然后在 20 岁左右减小至成人水平。

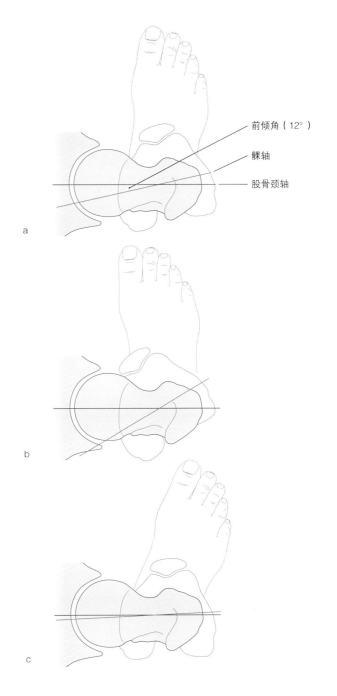

**D. 股骨颈的旋转畸形**

右髋关节，上面观。股骨干扭转幅度的增减导致扭转角的变化。当髋位于中心位置时，下肢内外旋角度的增加会导致相应步态的改变（内八步态或外八字步态）。当以髁轴为参考点时，股骨扭转可以描述为：正常（图 a）、增加（图 b）或者减少（图 c）。

a. 足朝前时正常前倾角近似 12°（考虑了胫骨扭转 23°，见第 423 页）。

b. 前倾角增加（髋前倾）导致典型的内八字步态且伴显著的外旋限制。

c. 股骨颈后倾（相对于髁轴向后旋转）导致髋后倾伴外八字步态。

# 19.6 髌骨

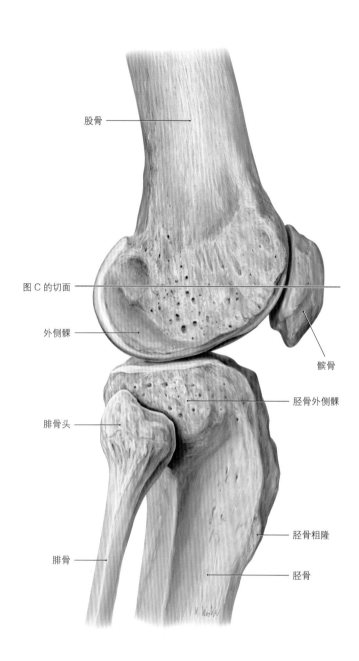

**A. 髌骨位置**
右膝关节,外面观。红线标示图 C 的切面。

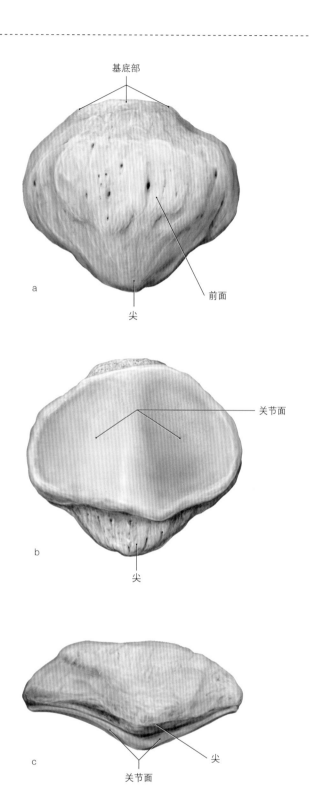

**B. 右髌骨**
a. 前面观。b. 后面观。c. 远端观。
注意髌骨尖朝下。

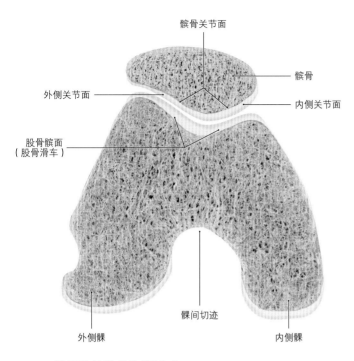

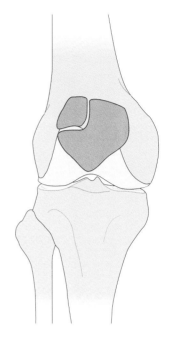

**C. 股骨髌骨关节的横切面**

右膝关节，远端观。横切面的水平如图 A 所示。股髌关节是指股骨的髌关节面，常称为股骨滑车（与肱骨远端类比），与髌骨的后关节面相关节。髌骨是股四头肌腱内的籽骨（最大的籽骨）。当髌骨内面的嵴位于股骨滑车的凹槽内时，其位置良好位于中央。髌骨的主要功能是延长股四头肌的有效杠杆臂（唯一的膝关节伸肌），以减小伸膝关节所需的力（见第 488 页）。

**D. 二分髌骨**

髌骨是由多骨化中心发育而来的，一个骨化中心的融合失败会形成两块（二分）髌骨。常见于髌骨外上 1/4。髌骨骨折的 X 线检查需要与二分髌骨进行鉴别诊断。

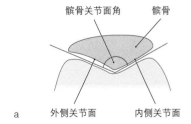

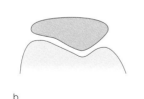

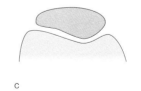

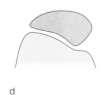

**E. 髌骨形态的评估**

髌骨切向射线照片示意图（"日出"位观：仰卧位，膝关节屈曲 60°，与髌骨后面平行的尾头侧投射）。每张图都显示了右膝关节的髌骨和股骨滑车在水平面上的关系。髌骨后关节面有一条垂直嵴将其分为外侧关节面和内侧关节面。通常外侧关节面轻度凹陷，内侧关节面轻度凸起。内外侧关节面之间的夹角称为髌骨关节面角，约为 130° ±10°。Wiberg、Baumgart 和 Ficat 等设计了以下基于关节面角的方法对髌骨形态进行分离：

a. 髌骨内外侧关节面大小近似一样且关节面角在正常范围。
b. 最常见的髌骨形状为内侧关节面稍小。
c. 内侧关节面明显变小（内侧关节面发育不良）。
d. 内侧关节面陡峭的髌骨发育不全（"猎人帽子"外形）。

除了髌骨形态各异以外，股骨的髌关节面（股骨滑车）也有不同的形态（如 Hepp 分类系统描述）。髌骨和股骨滑车发育不良可导致髌骨不稳，表现为反复发作的髌骨外侧或内侧半脱位或全脱位。

## 19.7 胫骨和腓骨

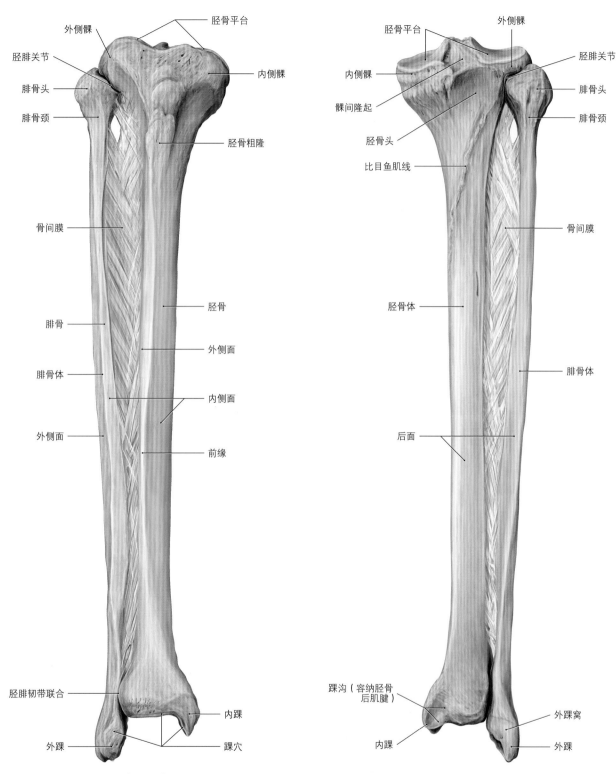

外侧髁
胫骨平台
外侧髁
胫骨平台
胫腓关节
内侧髁
胫腓关节
腓骨头
腓骨头
腓骨颈
髁间隆起
腓骨颈
胫骨粗隆
胫骨头
比目鱼肌线
骨间膜
骨间膜
胫骨
胫骨体
腓骨
外侧面
内侧面
腓骨体
腓骨体
外侧面
前缘
后面
胫腓韧带联合
内踝
踝沟（容纳胫骨
后肌腱）
外踝窝
外踝
踝穴
内踝
外踝

**A. 胫骨、腓骨和小腿骨间膜**

　　右下肢，前面观。胫骨与腓骨形成的两个关节仅有非常小的活动度（旋转）。近端靠近膝关节是胫腓滑膜关节；远端靠近踝关节是胫腓韧带联合（骨性结构借助韧带连接的纤维连结）。小腿骨间膜（也见 F）是一片致密结缔组织，是部分下肢肌的起点，并且与胫腓韧带联合一起稳定踝穴。

**B. 胫骨、腓骨和骨间膜**

　　右下肢，后面观。

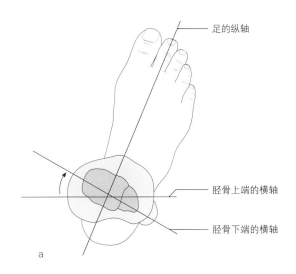
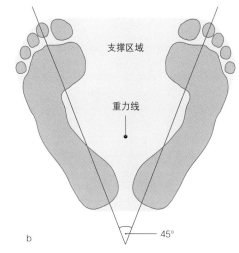

a

b

**C. 胫骨正常方向及其在双足稳定性中的作用**

　　胫骨上部（胫骨平台）和下部（踝穴）的横轴重叠形成一个约23°的夹角，此外，踝关节横轴相对于胫骨平台横轴（胫骨的

正常方向，图a）外旋约23°。因此，足的纵向解剖轴并非位于矢状面上，而且当胫骨上端朝向前方时足尖朝外（图b）。这种重力线靠近支撑区域中心的位置显著改善了双足站姿的稳定性。

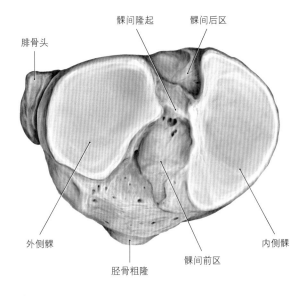

**D. 右胫骨平台**
近端观。

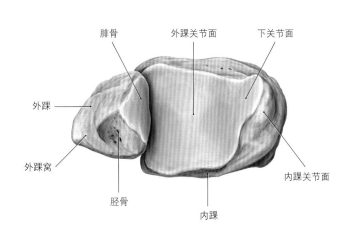

**E. 右踝穴**
远端观。

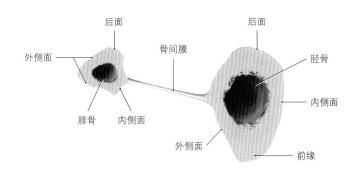

**F. 经右小腿中1/3的横断面**
近端观。

## 19.8 足骨的背面观和跖面观

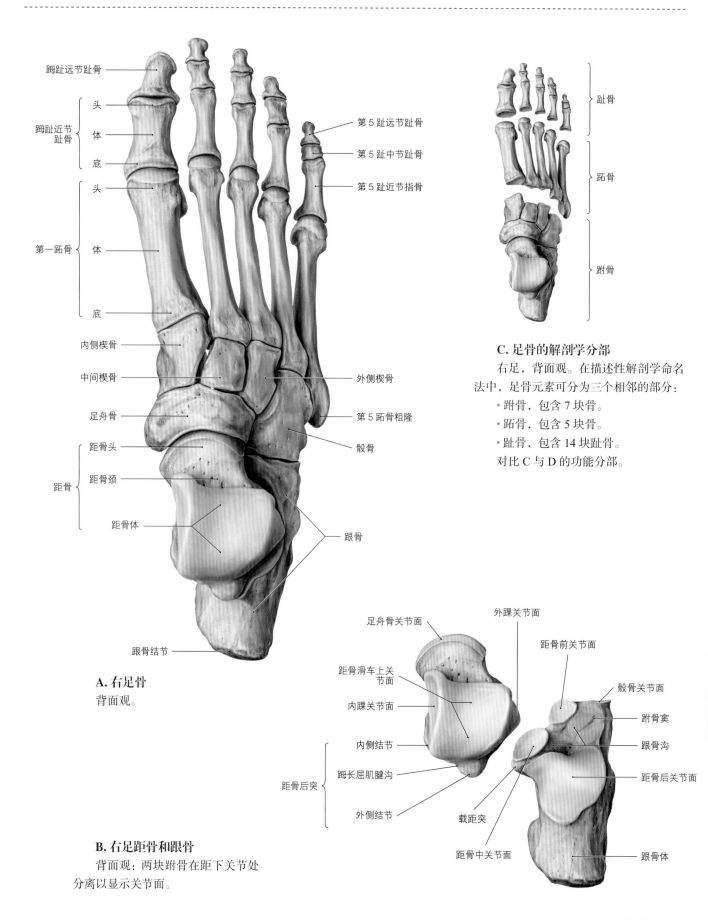

蹞趾远节趾骨

蹞趾近节趾骨
- 头
- 体
- 底

第一跖骨
- 头
- 体
- 底

内侧楔骨

中间楔骨

足舟骨

距骨
- 距骨头
- 距骨颈
- 距骨体

跟骨结节

第 5 趾远节趾骨

第 5 趾中节趾骨

第 5 趾近节指骨

外侧楔骨

第 5 跖骨粗隆

骰骨

跟骨

### A. 右足骨
背面观。

### B. 右足距骨和跟骨
背面观：两块跗骨在距下关节处
分离以显示关节面。

足舟骨关节面

距骨滑车上关节面

内踝关节面

内侧结节

蹞长屈肌腱沟

外侧结节

距骨后突

载距突

距骨中关节面

外踝关节面

距骨前关节面

骰骨关节面

跗骨窦

跟骨沟

距骨后关节面

跟骨体

趾骨

跖骨

跗骨

### C. 足骨的解剖学分部
右足，背面观。在描述性解剖学命名
法中，足骨元素可分为三个相邻的部分：
- 跗骨，包含 7 块骨。
- 跖骨，包含 5 块骨。
- 趾骨，包含 14 块趾骨。

对比 C 与 D 的功能分部。

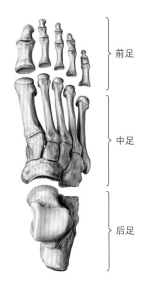

**D. 足骨的功能分部**

右足，背面观。基于其功能和临床，足骨通常可分为：

- 后足（跟骨和距骨）。
- 中足（骰骨、足舟骨和楔骨）。
- 前足（跖骨和趾骨）。

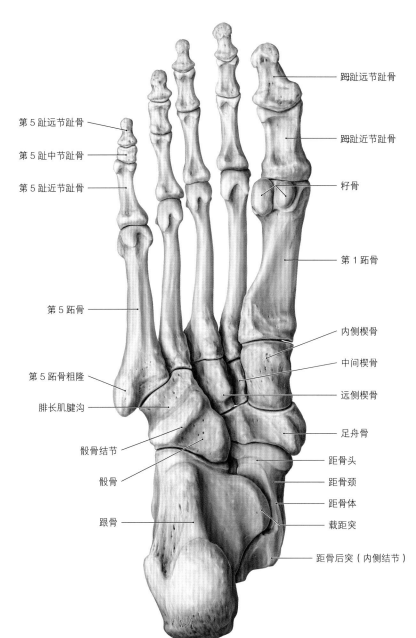

第 5 趾远节趾骨
第 5 趾中节趾骨
第 5 趾近节趾骨
第 5 跖骨
第 5 跖骨粗隆
腓长肌腱沟
骰骨结节
骰骨
跟骨

姆趾远节趾骨
姆趾近节趾骨
籽骨
第 1 跖骨
内侧楔骨
中间楔骨
远侧楔骨
足舟骨
距骨头
距骨颈
距骨体
载距突
距骨后突（内侧结节）

**E. 右足骨**
跖面观。

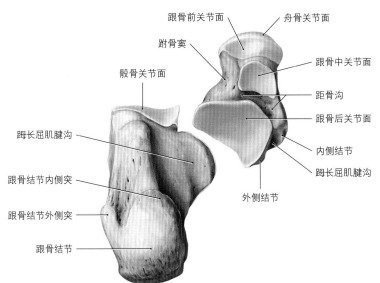

跟骨前关节面
跗骨窦
骰骨关节面
姆长屈肌腱沟
跟骨结节内侧突
跟骨结节外侧突
跟骨结节

舟骨关节面
跟骨中关节面
距骨沟
跟骨后关节面
内侧结节
姆长屈肌腱沟
外侧结节

**F. 右侧跟骨和距骨**
跖面观。两块跗骨在距下关节处分离以显示关节面。

## 19.9 足骨的内、外面观及跗骨额外骨

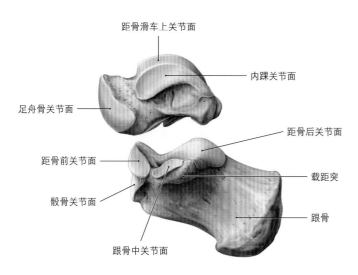

**A. 右距骨和跟骨**
内侧面观。两块跗骨在距下关节处分开以显示关节面。

### C. 载距突（"距骨支撑物"）

- 载距突是跟骨内侧的骨性突起。
- 低于内踝尖约 1.5 cm 处可扪及。
- 类似"阳台"状突出支撑距骨。
- 是跗骨沟末端的标志，跗骨沟将下踝关节分为两个腔（见第 463 页）。
- 支撑姆长屈肌腱（维持距骨的垂直位置，见第 466 页）。
- 有一纵沟容纳姆长屈肌（见第 470 页）。
- 跳跃韧带和三角韧带的一部分均附着于载距突（见第 464 页）。
- 是滑雪运动相关骨折的好发部位。

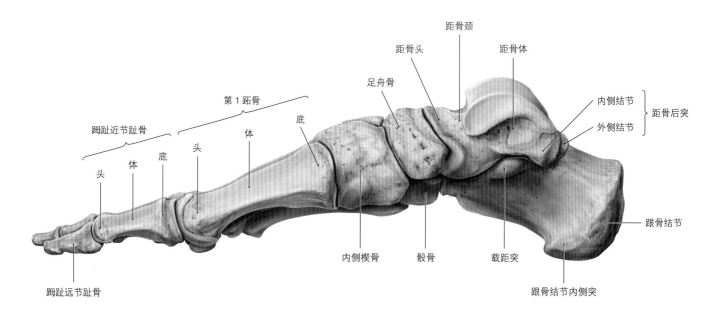

**B. 右足骨**
内面观。

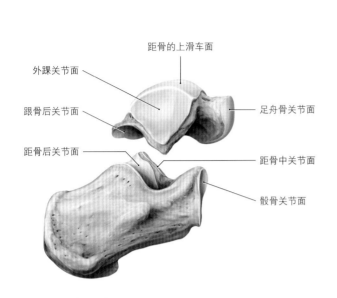

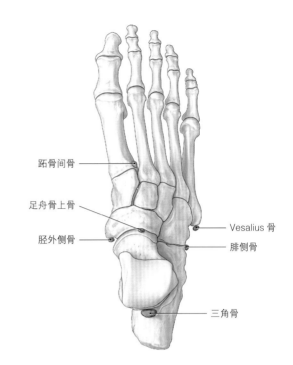

**D. 右跟骨和距骨**

外侧面观。距下关节处分离以显示两块跗骨的关节面。

**F. 跗骨额外物**

右足，背面观。在足部有时可见一定数量的附属（不恒定）小骨。虽然它们很少引起不适，但需要与骨折鉴别诊断。胫骨外骨在临床上是重要的额外骨，因其可能当穿过紧的鞋子时引起不适。

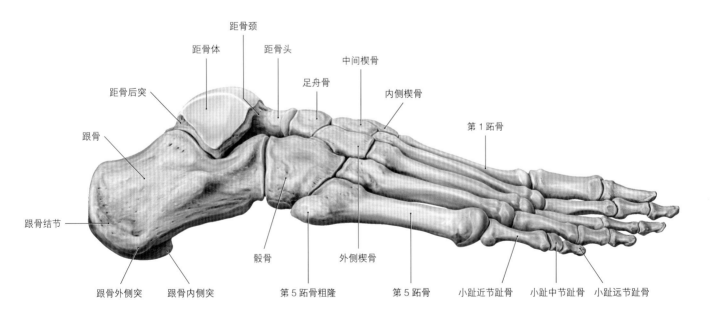

**E. 右足骨**

外面侧观。

## 19.10 髋关节：构成关节的骨

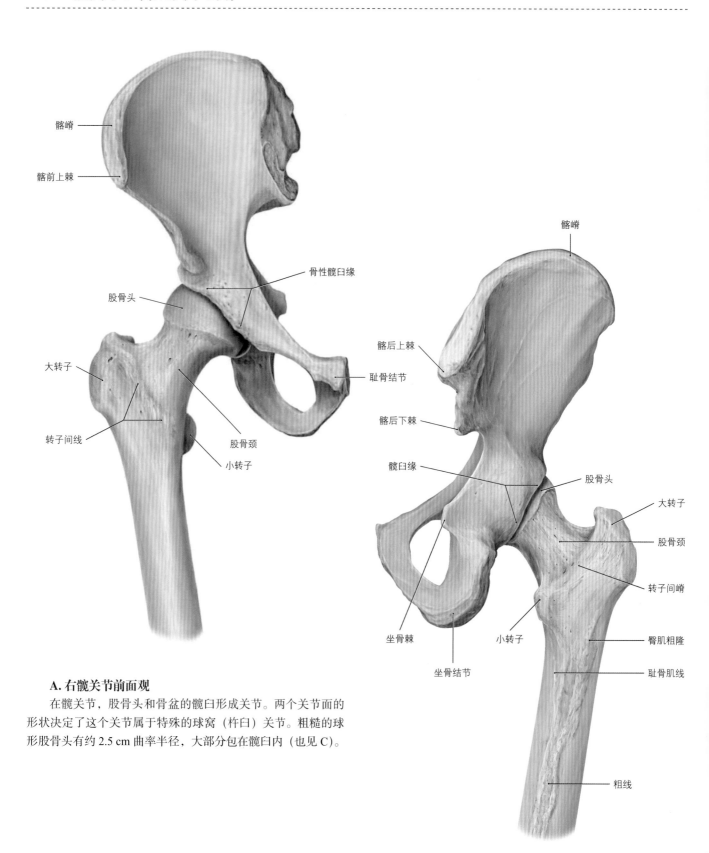

**A. 右髋关节前面观**

在髋关节，股骨头和骨盆的髋臼形成关节。两个关节面的形状决定了这个关节属于特殊的球窝（杵臼）关节。粗糙的球形股骨头有约 2.5 cm 曲率半径，大部分包在髋臼内（也见 C）。

**B. 右髋关节的后面观**

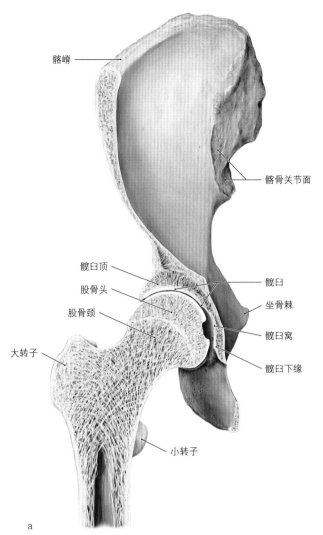

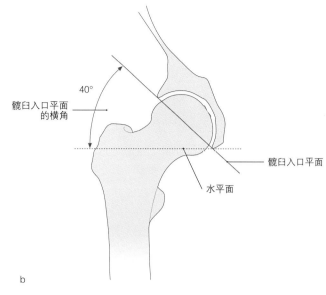

**C. 成人髋臼入口平面的横角**

右髋关节，前面观。髋臼窝的冠状切面。髋臼入口平面或是骨髋臼缘，朝向外下方（横角）和前下方（矢状角，见 D）。髋臼向外下倾斜的程度可以通过测量获得，从髋臼上缘到髋臼下缘（髋臼切迹的最低点）做一连线，测量该连线和实际水平线之间的角度。这个横角在出生时约为 51°，10 岁时为 45°，成人为 40°（引自 Ullmann 和 Sharp）。横角的大小会可以影响几个参数，包括髋臼对股骨头外侧的覆盖程度（Wiberg 中心 - 边缘角，见第 441 页）。

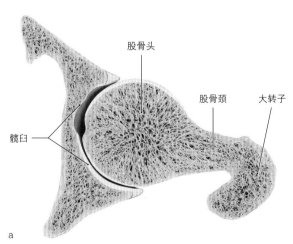

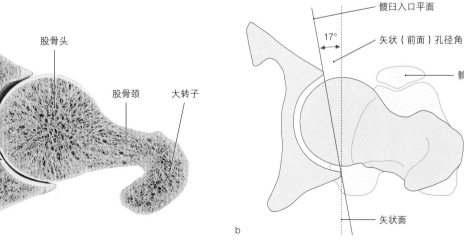

**D. 成人髋臼入口平面的矢状径角**

右髋关节，上面观。通过股骨头中心的水平切面。矢状面上，骨髋臼缘向前下方倾斜（与图 C 的水平面对比）。矢状径角在出生时约为 7°，成年后增加到 17°（引自 Chassard 和 Lapiné）。

## 19.11 髋关节韧带：股骨头的稳定性

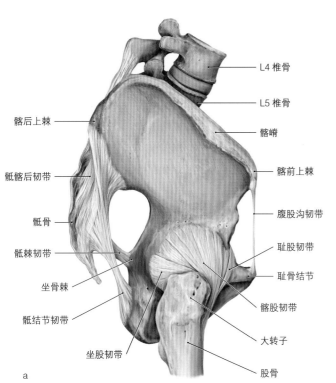

L4 椎骨
L5 椎骨
髂嵴
髂前上棘
腹股沟韧带
耻股韧带
耻骨结节
髂股韧带
大转子
股骨

髂后上棘
骶髂后韧带
骶骨
骶棘韧带
坐骨棘
骶结节韧带
坐股韧带

a

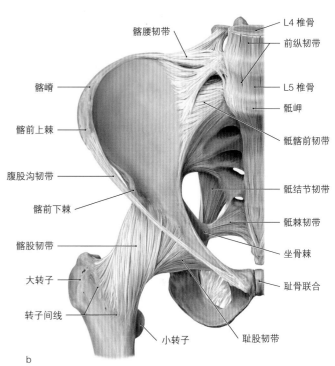

髂腰韧带
髂嵴
髂前上棘
腹股沟韧带
髂前下棘
髂股韧带
大转子
转子间线
小转子

L4 椎骨
前纵韧带
L5 椎骨
骶岬
骶髂前韧带
骶结节韧带
骶棘韧带
坐骨棘
耻骨联合
耻股韧带

b

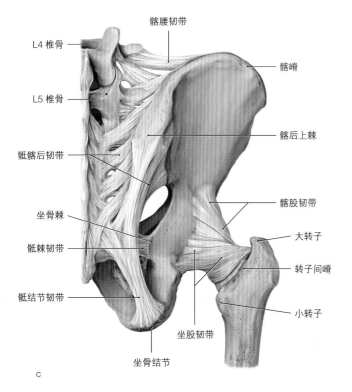

髂腰韧带
L4 椎骨
L5 椎骨
骶髂后韧带
坐骨棘
骶棘韧带
骶结节韧带
坐股韧带
坐骨结节

髂嵴
髂后上棘
髂股韧带
大转子
转子间嵴
小转子

c

### A. 右髋关节韧带

a. 外侧面观。b. 前面观。c. 后面观。

髂股韧带起于髂前下棘，呈扇形行于髋骨前方，沿转子间线附着，是三条韧带中最强的（见图 b）。拉伸力大于 350 N，是人体最有强壮的韧带，也为髋关节提供了重要的约束：它能使骨盆在直立位时不需要肌力支持而向后倾。而且还能限制伸直下肢的内收（尤其是韧带的外侧部），稳定步态中支撑侧骨盆，即该韧带与臀小肌一起维持骨盆不向摆动侧肢体倾斜。

### B. 髋关节韧带

- 髂股韧带
- 耻股韧带
- 坐股韧带
- 轮匝带（环状韧带）*
- 股骨头韧带 **

* 外部不明显，像扣眼一样环绕着股骨颈（见第 433 页和 C）

** 虽然没有力学功能，但是有血管通过营养股骨头（也见第 433 页）

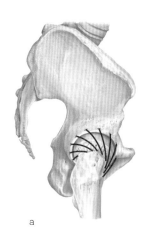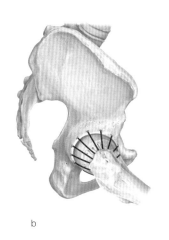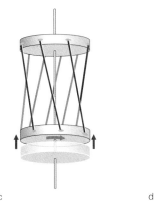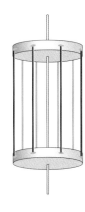

a     b       c       d

**C. 韧带的运动正如关节位置和功能**

a. 伸直的右髋关节外侧面观。髋关节囊韧带（见前页）呈环形衣领状包绕股骨颈。髋关节伸直时，这些韧带自身扭曲（如图所示）将股骨头更紧密地推入髋臼（韧带的关节稳定作用）。

b. 屈曲的右髋关节外侧面观。屈曲（前屈）时，韧带的纤维松弛，将股骨头压入髋臼的力较小，允许股骨有更大的活动度。

c、d. 关节囊韧带的扭转机制可以用由平行带连接的两个圆盘模型表示。图 c 显示的是髋关节直立位时韧带的位置。当两个圆盘中的一个旋转时（蓝色箭头），束带扭转将两个圆盘拉近靠拢（红色箭头）。图 d 模拟了髋关节屈曲的情况。韧带不再扭转，因此，两个圆盘之间的距离增加（引自 Kapandji）。

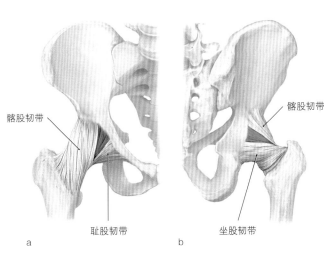
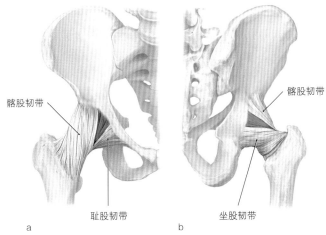

髂股韧带

耻股韧带         坐股韧带

髂股韧带

a          b

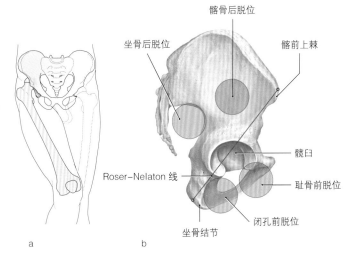

髂骨后脱位

坐骨后脱位       髂前上棘

Roser–Nelaton 线      髋臼

          耻骨前脱位

       闭孔前脱位

坐骨结节

a        b

**D. 右髋关节囊薄弱部位**

a. 前面观。b. 后面观。

关节囊的薄弱部位（颜色区）位于加强关节囊纤维层的韧带间（见 A）。外伤可能导致股骨头在这些部位从髋臼内脱出来（见 E）。

大韧带的强度和股骨头与髋臼的紧密联合使髋关节非常稳定，很少发生脱位。然而在髋关节置换术后，情况就变得不同了。为了假体植入，髋关节韧带至少要被部分切开，关节脱位的风险明显增加。

**E. 外伤性髋关节脱位**

a. 股骨头最常见的脱位是股骨头在髂股韧带和坐股韧带之间，从髋臼内向上和向后方脱位（髂骨脱位）。典型的脱位主要发生于高处坠落、汽车交通意外（汽车追尾）等。发生这种类型的脱位时，下肢多处于内收和轻度内旋的位置。

b. 外侧观。不同脱位类型的股骨头位置。大转子可位于 Roser–Nelaton 线上方或下方。

## 19.12　髋关节韧带：股骨头的营养

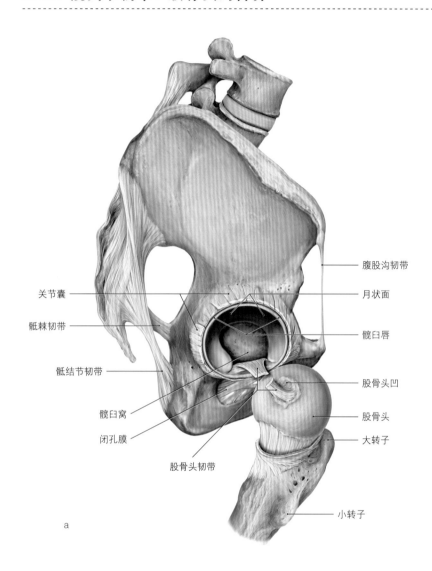

**A. 右髋关节韧带**

a. 外侧面观。在髋臼唇水平切开关节囊，并将股骨头脱位以显露切断的股骨头韧带。该韧带为股骨头提供重要的营养血管。

b. 前面观。为显示滑膜层的构造，关节囊的纤维层于股骨颈水平移除。滑膜层从髋臼缘伸展，在纤维层附着点近端约 1 cm 处，在关节腔内返折于股骨颈表面，并延股骨颈向上至股骨头的软骨 – 骨连接处（也见图 C 冠状切面）。

c. 后面观。

腹股沟韧带

关节囊
月状面

骶棘韧带
髋臼唇

骶结节韧带

股骨头凹

髋臼窝
股骨头

闭孔膜
大转子

股骨头韧带

小转子

a

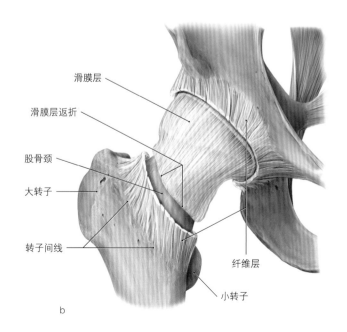

滑膜层

滑膜层返折

股骨颈

大转子

转子间线

纤维层

小转子

b

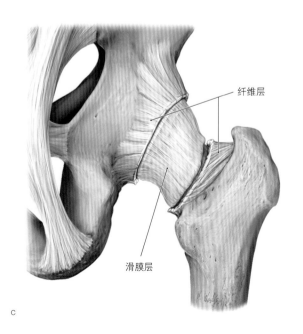

纤维层

滑膜层

c

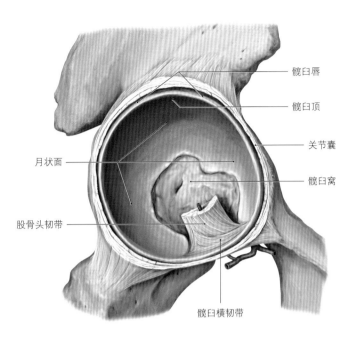

髋臼唇

髋臼顶

关节囊

月状面

髋臼窝

股骨头韧带

髋臼横韧带

**B. 股骨头已移除的右髋关节髋臼**

外侧面观。软骨覆盖关节面的髋臼唇是新月形的（月状面），是覆盖于髋臼顶最宽最厚的部分。月状面的外侧界略突出于髋臼的骨缘，形成由致密结缔组织和纤维软骨形成的唇（髋臼唇）。软骨关节覆盖大部分的髋臼窝，其间有松散的纤维脂肪组织填充，并以髋臼切迹处的髋臼横韧带为下界（此处不可见）。股骨头韧带内有营养股骨头的血管，在图中被切断，（见 C）。

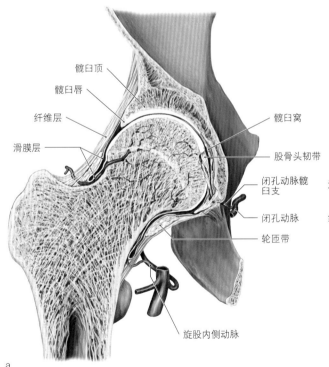

髋臼顶

髋臼唇

纤维层

滑膜层

髋臼窝

股骨头韧带

闭孔动脉髋臼支

闭孔动脉

轮匝带

旋股内侧动脉

a

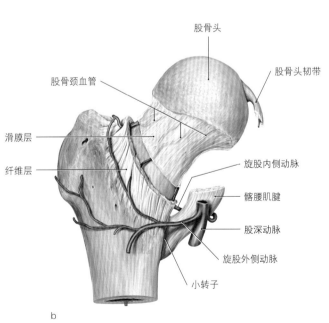

股骨头

股骨头韧带

股骨颈血管

滑膜层

纤维层

旋股内侧动脉

髂腰肌腱

股深动脉

旋股外侧动脉

小转子

b

**C. 股骨头的血液供应**

a. 经右髋关节的冠状切面，前面观。

b. 与关节囊相关的股骨颈血管走行（右股骨，前面观）。

股骨头的血供来自旋股内、外侧动脉，闭孔动脉的

分支股骨头韧带动脉（见第 556 页）。由于股骨颈骨折或错位所致的血管撕裂，导致股骨头韧带血管和股骨颈血管之间的吻合缺失或不充分，从而引起股骨头的骨组织坏死（股骨头缺血性坏死）。

## 19.13 髋关节的横断面和 X 线解剖及老年人股骨颈骨折的典型临床表现

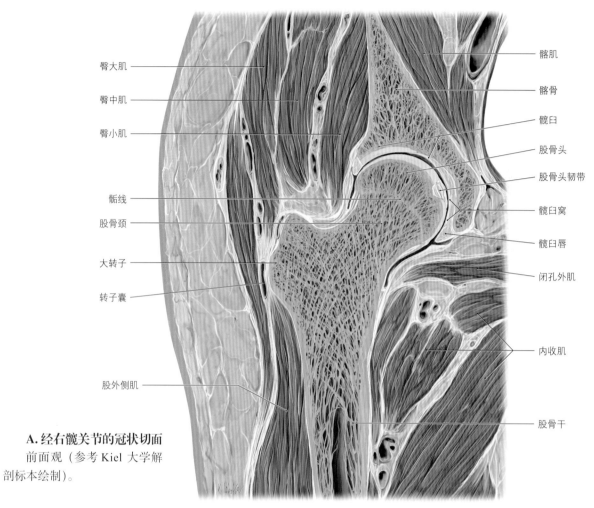

臀大肌

臀中肌

臀小肌

髂肌

髂骨

髋臼

股骨头

股骨头韧带

髋臼窝

髋臼唇

闭孔外肌

髋线

股骨颈

大转子

转子囊

内收肌

股外侧肌

股骨干

**A. 经右髋关节的冠状切面**
　　前面观（参考 Kiel 大学解剖标本绘制）。

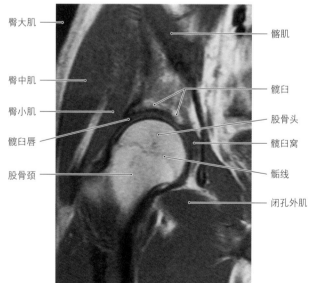

臀大肌

臀中肌

臀小肌

髋臼唇

股骨颈

髂肌

髋臼

股骨头

髋臼窝

髋线

闭孔外肌

**B. 髋区的 MRI：冠状 T1 加权相自旋回声影像（SE）**
　　髋臼窝水平影像（引自 Vahlensieck M，Reiser M. MRT des Bewegungsapparates. 3rd Ed. Stuttgart：Thieme；2006）。

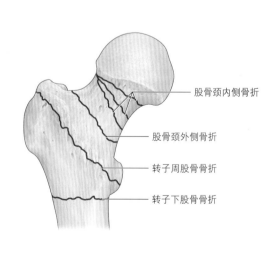

股骨颈内侧骨折

股骨颈外侧骨折

转子周股骨骨折

转子下股骨骨折

**C. 股骨近端骨折的分类**
　　在靠近髋关节的股骨骨折中，内侧骨折（见 F）是老年人骨质疏松的典型损伤。通常是由于大转子处着地的跌倒或者下肢伸展引发的小损伤所致。

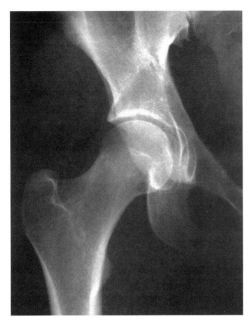

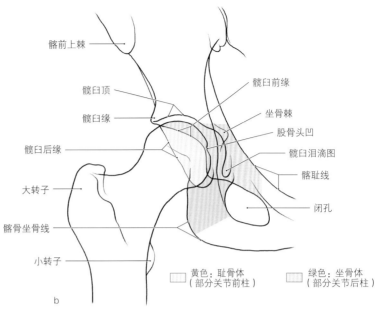

髂前上棘

髂臼顶

髂臼缘

髂臼后缘

大转子

髂骨坐骨线

小转子

a

b

髋臼前缘

坐骨棘

股骨头凹

髋臼泪滴图

髂耻线

闭孔

黄色：耻骨体
（部分关节前柱）

绿色：坐骨体
（部分关节后柱）

**D. 髋臼骨折病例中的髋关节X线表现和诊断参考水平**

　　a. 在矢状光束路径中髋关节的X线片（骨盆测量的X线片，引自MOller TB，Relf E. Taschenatlas der Rontge-nanatomie. 2nd Ed，Stuttgart Thieme；1998）；b. 用于放射诊断学的重要参考线，主要是髋臼的X线片。

　　骨盆影像学测量只有在需要时才使用（即诊断证据不足时，如没有移位的股骨骨折），采用特定位置（侧位片和分别在健侧或患侧抬高45°的闭孔位）或者MRI（见E）或CT。髋臼骨折一旦确诊就需要CT检查。

　　骨盆前后位的特殊参考线对于髋臼骨折病例诊断或手术治疗具有重要意义：前、后髋臼缘，髋臼顶，Kohler泪滴（相当于髋臼窝的深度），以及髂耻线或髂骨坐骨线。

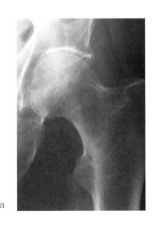

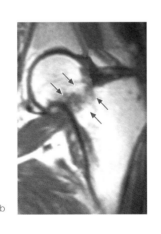

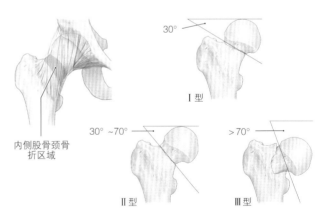

30°

Ⅰ型

内侧股骨颈骨折区域

30°~70°

Ⅱ型

>70°

Ⅲ型

**E. 股骨近端骨折的影像学诊断（引自 Bohn·dorf K. Imhof H. Fischer W. Radiologische Diagnostik der Knoch eund Gelenlce. 2. Aufl. Stuttgart：Thieme；2006）**

　　a. 矢状束路径中未移位的股骨内侧骨折的正常X线片。b. MRI确诊骨折：T1加权相的冠状面显示同一患者骨折引起的水肿（红色箭头）。

　　移位的骨折在髋关节前后位片上可见（见图Da），诊断并不困难，但有没有移位的股骨骨折和应力性骨折在常规X线片中只有轻微的骨松质结构变形，所以需要MRI来确诊骨折（因为可以通过骨折引起的水肿发出的低信号来识别）。

**F. 股骨内侧骨折（依据 Pauwels 分型）**

　　股骨内侧骨折比外侧骨折更常见得多（95% vs. 5%）。股骨内侧骨折一般为囊内型，常伴有的并发症（如股骨头缺血性坏死、延迟骨折愈合和假关节形成等）都具有特殊的临床意义。特别是，由于股骨头囊内骨折导致骶血管损伤引起股骨头血供受损。Pauwels根据骨折线与水平线角度为股骨内侧骨折分型（Ⅰ型：0~30°，Ⅱ型30°~70°，Ⅲ型：>70°）。角度越大，意味着骨折线的行程越长，股骨头滑落的风险越大，形成假关节的风险就越大。

## 19.14 髋关节的断层解剖学：髋关节积液的超声表现

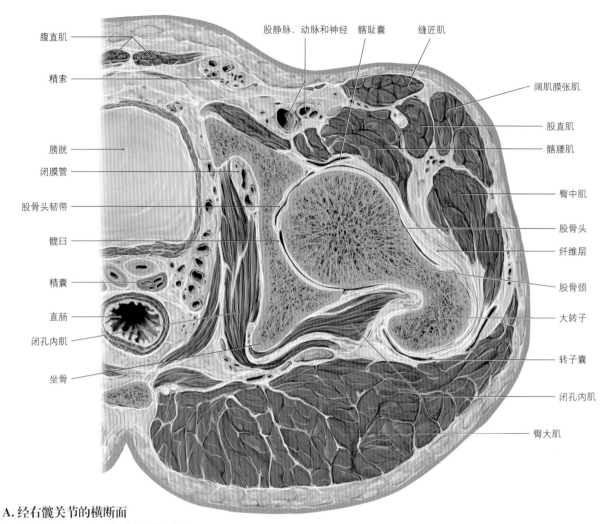

腹直肌
精索
膀胱
闭膜管
股骨头韧带
髋臼
精囊
直肠
闭孔内肌
坐骨

股静脉、动脉和神经    髂耻囊    缝匠肌

阔肌膜张肌
股直肌
髂腰肌
臀中肌
股骨头
纤维层
股骨颈
大转子
转子囊
闭孔内肌
臀大肌

**A. 经右髋关节的横断面**

上面观（基于 Kiel 大学解剖标本绘制）。

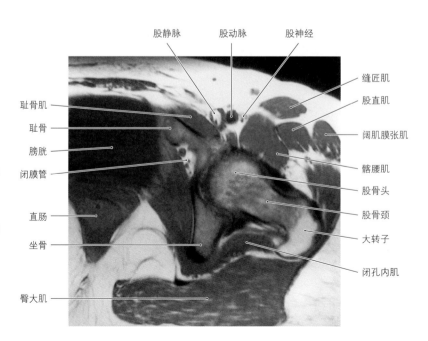

股静脉    股动脉    股神经

耻骨肌
耻骨
膀胱
闭膜管
直肠
坐骨
臀大肌

缝匠肌
股直肌
阔肌膜张肌
髂腰肌
股骨头
股骨颈
大转子
闭孔内肌

**B. 髋区的 MRI：股骨颈水平轴（横）断面 T1 加权 SE 相（引自 Vahlensieck and Reiser. MRT des Bewegungsapparates. 3. Aufl. Stuttgart: Thieme; 2006）**

由于是 MRI 的 T1 权相，所以图 A 中滑膜囊不可见，它们往往以低信号显示，几乎不能与同为低信号的肌区分开。

注：MRI 的轴（横）断面常为下面观。

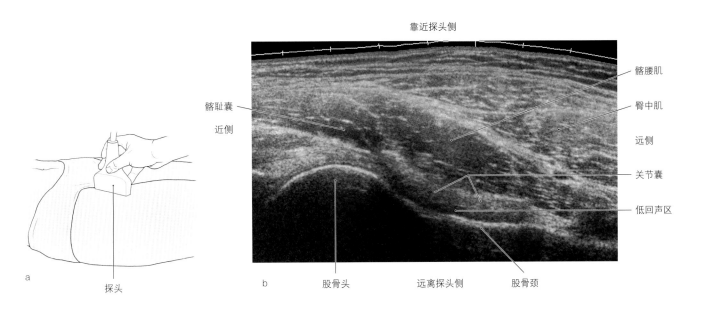

靠近探头侧

髂腰肌
臀中肌
远侧
关节囊
低回声区

髂耻囊
近侧

a 探头

b 股骨头　远离探头侧　股骨颈

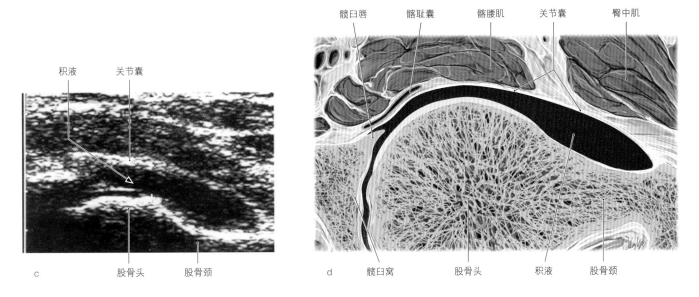

髋臼唇　髂耻囊　髂腰肌　关节囊　臀中肌

积液　关节囊

c 股骨头　股骨颈

d 髋臼窝　股骨头　积液　股骨颈

### C. 髋部纵切面的超声诊断：正常髋关节与髋关节积液

a. 前方的超声探头沿股骨颈纵向放置。b. 正常超声波扫描图（引自 Konermann W，Gruber G. Ultraschalldiagnostik der Bewegungsorgane. 2. Aufl. Stuttgart：Thieme；2006）。c. 髋关节积液的超声波扫描图（引自 Niethard FU，Pfeil J. Orthopadie. 5. Aufl. Stuttgart：Thieme；2005）。d. 超声波扫描图的示意图。超声检查实时传输图片，屏幕上部的结构靠近超声探头，在底部结构则远离探头；左侧是近端，右侧是远端。

除了胚胎髋关节的超声诊断外，标准的髋关节超声诊断因具有很高的性价比和快速的应用而具有重要价值。如 X 线诊断一样，它可以记录两个几乎垂直的切面（相对于股骨颈的纵轴和横轴）。患者卧位行髋关节超声检查。髋关节和膝关节处于中

立位（图 a）。纵切面可以很好地评估关节囊前部和髋关节的骨及关节周边结构。前缘的表面轮廓、新月形的股骨头、股骨颈均可有回声显示。关节囊与股骨头、股骨颈平行，通常借一狭窄低回声区与股骨颈分开（图 b）。伴有关节内体积增大（如由于滑膜炎或细菌性髋关节炎引起的积液）的髋关节异常，由于积液在股骨颈前方形成一个囊性扩张（图 c），所以在前纵切面下可以很好地显示出来。在健侧和患侧（关节囊和股骨颈）之间有超过 2 mm 的差异则被视为有临床意义，提示关节内体积增大。

注：超声诊断有助于显示关节周围的液体聚集，如转子黏液囊炎（于大转子上方）。

## 19.15 髋关节的运动和生物力学

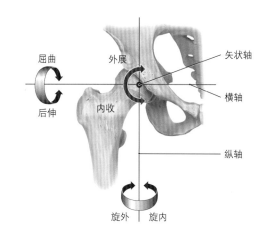

### A. 髋关节的运动轴

右髋关节，前面观。髋关节作为球形关节有 3 条主要的运动轴，3 个轴都经过股骨头中心（髋关节的旋转中心）并且相互垂直。因此，关节可以有 3 个自由度，允许关节做 6 个主方向的运动。

（1）横轴：屈曲和后伸。

（2）矢状轴：内收和外展。

（3）纵轴：旋内和旋外。

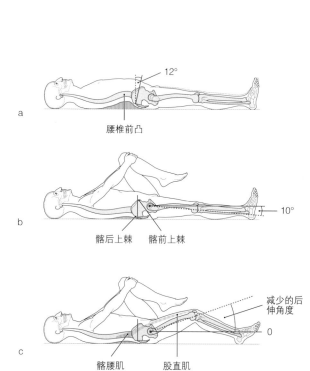

### B. 托马斯试验检查右髋关节的后伸范围

托马斯试验是患者仰卧于硬板检查床上测量髋部的后伸角度。

a. 初始位置为骨盆轻度前倾（约 12°）。处于这个位置不能确定髋关节是否有屈曲收缩。这是因为患者可以通过增加腰椎前凸（弓起背致腰椎过度前凸）和骨盆前倾的角度来弥补后伸的受限。

b. 通过牵拉对侧髋关节（本图为左髋关节）至最大屈曲位可以暂时消除骨盆的倾斜。如果右侧大腿仍平卧在检查台上，则右髋关节后伸约 20°（正常后伸）。

c. 如果髋关节后伸受限（如由于股直肌或髂腰肌短缩），对（左）侧髋关节处于最大屈曲位，患侧下肢的股骨会从检查台上抬起，这个角度约为后伸缺失的角度。腰椎前凸增加常见于髋关节后伸受限患者，临床上通过下背部的触诊容易诊断。

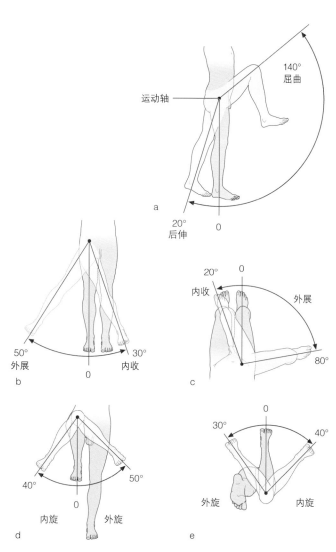

### C. 髋关节自中立位（0）的运动范围（引自 Debrunner）

用中立位法测量髋关节的运动范围（见第 52 页）。

a. 屈曲 / 后伸的范围。

b. 髋关节后伸时内收 / 外展的范围。

c. 髋关节屈曲 90° 时内收 / 外展的范围。

d. 髋关节屈曲 90° 时内旋 / 外旋的范围。

e. 俯卧位伸髋时内旋 / 外旋的范围（测量旋转时，检查者一般要求患者下肢屈曲 90°，以此作为指针确定运动范围）。

### D. 股骨颈角度决定了髋关节的载荷

每一张插图都显示了右腿单独站立的单腿支撑相, 前面观。a.正常股骨颈角, 约为126°, 见第415页（股骨颈角也被称为CCD角, 即中心–颈–体角, 中心即股骨头中心）。b.股骨颈角增加（髋外翻）。c.股骨颈角减小（髋内翻）。

合力矢量R决定了单腿行走或站立时髋关节的载荷。它是用部分体重K、肌力M和杠杆的长度来计算的（见第53页）。在正常CCD角度时, 体重的杠杆臂是肌力的3倍多, 意味着单腿支撑相的髋关节负荷是体重K的4倍（R=4）以上。由于髋外翻（髋内翻）时肌力的杠杆臂减少（增加）, 髋关节的负荷在髋外翻时增加（R=7）, 髋内翻时减少（R=3）, S为部分身体的重心。

注: 由于这些关系, 外科手术改变股骨颈角度（截骨术）会影响髋关节负荷。

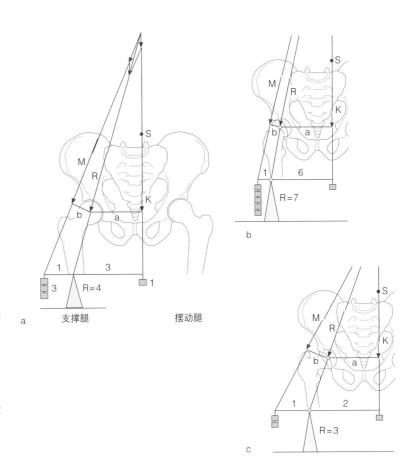

### E. 减少右髋骨关节炎的应力

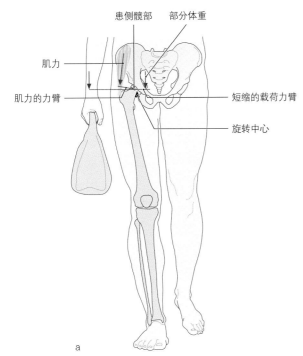

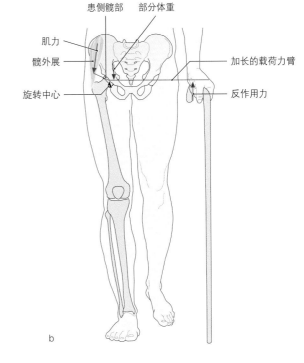

前面观。在髋部骨关节炎晚期的患者中, 可以采取各种措施缓解压力, 从而减轻患侧疼痛。

a.将部分身体的重心（见上图）移向患侧。一种方法是在患侧提一个购物袋, 如图所示。这使部分重心靠近股骨头中心, 从而缩短了载荷（此处为部分体重）的力臂, 也减少了部分体重产生的扭矩。Duchenne跛行也可产生同样的效应——患者在步态支撑相时上半身倾向患侧的无意识的反应（也见第542页）。

b.在正常（左）侧挂拐。不但可以延长载荷（部分体重）力臂, 也可以在力臂的末端提供对抗身体载荷的支持力（拐杖）, 从而抵消了身体负荷所产生的扭矩。

## 19.16 髋关节的发育

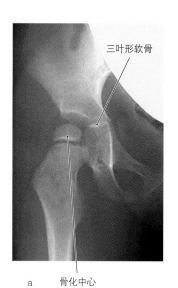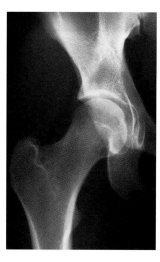

三叶形软骨

骨化中心

a　　　　　　　　b

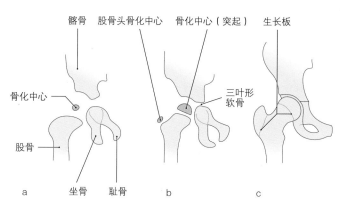

髂骨　股骨头骨化中心　骨化中心（突起）　生长板

骨化中心

股骨

坐骨　耻骨

三叶形软骨

a　　　　　b　　　　　c

### B. 髋关节不同发育阶段的影像学

AP 位的放射图示右髋关节发育的各种阶段。阴影表示骨化中心。

a. 6 月龄的股骨头骨化中心可见。

b. 4 岁的股骨头和大转子骨化中心可见。

c. 15 岁生长板尚未融合。

所有构成髋关节的大部分结构在发育的第 12 周（冠臀长 80 mm）基本完成解剖学分化。然而，髋臼的骨化是从胎儿发育的第 3~6 个月之间开始的，而股骨末端骺端的骨化中心（股骨头）直到出生后 5~6 个月才出现。大转子骺端的骨化中心出现于出生后 4 年。股骨近端的生长板融合发生于 16~18 岁之间，15 岁左右三叶形软骨融合。

### A. 右髋关节的影像学表现

前后投影。

a. 2 岁男孩（图片来自美国 Schleswig–Holstein 大学 Kiel 校区医院放射诊断科 Müller–Hülsbeck 教授）。

注：股骨头骨化中心已经可见。

b. 25 岁男性（引自 Moller TB，Reif E. Taschenatlas der Ri：intgenanatomic. 2. Aufl. Stuttgart：Thieme；1998）

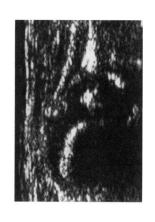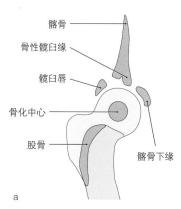

髂骨

骨性髋臼缘

髋臼唇

骨化中心

股骨

髂骨下缘

a

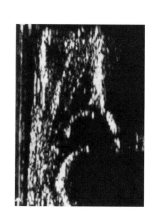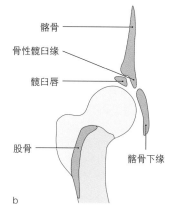

髂骨

骨性髋臼缘

髋臼唇

股骨

髂骨下缘

b

### C. 婴儿髋关节的超声评价（引自 Niethard FU，Pleil J.Orthopädie. 5. Aufl. Stuttgart：Thieme；2005）

a. 5 月龄幼儿正常髋关节。

b. 3 月龄幼儿髋脱位（Ⅳ型）。

超声检查是筛查婴儿髋关节的最重要影像学方法，在不暴露于电离辐射的情况下就可以显示 1 岁内可能发生的潜在形态学改变。检查时婴儿侧卧位（侧身，另一侧髋关节位于检查台

上），超声探头纵向垂直于皮肤置于髋关节上。髋臼上缘是重要的定位标志，如骨性和软骨性髋臼顶均等（见 D）。婴儿髋关节可依据超声图像特征分型。

（1）Ⅰ型：正常髋。

（2）Ⅱ型：发育未成熟髋。

（3）Ⅲ型：半脱位髋。

（4）Ⅳ型：脱位髋。

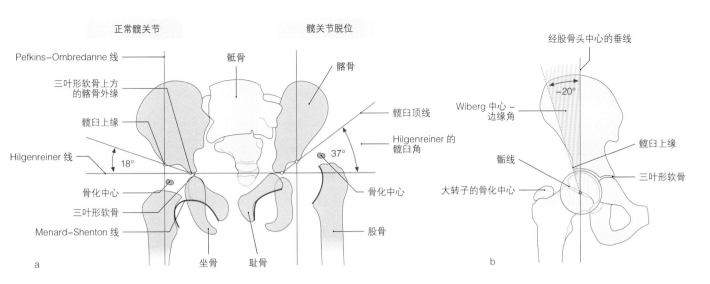

## D. 儿童髋关节的影像学评估

AP 位盆腔 X 线片示意图。在婴儿 3 月龄后，髋关节已经骨化充分，可以进行影像学评估。两侧髋关节需要同时拍摄在一张 X 线片上。

a. 2 岁儿童正常髋部（左半图）与先天髋脱位（右半图）对照。在应用影学图像分析婴儿髋关节时常应用以下标准的参考线：

- Hilgenreiner 线：两侧三叶形软骨上方髂骨外下缘连线。
- Perlcins-Ombredanne 线：自髋臼顶最外缘起始，垂直于 Hilgenreiner 线。
- Menard-Shenton 线：自闭孔上缘沿股骨颈内侧缘所做的曲线。

- Hilgenreiner 髋臼角（AC 角）：髋臼上缘和三叶形软骨处髂骨最低部的连线与 Hilgenreiner 线的夹角（见第 415 页）。出生时这个角度约为 35°，1 岁时约为 25°，15 岁时该角度应小于 10°。

典型情况为 Hilgenreiner 髋臼角在患侧（左侧）增加，而 Wiberg 中心－边缘角减小（见下）。此外，Menard-Shenton 线不连续，Perkins-Ombredanne 线则位于股骨干内侧。

b. 基于 Wiberg 中心－边缘角，对股骨头外侧覆盖范围进行评估（5 岁儿童右髋关节 X 线片示意图）。通过股骨头中心的垂线（在未来骶线内）与股骨头中心和髋臼上缘连线的夹角。1~4 岁，中心－边缘角不超过 10°，5 岁时，该角度应在 15°~20°。

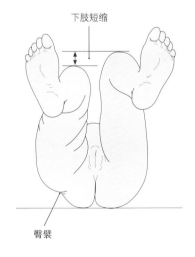

## E. 先天性髋关节发育不良和脱位的临床检查

髋关节发育不良以髋臼发育异常为特征（髋臼发育不良），髋臼顶陡峭或平坦不足以充分覆盖股骨头（也见 D）。其主要的并发症为髋关节脱位，因为股骨头无法被发育不良的髋臼包裹，由于受到肌牵拉或外部载荷而导致其向上方和后方脱位。髋发育不良和髋脱位的病因学与以下内因（家族遗传、母体的激素状态）和外因有关。

出现以下临床体征需要警惕髋关节发育不良或髋关节脱位：

- 髋关节不稳定：由股骨头半脱位引起的踢腿活动减少或 Ortolani 征弹响阳性。Ortolani 征测试需要检查者具有丰富的经验，虽然目前还是一项临床检查，但由于超声的广泛应用，该检查已经较少使用。
- 下肢短缩合并下肢后襞和臀襞的不对称。
- 髋关节内收肌群的张力反射增加导致外展受限。

## 19.17 膝关节：构成关节的骨

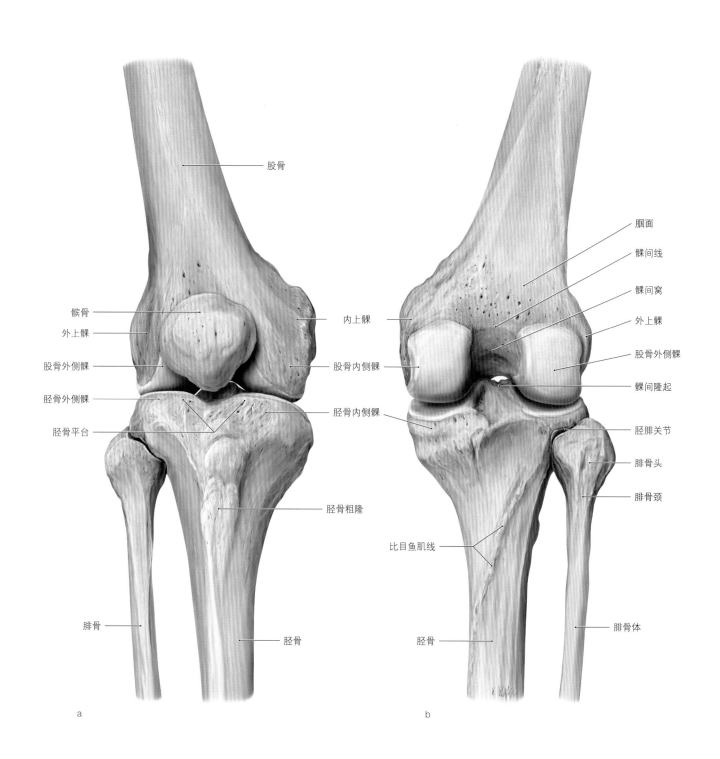

股骨

髌骨
外上髁
股骨外侧髁
胫骨外侧髁
胫骨平台

腓骨
胫骨

内上髁
股骨内侧髁
胫骨内侧髁
胫骨粗隆

腘面
髁间线
髁间窝
外上髁
股骨外侧髁
髁间隆起
胫腓关节
腓骨头
腓骨颈

比目鱼肌线

胫骨
腓骨体

a                                    b

**A. 右膝关节前面观（a）和后面观（b）**
　　膝关节由 3 块骨构成：股骨、胫骨和髌骨。股骨和胫骨构成股胫关节，股骨和髌骨构成股髌关节。两个关节包裹在同一

个关节囊内并且有相互交通的关节腔（见第 452 页）。与肘关节对比，前臂骨均与肱骨构成关节，然而此处的腓骨并没有参与构成膝关节。它与胫骨形成了独立的、强有力的胫腓关节。

**B. 膝关节**

右膝关节：a. 前后位，b. 侧位投照（图引自 Schleswig-Holstein 大学 Kiel 校区医院影像诊断中心 S. Müller-Hüisbeck 教授）。

膝关节有三种标准的放射学拍摄角度以展示关节的 3 个平面：前后位、外侧位和正切位。前后（AP）位在评估关节间隙宽度和胫骨平台轮廓时尤为重要。侧位在评估股骨髁外形和髌骨高度时有优势。正切（"日出"）位主要用于股髌关节的检查和髌骨在股骨滑车内位置的评估（见 C）。

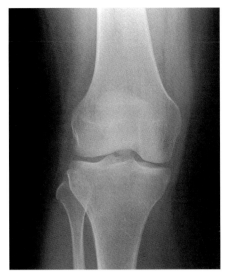

a

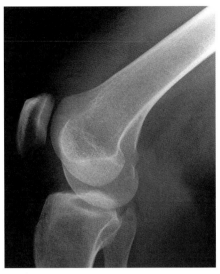

b

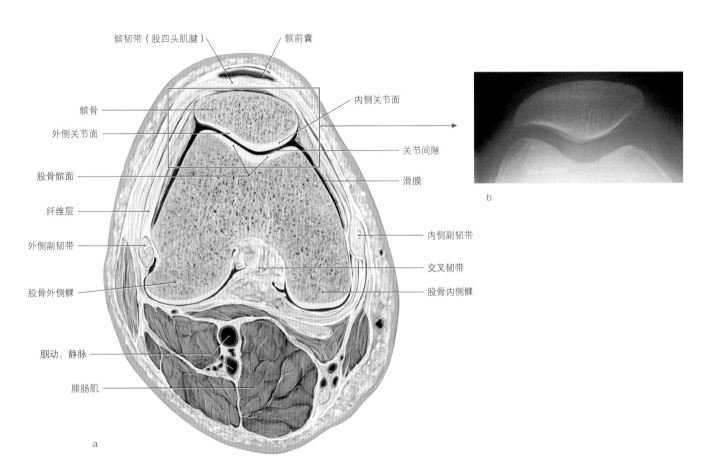

a

b

**C. 股髌关节**

a. 股髌关节水平的横断面。右膝关节轻度屈曲，远侧面观（基于 Kiel 大学解剖标本绘制）。

b. 髌骨和股骨滑车正切位 X 线片（右膝关节屈曲 60° 的"日出"位，射线束平行于髌骨后面）。这个视角在髌骨和股骨滑车关节面的评估中非常有用。由于在这个区域关节软骨相对较厚所以"关节间隙"的影像学表现上显得特别宽（关节软骨在 X 线片上不可见）（图来自 Schleswig-Holstein 大学 Kiel 校区医院影像学诊断中心 S. Müller-Hülsbeck 教授）。

## 19.18 膝关节韧带：概述

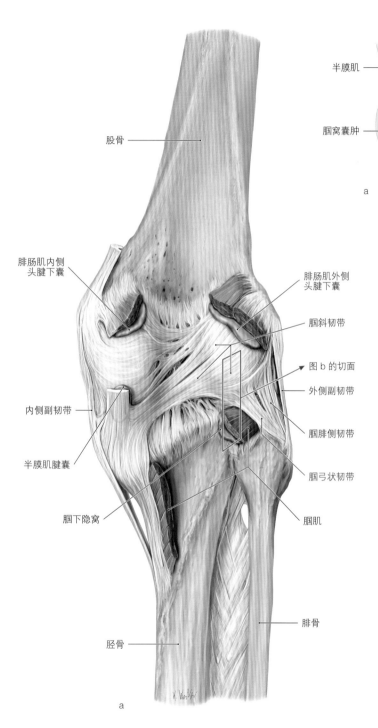

股骨

腓肠肌内侧
头腱下囊

内侧副韧带

半膜肌腱囊

腘下隐窝

胫骨

腓肠肌外侧
头腱下囊

腘斜韧带

图 b 的切面

外侧副韧带

腘腓侧韧带

腘弓状韧带

腘肌

腓骨

a

### A. 腘窝的关节囊、韧带和关节周围囊

右膝，后面观。除了韧带加强关节囊以外（腘斜韧带和腘
弓状韧带），关节囊后方还有腘区的肌腱附着加强。关节腔与关
节周围囊在多处互相交通，包括腘下隐窝、半膜肌囊和腓肠肌
内侧头腱下囊。

半膜肌

腘窝囊肿

腘窝

腓肠肌内侧头

a

b

### B. 腘区的腓肠肌 - 半膜肌囊（"Baker 囊肿"）

a. 右腘窝 Baker 囊肿的描述。膝关节后方肿胀疼痛
可能是由于关节囊的囊肿（腘窝滑膜囊肿）引起的。这
种情况通常是由于关节渗出积液所致（如类风湿性关节
炎等），并引起关节内压力增高。常见的 Baker 囊肿是
发生于腘窝内侧部的囊性肿块突起，位于股骨后内侧髁
的半膜肌腱和腓肠肌内侧头之间（腓肠肌 - 半膜肌囊 =
半膜肌囊和腓肠肌内侧头腱下囊之间的交通）。

b. 膝关节 Baker 囊肿的轴位 MR 影像。腘窝里的囊
性实体及其与关节腔的交通在 T2 加权相下呈现易识别
的高信号强度（引自 Vahlensieck M，Reiser M. MRT des
Bewegung-sapparates. 3. Aufl. Stuttgart：Thieme；
2006）。

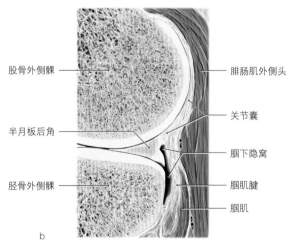

股骨外侧髁

半月板后角

胫骨外侧髁

腓肠肌外侧头

关节囊

腘下隐窝

腘肌腱

腘肌

b

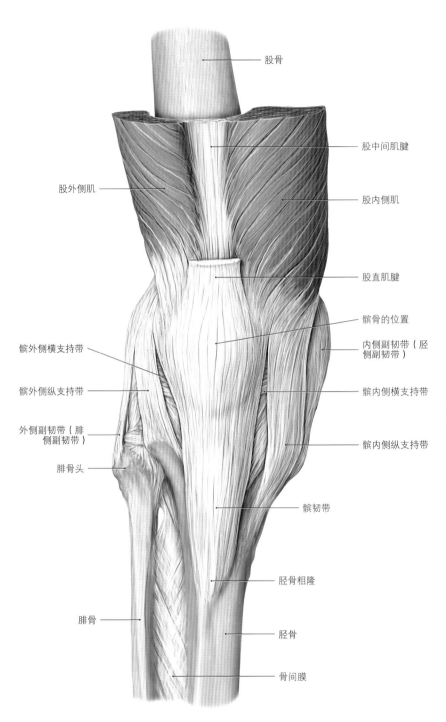

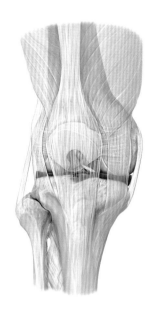

**C. 右膝关节的前囊、外侧囊和韧带**

前面观。膝关节前方的关节囊和韧带的主要功能是稳定髌骨。髌骨的主要稳定结构为股直肌，股内、外侧肌的肌腱，髌纵向、横向支持带，以及更深水平的半月板韧带。

股骨

股中间肌腱

股外侧肌

股内侧肌

股直肌腱

髌骨的位置

内侧副韧带（胫侧副韧带）

髌外侧横支持带

髌内侧横支持带

髌外侧纵支持带

外侧副韧带（腓侧副韧带）

髌内侧纵支持带

腓骨头

髌韧带

胫骨粗隆

腓骨

胫骨

骨间膜

**D. 膝关节交叉韧带和半月板的位置**

右膝关节前面观，关节囊和髌骨以浅阴影显示。交叉韧带以深蓝色显示，半月板以红色显示。

**E. 膝关节韧带的概述**

由于关节的骨性表面并没有大面积区域相互贴合，所以膝关节必须依靠一组强大而广泛的韧带来保持稳定。膝关节的这些韧带可以分为两组，外部的和内部的。

| 外部韧带 |
| --- |
| • 前方 |
| – 髌韧带 |
| – 髌内侧支持带 |
| – 髌外侧支持带 |
| – 髌内侧支持带 |
| – 髌外侧横支持带 |
| • 内外侧 |
| – 内侧副韧带（胫侧副韧带） |
| – 外侧副韧带（腓侧副韧带） |
| • 后方 |
| – 腘斜韧带 |
| – 腘弓状韧带 |

| 内部韧带 |
| --- |
| – 前交叉韧带 |
| – 后交叉韧带 |
| – 膝横韧带 |
| – 后板股韧带 |

## 19.19 膝关节：交叉韧带和侧副韧带

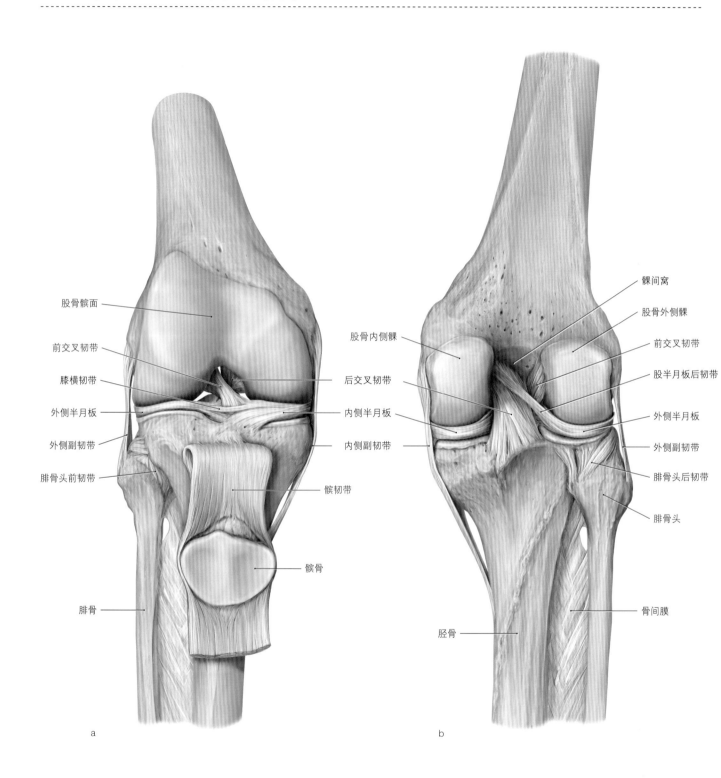

股骨髌面

前交叉韧带

膝横韧带

外侧半月板

外侧副韧带

腓骨头前韧带

腓骨

髁间窝

股骨外侧髁

前交叉韧带

股半月板后韧带

外侧半月板

外侧副韧带

腓骨头后韧带

腓骨头

骨间膜

股骨内侧髁

后交叉韧带

内侧半月板

内侧副韧带

髌韧带

髌骨

胫骨

a

b

**A. 右膝关节的交叉韧带**

a. 前面观。髌韧带及附着的髌骨下翻。

b. 后面观。交叉韧带位于胫骨前、后髁间区（此处不可见，见第 448 页）和股骨髁间窝之间。

• 前交叉韧带起自胫骨髁间前区，止于股骨外侧髁的内表面。

• 后交叉韧带比前交叉韧带厚且两者几乎呈直角相交，起自髁间后区，止于股骨内侧髁外表面。

交叉韧带使股骨关节面和胫骨关节面相接触，主要在矢状面上稳定膝关节。在关节的各个位置都有部分交叉韧带紧张。（见第 454 页）。

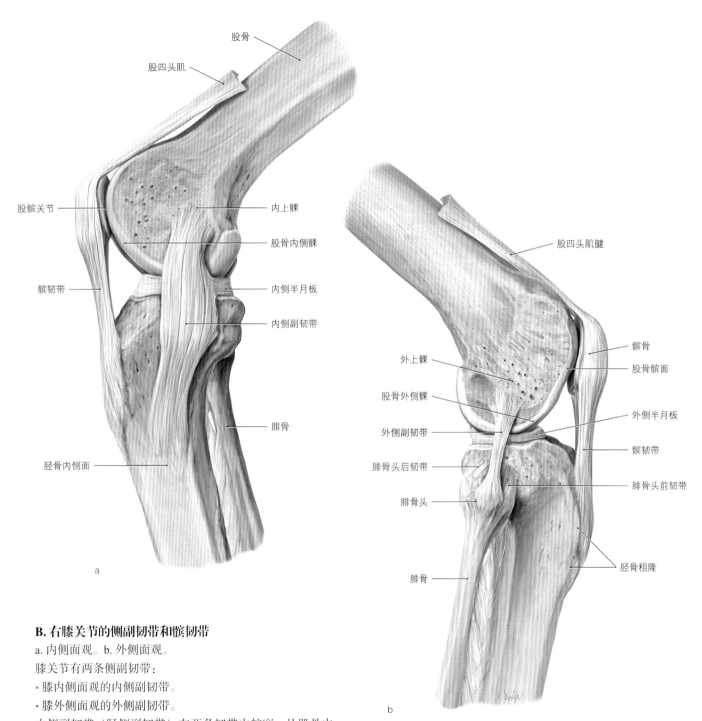

**B. 右膝关节的侧副韧带和髌韧带**

a. 内侧面观。b. 外侧面观。

膝关节有两条侧副韧带：

- 膝内侧面观的内侧副韧带。
- 膝外侧面观的外侧副韧带。

内侧副韧带（胫侧副韧带）在两条韧带中较宽。从股骨内上髁斜向前下方至胫骨上端胫骨平台下方 7~8 cm 的内侧面。外侧副韧带（腓侧副韧带）呈圆索状，从股骨外上髁斜向后下方至腓骨头。膝关节伸直时两条侧副韧带均紧张（见 A）。当膝关节屈曲时，曲率半径减少，侧副韧带的起止点互相靠近导致韧带松弛。两条侧副韧带均在冠状面上起到稳定膝关节作用。可以通过检查膝关节内、外侧稳定性和关节内、外侧间隙等操作来诊断这些韧带的损伤或撕裂。

注意每条侧副韧带与关节囊和相邻半月板的关系不同。内侧副韧带与关节囊和内侧半月板紧密相连，而外侧副韧带不直接与关节囊或外侧半月板则接触。因此，内侧半月板比外侧半月板活动度更低，因而更容易受伤（也见第 449 页）。

## 19.20 膝关节：半月板

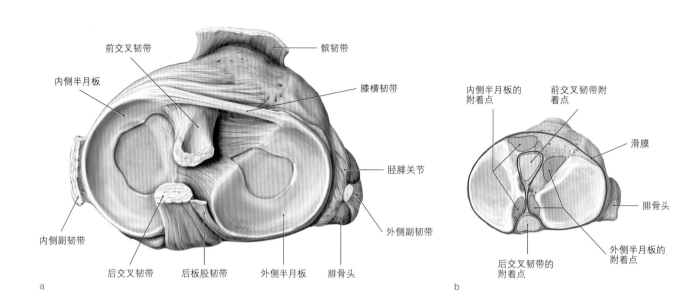

前交叉韧带　　　髌韧带

内侧半月板　　　膝横韧带

内侧半月板的附着点　前交叉韧带附着点

滑膜

胫腓关节

外侧副韧带

内侧副韧带　　　腓骨头

后交叉韧带　后板股韧带　外侧半月板　腓骨头

后交叉韧带的附着点　外侧半月板的附着点

a　　　　　　　　　　b

**A.胫骨平台和内、外侧半月板以及内、外侧半月板和交叉韧带的附着点**

　　右胫骨平台近侧面观，切断交叉韧带和侧副韧带并移除股骨。

　　a.半月板的形状和附着点：上面观的内外侧半月板均呈新月形（拉丁文的半月板即新月形）。两者的末端（前后角）均借短韧带附着于胫骨髁间前区和后区的骨面。外侧半月板几乎呈完整环形，而内侧半月板更像半环形。总体而言，内侧半月板比外侧半月板活动度更小，因为它在骨上的附着点间距更大

（图 b），并且其周边也紧紧附着于内侧副韧带。相反，外侧半月板没有附着于外侧副韧带（见 E）。

　　b.内、外侧半月板和交叉韧带的附着处：红线表示滑膜层在胫骨的附着处，覆盖于交叉韧带前方和两侧。交叉韧带位于关节囊的滑膜下结缔组织内，其后方有厚纤维层覆盖。在发育过程中，交叉韧带向前迁移进入膝关节，所以它们属于囊外结构，但又位于关节内（也见第450页），它们的血供来自腘窝（膝中动脉，见第567页）。

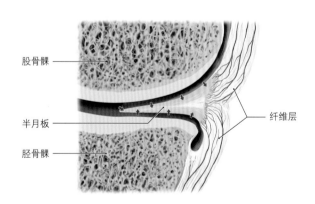

股骨髁

半月板

胫骨髁

纤维层

**B.半月板的血供**

　　股胫关节的冠状切面示意图。与关节囊相邻的半月板纤维部有着丰富的血供（腘动脉的内、外侧下关节动脉分支，见第561页）。但半月板中间大部分是由纤维软骨构成，无血液供应，其营养完全来自滑液（箭头示）。

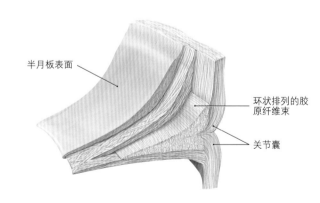

半月板表面

环状排列的胶原纤维束

关节囊

**C.半月板结构**

　　半月板的断面呈楔形，楔形基底部朝向外并附着于关节囊。与胫骨平台相邻的表面扁平，而朝向股骨髁的上表面是凹陷的。半月板的中心部，即内侧 2/3 由纤维软骨构成，外 1/3 由致密结缔组织构成。纤维软骨和结缔组织内的胶原纤维束主要呈环形分布，反映出半月板内承受高拉伸应力的状态。半月板组织在负荷时向外移动的能力与椎间盘相似（将压力转换成拉伸力）（引自 Petersen 和 Tillmann）。

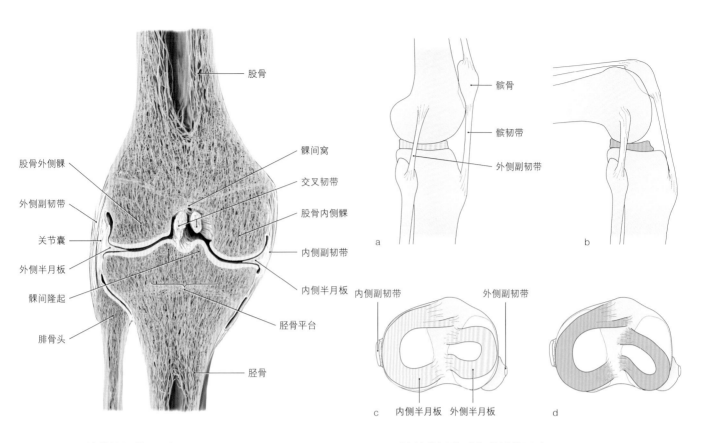

**D. 股胫关节的冠状切面**

右膝关节，前面观。半月板的基本功能之一是增加膝关节在载传递中的可用表面积。通过其不同的曲度，半月板可以弥补股骨和胫骨关节表面的不匹配。它们吸收约 1/3 的膝关节载荷，并在股胫关节内更均匀地分布压力。

**E. 膝关节屈曲时半月板的运动**

这些图显示了是右膝关节屈（图 b）伸（图 a）的外侧面观，以及膝关节屈（图 d）伸（图 c）状态下的胫骨平台上面观。

注意内侧半月板比外侧半月板固定更牢固，所以在膝关节屈曲时位移更小。

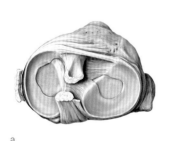

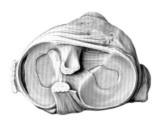

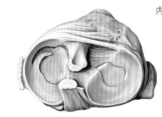

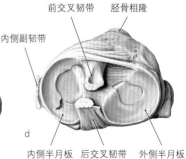

**F. 半月板撕裂的不同类型**

右侧胫骨平台，近侧面观。

a. 外周撕裂。

b. 桶 - 柄型撕裂。

c. 前角纵向或皮瓣撕裂。

d. 后角放射状撕裂。

内侧半月板活动度较小，受伤远比外侧半月板多。半月板

损伤绝大多数是由于下肢固定膝关节屈曲时突然伸直或旋转运动所致（内外旋），可能发生于滑雪或足球运动中。由此产生的剪切力可以破坏半月板组织，或者将其从外围附着点撕脱。新半月板损伤的主要特征表现为疼痛且活动受限，创伤后膝关节立即被动伸直，患者则乐于将膝关节轻度屈曲。半月板随年龄增长而发生退行性改变，膝关节的过度载荷和角度畸形会加重退变（膝内、外翻，见第 412 页）。

# 19.21 膝关节：关节囊和关节腔

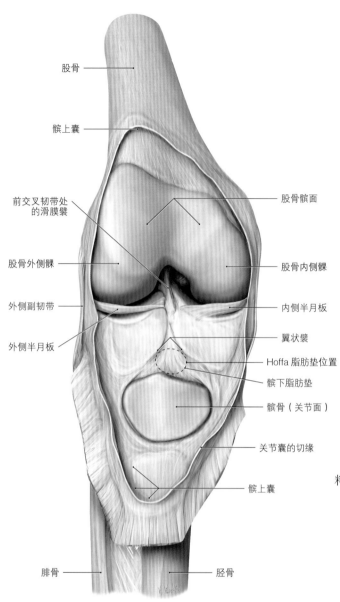

股骨

髌上囊

前交叉韧带处的滑膜襞

股骨外侧髁

外侧副韧带

外侧半月板

股骨髌面

股骨内侧髁

内侧半月板

翼状襞

Hoffa 脂肪垫位置

髌下脂肪垫

髌骨（关节面）

关节囊的切缘

髌上囊

腓骨

胫骨

**A. 关节囊打开的右膝关节**

髌骨向下翻开。在关节囊的半月板股骨间前部，关节囊内各种皱襞突入关节腔（位于髌下脂肪垫两侧的翼状襞），增加关节腔的容积。

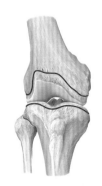

**C. 关节囊在股骨胫骨前方的附着点**

右膝关节，前面观。

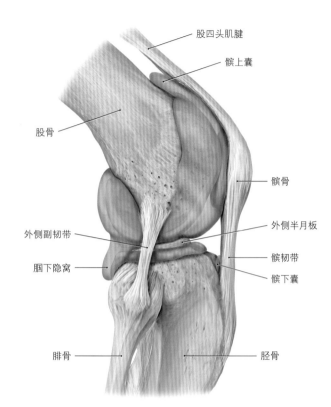

股四头肌腱

髌上囊

股骨

髌骨

外侧副韧带

外侧半月板

腘下隐窝

髌韧带

髌下囊

腓骨

胫骨

**B. 关节腔的延伸**

右膝关节，外侧面观。将液体塑料注入膝关节，然后在塑料固化后将关节囊切除以显示关节腔。

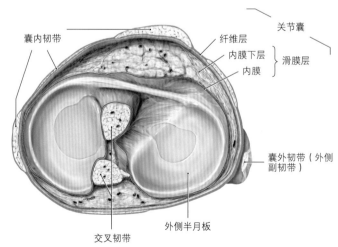

囊内韧带

关节囊

纤维层

内膜下层

内膜

滑膜层

囊外韧带（外侧副韧带）

交叉韧带

外侧半月板

**D. 关节囊的结构**

移除股骨的右膝关节（切断关节囊和韧带），上面观。

注：交叉韧带位于滑膜层的内膜下层内，是囊内位置但是属于关节腔外结构（与第43页对比）。相反地，半月板属于关节腔内结构是因为它们并没有被滑膜内膜层覆盖而是直接与滑液接触。

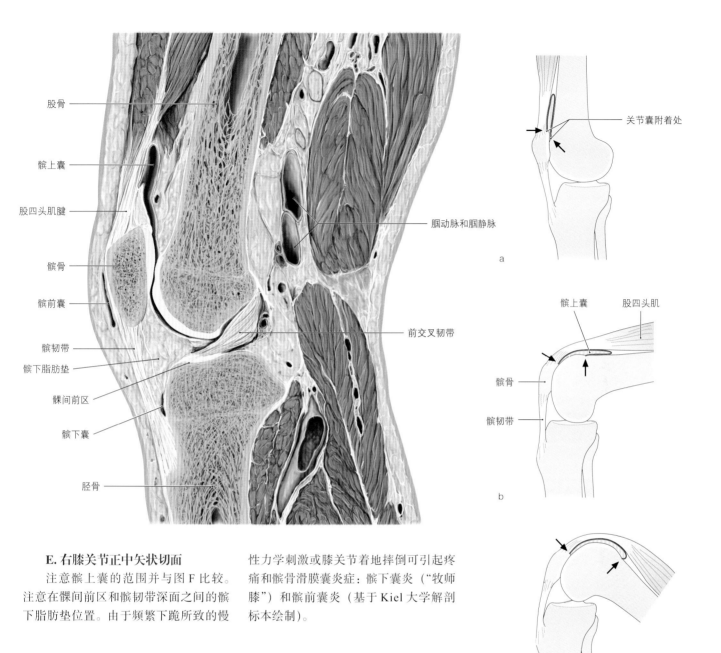

图中标注：
股骨
髌上囊
股四头肌腱
髌骨
髌前囊
髌韧带
髌下脂肪垫
髁间前区
髌下囊
胫骨
腘动脉和腘静脉
前交叉韧带
关节囊附着处
髌上囊
股四头肌
髌骨
髌韧带
a
b
c

**E. 右膝关节正中矢状切面**

注意髌上囊的范围并与图 F 比较。注意在髁间前区和髌韧带深面之间的髌下脂肪垫位置。由于频繁下跪所致的慢性力学刺激或膝关节着地摔倒可引起疼痛和髌骨滑膜囊炎症：髌下囊炎（"牧师膝"）和髌前囊炎（基于 Kiel 大学解剖标本绘制）。

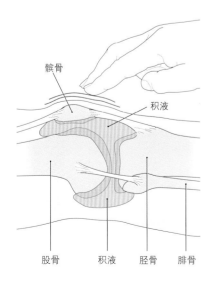

图中标注：
髌骨
积液
股骨
积液
胫骨
腓骨

**F. 膝关节积液的"浮髌试验"**

当由于炎性改变或损伤导致膝关节产生积液时，可能会出现不同程度的关节肿胀。为了鉴别关节囊本身肿胀与关节内积液，可将下肢置于最大伸直位。这将会迫使（潜在性增加的）关节内积液从髌上囊进入到髌骨和股骨间隙。然后，检查者用示指下压髌骨。如果关节内有过多的液体，髌骨会在压力放松时有明显的反弹，提示试验阳性。

**G. 屈曲时髌上囊展开**

右膝关节，内面观。
a. 中立位（0）。
b. 屈曲 80°。
c. 屈曲 130°。

髌上囊从髌骨上极向近侧端伸展，然后向远端反折，止于股骨髌面的软骨 – 骨结合处。多余的皱襞为膝关节的屈曲提供了储备能力，在膝关节屈曲超过 130° 时可完全展开。

## 19.22 膝关节：运动范围测量和关节囊 - 韧带复合体的功能评价

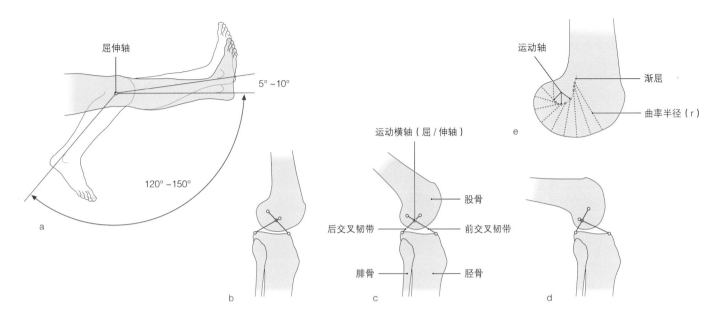

**A. 膝关节的屈伸**

右膝关节，外侧面观。

膝关节的屈伸发生于横轴（图 a），该轴通过关节任意位置的动力旋转中心。该中心位于两条侧副韧带和交叉韧带的交点（图 b）。膝关节屈曲角度增加时（图 c、d），动态屈曲轴沿曲线（渐屈，图 e）向后上方移动。从这条曲线到股骨关节面的瞬时距离等于股骨髁变化的曲率半径（r）。运动的总体范围，尤其是屈曲，受多种参数影响（软组织的限制，肌运动功能不全或腘绳肌紧张，见第 491 页）。

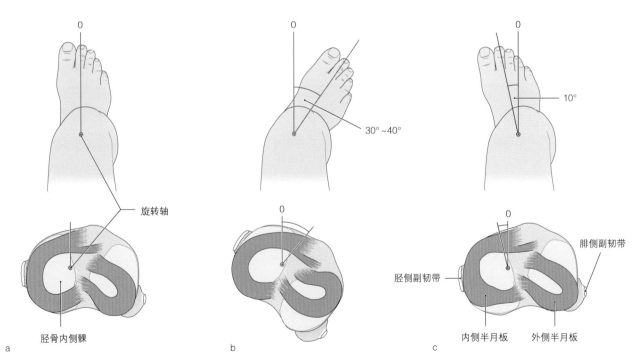

**B. 膝关节屈曲 90°时胫骨相对于股骨的旋转运动**

右膝关节，屈曲膝关节的近侧面观及相应的胫骨平台。
a. 中立位（0）。
b. 外旋。
c. 内旋。

胫骨旋转轴垂直穿经胫骨内侧髁的内侧部。由于交叉韧带（此处未显示）在内旋时相互扭曲，膝关节的内旋运动范围（约 10°）小于外旋范围（30°~40°）。因此，大部分的交叉韧带撕裂都发生于内旋时并涉及前交叉韧带。注意内、外侧半月板不同程度的位移。

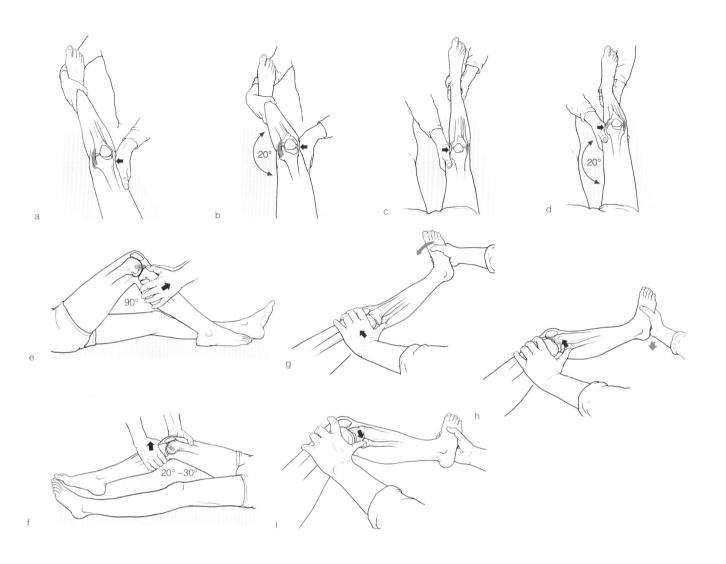

## C. 关节囊 - 韧带复合体的功能评价 ( 部分 )

大约有 90% 的关节－韧带复合体损伤可以根据受伤史和临床检查做出有效诊断。根据损伤的程度可导致膝关节单方向或多方向不稳。

注意：明确膝关节的结构对膝关节位置稳定性的作用，是临床检查的基础知识，对于临床检查非常重要。稳定性评价可以分为以下几种：

a~d. 外翻和内翻应力检查 (膝关节外侧稳定性检查)

患者仰卧位，膝关节伸直或者屈曲 20°。检查者用一只手在踝关节上方固定患者小腿，用另一只手施加外翻和内翻应力，从外侧 (图 a 或图 b) 内侧 (图 c 或图 d) 对膝关节施压。伸直位在外翻应力作用下角度增加可能意味着内侧副韧带损伤，此外，还有后外侧关节囊和交叉韧带。膝关节在屈曲 20° 下施加外翻应力后的角度增加，可能意味着外侧副韧带损伤。

e. f. 抽屉试验和 Lachmann 试验

两个试验用于检查怀疑前后交叉韧带损伤的患者 (= 前和后抽屉试验或 Lachmann 试验)。Lachmann 试验是最敏感的检查。图中显示前交叉韧带 (ACL) 较后交叉韧带易于损伤。前

抽屉试验时 (图 e)，患者仰卧位，髋关节屈曲 45°，膝关节屈曲 90°，检查者用臀部固定患者的足，双手固定胫骨上端，向前拉动胫骨。前 Lachman 试验 (图 f)，患者也是仰卧位，髋关节和膝关节屈曲 20°~30°，这个位置的前交叉韧带接近完全伸直，是一个基本的稳定结构，这个位置腘绳肌的力臂也最小。前交叉韧带损伤在这个位置的 Lachmann 试验结果非常敏感。检查者用一只手固定大腿，另一只手向前拉胫骨。在两个试验中，向前拉胫骨时可以移动而没有阻力说明前交叉韧带可能完全断裂，向前拉胫骨可以移动但突然停止说明前交叉韧带可能部分撕裂。

g~i. 轴移试验 (动态半脱位检查)

这个实验是检查怀疑前交叉韧带损伤的向前半脱位检查。患者仰卧位，检查者站在检查侧下肢的外侧，一只手固定伸直的膝关节，一只手抓住跟骨内旋小腿向胫骨近侧端施加外翻应力 (图 g)。在此载荷下，胫骨外侧平台在完全伸直位和屈曲 30° (也称为半脱位) 时可以向前移动 (图 h)。如果膝关节继续屈曲使髂胫束受到 20°~30° 的牵拉时，可以感知胫骨平台复位 (图 i)。患者感觉到关节不稳。

## 19.23 膝关节：前交叉韧带断裂

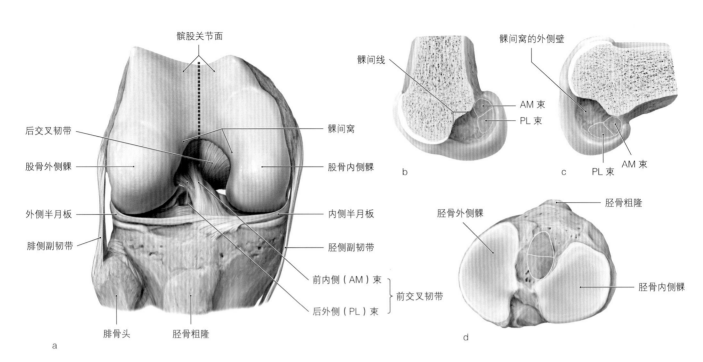

**A. 前交叉韧带的解剖**

a. 右膝关节屈曲位；切除髌骨和关节囊的前面观。图 b、c. 在拉伸位（b）和屈曲位（c）时，前内侧纤维束和后外侧纤维束在髁间窝外侧壁上的起始位置（"足迹"）。d. 两个纤维束在胫骨平台上的止点位置。

前交叉韧带的两个纤维束根据其胫骨上止点的位置命名为 AM 束和 PL 束（见图 d）。这两个束的股骨起点均位于髁间窝

的后外侧区，从髁间线（AM 束）起沿软骨 – 骨边界（PL 束）延伸（见图 c）。有时可以在两个起点之间看到另一个骨嵴（外侧分叉嵴）。两束纤维前后重叠穿过髁间窝，因此前交叉韧带的横截面为椭圆形（见图 d）。由于两束纤维的长度不同（AM 束约为 38 mm，PL 束约为 20 mm），行程也不同，因此，不同的纤维束在关节处于不同的位置时或紧张或松弛（见 B）。

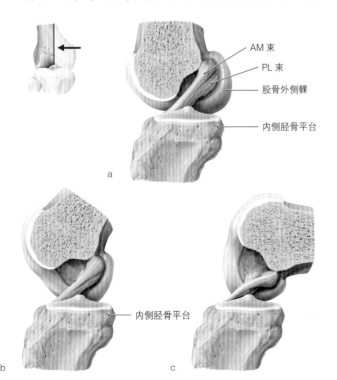

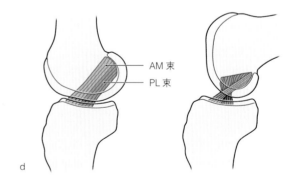

**B. 前交叉韧带的功能**

a~c. 右膝处于不同屈曲位置（a=0，b=35°，c=90° 屈曲）。切除内侧股骨髁后显示髁间窝的外侧壁（见导航视图）。d. 纤维束在不同屈曲位置承受拉力的示意图。

两个纤维束（AM 束和 PL 束）具有相反的张力行为，即当膝关节屈曲时，AM 束被拉紧，而当膝关节伸直时，PL 束会受到拉力。这样，前交叉韧带在不同的屈曲角度都能确保前稳定性和旋转稳定性。

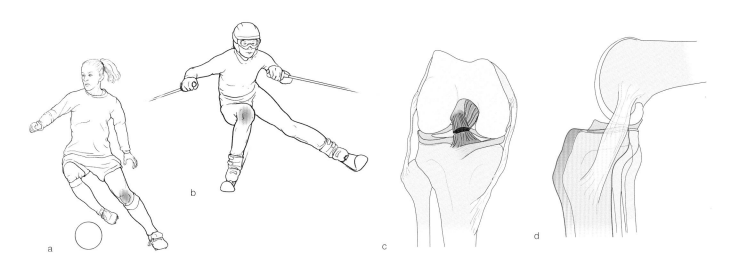

## C. 前交叉韧带断裂：损伤机制、流行病学和诊断检查

a. 典型的损伤机制（跑步时突然转换方向所致）：膝关节位于屈曲、外翻和外旋的位。

b. 典型的损伤机制：下肢固定且膝关节屈曲超过 90°（= 内旋性损伤，重心位于身体后方）。

c、d. 前交叉韧带损伤后的状态，右侧屈曲位的前面观（c）和内侧面观（d）。

前交叉韧带（ACL）断裂是典型的运动损伤，较后交叉韧带的损伤机会大 10 倍。20% 的膝关节损伤会涉及前交叉韧带，因此这是最常见的膝关节损伤（德国 3.5 万例 / 年，美国 10 万例 / 年）。大约 70% 的前交叉韧带损伤发生于 15~45 岁。女性较男性的发病率高，常见的复合损伤有内侧副韧带和内侧半月板（恐怖三联征）。

除详细询问病史和临床检查外，影像学和诊断试验具有重要作用。经典的关节囊 – 韧带复合体试验包括抽屉试验（见第 453 页）。前抽屉试验阳性提示前交叉韧带损伤，后抽屉试验阳性提示后交叉韧带损伤。

注意：基于临床情况，有时很难解释抽屉试验。例如，前交叉韧带损伤而前抽屉试验是阴性，是因为腘绳肌痉挛所致。除此以外，有时患者的膝关节不能屈曲 90°，而这是进行抽屉试验的前提条件。

## D. 前交叉韧带断裂：双束重建

为恢复前交叉韧带在前后方向和旋转的稳定性，重要的是重建 AM 束和 PL 束。采用双束重建技术（或 4 通道技术），需要在关节镜下在膝关节屈曲 110° 的位置在胫骨和股骨上钻 4 个骨性通道。在临床的横断面影像上，植入物必须在髁间窝内 9:30（PL 束）和 10:30（AM 束）的位置。AM 束在胫骨的止点位于胫骨最大径的 30% 处，而 PL 束位于 44% 处。通常采用自体半腱肌或股薄肌腱移植。采用髌韧带移植在供区的并发症要显著高于其他肌腱供体。研究证明双束重建的术后功能可以改善膝关节前后移位和旋转不稳定（参考 Petersen 和 Zantop，2009）。鉴于这项技术对于外科医师的要求更高，通常采用单束重建，仅需要建立 1 对骨通道和移植 1 个韧带（金标准）。前交叉韧带手术特别适合于爱好运动的人。主要目的是借助解剖学的正确入路恢复损伤的结构和稳定性，以预防继发性的半月板和软骨损伤（预防骨关节炎）。如果修复前交叉韧带损伤的移植物位置不正确，会限制膝关节运动影响膝关节动力学。

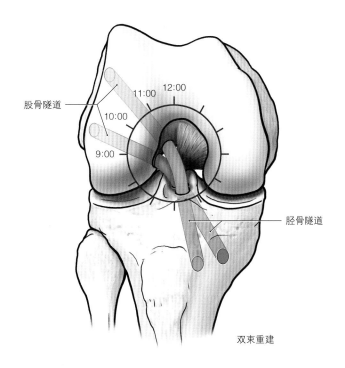

股骨隧道
11:00　12:00
10:00
9:00
胫骨隧道

双束重建

## 19.24 膝关节的断层解剖学

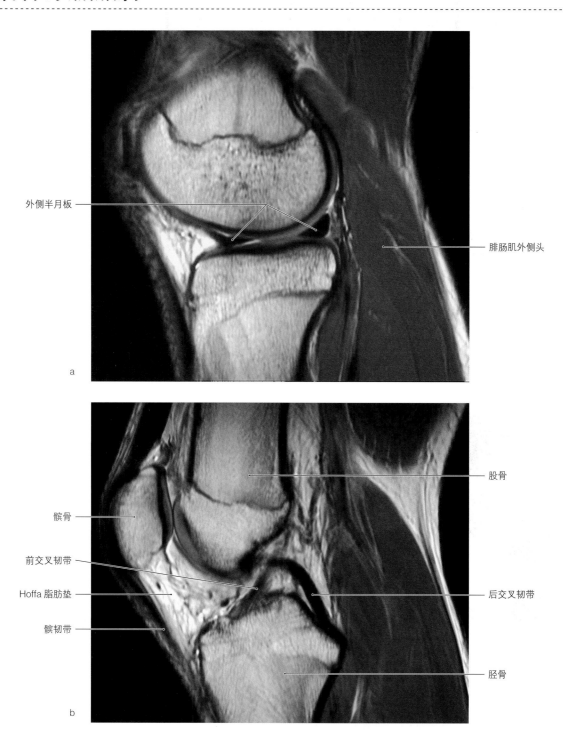

外侧半月板

腓肠肌外侧头

a

股骨

髌骨

前交叉韧带

Hoffa 脂肪垫

后交叉韧带

髌韧带

胫骨

b

**A. 膝关节的核磁共振成像图**

（引自 Vahlensieck M. Reiser M. MRT des Bewegung–sapparabes. 3. Aufl. Stuttgart Thieme；2006）

外侧半月板（a）和交叉韧带（b）水平的 T1 加权矢状序列图像。

用 MRI 评估关节的优势包括可以分辨关节的内部结构、囊韧带、周围软组织和软骨下骨。T1 加权图像主要适合于观察解剖定位和组织特性，T2 加权的质子密度饱和序列（PDFS）在关节损伤的诊断中具有重要作用，由于其对水肿的变化非常敏感（例如骨折），并能够显示透明关节软骨的高信号强度（见 B）（在 MRI 上，脂肪为高信号，然而这是不利的，通常需要被抑制）。

注：在矢状面上，后交叉韧带虽然从后向上拱形走行，但全长可见。相反，前交叉韧带只有在膝关节外旋 15°~20° 时才可见全貌，如图所示。

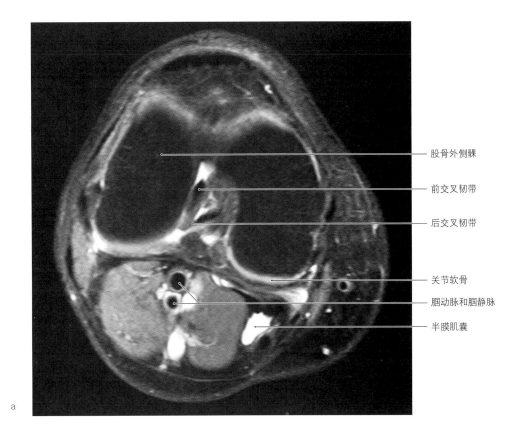

股骨外侧髁

前交叉韧带

后交叉韧带

关节软骨

腘动脉和腘静脉

半膜肌囊

a

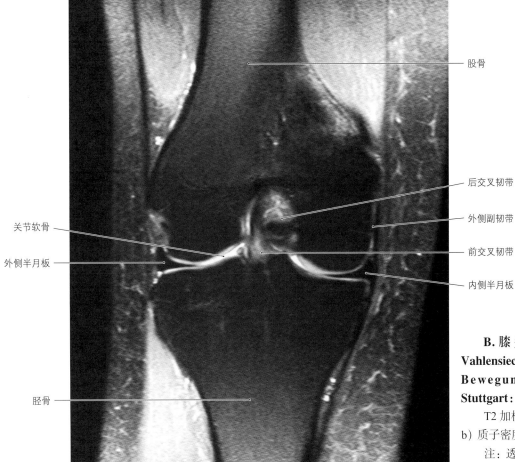

股骨

关节软骨

外侧半月板

后交叉韧带

外侧副韧带

前交叉韧带

内侧半月板

胫骨

b

**B. 膝关节的MR图像（引自 Vahlensieck M，Reiser M. MRT des Bewegungsapparates. 3. Aufl. Stuttgart：Thieme；2006）**

T2加权轴位（图a）和冠状位（图 b）质子密度脂肪饱和度（PDFS）序列。

注：透明关节软骨的高信号强度可评估软骨损伤。

## 19.25 足关节：骨和关节概述

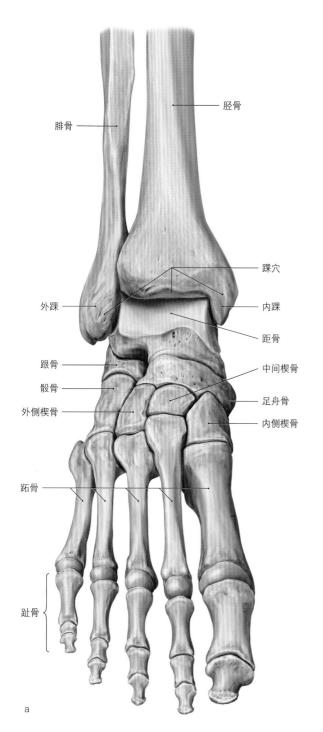

### A. 右足各关节的骨构成

a. 跖屈的距小腿关节前面观。
b. 中立位的足后面观。

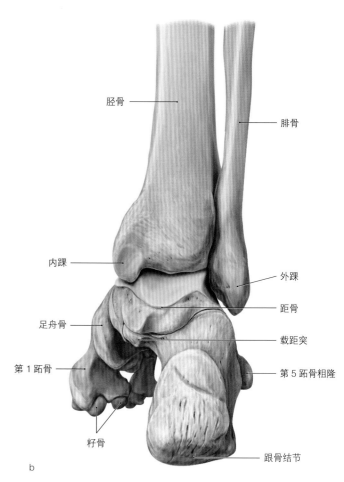

### B. 足关节概述

- 距小腿关节（踝关节）
- 距下关节（距跟关节和距跟舟关节）*
- 跟骰关节（跟骨和骰骨之间）
- 距舟关节（跟骨和足舟骨之间）
- 跗横向关节 **
- 楔舟关节（楔骨和足舟骨之间）
- 楔骨间关节（楔骨之间）
- 楔骰关节（外侧楔骨和骰骨之间）
- 跗跖关节
- 跖骨间关节（跖骨基底部之间）
- 跖趾关节
- 近侧趾骨间关节
- 远侧趾骨间关节

\* 距下关节。距骨分别与跟骨和足舟骨形成独立关节：前面的距跟关节和后面的距跟舟关节，这两者通常被统称为"半距下关节"
\*\* 包括跟骰关节和距舟关节

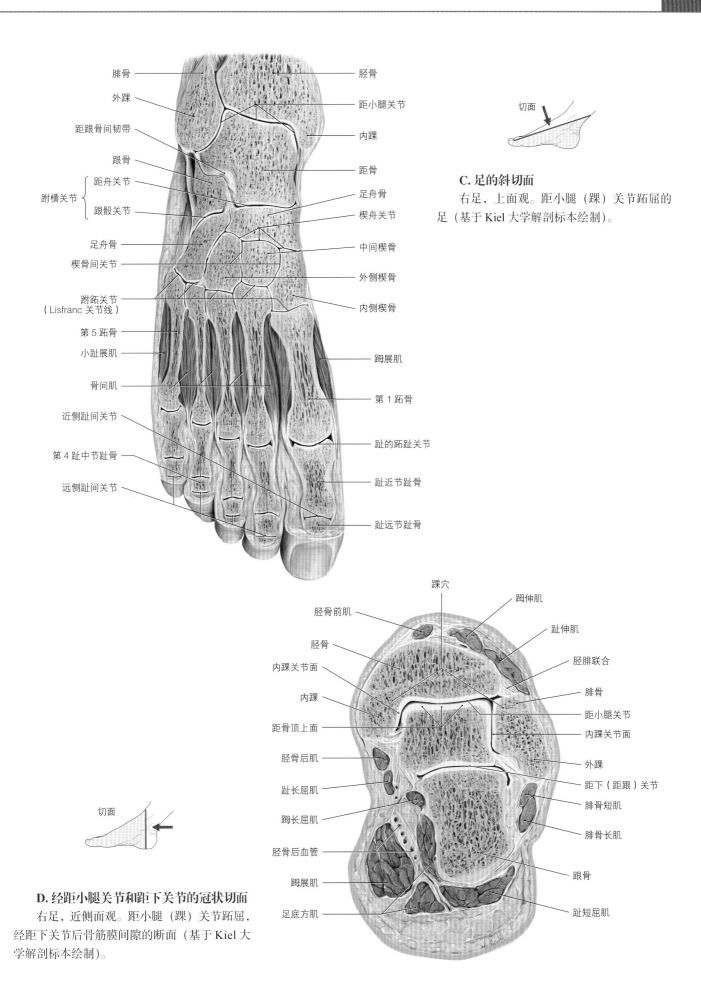

腓骨

外踝

距跟骨间韧带

跟骨

跗横关节 { 距舟关节 / 跟骰关节 }

足舟骨

楔骨间关节

跗跖关节（Lisfranc 关节线）

第 5 跖骨

小趾展肌

骨间肌

近侧趾间关节

第 4 趾中节趾骨

远侧趾间关节

胫骨

距小腿关节

内踝

距骨

足舟骨

楔舟关节

中间楔骨

外侧楔骨

内侧楔骨

踇展肌

第 1 跖骨

趾的跖趾关节

趾近节趾骨

趾远节趾骨

**C. 足的斜切面**

　右足，上面观。距小腿（踝）关节跖屈的足（基于 Kiel 大学解剖标本绘制）。

切面

踝穴

胫骨前肌

胫骨

内踝关节面

内踝

距骨顶上面

胫骨后肌

趾长屈肌

踇长屈肌

胫骨后血管

踇展肌

足底方肌

踇伸肌

趾伸肌

胫腓联合

腓骨

距小腿关节

内踝关节面

外踝

距下（距跟）关节

腓骨短肌

腓骨长肌

跟骨

趾短屈肌

切面

**D. 经距小腿关节和距下关节的冠状切面**

　右足，近侧面观。距小腿（踝）关节跖屈，经距下关节后骨筋膜间隙的断面（基于 Kiel 大学解剖标本绘制）。

## 19.26 足的关节：关节面

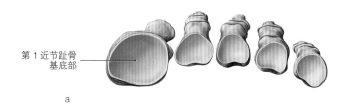

第1近节趾骨
基底部

a

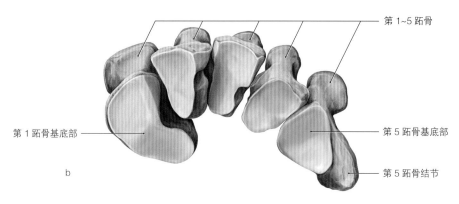

第1~5跖骨

第1跖骨基底部

第5跖骨基底部

第5跖骨结节

b

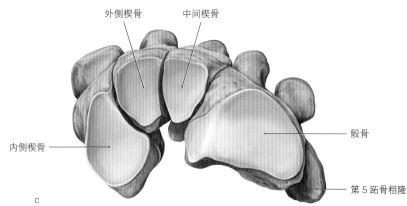

外侧楔骨　中间楔骨

内侧楔骨

骰骨

第5跖骨粗隆

c

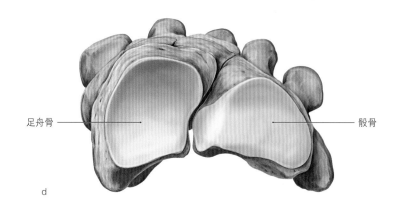

足舟骨

骰骨

d

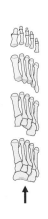

**A. 近端关节面**

右足，近侧面观。

a. 跖趾关节：第1~5近节趾骨基底部。

b. 跗跖关节：第1~5跖骨基底部。

c. 楔舟关节和跟骰关节：内、中、外楔骨和骰骨近侧关节面。

d. 距舟关节和跟骰关节：足舟骨和骰骨近侧关节面。

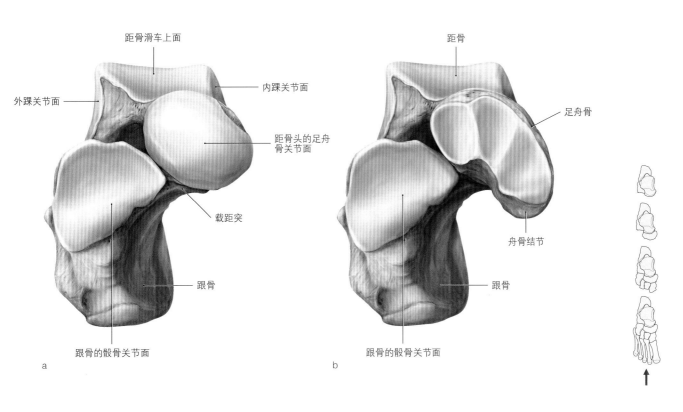

**距骨滑车上面**

**外踝关节面**

**内踝关节面**

**距骨头的足舟骨关节面**

**载距突**

**跟骨**

**跟骨的骰骨关节面**

a

**距骨**

**足舟骨**

**舟骨结节**

**跟骨**

**跟骨的骰骨关节面**

b

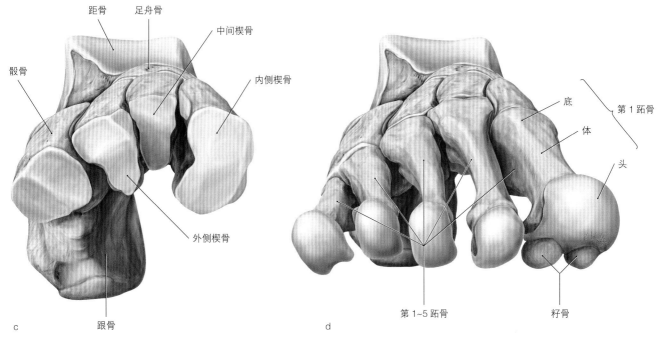

**距骨**　**足舟骨**

**中间楔骨**

**骰骨**

**内侧楔骨**

**外侧楔骨**

**跟骨**

c

**底**

**体**

**头**

**第 1 跖骨**

**第 1~5 跖骨**

**籽骨**

d

**B. 远侧关节面**

右足，远侧面观。

a. 距舟关节和跟骰关节：跟骨和距骨的远侧关节面。

b. 楔舟关节和跟骰关节：足舟骨和跟骨的远侧关节面。

c. 跗跖关节：内、中、外侧楔骨和骰骨的远侧关节面。

d. 跖趾关节：第 1~5 跖骨头。

## 19.27 足的关节:距小腿关节和距下关节

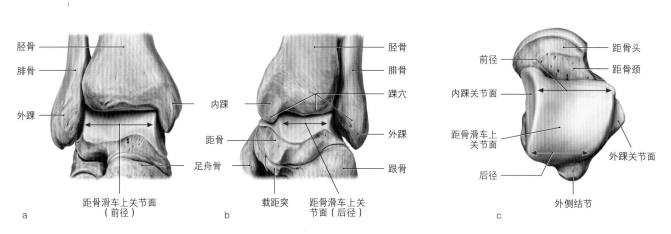

a
b
c

**A. 距小腿关节的关节和骨**

a. 右足,前面观。

b. 右足,后面观。

c. 右距骨滑车,上面观。

距小腿关节也成为踝关节,是由胫骨和腓骨远端(踝穴,也见 B)与距骨滑车形成关节。这是一个具有良好骨性和韧带稳定性的关节,有助于保持身体的直立姿势的稳定性。然而,

由于距骨滑车的形状(前部上表面比后部宽 5~6 mm),距小腿关节的骨性稳定性在屈和伸时不相同。当背屈时(足向小腿靠拢,例如蹲位)关节滑车宽阔的前部与踝穴相关节,联合韧带(见第 464 页)牵拉紧张,具有良好的骨性稳定性;但是当跖屈(如脚尖站立)时,滑车狭窄的后部与踝穴相关节,距骨在踝穴内就不再具有高度的骨性稳定性。

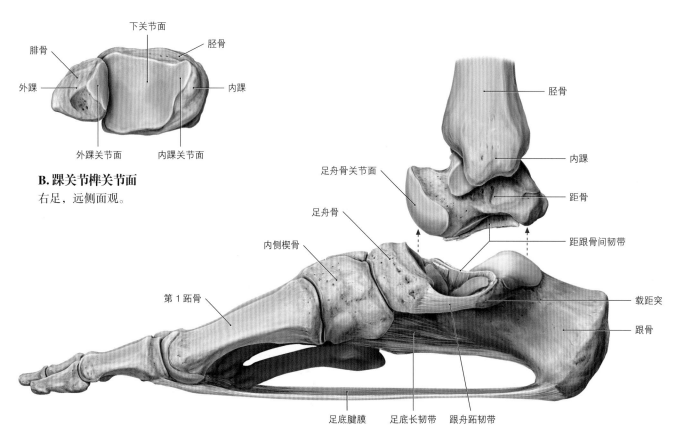

**B. 踝关节榫关节面**

右足,远侧面观。

**C. 距下关节分离的整体观**

右足,内侧面观。为显示距下关节的关节面,离断了距跟骨间韧带,且距骨上移。

注意跟舟足底韧带的行程,它与足底长韧带和足底腱膜一同维持足底纵弓(也见 D 和第 471 页)。

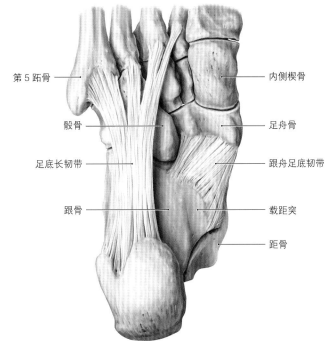

**D. 跟舟足底韧带的行程**

右足，足底面观。跟舟足底（跳跃）韧带牵拉于载距突和足舟骨之间。它在足底封闭了距跟关节的骨性窝。

**E. 打开的距下关节关节面**

右足，远侧面观（距骨分离后）。在距下关节内，距骨分别与跟骨和足舟骨形成关节。距下关节包括了两个完全独立的关节：
- 后腔（距跟关节）。
- 前腔（距舟关节）。

两腔之间的分界是位于跗骨管内的距跟骨间韧带（骨管是由距骨沟和跟骨沟构成；其入口是跗骨窦）。跟舟足底韧带内表面有软骨细胞，似一条韧带围绕距骨头的距面。它可以将距骨的位置稳定于跟骨之上并辅助支持足纵弓的尖（见第471页）。由于足底拱形变平导致跟舟足底（跳跃）韧带的过度拉伸，促进了扁平足的发展。

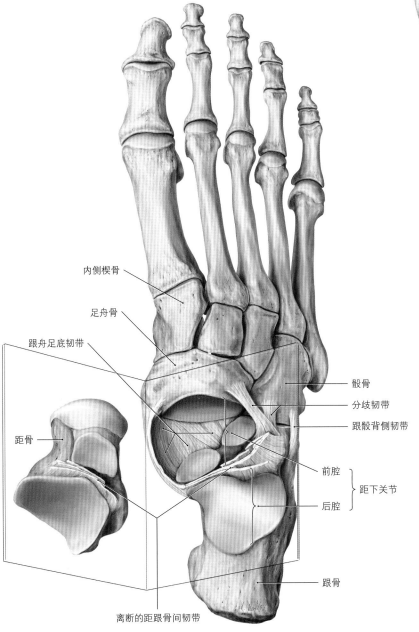

## 19.28 足的韧带

### A. 右足韧带（内侧面观）

内、外侧副韧带和联合韧带（见 E）对距下关节的稳定和运动具有重要作用，因为关节在各中位置、各种运动中，这些韧带都有部分处于紧张状态。足的韧带可以根据其位置分类，如距小腿或者距下关节，跗骨、前足或足底。

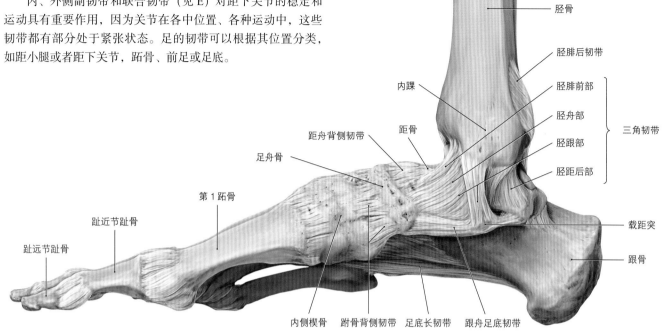

胫骨

胫腓后韧带

胫腓前部 ⎫
胫舟部 ⎪
胫跟部 ⎬ 三角韧带
胫距后部 ⎭

内踝

距骨

距舟背侧韧带

足舟骨

第 1 跖骨

趾近节趾骨

趾远节趾骨

载距突

跟骨

内侧楔骨    跗骨背侧韧带    足底长韧带    跟舟足底韧带

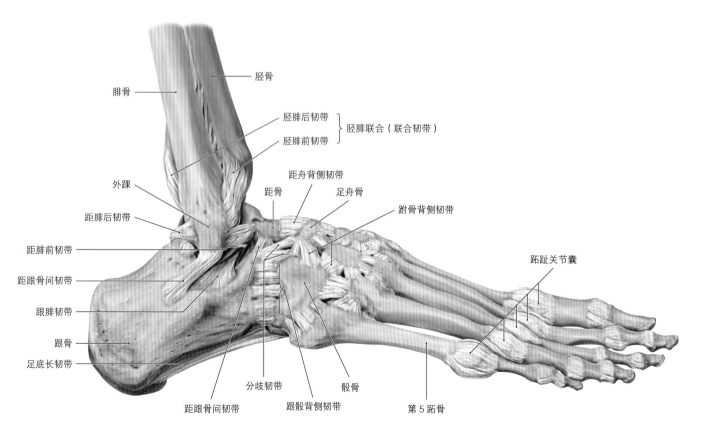

腓骨

胫骨

胫腓后韧带 ⎫
胫腓前韧带 ⎬ 胫腓联合（联合韧带）

外踝

距舟背侧韧带

距骨    足舟骨

距腓后韧带

跗骨背侧韧带

距腓前韧带

距跟骨间韧带

跗趾关节囊

跟腓韧带

跟骨

足底长韧带

距跟骨间韧带    分歧韧带    骰骨    跟骰背侧韧带

第 5 跖骨

### B. 右足韧带（外侧面观）

踝关节扭伤主要是外侧韧带（通常是旋后创伤，即旋后位时踝关节足底翻向上）损伤非常常见。常发生于足跖屈，因为这种位置下距小腿关节的骨性稳定性差（见第 462 页）。大部分这类损伤发生于运动或其他休闲活动时，踝关节落地在不平整地面。一般而言，创伤会引起距腓前韧带和（或）跟腓韧带拉伸或撕裂。如果足部固定时小腿剧烈扭转，则可能导致踝穴分离并破坏胫腓联合（见 D）。

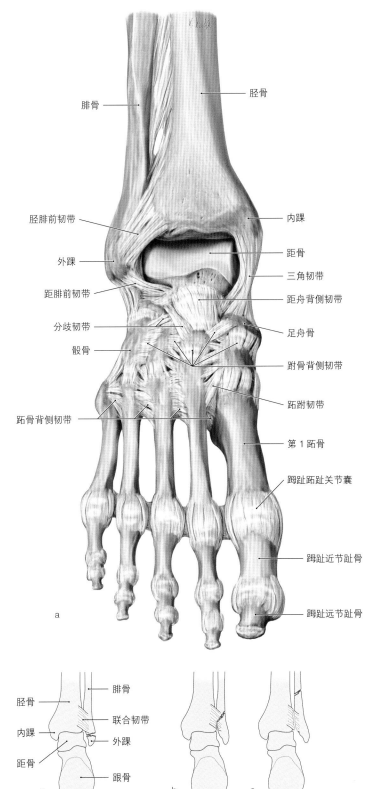

a

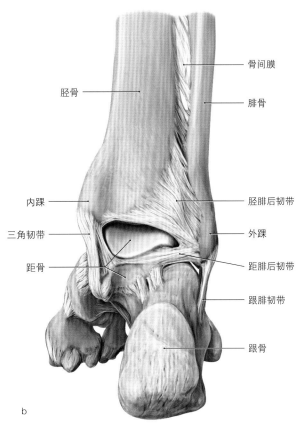

b

**C. 右足的韧带**

a. 前面观（跖屈位距小腿关节）

b. 后面观（行走位足）

为更清楚地显示韧带位置，距小腿关节囊的前后部已被切除。

**E. 距小腿关节的韧带（距下关节韧带已在第463页介绍）**

| 外侧韧带 * |
|---|
| • 距腓前韧带 |
| • 距腓后韧带 |
| • 跟腓韧带 |
| **内侧韧带 *** |
| • 三角韧带 |
| • 胫距关节前部 |
| • 胫距关节后部 |
| • 胫舟部 |
| • 胫跟部 |
| **踝穴的联合韧带** |
| • 胫腓前韧带 |
| • 胫腓后韧带 |
| * 内、外侧韧带又称为内、外侧副韧带 |

**D. Weber 骨折**

Weber 骨折是腓骨外踝的撕脱性骨折。基于腓骨骨折发生于联合韧带的下方、水平位或是上方将 Weber 骨折被分为 A、B 或 C 型三种。Weber B 型骨折（如图所示）中联合韧带可能撕裂，但在 Weber C 型骨折中该韧带总是撕裂。

## 19.29 足的运动

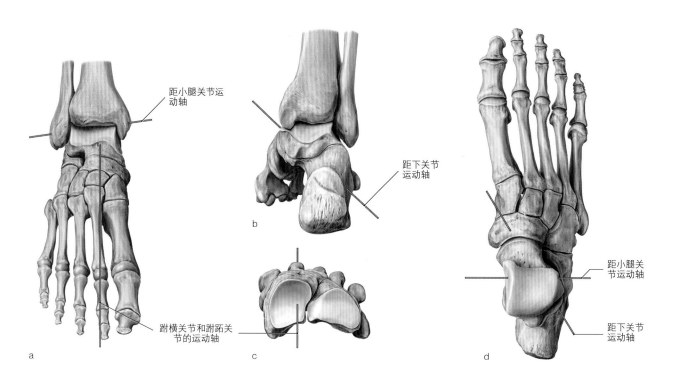

距小腿关节运动轴

距下关节运动轴

跗横关节和跗跖关节的运动轴

距小腿关节运动轴

距下关节运动轴

a  b  c  d

### A. 右足的主要运动轴

a. 跖屈位距小腿关节前面观。

b. 功能位的后面观（见 B）。

c. 分离的右前足，近侧面观。

d. 上面观。

足的关节运动轴复杂，对于足关节活动的描述常不一致并令人困惑。以下运动轴在关节运动测试和临床用语中是重要的（与对侧页相比）：

• 距小腿关节运动轴（跖屈 / 背屈）：该轴近乎横行穿过外

踝和内踝，在冠状面与胫骨干轴呈角约 82°，其内侧与冠状面呈 10° 角（图 a、图 d）。

• 距下关节运动轴（外翻 / 内翻）：该轴沿后外向前内方向，斜向上通过足，也就是从跟骨外侧经跗骨管内侧部至足舟骨中心。与水平面约呈 30° 角，与矢状面呈 20° 角（图 b、图 d）。

• 跗横关节和跗跖关节的前足运动轴（旋前 / 旋后）：该轴近乎位于矢状面，从跟骨经足舟骨沿第 2 放射线走行（图 a、图 c）。

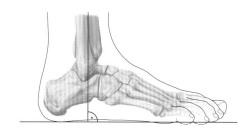

### B. 足的功能位置

右足，外侧面观。中立位（0），足骨与小腿骨约呈 90° 角。站立足的位置称为"功能位"，是站立和行走的重要基础。

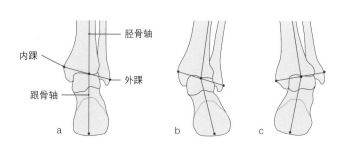

胫骨轴

内踝  外踝

跟骨轴

a  b  c

### C. 后足的轴

右腿远端和后足，后面观。

a. 后足的正常轴线排列，胫骨轴和跟骨轴位于同一垂直线上（足直立）。跟骨轴平分内外踝的连线。

b. 足外翻：足处于外翻位。

c. 足内翻：足处于内翻位。

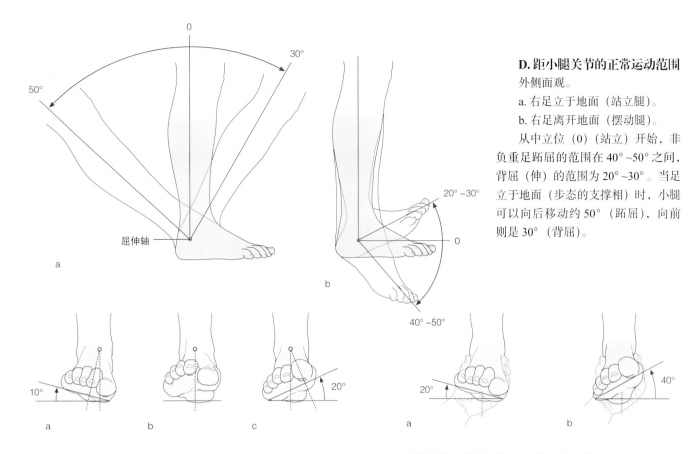

**D. 距小腿关节的正常运动范围**

外侧面观。

a. 右足立于地面（站立腿）。

b. 右足离开地面（摆动腿）。

从中立位（0）（站立）开始，非负重足跖屈的范围在40°~50°之间，背屈（伸）的范围为20°~30°。当足立于地面（步态的支撑相）时，小腿可以向后移动约50°（跖屈），向前则是30°（背屈）。

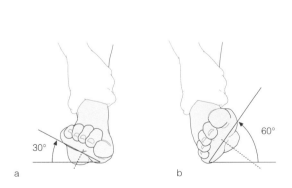

**E. 距下关节的运动范围**

右足，前面观。

a. 外翻10°。

b. 中立位（0）。

c. 内翻20°。

跟骨的内外旋转（内翻、外翻）是基于中立位（0）测量的。在临床上是通过握住小腿固定，向前后移动跟骨完成的。内外翻范围的评估以跟骨轴为基准。

**F. 跗横关节和跗跖关节的旋前、旋后范围**

右足，前面观。

a. 前足的旋前范围：20°。

b. 前足的旋后范围：40°。

测量运动范围时要固定后足。前足的旋前、旋后测量是通过将前足相对于后足向外旋转（抬起足外侧缘）或向内旋（抬起足内侧缘）完成的。

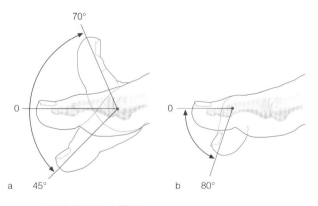

**G. 前足和后足的总体运动范围**

右足，前面观。

a. 前足的外翻和旋前：30°。

b. 前足的内翻和旋后：60°。

由于这些关节的运动复杂，不同的关节运动几乎都是力学耦合的，所有关节运动范围的测量可以通过固定小腿不动并向内或向外上抬全足完成。

**H. 趾关节的运动范围**

外侧面观。

a. 第1跖趾关节的屈伸。

b. 第1趾骨间关节的屈曲。

足趾，尤其是踇趾，能够被动伸约90°。这是行走的重要先决条件，尤其是在足跟离地相和足尖着地相时。

## 19.30 足底穹窿和横弓的概述

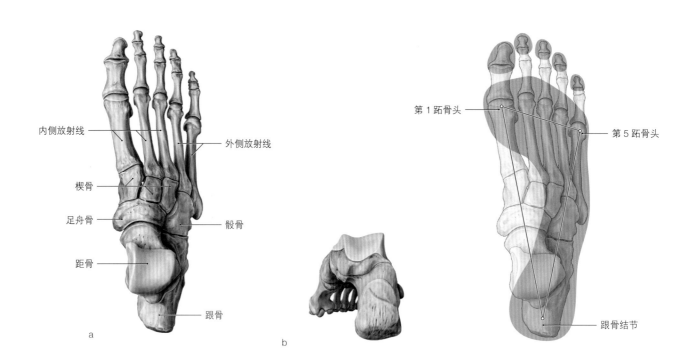

### A. 足底弓

a. 右足，上面观。

b. 右足，后内侧面观。

从结构工程角度看，足的压力载荷分布于 2 条外侧（腓侧）放射线和 3 条内侧（胫侧）放射线之间。外侧放射线经骰骨至跟骨，而内侧放射线则经楔骨、足舟骨至距骨。这些放射线的排列，远端相邻而近端重叠，在足底形成 1 个纵弓和 1 个横行弓。这些足弓使足能够最好地适应不平坦的地形，并且在任何情况下都能确保在最优的力学条件下传导压力。足弓能够起到吸收震荡的作用，形成弹力适应性来协助足吸收垂直载荷。例如，扁平足或八字脚的足弓缺陷会在行走过程中产生疼痛。

### B. 右足的足底结构

上图显示了足弓的骨性支撑点和相关足迹。骨性支撑点（跟骨结节和第 1、5 跖骨头）之间的连线区呈三角形的外观。对比之下，足底软组织接触地面的区域（足印或足迹）面积相对较大。在足跟和第 1、第 5 足趾根部经常出现的老茧则说明了这些区域是负荷的主要承受区。

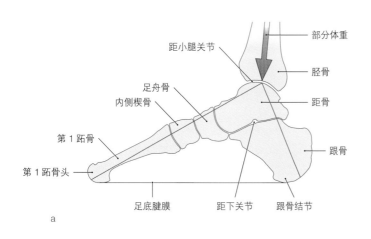

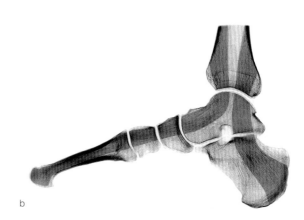

### C. 负重足的压力传递

第 1 放射线水平的矢状切面示意图，内侧面观。

a. 支撑相时，距小腿关节上的部分体重通过距骨传递到前足和后足。

b. X 线示意图说明跟骨骨小梁的平行排列。该模式符合载荷作用于前足和后足所产生的压缩应力（由颜色阴影表示）（图 a）（引自 Rauber 和 Kopsch）。

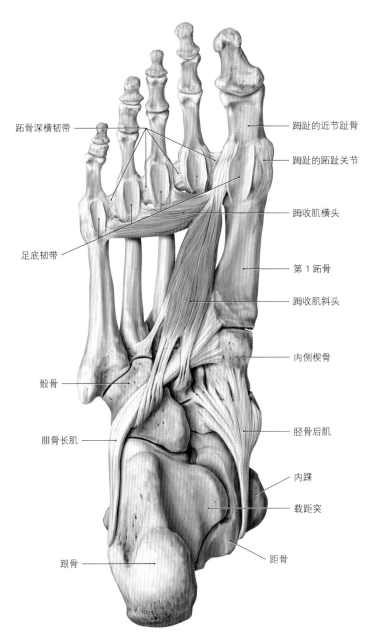

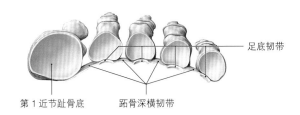

足底韧带

第1近节趾骨底 　　 跖骨深横韧带

a

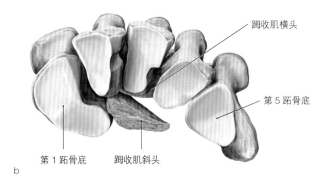

姆收肌横头

第5跖骨底

第1跖骨底 　　 姆收肌斜头

b

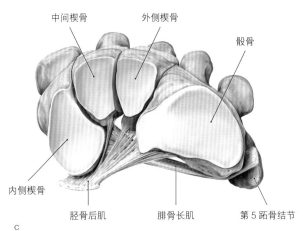

中间楔骨 　　外侧楔骨

骰骨

内侧楔骨

胫骨后肌 　　腓骨长肌 　　第5跖骨结节

c

**D. 主动和被动稳定横弓的结构（足底面观）**

右足。主动和被动稳定结构均能维持足底横弓的曲率。被动稳定的结构是韧带，主动稳定的结构是肌。足部的韧带结构通常能够在没有肌的情况下维持足底弓。但是当足的载荷增加时，如在不平坦的地面行走或者跑步时，就需要主动肌力提供额外的支持。

**E. 主动和被动稳定横弓的结构（近侧面观）**

右足。

a. 前足（前弓）的稳定结构。跖骨深横韧带在跖骨头水平稳定横弓。前足的足弓完全依赖于被动稳定结构，而跖骨弓和跗骨弓（图 b、图 c）则只有主动稳定结构。

b. 跖骨弓的稳定结构。姆收肌横头是维持横弓稳定的主要肌。

c. 在跗骨区主要足弓支撑肌是腓骨长肌，除了围绕在骰骨周围，其肌腱深入到足外侧缘，并且横跨足跟到内侧楔骨和第1跖骨底。这个区另一个主动稳定结构是胫骨后肌，其肌腱延伸到楔骨之间。类似于腓骨长肌，除了它的横行部分，其斜行部分还能够支持纵弓。

## 19.31　足的纵弓

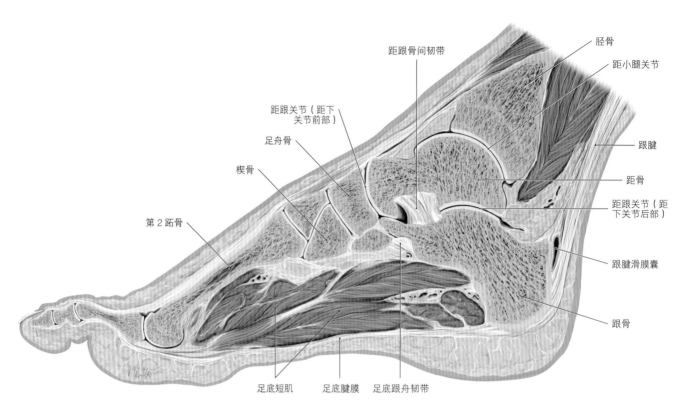

**A. 纵弓的主动稳定结构**

　　右足第 2 放射线水平的矢状切面，内侧面观。第 2 放射线（包括第 2 趾、第 2 跖骨、中间楔骨、足舟骨和跟骨）构成整个足底纵弓内部的最高弓形，其高度向侧方递减。主动稳定纵弓的主要结构是足的短肌群：踇展肌、踇短屈肌、趾短屈肌、足底方肌和小趾展肌（基于 Kiel 大学解剖标本绘制）。

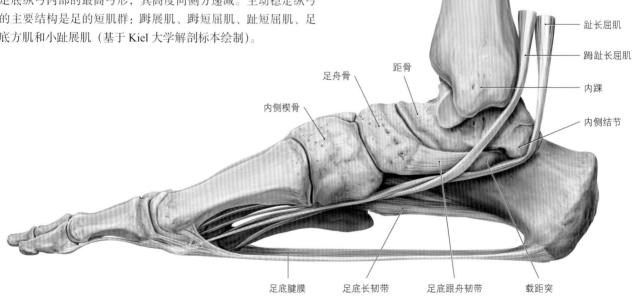

**B. 纵弓的被动稳定结构**

　　右足，内侧面观。被动稳定纵弓的主要结构为足底腱膜、足底长韧带和足底跟舟（弹性）韧带。足底腱膜由于具有较长的杠杆臂而功能特别重要，然而足底跟舟韧带是最薄弱部分（从纵弓的尖端起距离最短）。足的长屈肌腱（踇长屈肌和趾长屈肌）止点也有助于防止纵弓下垂。踇长屈肌行于载距突下，主要起到像弓弦一样对维持纵弓紧张特别重要。

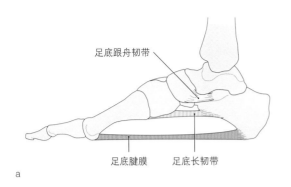

足底跟舟韧带

足底腱膜　足底长韧带

a

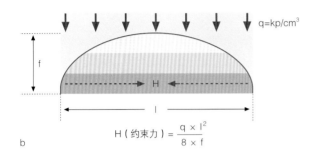

$q=kp/cm^3$

f

H

l

$$H（约束力）= \frac{q \times l^2}{8 \times f}$$

b

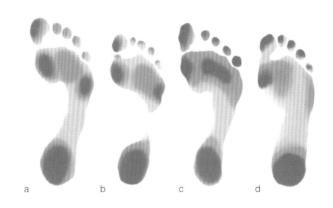

a b c d

**D. 右足的足迹（足印）（引自 Rauber 和 Kopsch）**

a. 正常的足底弓（正常足）。

b. 纵弓高度增加（高弓足）。

c. 横弓下垂（八字脚 = 横弓扁平足）。

d. 纵弓下垂（扁平足 = 平足）。

足畸形——正常的、健康的足形态发生变异——可以是先天性的，也可以是瘫痪或创伤所致。由体重造成的慢性负荷引起的足结构异常特称为静态畸形。

**C. 纵弓的维持**

a. 纵弓的支持韧带（右足，内面观）。

b. 维持弓形结构所需要的约束力计算（图中H）（引自 Rauber 和 Kopsch）。

比较足纵弓和理论抛物线弓，我们发现弓形曲率必须施加约束力（H）来维持。这个力的大小取决于载荷（q）、弓的弦长（l），以及弓的高度（f）。因此，最有效维持足弓的结构是那些最接近地面的结构，因为那些结构的长杠杆臂需要维持的力最小。公式还表明，随着支持点间的距离增加或者当足弓变平（f更小）时约束力必须增加。

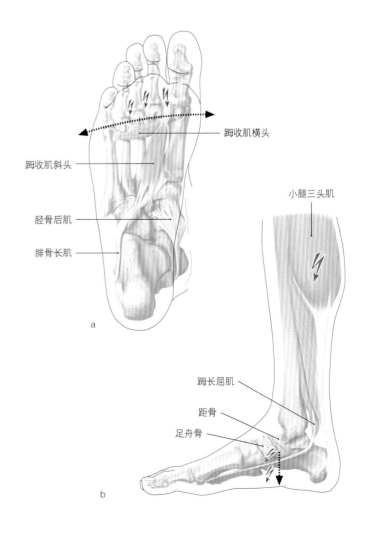

蹞收肌横头

蹞收肌斜头

胫骨后肌

腓骨长肌

小腿三头肌

a

蹞长屈肌

距骨

足舟骨

b

**E. 与八字脚和扁平足相关的疼痛定位（引自 Loweneck）**

a. 右八字脚的足底面观。横弓的塌陷导致前足（箭头）变宽，伴随第 2~4 距骨和相关距趾关节的压力增大。通常，在这种情况下，蹞趾和小趾之间会形成令人疼痛的老茧。

b. 右扁平足的内侧面观。纵弓塌陷时，以距骨和足舟骨（箭头）向下移位为标志，负重经常会引发弥漫性足部疼痛，而最痛的部位为被拉伸的跟舟（弹性）韧带区域。小腿疼痛也可能是由于持续增加的小腿肌肉紧张所致（足底肌同样必须弥补被动稳定结构的缺陷）。

## 19.32 籽骨和足趾畸形

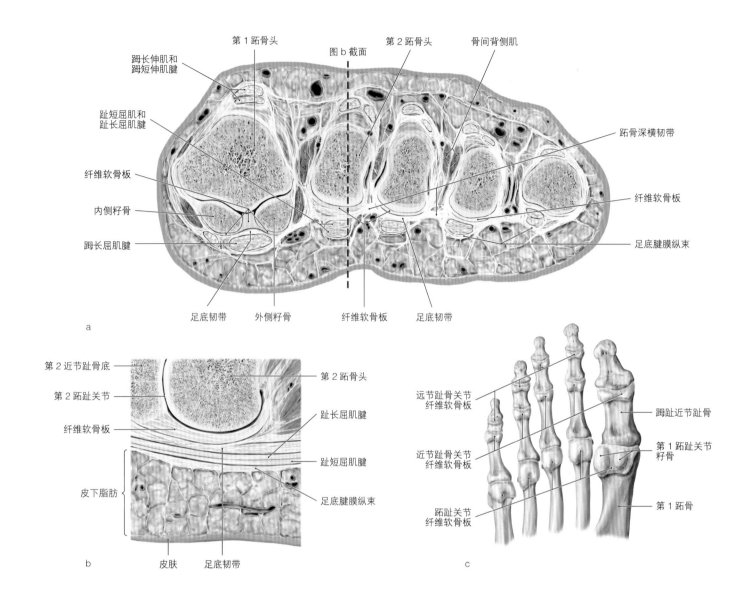

图 a 标注：
第 1 跖骨头
第 2 跖骨头
骨间背侧肌
图 b 截面
蹈长伸肌和蹈短伸肌腱
趾短屈肌和趾长屈肌腱
纤维软骨板
内侧籽骨
蹈长屈肌腱
跖骨深横韧带
纤维软骨板
足底腱膜纵束
足底韧带
外侧籽骨
纤维软骨板
足底韧带
a

图 b 标注：
第 2 近节趾骨底
第 2 跖趾关节
纤维软骨板
皮下脂肪
第 2 跖骨头
趾长屈肌腱
趾短屈肌腱
足底腱膜纵束
皮肤
足底韧带
b

图 c 标注：
远节趾骨关节纤维软骨板
近节趾骨关节纤维软骨板
跖趾关节纤维软骨板
蹈趾近节趾骨
第 1 跖趾关节籽骨
第 1 跖骨
c

**A. 蹈关节区纤维软骨板的形态和功能**

a. 右足在跖骨头水平的断面，近侧端观。由于趾骨近端呈弓状结构，第 5 趾骨水平的纤维软骨板不可见。

b. 第 2 趾水平的矢状断面显示跖趾关节，左侧面观。在这个平面上可见不同大小的关节窝和关节头。纤维软骨板增加了趾骨近端关节窝 100% 的面积。由于这样的形态特征，基于载荷吸收的原理，可以使关节内产生的压力能均匀地分布到更大的表面（图 a 和图 b 均根据 Kiel 大学解剖标本绘制）；

c. 仅显示蹈趾跖趾关节区纤维软骨板。

注：蹈趾跖趾关节纤维软骨板内的籽骨（见 B）。

蹈趾跖趾关节区的足底纤维软骨板大约 1.5 cm 长，1.0 cm 宽。远端与结缔组织相连。

这个特征加强了足底面的关节囊，纤维软骨板最厚的直径位于其止点附近的趾骨基底部的软骨缘，而在近侧变薄，呈圆锥形与关节囊膜部融合。纤维软骨板外侧与关节囊融合，加强了侧副韧带。蹈横韧带行于第 1~5 趾足底纤维软骨部之间。就功能而言，足底纤维软骨板属于一种关节唇，增加了趾骨基底部整个关节窝的面积，也增加了支撑面积。这一特征使得纤维软骨板在行走过程中吸收了更多作用于前足区的足底压力。因此跖骨头的压力降低。足底韧带位于纤维软骨板的下方，其功能为形成容纳屈肌腱鞘的纤维沟。骨间肌止于足底韧带。因此改变了纤维软骨板的位置。前足区足底压力的慢性增加，如穿不合适鞋（鞋太小、高跟鞋）的后果是缓慢改变了跖趾关节的位置，导致背屈形成锤状趾或爪状趾变形。这样会进一步引起跖趾关节区纤维软骨板的破坏。

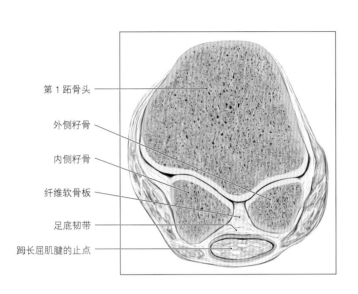

第 1 跖骨头

外侧籽骨

内侧籽骨

纤维软骨板

足底韧带

𧿹长屈肌腱的止点

**B. 籽骨水平的第 1 跖骨头横切面**

右足𧿹趾，近侧面观。断面的平面见 A。内外侧籽骨都是半球形的，每个籽骨都有一个轻微凸起的背侧关节面，与第 1 跖骨头部跖面的关节沟相关节。籽骨能够保护肌腱使其免于过度摩擦。它们的重要作用是延长肌肉的有效杠杆臂，因此可以更有效地施加肌力。籽骨的发生可以被解释为一种对肌腱压力的功能性适应。

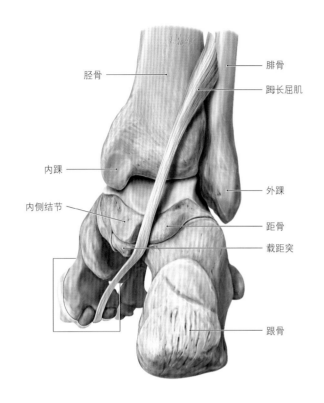

胫骨

内踝

内侧结节

腓骨

𧿹长屈肌

外踝

距骨

载距突

跟骨

**C. 𧿹趾的籽骨**

右足，后内侧面观。𧿹长屈肌腱行于两块籽骨之间。籽骨周围的方框指示 A 中的横断面切面。

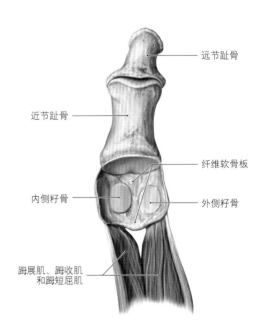

远节趾骨

近节趾骨

纤维软骨板

内侧籽骨

外侧籽骨

𧿹展肌、𧿹收肌和𧿹短屈肌

**D. 籽骨关节面**

右足，背侧面观。第 1 跖骨已移除。

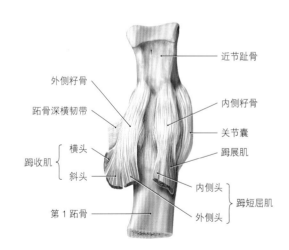

外侧籽骨

跖骨深横韧带

𧿹收肌 { 横头　斜头 }

第 1 跖骨

近节趾骨

内侧籽骨

关节囊

𧿹展肌

𧿹短屈肌 { 内侧头　外侧头 }

**E. 籽骨和肌肉附着处的关节囊和韧带**

右足第 1 跖趾关节，跖面观。两块籽骨均附着于跖趾关节的关节囊和侧副韧带。它们被包埋于以下肌腱之中：
- 内侧籽骨
 – 𧿹展肌
 – 𧿹短屈肌内侧头
- 外侧籽骨
 – 𧿹短屈肌外侧头
 – 𧿹收肌横头
 – 𧿹收肌斜头

## 19.33 第一跖骨退行性疾病：蹬外翻、蹬僵直和锤状趾

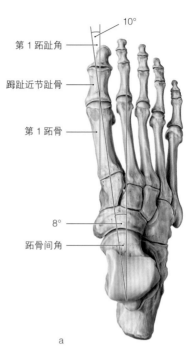

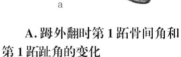

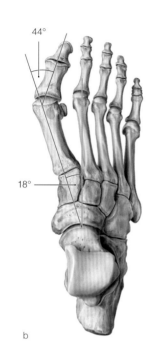

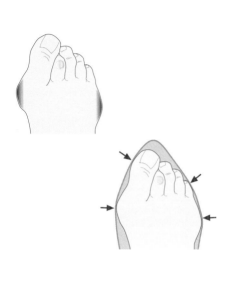

**A. 蹬外翻时第 1 跖骨间角和第 1 跖趾角的变化**

右足，上面观。

a. 正常的右足骨。

b. 蹬外翻时第 1 放射线侧偏伴跖趾关节半脱位。

正常足的第 1 跖骨间角（第 1、2 跖骨纵轴之间的夹角）一般不超过 8°。第 1 跖趾角（蹬趾近节趾骨和第 1 跖骨纵轴之间的夹角）一般小于 20°。通常在蹬外翻或八字脚时，跖骨间角和跖趾角均明显增大。

**B. 蹬外翻的病因学**

蹬外翻通常是继发于八字脚，当增宽的前足被迫挤入狭窄的尖头鞋时，两侧足趾会挤压中间的足趾。因此产生了典型蹬外翻的压力点和疼痛，主要影响第 1 跖骨头内侧，除了反应性骨变化（外生骨赘）外，还伴有对第 1 跖趾关节和滑膜的慢性激惹（滑膜囊炎）。中间的足趾向前挤压呈爪状（锤状趾，爪形趾）（引自 Debrunner）。

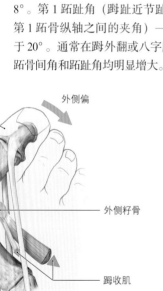

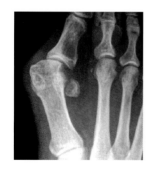

**C. 蹬外翻的发病机制**

a. 右前足，上面观。由于第 1 跖骨内侧偏，蹬趾外侧偏，肌腱牵拉方向改变为标志的肌性不平衡会延续并加剧这种畸形。最明显的是，蹬展肌与内侧籽骨一起向外移动，并将其变成内收肌。与此同时，蹬长屈肌和蹬伸肌腱向外移动，加强了第 1 跖趾关节的外侧成角。

b. 爪形趾和锤状趾。足趾畸形是八字脚和蹬外翻非常常见伴发特征。当足置于高跟的紧窄鞋内，它倾向于向前、向下滑动，由此产生的压力导致典型的狭窄畸形，出现足趾关节变形和老茧的形成。爪形趾畸形的特征是跖趾关节过伸而近端和远端趾骨间关节屈曲。就锤状趾而言，跖趾关节背屈不明显。

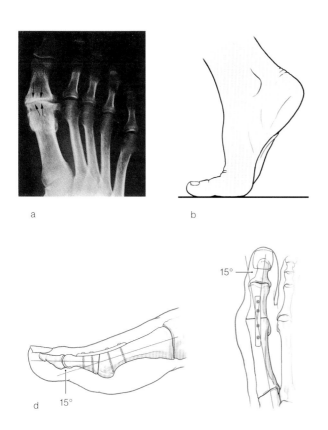

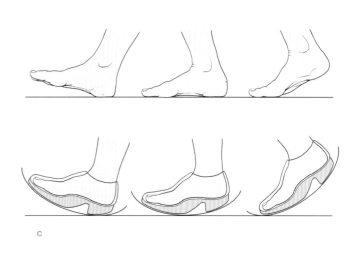

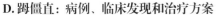

c. 跚僵硬的保守治疗，所谓的足趾固定在鞋上。

d. 跚僵硬的外科治疗，关节融合术（外科固定跚趾的跖趾关节）。

**D. 跚僵直：病例、临床发现和治疗方案**

a. X 线片中的跚僵直：箭头指示关节腔增大伴软骨硬化，骨囊肿和软骨和骨之间形成骨赘（引自 Niethard FU，Pfeil J，Orthopädie，Duale Reihe，3. Aufl. Stuttgart Thieme，1997）。

b. 跚僵硬对跟 – 趾功能的损伤。

**E. 锤状跚趾（锤状趾）**

锤状趾是趾间关节屈曲挛缩所致高足弓为的常见结果。由于跗跖关节伸展功能变小这一病理特征，导致跟 – 趾功能也遭受损伤，引起跚趾接触地面时疼痛。

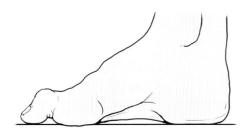

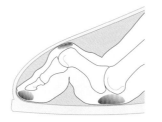

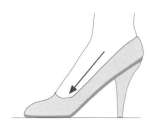

跚僵硬是第 1 跖趾关节次常见的疼痛原因，而跚外翻是最常见的原因。这个单独的骨关节炎发病原因至今依然不明。反复的创伤、研制、代谢性级别（包括通风）均为假设的原因。这个退行性关节病的典型症状是前足疼痛和运动减少。特别是跟 – 趾运动由于背屈运动大幅受限而损伤。患足不能用足尖站立。足趾滚动（图 c）是一种治疗手段，即将足的关节通过坚硬的足底固定在不能运动的位置（改变转动点的原理），可以辅助完成跟 – 趾运动。在整个步态过程中，足保持在相同的位置（图 c）。关节融合术是进展性和活动性骨关节炎的主要治疗手

段，包括骨撕脱风湿性关节炎（图 d）。利用外科固定方法将跚趾跖趾关节固定于背屈 15° 和外翻 15°。这个方法可以使患者穿正常的鞋完成跟 – 趾运动。

**F. 锤状趾或爪状趾**

外翻和扁平足是常见的足趾的变形。过紧的鞋和高跟鞋使足前移，形成退行性改变的姿势和特征、并形成痛性老茧。在爪状趾变形，当趾间屈曲时，跖趾关节的足趾背屈可以存在。在锤状趾，跖趾关节背屈很少。

## 19.34 足的 X 线和断层解剖学

**A. 足的 X 线解剖学**

a. 踝关节上部前后位的投射路径。

b. 后足的外侧投射路径

c. 前足的背跖方向投射路径（引自 Moller TB，Reif E. Taschenatlas der Rontgenana-tomie. 2. Aufl. Stuttgart Thieme；1998）。

X 线片依然是足部医学图像的基础。它能提供最高的空间分辨率和足部整体外形的全面观。

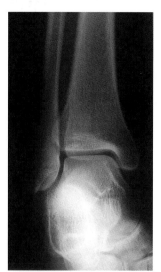

a

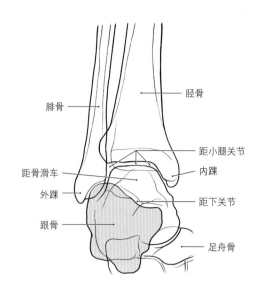

腓骨

胫骨

距小腿关节

距骨滑车

内踝

外踝

距下关节

跟骨

足舟骨

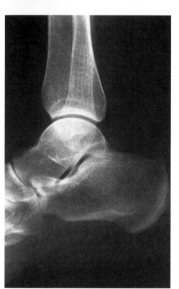

b

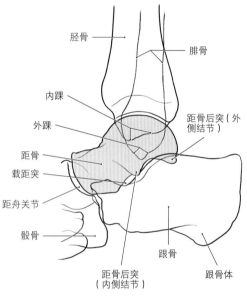

胫骨

腓骨

内踝

外踝

距骨

载距突

距舟关节

骰骨

距骨后突（外侧结节）

距骨后突（内侧结节）

跟骨

跟骨体

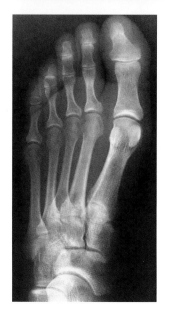

c

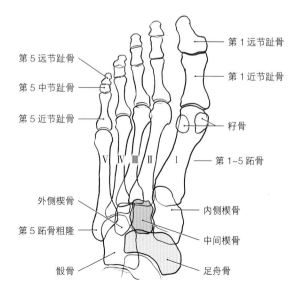

第 5 远节趾骨

第 5 中节趾骨

第 5 近节趾骨

外侧楔骨

第 5 跖骨粗隆

骰骨

第 1 远节趾骨

第 1 近节趾骨

籽骨

第 1~5 跖骨

内侧楔骨

中间楔骨

足舟骨

V IV III II I

**B. 右足的磁共振成像（引自 Vahlensieck M, Reiser M. MR des Bewegungsapparates. 3. Aufl. Stuttgart：Thieme；2006 ）**

T1 加权像：a. 矢状面。b. 冠状面。c. 轴（横断）面。

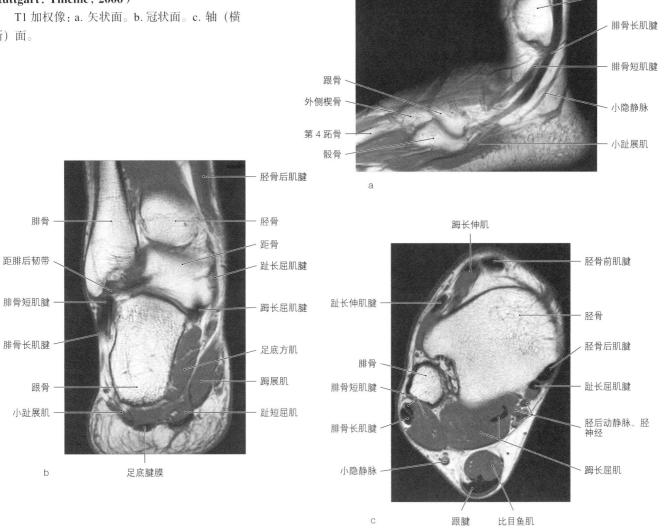

a
- 外踝
- 腓骨长肌腱
- 腓骨短肌腱
- 小隐静脉
- 小趾展肌
- 跟骨
- 外侧楔骨
- 第 4 跖骨
- 骰骨

b
- 腓骨
- 距腓后韧带
- 腓骨短肌腱
- 腓骨长肌腱
- 跟骨
- 小趾展肌
- 胫骨后肌腱
- 胫骨
- 距骨
- 趾长屈肌腱
- 蹞长屈肌腱
- 足底方肌
- 蹞展肌
- 趾短屈肌
- 足底腱膜

c
- 蹞长伸肌
- 趾长伸肌腱
- 腓骨
- 腓骨短肌腱
- 腓骨长肌腱
- 小隐静脉
- 胫骨前肌腱
- 胫骨
- 胫骨后肌腱
- 趾长屈肌腱
- 胫后动静脉、胫神经
- 蹞长屈肌
- 跟腱
- 比目鱼肌

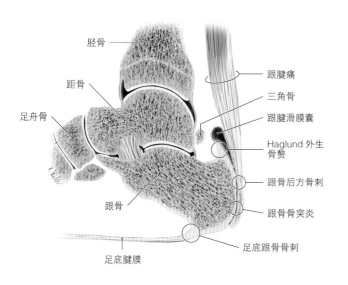

- 胫骨
- 距骨
- 足舟骨
- 跟骨
- 足底腱膜
- 跟腱痛
- 三角骨
- 跟腱滑膜囊
- Haglund 外生骨赘
- 跟骨后方骨刺
- 跟骨骨突炎
- 足底跟骨骨刺

**C. 临床主要足跟区疾患的解剖学定位**

足跟疼痛是足外科医师常见的患者症状。除了体检以外，临床诊疗仅需要少量的临床影像技术。除了典型的骨病（骨质疏松症和肿瘤）外，后跟疼痛还需要考虑以下原因：

· 跟骨足底骨刺：足底腱膜在跟骨止点处形成骨赘（通常由慢性足底筋膜炎引起）。

· 跟骨骨突炎：跟骨结节发育过程中骨性突起缺失，软骨生长板的过度负荷引发疼痛。

· 跟骨后部骨刺：骨赘位于跟腱在跟骨的附着点处（软骨骨突附着点的肌腱病）。

· Haglund 骨赘：近端位于背侧跟骨结节（良性软骨生长）；邻近滑膜囊（跟腱滑膜囊）炎症引发疼痛。

· 三角骨：距骨后方的足附属骨。

· 跟腱瘤：跟腱周围疼痛，症状包括高温、肿胀和功能缺失。

## 19.35 人的步态

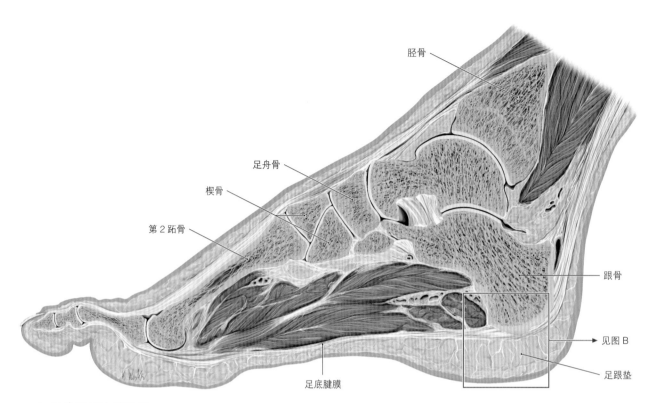

胫骨

足舟骨

楔骨

第 2 跖骨

跟骨

见图 B

足跟垫

足底腱膜

### A. 足底的压力腔系统

经右足第二放射线水平的矢状面（详见 B）。

在行走过程中尤其是支撑相时，巨大的压力载荷作用于后跟垫和蹬趾与小趾头部。为了使这些集中力更均匀地分布在更大的面积上，足底覆盖有一层厚度达 2 cm 的皮下结缔组织。为

从功能上适应这个需求，组织有一个作为减震器的"压力腔"结构，同时可以增强足底的力学稳定性。如果没有压力腔结构，作用于足部的载荷会产生非常高的局部应力，可导致压力性坏死（基于 Kiel 大学解剖标本绘制）。

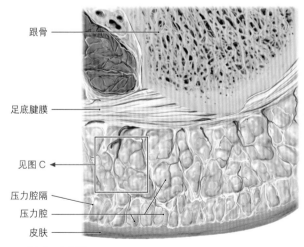

跟骨

足底腱膜

见图 C

压力腔隔

压力腔

皮肤

### B. 足底压力腔

A 的细节。

每个压力腔都由内部的纤维脂肪组织外覆胶原纤维构成的致密结缔组织构成。这些纤维隔紧密附着于足底腱膜和足底皮肤之间，由广泛的血管网供应血液，并且能够进一步稳定压力腔壁（局部特写见 C）

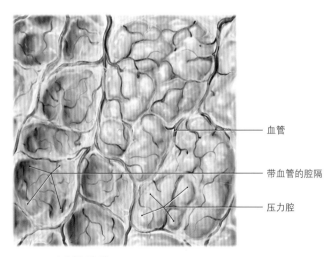

血管

带血管的腔隔

压力腔

### C. 压力腔结构

B 的细节。

为展示深入隔板的血管，图中左侧腔内的脂肪组织已被移除（足底是身体表面高度血管化的区域之一）。

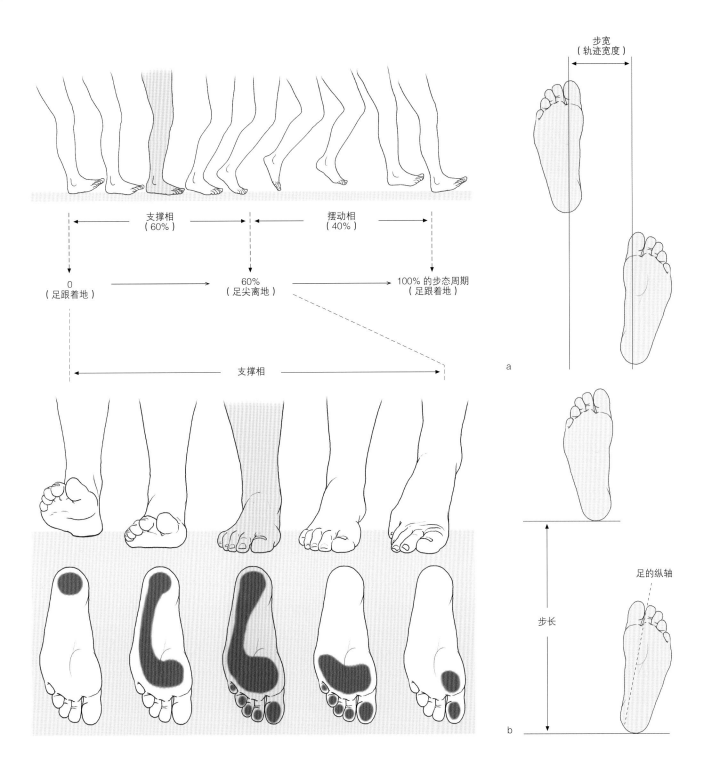

### D. 一个步态周期中的小腿运动

在正常行走中，每一条腿都交替地作为支撑腿和摆动腿。支撑相始于足跟接触地面（跟着地），终于足尖从地面离开（足尖离地）。支撑相占步态周期的60%。摆动相以足尖离地开始，以跟着地结束。这一相占步态周期的40%（100%的步态周期 = 同一只脚两次后跟着地之间的阶段）。中立位时，足的纵轴相对于前进方向有7°的外旋。足的轻度外旋发生于正常行走。

### E. 步宽（a）和步长（b）

步宽（轨迹宽度）从后方测量。一般而言，步宽比两髋之间的距离短。步长（从侧方测量）为脚长的2~3倍。

步宽和步长定义了支撑区域，因此在稳定性中起关键作用。对于偏瘫的患者尤为重要，例如，本体感觉障碍的患者会导致步态和支撑不稳。

## 20.1 下肢肌：分类

在大多数哺乳类动物，上下肢共享很多的功能并且拥有相似的肌功能群。然而，在人类，有上肢负责操作而下肢负责行走的分工，因此分别对不同肌群有着截然不同的需求。例如，上肢带骨在躯干上有相当大的运动自由度，并由一组肌来支配，但骨盆环牢固地固定在脊柱上，相对于躯干的运动非常小，也没有相应的运动肌。相比之下，髋肌和臀肌逐步形成了大而强的股骨运动肌和稳定肌，将所接受的载荷传递给 2 个肢体来支撑全身体重，并在双足行走中维持平衡和稳定；总的来说，这些肌较相对应的作用于肱骨上的肌体积更大，其排列和走行也具有显著差异。

与上肢一样（见第 298 页），下肢肌可以根据起点、位置、功能和神经支配进行分类。每一个分类系统都有其优点和缺点，所以这里呈现了几个方案。作用于髋关节的特殊功能肌群分类只适用于特定的关节位置，因为随着关节动态运动，与肌相关的运动轴改变也会随之变化，例如展肌可以变为收肌。髋关节周围肌可根据其相对于骨盆的局部解剖关系，分为内、外群（见 A）。膝和足的肌可以按照其功能和局部解剖学标准的逻辑关系进行分组，因为这些肌往往聚集为功能群，并分散在不同的肌间隔内，协同作用于关节并限制其运动范围。与上肢一样，通过神经支配的模式来对下肢肌进行分类也很有指导意义（见 E），这一模式揭示了涉及神经损伤的不同临床症状的基本逻辑。

### A. 髋肌和臀肌

| 髋内肌 | |
|---|---|
| • 腰大肌 | |
| • 腰小肌 | }联合形成髂腰肌 |
| • 髂肌 | |

| 髋外肌 | |
|---|---|
| • 臀大肌 | • 臀中肌 |
| • 臀小肌 | • 阔肌膜张肌 |
| • 梨状肌 | • 闭孔内肌 |
| • 孖肌 | • 股方肌 |

| 内收肌群 * | |
|---|---|
| • 闭孔外肌 | • 耻骨肌 |
| • 长收肌 | • 短收肌 |
| • 大收肌 | • 小收肌 |
| • 股薄肌 | |

\* 基于功能原因，内收肌群虽位于股内侧，但由于其主要作用于髋关节所以归为髋肌群

### B. 大腿肌

| 大腿前群肌 | |
|---|---|
| • 缝匠肌 | • 股四头肌 |
| • 股直肌 | • 股内侧肌 |
| • 股外侧肌 | • 股中间肌 |
| • （膝关节肌，股四头肌的"第 5 个头"，见第 488 页） | |

| 大腿后群肌 | |
|---|---|
| • 股二头肌 | |
| • 半膜肌 | }腘绳肌 |
| • 半腱肌 | |

### C. 小腿肌

| 前群 | |
|---|---|
| • 胫骨前肌 | • 趾长伸肌 |
| • 踇长伸肌 | • 第 3 腓骨肌 |

| 外侧群 | |
|---|---|
| • 腓骨长肌 | • 腓骨短肌 |

| 后群 | |
|---|---|
| 浅群 | |
| • 小腿三头肌 | • 比目鱼肌 |
| • 腓肠肌（内外侧头） | • 跖肌 |
| 深群 | |
| • 胫骨后肌 | • 趾长屈肌 |
| • 踇长屈肌 | • 腘肌 |

### D. 足的短肌

| 足背肌 | |
|---|---|
| • 趾短伸肌 | • 踇短伸肌 |

| 足底肌 | |
|---|---|
| 内侧群 | |
| • 踇展肌 | • 踇短屈肌（内外侧头） |
| 外侧群 | |
| • 小趾展肌 | • 小趾短屈肌 |
| • 小趾对掌肌 | |
| 中间群 | |
| • 趾短屈肌 | • 踇收肌（横头和斜头） |
| • 足底方肌 | • 第 1~4 蚓状肌 |
| • 第 1~3 足底骨间肌 | • 第 1~4 足背骨间肌 |

## E. 基于运动神经支配的肌分类

下肢肌受腰丛（T12~L4）和骶丛（L5~S3）支配。它们可以受短的直接支，或来自相应神经丛的长支支配（见第530页）。也见 F。

| 神经丛 | 支配肌 |
|---|---|
| **腰丛** | |
| 直接分支（肌支）（L1~L3） | 腰大肌和腰小肌 |
| 腰丛发出的下肢神经 | |
| 股神经（L2~L4） | 髂肌、耻骨肌；<br>缝匠肌、股四头肌 |
| 闭孔神经（L2~L4） | 闭孔外肌、耻骨肌、长收肌、短收肌、大收肌（深部）、小收肌、股薄肌 |
| **骶丛** | |
| 直接分支（肌支）（L5~S2） | 梨状肌、闭孔内肌、孖肌、股方肌 |
| 骶丛发出的下肢神经 | |
| 臀上神经（L4~S1） | 阔筋膜张肌、臀中肌、臀小肌 |
| 臀下神经（L5~S2） | 臀大肌 |
| 坐骨神经（L4~S3）（见 F） | 大收肌（浅部、胫骨部）、股二头肌（长头、胫骨部）、股二头肌（短头、腓骨部）、半膜肌（胫骨部）、半腱肌（胫骨部） |
| *腓总神经（L4~S2） | |
| − 腓深神经 | 胫骨前肌、趾长伸肌、趾短伸肌、第三腓骨肌、踇长伸肌、踇短伸肌 |
| − 腓浅神经 | 腓骨长肌、腓骨短肌 |
| *胫神经（L4~S3） | 腘肌、小腿三头肌、跖肌、胫骨后肌、趾长屈肌、踇长屈肌 |
| − 足底内侧神经 | 踇展肌、踇短屈肌（内侧头）、小趾短屈肌、第1蚓状肌 |
| − 足底外侧神经 | 踇短屈肌（外侧头）、踇收肌、小趾展肌、小趾短屈肌、小趾对掌肌、足底方肌、第2~4蚓状肌、第1~3足底骨间肌、第1~4足背骨间肌 |

*腓总神经及其分支也常被写作腓神经

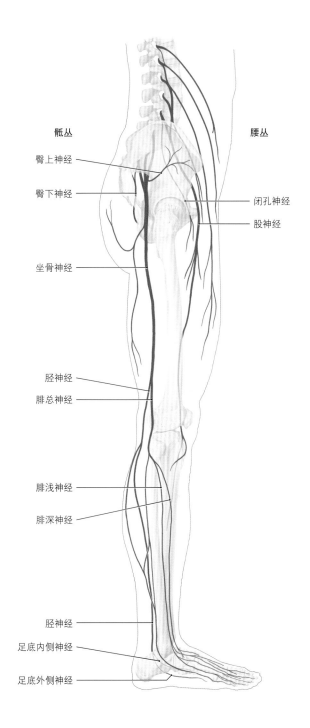

**骶丛**
- 臀上神经
- 臀下神经
- 坐骨神经
- 胫神经
- 腓总神经
- 腓浅神经
- 腓深神经
- 胫神经
- 足底内侧神经
- 足底外侧神经

**腰丛**
- 闭孔神经
- 股神经

## F. 支配下肢肌肉的腰骶丛分支

右小腿，外侧面观。腰、骶神经前支和来自肋下神经和尾骨神经的分支（此处未显示）一起构成腰骶丛。当腰丛的分支行至髋关节前方主要支配股前、内侧群肌，骶丛的分支行至髋关节后方并支配股后群肌以及全部小腿肌和足肌。坐骨神经一般在膝关节上方分为明显的两个终支（胫神经和腓总神经），如图所示（低位分支）。但是，组成两条终支的神经纤维在近侧端已经聚集成束，并以独立的神经支行于共同的纤维鞘内。高位分支类型中，坐骨神经在小骨盆内已分为两支（见第559页）。

## 20.2 髋肌和臀肌：髋内肌群

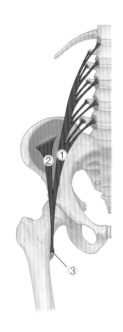

| 髂腰肌 | |
|---|---|
| 起点： | • ①腰大肌（浅层）：T12 椎体的外侧面、L1~L4 椎体及其相关的椎间盘<br>• ②腰大肌（深层）：L1~L5 椎骨的肋突<br>• ③髂肌：髂窝 |
| 止点： | 髂腰肌的常见止点③为股骨小转子（腰小肌止于髂耻弓，没有描述，见 B） |
| 运动： | • 髋关节：屈曲和旋外<br>• 腰椎：单侧收缩（股骨固定）使躯干向同侧弯曲，双侧收缩使躯干从仰卧位坐起 |
| 神经支配： | 股神经（髂肌）和腰丛的直接分支（腰肌）（L1~L3） |

**A. 髋内肌示意图**

### 髂腰肌的性能和临床相关

髂腰肌与股直肌、缝匠肌和阔筋膜张肌一样属于屈髋肌，是最强有力的屈肌，其行程长而垂直，是站立、行走和跑步的重要功能肌。作为经典的姿势肌，髂腰肌以慢肌红纤维（Ⅰ型）为优势纤维，然而其本身易发生病理性短缩（尤其是老年患者的静态生活节奏或慢性卧床状态），需要规律性的拉伸以维持正常的肌张力（见第 58 页和第 505 页）。

屈髋肌收缩可以使以下结构改变：

• 骨盆前倾增加。

• 腰椎前凸增加。

• 伸髋受限。

髂腰肌单侧缩短，通侧髂骨向前倾斜，可以借助托马斯试验诊断（见第 438 页）。这种情况会使骨盆自身扭转，导致骶髂关节的功能受影响，且还会影响椎间关节和腰骶联合（增加腰椎前凸伴椎体退行性改变，见第 132 页）。双侧髂腰肌肌无力或是麻痹的患者即使腹肌正常也无法从仰卧位起身，而且在没有手臂的协助下，他们行走和上楼梯的能力均受到很大程度的限制。

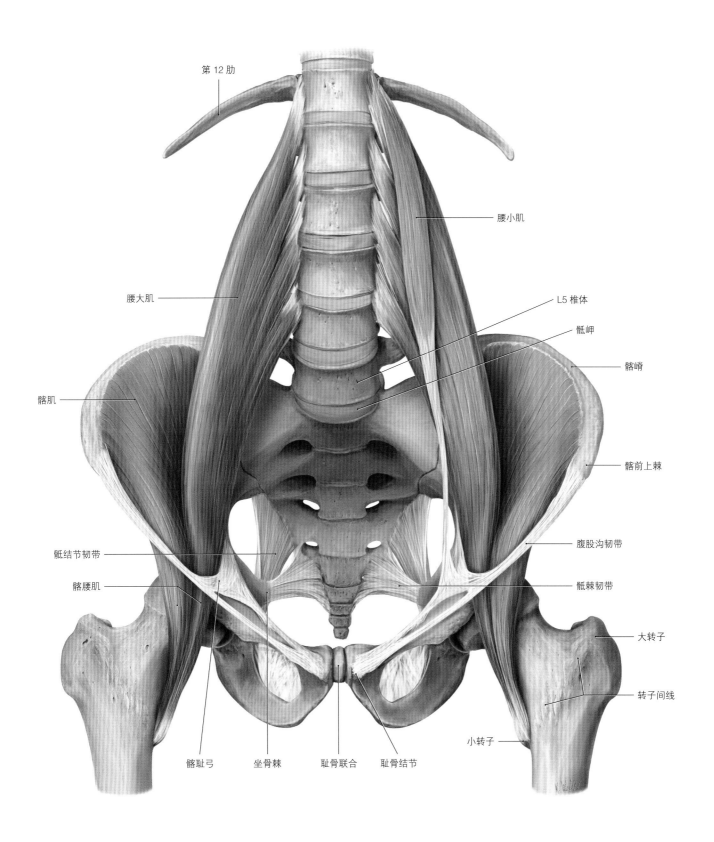

第 12 肋

腰小肌

腰大肌

L5 椎体

骶岬

髂嵴

髂肌

髂前上棘

腹股沟韧带

骶结节韧带

骶棘韧带

髂腰肌

大转子

转子间线

小转子

髂耻弓　　坐骨棘　　耻骨联合　　耻骨结节

**B. 髋内肌**

前面观。

注：在下肢"后"和"前"是比"背侧"和"腹侧"更常用的方位术语，背景知识可见第 20 页肢体的旋转。

腰大肌和髂肌在腹股沟韧带处合并成一块肌，髂腰肌。约 50% 的人还有一块腰小肌（如图所示），腰小肌起于 T12 和 L1 椎骨，并止于髂耻弓（髂筋膜）。

## 20.3 髋肌和臀肌：髋外肌群

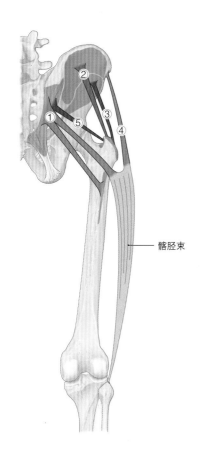

髂胫束

**A. 垂直方向的髋外肌示意图**

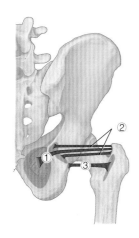

**B. 水平方向的髋外肌示意图**

### ① 臀大肌

| | |
|---|---|
| 起点： | 骶骨背面外侧部、髂骨臀面后部（臀后线后方）、部分起自胸腰筋膜和骶结节韧带 |
| 止点： | 上部纤维：髂胫束 |
| | 下部纤维：臀肌粗隆 |
| 运动： | 整块肌：后伸和外旋髋关节，在矢状面和冠状面上稳定髋关节 |
| | 上部纤维：外展 |
| | 下部纤维：内收 |
| 神经支配： | 臀下神经（L5~S2） |

### ② 臀中肌

| | |
|---|---|
| 起点： | 髂骨臀面（髂嵴下方，臀前后线之间） |
| 止点： | 股骨大转子外侧面 |
| 运动： | 整块肌：外展髋关节，在冠状面上稳定骨盆 |
| | 前部：屈和内旋 |
| | 后部：伸和外旋 |
| 神经支配： | 臀上神经（L4~S1） |

### ③ 臀小肌

| | |
|---|---|
| 起点： | 髂骨臀面（臀中肌起点下方） |
| 止点： | 股骨大转子前外侧面 |
| 运动： | 整块肌：外展髋关节，在冠状面上稳定骨盆 |
| | 前部：前屈、内旋 |
| | 后部：后伸、外旋 |
| 神经支配： | 臀上神经（L4~S1） |

### ④ 阔筋膜张肌

| | |
|---|---|
| 起点： | 髂前上棘 |
| 止点： | 髂胫束 |
| 运动： | 紧张阔筋膜 |
| | 外展、前屈和内旋髋关节 |
| 神经支配： | 臀上神经（L4~S1） |

### ⑤ 梨状肌

| | |
|---|---|
| 起点： | 骶骨的骨盆面 |
| 止点： | 股骨的大转子尖 |
| 运动： | 外旋、外展和后伸髋关节 |
| | 稳定髋关节 |
| 神经支配： | 骶丛的直接分支（S1、S2） |

### ① 闭孔内肌

| | |
|---|---|
| 起点： | 闭孔膜内面及其骨缘 |
| 止点： | 大转子内侧面 |
| 运动： | 外旋、内收和后伸髋关节（也能外展，取决于关节位置） |
| 神经支配： | 骶丛的直接分支（L5、S1） |

### ② 孖肌

| | |
|---|---|
| 起点： | 上孖肌：坐骨棘 |
| | 下孖肌：坐骨结节 |
| 止点： | 加入闭孔内肌腱（大转子内侧面） |
| 运动： | 外旋、内收和后伸髋关节（也能外展，取决于关节位置） |
| 神经支配： | 骶丛的直接分支（L5、S1） |

### ③ 股方肌

| | |
|---|---|
| 起点： | 坐骨结节外侧缘 |
| 止点： | 股骨的转子间嵴 |
| 运动： | 外旋和内收髋关节 |
| 神经支配： | 骶丛的直接分支（L5、S1） |

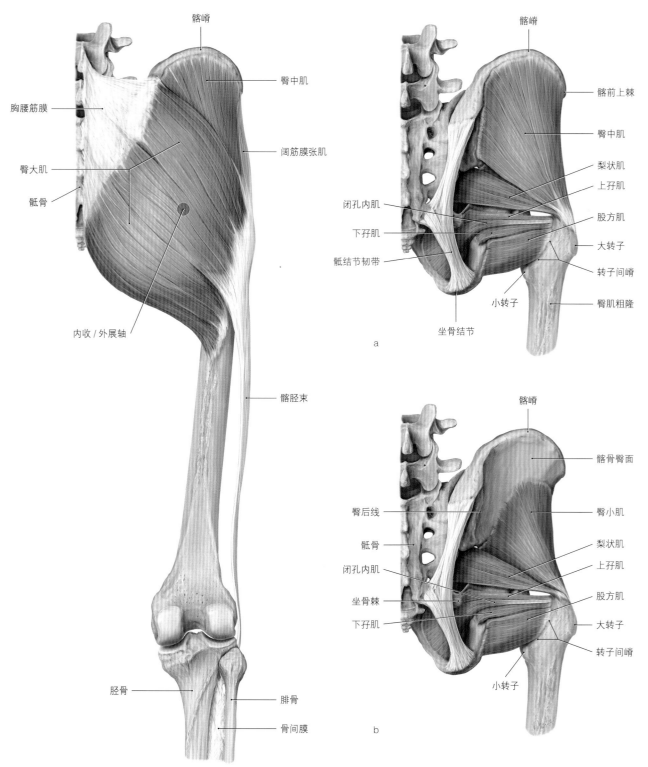

**C. 髋外肌群：浅层**

右侧，后面观。

注意臀大肌的位置与髋关节内收和外展轴的关系。走行于轴上方的臀大肌纤维经髂胫束止于胫骨，可以外展髋关节，而走行于轴下方的肌纤维则可以内收髋关节。

**D. 髋外肌群：深层**

右侧，后面观。

a. 臀大肌已被移除。

b. 臀中肌已被移除。

如果小的臀肌（臀中肌和臀小肌）肌无力或麻痹，骨盆在冠状面上就不再稳定并且可以向健侧倾斜（特伦德伦堡征阳性，也见第 542 页）。

## 20.4 髋肌和臀肌：内收肌群

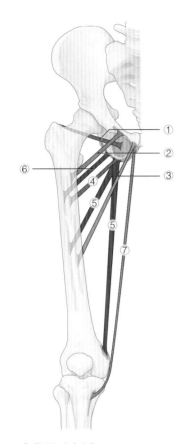

**A. 内收肌示意图**

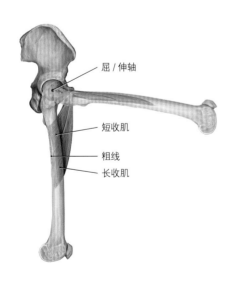

| ① 闭孔外肌 | |
|---|---|
| 起点： | 闭孔膜外面及其骨缘 |
| 止点： | 股骨的转子窝 |
| 运动： | 内收和外旋髋关节<br>在矢状面上稳定骨盆 |
| 神经支配： | 闭孔神经（L3、L4） |

| ② 耻骨肌 | |
|---|---|
| 起点： | 耻骨梳 |
| 止点： | 耻骨肌线和股骨粗线近端 |
| 运动： | 内收、外旋并轻度屈曲髋关节<br>在冠状面和矢状面上稳定骨盆 |
| 神经支配： | 股神经，闭孔神经（L2、L3） |

| ③ 长收肌 | |
|---|---|
| 起点： | 耻骨上支和耻骨联合的前侧 |
| 止点： | 粗线：股骨中 1/3 的内侧唇 |
| 运动： | 内收、屈曲（可达 70°）髋关节（从后伸的髋关节开始屈曲可超过 80°）<br>在冠状面和矢状面上稳定骨盆 |
| 神经支配： | 闭孔神经（L2~L4） |

| ④ 短收肌 | |
|---|---|
| 起点： | 耻骨下支 |
| 止点： | 粗线：股骨上 1/3 内侧唇 |
| 运动： | 内收、屈曲（可达 70°）髋关节（从后伸的髋关节开始屈曲可超过 80°）<br>在冠状面和矢状面上稳定骨盆 |
| 神经支配： | 闭孔神经（L2、L3） |

| ⑤ 大收肌 | |
|---|---|
| 起点： | 耻骨下支、坐骨支、坐骨结节 |
| 止点： | 深部（肌性止点）：粗线内侧唇<br>浅部（腱性止点）：股骨收肌结节 |
| 运动： | 内收、后伸、轻度屈曲髋关节（腱性止点也可内旋髋关节）<br>在冠状面和矢状面上稳定骨盆 |
| 神经支配： | 深部：闭孔神经（L2~L4）<br>浅部：胫神经（L4） |

| ⑥ 小收肌（大收肌上部分出） | |
|---|---|
| 起点： | 耻骨下支 |
| 止点： | 粗线内侧唇 |
| 运动： | 内收、旋外、轻度屈曲髋关节 |
| 神经支配： | 闭孔神经（L2~L4） |

| ⑦ 股薄肌 | |
|---|---|
| 起点： | 耻骨联合下方的耻骨下支 |
| 止点： | 胫骨粗隆的内侧缘（与缝匠肌和半腱肌腱一起） |
| 运动： | 髋关节：内收和屈曲<br>膝关节：屈曲和内旋 |
| 神经支配： | 闭孔神经（L2、L3） |

**B. 肌的反转运动，短收肌和长收肌的图解**

右髋关节，外侧面观。用阴影显示屈曲 80° 的股骨。除主要的内收运动外，两块肌肉在特定的关节位置下还可以屈、伸关节。

• 两者共同协助关节从中立位（0）到屈曲约 70°。

• 当屈曲超过约 80° 度时，两者的作用反转为后伸关节。当两块肌的止点（粗线）运动到高于它们的起点（耻骨上支或上支）时，它们的屈关节功能就变成伸关节功能。

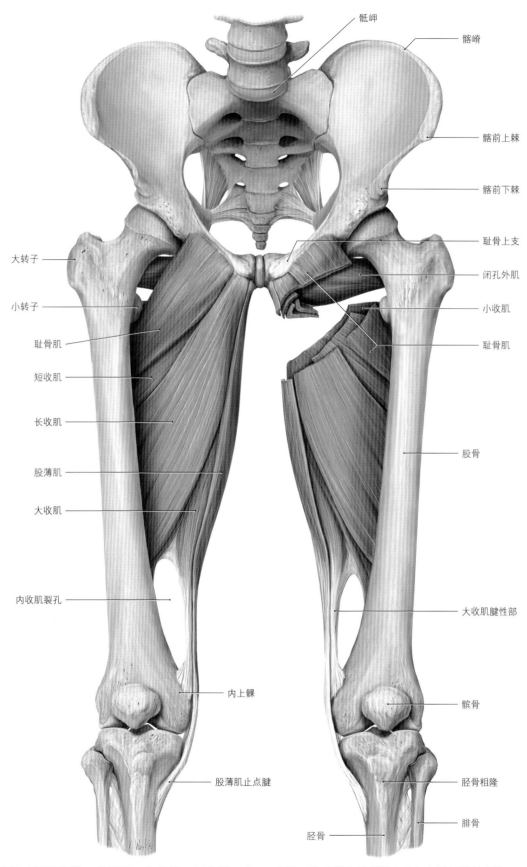

大转子

小转子

耻骨肌

短收肌

长收肌

股薄肌

大收肌

内收肌裂孔

内上髁

股薄肌止点腱

骶岬

髂嵴

髂前上棘

髂前下棘

耻骨上支

闭孔外肌

小收肌

耻骨肌

股骨

大收肌腱性部

髌骨

胫骨粗隆

腓骨

胫骨

**C. 内收肌群（闭孔外肌、耻骨肌、大收肌、短收肌、小收肌、股薄肌）**

前面观。为更清楚地展示闭孔外肌的行程，左侧的部分内收肌、耻骨肌和股薄肌在其起点附近处被移除。

注：内收肌单侧短缩导致患侧腿功能性短缩。

## 20.5 大腿肌前群：伸肌群

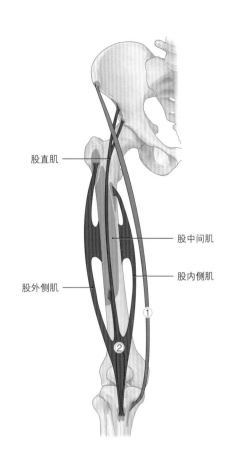

| ① 缝匠肌 | |
|---|---|
| 起点： | 髂前上棘 |
| 止点： | 胫骨粗隆内侧（与股薄肌和半腱肌一起） |
| 运动： | 髋关节：屈、外展、外旋<br>膝关节：屈和旋内 |
| 神经支配： | 股神经（L2、L3） |

| ② 股四头肌 | |
|---|---|
| 起点： | 股直肌：髂前下棘（直头）、髋关节的髋臼顶（返折头）<br>股内侧肌：粗线内侧唇、转子间线远端部分<br>股外侧肌：粗线外侧唇、大转子外侧面<br>股中间肌：股骨干的前面<br>膝关节肌（股中间肌远端纤维）：髌上隐窝水平的股骨干前面 |
| 止点： | 以髌韧带止于胫骨粗隆上（整块肌）<br>以内外侧纵行的髌支持带止于胫骨粗隆两侧的内外侧髁上（股内外侧肌）<br>膝关节囊的髌上隐窝（膝关节肌） |
| 运动： | 髋关节：屈曲（股直肌）<br>膝关节：伸（全部），防止关节囊卡压（膝关节肌） |
| 神经支配： | 股神经（L2~L4） |

**A. 伸肌示意图**

在膝关节的鹅足水平，缝匠肌向后迁移到膝关节屈伸轴后方。因此在膝关节屈曲时，由于其止点的位置，缝匠肌是作为伸膝关节的肌。

**B. 股四头肌肌无力或麻痹引起膝关节的不稳定**

右下肢，外侧面观。

a.当股四头肌完整，膝关节稍屈曲时，重力线就会落在膝关节运动横轴后方。股四头肌作为膝关节的唯一伸肌，维持身体不后倾，并确保稳定。

b.由于股四头肌肌无力或瘫痪，膝关节不能主动伸直。为了站直，患者必须过度伸膝，因此重力线和整个身体重心前移至膝关节前方，以利用重力作为伸直力。在这种情况下，关节是由膝关节的关节囊后部和韧带来维持稳定的。

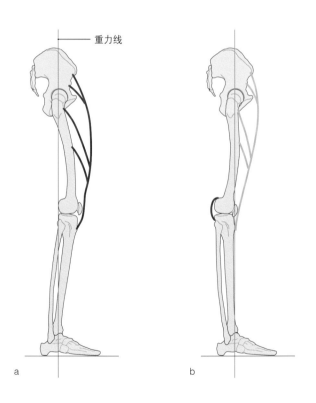

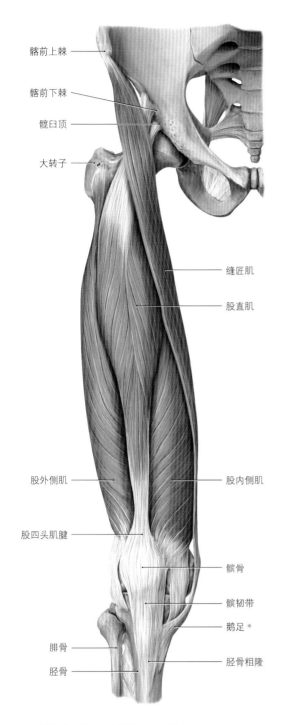

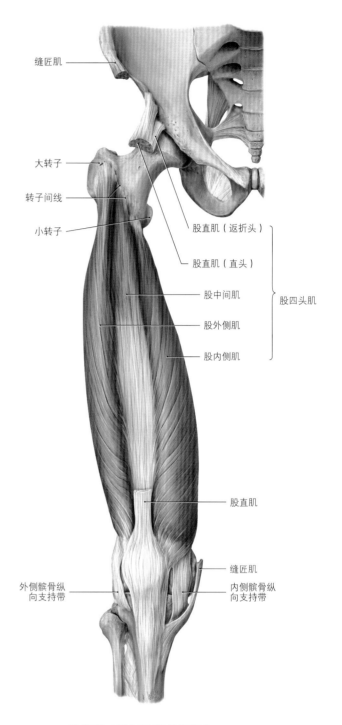

**C. 伸肌群（股四头肌和缝匠肌）**

右侧，前面观。一如其名，股四头肌基本上是有 4 个头，包括股直肌和股内侧肌、外侧肌以及股中间肌（股中间肌被股直肌覆盖，在 D 中可见）。也有观点认为可能有第 5 个头，膝关节肌。后者由股中间肌远端纤维构成，因此并不是一块独立的肌。但是由于它的纤维止于髌上隐窝（未显示），不像其他四个部分都附着于髌韧带，所以膝关节肌常被认为是股四头肌的第 5 个头。

注：股四头肌中唯一跨双关节的部分是股直肌，它对髋关节和膝关节都有作用。

\* 鹅足是股薄肌、缝匠肌和半腱肌共同肌腱的扩展部。

**D. 伸肌群（股四头肌的深部）**

右侧，前面观。缝匠肌和腹直肌从其起止点处被切除。

股直肌起点区靠近髋关节囊前面，这与其功能和临床后果相关。关节囊的病理性肿胀会引起疼痛，诱发股直肌在伸膝关节时的屈曲反射反应；这个反射反应是基本的有效检测。当患者俯卧位时，检测者屈曲患者的膝关节。这会导致股直肌被动牵拉并显著增加被渗出液填充肿胀的髋关节囊压力。患者反射性的抬高臀部以逃避这种疼痛刺激，即"股直肌征"阳性。

## 20.6 大腿肌后群：屈肌群

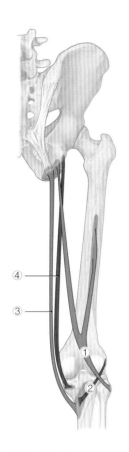

| ① 股二头肌 | |
|---|---|
| 起点： | 长头：坐骨结节、骶结节韧带（与半腱肌的共同起点）<br>短头：股骨中 1/3 段粗线的外侧唇 |
| 止点： | 腓骨头 |
| 运动： | 髋关节（长头）：内收、后伸髋关节，在矢状面上稳定骨盆<br>膝关节（整块肌）：屈曲和外旋 |
| 神经支配： | 胫神经 L5~S2（长头）<br>腓总神经 L5~S2（短头） |
| ② 半膜肌 | |
| 起点： | 坐骨结节 |
| 止点： | 胫骨内侧髁、腘斜韧带、腘筋膜 |
| 运动： | 髋关节：内收、后伸髋关节，在矢状面上稳定骨盆<br>膝关节：屈曲和外旋 |
| 神经支配： | 胫神经（L5~S2） |
| ③ 半腱肌 | |
| 起点： | 坐骨结节和骶结节韧带（与股二头肌长头的共同起点） |
| 止点： | 胫骨粗隆内侧的鹅足（沿股薄肌和缝匠肌腱一起） |
| 运动： | 髋关节：内收、后伸髋关节，在矢状面上稳定骨盆<br>膝关节：屈曲、内旋 |
| 神经支配： | 胫神经（L5~S2） |
| ④ 腘肌 | |
| 起点： | 股骨外侧髁、外侧半月板后角 |
| 止点： | 胫骨后面（比目鱼肌起点上方） |
| 运动： | 通过在固定胫骨头上内旋股骨 5°，屈曲和解锁膝关节 |
| 神经支配： | 胫神经（L4~S1） |

**A. 屈肌示意图**

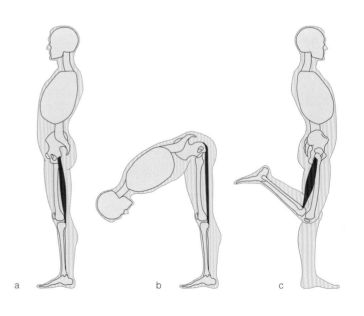

**B. 坐骨小腿肌的主、被动肌缺陷示意图**

a. 坐骨小腿腘绳肌从坐骨跨过髋关节和膝关节止于小腿。

b. 被动肌的缺陷（肌长度不足）：伸膝位时，坐骨小腿肌的伸展不足以完成髋关节的最大屈曲。

c. 主动肌的缺陷（肌力不足）：髋关节伸直位时，坐骨小腿肌的收缩不足以完成膝关节最大屈曲（也见肌与软组织部分，第52页）。

a          b          c

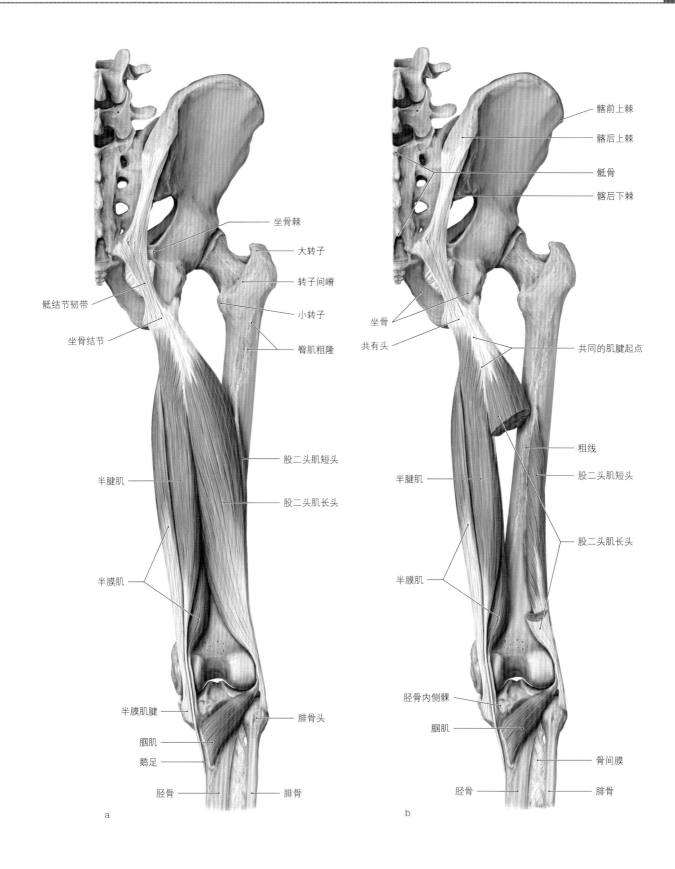

**C. 屈肌群（腘绳肌和腘肌）**

右侧，后面观。

a. 腘绳肌是起于坐骨并止于小腿的股后肌群：股二头肌、半膜肌、半腱肌。除了股二头肌短头外，均作用于"两个关节"，跨过髋关节和膝关节。

b. 为显示股二头肌短头及其源于粗线外侧唇的起点，切除了部分股二头肌长头。

## 20.7 小腿肌：前群和外侧群（伸肌群和腓骨肌群）

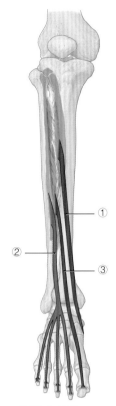

**A. 前群示意图**

| ① 胫骨前肌 | |
|---|---|
| 起点： | 胫骨外侧面的上 2/3、小腿骨间膜、小腿浅筋膜的最上部 |
| 止点： | 内侧楔骨的内侧面和足底面、第 1 跖骨底内侧 |
| 运动： | 距小腿关节：背屈 |
| | 距下关节：内翻（旋后） |
| 神经支配： | 腓深神经（L4、L5） |
| ② 趾长伸肌 | |
| 起点： | 胫骨外侧髁、腓骨头、腓骨内表面、小腿骨间膜 |
| 止点： | 分 4 部分止于第 2~5 足趾的足背腱膜和远节趾骨的基底部 |
| 运动： | 距小腿关节：背屈 |
| | 距下关节：外翻（旋前） |
| | 伸第 2~5 足趾的跖趾关节和趾骨间关节 |
| 神经支配： | 腓深神经（L4、L5） |
| ③ 踇长伸肌 | |
| 起点： | 腓骨内侧面中 1/3、小腿骨间膜 |
| 止点： | 踇趾背侧腱膜及其远节趾骨基底部 |
| | 距小腿关节：背屈 |
| 运动： | 距下关节：主动内翻外翻（旋前、旋后），取决于足的起始位置 |
| | 伸踇趾的跖趾关节和趾骨间关节 |
| 神经支配： | 腓深神经（L4、L5） |

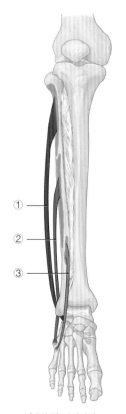

**B. 外侧群示意图**

| ① 腓骨长肌 | |
|---|---|
| 起点： | 腓骨头、腓骨近端 2/3 的外侧面（部分起于肌间隔） |
| 止点： | 内侧楔骨的足底侧、第 1 跖骨的基底部 |
| | 距小腿关节：跖屈 |
| 运动： | 距下关节：外翻（旋前） |
| | 支持足横弓 |
| 神经支配： | 腓浅神经（L5、S1） |
| ② 腓骨短肌 | |
| 起点： | 腓骨远侧半的外侧面、肌间隔 |
| 止点： | 第 5 跖骨粗隆（偶有分支到第 5 足趾足背腱膜） |
| 运动： | 距小腿关节：跖屈 |
| | 距下关节：外翻（旋前） |
| 神经支配： | 腓浅神经（L5、S1） |
| ③ 第三腓骨肌（趾长伸肌的一部分）（也见第 516 页和第 520 页） | |
| 起点： | 腓骨远端的前缘 |
| 止点： | 第 5 跖骨基底部 |
| 运动： | 距小腿关节：背屈 |
| | 距下关节：外翻（旋前） |
| 神经支配： | 腓深神经（L5、S1） |

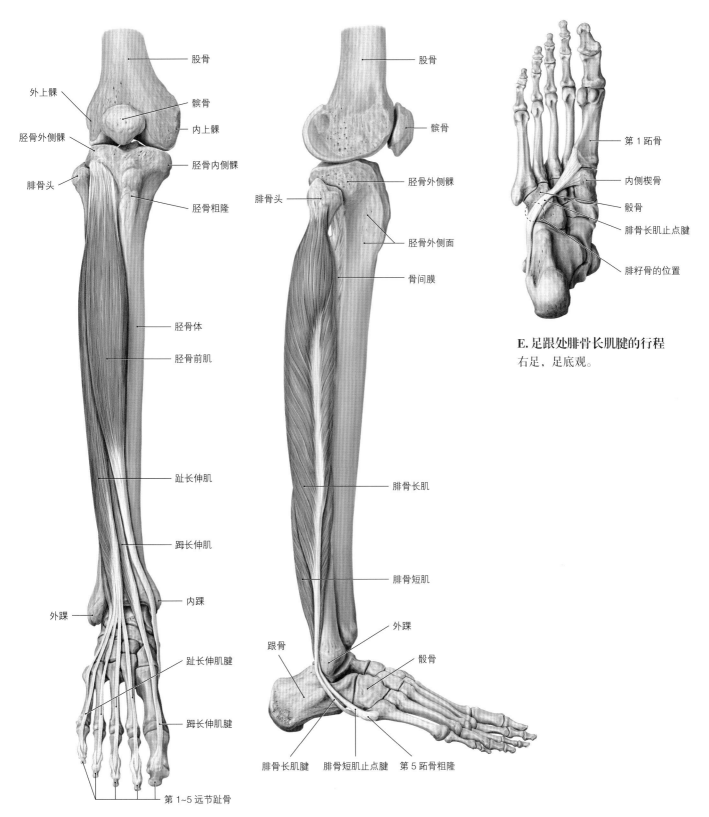

股骨

外上髁
胫骨外侧髁
腓骨头

髌骨
内上髁
胫骨内侧髁
胫骨粗隆

胫骨体
胫骨前肌

趾长伸肌

𧿹长伸肌

内踝
外踝

趾长伸肌腱

𧿹长伸肌腱

第1~5远节趾骨

股骨

髌骨

胫骨外侧髁

腓骨头
胫骨外侧面

骨间膜

腓骨长肌

腓骨短肌

外踝
跟骨
骰骨

腓骨长肌腱　腓骨短肌止点腱　第5跖骨粗隆

第1跖骨
内侧楔骨
骰骨
腓骨长肌止点腱
腓籽骨的位置

**E. 足跟处腓骨长肌腱的行程**
右足，足底观。

**C. 前群肌（胫骨前肌、趾长伸肌、𧿹长伸肌）**
右小腿，前面观。

**D. 外侧群（腓骨长肌和腓骨短肌）**
右小腿，外侧面观。

## 20.8 小腿肌：后群（浅屈肌群）

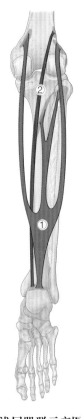

| ① 小腿三头肌 | |
|---|---|
| 起点： | 比目鱼肌：腓骨头和腓骨颈的后面，借腱弓附着于胫骨的比目鱼肌线 |
| | 腓肠肌，内侧头：股骨内上髁 |
| | 腓肠肌，外侧头：股骨外上髁 |
| 止点： | 借跟腱止于跟骨结节 |
| 运动： | 距小腿关节：跖屈 |
| | 膝关节：屈曲（腓肠肌） |
| 神经支配： | 胫神经（S1、S2） |

| ② 跖肌 | |
|---|---|
| 起点： | 腓肠肌外侧头近端的外上髁 |
| 止点： | 经跟腱止于跟骨结节 |
| 运动： | 因肌腹很小可以忽略不计，在膝关节屈曲时防止小腿后方肌受压 |
| 神经支配： | 胫神经（S1、S2） |

**A. 浅屈肌群示意图**

**B. 跟腱断裂**

　　右小腿，后面观。跟腱是小腿三头肌（比目鱼和腓肠肌两个头）肌腱的共同止点。肌腱平均长度 20~25 cm，横截面均值为 70~80 mm²，断裂强度在 60~100 N/mm²。一条正常的肌腱有近 1 t 的负荷能力。一般来说，跟腱断裂不太可能发生，除非它承受慢性过度荷载（例如，跳高）。反复的微创伤会使肌腱的血供减少，导致肌腱退化逐渐丧失强度。这种特殊损伤发生于肌腱血供最少的部位：跟骨结节附着处近端约 2~6 cm 处。这里也是退行性跟腱断裂最常发生的部位，继发于微小创伤的累积。跟腱断裂时伴随着一声像鞭子一样的折断声。然后，患者失去主动跖屈能力，仅存来自深部屈肌的屈曲能力。

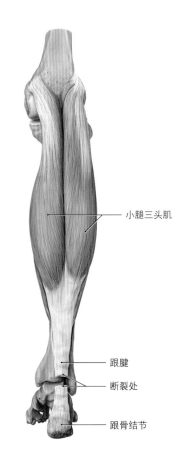

小腿三头肌

跟腱

断裂处

跟骨结节

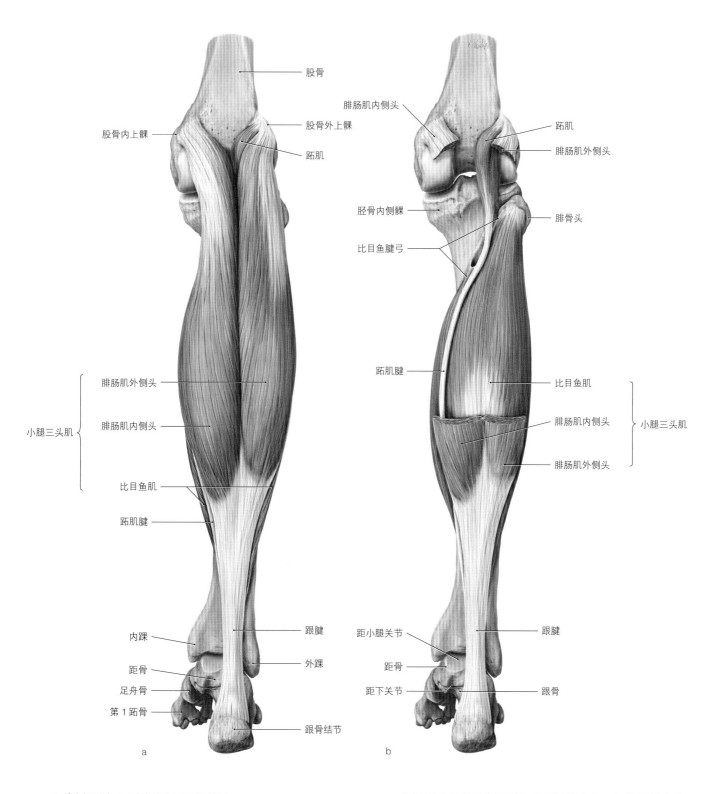

股骨
股骨外上髁
腘肌
腓肠肌内侧头
腘肌
腓肠肌外侧头
股骨内上髁
胫骨内侧髁
腓骨头
比目鱼腱弓
腘肌腱
比目鱼肌
腓肠肌外侧头
腓肠肌内侧头
小腿三头肌
腓肠肌内侧头
比目鱼肌
腓肠肌外侧头
小腿三头肌
腘肌腱
内踝
距小腿关节
跟腱
距骨
距骨
足舟骨
距下关节
跟骨
第 1 跖骨
外踝
跟骨结节

a

b

**C. 浅屈肌群（小腿三头肌和腘肌）**

右小腿，后面观。

a. 小腿三头肌的三个头易于辨认：腓肠肌内、外侧头和比目鱼肌。腘肌起于腓肠肌外侧头近侧，经常被视为小腿三头肌的第 4 个头。

b. 为显露比目鱼肌和腘肌细长肌腱的止点，切除了部分腓肠肌内、外侧头。

## 20.9 小腿肌：后群（深屈肌群）

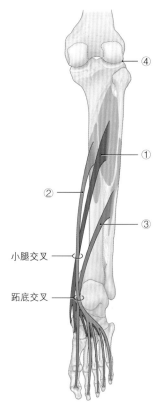

**A. 深屈肌示意图**

| ① 胫骨后肌 | |
|---|---|
| 起点： | 小腿骨间膜与胫骨和腓骨的相邻骨缘 |
| 止点： | 舟骨结节，内侧、中间、外侧楔骨，第 2~4 跖骨底 |
| 运动： | 距小腿关节：跖屈 |
| | 距下关节：内翻（旋后） |
| | 支持足的纵弓和横弓 |
| 神经支配： | 胫神经（L4、L5） |

| ② 趾长屈肌 | |
|---|---|
| 起点： | 胫骨中 1/3 的后面 |
| 止点： | 第 2~5 远节趾骨的底 |
| 运动： | 距小腿关节：跖屈 |
| | 距下关节：内翻（旋后） |
| | 第 2~5 趾跖关节和趾骨间关节：跖屈 |
| 神经支配： | 胫神经（L5~S2） |

| ③ 蹞长屈肌 | |
|---|---|
| 起点： | 腓骨远端 2/3 的后面，邻近小腿的骨间膜 |
| 止点： | 蹞趾远节趾骨底 |
| 运动： | 距小腿关节：跖屈 |
| | 距下关节：内翻（旋后） |
| | 蹞趾跖趾关节和趾骨间关节：跖屈 |
| | 支持足内侧纵弓 |
| 神经支配： | 胫神经（L5~S2） |

| ④ 腘肌 | |
|---|---|
| 起点： | 股骨外侧髁、外侧半月板的后角 |
| 止点： | 胫骨后面的比目鱼肌起点（上方） |
| 运动： | 在固定的胫骨上内旋股骨 5°，以完成屈曲和解锁膝关节 |
| 神经支配： | 胫神经（L4~S1） |

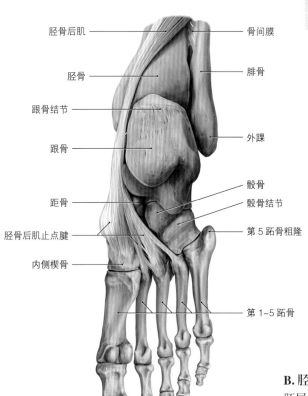

**B. 胫骨后肌的止点**
跖屈位右足，足底观。胫骨后肌以扇形止点辅助稳定足纵弓和横弓。

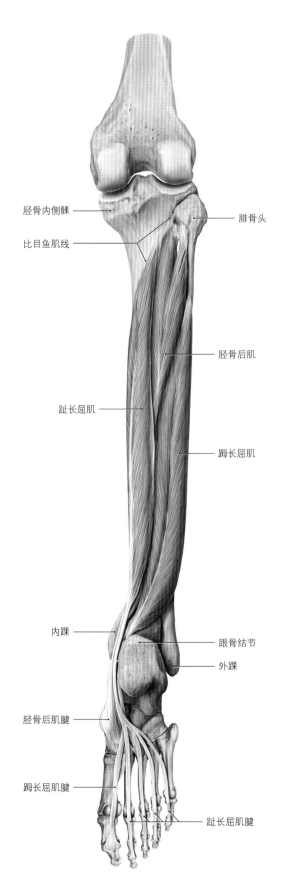

胫骨内侧髁
比目鱼肌线
腓骨头
胫骨后肌
趾长屈肌
𧿹长屈肌
内踝
跟骨结节
外踝
胫骨后肌腱
𧿹长屈肌腱
趾长屈肌腱

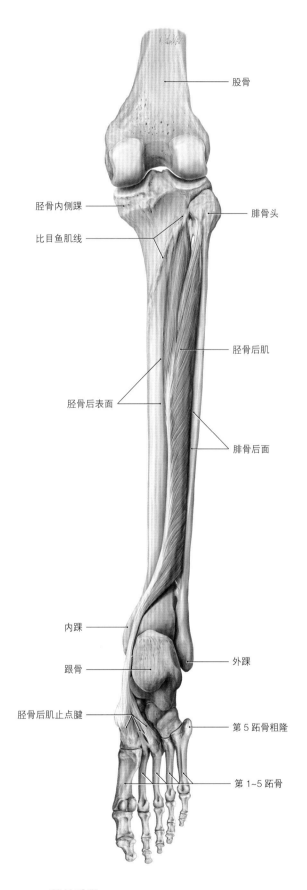

股骨
胫骨内侧髁
比目鱼肌线
腓骨头
胫骨后肌
胫骨后表面
腓骨后面
内踝
外踝
跟骨
胫骨后肌止点腱
第5跖骨粗隆
第1~5跖骨

**C. 深屈肌群（胫骨后肌、趾长屈肌、𧿹长屈肌）**
足跖屈位的右小腿，后面观。

**D. 胫骨后肌**
趾长屈肌和𧿹长屈肌已被切除的右小腿。足跖屈位，后面观。

## 20.10 足的短肌：足背群、足底内侧群和外侧群

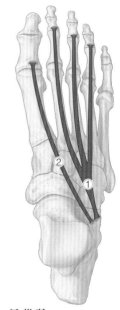

**A. 足背观**

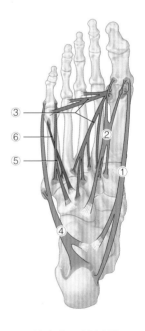

**B. 足底内、外侧群**

| ① 趾短伸肌 | |
| --- | --- |
| 起点： | 跟骨足背面 |
| 止点： | 第 2~4 足趾的足背腱膜和中节趾骨基底部 |
| 运动： | 伸第 2~4 足趾的跖趾关节和趾间近侧关节 |
| 神经支配： | 腓深神经（L5、S1） |

| ② 跛短伸肌 | |
| --- | --- |
| 起点： | 跟骨足背面 |
| 止点： | 跛趾的足背腱膜、跛趾近节趾骨基底部 |
| 运动： | 伸跛趾跖趾关节 |
| 神经支配： | 腓深神经（L5、S1） |

| ① 跛展肌 | |
| --- | --- |
| 起点： | 跟骨结节的内侧部、足底腱膜、屈肌支持带 |
| 止点： | 经内侧籽骨达跛趾近节趾骨的基底部 |
| 运动： | 第 1 跖趾关节：屈曲和内收跛趾，支持纵弓 |
| 神经支配： | 足底内侧神经（S1、S2） |

| ② 跛短屈肌 | |
| --- | --- |
| 起点： | 骰骨、外侧楔骨 |
| 止点： | 内侧头：经内侧籽骨达跛趾近节趾骨的基底部 |
| | 外侧头：经外侧籽骨达跛趾近节趾骨的基底部 |
| 运动： | 屈第 1 跖趾关节，支持纵弓 |
| 神经支配： | 足底内侧神经（S1、S2） |

| ③ 跛收肌（虽然跛收肌位于中间部，但于此处描述） | |
| --- | --- |
| 起点： | 斜头：第 2~4 跖骨基底部、骰骨、外侧楔骨 |
| | 横头：第 3~5 足趾的跖趾关节、跖骨深横韧带 |
| 止点： | 借共同肌腱经外侧籽骨达第 1 远节趾骨基底部 |
| 运动： | 屈曲第 1 跖趾关节，内收跛趾，横头支持横弓，斜头支持纵弓 |
| 神经支配： | 足底外侧神经（S2、S3） |

| ④ 小趾展肌 | |
| --- | --- |
| 起点： | 跟骨结节的外侧和下表面、足底腱膜 |
| 止点： | 小趾近节趾骨的基底部、第 5 跖骨结节 |
| 运动： | 屈曲小趾的跖趾关节，外展小趾，支持纵弓 |
| 神经支配： | 足底外侧神经（S1~S3） |

| ⑤ 小趾短屈肌 | |
| --- | --- |
| 起点： | 第 5 跖骨基底部、足底长韧带 |
| 止点： | 小趾的近节趾骨基底部 |
| 运动： | 屈曲小趾的跖趾关节 |
| 神经支配： | 足底外侧神经（S2、S3） |

| ⑥ 小趾对掌肌（常包括小趾短屈肌） | |
| --- | --- |
| 起点： | 足底长韧带、腓骨长肌的足底肌腱鞘 |
| 止点： | 第 5 跖骨 |
| 运动： | 在足底轻牵拉第 5 跖骨朝内侧方向 |
| 神经支配： | 足底外侧神经（S2、S3） |

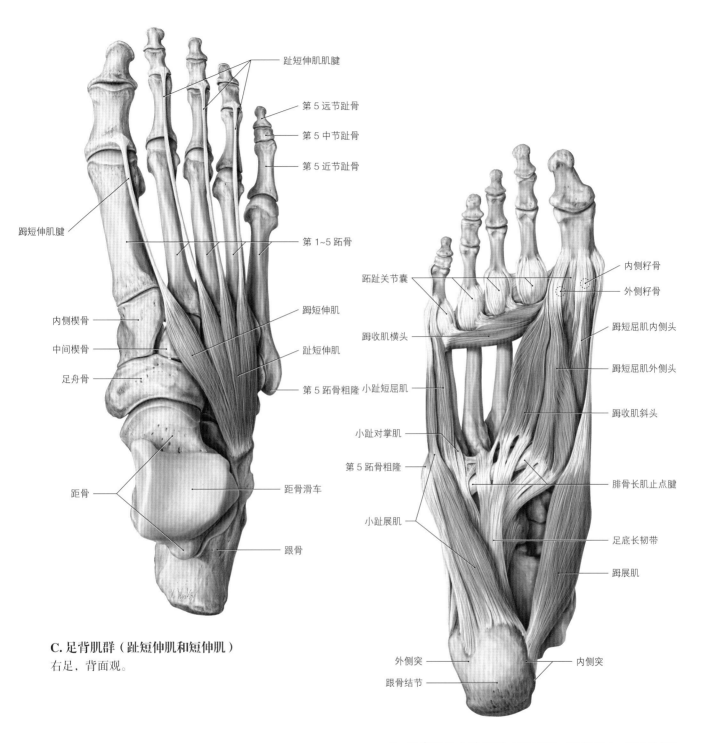

趾短伸肌肌腱
第 5 远节趾骨
第 5 中节趾骨
第 5 近节趾骨
第 1~5 跖骨
𧿹短伸肌腱
𧿹短伸肌
趾短伸肌
内侧楔骨
中间楔骨
足舟骨
第 5 跖骨粗隆
距骨
距骨滑车
跟骨

跖趾关节囊
内侧籽骨
外侧籽骨
𧿹短屈肌内侧头
𧿹收肌横头
𧿹短屈肌外侧头
小趾短屈肌
𧿹收肌斜头
小趾对掌肌
腓骨长肌止点腱
第 5 跖骨粗隆
足底长韧带
小趾展肌
𧿹展肌
外侧突
内侧突
跟骨结节

**C. 足背肌群（趾短伸肌和短伸肌）**
右足，背面观。

**D. 足底肌的内外侧群（𧿹展肌、𧿹收肌 * 、𧿹短屈肌、
小趾展肌、小趾短屈肌、小趾对掌肌）**
　* 𧿹收肌被认为属于中间群（见第 500 页）。

## 20.11 足的短肌：足底中间群

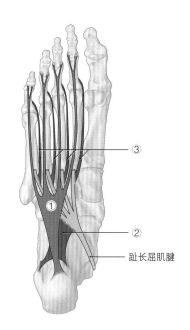

**A. 趾短屈肌、足底方肌和蚓状肌的跖面观**

| ① 趾短屈肌 | |
|---|---|
| 起点： | 跟骨结节内侧突、足底腱膜 |
| 止点： | 第 2~5 趾中节趾骨侧边 |
| 运动： | 屈第 2~5 趾的跖趾关节和近侧趾骨间关节 |
| | 支撑足纵弓 |
| 神经支配： | 足底内侧神经（S1、S2） |
| ② 足底方肌 | |
| 起点： | 跟骨结节足底面的内侧和跖侧缘 |
| 止点： | 趾长屈肌腱的外侧缘 |
| 运动： | 增加趾长屈肌的拉力和改变其方向 |
| 神经支配： | 足底外侧神经（S1~S3） |
| ③ 第 1~4 蚓状肌 | |
| 起点： | 趾长屈肌腱的内侧缘 |
| 止点： | 第 2~5 趾的足背腱膜 |
| 运动： | 屈曲第 2~5 趾的跖趾关节 |
| | 伸第 2~5 趾的趾骨间关节 |
| | 使足趾并拢（向踇趾方向内收 2~5 趾） |
| 神经支配： | 第 1 蚓状肌：足底内侧神经（S2、S3） |
| | 第 2~4 蚓状肌：足底外侧神经（S2、S3） |

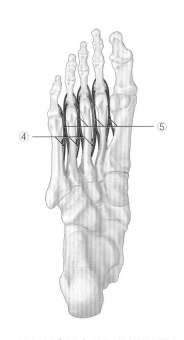

**B. 骨间足底肌和骨间背侧肌的跖面观**

| ④ 第 1~3 骨间足底肌 | |
|---|---|
| 起点： | 第 3~5 跖骨内侧缘 |
| 止点： | 第 3~5 趾近节趾骨基底部内侧 |
| 运动： | 屈曲第 3~5 跖趾关节 |
| | 伸第 3~5 趾趾骨间关节 |
| | 足趾并拢（向第 2 趾方向内收第 3~5 趾） |
| 神经支配： | 足底外侧神经（S2、S3） |
| ⑤ 第 1~4 骨间背侧肌 | |
| 起点： | 第 1~5 跖骨相对侧的两个头 |
| 止点： | 第 1 骨间肌：第 2 近节趾骨基底部内侧、第 2 趾的足背腱膜 |
| | 第 2~4 骨间肌：第 2~4 近节趾骨基底部外侧、第 2~4 趾的足背腱膜 |
| 运动： | 屈曲第 2~4 趾的跖趾关节 |
| | 伸第 2~4 趾的趾骨间关节 |
| | 分开足趾（第 3 和第 4 足趾外展与第 2 足趾分开） |
| 神经支配： | 足底外侧神经（S2、S3） |

\* 踇收肌，虽然属于中间肌群，但未在此处显示（见第 499 页）。

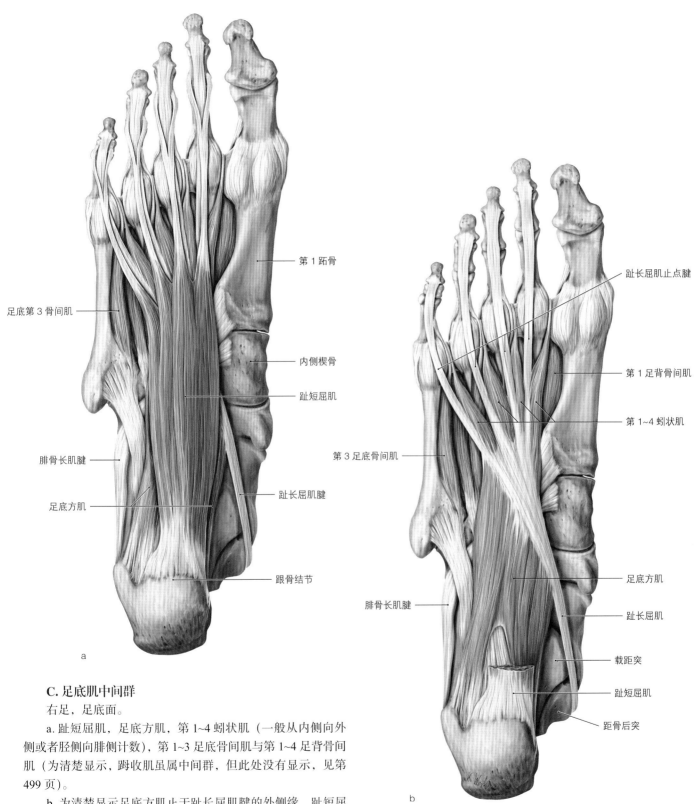

第1跖骨

足底第3骨间肌

内侧楔骨

趾短屈肌

腓骨长肌腱

足底方肌

趾长屈肌腱

跟骨结节

a

趾长屈肌止点腱

第1足背骨间肌

第1~4蚓状肌

第3足底骨间肌

足底方肌

趾长屈肌

腓骨长肌腱

载距突

趾短屈肌

距骨后突

b

**C. 足底肌中间群**

右足，足底面。

a. 趾短屈肌，足底方肌，第1~4蚓状肌（一般从内侧向外侧或者胫侧向腓侧计数），第1~3足底骨间肌与第1~4足背骨间肌（为清楚显示，踇收肌虽属中间群，但此处没有显示，见第499页）。

b. 为清楚显示足底方肌止于趾长屈肌腱的外侧缘，趾短屈肌已于其起点处被切除。

注：第1~4蚓状肌的"活动起点"构成了趾长屈肌腱内侧缘。当趾长屈肌收缩变短时，蚓状肌起点向近端移动。蚓状肌的预拉伸可提高它们的收缩能力，使它们更强有力。

## 20.12 肌功能概述：髋关节

### A. 髋关节的运动

| 运动类型 | 运动范围 | 肌 | 神经支配 | 神经节段 |
|---|---|---|---|---|
| 屈 | 120°~140° | 髂腰肌（腰大肌和髂肌） | 腰丛和股神经的直接分支 | L1~L3 |
| | | 股直肌 | 股神经 | L2~L4 |
| | | 阔筋膜张肌 | 臀上神经 | L4~S1 |
| | | 缝匠肌 | 股神经 | L2、L3 |
| | | 耻骨肌 | 股神经、闭孔神经 | L2、L3 |
| | | 长收肌 | 闭孔神经 | L2~L4 |
| | | 短收肌 | 闭孔神经 | L2、L3 |
| | | 股薄肌 | 闭孔神经 | L2、L3 |
| | | 臀中肌与臀小肌（前部） | 臀上神经 | L4~S1 |
| 伸 | 20° | 臀大肌 | 臀下神经 | L5~S2 |
| | | 半腱肌 | 胫神经 | L5~S2 |
| | | 半膜肌 | 胫神经 | L5~S2 |
| | | 股二头肌长头 | 胫神经 | L5~S2 |
| | | 臀中肌和臀小肌（后部） | 臀上神经 | L4~S1 |
| | | 大收肌 | 闭孔神经 | L2~L4 |
| | | | 胫神经 | L4 |
| | | 梨状肌 | 骶丛直接分支 | S1、S2 |
| | | 闭孔内肌 | 骶丛直接分支 | L5、S1 |
| 展 | 50°~80° | 臀中肌 | 臀上神经 | L4~S1 |
| | | 阔筋膜张肌 | 臀上神经 | L4~S1 |
| | | 臀大肌（上部纤维） | 臀下神经 | L5~S2 |
| | | 臀小肌 | 臀上神经 | L4~S1 |
| | | 梨状肌 | 骶丛直接分支 | S1、S2 |
| | | 缝匠肌 | 股神经 | L2、L3 |
| | | 梨状肌 | 骶丛直接分支 | L5~S2 |
| 收 | 20°~30° | 大收肌 | 闭孔神经 | L2~L4 |
| | | | 胫神经 | L4 |
| | | 长收肌 | 闭孔神经 | L2~L4 |
| | | 短收肌 | 闭孔神经 | L2、L3 |
| | | 臀大肌（下部纤维） | 臀下神经 | L5~S2 |
| | | 耻骨肌 | 股神经，闭孔神经 | L2、L3 |
| | | 股薄肌 | 闭孔神经 | L2、L3 |
| | | 半腱肌 | 胫神经 | L5~S2 |
| | | 半膜肌 | 胫神经 | L5~S2 |
| | | 股二头肌长头 | 胫神经 | L5~S2 |
| | | 股四头肌 | 骶丛直接分支 | L5、S1 |
| | | 闭孔内肌 | 骶丛直接分支 | L5、S1 |
| | | 闭孔外肌 | 闭孔神经 | L3、L4 |
| 内旋 | 40° | 臀中肌和臀小肌（前部） | 臀上神经 | L4~S1 |
| | | 阔肌膜张肌 | 臀上神经 | L4~S1 |
| | | 大收肌（腱性止点） | 胫神经 | L4 |
| 外旋 | 30°~50° | 臀大肌 | 臀下神经 | L5~S2 |
| | | 闭孔内肌 | 骶丛直接分支 | L5、S1 |
| | | 股方肌 | 骶丛直接分支 | L5、S1 |
| | | 闭孔外肌 | 闭孔神经 | L3、L4 |
| | | 臀中肌和臀小肌（后部） | 臀上神经 | L4~S1 |
| | | 大收肌 | 闭孔神经 | L2~L4 |
| | | | 胫神经 | L4 |
| | | 长收肌 | 闭孔神经 | L2~L4 |
| | | 短收肌 | 闭孔神经 | L2、L3 |
| | | 耻骨肌 | 股神经、闭孔神经 | L2、L3 |
| | | 缝匠肌 | 股神经 | L2、L3 |
| | | 髂腰肌（腰大肌和髂肌） | 腰丛和股神经的直接分支 | L1~L3 |

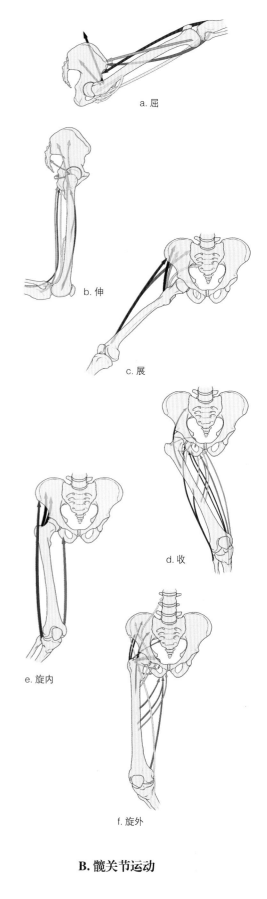

a. 屈

b. 伸

c. 展

d. 收

e. 旋内

f. 旋外

**B. 髋关节运动**

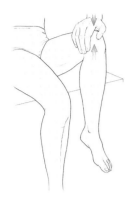

a. 屈肌

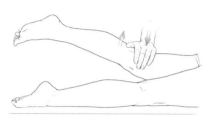

b. 伸肌

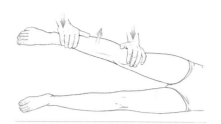

c. 展肌

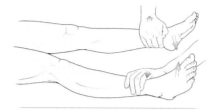

d. 对比两侧的内收肌

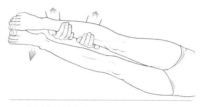

e. 正常侧卧位的内收肌

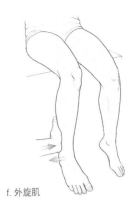

f. 外旋肌

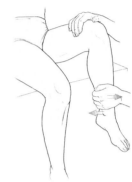

g. 内旋肌

## C. 髋关节的肌功能检查

为了测试每一侧的肌力，患者被嘱要抵抗（对抗）检查者。肌肉运动的强度分 0~5 级。

## D. 髋肌短缩和肌无力的临床症状

| 肌群 | 肌短缩的症状 | 肌无力的症状 |
|---|---|---|
| 屈肌 | 髋关节屈肌短缩会导致骨盆前倾并增加腰椎前凸和髋关节后伸范围减少。一侧短缩会导致骨盆扭曲伴患侧骶髂关节功能障碍 | 上台阶、爬山、从仰卧位坐起或端坐时向前移动上半身等动作都会因屈肌无力而受到损害。走路时，腿不是通过髋关节屈曲而前行，而是通过环转运动或骨盆运动而前行 |
| 伸肌 | 臀大肌收缩是罕见的。短缩的坐骨小腿肌会导致过度伸髋和腰椎过度屈曲的特殊姿势 | 由于髋关节伸肌无力导致起步相不稳定，需要通过上半身移位来补偿（通过髂股韧带获得支持） |
| 展肌 | 展肌短缩会导致骨盆向冠状面移位，并伴患侧功能性腿伸长。身体会通过增加膝关节的屈曲来代偿小腿长度的差异 | 由于缺乏肌肉支持，骨盆在起步相无法固定在原位，朝健侧倾斜（特伦德伦伯征阳性）。轻度肌无力时，上半身向患侧倾斜可以防止骨盆倾斜（杜氏营养不良征） |
| 收肌 | 内收肌群短缩也会导致骨盆在状面的移位伴患侧功能性腿伸长 | 通常情况下，肌无力在极限运动时更明显，如骑马、滑雪等（骑马时无法保持自己位于马上） |
| 旋内肌 | 髋关节完全不能外旋，因此不能盘腿坐 | 导致外旋的优势明显（步态模式的改变：行走时，足前部明显指向外侧） |
| 旋外肌 | 单侧骶骨牵拉，尤其是短外旋肌的短缩会导致患侧骶髂关节的功能障碍 | 增加患肢内旋（行走时，足前部明显指向内侧） |

## 20.13 肌功能概述：膝关节

### A. 膝关节运动

| 运动类型 | 运动范围 | 肌肉 | 神经支配 | 神经节段 |
|---|---|---|---|---|
| 屈 | 120°~150° | 半膜肌 | 胫神经 | L5~S2 |
| | | 半腱肌 | 胫神经 | L5~S2 |
| | | 股二头肌长头 | 胫神经 | L5~S2 |
| | | 股二头肌短头 | 腓总神经 | L5~S2 |
| | | 股薄肌 | 闭孔神经 | L2、L3 |
| | | 缝匠肌 | 股神经 | L2、L3 |
| | | 腓肠肌内外侧头 | 胫神经 | S1、S2 |
| | | 腘肌 | 胫神经 | L4~S1 |
| | | 跖肌 | 胫神经 | S1、S2 |
| 伸 | 5°~10° | 股四头肌<br>– 股直肌<br>– 股外侧肌<br>– 股内侧肌<br>– 股中间肌 | 股神经 | L2~L4 |
| 旋内 | 10° | 半膜肌 | 胫神经 | L5~S2 |
| | | 半腱肌 | 胫神经 | L5~S2 |
| | | 股薄肌 | 闭孔神经 | L2、L3 |
| | | 缝匠肌 | 股神经 | L2、L3 |
| | | 腘肌 | 胫神经 | L4~S1 |
| 旋外 | 30°~40° | 股二头肌长头 | 胫神经 | L5~S2 |
| | | 股二头肌短头 | 腓总神经 | L5~S2 |

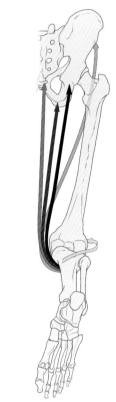

c. 膝关节屈曲时内旋

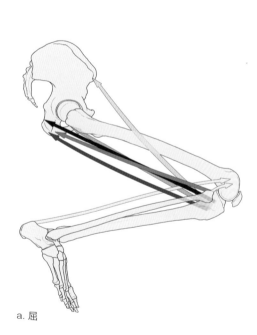

a. 屈

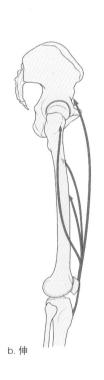

b. 伸

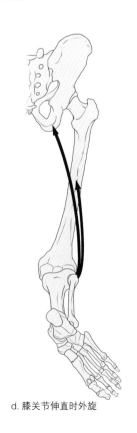

d. 膝关节伸直时外旋

**B. 膝关节的运动**

## C. 膝部肌肉短缩和无力的临床症状

| 肌群 | 肌短缩的症状 | 肌无力的症状 |
|---|---|---|
| 屈肌 | 伸膝伴屈髋障碍或屈髋伴外展障碍。屈肌短缩尤其是双侧坐骨小腿（腘绳）肌群短缩会导致骨盆和腰椎变直。如果只有一侧短缩，两侧的牵拉差异会导致骨盆倾斜和骶髂关节功能性紊乱 | 坐骨小腿肌无力的患者会感觉膝关节和髋关节均无力。当站立时，会引起骨盆前倾增加并同时伴有膝部过伸。临床症状与伸肌无力相似 |
| 伸肌 | 肌短缩的病例中，由于股直肌是股四头肌中唯一跨越两个关节的，所以最易受累。结果导致屈膝或伸髋障碍并伴有腰椎过度前凸 | 肌无力病例中，明显受损的基本功能包括爬楼梯、爬山、站立和坐下。通过膝关节过伸向前转移重力中心进行补偿（膝反屈）："重力转化为拉伸力" |
| 旋内肌 | 外旋受限 | 小腿下部外旋幅度增加 |
| 旋外肌 | 内旋受限 | 小腿下部内旋幅度增加 |

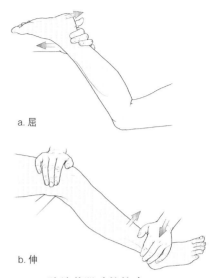

a. 屈

b. 伸

**D. 膝关节肌功能检查**

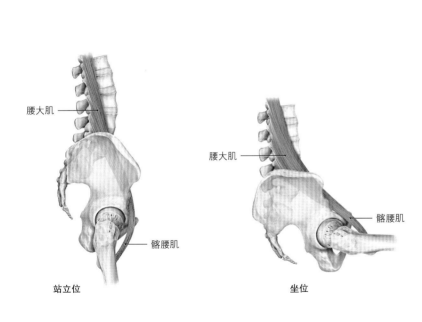

腰大肌

髂腰肌

站立位

腰大肌

髂腰肌

坐位

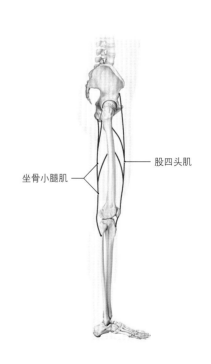

坐骨小腿肌

股四头肌

### E. 肌性失衡

髂肌未显示。每个关节的特殊检查不仅包括运动检查（中性零度法，见第 52 页）还包括功能检查。主要目的不是检测肌力和拉伸能力，而是检测肌性失衡缺陷和协调障碍。如果在肌肉及其拮抗剂之间存在不平衡，则称为肌性失衡。通常意味着在紧张肌和收缩肌之间存在不平衡。

紧张肌主要由慢缩肌纤维构成，在功能紊乱时会短缩（见第 58 页）。收缩肌由快缩肌纤维构成，在出现紊乱时则会导致肌无力（萎缩）。这些疾病是不良生活方式作用于肌骨系统的结果，包括久坐、不运动、习惯性动作、日常生活和工作中的异常姿势。提高运动的多样性和运动的质量是解决肌肉缺乏刺激的简单方法。

后天性肌失衡的例子：

• 久坐会导致增加髂腰肌结构性短缩的发生（这些肌在站立位时才达到它们原始长度）并伴有明显的伸髋肌群无力（主要指臀大肌和坐骨小腿肌），这会间接增加腰椎过度前凸的可能性。

• 高跟鞋会增加股四头肌的负荷及强制性肌痉挛的发生，而坐骨小腿肌作为拮抗肌，由于缺乏经常性刺激会导致短缩。

## 20.14 肌功能概述：踝关节

### A. 上下踝关节和跗横关节的运动

| 运动类型 | 运动范围 | 肌肉 | 神经支配 | 神经节段 |
|---|---|---|---|---|
| 跖屈 | 40°~50° | 小腿三头肌 | 胫神经 | S1、S2 |
| | | 腓骨长肌 | 腓浅神经 | L4、L5 |
| | | 腓骨短肌 | 腓浅神经 | L4、L5 |
| | | 踇长屈肌 | 胫神经 | L5~S2 |
| | | 趾长屈肌 | 胫神经 | L5~S2 |
| | | 胫骨后肌 | 胫神经 | L4、L5 |
| | | 跖肌 | 胫神经 | S1、S2 |
| 背屈 | 20°~30° | 胫骨前肌 | 腓深神经 | L4、L5 |
| | | 趾长伸肌 | 腓深神经 | L4、L5 |
| | | 踇长伸肌 | 腓深神经 | L4、L5 |
| 内翻和旋后 | 60° | 胫骨后肌 | 胫神经 | L4、L5 |
| | | 踇长屈肌 | 胫神经 | L5~S2 |
| | | 趾长屈肌 | 胫神经 | L5~S2 |
| | | 胫骨前肌 | 腓深神经 | L4、L5 |
| | | （踇长伸肌） | 腓深神经 | L4、L5 |
| 外翻和旋前 | 30° | 腓骨长肌 | 腓浅神经 | L5、S1 |
| | | 腓骨短肌 | 腓浅神经 | L5、S1 |
| | | 趾长伸肌 | 腓深神经 | L4、L5 |
| | | （踇长伸肌） | 腓深神经 | L4、L5 |

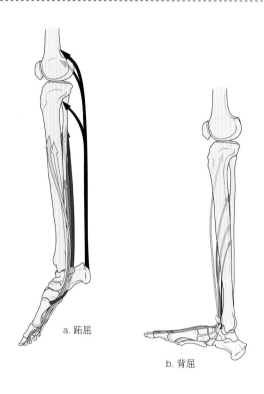

a. 跖屈

b. 背屈

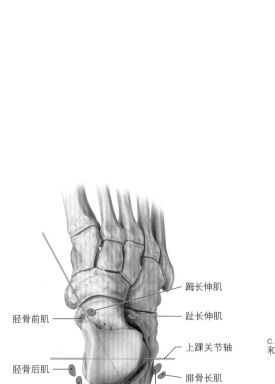

### C. 足的长肌腱相对于上、下踝关节轴的位置

　　上、下踝关节两个轴的上面观。肌腱的行程决定了在足旋前（外翻）和旋后（内翻）的同时能够跖屈和背伸。

踇长伸肌
胫骨前肌
趾长伸肌
上踝关节轴
胫骨后肌
腓骨长肌
趾长屈肌
腓骨短肌
踇长屈肌
下踝关节轴
小腿三头肌

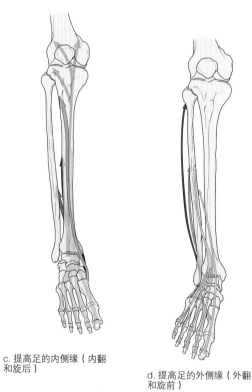

c. 提高足的内侧缘（内翻和旋后）

d. 提高足的外侧缘（外翻和旋前）

### B. 上、下踝关节和跗横关节的运动

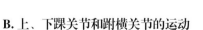

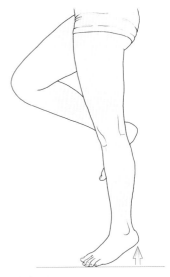

a. 跖屈肌（足尖站立）

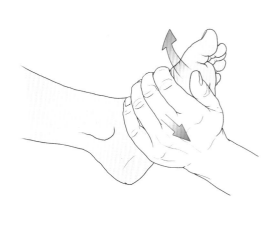

c. 旋后肌

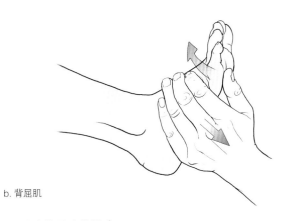

b. 背屈肌

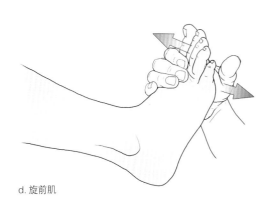

d. 旋前肌

**D. 踝关节肌功能检查**

**E. 上、下踝关节肌肉短缩和肌无力的临床症状**

| 肌群 | 肌肉短缩的症状 | 肌无力症状 |
|---|---|---|
| 足底屈肌群 | 足底屈肌群短缩，主要是小腿三头肌，导致畸形足（马蹄内翻足）。结果是站立时需通过增加膝关节屈曲程度以代偿功能性的腿变长。当行走时，尤其是摆动相时，为了功能性变长的腿向前摆动需增加髋部的屈曲 | 足尖无法站立，弹跳力受损。跟骨畸形发育（行走时无法翻转）。站立位时，伸膝增加 |
| 足背屈肌群 | 足背屈肌的短缩导致跖屈障碍和行走时翻转障碍。畸形足的发展（行走时不能翻转）逐步加重 | 在行走的摆动相，前足无法充分抬高。需要增加屈髋屈膝代偿。这种特征性的步态被称为鹳形腿 |
| 旋后肌群 | 短缩导致马蹄内翻足。增加行走时足底部外侧的负荷 | 旋后肌无力导致足外翻姿势（外翻畸形），伴足内侧缘负荷增加 |
| 旋前肌群 | 如果旋前肌（例如腓骨肌）发生短缩，足会发生跖屈和旋前（马蹄外翻足） | 旋前无力通常导致上下踝关节的变形（即所谓旋前创伤） |

## 21.1 股前肌群、股内侧肌群、髋肌群和臀区肌群

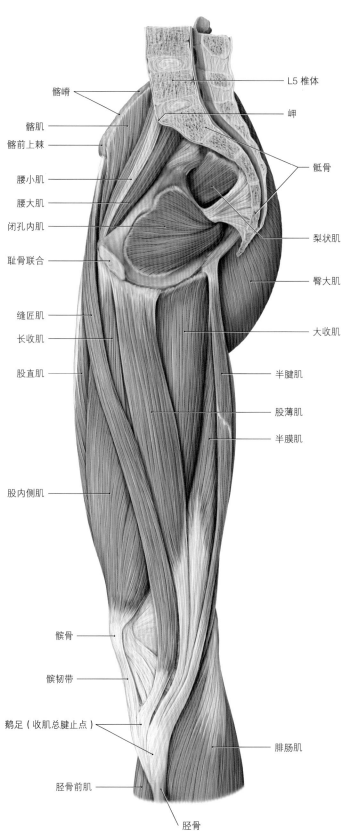

髂嵴

髂肌

髂前上棘

腰小肌

腰大肌

闭孔内肌

耻骨联合

缝匠肌

长收肌

股直肌

股内侧肌

髌骨

髌韧带

鹅足（收肌总腱止点）

胫骨前肌

L5 椎体

岬

骶骨

梨状肌

臀大肌

大收肌

半腱肌

股薄肌

半膜肌

腓肠肌

胫骨

**A. 右侧股、髋、臀区肌群**
右侧，内侧面观。

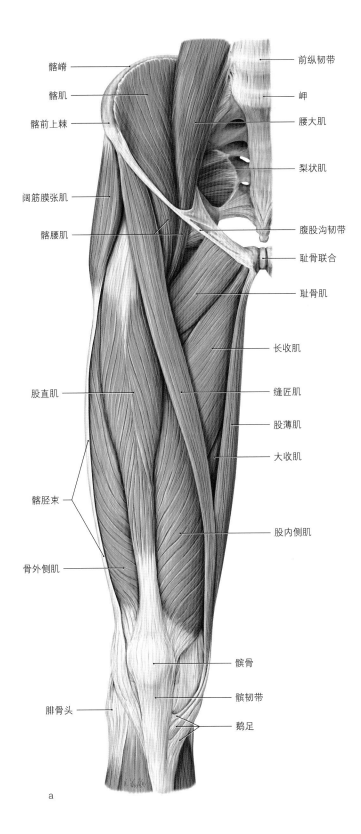

髂嵴
髂肌
髂前上棘
阔筋膜张肌
髂腰肌

股直肌

髂胫束

骨外侧肌

腓骨头

前纵韧带
岬
腰大肌
梨状肌
腹股沟韧带
耻骨联合
耻骨肌
长收肌
缝匠肌
股薄肌
大收肌
股内侧肌
髌骨
髌韧带
鹅足

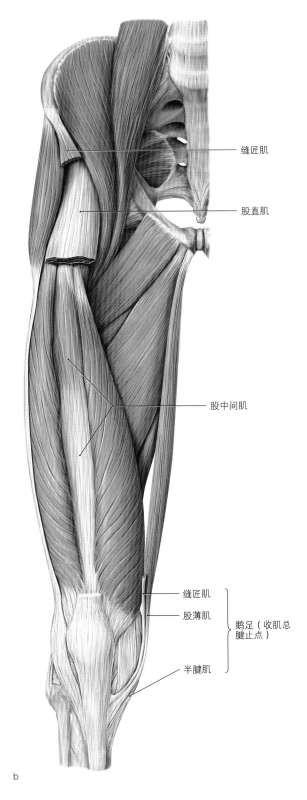

缝匠肌
股直肌
股中间肌
缝匠肌
股薄肌
鹅足（收肌总腱止点）
半腱肌

a

b

**B. 股部、髋部和臀部的肌群**
右侧，前面观。

a. 髂胫束前的股部阔筋膜（见第 551 页）已被切除。
b. 切除部分缝匠肌和股直肌。

## 21.2　股前部、髋部和臀部肌群：起止点

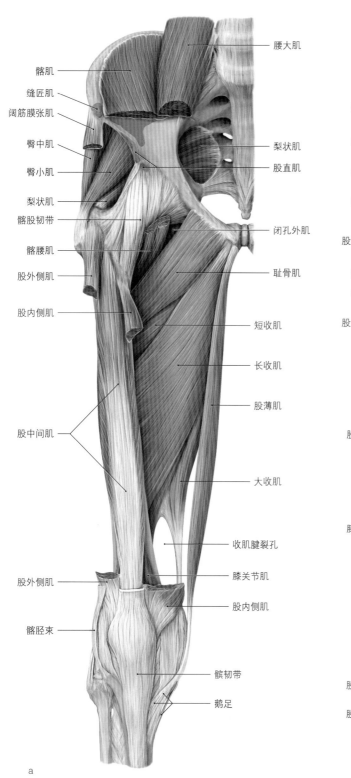

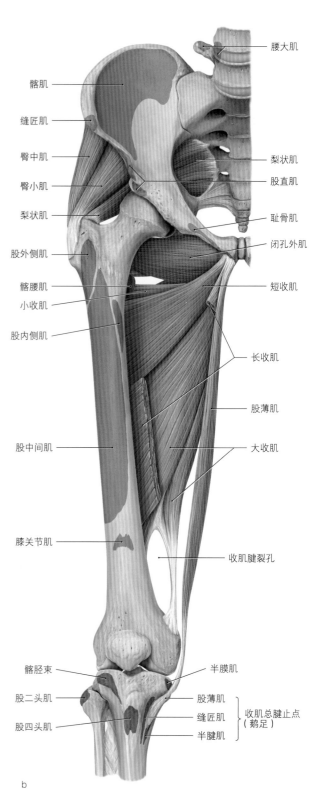

图 a 标注（从上到下、左侧）：
髂肌、缝匠肌、阔筋膜张肌、臀中肌、臀小肌、梨状肌、髂股韧带、髂腰肌、股外侧肌、股内侧肌、股中间肌、股外侧肌、髂胫束

图 a 标注（右侧）：
腰大肌、梨状肌、股直肌、闭孔外肌、耻骨肌、短收肌、长收肌、股薄肌、大收肌、收肌腱裂孔、膝关节肌、股内侧肌、髌韧带、鹅足

图 b 标注（左侧）：
髂肌、缝匠肌、臀中肌、臀小肌、梨状肌、股外侧肌、髂腰肌、小收肌、股内侧肌、股中间肌、膝关节肌、髂胫束、股二头肌、股二头肌

图 b 标注（右侧）：
腰大肌、梨状肌、股直肌、耻骨肌、闭孔外肌、短收肌、长收肌、股薄肌、大收肌、收肌腱裂孔、半膜肌、股薄肌、缝匠肌、半腱肌、收肌总腱止点（鹅足）

**A. 股部、髋部及臀部肌群**

右侧，前面观。肌群的起止点用彩色阴影显示（红色，起点；蓝色，止点）。

a. 部分髂腰肌及阔筋膜张肌已被切除，缝匠肌、股直肌、

股外侧肌、股外侧肌已全部被切除。

b. 股四头肌、髂腰肌、阔筋膜张肌和耻骨肌已全部被切除，长收肌的中段已被切除。

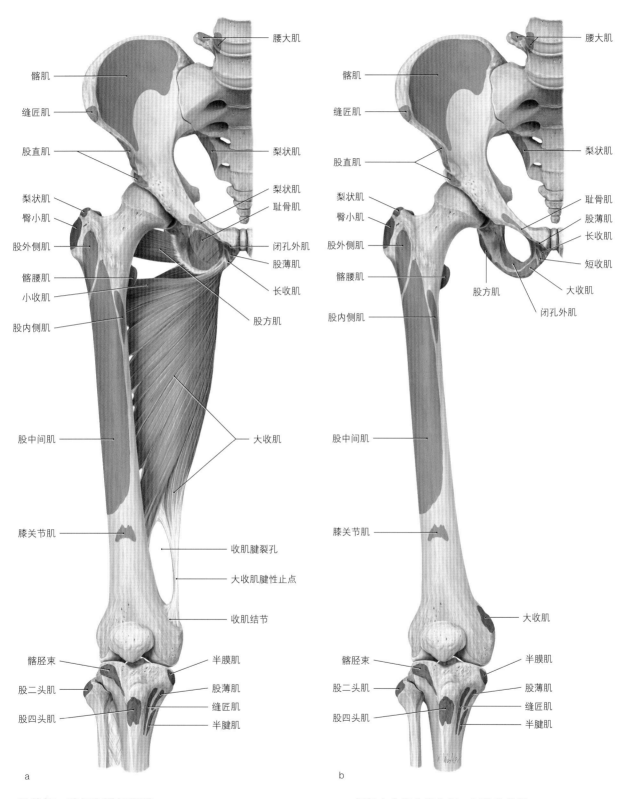

腰大肌
髂肌
缝匠肌
股直肌
梨状肌
梨状肌
臀小肌
耻骨肌
股外侧肌
闭孔外肌
髂腰肌
股薄肌
小收肌
长收肌
股内侧肌
股方肌
股中间肌
大收肌
膝关节肌
收肌腱裂孔
大收肌腱性止点
收肌结节
髂胫束
半膜肌
股二头肌
股薄肌
股四头肌
缝匠肌
半腱肌

a

腰大肌
髂肌
缝匠肌
股直肌
梨状肌
梨状肌
臀小肌
耻骨肌
股外侧肌
股薄肌
髂腰肌
长收肌
股方肌
短收肌
股内侧肌
大收肌
闭孔外肌
股中间肌
膝关节肌
大收肌
髂胫束
半膜肌
股二头肌
股薄肌
股四头肌
缝匠肌
半腱肌

b

**B. 股前部、髋部和臀部肌群**
右侧，前面观。肌的起止点用彩色阴影显示（红色，起点；蓝色，止点）

a. 保留大收肌和股方肌，切除其他肌。
b. 切除全部肌。
注：股动脉和静脉经收肌腱裂孔进入小腿的腘窝。

## 21.3 股外侧部及后部、髋部、臀部肌群

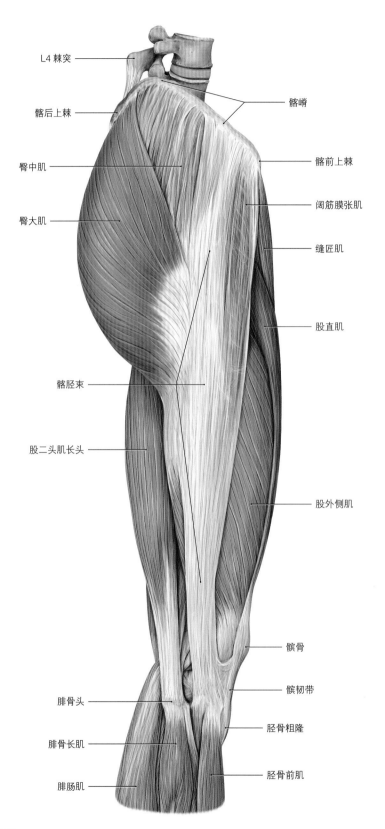

L4 棘突

髂嵴

髂后上棘

髂前上棘

臀中肌

阔筋膜张肌

臀大肌

缝匠肌

股直肌

髂胫束

股二头肌长头

股外侧肌

髌骨

髌韧带

腓骨头

胫骨粗隆

腓骨长肌

胫骨前肌

腓肠肌

**A. 股部、髋部和臀部肌群**

右侧，外侧面观。注意阔筋膜张肌和臀大肌的止点肌腱加强并增厚了髂胫束的外侧部。增厚的宽带连于髂嵴和胫骨上段外侧，因此称为髂胫束，其作用是作为张力带减少股骨近端的弯曲载荷（引自 Pauwels，也见第 417 页）。

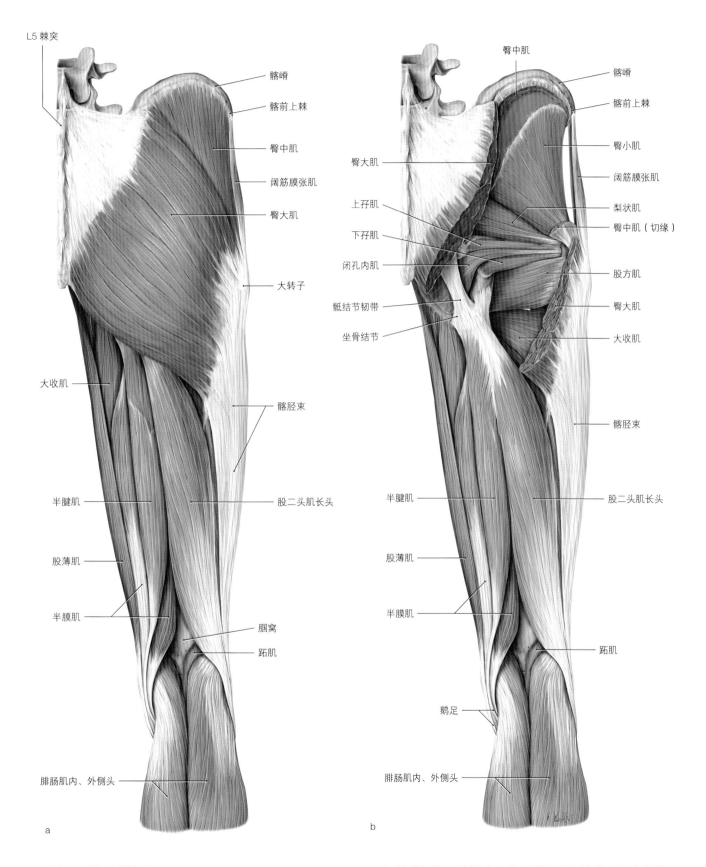

L5 棘突

髂嵴
髂前上棘
臀中肌
阔筋膜张肌
臀大肌
大转子
髂胫束
股二头肌长头
腘窝
跖肌
腓肠肌内、外侧头

大收肌
半腱肌
股薄肌
半膜肌
腓肠肌内、外侧头

a

臀中肌
髂嵴
髂前上棘
臀小肌
阔筋膜张肌
梨状肌
臀中肌（切缘）
股方肌
臀大肌
大收肌
髂胫束
股二头肌长头
跖肌
鹅足
腓肠肌内、外侧头

臀大肌
上孖肌
下孖肌
闭孔内肌
骶结节韧带
坐骨结节
半腱肌
股薄肌
半膜肌

b

**B. 股部、髋部和臀部肌群**
右侧，后面观。

a. 阔筋膜切除至髂胫束（位于臀部的阔筋膜也称为臀筋膜）。

b. 切除部分臀大肌和臀中肌。

## 21.4 股部、髋部和臀部肌群：起止点

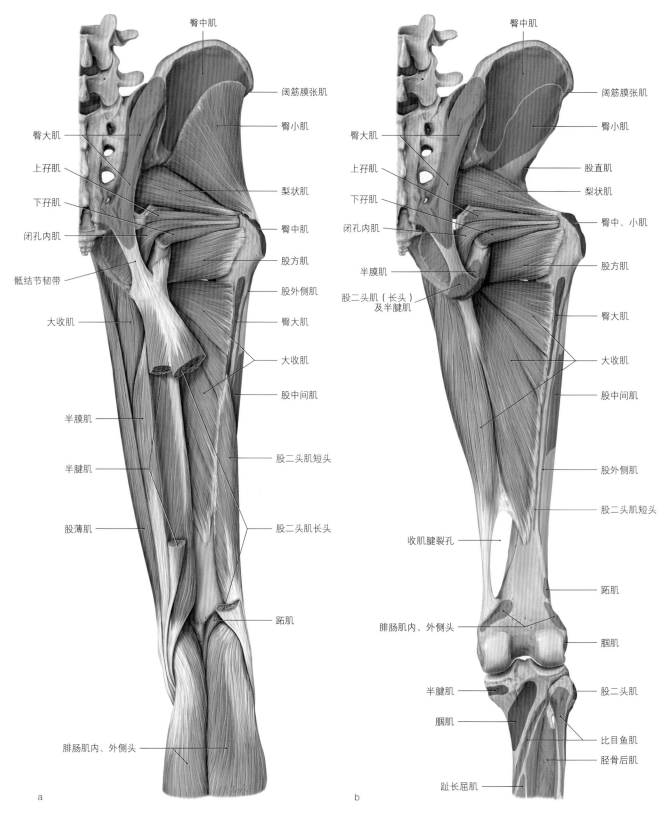

**A. 股部、髋部和臀部肌群**

右侧，后面观。肌的起止点用彩色阴影显示（红色，起点；蓝色，止点）。

a. 部分切除半腱肌和股二头肌，臀大肌和臀中肌全部被切除。

b. 腘绳肌（半腱肌、半膜肌和股二头肌）及臀小肌全部被切除。

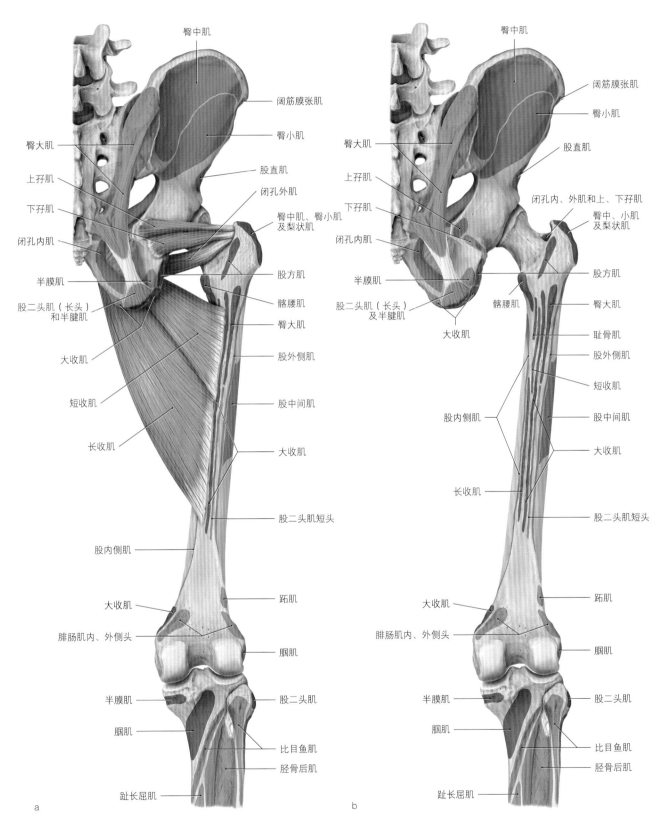

a

b

**B. 股部、髋部和臀部肌群**

右侧，后面观。肌的起止点用彩色阴影显示（红色，起点；蓝色，止点）。

a. 切除除短收肌、长收肌、上孖肌、下孖肌及闭孔内肌以外的全部肌肉。

b. 切除全部肌肉。

## 21.5 小腿外侧群肌和前群肌：起止点

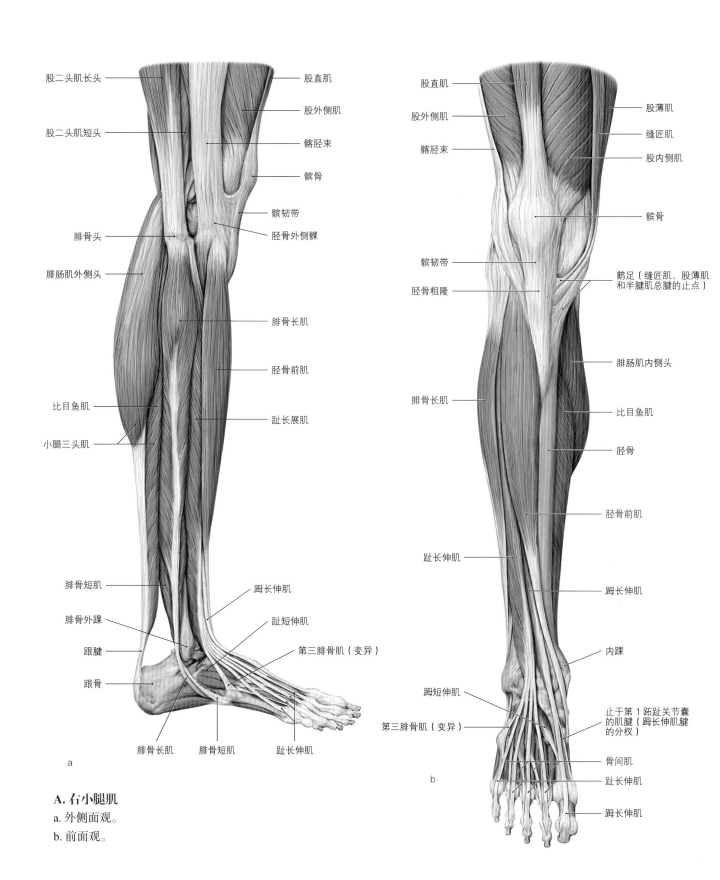

股二头肌长头

股二头肌短头

腓骨头

腓肠肌外侧头

比目鱼肌

小腿三头肌

腓骨短肌

腓骨外踝

跟腱

跟骨

股直肌

股外侧肌

髂胫束

髌骨

髌韧带

胫骨外侧髁

腓骨长肌

胫骨前肌

趾长展肌

蹈长伸肌

趾短伸肌

第三腓骨肌（变异）

腓骨长肌　　腓骨短肌　　趾长伸肌

a

股直肌

股外侧肌

髂胫束

髌韧带

胫骨粗隆

腓骨长肌

趾长伸肌

蹈短伸肌

第三腓骨肌（变异）

股薄肌

缝匠肌

股内侧肌

髌骨

鹅足（缝匠肌、股薄肌和半腱肌总腱的止点）

腓肠肌内侧头

比目鱼肌

胫骨

胫骨前肌

蹈长伸肌

内踝

止于第 1 跖趾关节囊的肌腱（蹈长伸肌腱的分杈）

骨间肌

趾长伸肌

蹈长伸肌

b

**A. 右小腿肌**

a. 外侧面观。

b. 前面观。

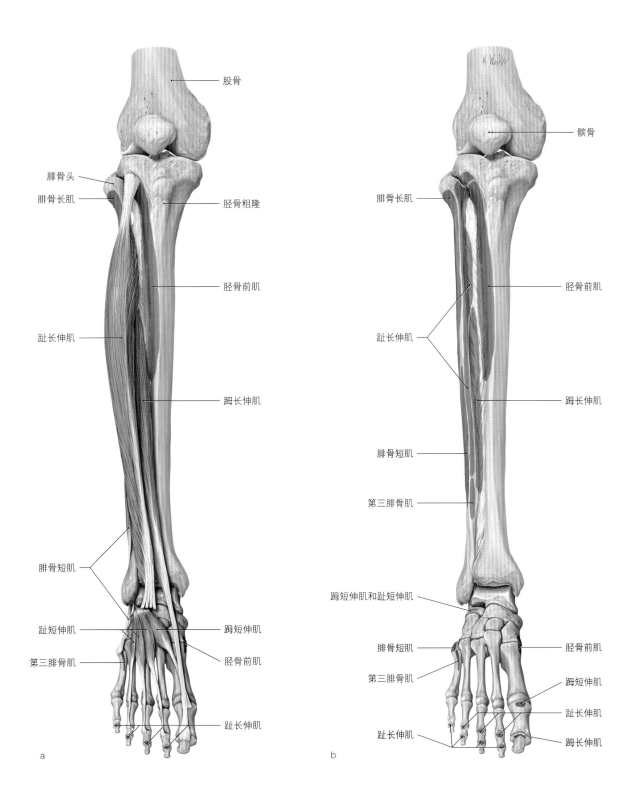

图中标注（左图 a）：
股骨
腓骨头
腓骨长肌
胫骨粗隆
胫骨前肌
趾长伸肌
𧿹长伸肌
腓骨短肌
趾短伸肌
𧿹短伸肌
第三腓骨肌
胫骨前肌
趾长伸肌

图中标注（右图 b）：
髌骨
腓骨长肌
胫骨前肌
趾长伸肌
𧿹长伸肌
腓骨短肌
第三腓骨肌
𧿹短伸肌和趾短伸肌
腓骨短肌
第三腓骨肌
胫骨前肌
趾长伸肌
𧿹短伸肌
趾长伸肌
𧿹长伸肌

**B. 右侧小腿肌**

前面观。肌的起止点用彩色阴影显示（红色，起点；蓝色，止点）。

a. 完全切除胫骨前肌、腓骨长肌及趾长伸肌腱的远端部分。第三腓骨肌为趾长伸肌的一个分支。

b. 切除全部肌肉。

## 21.6 小腿后群肌：起止点

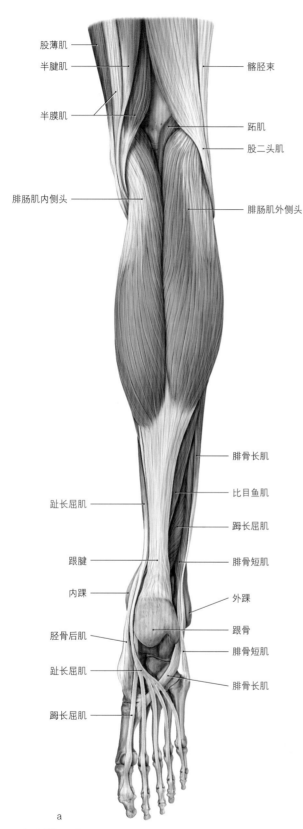

股薄肌
半腱肌
半膜肌
髂胫束
跖肌
股二头肌
腓肠肌内侧头
腓肠肌外侧头
腓骨长肌
比目鱼肌
趾长屈肌
跛长屈肌
跟腱
腓骨短肌
内踝
外踝
胫骨后肌
跟骨
腓骨短肌
趾长屈肌
腓骨长肌
跛长屈肌

a

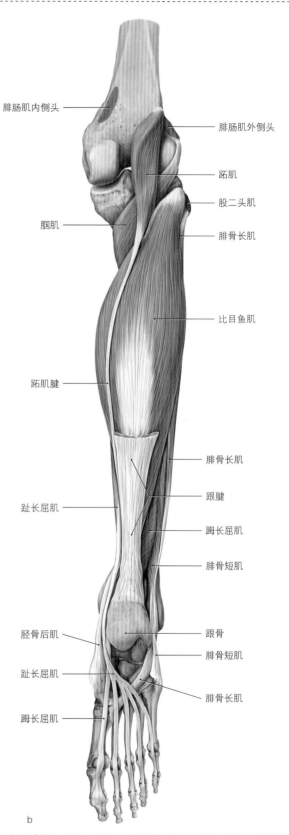

腓肠肌内侧头
腓肠肌外侧头
跖肌
股二头肌
腘肌
腓骨长肌
比目鱼肌
跖肌腱
腓骨长肌
跟腱
趾长屈肌
跛长屈肌
腓骨短肌
胫骨后肌
跟骨
趾长屈肌
腓骨短肌
腓骨长肌
跛长屈肌

b

**A. 右小腿肌群**

后面观。肌的起止点用彩色阴影显示（红色，起点；蓝色，止点）。足以跖屈位显示，以更好地显示足底肌腱。

a. 小腿隆起主要由小腿三头肌构成（比目鱼肌加上腓肠肌的两个头）。

b. 切除腓肠肌的两个头。

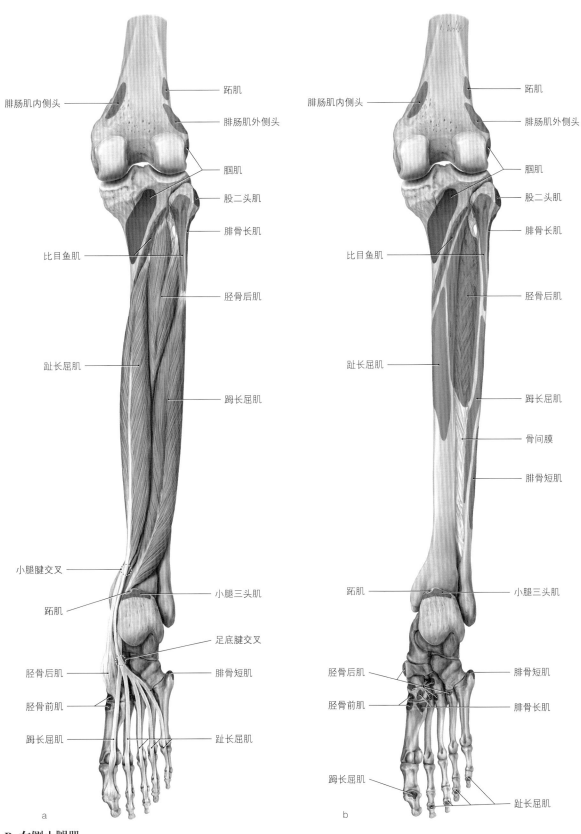

腓肠肌内侧头

腓肠肌外侧头

腘肌

股二头肌

腓骨长肌

跖肌

比目鱼肌

胫骨后肌

趾长屈肌

跗长屈肌

小腿腱交叉

小腿三头肌

跖肌

足底腱交叉

胫骨后肌

腓骨短肌

胫骨前肌

跗长屈肌

趾长屈肌

a

腓肠肌内侧头

腓肠肌外侧头

腘肌

股二头肌

腓骨长肌

跖肌

比目鱼肌

胫骨后肌

趾长屈肌

跗长屈肌

骨间膜

腓骨短肌

跖肌

小腿三头肌

胫骨后肌

腓骨短肌

胫骨前肌

腓骨长肌

跗长屈肌

趾长屈肌

b

**B. 右侧小腿肌**

后面观。肌的起止点用彩色阴影显示（红色，起点；蓝色，止点）。足以跖屈位显示，以更好地显示足底肌腱。

a. 切除小腿三头肌、跖肌和腘肌。
b. 切除全部肌肉。

## 21.7 足的腱鞘和支持带

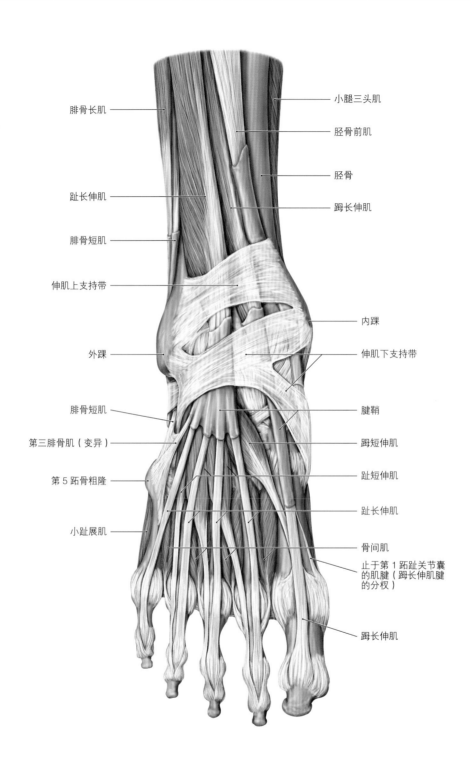

腓骨长肌

趾长伸肌

腓骨短肌

伸肌上支持带

外踝

腓骨短肌

第三腓骨肌（变异）

第 5 跖骨粗隆

小趾展肌

小腿三头肌

胫骨前肌

胫骨

蹈长伸肌

内踝

伸肌下支持带

腱鞘

蹈短伸肌

趾短伸肌

趾长伸肌

骨间肌

止于第 1 跖趾关节囊
的肌腱（蹈长伸肌腱
的分权）

蹈长伸肌

**A. 右足的腱鞘和支持带**

前面观。足呈跖屈位，切除浅筋膜以显示深筋膜带——支持带，其主要作用是约束足部的长屈、伸肌腱鞘。上、下伸肌支持带通过约束长伸肌腱鞘，防止肌腱在足背屈时远离踝关节骨面，以保证这些肌（胫骨前肌、趾长伸肌和蹈长伸肌）产生

的力能有效发挥作用。同样，腓骨肌支持带在外侧约束腓骨肌腱于外踝后方（见图 Ba）；屈肌支持带约束长屈肌腱于内踝后方（见图 Bb），以保证这些肌腱灵活控制踝关节活动的同时防止肌腱移位。

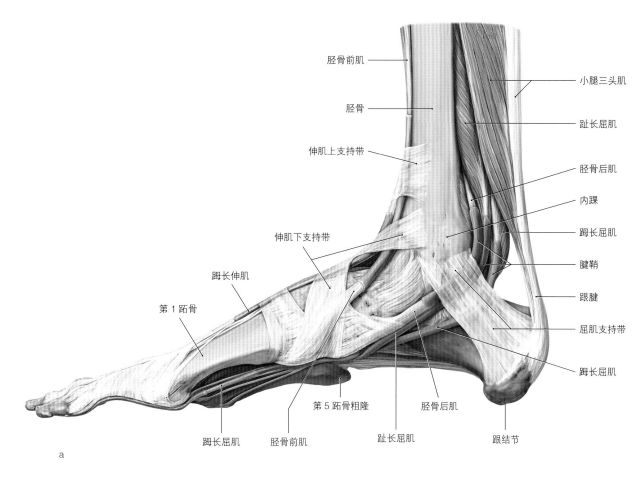

胫骨前肌

胫骨

伸肌上支持带

伸肌下支持带

跖长伸肌

第1跖骨

小腿三头肌

趾长屈肌

胫骨后肌

内踝

跚长屈肌

腱鞘

跟腱

屈肌支持带

跚长屈肌

跚长屈肌　胫骨前肌　第5跖骨粗隆　胫骨后肌　跟结节

趾长屈肌

a

**B. 右足的腱鞘和支持带**
a. 内侧面观。b. 外侧面观。

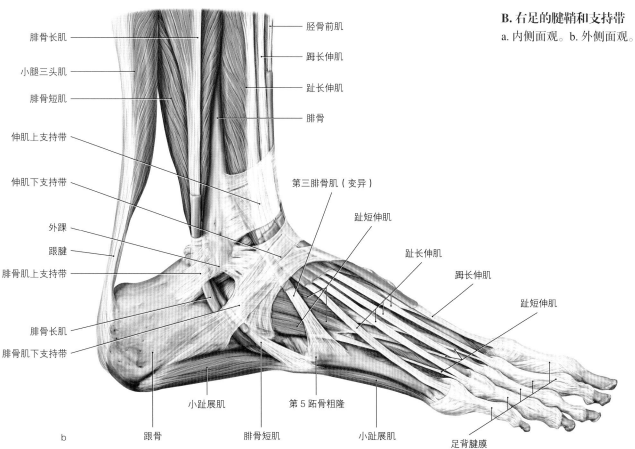

腓骨长肌

小腿三头肌

腓骨短肌

伸肌上支持带

伸肌下支持带

外踝

跟腱

腓骨肌上支持带

腓骨长肌

腓骨肌下支持带

胫骨前肌

跚长伸肌

趾长伸肌

腓骨

第三腓骨肌（变异）

趾短伸肌

趾长伸肌

跚长伸肌

趾短伸肌

跟骨　小趾展肌　腓骨短肌　小趾展肌　足背腱膜

第5跖骨粗隆

b

## 21.8 足固有肌的跖面观：足底腱膜和浅层肌

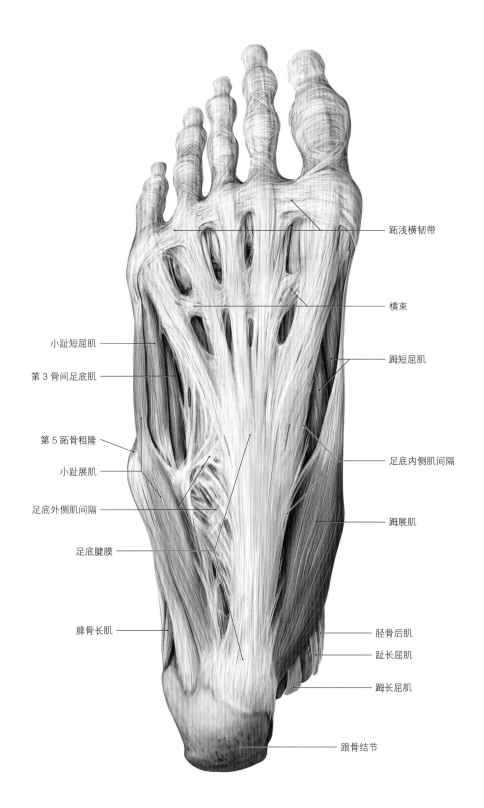

跖浅横韧带

横束

跚短屈肌

足底内侧肌间隔

跚展肌

胫骨后肌

趾长屈肌

跚长屈肌

跟骨结节

小趾短屈肌

第 3 骨间足底肌

第 5 跖骨粗隆

小趾展肌

足底外侧肌间隔

足底腱膜

腓骨长肌

### A. 右足足底腱膜

跖面观。足底腱膜是一层致密筋膜，中央较内侧份和外侧份厚，在足侧缘与足背筋膜相互编制。从厚的中央腱膜发出两个矢状扩展部（足底内侧和外侧肌间隔）到足的骨面，将足底区分为 3 个骨筋膜鞘间隙：内侧骨筋膜鞘、外侧骨筋膜鞘和中间骨筋膜鞘（此处未标注，见第 500 页）。足底腱膜的主要作用是被动支撑足底纵弓（见第 452 页）。

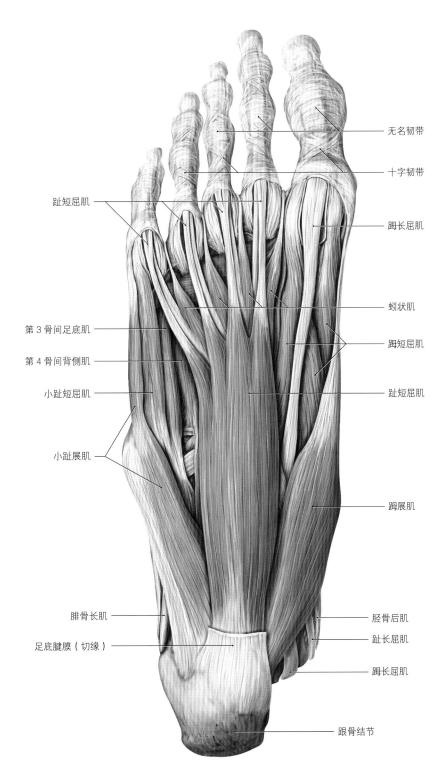

足短屈肌 — 无名韧带

十字韧带

趾短屈肌 — 姆长屈肌

蚓状肌

姆短屈肌

第 3 骨间足底肌

第 4 骨间背侧肌 — 趾短屈肌

小趾短屈肌

小趾展肌 — 姆展肌

腓骨长肌 — 胫骨后肌

足底腱膜（切缘） — 趾长屈肌

姆长屈肌

跟骨结节

**B. 右足短肌**
跖面观。切除包括跖浅横韧带在内的全部足底腱膜。

注：无名韧带位于姆趾跖面，与斜行的十字韧带一起加强腱鞘以固定肌腱的位置。

## 21.9 足固有肌的跖面观：中层肌

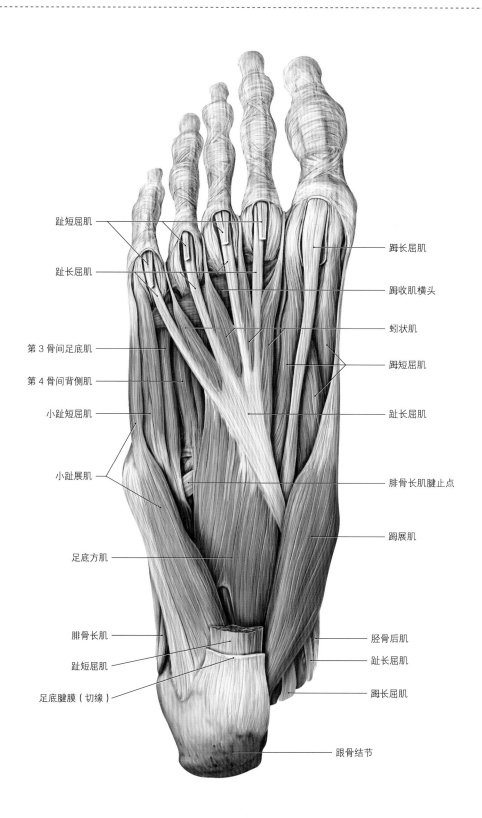

趾短屈肌

趾长屈肌

第3骨间足底肌

第4骨间背侧肌

小趾短屈肌

小趾展肌

足底方肌

腓骨长肌

趾短屈肌

足底腱膜（切缘）

拇长屈肌

拇收肌横头

蚓状肌

拇短屈肌

趾长屈肌

腓骨长肌腱止点

拇展肌

胫骨后肌

趾长屈肌

拇长屈肌

跟骨结节

**A. 右足短肌**

跖面观。已切除足底腱膜和趾短屈肌。

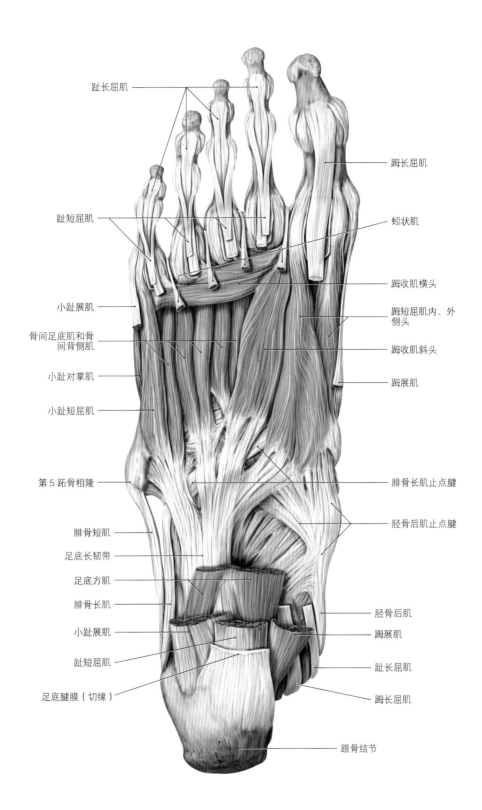

趾长屈肌

趾短屈肌

小趾展肌

骨间足底肌和骨间背侧肌

小趾对掌肌

小趾短屈肌

第5跖骨粗隆

腓骨短肌

足底长韧带

足底方肌

腓骨长肌

小趾展肌

趾短屈肌

足底腱膜（切缘）

𧿹长屈肌

蚓状肌

𧿹收肌横头

𧿹短屈肌内、外侧头

𧿹收肌斜头

𧿹展肌

腓骨长肌止点腱

胫骨后肌止点腱

胫骨后肌

𧿹展肌

趾长屈肌

𧿹长屈肌

跟骨结节

## B. 右足短肌

跖面观。切除足底腱膜及以下肌：趾短屈肌、小趾展肌、𧿹展肌、足底方肌、蚓状肌、趾长屈肌和𧿹长屈肌止点腱。注意趾短屈肌的4个止点腱均分为2束，而趾长屈肌腱从其中间穿过止于远节趾骨。

## 21.10 足固有肌的跖面观：深层肌及起止点

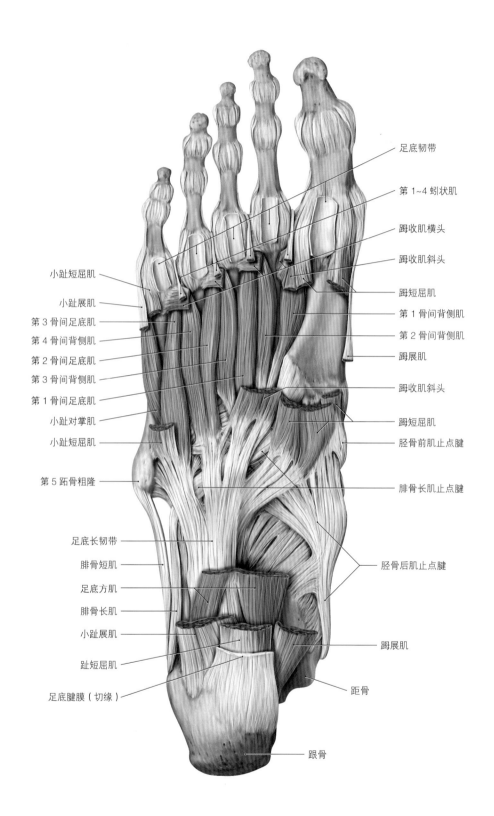

足底韧带

第 1~4 蚓状肌

踇收肌横头

踇收肌斜头

踇短屈肌

第 1 骨间背侧肌

第 2 骨间背侧肌

踇展肌

踇收肌斜头

踇短屈肌

胫骨前肌止点腱

腓骨长肌止点腱

胫骨后肌止点腱

踇展肌

距骨

跟骨

小趾短屈肌

小趾展肌

第 3 骨间足底肌

第 4 骨间背侧肌

第 2 骨间足底肌

第 3 骨间背侧肌

第 1 骨间足底肌

小趾对掌肌

小趾短屈肌

第 5 跖骨粗隆

足底长韧带

腓骨短肌

足底方肌

腓骨长肌

小趾展肌

趾短屈肌

足底腱膜（切缘）

### A. 右足短肌

跖面观。除骨间背侧肌和骨间足底肌外的全部肌肉已被切
除，仅保留其起止点。

注意胫骨后肌和腓骨长肌止点腱的行程，均有助于维持足
的横弓。

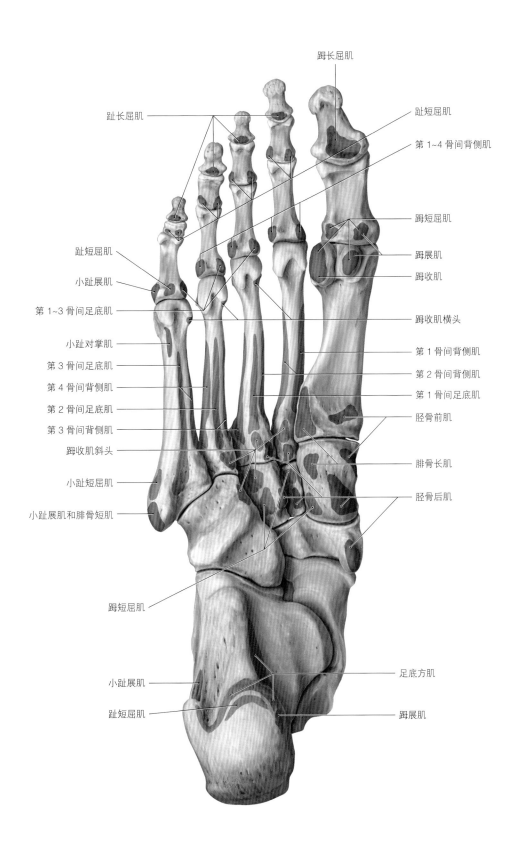

**B. 右足肌的起止点**

足底面观。肌的起止点用彩色阴影显示（红色，起点；蓝色，止点）。

## 21.11 股部、小腿及足的断层解剖学

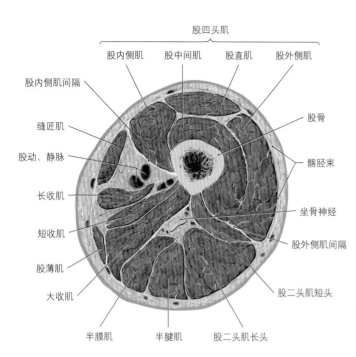

**A. 右股部的横断面**
近侧端观，断面水平见图 C。

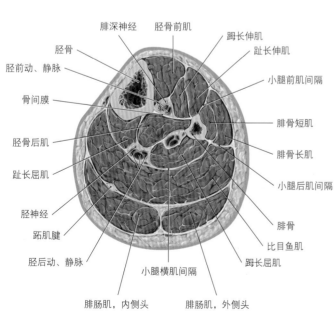

**B. 右小腿的横断面**
近侧端观，断面水平见图 C。

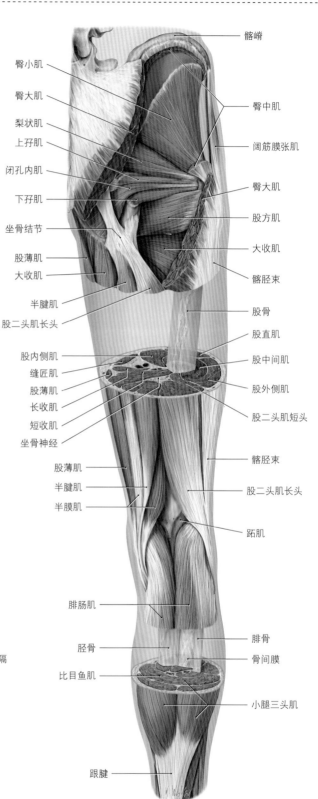

**C. 右下肢的"开窗"解剖**
后面观。切除部分臀大肌和臀中肌（切除部分的横断面解剖见图 A、图 B）。下肢是最常进行局部检查的部位，所以断层解剖学知识对于影像学和磁共振（MR）中确认标志性结构非常重要。

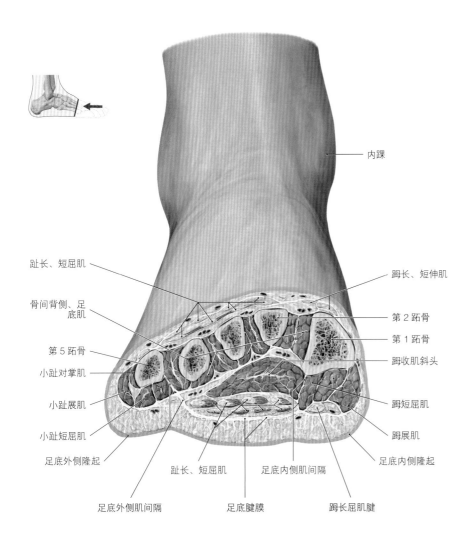

内踝

趾长、短屈肌

骨间背侧、足底肌

第5跖骨

小趾对掌肌

小趾展肌

小趾短屈肌

足底外侧隆起

足底外侧肌间隔

趾长、短屈肌

足底腱膜

拇长屈肌腱

拇长、短伸肌

第2跖骨

第1跖骨

拇收肌斜头

拇短屈肌

拇展肌

足底内侧隆起

足底内侧肌间隔

**D. 右足经跖骨的横断面**

断面的远侧观。足底腱膜、足底内、外侧肌间隔围成足肌的骨筋膜鞘（也见 E）。足创伤，如跗骨、跖骨的骨折脱位等损伤时可以导致足的骨筋膜鞘综合征。局部出血导致受累的骨筋膜鞘内组织压力增加，而增加的骨筋膜鞘压力导致静脉回流受损和毛细血管灌注减少，临床表现为肿胀和疼痛。由于循环受损会依次导致神经肌肉的功能障碍，甚至肌坏死（图片根据 Kiel 大学收集的解剖标本绘制）。

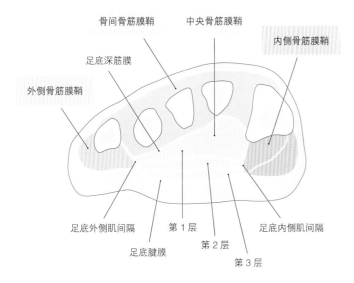

骨间骨筋膜鞘

足底深筋膜

外侧骨筋膜鞘

中央骨筋膜鞘

内侧骨筋膜鞘

足底外侧肌间隔

第1层

足底腱膜

第2层

第3层

足底内侧肌间隔

**E. 足的骨筋膜鞘位置**

右足横断面示意图，远端观。不同的骨筋膜鞘用不同的颜色表示。

**F. 足的 4 个骨筋膜鞘及其肌内容物（也见 E）**

骨间骨筋膜鞘
• 骨间背侧肌和骨间足底肌
内侧骨筋膜鞘
• 拇展肌
• 拇短屈肌
• 拇长屈肌止点腱
外侧骨筋膜鞘
• 小趾展肌
• 小趾短屈肌
• 小趾对掌肌
中央筋膜鞘（含三层）
• 第1层：拇收肌
• 第2层：足底方肌、蚓状肌、趾长屈肌腱
• 第3层：趾短屈肌
（引自 Mubarak 和 Hargens）

## 22.1 动脉

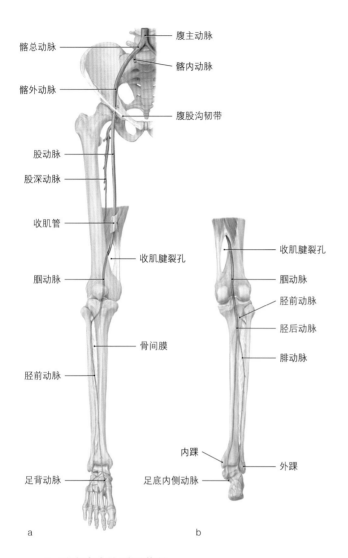

**A. 下肢动脉的不同节段**

a. 右腿，前面观。b. 右腿，后面观。不同节段的动脉用不同颜色显示。

髂外动脉与髂内动脉一同发自髂总动脉，经血管腔隙在腰大肌内侧下行（见第555页）。在腹股沟韧带水平延续为股动脉。

股动脉是髂外动脉的直接延续，在大腿内侧下行至收肌管，穿收肌管时从大腿前方走向后方，离开收肌腱裂孔后延续为腘动脉。

腘动脉从收肌腱裂孔开始，在腘窝内下行至腘肌下缘水平分为两个终支，胫前动脉和胫后动脉。

胫前动脉在骨间膜上缘水平进入小腿伸肌的骨筋膜鞘，于胫骨前肌和踇长展肌间下降，在伸肌支持带远端水平延续为足背动脉，走行于足背。

胫后动脉是腘动脉的直接延续，进入小腿屈肌骨筋膜鞘，并行经内踝后方。在内踝后方，胫后动脉分为足底内侧动脉和足底外侧动脉（后者见 D）两个终支走行于足底。胫后动脉还发出腓动脉。

**B. 下肢主要动脉概述**

下肢动脉变异包括其起源、分支模式（主要的变异见第23章，血管神经系统：局部解剖学）。按照从血管的分支顺序列出以下分支。

| |
|---|
| 髂外动脉的分支： |
| • 腹壁下动脉 |
| – 提睾肌动脉 |
| – 子宫圆韧带动脉 |
| – 耻骨支 |
| • 旋髂深动脉 |
| 股动脉的分支 *： |
| • 腹壁浅动脉 |
| • 旋髂浅动脉 |
| • 阴部外浅动脉 |
| • 阴部外深动脉 |
| • 股深动脉 |
| – 旋股外侧动脉 |
| – 旋股内侧动脉 |
| – 穿动脉 |
| • 膝降动脉 |
| 腘动脉的分支： |
| • 膝上内、外侧动脉 |
| • 腓肠动脉 |
| • 膝中动脉 |
| • 膝下内、外侧动脉 |
| 　注：成对的膝上动脉和膝下动脉参与构成膝关节动脉网 |
| 胫前动脉 |
| • 胫前返动脉 |
| • 外踝前动脉 |
| • 内踝前动脉 |
| • 足背动脉 |
| – 跗外侧动脉 |
| – 跗内侧动脉 |
| – 弓状动脉及跖背动脉（→趾背动脉） |
| 胫后动脉的分支： |
| • 胫后返动脉（膝关节动脉网） |
| • 腓动脉 |
| – 穿支 |
| – 交通支 |
| – 外踝支 |
| – 跟骨支 |
| • 内踝支 |
| • 足底内侧动脉 |
| – 浅支 |
| – 深支（→足底深弓） |
| • 足底外侧动脉（→足底深弓） |
| • 足心动脉 |
| • 趾底总动脉 |
| * 临床上常称为股浅动脉 |
| 注：髂内动脉的分支（如闭孔动脉）也为下肢供血；→，延续为 |

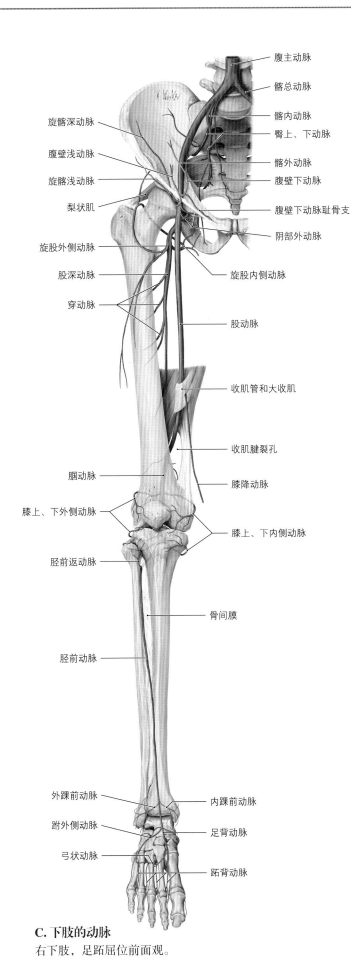

旋髂深动脉
腹壁浅动脉
旋髂浅动脉
梨状肌
旋股外侧动脉
股深动脉
穿动脉
腘动脉
膝上、下外侧动脉
胫前返动脉
胫前动脉
外踝前动脉
跗外侧动脉
弓状动脉

腹主动脉
髂总动脉
髂内动脉
臀上、下动脉
髂外动脉
腹壁下动脉
腹壁下动脉耻骨支
阴部外动脉
旋股内侧动脉
股动脉
收肌管和大收肌
收肌腱裂孔
膝降动脉
膝上、下内侧动脉
骨间膜
内踝前动脉
足背动脉
跖背动脉

**C. 下肢的动脉**
右下肢，足跖屈位前面观。

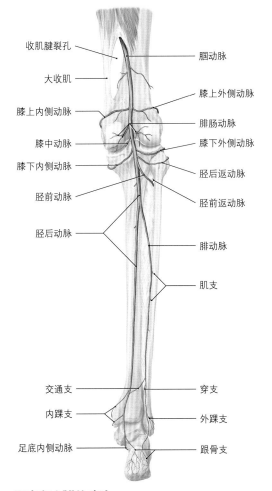

趾足底固有动脉
趾足底总动脉
浅支
深支　}足底内侧动脉
足心动脉
足底深弓
足底外侧动脉
𧿹展肌
足底内侧动脉
胫后动脉

**D. 足底的动脉**
右足，跖面观。

收肌腱裂孔
大收肌
膝上内侧动脉
膝中动脉
膝下内侧动脉
胫前动脉
胫后动脉
交通支
内踝支
足底内侧动脉

腘动脉
膝上外侧动脉
腓肠动脉
膝下外侧动脉
胫后返动脉
胫前返动脉
腓动脉
肌支
穿支
外踝支
跟骨支

**E. 腘窝和小腿的动脉**
右小腿，后面观。

## 22.2 静脉

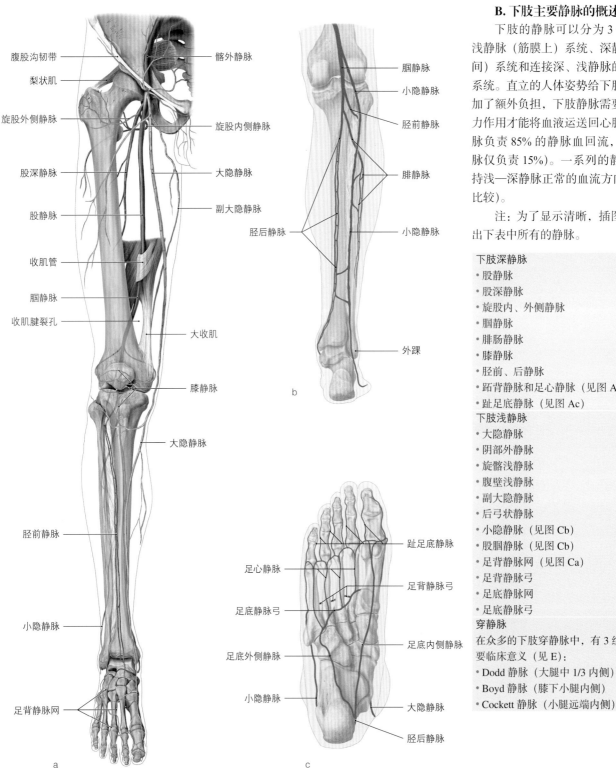

**A. 右下肢深、浅静脉**

a. 股、小腿和足背（前面观）。

b. 小腿（后面观）。

c. 足底（跖面观）。

为了显示清晰，仅显示最重要的静脉。

**B. 下肢主要静脉的概述**

下肢的静脉可以分为 3 个系统：浅静脉（筋膜上）系统、深静脉（肌间）系统和连接深、浅静脉的穿静脉系统。直立的人体姿势给下肢静脉增加了额外负担，下肢静脉需要抵消重力作用才能将血液运送回心脏（深静脉负责 85% 的静脉血回流，而浅静脉仅负责 15%）。一系列的静脉瓣维持浅—深静脉正常的血流方向（与 E 比较）。

注：为了显示清晰，插图没有绘出下表中所有的静脉。

**下肢深静脉**
- 股静脉
- 股深静脉
- 旋股内、外侧静脉
- 腘静脉
- 腓肠静脉
- 膝静脉
- 胫前、后静脉
- 跖背静脉和足心静脉（见图 Ac）
- 趾足底静脉（见图 Ac）

**下肢浅静脉**
- 大隐静脉
- 阴部外静脉
- 旋髂浅静脉
- 腹壁浅静脉
- 副大隐静脉
- 后弓状静脉
- 小隐静脉（见图 Cb）
- 股腘静脉（见图 Cb）
- 足背静脉网（见图 Ca）
- 足背静脉弓
- 足底静脉网
- 足底静脉弓

**穿静脉**

在众多的下肢穿静脉中，有 3 组具有重要临床意义（见 E）：
- Dodd 静脉（大腿中 1/3 内侧）
- Boyd 静脉（膝下小腿内侧）
- Cockett 静脉（小腿远端内侧）

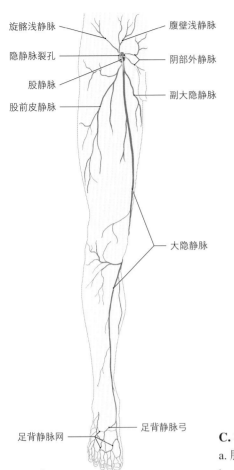

旋髂浅静脉
隐静脉裂孔
股静脉
股前皮静脉

腹壁浅静脉
阴部外静脉
副大隐静脉

大隐静脉

足背静脉网
足背静脉弓

a

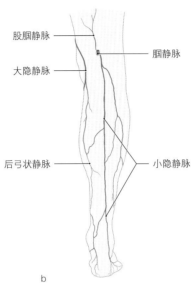

股腘静脉
大隐静脉

后弓状静脉

腘静脉

小隐静脉

b

**C. 右下肢的浅（筋膜上）静脉**
a. 股部、小腿及足背，前面观。
b. 小腿，后面观。

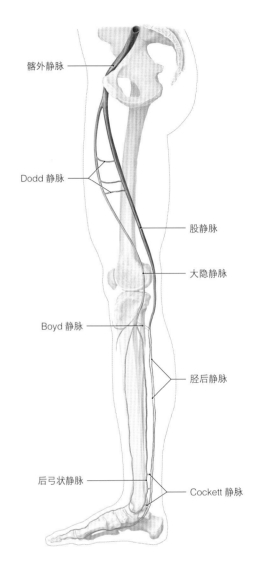

髂外静脉

Dodd 静脉

股静脉

大隐静脉

Boyd 静脉

胫后静脉

后弓状静脉

Cockett 静脉

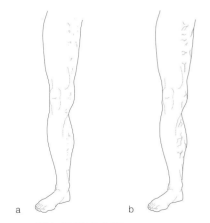

a　　　　b

**D. 腿部浅静脉曲张**
a. 蜘蛛状静脉（小的皮肤内静脉曲张）。
b. 网状静脉曲张（小的皮下静脉的网状扩张）。
c. 大隐静脉曲张。
d. 小隐静脉曲张。
腿部的浅静脉曲张是最常见的慢性

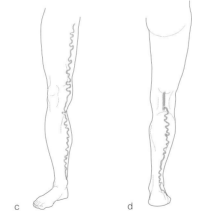

c　　　　d

静脉疾病，发病率约 15%。曲张的静脉分为原发性（75%）和继发性两种，原发性曲张是由于静脉壁退化导致静脉瓣功能不全所致；继发性曲张是由于深静脉慢性堵塞且穿静脉功能不全、静脉血反流所致。除慢性病外，一些重要的急性病可以影响浅静脉（如血栓性静脉炎）和深静脉（如静脉性血栓形成）。

**E. 穿静脉的临床要点**
右侧下肢内面观。大量的穿静脉将下肢的深、浅静脉联接在一起，其静脉瓣能防止深静脉血液进入浅静脉。具有重要临床意义的是连接深静脉与大隐静脉属支之间的穿静脉：
• Dodd 静脉：位于收肌管水平，连于大隐静脉与股静脉之间。
• Boyd 静脉：在小腿近端内侧，连于大隐静脉与胫后静脉之间。
• Cockett 静脉（I～III）：连于内踝后方大隐静脉的弯曲属支（后弓状动脉）与胫后静脉之间。因为小腿远端内侧易发生溃疡，位于该区域的 Cockett 静脉就具有重要临床意义。

## 22.3 淋巴管和淋巴结

**A. 右下肢的浅淋巴系统**

a. 前面观。

b. 后面观（箭头表示淋巴引流的主要方向）。

类似于上肢，下肢的淋巴引流分为浅淋巴（筋膜上）系统和深淋巴（筋膜下）系统两个部分。最大的淋巴管称为集合淋巴管，基本与浅静脉（大、小隐静脉）和深静脉（腘静脉、股静脉）伴行，且在腘窝和腹股沟区存在交通支。浅淋巴管主要引流皮肤及皮下组织的淋巴，而深淋巴系统引流肌、关节及神经的淋巴。浅淋巴管由前内侧淋巴管和后外侧淋巴管组成。前内侧淋巴管伴随大隐静脉走行，回流至腹股沟浅淋巴结，引流除足的后外侧缘和小腿后一窄条区域以外的下肢皮肤和皮下组织的淋巴。后外侧浅淋巴管引流足外侧缘和小腿后一窄条区域（见图 b），相对面积较小。后外侧浅淋巴管伴随小隐静脉将淋巴引流至腘浅淋巴结，然后引流至腘深淋巴结，最终达腹股沟神淋巴结。

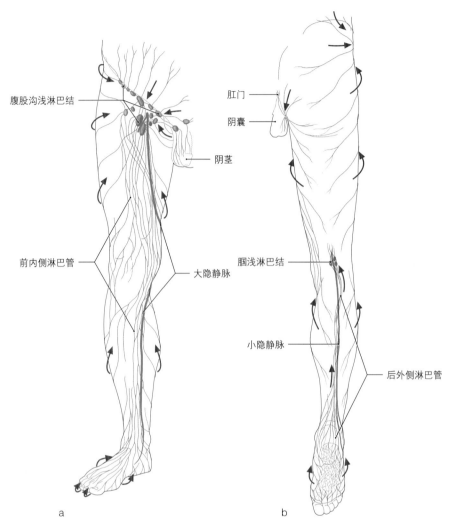

a

b

**B. 腹股沟深淋巴结**

切除隐静脉裂孔上筛筋膜的右腹股沟区，前面观。腹股沟韧带上方的静脉和淋巴系统用淡阴影显示。腹股沟深淋巴结位于大隐静脉末端附近、股静脉内侧。下肢所有的淋巴须经腹股沟深淋巴结过滤后引流至髂淋巴结，因此腹股沟深淋巴结就显得非常重要。其中最大的淋巴结（Rosenmüller 淋巴结）位置最高，位于股管水平。包括髂外淋巴结在内的盆腔淋巴结群从腹股沟韧带上方引流。

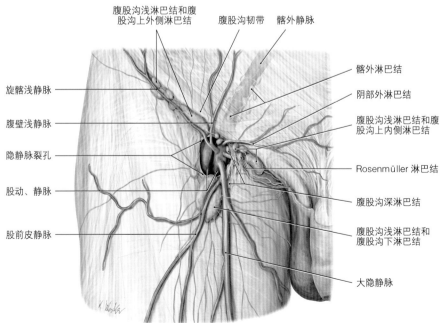

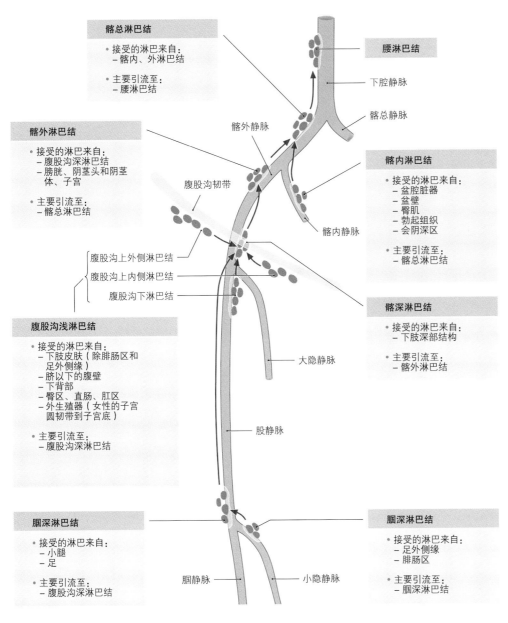

**髂总淋巴结**

- 接受的淋巴来自：
  - 髂内、外淋巴结
- 主要引流至：
  - 腰淋巴结

**髂外淋巴结**

- 接受的淋巴来自：
  - 腹股沟深淋巴结
  - 膀胱、阴茎头和阴茎体、子宫
- 主要引流至：
  - 髂总淋巴结

腰淋巴结

下腔静脉

髂总静脉

髂外静脉

腹股沟韧带

**髂内淋巴结**

- 接受的淋巴来自：
  - 盆腔脏器
  - 盆壁
  - 臀肌
  - 勃起组织
  - 会阴深区
- 主要引流至：
  - 髂总淋巴结

髂内静脉

腹股沟上外侧淋巴结
腹股沟上内侧淋巴结
腹股沟下淋巴结

**腹股沟浅淋巴结**

- 接受的淋巴来自：
  - 下肢皮肤（除腓肠区和足外侧缘）
  - 脐以下的腹壁
  - 下背部
  - 臀区、直肠、肛区
  - 外生殖器（女性的子宫圆韧带到子宫底）
- 主要引流至：
  - 腹股沟深淋巴结

**髂深淋巴结**

- 接受的淋巴来自：
  - 下肢深部结构
- 主要引流至：
  - 髂外淋巴结

大隐静脉

股静脉

**腘深淋巴结**

- 接受的淋巴来自：
  - 小腿
  - 足
- 主要引流至：
  - 腹股沟深淋巴结

腘静脉

小隐静脉

**腘深淋巴结**

- 接受的淋巴来自：
  - 足外侧缘
  - 腓肠区
- 主要引流至：
  - 腘深淋巴结

**C. 下肢的淋巴结站和引流途径**

右下肢，前面观。箭头表示浅、深淋巴系统引流的主要方向。

注：腓肠区和足外侧缘皮肤和皮下组织的淋巴经腘浅淋巴结和腘深淋巴结后，通过深淋巴管直接注入腹股沟深淋巴结。相反，下肢其余部位皮肤及皮下组织的淋巴经伴随大隐静脉的前内侧淋巴管注入腹股沟浅淋巴结（也见 A）。

腹股沟浅淋巴结位于阔筋膜内，由以下淋巴结组成：

- 平行于腹股沟韧带排列的淋巴结（腹股沟上内侧淋巴结和腹股沟上外侧淋巴结）。
- 与大隐静脉终末段垂直排列的淋巴结（腹股沟下淋巴结）。

这些淋巴结首先引流至腹股沟深淋巴结（见 B），再沿髂外静脉至髂外淋巴结和髂总淋巴结，最终到达腰淋巴结。

本图的标注分为两个部分，一个是带阴影的区域外面一圈标注，然后是内面无阴影的一圈标注。

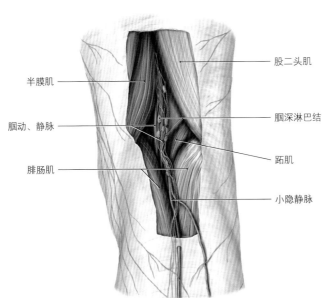

半膜肌

腘动、静脉

腓肠肌

股二头肌

腘深淋巴结

跖肌

小隐静脉

**D. 腘区的深淋巴结**

右腘窝，后面观。小腿深淋巴管的淋巴（经位于膝关节囊后壁与腘血管间腘的深淋巴结）沿股静脉向上，向前穿收肌腱裂孔至腹股沟深淋巴结。

## 22.4 腰骶丛的构成

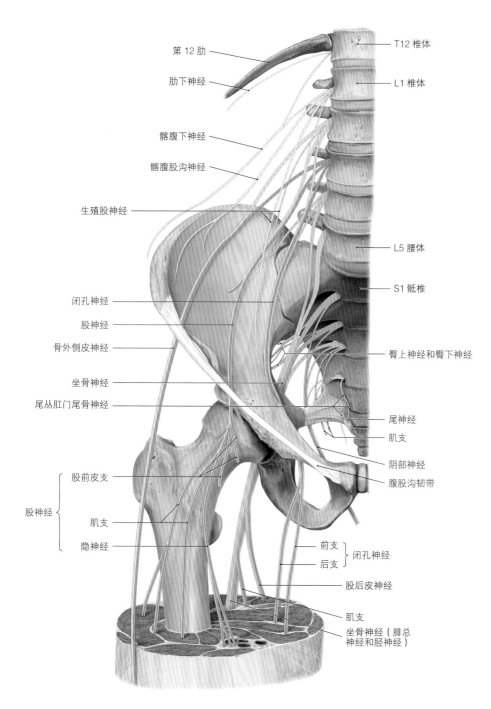

第 12 肋 —— T12 椎体

肋下神经 —— L1 椎体

髂腹下神经

髂腹股沟神经

生殖股神经

—— L5 腰体

—— S1 骶椎

闭孔神经

股神经

骨外侧皮神经

坐骨神经 —— 臀上神经和臀下神经

尾丛肛门尾骨神经

—— 尾神经

—— 肌支

—— 阴部神经

—— 腹股沟韧带

股前皮支

股神经 { 肌支

隐神经

前支 } 闭孔神经
后支

股后皮神经

肌支

坐骨神经（腓总
神经和胫神经）

### B. 腰骶丛的脊髓节段和神经

腰骶丛由全部腰、骶段脊神经和肋下神经（T12）和尾神经（Co1）的前支组成，支配下肢的感觉和运动（见 D）。腰骶丛根据其分布和走行分为腰丛和骶丛。

**腰丛（T12~L4）**
• 髂腹下神经（L1）
• 髂腹股沟神经（L1）
• 生殖股神经（L1、L2）
• 股外侧皮神经（L2、L3）
• 闭孔神经（L2~L4）
• 股神经（L2~L4）
• 到髋部肌的短肌支

**骶丛（L5~S4）\***
• 臀上神经（L4~S1）
• 臀下神经（L5~S2）
• 股后皮神经（S1~S3）
• 坐骨神经（L4~S3）及其两大分支：
　– 胫神经（L4~S3）
　– 腓总神经（L4~S2）
• 阴部神经（S2~S4）
• 到髋部肌的短肌支

\* 骶丛常又进一步分为坐骨神经丛和阴部丛。阴部丛的主要分支是支配盆底、会阴和外生殖器区皮肤和肌肉的阴部神经

### A. 腰骶丛及其分支

右侧，前面观。为清楚显示，切除了盆部和腰部的肌。第 1~4（L1~L4）腰神经前支在腰椎椎间孔外侧形成腰丛并穿腰大肌。小的肌支直接支配腰大肌，大的分支从腰大肌的不同位置穿出后急剧下降到达腹壁、股部，除闭孔神经外，腰丛分支沿小骨盆外侧壁降至股部。骶神经的上 4 个前支出骶前孔后，在梨状肌浅面与 L5 前支汇合构成骶丛。骶丛发出的神经分布到股和小腿后部及足（引自 Mumenthaler）。

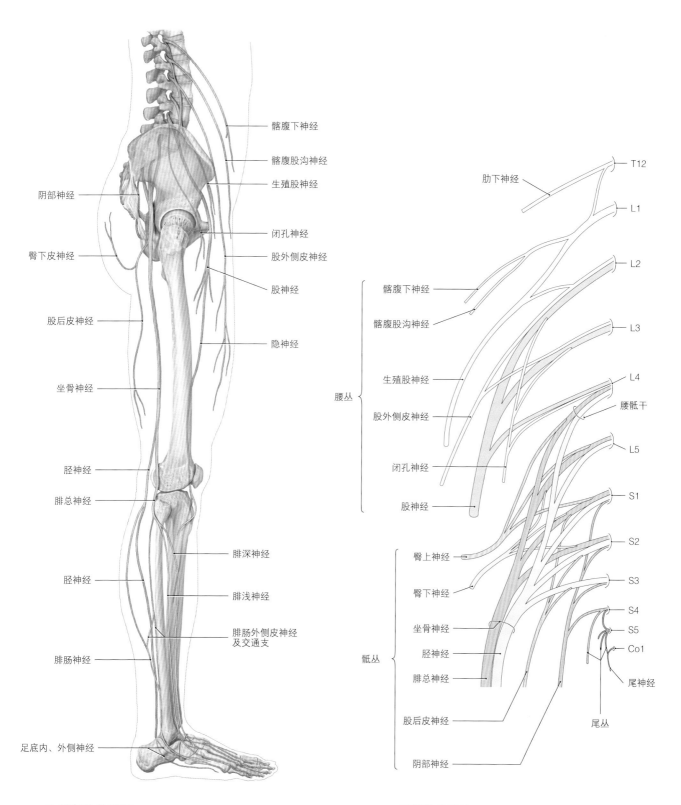

**C. 腰骶丛的行程**

　　右下肢，外侧面观。腰丛的神经从髋关节前方下行至下肢，主要支配股前部，而骶丛的神经则经髋关节后方下降，支配股后部、大部分小腿和全部足。

**D. 腰骶丛的结构**

　　腰神经组成腰丛，骶神经组成骶丛。部分 L4 神经前支、全部 L5 神经前支一起参与组成腰骶干。腰骶干与骶丛汇合并发出坐骨神经。最后的脊神经—尾神经出骶管裂孔后与 S4、S5 的前支构成尾丛（见第 548 页）。

## 22.5 腰丛的神经：髂腹下神经、髂腹股沟神经、生殖股神经和股外侧皮神经

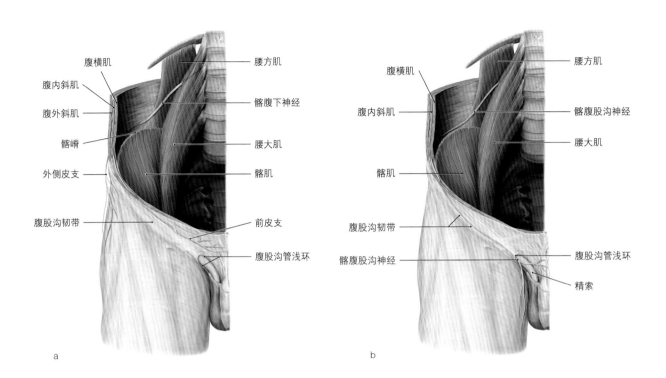

a

b

**A. 髂腹下神经、髂腹股沟神经、生殖股神经及股外侧皮神经从腰丛发出后的行程（引自 Mumenthaler）**

右外侧后腹壁区，前面观。

a. 髂腹下神经一般与髂腹股沟神经（见图 b）一同从腰大肌的外侧缘潜出，在腰方肌的前面斜向外下方走行。在腰方肌外侧缘 3~4 cm 处进入腹横肌，在髂嵴上方向前走行于腹横肌和腹内斜肌之间。髂腹下神经在行程中发出支配上述肌肉的肌支和 1 个外侧皮支支配臀外侧区皮肤，其终末支平行于腹股沟韧带向内侧走行，在腹股沟浅环上方穿腹外斜肌腱膜并发出一感觉性前皮支支配腹股沟韧带上方的皮肤。

b. 髂腹股沟神经一般在腰方肌水平与髂腹下神经（见图 a）伴行，但其很快与髂腹下神经分开，下行至髂嵴水平进入腹外侧壁，进入点的位置变异较多。髂腹股沟神经在腹股沟韧带水平向内侧走行于腹横肌和腹内斜肌之间，并支配这两块肌。髂腹股沟神经的感觉支在穿腹股沟管浅环后支配耻骨联合上方、大阴唇外侧或阴囊的皮肤。

### B. 腰丛神经概述

| 神经 | 节段 | 支配肌 | 皮支（感觉支配区，见 C 和第 534、535 页） |
|---|---|---|---|
| • 髂腹下神经 | L1 | 腹横肌、腹内斜肌（下半部） | • 前皮支 |
| | | | • 外侧皮支 |
| • 髂腹股沟神经 | L1 | 腹横肌、腹内斜肌（下半部） | • 男性的阴囊前神经和女性的阴唇前神经 |
| • 生殖股神经 | L1、L2 | 男性的提睾肌（生殖支） | • 生殖支、股支 |
| • 股外侧皮神经 | L2、L3 | | • 股外侧皮神经 |
| • 闭孔神经（见第 540 页） | L2~L4 | 闭孔外肌 | 皮支 |
| – 前支 | | 长收肌、短收肌、股薄肌和耻骨肌 | |
| – 后支 | | 大收肌 | |
| • 股神经（见第 541 页） | L2~L4 | 髂腰肌、耻骨肌、缝匠肌、股四头肌 | • 前皮支、隐神经 |
| • 短的直接分布的肌支（见第 540 页） | T12~L4 | 腰大肌、腰方肌、髂肌、腰横突间肌 | |

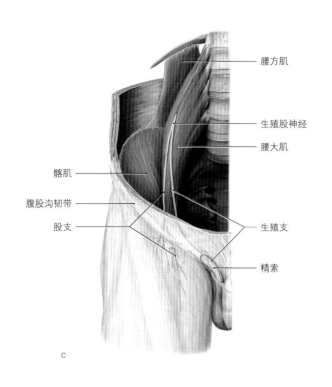

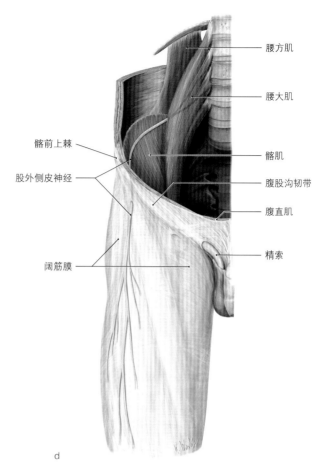

c. 生殖股神经穿出腰大肌并在其前面下行，分为两个终末支：生殖支和股支。

• 单纯感觉性股支穿过隐静脉裂孔附近的血管腔隙后浅出，支配腹股沟韧带下方的皮肤。

• 混合性的生殖支在男性的精索内走行。女性的生殖支与子宫圆韧带伴行穿过腹股沟管。在其远端的行程中发出感觉支分布到男性的阴囊或女性的大阴唇皮肤，运动支则支配男性的提睾肌（见第 178 页）。

d. 股外侧皮神经在腰大肌的外侧潜出后在髂肌筋膜的深面斜向外下走向髂前上棘。在其内侧，从外侧的肌腔隙出骨盆

（见第 555 页），先行于阔筋膜深面，然后在髂前上棘下方 2~3 cm 处穿阔筋膜至浅面至股前部。当伸髋 80° 时易被牵拉，股外侧皮神经易在腹股沟韧带深面出骨盆处受机械性损伤。这种牵拉损伤表现为支配的股外侧区域感觉麻木或疼痛。

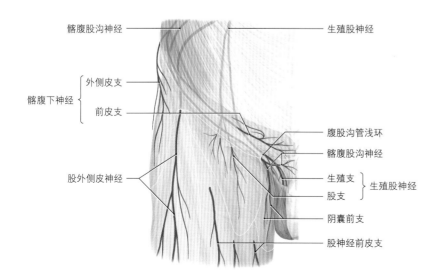

**C. 腹股沟区和股部的感觉神经支配**

男性右腹股沟区，前面观。

不同感觉支支配区域用不同颜色标示。

注：因为髂腹股沟神经和生殖股神经的生殖支均穿腹股沟管浅环，所以易混淆，男性的生殖支可以通过打开精索来确定，而女性的生殖支则伴随子宫圆韧带支配大阴唇（也见图 Ac）。

## 22.6 腰丛的神经：闭孔神经和股神经

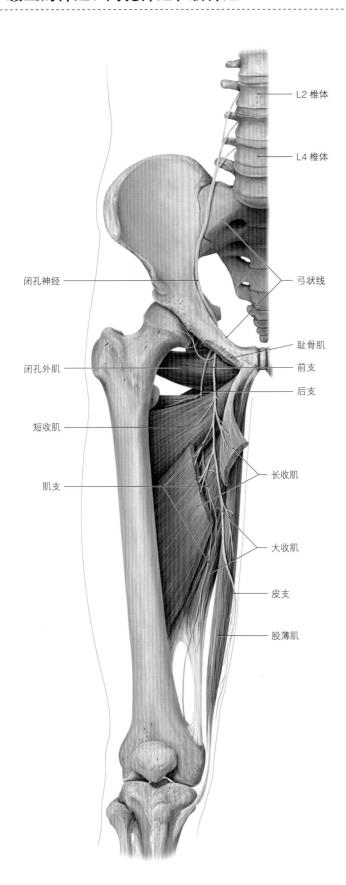

闭孔神经

闭孔外肌

短收肌

肌支

L2 椎体

L4 椎体

弓状线

耻骨肌

前支

后支

长收肌

大收肌

皮支

股薄肌

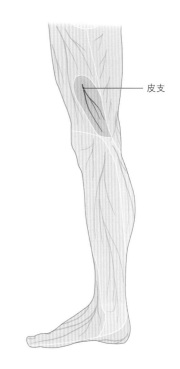

皮支

**B. 闭孔神经感觉纤维的支配范围**
右小腿，内侧面观。

**A. 闭孔神经的行程**

右侧腹股沟区和大腿部，前面观。闭孔神经来自 L2~L4 的脊髓节段的神经纤维。离开腰丛后，在腰大肌（此处未显示）的内侧后方下行至小骨盆，并在弓状线下，伴随闭孔动、静脉进入闭膜管（此处未显示，见第 564 页）。在远端发出肌支至闭孔外肌，随后分成前后两支。这些分支继续向远端走行，分别经过短收肌的前后方，其运动纤维支配其余的收肌（耻骨肌、长收肌、短收肌、大收肌、小收肌和股薄肌）。其前支在股薄肌前缘发出皮神经终支，穿过阔筋膜支配大腿远端内侧手掌大小的皮肤。在评估与闭孔神经损伤相关的运动能力缺失时（例如分娩或因骨盆骨折），知道股神经支配耻骨肌并协助坐骨神经支配大收肌是很重要的。

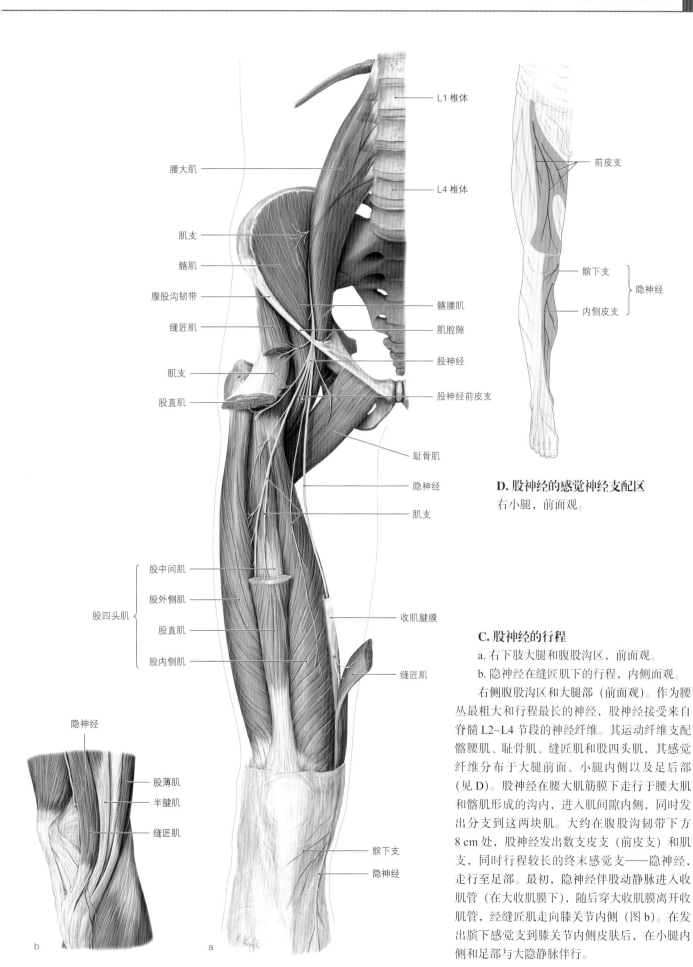

D. 股神经的感觉神经支配区
右小腿，前面观。

C. 股神经的行程
a. 右下肢大腿和腹股沟区，前面观。
b. 隐神经在缝匠肌下的行程，内侧面观。
右侧腹股沟区和大腿部（前面观）。作为腰丛最粗大和行程最长的神经，股神经接受来自脊髓 L2~L4 节段的神经纤维。其运动纤维支配髂腰肌、耻骨肌、缝匠肌和股四头肌，其感觉纤维分布于大腿前面、小腿内侧以及足后部（见 D）。股神经在腰大肌筋膜下走行于腰大肌和髂肌形成的沟内，进入肌间隙内侧，同时发出分支到这两块肌。大约在腹股沟韧带下方 8 cm 处，股神经发出数支皮支（前皮支）和肌支，同时行程较长的终末感觉支——隐神经，走行至足部。最初，隐神经伴股动静脉进入收肌管（在大收肌膜下），随后穿大收肌膜离开收肌管，经缝匠肌走向膝关节内侧（图 b）。在发出髌下感觉支到膝关节内侧皮肤后，在小腿内侧和足部与大隐静脉伴行。

## 22.7 骶丛的神经：臀上神经、臀下神经和股后皮神经

### A. 骶丛的神经（Ⅰ）

（骶丛的神经Ⅱ、Ⅲ，见第 544 和 548 页）

| 神经 | 节段 | 支配的肌 | 皮支 |
|---|---|---|---|
| • 臀上神经 | L4~S1 | • 臀中肌<br>• 臀小肌<br>• 阔筋膜张肌 | |
| • 臀下神经 | L5~S2 | • 臀大肌 | • 股后皮神经<br>　– 臀下皮神经<br>　– 会阴支（支配范围见 F） |
| • 股后皮神经 | S1~S3 | | |
| • 骶丛的直接分支：<br>　– 梨状肌支<br>　– 闭孔内肌支<br><br>　– 股方肌支 | <br>S1、S2<br>L5、S1<br><br>L5、S1 | <br>• 梨状肌<br>• 闭孔内肌<br>• 上、下孖肌<br>• 股方肌 | |

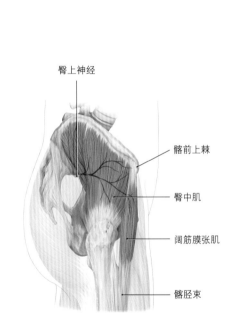

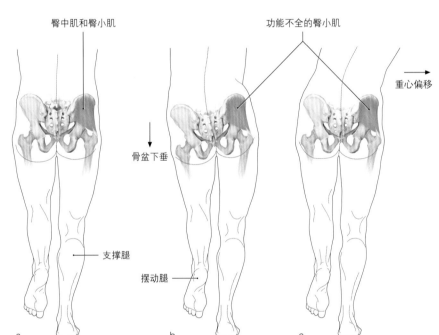

### B. 臀上神经的运动支

右侧臀部，外侧面观。臀上神经在梨状肌上方与同名血管伴行，穿坐骨大孔离开小骨盆（见第 560 页），走行在臀肌间隙，并发出运动纤维至小的臀肌（臀中肌和臀小肌）和阔筋膜张肌。

### C. 臀小肌无力的临床指征：特伦德伦堡症和 Dudtenne 跛行

下半身，后面观。

a. 正常情况下单腿站立时，臀小肌可以在支撑侧的冠状面上稳定骨盆。

b. 臀小肌的无力或麻痹（例如：由于错误的肌内注射导致臀上神经受损）表现为髋关节外展无力和不能在冠状面上维持骨盆的稳定。在特伦德伦堡征阳性患者的骨盆向正常的非支撑侧下垂。

c. 上半身向患侧倾斜可以使重心转移到支撑侧上，因此需在摆动的一侧提高骨盆位置（Dudtenne 跛行）。双侧小臀肌功能丧失时，患者表现为典型的蹒跚步态。

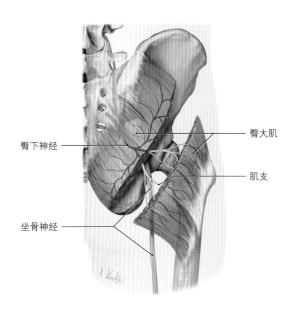

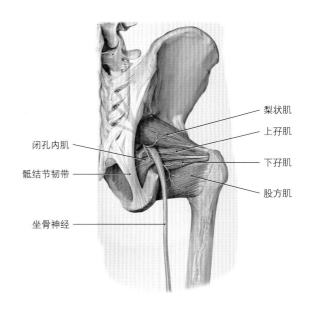

### D. 臀下神经运动纤维分布

右侧半骨盆，后面观。臀下神经与坐骨神经一起经梨状肌下方的坐骨大孔离开小骨盆（见第 560 页），并发出数支肌支到臀大肌。臀大肌瘫痪仅仅只是轻微地影响在平地上的正常步态，因为其缺失能被股后肌群所代偿（见第 490 页）。然而，这类患者不能跑、跳和爬楼梯。

### E. 骶丛直接发出的神经所支配的肌

右侧半骨盆，后面观。骶丛直接发出的分支如表 A 所示。

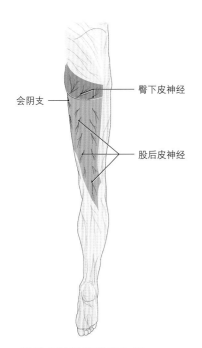

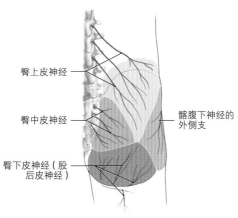

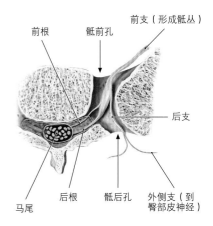

### F. 股后皮神经的感觉分布

右下肢，后面观。除了大腿后部的皮肤，股后皮神经发出数条分支到达臀沟的皮肤（臀下皮神经），同时其会阴支分布于会阴区皮肤（阴影部分表示特定区域）。

### G. 臀部的感觉支配

右侧臀部，后面观。

臀部的感觉支配来自腰丛和部分骶丛（脊神经前支），也来自脊神经后支：

· 来自骶神经丛：臀下皮神经（来自股后皮神经）。

· 来自腰神经丛：髂腹下神经的外侧支。

· 来自脊神经后支：臀上皮神经（L1~L3）后支和臀中皮神经（S1~S3 后支）。

### H. 骶神经的形成

右侧半骶孔水平的水平断面。骶神经的前支从骶骨的骶前孔穿出，而相应的后支从骶后孔穿出支配臀部的皮肤。

## 22.8 骶丛的神经：坐骨神经（概述和感觉纤维分布）

### A. 骶丛的神经（Ⅱ）

坐骨神经作为最粗大和行程最长的外周神经，通过梨状肌下方的坐骨大孔离开小骨盆后，从臀大肌下方走行到大腿后部，一般在进入腘窝之前的不同高度分为胫神经和腓总神经两个主要分支。坐骨神经的肌支在分叉前已经分为腓侧部（Fib）和胫侧部（Tib）（见第 546 页）。坐骨神经损伤可以由出梨状肌下方时受压所致（通常是外部压力，如坐姿）。其他可能的原因包括错误的肌肉注射（神经被意外刺伤）、骨盆骨折和外科手术（例如髋关节置换术）。

| 神经 | 节段 | 支配的肌肉 | 皮支 |
|---|---|---|---|
| 坐骨神经 | L4~S3 | • 半腱肌（Tib）<br>• 半膜肌（Tib）<br>• 股二头肌<br>　– 长头（Tib）<br>　– 短头（Tib）<br>• 大收肌（Tib）中份 | |
| • 腓总神经 | L4~S2 | | • 腓肠外侧皮神经<br>• 腓肠交通支 |
| – 腓浅神经 | | • 腓骨长肌<br>• 腓骨短肌 | • 足背内侧皮神经<br>• 足背中间皮神经 |
| – 腓深神经 | | • 胫骨前肌<br>• 趾长伸肌<br>• 趾短伸肌<br>• 踇长神经<br>• 踇短伸肌<br>• 第 3 腓骨肌 | • 第 1 趾外侧皮神经<br>• 第 2 趾内侧皮神经 |
| • 胫神经 | L4~S3 | • 小腿三头肌<br>• 跖肌<br>• 腘肌<br>• 胫骨后肌<br>• 趾长屈肌<br>• 踇长屈肌 | • 腓肠内侧皮神经（→腓肠神经）<br>• 跟骨外侧支<br>• 跟骨内侧支<br>• 足背外侧皮神经 |
| – 足底内侧神经 | | • 踇展肌<br>• 趾短屈肌<br>• 踇短屈肌内侧头<br>• 第 1、2 蚓状肌 | • 趾足底固有神经 |
| – 足底外侧神经 | | • 踇短屈肌，外侧头<br>• 足底方肌<br>• 小趾展肌（Baxter 神经 *）<br>• 小趾短屈肌<br>• 小趾对掌肌<br>• 第 3、4 蚓状肌<br>• 第 1~3 骨间足底肌<br>• 第 1~4 骨间背侧肌<br>• 踇收肌 | • 趾足底固有神经 |

注：外侧足底神经发出到小趾展肌的第一个运动感觉混合分支称为 "Baxter 神经"（Donald Baxter 最先描述了这条神经）。由于其特殊的行程，该神经可引起足跟疼痛。Baxter 神经发出后立即在后跗管入口水平（见第 569 页，E）下行，位于内踝下方的踇展肌腱下方（见第 547 页，B）。在后面的行程中跨过足底腱膜，以便最终到达足外侧支配小趾展肌（见第 570 页，B）。→，延续为。

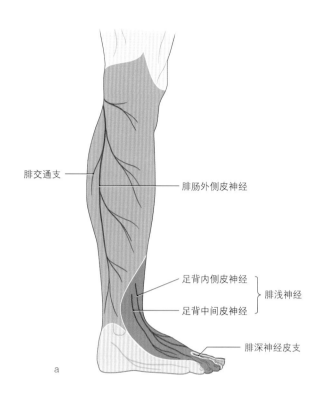

腓交通支
腓肠外侧皮神经
足背内侧皮神经
足背中间皮神经 } 腓浅神经
腓深神经皮支

a

**B. 坐骨神经的感觉神经支配范围**
右小腿。a. 外侧面观。b. 前面观。c. 后面观。

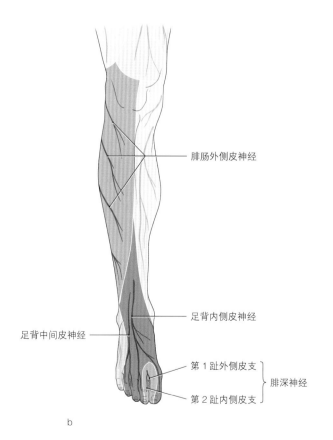

腓肠外侧皮神经
足背内侧皮神经
足背中间皮神经
第 1 趾外侧皮支
第 2 趾内侧皮支 } 腓深神经

b

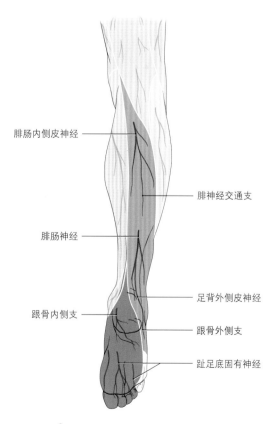

腓肠内侧皮神经
腓神经交通支
腓肠神经
足背外侧皮神经
跟骨内侧支
跟骨外侧支
趾足底固有神经

c

## 22.9 骶丛的神经：坐骨神经（行程和运动纤维的分布）

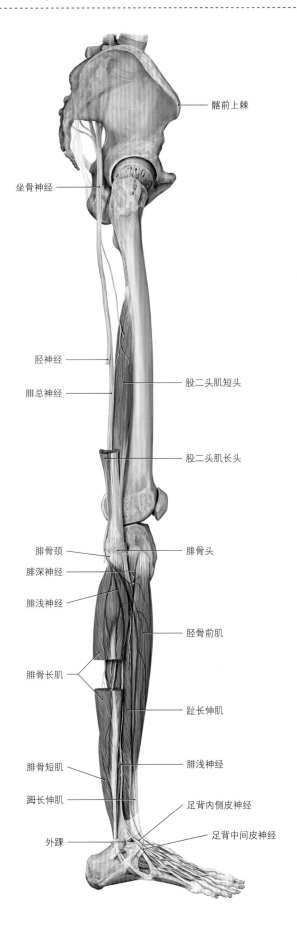

髂前上棘

坐骨神经

胫神经

腓总神经

股二头肌短头

股二头肌长头

腓骨颈

腓骨头

腓深神经

腓浅神经

胫骨前肌

腓骨长肌

趾长伸肌

腓浅神经

腓骨短肌

跨长伸肌

足背内侧皮神经

外踝

足背中间皮神经

**A. 坐骨神经的行程和运动纤维分布：腓侧部（腓总神经）**

右下肢，外侧面观。坐骨神经自腓侧部发出几条肌支（至股二头肌的短头）后，继续下行到大腿的下 1/3 处分为胫神经和腓总神经。腓总神经沿着股二头肌的内侧缘到达腓骨头，绕腓骨颈至小腿的前面。进入腓骨长肌后，分为两个终支，即腓深神经和腓浅神经。腓浅神经支配腓骨长、短肌并在腓骨长肌和腓骨之间下行至足背。腓深神经穿过骨间膜进入小腿伸肌筋膜鞘。在向胫骨前肌、趾长伸肌和跨长伸肌发出分支后，在小腿骨间膜前面，胫骨前肌和跨长伸肌所形成的沟中与胫前血管一起下行至足背。

• 如果神经在腓骨颈水平（一个非常表浅的位置）发出两个终末支前受损，将导致前群肌和外侧群肌无力或麻痹，使得足下垂并有伴内翻。

• 如果神经在发出分支后受损，结果可能是单独的前群肌或外侧群肌无力或瘫痪，这取决于腓深神经或腓浅神经是否受到影响。相应的结果可能是背屈或外翻的无力。腓浅神经单独损伤通常只影响感觉终支，疼痛涉及小腿远端和足背。步态障碍会发生于腓深神经单独损伤（如前骨筋膜鞘出血引起的骨筋膜鞘综合征，见第 573 页），导致足下垂和"跨阈步态"，通过增加髋关节和膝关节的屈曲来避免足趾在步态的摆动相拖地。

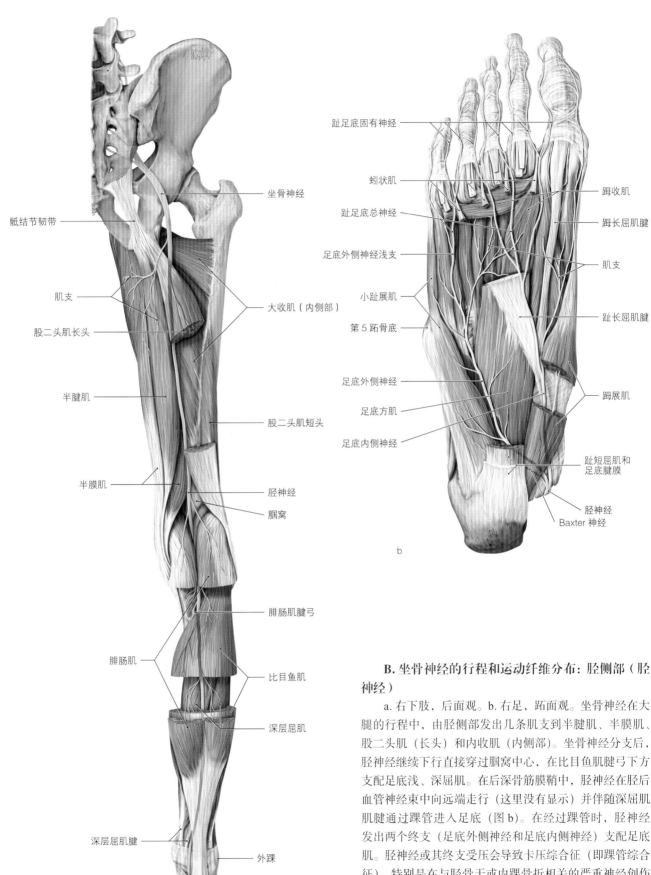

坐骨神经

骶结节韧带

肌支

股二头肌长头

半腱肌

半膜肌

腓肠肌

深层屈肌腱

踝管内的胫神经

a

大收肌（内侧部）

股二头肌短头

胫神经

腘窝

腓肠肌腱弓

比目鱼肌

深层屈肌

外踝

趾足底固有神经

蚓状肌

趾足底总神经

足底外侧神经浅支

小趾展肌

第5跖骨底

足底外侧神经

足底方肌

足底内侧神经

b

蹈收肌

蹈长屈肌腱

肌支

趾长屈肌腱

蹈展肌

趾短屈肌和足底腱膜

胫神经

Baxter 神经

**B. 坐骨神经的行程和运动纤维分布：胫侧部（胫神经）**

　　a. 右下肢，后面观。b. 右足，跖面观。坐骨神经在大腿的行程中，由胫侧部发出几条肌支到半腱肌、半膜肌、股二头肌（长头）和内收肌（内侧部）。坐骨神经分支后，胫神经继续下行直接穿过腘窝中心，在比目鱼肌腱弓下方支配足底浅、深屈肌。在后深骨筋膜鞘中，胫神经在胫后血管神经束中向远端走行（这里没有显示）并伴随深屈肌肌腱通过踝管进入足底（图 b）。在经过踝管时，胫神经发出两个终支（足底外侧神经和足底内侧神经）支配足底肌。胫神经或其终支受压会导致卡压综合征（即踝管综合征）。特别是在与胫骨干或内踝骨折相关的严重神经创伤之后，会导致足底疼痛和感觉异常，甚至是导致足固有肌的麻痹。

## 22.10 骶丛的神经：阴部神经和尾神经

### A. 骶丛的神经（Ⅲ）

阴部神经，骶神经丛最下方的分支，起源于 S1~S4 前支形成的单独的小丛，因此它偶尔被称为阴部神经丛。

| 神经 | 节段 | 支配的肌肉 | 皮支 |
|---|---|---|---|
| • 阴部神经（阴部神经丛） | S2~S4 | • 盆底肌<br>– 肛提肌<br>– 会阴浅横肌<br>– 会阴深横肌<br>– 球海绵体肌<br>– 肛门外括约肌<br>– 尿道括约肌 | • 直肠下神经<br>• 会阴神经<br>– 女性的阴唇后神经<br>– 男性的阴囊后神经<br>– 女性的阴蒂背神经 |
| • 尾神经（尾丛） | S5~Co2 | • 尾骨肌 | • 肛尾神经（前支）<br>• 背支 |

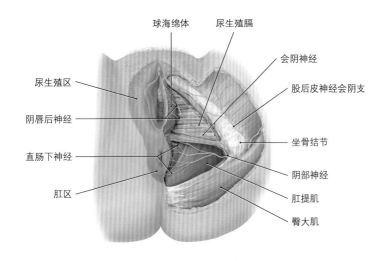

球海绵体　尿生殖膈

尿生殖区

会阴神经

股后皮神经会阴支

阴唇后神经

坐骨结节

直肠下神经

阴部神经

肛区

肛提肌

臀大肌

### B. 女性阴部神经的皮支及感觉支配区域

截石位，下面观。切除左侧皮肤以显示坐骨肛门窝的阴部神经终支（见第 562 页）。皮肤感觉神经支配区为有颜色区。泌尿生殖区和肛门区的大部分皮肤都接收来自阴部神经的感觉纤维支配。在分娩过程中，产科医师可以通过浸润麻醉或神经阻滞麻醉阴部神经所支配的皮肤区，无痛修复外阴切开术（见第 234 页）。可以在肛门与后穹窿之间实施局部浸润麻醉，也可以在坐骨棘附近进行局部阻滞麻醉（在神经分支之前，见 C）。

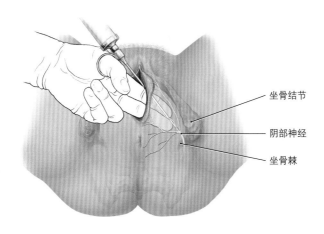

坐骨结节

阴部神经

坐骨棘

### C. 左侧阴部神经阻滞术

截石位，下面观。阴道分娩中使用的最常见的麻醉方法是阴部神经阻滞，它能阻滞会阴部、外阴和阴道下 1/3 的疼痛。在经阴道入路中，向阴道插入特殊的引导管，在每侧可触及的坐骨棘上 1 cm 且旁开 1 cm 处局部注射 10 mL 局麻药。这一部位的阻滞麻醉可以阻断进入到阴部管（Alcock 管）并发出终支之前的阴部神经。神经阻滞通常在娩出末期进行，以减轻会阴区域的牵拉痛（见第 234 页）。

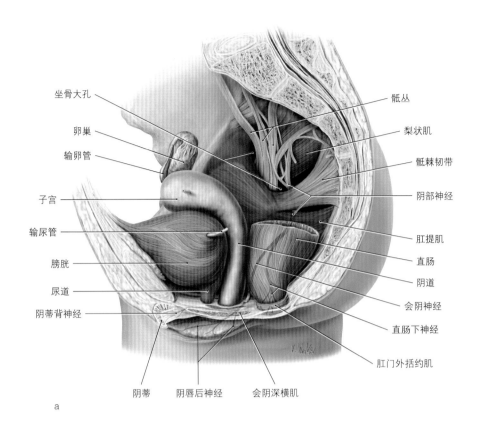

坐骨大孔
卵巢
输卵管
子宫
输尿管
膀胱
尿道
阴蒂背神经

骶丛
梨状肌
骶棘韧带
阴部神经
肛提肌
直肠
阴道
会阴神经
直肠下神经
肛门外括约肌

阴蒂　　阴唇后神经　　会阴深横肌

a

**D. 女性和男性的阴部神经和尾神经的行程**

a. 女性骨盆的矢状面，左侧面观。

b. 男性骨盆的矢状面，左侧面观。

阴部神经从小骨盆穿坐骨大孔，绕过坐骨棘和骶棘韧带，通过坐骨小孔进入坐骨肛门窝（坐骨直肠窝）（见第 562 页）。它与阴部内血管伴行于双层的闭孔内肌筋膜中（阴部管 = Alcock 管），沿窝外侧壁前行（见第 561 页）。在耻骨联合下方走向阴茎或阴蒂背面。阴部神经在会阴部发出许多分支：

· 直肠下神经支配肛门外括约肌运动和肛门周围的皮肤感觉。

· 会阴神经的支配会阴肌运动（见第 164 页），以及阴囊或大小阴唇后部的皮肤感觉，以及阴茎或阴蒂的皮肤、阴茎头、包皮和勃起组织的感觉。

阴部神经损伤（如分娩时的会阴损伤）会导致了会阴肌的功能丧失，尤其是膀胱和肠道的括约肌，导致尿失禁和大便失禁。阴部神经损伤也会导致性功能障碍（例如男性阳痿）。

第 5 骶神经的腹侧支和第 1 或 2 尾神经形成尾神经（同义词：尾丛）。该神经及其感觉终支，即肛尾神经，沿着肛尾韧带走行支配尾骨和肛门之间的皮肤感觉。

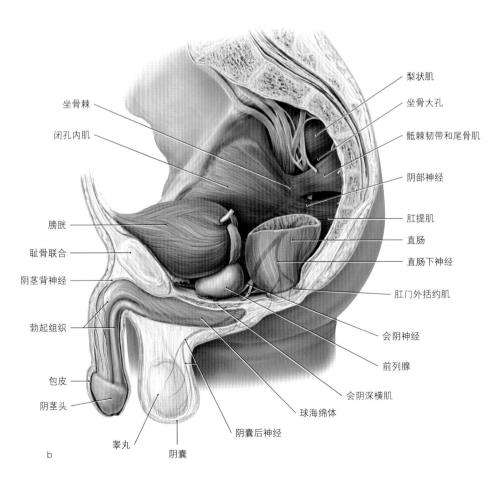

坐骨棘
闭孔内肌
膀胱
耻骨联合
阴茎背神经
勃起组织
包皮
阴茎头

梨状肌
坐骨大孔
骶棘韧带和尾骨肌
阴部神经
肛提肌
直肠
直肠下神经
肛门外括约肌
会阴神经
前列腺
会阴深横肌

睾丸　　阴囊　　阴囊后神经　　球海绵体

b

## 23.1 体表解剖及皮神经和浅静脉：前面观

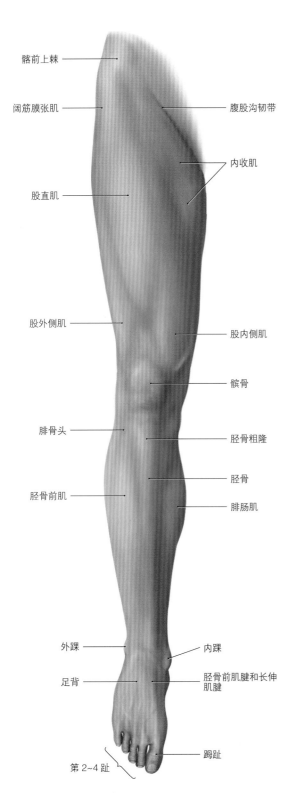

髂前上棘

阔筋膜张肌 — 腹股沟韧带

股直肌 — 内收肌

股外侧肌 — 股内侧肌

髌骨

腓骨头 — 胫骨粗隆

胫骨

胫骨前肌 — 腓肠肌

外踝 — 内踝

足背 — 胫骨前肌腱和长伸肌腱

第 2~4 趾 — 踇趾

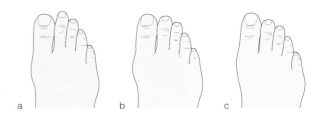

a    b    c

**B. 最常见的前足和足趾变异（引自 Debrunner 和 Lelièvre）**
根据第 1 趾和第 2 趾的相对长度，足的外形可分为 3 种：
a. "希腊"型，第 2 趾比第 1 趾长。
b. 平齐型，第 1 趾和第 2 趾等长。
c. "埃及"型，第 1 趾比第 2 趾长。
　　在"希腊"型中，第 2 跖骨一般长于第 1 跖骨。因此，第 2 跖骨头往往会因过度承受载荷而疼痛，特别是在穿高跟鞋时。

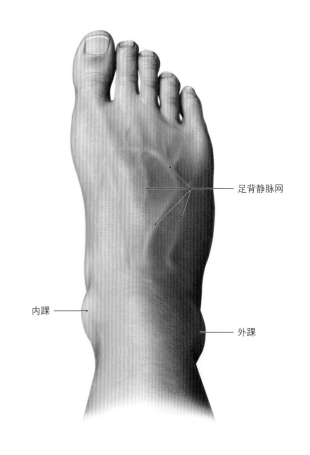

足背静脉网

内踝 — 外踝

**A. 右下肢的表面解剖**
下肢可扪及的骨性标志参见第 411 页。

**C. 右足背**
足背上可见浅静脉网（与 D 对比）。

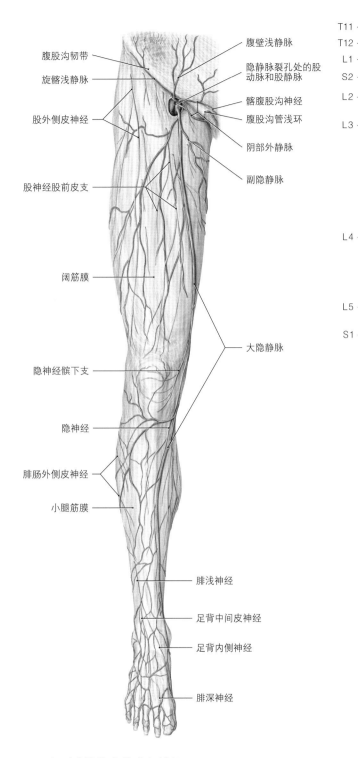

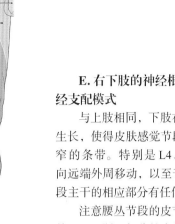

### E. 右下肢的神经根（段）的皮神经支配模式

与上肢相同，下肢在发育过程中的生长，使得皮肤感觉节段拉长，形成狭窄的条带。特别是 L4、L5 和 S1 节段向远端外周移动，以至于不再与神经节段主干的相应部分有任何联系。

注意腰丛节段的皮节主要位于腿的前面，而骶丛部分的皮节大多在腿的后面（见第 86 页）。这可能对有椎间盘突出的患者具有诊断意义，例如，确定椎间盘突出的位置（引自 Mumenthaler）。

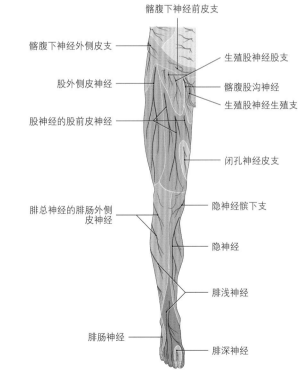

### D. 右下肢的浅皮静脉和神经

前面观。足背静脉网接受不同类型的皮静脉，并汇入两条大静脉（大、小隐静脉）。小隐静脉（见第 553 页）在腘窝水平注入腘静脉，大隐静脉向上延大腿内侧至腹股沟韧带下方，穿过阔筋膜上的隐静脉裂孔汇入股静脉。下肢的浅静脉通常受到静脉曲张的影响而变得粗大、扭曲，肉眼可见也可触及（见第 533 页）。

### F. 右下肢外周感觉性皮神经的分布

与上肢相同，下肢感觉神经的分布与外周皮下结缔组织内的外周皮神经分支模式一致。每条外周神经支配的区域相互重叠，尤其在交界处。因此，临床上确定的特定皮神经的专属区域（仅由该神经支配的区域）往往比能在解剖学上显示的最大区域小得多。因此，神经损伤会导致在专属区域的感觉完全丧失（感觉缺失），但该区域周边的感觉常常是感觉减弱（感觉减退）。

注意周围神经损伤造成的感觉缺失呈现出与神经根损伤所致的完全不同的模式（见第 90 页）（引自 Mumenthaler）。

## 23.2 表面解剖及皮神经、浅静脉：后面观

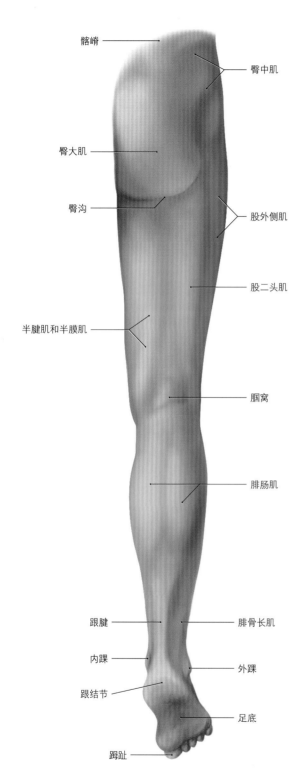

**A. 右下肢的表面解剖**
足位于跖屈位（下肢可扪及的骨性突起见第 411 页）。

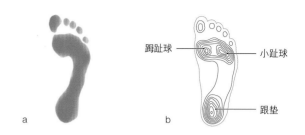

**B. 成人正常右足的足印（足迹图）**
　　足迹图提供了足负载的图形表示方式。除了对脚底的目视检查外，足迹图的分析对足的负重动力学提供了非常有用的信息。
　　a. 用墨水垫形成的足印。
　　b. 压力足迹图显示足的正常负重模式。同心圆线显示压力均匀地分布在所有主要支撑点上。三个支撑点位置确定，而中间的足弓基本上未负重（见第 470 页）。

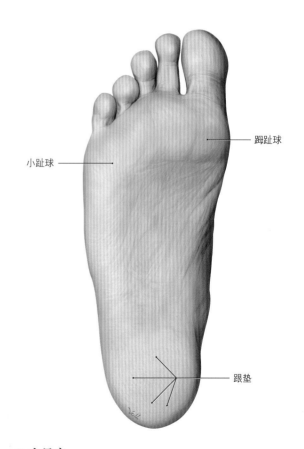

**C. 右足底**
　　足底皮肤作为与地面接触的感觉器官，通过足底的感受器感知其在站立和运动中的稳定性。作用于足跟和踇趾、小趾的应力形成局部的高压力，而这些部位的皮下结缔组织通过形成压力腔系统产生功能性适应（见第 478 页）。

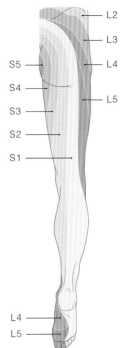

**E. 右下肢的神经根（段）的皮神经支配模式（皮节）**

与上肢相同，下肢在发育过程中的生长，使感觉皮神经节段拉长为窄带。特别是 L4、L5 和 S1 节段向远端外周移动，以至于不再与神经节段主干的相应部分有任何联系。

注意腰丛的皮节大多位于腿的前部，而大部分骶丛的则在腿的后面（见第 88 页）。这可能对有椎间盘突出的患者具有诊断意义，例如，确定椎间盘突出的位置（引自 Mumenthaler）。

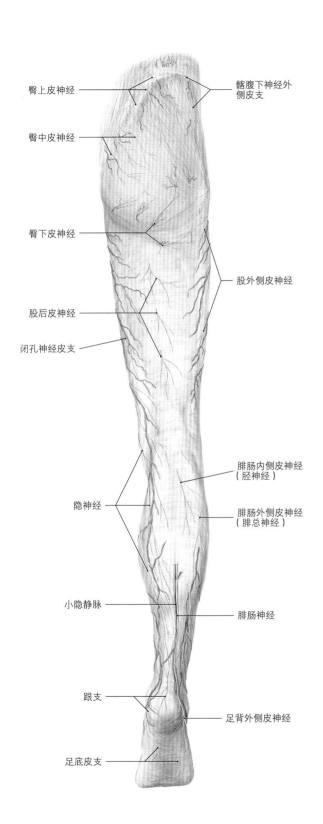

**D. 右下肢筋膜外浅静脉和皮神经**
后面观。

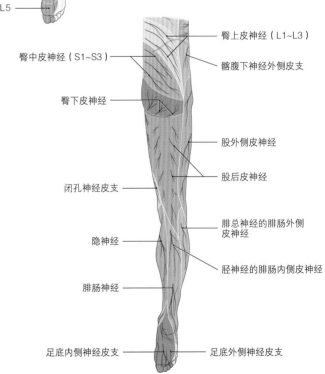

**F. 下肢的外周感觉皮神经支配**

与上肢相同，下肢感觉神经的分布与外周皮下结缔组织内的外周皮神经分支模式一致。每条外周神经支配的区域相互重叠，尤其在交界处。因此，临床上确定的特定皮神经的专属区域（仅由该神经支配的区域）往往比在解剖学上显示的最大区域小得多。因此，神经损伤会导致在专属区域的感觉完全丧失（感觉缺失），但该区域周边的感觉常常是感觉减弱（感觉减退）。

注意周围神经损伤造成的感觉缺失呈现出与神经根损伤所致的完全不同的模式（见第 90 页）（引自 Mumenthaler）。

## 23.3 股前区及股三角

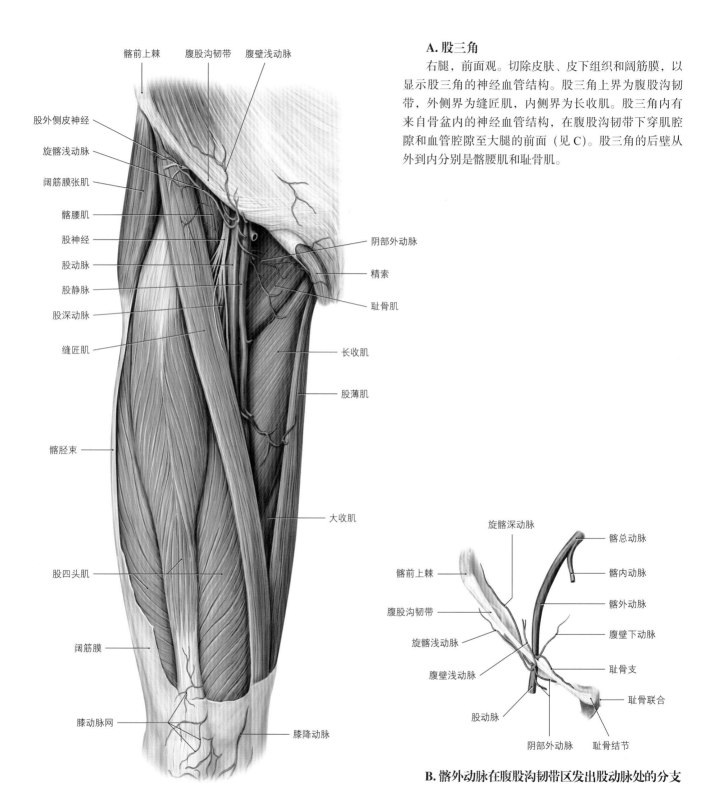

髂前上棘　腹股沟韧带　腹壁浅动脉

股外侧皮神经

旋髂浅动脉

阔筋膜张肌

髂腰肌

股神经

股动脉

股静脉

股深动脉

缝匠肌

髂胫束

股四头肌

阔筋膜

膝动脉网

阴部外动脉

精索

耻骨肌

长收肌

股薄肌

大收肌

膝降动脉

### A. 股三角

右腿，前面观。切除皮肤、皮下组织和阔筋膜，以显示股三角的神经血管结构。股三角上界为腹股沟韧带，外侧界为缝匠肌，内侧界为长收肌。股三角内有来自骨盆内的神经血管结构，在腹股沟韧带下穿肌腔隙和血管腔隙至大腿的前面（见 C）。股三角的后壁从外到内分别是髂腰肌和耻骨肌。

旋髂深动脉

髂总动脉

髂前上棘

髂内动脉

腹股沟韧带

髂外动脉

旋髂浅动脉

腹壁下动脉

腹壁浅动脉

耻骨支

耻骨联合

股动脉

阴部外动脉　耻骨结节

### B. 髂外动脉在腹股沟韧带区发出股动脉处的分支

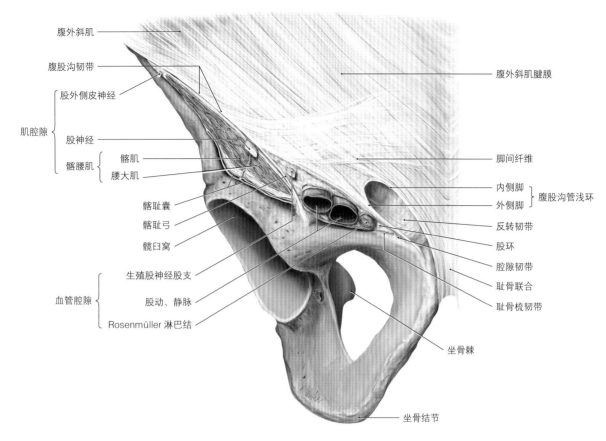

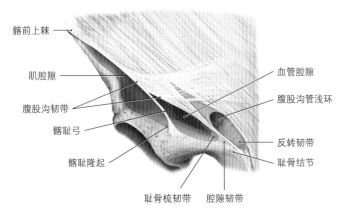

## C. 腹股沟区及肌腔隙和血管腔隙的内容物

前面观。本图显示了部分右髋骨、邻近的前下方腹壁、腹股沟浅环及腹股沟韧带下方肌腔隙和血管腔隙的内容物。在腹股沟韧带和骨盆上缘间，这些肌和血管又被纤维性髂耻弓分隔。

血管腔隙位于髂耻弓内侧，从外到内依次有生殖股神经的股支、股动脉、股静脉和腹股沟深淋巴管（这里只显示了一个淋巴结）穿过。位于股静脉内侧的血管腔隙称为股环。大腿部的淋巴管通过股环进入骨盆。股环上覆盖着一薄层结缔组织，称为股环隔（此处未显示），股环内有一个属于腹股沟深淋巴结群的淋巴结（Rosenmüller 淋巴结，见第 534 页）。

肌腔隙位于髂耻弓外侧，有髂腰肌、股神经和股外侧皮神经穿过。

注意髂腰肌下有髂耻滑膜囊。它是髋关节区域中最大的滑膜囊，15% 的滑膜囊与髋关节腔相通。因此，髋关节的炎症性疾病可能会引发滑膜囊炎（黏液囊炎）。发生炎症时，髂耻滑膜囊通常会疼痛和肿胀，有时在 MR 图像上会被误诊为肿瘤。

## D. 肌腔隙和血管腔隙的结缔组织和骨性边界

右腹股沟区，前面观。肌腔隙和血管腔隙之间的结缔组织边界由髂筋膜内侧部增厚的髂耻弓构成，位于腹股沟韧带和髂耻隆起之间。从腹股沟韧带内侧处向下反转的纤维带称为腔隙韧带，它沿着耻骨上支向内侧延伸为耻骨梳韧带（Cooper 韧带）。这条边缘锋利的韧带构成血管腔隙（股环）的内侧界，并可能造成股疝时的疝囊卡压（见第 216 页）。腹股沟韧带上方是腹股沟管外（浅）环，是腹股沟管的外口（见第 212 页）。肌腔隙的外侧界为髂前上棘。

## 23.4 股部的动脉血供

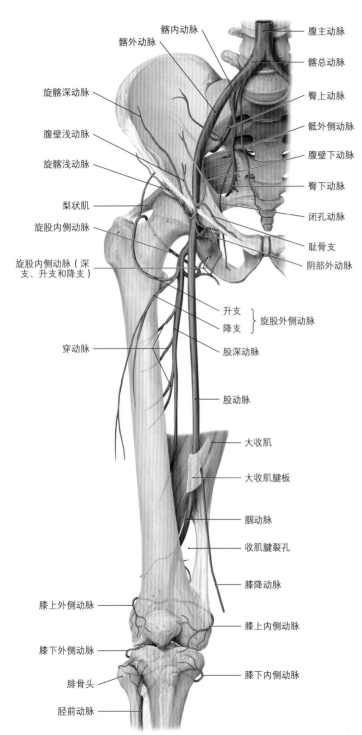

### A. 股动脉的行程及其分支

股动脉是髂外动脉向远端的延伸，沿大腿内侧进入收肌管，然后穿过收肌管进入大腿后面。从收肌腱裂孔穿出后，移行为腘动脉。在临床上，由于股动脉在大腿前方的行程表浅，常被称为股浅动脉，以区分由股动脉发出的走行于大腿更深部的股深动脉（见 D）。

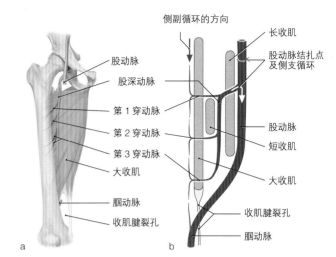

### B. 股深动脉的行程和穿动脉穿过内收肌群的位置

a. 右股部，前面观。b. 在穿动脉的水平经内收肌群的纵切面。股深动脉发出大约 3~5 个终支，在大腿上从前方向后穿过收肌群的股骨附着部（第 1~3 穿动脉）营养大腿后群肌（股二头肌、半腱肌和半膜肌）。穿动脉从短收肌上方和下方穿内收肌群，一般位于收肌管上方。在股动脉发出股深动脉前结扎股动脉是相对可以接受的，因为来自髂内动脉的分支（臀上动脉和闭孔动脉）可以建立良好的侧支循环。

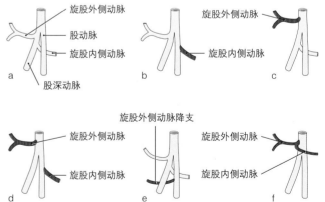

### C. 股动脉分支模式的变异（引自 Lippert 和 Pabst）

a. 通常股深动脉和旋股内、外侧动脉是由股动脉发出的一条主干发出的（58%，也见于本页的其他图中）。

b. 旋股内侧动脉直接发自股动脉（18%）。

c. 旋股外侧动脉直接从股动脉发出（15%）。

d. 旋股内、外侧动脉分别发自股动脉（4%）。

e. 旋股外侧动脉降支直接发自股动脉（3%）。

f. 旋股内、外侧动脉同干发出（1%）。

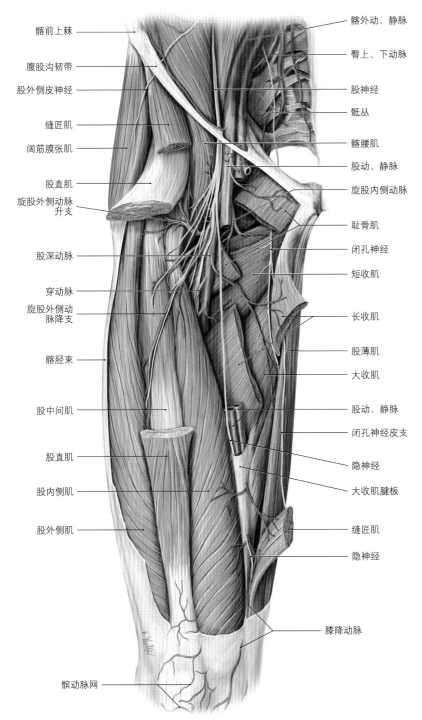

左侧标注（从上到下）：
- 髂前上棘
- 腹股沟韧带
- 股外侧皮神经
- 缝匠肌
- 阔筋膜张肌
- 股直肌
- 旋股外侧动脉升支
- 股深动脉
- 穿动脉
- 旋股外侧动脉降支
- 髂胫束
- 股中间肌
- 股直肌
- 股内侧肌
- 股外侧肌
- 髌动脉网

右侧标注（从上到下）：
- 髂外动、静脉
- 臀上、下动脉
- 股神经
- 骶丛
- 髂腰肌
- 股动、静脉
- 旋股内侧动脉
- 耻骨肌
- 闭孔神经
- 短收肌
- 长收肌
- 股薄肌
- 大收肌
- 股动、静脉
- 闭孔神经皮支
- 隐神经
- 大收肌腱板
- 缝匠肌
- 隐神经
- 膝降动脉

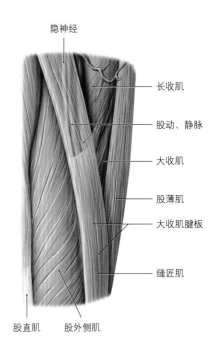

右侧标注（从上到下）：
- 隐神经
- 长收肌
- 股动、静脉
- 大收肌
- 股薄肌
- 大收肌腱板
- 缝匠肌

底部标注：
- 股直肌
- 股外侧肌

**E. 收肌管的位置**

右股部，前面观。隐神经伴股、动静脉在大腿前面穿收肌管下行。股动静脉继续穿收肌腱裂孔进入腘窝，而隐神经与膝降动脉穿大收肌腱板行至膝关节内侧（见 F）。

**F. 收肌管的境界和内容物**

**境界**
- 长收肌和大收肌（后界）
- 缝匠肌（内侧界）
- 大内收腱板（前界）
- 股内侧肌（外侧界和前界）

**内容物**
- 股动脉
- 股静脉
- 隐神经
- 膝降动脉　　｝穿大收肌腱板

**D. 股深动脉在股部的血液供给**

右股部，前面观。部分切除缝匠肌、股直肌、长收肌和耻骨肌，以及股动脉的中间段，以显示大腿深动脉行程。为了显露清晰，静脉也从髂外静脉水平切除。本图亦不显示高于腹股沟韧带的腹前壁或腹、盆腔脏器。旋股内、外侧动脉的分支主要供应髋关节和大腿的伸肌群和内收肌群，股深动脉的终支（第 1~3 穿动脉，见 B）在股骨内侧穿过收肌群止点间隙走行到大腿后面，供应的股后肌群（股二头肌、半腱肌和半膜肌）。

注：膝降动脉和隐神经穿大收肌腱板（见 E 和 F）。

## 23.5 臀部：血管和神经概述

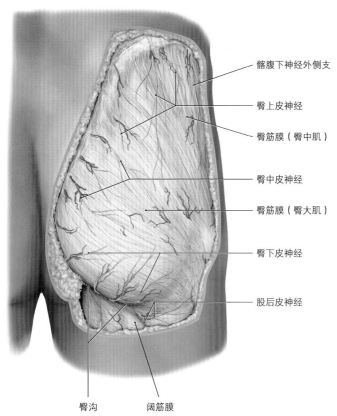

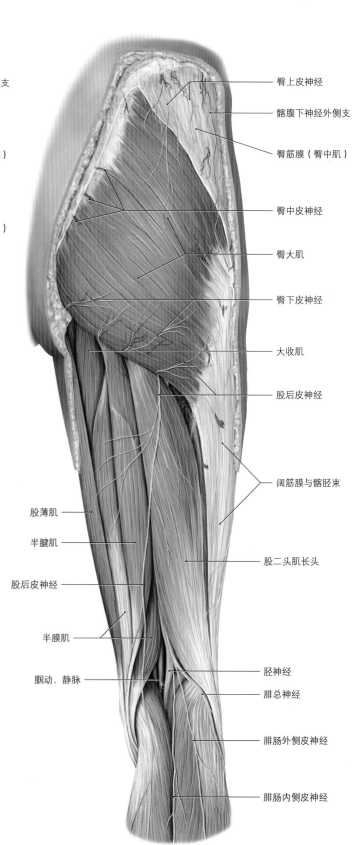

**A. 臀部的浅筋膜和皮神经**

右臀部，后面观。覆盖臀部的臀筋膜是阔筋膜的一部分（尽管阔筋膜严格意义上指的是臀中肌和臀大肌以下的筋膜）。筋膜覆盖臀大肌并在肌束间形成内陷的隔膜样结构。在臀肌和股后部的交界处是弧形的臀沟，在坐骨结节水平，增厚的阔筋膜纤维束横行跨过大腿。

注：在表面解剖学中，臀大肌的斜下缘（参见 B）与臀沟相交，其走行与臀沟并不一致。

**B. 切除筋膜的臀部和股后部**

右侧，后面观。切除阔筋膜，大部分走行位于筋膜下的股后皮神经主干可以追踪到腘窝。

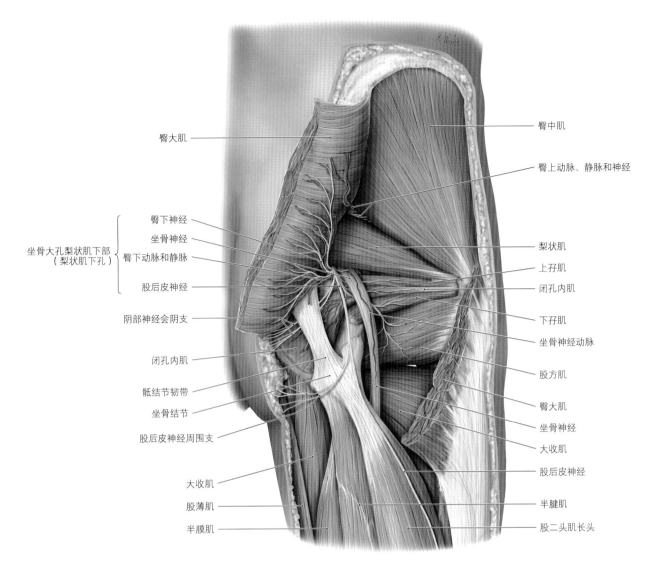

臀大肌

臀下神经
坐骨神经
臀下动脉和静脉
股后皮神经

坐骨大孔梨状肌下部
（梨状肌下孔）

阴部神经会阴支

闭孔内肌

骶结节韧带

坐骨结节

股后皮神经周围支

大收肌

股薄肌

半膜肌

臀中肌

臀上动脉、静脉和神经

梨状肌

上孖肌

闭孔内肌

下孖肌

坐骨神经动脉

股方肌

臀大肌

坐骨神经

大收肌

股后皮神经

半腱肌

股二头肌长头

### C. 臀部深层的血管与神经

右侧，切除部分臀大肌的后面观。臀部深层的神经血管穿过臀大肌深面的富含脂肪和结缔组织的间隙。该间隙的底由梨状肌、闭孔内肌、上孖肌和股方肌构成。该间隙还通过坐骨孔与小骨盆的结缔组织间隙和坐骨肛门窝（此处未显示）相通。梨状肌起自骶骨的前面，经坐骨大孔止于股骨的大转子尖，是臀部深层结构的重要标志（见 A，第 554 页）。

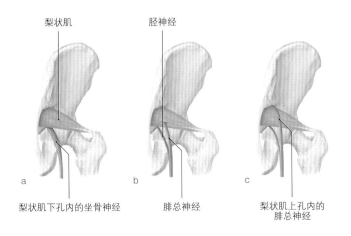

梨状肌

胫神经

a

梨状肌下孔内的坐骨神经

b

腓总神经

c

梨状肌上孔内的
腓总神经

### D. 坐骨神经的行程变异与梨状肌的关系（引自 Rauber 和 Kopsch）

a. 坐骨神经经梨状肌下方孔离开小骨盆（约占 85%）。

b. 坐骨神经高位分支的变异图（约占 15%）。在这种变异中，腓侧部（腓总神经）和有时伴股后皮神经穿梨状肌，从而可能在此处受压，引起"梨状肌综合征"。通常是臀部创伤后出现严重的臀部疼痛为主诉的诊断。目前尚不清楚该综合征是否直接与该段的坐骨神经压迫有关。

c. 坐骨神经的腓神经部从梨状肌上方离开小骨盆（罕见，仅约占 0.5%）。

## 23.6　臀部：坐骨孔和坐骨神经

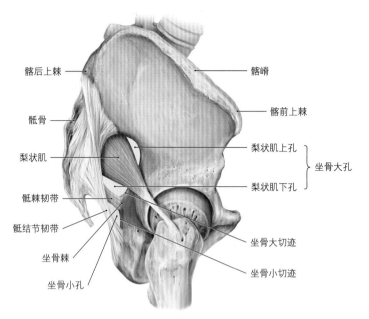

**A. 坐骨大、小孔的位置**
右侧髋骨，外侧面观。

**B. 坐骨小孔的边界和穿经结构**

臀下结缔组织间隙经坐骨孔与小骨盆结缔组织间隙和坐骨肛门窝相通。

| 孔 | 境界 | 穿经结构 |
|---|---|---|
| • 坐骨大孔 | • 坐骨大切迹<br>• 骶髂韧带<br>• 骶骨 | • 梨状肌上孔<br>　－臀上动、静脉<br>　－臀上神经<br>• 梨状肌下孔<br>　－臀下动、静脉<br>　－臀下神经<br>　－阴部内动、静脉<br>　－阴部神经<br>　－坐骨神经<br>　－股后皮神经 |
| • 坐骨小孔 | • 坐骨小切迹<br>• 骶棘韧带<br>• 骶结节韧带 | －阴部内动、静脉<br>－阴部神经<br>－闭孔内肌 |

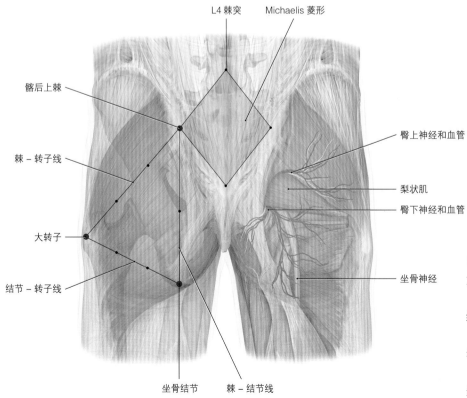

**C. 臀部神经血管的定位参考线**
左右臀部，后面观。

参考线连接于以下几点：髂后上棘（Michaelis 菱形外侧点）、坐骨结节和大转子。

• 棘－转子线：臀上血管出在参考线的中上 1/3 处离开梨状肌上孔。

• 结节－转子线：坐骨神经在该参考线的中内 1/3 处下行。

• 棘－结节线：坐骨神经、臀下神经和阴部神经和臀下血管在该参考线中点离开梨状肌下孔。

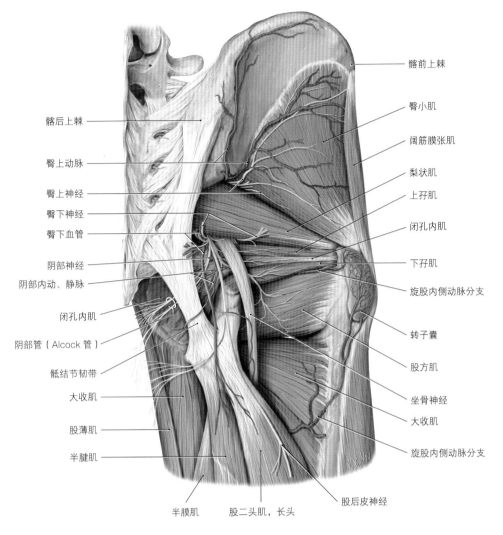

髂前上棘
臀小肌
阔筋膜张肌
梨状肌
上孖肌
闭孔内肌
下孖肌
旋股内侧动脉分支
转子囊
股方肌
坐骨神经
大收肌
旋股内侧动脉分支

髂后上棘
臀上动脉
臀上神经
臀下神经
臀下血管
阴部神经
阴部内动、静脉
闭孔内肌
阴部管（Alcock 管）
骶结节韧带
大收肌
股薄肌
半腱肌

半膜肌　股二头肌，长头　股后皮神经

**D. 臀部和坐骨肛门窝的血管和神经**

右臀部，切除臀大肌和臀中肌的后面观。

注意坐骨肛门窝外侧壁上阴部血管、神经的走行。阴部血管和神经走行于闭孔内肌筋膜形成的阴部管（Alcock 管）中（见第484页）。

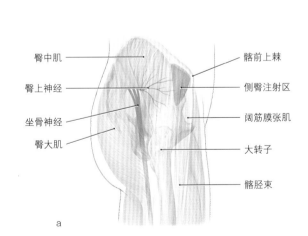

臀中肌
臀上神经
坐骨神经
臀大肌

髂前上棘
侧臀注射区
阔筋膜张肌
大转子
髂胫束

a

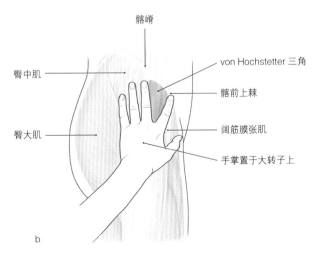

髂嵴
von Hochstetter 三角
髂前上棘
阔筋膜张肌
手掌置于大转子上

臀中肌
臀大肌

b

**E. 坐骨神经和臀上神经的位置及在臀肌注射时的保护**

右臀部，外侧面观。

a. 臀部有 2 条非常重要的神经：坐骨神经和臀上神经。为了避免在肌内注射时对这些神经造成伤害，进针点应在这些结构的最大安全边界以外。在 "von Hochstetter 三角" 内注射可以确保注射的安全边界。

b. 定位 von Hochstetter 三角：目标区位于臀部前外侧（又称 "臀侧注射"）。以右侧臀部肌肉注射为例，将左手的手掌置于大转子上，示指尖置于髂前上棘上，保持手的位置，外展中指远离示指，将针头在两个手指和髂嵴之间三角区域内垂直刺入皮肤表面。

## 23.7　坐骨肛门窝

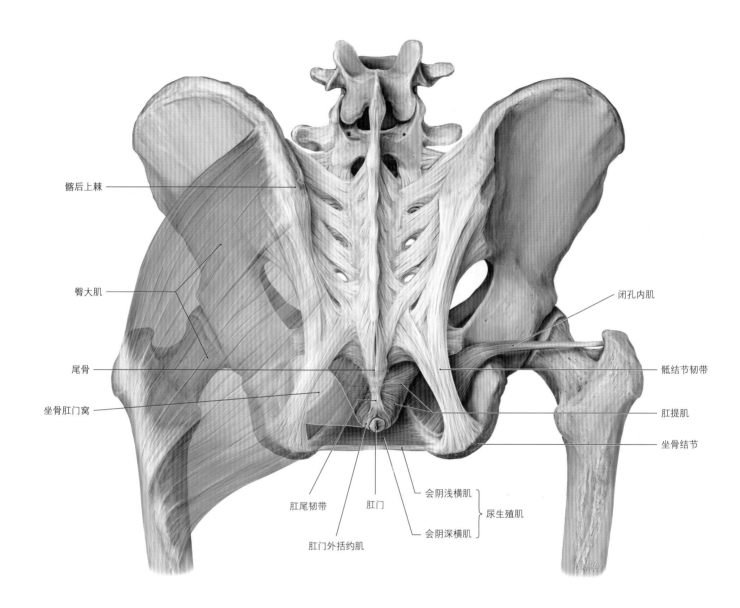

髂后上棘

臀大肌

尾骨

坐骨肛门窝

闭孔内肌

骶结节韧带

肛提肌

坐骨结节

会阴浅横肌

尿生殖肌

会阴深横肌

肛尾韧带　　肛门

肛门外括约肌

**A. 坐骨肛门窝的肌性境界**

　　左、右臀部，后面观。坐骨肛门窝是位于两侧肛提肌之间的三棱锥形间隙。三棱锥的尖指向了耻骨联合，三棱锥的底朝向后。坐骨肛门窝由以下肌肉围成：

- 肛提肌构成其内上方壁。
- 闭孔内肌构成其外侧壁。

- 会阴深横肌构成其下壁。
- 臀大肌和骶结节韧带形成坐骨肛门窝入口的后界。

　　坐骨肛门窝内大部分为脂肪组织（坐骨肛门窝的脂肪垫），其功能是一个可以向后下方滑动的移动垫，如排便或分娩时。其内有神经主干位于阴部管（或 Alcock 管）的阴部血管、神经的分支（见 B）穿行（见 A，第 564 页）。

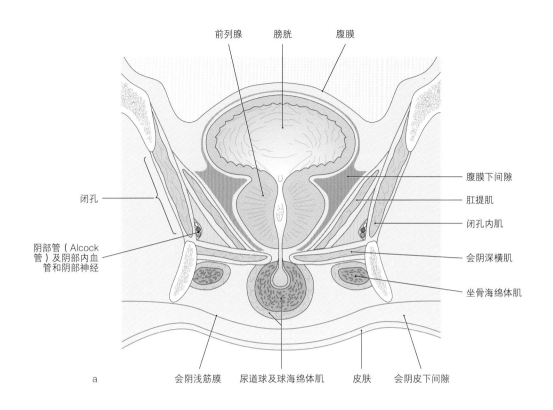

前列腺　膀胱　腹膜

腹膜下间隙

肛提肌

闭孔内肌

会阴深横肌

坐骨海绵体肌

闭孔

阴部管（Alcock
管）及阴部内血
管和阴部神经

a

会阴浅筋膜　尿道球及球海绵体肌　皮肤　会阴皮下间隙

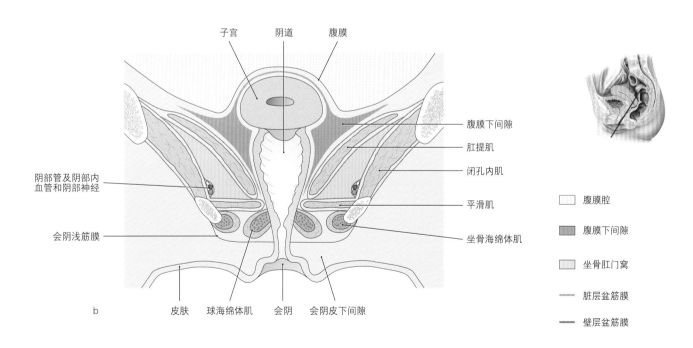

子宫　阴道　腹膜

腹膜下间隙

肛提肌

闭孔内肌

平滑肌

坐骨海绵体肌

阴部管及阴部内
血管和阴部神经

会阴浅筋膜

b

皮肤　球海绵体肌　会阴　会阴皮下间隙

☐ 腹膜腔

▨ 腹膜下间隙

▨ 坐骨肛门窝

— 脏层盆筋膜

━ 壁层盆筋膜

**B. 坐骨肛门窝**

a. 经前列腺的男性骨盆冠状切面。

b. 经阴道的女性骨盆斜冠状切面。

盆腔器官对腹膜腔和腹膜下间隙的形状有不同的影响，但

与坐骨肛门窝无关。腹膜腔是由壁腹膜和脏腹膜（覆盖腹膜内
位器官表面，如卵巢）围成，腹膜下隙由盆筋膜所围成（盆筋
膜由壁层和脏层组成，见第 185 页）。

## 23.8 阴部管与会阴区（尿生殖区和肛区）

### A. 阴部管（Alcock 管）的位置及其包含的血管神经

右侧半骨盆，内侧面观。除腰大肌、梨状肌和闭孔内肌外，切除其余的肌肉。为了清晰起见，没有单独显示的静脉。阴部管是由闭孔内肌筋膜形成。它始于坐骨棘下方，行于肛提肌腱弓下方的坐骨肛门窝的外侧壁上，向耻骨联合和尿生殖肌肉后缘走行（见第 164 页）。穿行管内的神经血管结构（阴部内血管只显示了阴部内动脉以及阴部神经，参见 B）通过坐骨大孔离开小骨盆，又通过坐骨小孔进入阴部管。它们穿过该管向耻骨联合和尿生殖肌的后缘走行。

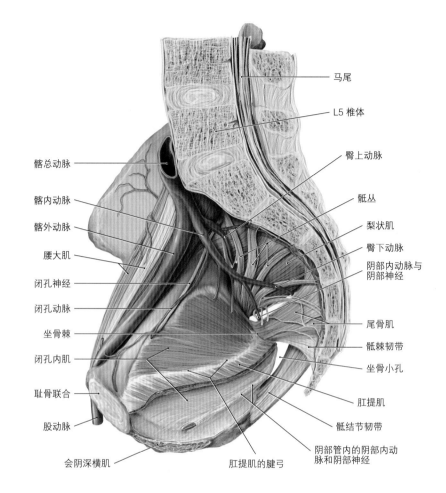

马尾

L5 椎体

臀上动脉

骶丛

梨状肌

臀下动脉

阴部内动脉与阴部神经

尾骨肌

骶棘韧带

坐骨小孔

肛提肌

骶结节韧带

阴部管内的阴部内动脉和阴部神经

髂总动脉

髂内动脉

髂外动脉

腰大肌

闭孔神经

闭孔动脉

坐骨棘

闭孔内肌

耻骨联合

股动脉

会阴深横肌

肛提肌的腱弓

### B. 阴部神经和阴部内动静脉在肛门、会阴、外生殖器的分布

右侧臀部和坐骨肛门窝，后面观。部分切除臀大肌和骶结节韧带，切除所有坐骨肛门窝内的脂肪组织，以显示阴部神经和阴部内血管的行程。在通过阴部管的行程中（为了显示骶结节韧带下的神经和血管的行程，这里没有显示阴部管），各神经和血管分支以扇形方式分布到肛门、会阴和外生殖器上。妇产科常通过麻醉坐骨棘水平阴部神经行阴部神经阻滞术（在其分支为直肠下神经、会阴神经、阴蒂背神经和阴唇后神经之前；见第 548 页）。

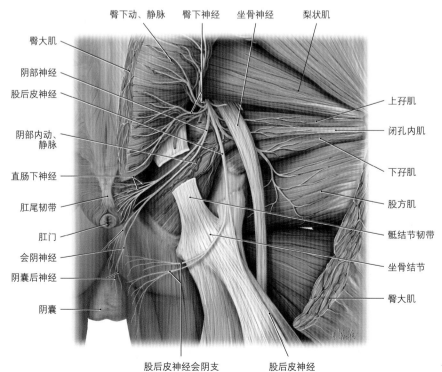

臀下动、静脉　臀下神经　坐骨神经　梨状肌

臀大肌

阴部神经

股后皮神经

阴部内动、静脉

直肠下神经

肛尾韧带

肛门

会阴神经

阴囊后神经

阴囊

上孖肌

闭孔内肌

下孖肌

股方肌

骶结节韧带

坐骨结节

臀大肌

股后皮神经会阴支　股后皮神经

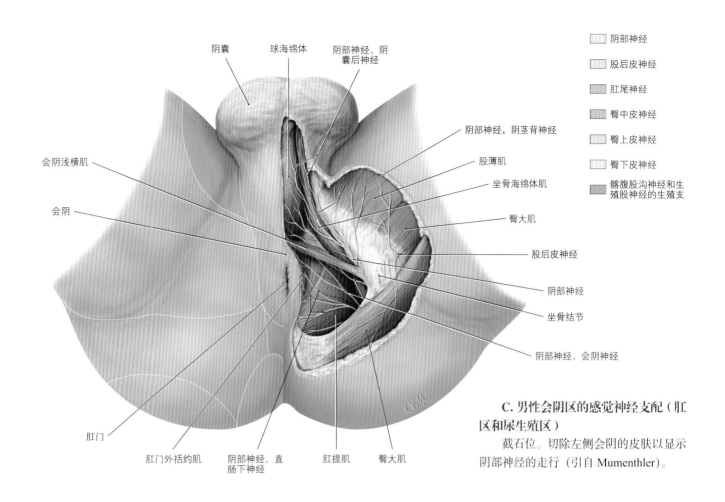

图例（右侧）：
阴部神经
股后皮神经
肛尾神经
臀中皮神经
臀上皮神经
臀下皮神经
髂腹股沟神经和生殖股神经的生殖支

**C. 男性会阴区的感觉神经支配（肛区和尿生殖区）**

截石位。切除左侧会阴的皮肤以显示阴部神经的走行（引自 Mumenthler）。

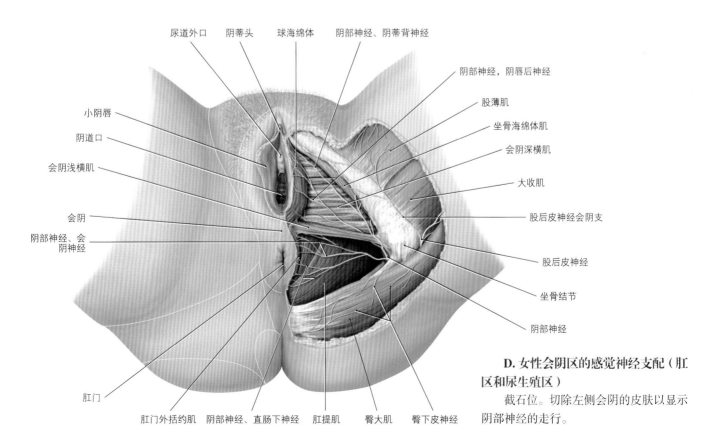

**D. 女性会阴区的感觉神经支配（肛区和尿生殖区）**

截石位。切除左侧会阴的皮肤以显示阴部神经的走行。

## 23.9 股后区与腘区

### A. 股后方血管和神经

右腿，后面观。为显示血管和神经从臀区经大腿后部下行至腘窝的行程（见 C），切除了皮肤、肌膜和部分肌肉：臀大肌、臀中肌和股二头肌。稍微向内侧牵拉半膜肌以显示收肌腱裂孔（有股动脉和股静脉穿过）（腘窝更深层的神经血管结构见 F）。股后区大部分的血供来源于股深动脉的分支（第 1~3 穿动脉）和旋股内侧动脉的深支（未显示）。坐骨神经的近端是由坐骨神经动脉供应，它是臀下动脉的一个分支，坐骨神经的远端由第 1~3 穿动脉的分支供应。

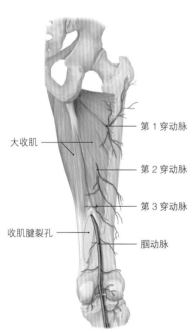

### B. 股后部穿动脉潜出的位置

右腿，后面观。除大收肌外，切除所有肌肉。

注：股动脉通过收肌腱裂孔进入腘窝，移行为腘动脉。

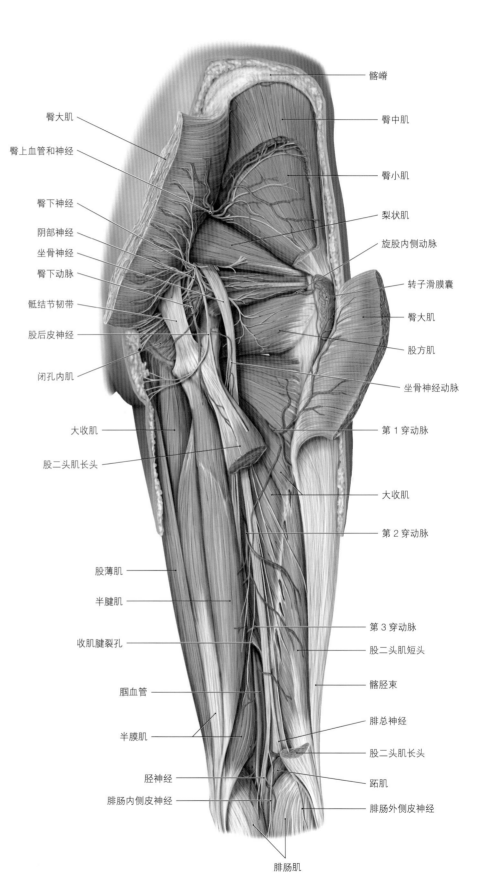

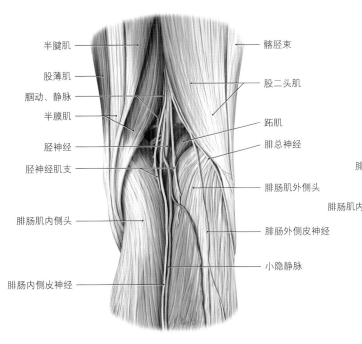

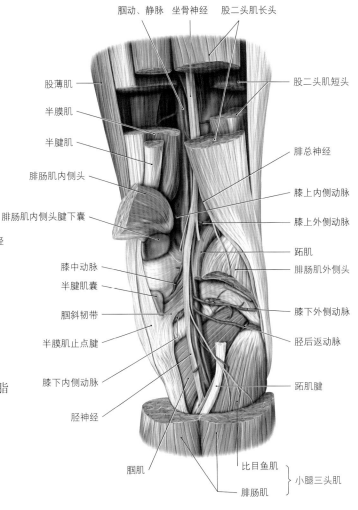

**C. 腘窝的肌性境界**

右侧腘窝，后面观。为清楚显示，切除了皮肤、筋膜和脂肪垫。

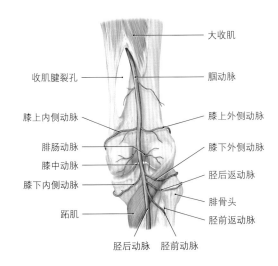

**D. 腘动脉分支在腘窝内的行程**

右膝关节，后面观。腘动脉始于收肌管出口，终止于腘肌水平，在此分为胫前动脉和胫后动脉。

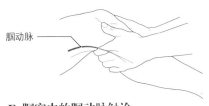

**E. 腘窝内的腘动脉触诊**

**F. 腘窝深层的神经血管**

右膝关节，后面观。切除部分腓肠肌头和部分腘绳肌，以显示腘窝内的深层神经血管的行程。腘动脉在中份发出 5 个血管分支（部分成对）供养膝关节（见 D）：

• 膝上外侧和内侧动脉。

• 膝中动脉。

• 膝下外侧和内侧动脉。

其中，膝中动脉穿过腘斜韧带区域的膝关节囊，并营养交叉韧带。其他血管沿内侧和外侧向前，形成膝（关节）动脉网。胫前和胫后返动脉也参与关节网的构成。成对的腓肠动脉营养腓肠肌的两个头（见 D，在 F 中被切除）。

注：腓肠肌内侧的腱下囊与膝关节腔常常是相通的，而半膜肌的滑膜囊偶尔与腓肠肌头的滑膜囊相通（这样在膝关节腔内形成广泛的隐窝，可能会异常增长而形成 Baker 囊肿，见第444页）。

## 23.10 小腿后区和跗管

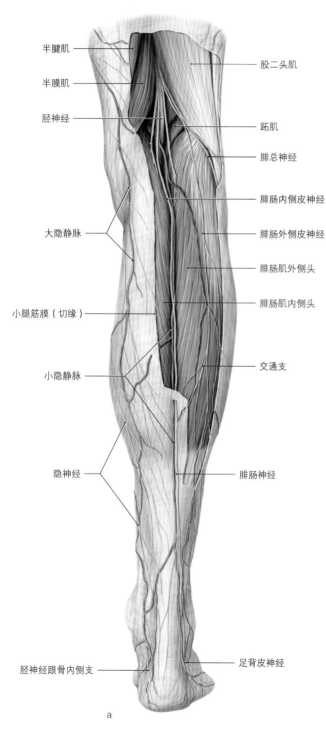

半腱肌
半膜肌
胫神经
大隐静脉
小腿筋膜（切缘）
小隐静脉
隐神经
胫神经跟骨内侧支

股二头肌
跖肌
腓总神经
腓肠内侧皮神经
腓肠外侧皮神经
腓肠肌外侧头
腓肠肌内侧头
交通支
腓肠神经
足背皮神经

a

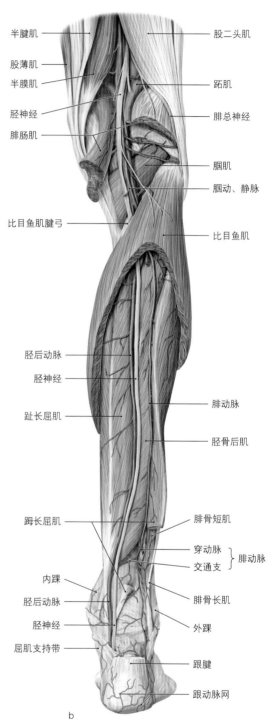

半腱肌
股薄肌
半膜肌
胫神经
腓肠肌
比目鱼肌腱弓
胫后动脉
胫神经
趾长屈肌
跛长屈肌
内踝
胫后动脉
胫神经
屈肌支持带

股二头肌
跖肌
腓总神经
腘肌
腘动、静脉
比目鱼肌
腓动脉
胫骨后肌
腓骨短肌
穿动脉 ｝腓动脉
交通支
腓骨长肌
外踝
跟腱
跟动脉网

b

**A. 后部浅、深骨筋膜鞘内的神经血管**

右小腿，后面观。

a. 后浅骨筋膜鞘内的神经血管：小腿的浅筋膜覆盖小腿三头肌，近端部分切除。

b. 部分切除小腿三头肌和小腿深筋膜后，后深骨筋膜鞘内的神经血管。腘动脉在腘肌的远侧缘分为胫前动脉和胫后动脉。

胫前动脉穿过骨间膜（这里没有显示，见 B）至小腿前面，进入小腿前骨筋膜鞘。胫后动脉伴随胫神经，穿经比目鱼肌腱弓下方的进入小腿后深骨筋膜鞘，立即发出腓动脉，然后在内踝后方继续向足底走行。小腿后深骨筋膜鞘是小腿的 4 个不易扩张的骨筋膜鞘（纤维骨管）之一，是血管损伤后易形成骨筋膜鞘综合征的潜在部位（见第 573 页）。

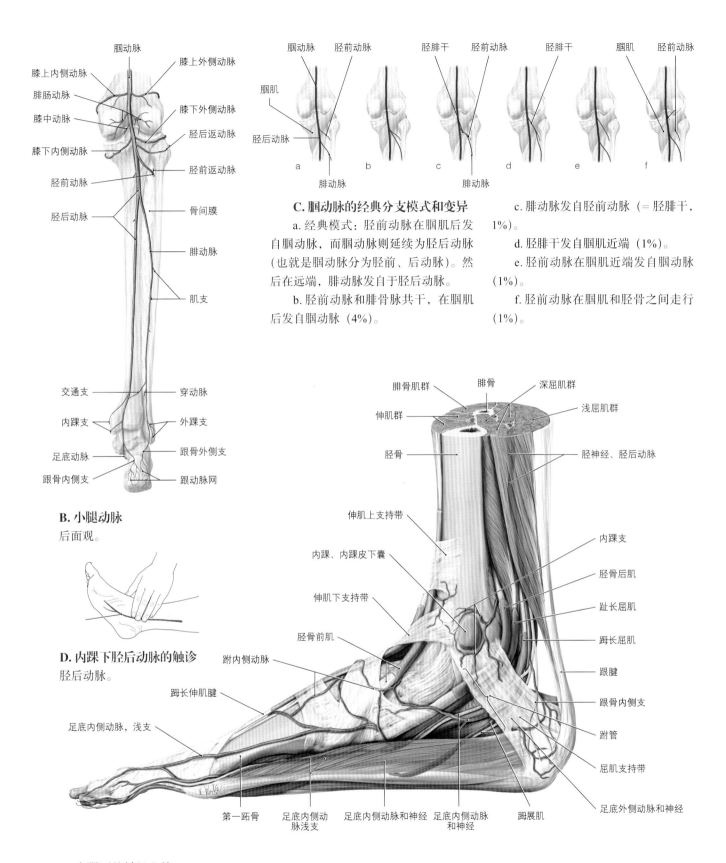

**C. 腘动脉的经典分支模式和变异**

a. 经典模式：胫前动脉在腘肌后发自腘动脉，而腘动脉则延续为胫后动脉（也就是腘动脉分为胫前、后动脉）。然后在远端，腓动脉发自于胫后动脉。

b. 胫前动脉和腓骨脉共干，在腘肌后发自腘动脉（4%）。

c. 腓动脉发自胫前动脉（=胫腓干，1%）。

d. 胫腓干发自腘肌近端（1%）。

e. 胫前动脉在腘肌近端发自腘动脉（1%）。

f. 胫前动脉在腘肌和胫骨之间走行（1%）。

**B. 小腿动脉**

后面观。

**D. 内踝下胫后动脉的触诊**

胫后动脉。

**E. 内踝区的神经血管**

右足，内侧面观。血管神经结构自小腿后深骨筋膜鞘穿过屈肌支持带和内踝之间的跗管至足底。在滑膜鞘中，它们与长屈肌（胫骨后肌、趾长屈肌、踇长屈肌）腱伴行。

注意在跗管内胫后神经的分为足底内、外侧神经，而胫后动脉的分为足底内、外侧动脉。故此处的神经压迫会导致内侧或后跗管综合征（见第547页）。

## 23.11 足底

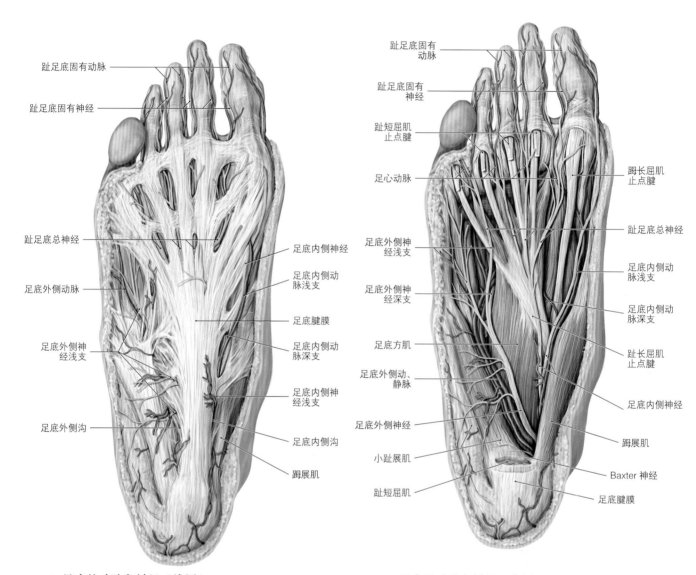

趾足底固有动脉

趾足底固有神经

趾足底总神经

足底外侧动脉

足底外侧神经浅支

足底外侧沟

足底内侧神经

足底内侧动脉浅支

足底腱膜

足底内侧动脉深支

足底内侧神经浅支

足底内侧沟

踇展肌

趾足底固有动脉

趾足底固有神经

趾短屈肌止点腱

足心动脉

足底外侧神经浅支

足底外侧神经深支

足底方肌

足底外侧动、静脉

足底外侧神经

小趾展肌

趾短屈肌

踇长屈肌止点腱

趾足底总神经

足底内侧动脉浅支

足底内侧动脉深支

趾长屈肌止点腱

足底内侧神经

踇展肌

Baxter 神经

足底腱膜

**A. 足底的动脉和神经（浅层）**

右足，足底面观。切除皮肤和皮下组织以显示足底腱膜和浅层的神经血管。

**B. 足底的动脉和神经（中层）**

右足，足底面观。切除足底腱膜和趾短屈肌（Baxter 神经见第 544 页）。

**C. 足底动脉：可能的变异**

右足，足底面观。可以看到 4 种基本的解剖变异（引自 Lippert 和 Pabst）：

a. 足底深弓和足心动脉全部由背足动脉的足底深支发出（53%）。

b. 第 1~3 足心动脉是由背足动脉的足底深支发出，第 4 足心动脉由足底外侧动脉的深支发出（19%）。

c. 第 1 和第 2 足心动脉由背足动脉的足底深支发出，第 3 和第 4 足心动脉由足底外侧动脉的深支发出（13%）。

d. 足底深弓和第 1~4 足心动脉全部由足底外侧动脉的深支发出（7%）。

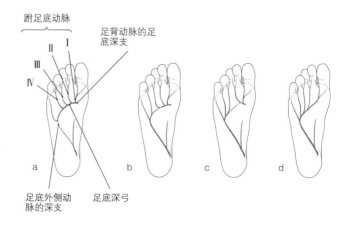

蹠足底动脉

足背动脉的足底深支

足底外侧动脉的深支

足底深弓

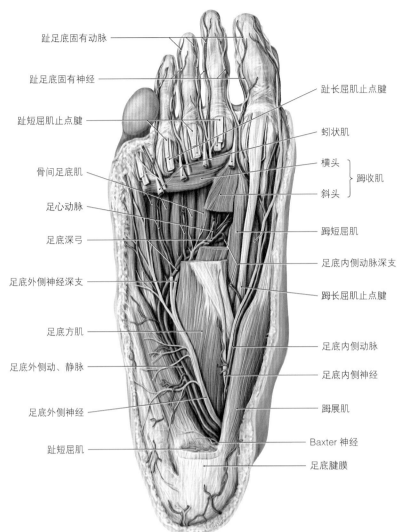

趾足底固有动脉
趾足底固有神经
趾短屈肌止点腱
骨间足底肌
足心动脉
足底深弓
足底外侧神经深支
足底方肌
足底外侧动、静脉
足底外侧神经
趾短屈肌

趾长屈肌止点腱
蚓状肌
横头
斜头 ｝ 跛收肌
跛短屈肌
足底内侧动脉深支
跛长屈肌止点腱
足底内侧动脉
足底内侧神经
跛展肌
Baxter 神经
足底腱膜

**D. 足底的动脉神经（深层）**

右足，足底面观。切除足底腱膜、趾短屈肌、趾长屈肌腱和跛收肌的斜头，以显示足底深弓和足底外侧神经的深支。

注：足底外侧神经浅支和足底外侧动脉走行于足底外侧沟，而足底内侧神经浅支和足底内侧动脉走行于足底内侧沟（见 A）。足底内、外侧动脉的浅支协助营养非常重要的足底压力室系统（见第 478 页）。

**E. 足底动脉的概况**

右足，足底面观。

足底深弓是由足背动脉足底深支和足底外侧动脉深支形成的位于足底的弓状的动脉吻合。通常，由于这两条参与足底深弓构成的动脉的血管管径有所不同，因此对足底深弓上发出的第 1~4 足心动脉的贡献也不同（见 C）。

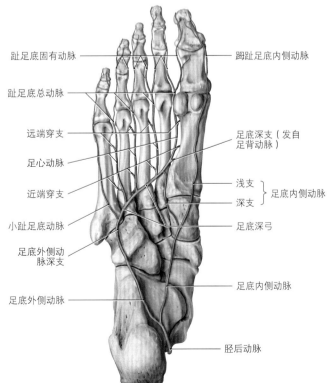

趾足底固有动脉
趾足底总动脉
远端穿支
足心动脉
近端穿支
小趾足底动脉
足底外侧动脉深支
足底外侧动脉

跛趾足底内侧动脉
足底深支（发自足背动脉）
浅支
深支 ｝ 足底内侧动脉
足底深弓
足底内侧动脉
胫后动脉

## 23.12 小腿前区和足背：皮神经分布

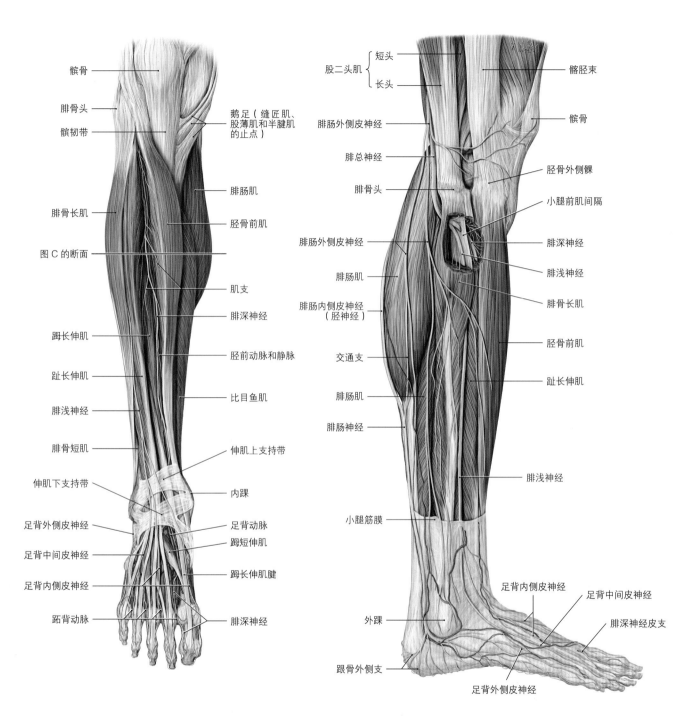

髌骨
腓骨头
髌韧带
鹅足（缝匠肌、股薄肌和半腱肌的止点）
腓肠肌
胫骨前肌
腓骨长肌
图 C 的断面
肌支
腓深神经
胫前动脉和静脉
拇长伸肌
趾长伸肌
比目鱼肌
腓浅神经
腓骨短肌
伸肌上支持带
伸肌下支持带
内踝
足背外侧皮神经
足背动脉
足背中间皮神经
拇短伸肌
足背内侧皮神经
拇长伸肌腱
跖背动脉
腓深神经

股二头肌 { 短头 长头 }
髂胫束
髌骨
腓肠外侧皮神经
腓总神经
胫骨外侧髁
腓骨头
小腿前肌间隔
腓肠外侧皮神经
腓深神经
腓肠肌
腓浅神经
腓肠内侧皮神经（胫神经）
腓骨长肌
交通支
胫骨前肌
腓肠肌
趾长伸肌
腓肠神经
腓浅神经
小腿筋膜
足背内侧皮神经
足背中间皮神经
腓深神经皮支
外踝
跟骨外侧支
足背外侧皮神经

**A. 小腿前骨筋膜鞘和足背的血管神经**

右足跖屈位，前面观。切除皮肤、皮下组织和筋膜，牵拉胫前伸肌和拇长伸肌，以显示胫前血管（= 胫前动、静脉）。胫前动脉在拇长伸肌腱的深面跨过小腿与足背连接处，在伸肌支持带下移行为足背动脉，在足背与腓深神经终支一起走行于拇长屈肌腱外侧（足背动脉搏动的触诊见 E）。腓深神经可能会在伸肌下支持带下方受压（影响第 1、2 趾的感觉）。

**B. 腓总神经分为腓深神经和腓浅神经**

右小腿，外侧面观。在腓骨头和胫骨外侧髁下方，切断腓骨长肌和趾长伸肌的起点。腓总神经在小腿外侧骨筋膜鞘近端分支，发出继续走行于外侧骨筋膜鞘内的腓浅神经。腓深神经则穿前肌间隔并伴随胫前血管在伸肌骨筋膜鞘内下行（图 C 为小腿骨筋膜鞘的横断面观）。

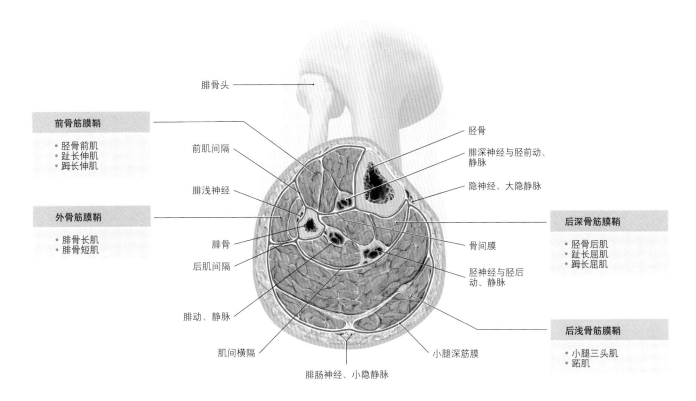

**前骨筋膜鞘**
- 胫骨前肌
- 趾长伸肌
- 蹞长伸肌

**外骨筋膜鞘**
- 腓骨长肌
- 腓骨短肌

腓骨头
前肌间隔
腓浅神经
腓骨
后肌间隔
腓动、静脉
肌间横隔
腓肠神经、小隐静脉

胫骨
腓深神经与胫前动、静脉
隐神经、大隐静脉
骨间膜
胫神经与胫后动、静脉
小腿深筋膜

**后深骨筋膜鞘**
- 胫骨后肌
- 趾长屈肌
- 蹞长屈肌

**后浅骨筋膜鞘**
- 小腿三头肌
- 跖肌

**C. 小腿的骨筋膜鞘和神经血管。**

右小腿腓骨颈下一手宽处横切面，远侧端观（该切面高度如图 A 所示）。肌间隔和骨间膜，连同小腿浅筋膜、深筋膜将小腿分为 4 个延展性差的纤维骨性骨筋膜鞘，血管神经在其内下行。当肌肉水肿或骨折血肿等情况下会导致组织内压力的上升，使血管神经受到压迫而局部缺血，以至于在几小时内造成不可逆转的神经肌肉损伤（骨筋膜鞘综合征，如胫骨前肌综合

征）。小腿后深骨筋膜鞘的神经血管（胫后动、静脉和胫神经）和小腿前骨筋膜鞘（胫前动、静脉和腓深神经）的风险最大。胫骨前肌综合征的特点是急性期的剧烈疼痛，且由于足底屈肌无拮抗所致的蹞趾不能背屈，使蹞趾形似"爪子"。一般来说，这一阶段唯一有效的治疗方法是紧急切开小腿骨筋膜鞘，对骨筋膜鞘减压，以缓解供养肌肉的血管压力。

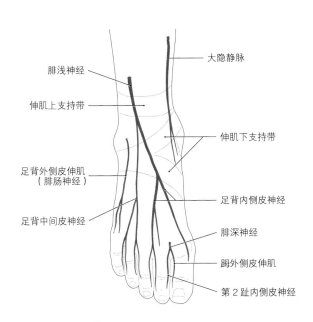

腓浅神经
伸肌上支持带
足背外侧皮伸肌（腓肠神经）
足背中间皮神经
大隐静脉
伸肌下支持带
足背内侧皮神经
腓深神经
蹞外侧皮伸肌
第 2 趾内侧皮神经

**D. 足背的皮神经**

右足，背侧面观。

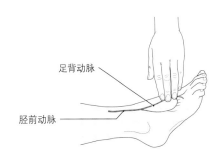

足背动脉
胫前动脉

**E. 足背动脉搏动的触诊**

足背动脉可在蹞长伸肌腱外侧、舟状结节的水平触及。除了确定局部皮肤温度之外，检查足背动脉搏动是检查疑似下肢动脉疾病的重要步骤（由于血流减少，一只足比另一只足明显苍白或温度低）。一般来说，最好先在腹股沟区触诊股动脉，然后进行腘窝（腘动脉）及内踝（胫后动脉）的触诊，最后才是足背（胫前动脉的分支——足背动脉）的触诊。动脉搏动的触诊一定要对比左、右两侧。应当注意的是，当周围组织水肿时，可能很难或不能感受到足背动脉搏动，因此最好在患者处于仰卧位时检查。

## 23.13 足背的动脉

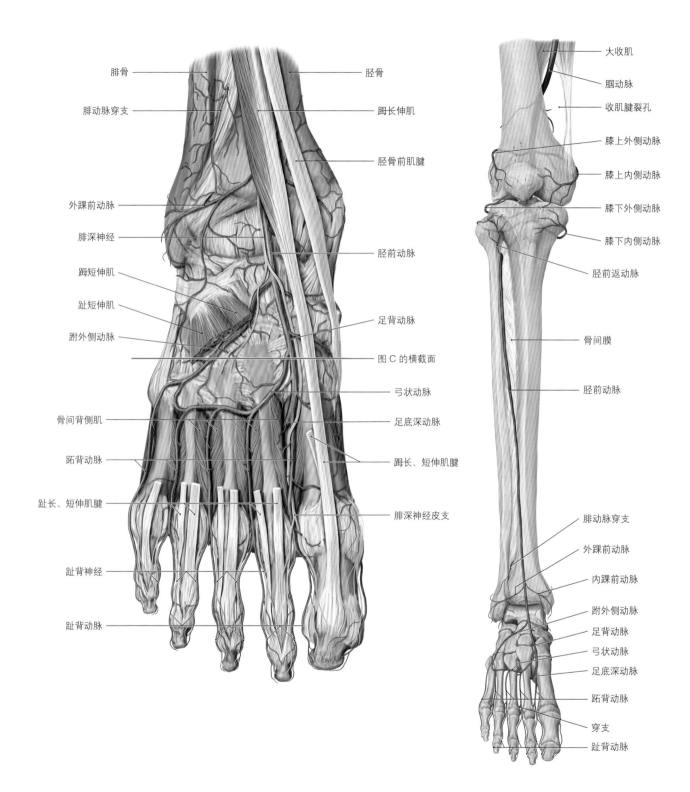

**A. 足背动脉和足背神经**

右足跖屈，足背面观。为显露清楚，切除了皮肤、皮下组织、足背的浅、深筋膜及趾长伸肌腱、趾短伸肌和蹞短伸肌（动脉变异见 D）。

**B. 小腿和足的动脉**

右下肢，前面观。

注：足背主要由胫前动脉的分支供血。

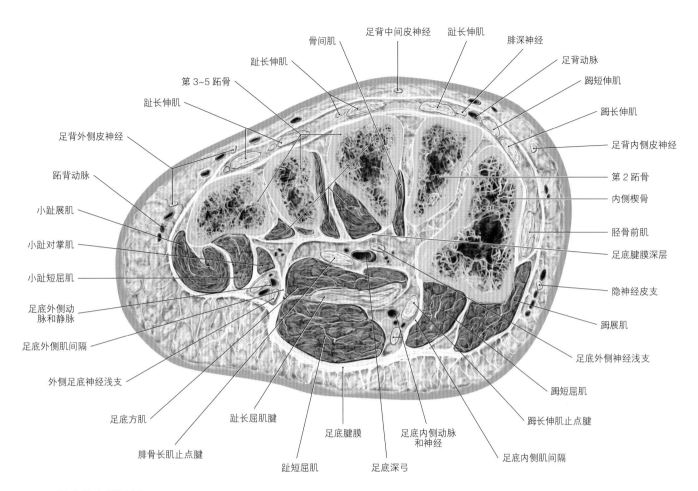

足背中间皮神经　趾长伸肌　腓深神经
骨间肌　足背动脉
趾长伸肌　蹬短伸肌
第3~5跖骨　蹬长伸肌
趾长伸肌　足背内侧皮神经
足背外侧皮神经　第2跖骨
跖背动脉　内侧楔骨
小趾展肌　胫骨前肌
小趾对掌肌　足底腱膜深层
小趾短屈肌　隐神经皮支
足底外侧动脉和静脉　蹬展肌
足底外侧肌间隔　足底外侧神经浅支
外侧足底神经浅支　蹬短屈肌
足底方肌　蹬长伸肌止点腱
趾长屈肌腱　足底内侧肌间隔
腓骨长肌止点腱　足底深弓
趾短屈肌　足底内侧动脉和神经
足底腱膜

## C. 足底的血管神经

右足经内侧楔骨的横断面（截面水平参见图A），远侧端观。注意足底筋膜的深层结构，足底深层的神经血管（足底深弓和足底外侧神经的深支）包埋在可以缓冲和保护他们的结缔组织中（足底骨筋膜鞘的配布见第529页）。

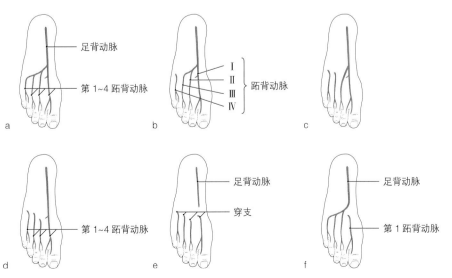

足背动脉
第1~4跖背动脉

足背动脉
Ⅰ
Ⅱ　跖背动脉
Ⅲ
Ⅳ

足背动脉
穿支

足背动脉
第1跖背动脉

## D. 足背部动脉分支的变异

a. 所有的跖背动脉发自足背动脉（20%）。

b. 第4跖背动脉由足底外侧动脉穿支供血（6%）。

c. 第3、4跖背动脉发自足心动脉穿支（5%）。

d. 第1跖背动脉是足背动脉的唯一分支（40%）。

e. 所有跖背动脉来自足心动脉的穿支（10%）。

f. 仅第1跖背动脉发自足心动脉穿支（5%）。

# 参考文献

[1] Agur AMR. Grants Anatomie. Lehrbuch und Atlas. Stuttgart: Enke; 1999.

[2] Bähr M, Frotscher M. Duus' Neurologisch-topische Diagnostik. 8. Aufl. Stuttgart: Thieme; 2003.

[3] Battermann N et al. Int J Sports Med 2011; 32: 211–215.

[4] Baumgartl F. Das Kniegelenk. Berlin: Springer; 1969.

[5] Bohndorf K, Imhof H, Fischer W. Radiologische Diagnostik der Knochen und Gelenke. 2. Aufl. Stuttgart: Thieme; 2006.

[6] Buckup K. Klinische Tests an Knochen, Gelenken und Muskeln. 4. Aufl. Stuttgart: Thieme; 2008.

[7] Chassard J, Lapiné C. Étude radiologique de l'arcade pubienne chez la femme enceinte. J Radiol Electrol 7 (1923), 113.

[8] Christ B, Wachtler F. Medizinische Embryologie. Wiesbaden: Ullstein Medical; 1998.

[9] Dauber W. Feneis' Bild-Lexikon der Anatomie. 8. Aufl. Stuttgart: Thieme; 1999.

[10] Debrunner AM. Orthopädie. Die Störungen des Bewegungsapparates in Klinik und Praxis. 2. Aufl. Stuttgart: Hans Huber; 1985.

[11] Debrunner HU. Gelenkmessung (Neutral-0-Methode), Längenmessung, Umfangmessung. Bern: AO-Bulletin; 1971.

[12] Drews U. Taschenatlas der Embryologie. Stuttgart: Thieme; 1993.

[13] Echtermeyer V, Bartsch S. Praxisbuch Schulter. 2. überarb. u. erw. Aufl. Stuttgart: Thieme; 2004.

[14] Faller A. Anatomie in Stichworten. Stuttgart: Enke; 1980.

[15] Ficat P. Pathologie Fémoro-Patellaire. Paris: Masson; 1970.

[16] Földi M, Kubik S. Lehrbuch der Lymphologie. 3. Aufl. Stuttgart: Gustav Fischer; 1993.

[17] Frick H, Leonhardt H, Starck D. Allgemeine und spezielle Anatomie. Taschenlehrbuch der gesamten Anatomie, Bd. 1 u. 2. 4. Aufl. Stuttgart: Thieme; 1992.

[18] Fritsch H, Kühnel W. Taschenatlas der Anatomie. Bd. 2. 7. Aufl. Stuttgart: Thieme; 2001.

[19] Gertz SD, Liebman M. Basiswissen Neuroanatomie. 4. Aufl. Stuttgart: Thieme; 2003.

[20] Goerke K. Taschenatlas der Geburtshilfe. Stuttgart: Thieme; 2002.

[21] Graumann W, Sasse D. CompactLehrbuch Anatomie. Bd. 4. Stuttgart: Schattauer; 2005.

[22] Hansen K, Schliack K. Segmentale Innervation. 2. Aufl. Stuttgart: Thieme; 1962.

[23] Hees H. Grundriss und Atlas der Mikroskopischen Anatomie des Menschen. Bd. 1. Zytologie und Allgemeine Histologie. 12. Aufl. Stuttgart: Gustav Fischer; 1996.

[24] Henne-Bruns D, Dürig M, Kremer B. Duale Reihe Chirurgie. 2. Aufl. Stuttgart: Thieme; 2003.

[25] Hepp WR. Radiologie des Femoro-Patellargelenkes. Bücherei des Orthopäden. Bd. 37. Stuttgart: Enke; 1983.

[26] Hilgenreiner H. Zur Frühdiagnose der angeborenen Hüftgelenksverrenkung. Med Klein 21 1925. Stuttgart: Hippokrates; 1981.

[27] Hochschild J. Strukturen und Funktionen begreifen. Bd. 1 u. 2. Stuttgart: Thieme; 1998 u. 2002.

[28] von Hochstetter A, von Rechenberg HK, Schmidt R. Die intrag-luteale Injektion. Stuttgart: Thieme; 1958.

[29] Hüter-Becker A, Schewe H, Heipertz W. Physiotherapie. Bd. 1. Biomechanik, Arbeitsmedizin, Ergonomie. Stuttgart: Thieme; 1999.

[30] Junghanns H. Die funktionelle Pathologie der Zwischenwirbelscheibe als Grundlage für klinische Betrachtungen. Langenbecks. Arch Klin Chir 1951; 267: 393–417.

[31] Kahle W, Frotscher M. Taschenatlas der Anatomie. Bd. 1. Stuttgart: Thieme; 2001.

[32] Kapandji IA. Funktionelle Anatomie der Gelenke. Bd. 1–3. 2. Aufl. Stuttgart: Enke; 1992.

[33] Kaufmann P. Reife Plazenta. In: Becker V, Schiebler TH, Kubli F, Hrsg. Die Plazenta des Menschen. Stuttgart: Thieme; 1981.

[34] Kilka HG, Geiger P, Mehrkens HH. Die vertikale infraklavi-

kuläre Blockade des Plexus brachialis. Anästhesist 1995; 44: 339–344.

[35] Klinke R, Silbernagl S. Lehrbuch der Physiologie. 3. Aufl. Stuttgart: Thieme; 2001.

[36] Koebke J. Anatomie des Handgelenkes und der Handwurzel. Unfallchirurgie 1988; 14: 74–79.

[37] Konermann W, Gruber G. Ultraschalldiagnostik der Bewegungsorgane. Kursbuch nach den Richtlinien der DEGUM und der DGOOC, Buch und DVD. 2., gründl. überarb. Aufl. Stuttgart: Thieme; 2006.

[38] Kristic RV. General Histology of the Mammals. Berlin: Springer; 1985.

[39] Kubik S. Lymphsystem der oberen Extremität. In: Földi M, Kubik S, Hrsg. Lehrbuch der Lymphologie für Mediziner und Physiothera-peuten. Stuttgart: Gustav Fischer; 1989.

[40] Kummer B. Biomechanik der Wirbelgelenke. In: Meinicke FW. Die Wirbelbogengelenke. Stuttgart: Hippokrates; 1983.

[41] von Lanz T, Wachsmuth W. Praktische Anatomie. Bd. I/3 Arm. 2. Aufl. Berlin: Springer; 1959.

[42] von Lanz T, Wachsmuth W. Praktische Anatomie. Bd. I/4 Bein und Statik. Berlin: Springer; 1972.

[43] Lehnert G. Dopplersonographische Diagnostik der erektilen Dysfunktion unter Anwendung des Papaverintests [Dissertation] Kiel: Universität Kiel, Medizinische Fakultät; 1995.

[44] Lelièvre J. Pathologie du Pied. 2. Aufl. Paris: Masson; 1961.

[45] Lippert H, Pabst R. Arterial Variations in Man. München: Bergmann; 1985.

[46] Loeweneck H. Diagnostische Anatomie. Berlin: Springer; 1981.

[47] Lüllmann-Rauch R. Histologie. 2. Aufl. Stuttgart: Thieme; 2006.

[48] Lundborg G, Myrhage R, Rydevik B. The vascularization of human flexor tendons within the digital synovial sheath region–structural and functional aspects. J Hand Surg 1977; 2: 417–427.

[49] Luschka H. Die Halbgelenke des menschlichen Körpers. Berlin: Reiner; 1858.

[50] Masuhr KF, Neumann M. Neurologie. Duale Reihe. 4. Aufl. Stuttgart: Hippokrates; 1998.

[51] Matzen P. Praktische Orthopädie. 3., vollst. überarb. u. aktualisierte Aufl. Stuttgart: J. A. Barth Verlag im Thieme Verlag; 2002.

[52] Meier G, Bauereis C, Maurer H, Meier Th. Interscalenäre Plexusblockade. Anästhesist 2001; 50: 333–341.

[53] Merk H, Jerosch J, Hrsg. Arthroskopie des Schulter-gelenks. Stuttgart: Thieme; 2000.

[54] Möller TB, Reif E. Taschenatlas der Röntgenanatomie. 2. Aufl. Stuttgart: Thieme; 1998.

[55] Möller TB, Reif E. Taschenatlas der Schnittbildanatomie. Bd. 3: Extremitäten, Gelenke, Wirbelsäule. Stuttgart: Thieme;

2007.

[56] Mow VC, Hou JS, Owens JM. Biphasic and quasilinear viscoelastic theories for hydrated soft tissue. In: Mow JC, Ratcliffe A, Woo SL. Biomechanics of Diarthrodial Joints. Springer: New York; 1990. Vol. I: 215–260.

[57] Mubarak SJ, Hargens AR. Compartment Syndromes and Volkamn's Contracture. Philadelphia: W. B. Saunders; 1981.

[58] Mumenthaler M, Stöhr M, Müller-Vahl H. Läsion peripherer Nerven und radikuläre Syndrome. 8. Aufl. Stuttgart: Thieme; 2003.

[59] Netter FH. Farbatlanten der Medizin. Stuttgart: Thieme; 2000.

[60] Niethard FU, Pfeil J. Orthopädie. Duale Reihe. 5. Aufl. Stuttgart: Thieme; 2005.

[61] Niethard FU. Kinderorthopädie. Stuttgart: Thieme; 1997.

[62] Noback CR, Strominger NL, Demarest RJ. The Human Nervous System. 4. Aufl. Philadelphia: Lea & Febiger; 1991.

[63] O'Rahilly, Müller RF. Developmental Stages in Human Embryos. Carnegie Institution of Washington: Publication 637; 1987.

[64] Pauwels F. Eine neue Theorie über den Einfluss mechanischer Reize auf die Differenzierung der Stützgewebe (X). Beitrag zur funktionellen Anatomie und kausalen Morphologie des Stützapparates. Z Anat Entwickl Gesch 1968; 121: 478–515.

[65] Pauwels F. Atlas zur Biomechanik der gesunden und kranken Hüfte: Prinzipien, Technik und Resultate einer kausalen Therapie. Heidelberg: Springer; 1973.

[66] Petersen W, Tillmann B. Structure and vascularization of the cruciate ligaments of the human knee joint. Z Orthop 1999; 137: 31–37.

[67] Petersen W, Zantop T. Das vordere Kreuzband – Grundlagen und aktuelle Praxis der operativen Therapie. Köln: Deutscher Ärzte-Verlag; 2009.

[68] Pette D. Das adaptive Potential des Skelettmuskels. Dtsch Z Sportmed 1999; 50: 262–271.

[69] Pette D, Staron RS. Transitions of muscle fiber phenotypic profiles. Histochem Cell Biol 2001; 115 (5): 359–379.

[70] Platzer W. Taschenatlas der Anatomie. Bd. 1. Stuttgart: Thieme; 1999.

[71] Platzer W. Atlas der topographischen Anatomie. Stuttgart: Thieme; 1982.

[72] Rauber A, Kopsch F. Anatomie des Menschen. Bd. 1–4. Stuttgart: Thieme; Bd. 1. 2. Aufl. 1997; Bde. 2 u. 3 1987; Bd. 4 1988.

[73] Reiser M, Kuhn FP, Debus J. Radiologie. Duale Reihe. 2. Aufl. Stuttgart: Thieme; 2006.

[74] Rockwood CA. Subluxations and dislocations about the shoulder. In: Rockwood CA, Green DP (eds). Fractures. Philadelphia: Lippincott; 1984: 722–985.

[75] Rohen, JW. Topographische Anatomie. 10. Aufl. Stuttgart: Schattauer; 2000.

[76] Rohen JW, Yokochi C, Lütjen-Drecoll E. Anatomie des

Menschen. 4. Aufl. Stuttgart: Schattauer; 2000.

[77] Romer AS, Parson TS. Vergleichende Anatomie der Wirbeltiere. 5. Aufl. Hamburg und Berlin: Paul Parey; 1983.

[78] Rudigier J. Kurzgefasste Handchirurgie. 5. überarb. Aufl. Stuttgart: Thieme; 2006.

[79] Sadler TW. Medizinische Embryologie. 10. Aufl. Stuttgart: Thieme; 2003.

[80] Scheldrup, EW. Tendon sheath patterns in the hand. Surg Gynec-Obestetr 1951; 93: 16–22.

[81] Schmidt HM, Lanz U. Chirurgische Anatomie der Hand. 2. Aufl. Stuttgart: Thieme; 2003.

[82] Schünke M. Funktionelle Anatomie – Topographie und Funktion des Bewegungssystems. Stuttgart: Thieme; 2000.

[83] Schumpelick V. Hernien. 4. Aufl. Stuttgart: Thieme; 2000.

[84] Silbernagl S, Despopoulos A. Taschenatlas der Physiologie. 6. Aufl. Stuttgart: Thieme; 2003.

[85] Sökeland J, Schulze H, Rübben H. Urologie. 12. Aufl. Stuttgart: Thieme; 2002.

[86] Starck D. Embryologie. 3. Aufl. Stuttgart: Thieme; 1975.

[87] Streater GL. Developmental horizons in human embryos: age group XI, 13–20 somites and age group XII, 21–29 somites. Contrib Embryol 1942; 30: 211–245.

[88] Tossy JD, Newton CM, Sigmond HM. Acromioclavicular separations: useful and practical classification for treatment. Clin Orthop 1963; 28: 111–119.

[89] Uhthoff HK. The Embryology of the Human Locomotor System. Berlin: Springer; 1990.

[90] Vahlensieck M, Reiser M. MRT des Bewegungsapparates. 3. Aufl. Stuttgart: Thieme; 2006.

[91] Weber U, Greulich M, Sparmann M. Orthopädische Mikrochirurgie. Stuttgart: Thieme; 1993.

[92] Wiberg G. Roentgenographic and anatomic studies on the femoropatellar joint. With special reference to chondromalacia patellae. Acta Orthop Scand 1941; 12: 319–410.

[93] Wiberg G. Studies on dysplastic acetabulum and congenital subluxation of the hip joint with special reference of the complication of osteoarthritis. Acta Chir Scand 1939; 83 (Suppl. 58).

[94] Wolpert L, Beddington R, Brockes J et al. Entwicklungsbiologie. Weinheim: Spektrum; 1999.